全国中医药行业高等教育“十四五”创新教材

高等中医药院校特色教材

苗药制剂学

张永萍　徐　剑　主编

全国百佳图书出版单位
中国中医药出版社
·北　京·

图书在版编目（CIP）数据

苗药制剂学 / 张永萍，徐剑主编. -- 北京 : 中国中医药出版社，2025. 1. --（全国中医药行业高等教育“十四五”创新教材）.

ISBN 978-7-5132-9138-5

Ⅰ. R291.6

中国国家版本馆 CIP 数据核字第 2024XF7614 号

中国中医药出版社出版

北京经济技术开发区科创十三街 31 号院二区 8 号楼

邮政编码　100176

传真　010-64405721

河北新华第二印刷有限责任公司印刷

各地新华书店经销

开本 787×1092　1/16　印张 33.5　字数 836 千字

2025 年 1 月第 1 版　2025 年 1 月第 1 次印刷

书号　ISBN 978－7－5132－9138－5

定价　135.00 元

网址　www.cptcm.com

服务热线　010-64405510

购书热线　010-89535836

维权打假　010-64405753

微信服务号　zgzyycbs

微商城网址　https://kdt.im/LIdUGr

官方微博　http://e.weibo.com/cptcm

天猫旗舰店网址　https://zgzyycbs.tmall.com

如有印装质量问题请与本社出版部联系（010-64405510）

高等中医药院校特色创新教材编审委员会

《苗药制剂学》编委会

主　编　张永萍（贵州中医药大学）　徐　剑（贵州中医药大学）

副主编　陈晓兰（贵州中医药大学）　吴静澜（贵州中医药大学）
冯　果（贵州中医药大学）　夏　文（贵州百灵企业集团制药有限公司）
黄彩河（贵州益佰制药股份有限公司）

编　委　（按姓氏笔画排序）
冯　果（贵州中医药大学）　刘　杰（贵州中医药大学）
刘　耀（贵州中医药大学）　杨立勇（贵州中医药大学）
杨芳芳（贵州中医药大学）　吴静澜（贵州中医药大学）
吴德智（贵州中医药大学）　张永萍（贵州中医药大学）
陈　达（贵州中医药大学）　陈晓兰（贵州中医药大学）
周　帆（凯里学院）　夏　文（贵州百灵企业集团制药有限公司）
徐　剑（贵州中医药大学）　高　远（贵州中医药大学）
郭　玲（贵州中医药大学）　黄彩河（贵州益佰制药股份有限公司）
曹国琼（贵州中医药大学）　韩　伟（贵州中医药大学）
程　纯（贵州中医药大学）　傅　建（贵州中医药大学）
缪艳燕（贵州中医药大学）

秘　书　刘　耀（贵州中医药大学）

编写说明

本教材为贵州中医药大学组织编写的特色教材，主要用于中药类（苗药特色）专业的本科教学，也可作为从事中药（苗药）研究与开发及生产与应用的专业人员的参考书。

习近平总书记指示，“要做好守正创新、传承发展工作，积极推进中医药科研和创新，注重用现代科学解读中医药学原理，推动传统中医药和现代科学相结合、相促进，推动中西医药相互补充、协调发展，为人民群众提供更加优质的健康服务”。苗族医药是中医药的一部分，在上千年的实践中对常见病、多发病、疑难杂症的探索，积累了很多经验，极具特色，对很多疾病有独特疗效。运用现代医学的技术和手段，挖掘民族医药精华，研制，开发，生产和应用安全有效、工艺稳定、质量可控、使用方便的苗药制剂，对推动区域经济发展和保障人民健康有重要意义。

本教材是在中药药剂学理论体系的指导下，结合苗药的发展、现状及特色，系统介绍了苗药制剂的基本概念、基础理论、研究方法及应用。注重概念的理解与应用，强调传统理论和技术的传承，结合中药（苗药）行业及学科发展的新成果，兼顾科学性、实用性、时效性与创新性。

全书编写分为三部分。

第一部分为基础知识篇，系统介绍了中药（苗药）制剂发展概论、苗药制剂的特色、中药（苗药）制剂的工作依据，制剂卫生管理、制药用水的制备，药物的溶解与分散，中药制剂前处理技术，包括粉碎、筛析、混合、浸提、分离、浓缩与干燥等单元操作。

第二部分为常规剂型篇，详细介绍了各种常规剂型。各剂型分液体、半固体、固体、气体四种物态形式，每一剂型均从剂型特点、原辅料要求、工艺技术与设备、质量控制等方面论述，以突出科学性与实用性。

第三部分为新制剂、新剂型、新技术篇，根据药剂学研究的前沿领域，具体介绍了制剂新的理论、方法及制备技术，包括中药制剂新技术、新型给药系统、制剂的稳定性、生物药剂学与药物动力学概论、中药制剂的配伍变化及新药研制。

本教材编写工作主要体现在以下两方面。

一是及时反映行业与学科进展，各剂型的含义、性质、特点和质量评价均以《中国药典》（2020 版）规定为依据，同时根据苗药制剂的具体品种，体现其特色和发展前景。

二是在内容结构编排上，把制剂基础理论与知识，常规剂型制备和质量，新制剂、新剂型、新技术分为三篇，以便于学生学习时系统学习基本理论，掌握常规剂型的制备技术，启迪学生思维，培养创新意识。

本教材编者均为多年从事中药（苗药）教学与科研工作、具有丰富教学经验的教授和中青年教师。其中，第一章绪论，第二章制药卫生管理，第三章灭菌与防腐，第四章制药用水的制备，第二十四章苗药新药的研制，由张永萍、夏文、杨立勇、曹国琼、程纯编写；第五章药材的粉碎、筛析、混合、制粒，第八章散剂，第十四章胶囊剂，第十五章丸剂，第十六章颗粒剂，第十七章片剂，由陈晓兰、吴德智、高远、韩伟、周帆编写；第六章药材的浸提、分离、精制、浓缩与干燥，第七章药物在液体中的溶解与分散，第九章浸出制剂，第十章液体药剂，第十一章注射剂，由吴静澜、缪艳燕、郭玲、傅健编写；第十二章外用膏剂、第十三章栓剂、第十八章气体制剂、第十九章其他剂型，由徐剑、黄彩河、刘杰、程纯、陈达编写；第二十章药物制剂的稳定性、第二十一章制剂的生物有效性、第二十二章药物制剂的配伍变化、第二十三章制剂新技术与新剂型，由冯果、杨芳芳、刘耀、郭玲编写。

本教材得到了贵州省民族宗教事务委员会的高度重视，并获得立项支持；同时也得到了贵州百灵企业集团制药有限公司、贵州益佰制药股份有限公司的资金资助。此外，中国中医药出版社相关领导、编辑人员对本教材的编写、出版给予了大力协助，在此表示衷心感谢。

为编写好本教材，编委会密切合作、发挥所长、合理分工、不辞辛劳。但限于编者水平所限，教材中难免有不妥之处，希望广大读者提出宝贵意见和建议，以便再版时修订完善。

《苗药制剂学》编委会

2024 年 2 月于贵阳

目　录

第一部分　基础知识篇

第三部分　新制剂、新剂型、新技术篇

第一部分

基础知识篇

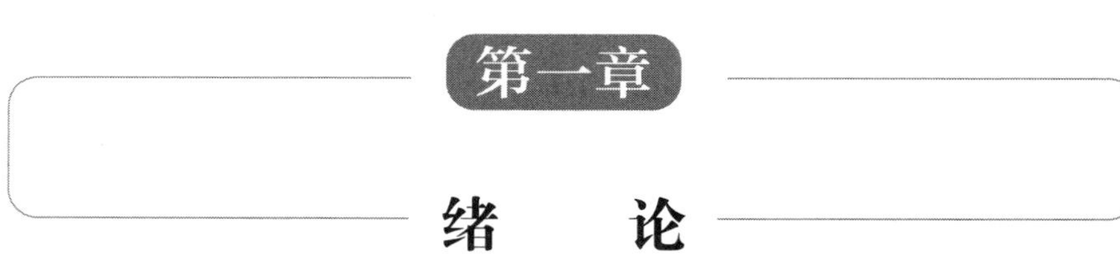

第一章 绪　论

第一节 概　述

一、苗药制剂学的性质与任务

（一）苗药制剂学的性质

苗药制剂学是一门在苗药理论指导下，运用现代科学技术，研究苗药制剂的配置理论、生产技术、质量控制与合理应用等内容的综合性应用技术学科。苗药制剂学与苗药专业的各门基础课程、专业课程有紧密联系，而且与苗药产品和苗医临床紧密相关，是连接苗医与苗药的纽带，是苗药专业的主干课程。

苗药制剂学融汇了相关专业各学科的知识和技能，重点探讨将苗药加工制成适宜剂型的工艺技术和基础理论，并指导药物调剂人员根据医师处方合理调配药物，指导患者正确用药。因此，它不仅具有工艺学性质，即研究药物制剂的剂型、辅料、生产工艺及质量控制等，而且具有生物学性质，即研究制剂的体内过程及其与临床疗效、安全的相关性，用以指导苗药制剂的制备，不断改进和提高制剂质量。

（二）苗药制剂学的任务

苗药制剂学的基本任务是研究将苗药原料制成适宜的剂型，保证以有效、安全、稳定、可控的药剂满足医疗卫生工作的需要，并产生较好的社会效益和经济效益。苗药制剂学的具体任务概括如下。

1. 挖掘、筛选、继承和整理苗医药学中有关药剂学的理论、技术和经验。由于苗族医药研究的起步较晚，民间使用的许多疗效卓著秘方、秘法还未被挖掘出来，苗医基础理论也还需不断地完善和发展，因而还有大量深入细致的调研、挖掘、整理和筛选工作要做。

2. 吸收和应用现代药学及有关药剂学的理论、技术、设备等，加速实现苗药药剂现代化。药剂学的理论对提高制剂的生产技术水平，制备安全、有效、稳定、可控的制剂有着十分重要意义。它不仅可以促进基础与专业结合，而且可以促进苗药药剂的发展。

3. 加强苗药药剂基本理论的研究。这是苗药药剂从传统经验开发向现代科学技术开发过渡的重要研究内容。苗药药剂的基本理论包括制剂成型理论和技术、质量控制、合理应用以及苗药或方剂中有效成分的提取、精制、浓缩、干燥等内容。

4. 在苗医药理论指导下，运用现代科学技术研制新剂型与新制剂，提高苗药制剂的水平。传统的汤剂、丸剂等很难满足高效、速效控制药物释放和发挥定向给药作用等多方面的要求，因此，积极研究和开发中药的新剂型、新制剂，如缓释制剂、控释制剂、靶向制剂等是非常重要的。

5. 研究和开发新辅料，以适应苗药应用的需要。赋形剂是药物的载体，赋予制剂一定的形态与结构的物质；附加剂是用于保持药物与剂型的质量稳定的物质。研究与开发新辅料，对提高苗药制剂整体水平、创造新的剂型有十分重要的意义。

二、制剂学基本术语

1. 药物与药品

用于预防、治疗、诊断疾病的物质总称为药物，包括原料药和药品。药品一般是指将原料药物经过加工制成的可直接应用的成品。

2. 药剂

药剂系指原料药经调制技术操作制得的成品。

3. 剂型

原料药加工制成适合医疗或预防需要的应用形式，称为药物剂型，简称剂型。如牛黄解毒片为片剂剂型，六味地黄丸为丸剂剂型。目前常用的中药剂型有散剂、丸剂、片剂、胶囊剂、汤剂、煎膏剂、注射剂、气雾剂等 40 多种。

4. 制剂

制剂系指根据国家药品标准、制剂规范等规定的处方，将原料药物加工制成具有一定规格的药剂。它可以直接用于临床，如双黄连注射剂。

5. 调剂

调剂系指根据医师处方，专为某一患者配制，并注明用法用量的药剂调配操作。调剂一般在医院的药房中进行。凡研究药剂调配、服用等有关理论、原则和技术的学科称为调剂学。

药剂是制剂和调剂的总称。将制剂和调剂两部分结合到一起研究、论述的学科称为药剂学。

6. 辅料

辅料系指生产药品和调配处方时所用的赋形剂和附加剂。

7. 新药

新药系指未曾在中国境内外上市销售的药。

8. 中成药

中成药系指以中药饮片为原料，在中医药理论指导下，按法定处方和制法大批量生产具有名称，并标明功能主治、用法用量和规格，实行批准文号管理的药品。

三、苗药制剂学在中医药事业中的地位与作用

苗族医药历史悠久、影响深远、内涵丰富、疗效独特，在治疗许多地方病、多发病、常见病和一些疑难病等方面有独到的疗效。苗药制剂学是专门研究如何根据苗医临床用药要求和苗药物料的性质，生产、贮运、服用等方面的需要，将苗药制成适宜剂型的基本理

论、制备方法和质量控制技术，并指导合理使用的一门学科。

苗药制剂学是多学科交融的综合性学科，涉及数学、化学、物理学、生物化学、微生物学、药理学、物理化学、化工原理以及机械设备等。同时，苗药制剂的质量水平与药材种植、饮片生产、制剂生产、质量标准控制、疗效和安全性评价等各个环节紧密相关，各环节技术水平的提高，也直接影响和推动苗药制剂学的发展。因此，苗药制剂学在一定程度上集中体现了现代科学技术和苗医药乃至中医药行业的技术水平和发展概况，在医药工业和临床中占有极其重要的地位，是推进苗医药事业向前发展的主干学科。

苗药制剂学站在苗药学各学科的前沿，将苗药基础研究与产业化紧密结合，是连接苗药研究、生产、医疗实践的关键环节。一方面，通过合理地设计剂型、给药途径、制备工艺，实现从实验室向工厂的产业转化；另一方面，不断依据生产实际情况，解决工艺、技术和质量中存在的问题。同时，密切联系临床医疗实践，根据临床需要，不断改进和提高制剂质量。

苗药剂型与制剂现代化不仅是苗药现代化的主要内容之一，更是实现苗药现代化的重要途径。只有充分运用现代科学技术，加强苗药制剂学的基础研究，加强苗药前处理、苗药制剂和苗药包装等方面的研究，才能逐步实现苗药药剂的剂型、制剂现代化，质量控制标准化，生产技术工程产业化，从而提升我国制药工业的整体技术水平，加速具有自主知识产权、高技术含量、高附加值的苗药产品现代化，使苗医药产业成为经济新的增长点。

第二节　苗药制剂学的发展

中药制剂技术在人类防病治病的长期实践中形成并发展，随着社会的进步、科学技术的发展和医药水平的提高，中药制剂的制备理论与工艺技术不断发展和完善，形成了中药药剂学。而苗药制剂组方用药不仅遵循苗医药理论，更须参照药剂学、中药药剂学的方法、技术和手段开展研究和生产，苗药制剂的发展离不开药剂学和中药药剂学。

一、古代制剂的简况

中药药剂的起源可追溯到夏禹时代（前 2140），那时已经能酿酒，因此有多种药物浸制成药酒的记载。在酿酒的同时，人们发现了曲，曲剂具有健脾胃、助消化、消积导滞的功效，这是一种早期应用的复合酶制剂，至今仍在使用。商汤时期（前 1766），伊尹首创汤剂，在晋代皇甫谧的《针灸甲乙经》序中就有记载：“伊尹选用神农本草以为汤。”说明汤剂于商代即已开始使用。夏商周时期的医书《五十二病方》《山海经》就记载了将药物制成酒剂、汤剂、药末剂、洗浴剂、饼剂、曲剂、丸剂、膏剂等剂型使用。东汉张仲景（142—219）的《伤寒论》和《金匮要略》著作中记载有栓剂、洗剂、软膏剂、糖浆剂等剂型 10 余种。晋代葛洪（281—341）著《肘后备急方》，书内记载了铅硬膏、干浸膏、蜡丸、浓缩丸、锭剂、条剂、尿道栓剂，并将成药、防疫药剂及兽用药剂列为专章论述。唐代显庆四年（659），政府组织编纂并颁布了《新修本草》，这是我国第一部也是世界上最早的国家药典。唐代孙思邈（581—682）著《备急千金要方》《千金翼方》，对制药的理论、工艺和质量问题等都有专章论著，促进了中药药剂的发展。

宋元时期（960—1367），由太医院颁布、陈师文等校正的《太平惠民和剂局方》是我国历史上由官方颁布的第一部制剂规范，也是世界上最早的具有药典性质的药剂方典，书中收载的许多方剂和制法至今仍为沿用。明代李时珍（1518～1593）的名著《本草纲目》，总结了16世纪以前我国劳动人民医药实践的经验，收载了药物1892种、剂型40多种、附方13000多首，为中药药剂提供了丰富的研究资料，对世界药学的发展也有重大贡献。

二、现代中药药剂的发展简介

中华人民共和国成立后，在"中医药是一个伟大的宝库，应当努力发掘，加以提高"的方针指引下，通过学习中医，研究中药新剂型，颗粒剂、片剂、涂膜剂、膜剂、气雾剂、注射剂，多种中西药组方制剂等成功地应用于临床。近20年，国家投入大量人力、物力和财力进行了中药新剂型、新技术、新设备、新辅料等的研究和攻关，取得了显著成就。如长效制剂、控释制剂、靶向制剂相继问世，促进了中药剂型的发展；超滤、喷雾干燥、一步制粒、悬浮包衣等新技术应用于中药制剂生产；高效液相色谱法、气相色谱法、薄层扫描法、薄层色谱－分光光度法、紫外分光光度法等现代分析仪器应用于中药制剂的质量控制，对提高中药制剂质量，强化药品监督管理，加快中药制剂发展起到了重要的推动作用，尤其是中药指纹图谱的建立，使中药制剂的质量控制又上了一个新台阶。新辅料的应用，如片剂、填充剂新开发了可压性淀粉等，黏合剂开发了聚乙烯醇、聚维酮、羟丙甲纤维素等，崩解剂开发了低取代羟丙基纤维素、羧甲基淀粉钠、交联聚维酮等。微晶纤维素、微粉硅胶的使用，促进了我国粉末直接压片技术的发展。

三、苗药制剂学的发展简况

苗药是在实践中逐步发展形成的具有苗族医药特色并具有较强地域性的民族药。苗药与其他民族药一样，有着极其广泛的民众意识、突出的实践基础和地域特色，并顽强地维持着苗族的民族文化特质。传统的苗药制剂剂型不多，在民间常用的有以下几种：汤剂、酒水共煎剂、酒剂、外敷剂、散剂、搽剂、熏蒸剂、丸剂、膏剂、嚼服剂、香囊剂、塞鼻剂、烟熏剂、茶剂。

各种剂型都有其优点以对应不同的疾病。一般来说，常见病多用汤剂、散剂，急性病多用嚼服剂、捣汁剂、汤剂，外伤多用搽剂、膏药、鲜药泥剂，小儿及畏药者多用鼻闻剂、香囊剂，风湿、劳伤多用酒剂、酒水共煎剂和熏蒸剂，慢性病多用丸剂、散剂，皮肤病多用搽剂、外敷剂和烟熏剂，而预防多用烟熏剂、香囊剂和茶剂。

四、苗药制剂学的现代研究进展

20世纪90年代开始，苗药产业逐渐形成，苗药便进入了工业化生产。为了适应现代社会和市场的需要，苗药制剂与中药制剂相似，从传统汤剂、酒剂、散剂等向现代剂型合剂、糖浆剂、片剂、颗粒剂、胶囊剂、栓剂、滴丸剂、注射剂等转变。在国家药品监督管理局《国家中成药药品标准·中成药地方标准上升国家标准部分》收录的154个苗药品种之中，包含27种剂型之多，是目前剂型最丰富、科技含量最高的民族药成药，这是传统苗药发展的良好开端和与时俱进的具体表现。而且不少新技术、新工艺的运用也在进行之中，如苗药大果木姜子挥发油超临界流体的提取，黄褐毛忍冬皂苷肠溶固体分散体的制备，大果木姜子油环糊精的包合，以及超微粉等新技术在苗药研发中的应用等，表明苗药制剂正与现代药剂学接轨。通过吸收现代剂型之优点，尤其是口服缓释、控释系统、透皮控释系统和靶位给药系统、智能化给药系统，加强苗药剂型的研究，增强民族创新意识，在研发新药的同时开创新剂型，开辟新的给药途径。注重新技术的应用是近年发展的一个特点，在苗药研究和生产中，许多现代制药技术如微粉化技术、超临界技术、固体分散技术、透皮吸收技术等广泛应用。

第三节　制剂剂型的分类与选择依据

一、制剂剂型的分类

（一）按物态分类

1. 固体剂型：如颗粒剂、丸剂、片剂、胶囊剂等。
2. 半固体剂型：如软膏剂、糊剂等。
3. 液体剂型：如汤剂、糖浆剂、注射剂、合剂、酊剂等。
4. 气体剂型：如气雾剂、烟剂等。

形态相同的剂型在制备和贮运上有相近之处，如固体剂型制备时多需粉碎和混合等，半固体剂型多用熔化和研匀，液体剂型多采用提取、溶解。因此，这种分类方法在制备、贮藏和运输上有一定指导意义，但是过于简单，缺少剂型间的内在联系，实用价值不大。

（二）按制备方法分类

将主要工序采用相同方法制备的剂型列为一类。如将用浸出方法制备的汤剂、合剂、酒剂、酊剂、流浸膏剂和浸膏剂等归纳为浸出制剂。将用灭菌方法或无菌操作法制备的注射剂、滴眼剂等列为无菌制剂。

这种分类方法有利于研究制备的共同规律，但归纳不全，并且某些剂型会随着科学的发展改变其制法，故有一定的局限性。

（三）按分散系统分类

1. 真溶液型：如芳香水剂、溶液剂、糖浆剂、甘油剂、醑剂、注射剂等。
2. 胶体溶液型：如胶浆剂、火棉胶剂、涂膜剂等。
3. 乳剂型：如口服乳剂、静脉注射乳剂、部分搽剂等。
4. 混悬型：如洗剂、混悬剂等。
5. 气体分散型：如气雾剂、吸入剂等。
6. 微粒分散型：如微球剂、微囊剂、纳米囊、纳米球等。
7. 固体分散型：如散剂、颗粒剂、丸剂、片剂、粉针剂等。

这种分类方法便于应用物理化学原理来阐明各类制剂的特点，但不能反映用药部位与用药方法对剂型的要求，一种剂型由于分散介质和制法不同，可以分到几个分散体系中，如注射剂中就有溶液型、混悬型、乳剂型及粉针剂等，无法保持剂型的完整性。

（四）按给药途径与方法分类

1. 经胃肠道给药剂型

有汤剂、合剂、糖浆剂、煎膏剂、酒剂、流浸膏剂、散剂、胶囊剂、颗粒剂、丸剂、片剂等，经直肠给药的剂型有栓剂、灌肠剂等。

2. 不经胃肠道给药剂型

①注射给药的剂型有注射剂，包括静脉注射、肌内注射、皮下注射、皮内注射、穴位注射等；②呼吸道给药的剂型有气雾剂、吸入剂、烟剂等；③皮肤给药的剂型有软膏剂、膏剂、橡皮膏剂、糊剂、搽剂、洗剂、涂膜剂、离子透入剂等；④黏膜给药的剂型有滴眼剂、滴鼻剂、眼用软膏、口腔膜剂、含漱剂、舌下含片、栓剂等。

此分类方法与临床用药密切结合，并能反映给药途径与应用方法对剂型制备的特殊要求。但由于给药途径和应用方法不同，一种制剂可以在不同给药途径中出现，如溶液剂可在口服、皮肤、黏膜、直肠等多种给药途径出现。

二、制剂剂型选择依据

剂型是药物施于临床的最终形式。制剂疗效主要取决于药物本身，但是在一定条件下，剂型对药物疗效的发挥也可起到关键性作用，主要表现为对药物释放、吸收的影响。同一种药物，由于剂型不同，辅料不同，制备方法不同以及工艺操作的差异，药物的稳定性和起效时间、作用强度、作用部位、持续时间以及不良反应等出现较大的差异。因此，剂型的选择是苗药制药研究与生产的主要内容之一。通常按下述基本原则选择剂型。

（一）根据防治疾病的需要选择剂型

因为病有缓急，须因病施治，对症下药，所以对剂型的要求也各不相同。如对急症患者，为使药效迅速，宜用汤剂、注射剂、气雾剂、舌下片及口服液等；对于需要药物作用持久、延缓者，可用丸剂、膏药、缓释制剂、混悬剂或其他长效制剂。

为了适应给药部位的特点需要，也须有不同的剂型。例如，皮肤疾患一般可用软膏、膏药、涂膜剂、糊剂及巴布剂等；而某些腔道疾病如痔疮、溃疡、瘘管等，则可用栓剂、膜剂、条剂、线剂或酊剂等。

此外，为了更好地发挥或增强药物的疗效，加速或延缓药物的作用，或增加药物对某些系统的指向性、靶组织的滞留性、对组织细胞的渗透性等，以适应治疗的需要，可加入各种赋形剂，采用新技术制备新剂型。

（二）根据药物本身及其成分的性质选择剂型

苗药的药物性质主要包括药性特点、理化性质、生物药剂学性质等方面内容，在很大程度上影响着剂型的选择。苗医按治疗疾病的类型将药物分为冷性药、热性药、和性药三类。苗药药理作用的性质和特征以药性进行高度概括，体现了其在药理作用方面的总体趋势和特点。根据苗药的药性特点，选择适宜的剂型，可达到增强药效、降低毒性、方便使用的目的。

苗药药效成分的溶解度、油水分配系数、解离度、稳定性等理化性质，在很大程度上影响着苗药制剂的疗效，应根据这些性质选择适宜的剂型。此外，每种剂型都有一定的载药量范围，剂量大小在一定程度上决定了药物可制备成哪种剂型。应根据处方剂量大小，并结合其他因素，综合考虑。

苗药的药效成分在体内的生物药剂学过程是影响疗效的关键因素，应根据具体情况选择适宜的给药途径和剂型。

（三）根据原方不同剂型的生物药剂学和药动学特性选择剂型

不同处方、不同药物、不同的有效成分应选择各自相适宜的剂型。若根据所选剂型制定的工艺路线，不能使有效成分最大限度地提取出来并保留于成品中，制剂疗效差、不稳定，无法制定质量规格和标准，则所选剂型就不合理。为了客观地评价所确定剂型的合理性，要有资料证明所选剂型最优。因此，对于改进剂型，药物应与原剂型药物做对比实验；对于新研制的药物，应将此处方药物制成符合临床用药目的和药物理化性质的两种以上不同剂型的药剂，通过体内药代动力学（如测定血浆原型药浓度或尿中原型药排泄总量、代谢物尿排泄总量计算生物利用度）、药理效应法、体外溶出度法等的研究，观察药物不同剂型的生物利用度的差异，从中优选出生物利用度较高的剂型。

有些药物在溶液状态不稳定，需制成固体制剂，如天花粉用于中期妊娠引产疗效较好，其有效成分为蛋白质，稳定性受温度影响，其水溶液也不稳定，用丙酮分级沉淀制得具有一定分子量的蛋白质，经无菌分装，冷冻干燥制成粉针剂，临用前用新鲜灭菌注射用水配制，不仅使制剂质量稳定，而且改变了给药途径，提高了疗效，降低了不良反应。

（四）根据生产条件和“五方便”的要求选择剂型

根据“五方便”的要求选择剂型，即根据便于服用、携带、生产、运输、贮藏等的要求来选择适当的剂型。例如，汤剂味苦量大，服用不便，将部分汤剂处方改制成颗粒剂、口服液、胶囊剂等，既保持汤剂疗效好的特点，又易于服用。

总之，固然药物本身的疗效是主要的，但恰当的剂型对药物疗效的发挥有积极作用。因此，在创制、改进、选择剂型时，除了满足医疗、预防和诊断的需要，同时对药物性质、制剂稳定性、生物利用度、质量控制，以及服用、生产、运输是否方便等均应全面考虑，确保苗药制剂的安全、有效、稳定、方便。

第四节　苗药制剂工作的依据

一、药典

（一）药典的性质与作用

药典是一个国家规定药品质量规格、标准的法典，由国家组织药典委员会编纂，并由政府颁布施行，具有法律的约束力。药典中规定了常用药物及其制剂的质量标准、制备要求、鉴别、杂质检查及含量测定，并注明适应证或功能主治、用法用量等，作为药品生产、检验、供应与使用的依据。药典在一定程度上反映了国家药品生产、医疗和科学技术水平，同时在保证人民用药安全有效、促进药物研究和生产上发挥了重要作用。

（二）中国药典的发展简况

我国是世界上最早颁布全国性药典的国家。早在唐显庆四年（659）就颁布了《新修本草》，又称《唐本草》，这是我国最早的药典，也是世界上最早出现的一部全国性药典，比欧洲 1498 年出版的地方性药典《佛洛伦斯药典》早 800 多年，比欧洲第一部全国性药典《法国药典》早 1100 年。《太平惠民和剂局方》是我国第一部官方颁布的成方规范，也具有药典的性质。

1930 年，国民党政府卫生署编纂了《中华药典》。此版药典完全参考英国、美国的国家药典，规定的药品标准不适合当时的国情。药学工作者无法遵守，而且该药典出版后一直未修订过。

中华人民共和国成立后即开展了《中华人民共和国药典》（以下简称《中国药典》）的编纂工作，至今已颁布了 11 版（1953 年版、1963 年版、1977 年版、1985 年版、1990 年版、1995 年版、2000 年版、2005 年版、2010 年版、2015 年版以及 2020 年版），每版药典均在前一版药典的基础上修订，内容和标准都有所提高。

2020 年版《中国药典》共收载品种 5911 种。其中，新增 319 种，修订 3177 种，不再收载 10 种，品种调整合并 6 种。一部中药收载 2711 种，其中新增 117 种、修订 452 种。二部化学药收载 2712 种，其中新增 117 种、修订 2387 种。三部生物制品收载 153 种，其中新增 2 种、修订 126 种；新增生物制品通则 2 个、总论 4 个。四部收载通用技术要求 361 个，其中制剂通则 38 个（修订 35 个）、检测方法及其他通则 281 个（新增 35 个、修订 51 个）、指导原则 42 个（新增 12 个、修订 12 个）；药用辅料收载 335 种，其中新增 65 种、修订 212 种。

（三）其他药典简介

国外药典有《美国药典》（简称 U.S.P），《英国药典》（简称 B.P），《日本药局方》（简称 J.P），《国际药典》（简称 Ph.Int）。《国际药典》是世界卫生组织（WHO）为了统一世界各国药品的质量标准和质量控制的方法而编纂的药典，它对各国无法律约束力，仅供各国编纂药典时作为参考标准。

二、药典外药品标准

（一）部（局）颁药品标准

在国家药品监督管理局成立前，由卫生部颁布的药品标准，称为部颁药品标准，包括中药材分册、中药成方制剂分册共 20 册，共收载品种 4052 种。由国家药品监督管理局编纂并颁布实施的药品标准为局颁标准。部颁标准、局颁标准的性质与作用同《中国药典》，都属于国家药品标准，作为药物生产、供应、使用、监督等部门检验质量的法定依据，具有法律约束力。

（二）地方药材标准

贵州省《中国民族药志》第一卷（1984）收载苗药 40 种，第二卷（1990）收载苗药 30 种；《苗族药物集》（1988）收载苗药 163 种；《贵州少数民族药物集》（1989）收载苗药 91 种；《苗族医药学》（1992）收载苗药 340 种。1965 年《贵州省中药材标准规格》收载种数为 150 种，1988 年《贵州省中药材质量标准》收载种数为 217 种，2003 年《贵州省中药材、民族药材质量标准》收载种数为 420 种。《贵州省中药材民族药材质量标准》（2019 年版）第一册由贵州省药品监督管理局编制完成并出版，收载品种 65 个，自 2020 年 10 月 1 日起实施。《贵州省中药材民族药材质量标准》（2019 年版）第二册，已于 2022 年 10 月 31 日发布，自 2020 年 10 月 1 日起实施，收载品种 133 个。后续标准也在编撰修改中，将于 2023 年后陆续发布实施。

三、药品管理法规

（一）中华人民共和国药品管理法

《中华人民共和国药品管理法》（简称《药品管理法》）是专门规范药品研制、生产、经营、使用和监督管理的法律。《药品管理法》的宗旨是加强药品监督管理，保证药品质量，保障人体用药安全，维护人民身体健康和用药的合法权益。我国第一部《药品管理法》自 1985 年 7 月 1 日起实施。2001 年 12 月 1 日起施行了新修订的《药品管理法》。2002 年 9 月 15 日起施行了《药品管理法实施条例》，该条例使《药品管理法》的有关规定具体化，更具针对性和操作性，对全面贯彻执行《药品管理法》，保证药品质量，维护人民身体健康和使用药品的合法权益，起到了十分重要的作用。

（二）药品注册管理办法

药品注册，是指国家药品监督管理局根据药品注册申请人的申请，依照法定程序，对拟上市销售药品的安全性、有效性、质量可控性等进行审查，并决定是否同意其申请的审批过程。《药品注册管理办法》是为规范药品注册行为，保证药品的安全、有效和质量可控，而制定的管理办法。在我国境内以药品上市为目的，从事药品研制、注册及监督管理活动，提出药物临床试验、药品上市许可、再注册等以及补充申请，均适用本办法。为了规范新药的研制，加强新药的审批管理，卫生部于 1985 年 7 月 1 日发布了《新药审批办法》，1992 年 9 月 1 日又发布了《有关中药部分的修订和补充规定》。1998 年我国组建国家药品监督管理局后，对《新药审批办法》进行了修订，并于 1999 年 5 月 1 日起施行；又于 2002 年 12 月 1 日起施行了《药品注册管理办法（试行）》。其后，国家药品监督管理局又分别于 2005 年 5 月 1 日和 2007 年 10 月 1 日两次颁布施行了新的《药品注册管理办法》。2020 年 1 月 15 日经国家市场监督管理总局 2020 年第 1 次局务会议审议通过新的《药品注册管理办法》，自 2020 年 7 月 1 日起施行。

（三）药品生产质量管理规范

药品生产质量管理规范（good manufacturing practice of drug，简称 GMP）系指在药品生产过程中，运用科学、合理、规范化的条件和方法保证生产优良药品的一整套科学管理方法。GMP 的实施，确保了制剂生产、管理的规范性。现行 GMP 的类型大致分为三类：一是国际性的 GMP，如世界贸易组织（WTO）的 GMP，欧洲自由贸易联盟的 GMP，欧洲共同体的 GMP，东南亚国家联盟的 GMP 等；二是国家性的 GMP，如美国、日本、英国、法国、澳大利亚、中国的 GMP；三是制药行业性的 CMP，如美国制药联合会、日本制药协会、中国医药工业公司及中国药材公司制订的 GMP 等。

GMP 是药品生产企业管理生产和质量的基本准则。早在 1963 年，美国食品药品监督管理局（food and drug administration，简称 FDA）便制订了 GMP，并于 1964 年开始以法令形式正式实施。1976 年，FDA 又对 GMP 进行了修订。1975 年，WHO 修订发表了作为世界各国实行 GMP 的指导性文件。我国于 1988 年颁布实施 GMP，并于 1992 年重新修订；1998 年国家药品监督管理局组建后，于 1999 年颁布实施了《药品生产质量管理规范》（1998 年修订版），2010 年再次对 CMP 进行修订；现行的 GMP 为 2011 年 3 月 1 日起施行的《药品生产质量管理规范》（2010 年修订版）。目前，我国现有中药制药企业皆已通过了 GMP 认证。

第二章

制药卫生管理

第一节　概　　述

一、制药卫生管理的重要性

制药卫生是药品生产质量管理的一项重要内容，涉及药品生产的全过程。在药品生产的各个环节，强化制药卫生的管理，落实各项制药卫生的措施，是药品质量的重要保障，也是实施《药品生产质量管理规范》（GMP）的具体要求。制药工业的现代化对制药卫生提出了更高的要求，强化制药卫生意识，在药品生产过程中的每一个环节都十分注意制药卫生的问题，就显得尤为重要。

药品质量优劣直接关系到人体的健康与生命的安危，不仅要有确切的疗效，而且必须安全、稳定、可控。药品一旦受到微生物的污染，微生物大量生长繁殖，将会导致药品变质、腐败、疗效降低或失效，甚至产生对人体有害的物质，采取有效的制药卫生措施则是确保药品优质的重要因素。

不同的药物，不同的剂型，不同的给药途径，其相应的卫生标准也有差异，如直接注入机体或用于创面、眼部或外科手术的注射剂、眼用溶液剂、止血剂等药品，应该不含有微生物，至少不得含有活的微生物；口服给药的合剂、糖浆剂、颗粒剂、片剂、丸剂和皮肤给药的软膏剂、糊剂、搽剂、洗剂等药品，虽然不一定要达到完全无微生物，但要求不得含有致病的微生物，并且对含微生物的数量也有一定的限度。若有大量微生物存在，在营养、温度和水分等条件适宜的情况下，微生物会生长繁殖，造成霉变、酸败和发臭，以致破坏药品的质量。由此可见，在药品生产过程中，必须根据药物和剂型的种类、卫生标准的具体要求，有针对性地采取制药卫生措施，以确保药品质量。

为了确保药品质量，达到《中国药典》的卫生标准，防止生产过程中微生物的污染，抑制微生物在成品中的生长繁殖，杀灭或除去药品中微生物，必须有针对性地采取综合技术和措施，提高药品质量，保证药品疗效。这一章主要讨论防止微生物污染药剂的途径和制药环境的卫生管理，有关灭菌方法在第三章灭菌与防腐中论述。

二、微生物污染药剂的途径

药品生产过程中，微生物污染的途径较多，为预防微生物的污染，确保中药制剂符合

《药品卫生标准》的要求，必须针对微生物污染的途径，采取相应的、积极的防菌及灭菌措施。

微生物污染药剂的途径主要有以下几个方面。

1. 药物原料

中药材（尤其是植物性药材和动物性药材，包括植物的根、茎、叶、花、果实，动物及其脏器等）不仅本身带有大量的微生物、虫卵及杂质，而且在采集、贮藏、运输过程中还会受到各种污染，并且含有大量蛋白质、糖类、油脂及盐类等营养成分的药材在保存过程中，微生物还可能继续生长和繁殖。因此，中药材本身是使药剂被微生物污染的主要原因之一，在药剂生产过程中，首先应对中药材原料做必要的前期处理，尽量减少或杀灭微生物，以确保中药药剂的质量。

原药材的洁净处理，应根据药材不同的性质采取适当的方法。一般耐热且质地坚硬的药材，可采用水洗、流通蒸汽灭菌、干燥的综合处理方法；对含热敏性成分的药材，可采用酒精喷洒或熏蒸，也可采用环氧乙烷气体灭菌或γ射线辐射灭菌的方法处理，这些方法不影响药材的外观和有效成分含量，杀灭微生物的效果良好。当然，原药材在生长、采收、加工、炮制、运输和贮藏各个环节均应有适当的卫生措施，保持较好的洁净状态。

2. 辅料

中药制剂制备过程中常使用各种辅料。如作为洗涤或溶剂的水有饮用水、纯化水、注射用水，都应有相应的质量标准。饮用水应符合生活饮用水标准，纯化水、注射用水应符合《中国药典》标准，其他来源的天然水因含有各种微生物或杂质，不经处理不能作为制药用水。再如常用的赋形剂和附加剂，如淀粉、蔗糖等一般都带有微生物，配料使用前应严格选择和进行适当处理，以减少或防止将微生物带入药剂中。

3. 制药器械

制药设备与用具，如粉碎机、搅拌机、颗粒机、压片机、填装机以及盛装容器等，一般直接同药物接触，其表面带有的微生物，会直接污染药品。因此，制药设备和用具必须采用适当的方法及时进行洁净与灭菌处理。制药设备和用具使用后也应尽快清洗干净，保持洁净和干燥状态。必要时，临用前还应消毒灭菌。

4. 环境条件

空气中的微生物来自土壤，人和动物的体表及排泄物，不洁的环境使空气中含有大量的微生物，从而污染药物原料、辅料、制药用具和设备，最终导致中药制剂的污染。因此，药品生产车间的环境卫生和空气净化必须引起重视，生产区周围应无裸露土地面等污染源，不同制剂的生产厂房应根据《药品生产质量管理规范》规定的要求，达到相应的洁净级别，尘埃粒数和菌落数应控制在限度范围内。

5. 操作人员

药品生产过程中，操作人员是最主要的微生物污染源。人体的外表皮肤、毛发及鞋、帽和衣物都带有一些微生物，会给药品生产造成污染。因此，操作人员必须注意个人卫生，严格执行卫生管理制度，穿戴专用的工作衣物，并定时换洗；必须按各生产区域的要求，对工作人员的个人卫生进行具体规定；并按《药品生产质量管理规范》的要求，定期对药品生产的操作人员进行健康检查，进行相关的职业道德、个人卫生管理的教育。

6. 包装材料

中药制剂的包装材料，种类众多，性质各异，包括容器、盖子、塞子以及容器内的填充物，分别由金属、橡胶、塑料、玻璃、棉花及纸质材料构成，它们一般与药品直接接触，如果包装材料本身的质量不佳或者保管不当，均有污染微生物的可能，也会造成中药制剂的污染，因此，应采用适当的方法清洗、洁净，并进行相应的灭菌处理。

7. 贮藏条件

药品贮藏过程中，除了在搬运和贮藏时应注意防止由于包装材料破损引起的微生物再次污染，主要控制微生物在制剂中的生长繁殖。因为，除灭菌和无菌制剂外，各种口服制剂或外用制剂往往带有一定数量的微生物。外界的温度、湿度等条件适宜时，微生物就容易滋长和增殖。为保证中药制剂在贮藏过程中不变质，应重视各项防腐措施的落实，并注意将药品贮藏于阴凉、干燥处。

三、微生物限度标准

非无菌药品的微生物限度标准是基于药品的给药途径和对患者健康潜在的危害以及中药的特殊性而制订的。药品在生产、贮存、销售过程中的检验，中药提取物及辅料的检验，新药标准制定，进口药品标准复核，考察药品质量及仲裁等，除另有规定外，其微生物限度均以本标准为依据。

1. 注射剂，用于烧伤或严重创伤的软膏剂，用于严重创伤的鼻用制剂，用于伤口的眼用制剂，用于烧伤或严重创伤的气雾剂，喷雾剂应符合无菌检查法规定。

2. 口服给药制剂

（1）不含药材原粉的制剂　细菌数每 1g 不得超过 1000 个，每 1mL 不得超过 100 个。霉菌和酵母菌数每 1g 或 1mL 不得超过 100 个。大肠埃希菌每 1g 或 1mL 不得检出。

（2）含药材原粉的制剂　细菌数每 1g 不得超过 10000 个（丸剂每 1g 不得过 30000 个），每 1mL 不得超过 500 个。霉菌和酵母菌数每 1g 或 1mL 不得超过 100 个。大肠埃希菌每 1g 或 1mL 不得检出。大肠菌群每 1g 应小于 100 个。每 1mL 应小于 10 个。

（3）含豆豉、神曲等发酵成分的制剂　细菌数每 1g 不得超过 100000 个，每 1mL 不得超过 1000。霉菌和酵母菌数每 1g 不得超过 500 个，每 1mL 不得超过 100 个。大肠埃希菌每 1g 或 1mL 不得检出。大肠菌群每 1g 应小于 100 个，每 1mL 应小于 10 个。

3. 局部给药制剂

（1）用于手术、烧伤或严重创伤的局部给药制剂　应符合无菌检查法规定。

（2）用于表皮或黏膜不完整的含药材原粉的局部给药制剂　细菌数每 1g 或 $10cm^2$ 不得超过 1000 个，每 1mL 不得超过 100 个。霉菌和酵母菌数每 1g、1mL 或 $10cm^2$ 不得超过 100 个。金黄色葡萄球菌、铜绿假单胞菌每 1g、1mL 或 $10cm^2$ 不得检出。

（3）用于表皮或黏膜完整的含药材原粉的局部给药制剂　细菌数每 1g 或 $10cm^2$ 不得超过 10000 个，每 1mL 不得超过 100 个。霉菌和酵母菌数每 1g、1mL 或 $10cm^2$ 不得超过 100 个。金黄色葡萄球菌和铜绿假单胞菌每 1g、1mL 或 $10cm^2$ 不得检出。

（4）眼部给药制剂　细菌数每 1g 或 1mL 不得超过 10 个。霉菌和酵母菌数每 1g 或 1mL 不得检出。金黄色葡萄球菌、铜绿假单胞菌、大肠埃希菌每 1g 或 1mL 不得检出。

（5）耳、鼻及呼吸道吸入给药制剂　细菌数每 1g、1mL 或 $10cm^2$ 不得超过 100 个。霉菌和酵母菌数每 1g、1mL 或 $10cm^2$ 不得超过 10 个。金黄色葡萄球菌和铜绿假单胞菌每 1g、1mL 或 $10cm^2$ 不得检出。大肠埃希菌每 1g、1mL 或 $10cm^2$ 不得检出。

（6）阴道、尿道给药制剂　细菌数每 1g 或 1mL 不得超过 100 个。霉菌和酵母菌数每 1g 或 1mL 应小于 10 个。金黄色葡萄球菌、铜绿假单胞菌、梭菌每 1g 或 1mL 不得检出。

（7）直肠给药制剂　细菌数每 1g 不得过 1000 个，每 1mL 不得过 100 个。霉菌和酵母菌数每 1g 或 1mL 不得过 100 个。金黄色葡萄球菌、铜绿假单胞菌、大肠杆菌每 1g 或 1mL 不得检出。

（8）其他局部给药制剂　细菌数每 1g、1mL 或 $10cm^2$ 不得超过 100 个。霉菌和酵母菌数每 1g、1mL 或 $10cm^2$ 不得超过 100 个。金黄色葡萄球菌和铜绿假单胞菌每 1g、1mL 或 $10cm^2$ 不得检出。

4. 含动物组织（包括提取物）及动物类原药材粉（蜂蜜、王浆、动物角、阿胶除外）的口服给药制剂每 10g 或 10mL 不得检出沙门菌。

5. 有兼用途径的制剂应符合各给药途径的标准。

6. 霉变、生螨的制剂以不合格论。

7. 中药提取物及辅料参照相应制剂的微生物限度标准执行。

8. 酒剂细菌数每 1mL 不得过 500 个，霉菌和酵母菌数每 1mL 不得过 100 个，大肠埃希菌每 1mL 不得检出。

第二节　制药环境的卫生管理

一、制药环境的基本要求

《中华人民共和国药品管理法》《药品生产质量管理规范》等对药品生产企业的环境、布局、厂房和设施等方面提出了基本要求，它是实施制药环境卫生管理的基本准则，药品生产企业的新建、改建和扩建都必须按上述的有关要求执行。

中药制药环境的基本要求，主要包括以下几个方面。

1. 生产厂区的环境

制药厂的厂址应选择在大气含尘、含菌浓度低，无有害气体，自然环境好的区域；应远离铁路、码头、机场、交通要道以及散发大量粉尘和有害气体的工厂、贮仓、堆场等严重空气污染、水质污染、振动或噪声干扰的区域。如不能远离严重空气污染区，则应位于其全年最大频率风向上风侧（或全年最小频率风向下风侧），并且要求厂房与市政交通主干道之间的距离不宜小于 50m。厂房周围应绿化，可铺植草坪或种植对大气含尘、含菌浓度不产生有害影响的树木，但不宜种花，尽量减少厂区内露土面积。

2. 厂区的合理布局

制药厂的厂区布局应科学合理。工艺布局要防止人流、物流之间的混杂和交叉污染。厂区的总体布局应根据气候条件、生产品种、规模和工艺等要求，进行功能划分，形成洁净的厂区空间。功能一般可按行政、生活、生产、辅助系统划区布局，不得相互妨碍，非生产区和生产区要严格分开，并保持一定的距离。

厂区内的洁净区域应远离容易产生粉尘或散发腐蚀性气体的区域，实在不能远离时则应位于污染源主导风的上风侧。厂区内的洁净车间应设置与生产规模相适应的原辅材料、半成品、成品存放区域，且尽可能靠近与其相联系的生产区域，以减少过程中的混杂与污染。

中药制剂生产企业应注意中药材的前处理、提取、浓缩以及动物脏器、组织的洗涤或处理等生产操作，必须与其制剂生产严格分开。中药材的蒸、炒、炙、煅等炮制操作应有良好的通风、除烟、除尘、降温设施。筛选、切片、粉碎等操作应有有效的除尘排风设施。制剂厂房应位于中药材前处理厂房的上风侧。厂区内若需实验动物房，应建在僻静处，并要有专用的给排水、排污和空调系统设施。必要时厂房应有防尘及捕尘设施。

3. 厂房设计和设施装备要求

制药厂的厂房必须有足够的面积和空间，厂房内应按生产工艺流程及所要求的洁净级别进行设计装修，室内各类管道应安装在夹层内，墙面、地面、顶棚应光滑无缝隙，不易脱落、散发或吸附尘粒，并能耐受清洗和消毒。按生产工艺质量和要求划分的一般生产区、控制区和洁净区之间要有缓冲区域连接，从一般生产区到控制区的人员须更衣后经缓冲室进入，到洁净区的人员须经淋浴、风淋等净化程序才能进入；人流、物流要分开，物流应通过缓冲室经清洁、灭菌后进入，器具须灭菌后通过传递窗传入相应区域。

空气洁净技术是指能创造洁净空气环境的各种技术的总称。应用空气洁净技术净化空气环境的目的有两类：一是以人类保健为目的的空气净化，它根据人的生理特点对空气洁净度提出要求；二是以工业生产为目的的空气净化，它根据生产产品的特点对空气净化度提出要求。空气洁净技术在中药制药过程中的应用目的是提高中药制剂质量，保证产品纯度的有效技术手段。目前，常用的空气洁净技术一般可分为非层流型空调系统和层流洁净技术。

大气中悬浮着大量的灰尘、纤维、煤烟、毛发、花粉、霉菌、孢子、细菌等微粒，它们很轻，能长时间悬浮于大气中。在药品生产过程中，有一些工序药品及直接接触药品的包装材料会暴露于大气之中，有可能将它们严重污染，从而影响到药品的质量。大气中含有尘粒与微生物，细菌（直径 0.5～5μm，多数为 1μm）与病毒（直径 0.03～0.5μm）往往以群体存在并大多数附着于直径大于 5μm 的尘埃粒子，这些尘粒都是药品生产的污染源。如果预先消除了与暴露的药品接触的空气中的这些尘粒与微生物，那么大气对药品的污染就可以消除，能防止大气原因引起药品被微生物污染的情况发生。

总之，空气调节的主要作用是消除生产过程中产生的灰尘、有害气体、蒸汽、余热、余湿等对人员和生产设备的危害，创造一个良好的，有适宜温度、湿度和洁净度的空气环境，以满足生产工艺和人员舒适的要求。

二、药品生产洁净室（区）的等级标准与适用范围

制药厂房根据生产工艺和产品质量要求划分洁净级别，采用空气洁净技术，可满足制备各类药剂的需要。其洁净级别应遵照《药品生产质量管理规范》的规定，见表 2–1、表 2–2。

表2-1　药品生产洁净室（区）的空气洁净度等级

洁净度级别	悬浮粒子最大允许数/m³			
	静态		动态	
	粒径≥0.5μm	粒径≥5μm	粒径≥0.5μm	粒径≥5μm
A级	3520	29	3520	29
B级	3520	29	35200	2900
C级	35200	2900	3520000	29000
D级	3520000	29000	不作规定	不作规定

表2-2　药品生产洁净室（区）微生物动态监测标准

洁净度级别	浮游菌 cfu/m³	沉降菌(Φ90mm) cfu /4h	表面微生物	
			接触(Φ55mm) cfu / 碟	5 指手套 cfu / 手套
A 级	<1	<1	<1	<1
B 级	10	5	5	5
C 级	100	50	25	–
D 级	200	100	50	–

注：菌落形成单位（Colony–Forming Units，简称cfu）

三、空气过滤器

1. 空气过滤器的分类

利用纤维性过滤材料来捕集空气悬浮微粒是空气净化的主要手段。空气净化常用的空气过滤器有 4 类：①初效过滤器；②中效过滤器；③高效过滤器；④静电过滤器。此外，制药洁净厂房的初效过滤器推荐使用干式过滤器，不宜采用浸油式过滤器。

2. 空气过滤器的结构和性能

（1）初效过滤器　主要用于过滤直径 5～100μm 的大颗粒灰尘。滤材多采用玻璃纤维、人造纤维、金属丝网及粗孔聚氨酯泡沫塑料。常用形式主要有板式、袋式和卷绕式。初效过滤器适用于一般的舒适性空气调节系统，对直径>5μm 的微粒可以有效过滤。在洁净空气调节系统中作为更高级过滤器的预滤，对后级起保护作用。

（2）中效过滤器　主要用于过滤直径 1～5μm 的微粒。滤料为玻璃纤维（比初效过滤器采用的玻璃纤维直径更小，10μm 左右）、人造纤维（涤纶、丙纶、腈纶等）制成的无纺布及中细孔聚乙烯泡沫塑料。一般做成袋式和抽屉式。中效过滤器对直径>1μm 的微粒能有效过滤。大多数情况下，用于高效过滤器的前级保护，少数用于清洁度要求较高的空气调节系统。

（3）高效过滤器　高效过滤器可分为亚高效过滤器（过滤直径≤1μm 的微粒）、高效过滤器（过滤直径≥0.5μm 的微粒）和超高效过滤器（过滤直径≥0.1μm 的微粒）。制药洁净厂房所使用的高效过滤器主要用于过滤直径≥0.5μm 的微粒，使用前必须设置初效过滤器和中效过滤器，即为三级过滤的末端。一般滤料均为超细玻璃纤维或合成纤维，加工成纸状称为滤纸。为增大过滤面积，滤纸经多次折叠，其过滤面积为迎风面积的 50～60 倍。

（4）静电过滤器　在洁净室中使用的静电过滤器又称为静电自净器，它是洁净恒温室有效可行的空气净化设备。静电自净器的特点是对不同粒径的粒子均可有效捕集。

四、洁净室（区）的分类及特点

洁净室（区）净化系统多采用初效、中效、高效三级过滤方式。常用的空气洁净技术一般可分为非层流型空调系统和层流洁净技术。

1. 非层流型空调系统

非层流型空调系统的气流运动形式是乱流，或称紊流，这是使用高度净化的空气将操作室内产生的尘粒稀释的空气净化方式。

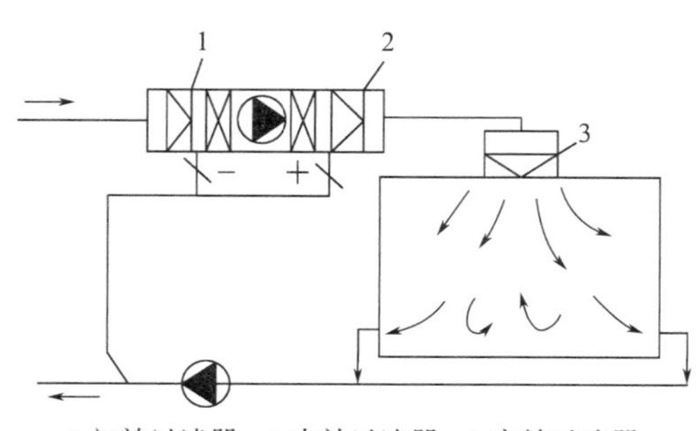

1.初效过滤器　2.中效过滤器　3.高效过滤器

图2–1　乱流洁净室

非层流型空调系统如图 2–1 所示。空气在乱流洁净室中的流动特点是，从送风口到回风口之间的空气流动断面是变化的。洁净室的断面比送风口的断面大得多，因此不能在整个洁净室或工作区的断面形成均匀气流。送风口以后的流线彼此有很大的夹角，并且夹角不断增大，气流不可能在室内以单一方向流动，室内存在回流和涡流。当干净的空气从送风口送入室内后，它将迅速向四周扩散混合，同时使同样数量的空气从回风口排出。即送风的目的是稀释室内受污染的空气，把原来含尘浓度高的空气冲淡，使室内达到规定的含尘浓度。

非层流型空调系统的设备费用低，安装简单，但使用时不易将空气中的尘粒除净，只能达到稀释空气中尘粒浓度的效果。据报道，设计较好的装置可使操作室内的洁净度达到 10 万级或 1 万级标准。若要求更高的空气洁净度，应采用层流洁净技术。

2. 层流洁净技术

层流洁净技术的气流运动形式是层流，是用高度净化的气流作载体，将操作室内产生的尘粒排出的空气净化方式。层流洁净技术能为需要严格控制空气中尘粒污染的操作或无菌操作提供符合要求的空气洁净环境，可有效地避免空气中的微粒和微生物对产品的污染。

（1）层流洁净技术的特点　采用层流洁净技术可使操作室内达到很高的洁净度。其特点如下：①层流是一种粒子流体连续稳定的运动形式，是一切粒子保持在层流层中的运动。粒子不易聚结，同时空气的流速相对提高，使粒子在空气中浮动，不会蓄积和沉降。②室内空气不会出现停滞状态。③外界空气已经过净化，无尘粒带入室内，可以达到无菌要求。④洁净室或洁净区域产生的污染物，如新脱落的微粒，也能很快被经过的气流带走，有自行除尘能力。⑤可避免不同药物粉末的交叉污染，保证产品的质量，降低废品率。运用层流洁净技术的洁净室和工作台，根据气流方向还可分为水平层流与垂直层流。

（2）水平层流洁净室（区）　其构造和工作原理如图 2–2 所示。一般水平层流洁净室（区）室内的一面墙上（也可以是局部，但不得少于墙面的 30%）布满高效空气滤过器，对面墙上布满回风格栅。洁净空气沿水平方向均匀地从送风墙流向回风墙，房间断面风速≥0.25m/s。

水平层流洁净室（区）的空气净化实际是通过若干个净化单元组成的一面墙来实现的。每个净化单元均由送风机、静压箱体、高效空气滤过器组成。净化单元机组将外部空气经中效预滤过器吸入一部分，再吸入洁净室（区）内的循环空气，经高效空气滤过器，送入洁净室（区），向对面回风墙流去，小部分经余压阀排出室外，大部分经预滤过器和高效空气滤过器循环使用。这样，在洁净室（区）内形成水平层流，达到净化空气的目的。洁净室工作时，室内必须保持正压。洁净室（区）的洁净度可达A级。

（3）垂直层流洁净室（区）　垂直层流洁净室（区）的构造和工作原理如图2-3所示。由图可知，垂直层流洁净室（区）的工作原理与水平层流洁净室（区）相同。洁净空气从天棚沿垂直方向均匀地流向地面回风格栅，房间断面风速≥0.35m/s。洁净室的洁净度可达A级。

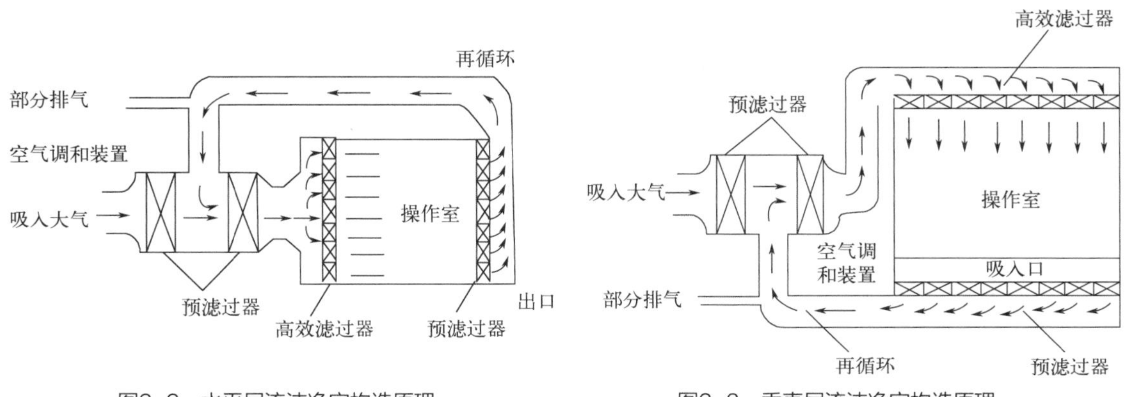

图2-2　水平层流洁净室构造原理　　图2-3　垂直层流洁净室构造原理

（4）层流洁净工作台　层流洁净工作台的气流方向可分为水平层流和垂直层流。垂直层流洁净工作台应用较多，效果也较好。在药品生产或实验研究过程中，有些小规模的操作在局部区域要求较高的空气洁净度，此时可用层流洁净工作台。

目前，层流洁净工作室（区）和层流洁净工作台在国内均有定型产品生产，洁净效果均可达到A级洁净度的要求，能够满足无菌操作的需要。

五、洁净室（区）的部分物理指标

洁净室（区）内温度、湿度、新鲜空气量、压差、噪声等环境参数的控制应符合下列要求。

1. 温度和湿度

生产工艺对温度和湿度无特殊要求时，A级、B级的洁净室（区）温度为20～24℃，相对湿度为45%～60%；C级、D级洁净室（区）温度为18～26℃，相对湿度为45%～65%。

2. 新鲜空气量

洁净室（区）内应保持一定的新鲜空气量，其数值应取下列风量中的最大值：①非单向流洁净室总送风量的10%～30%，单向流洁净室总送风量的2%～4%；②补偿室内排风和保持室内正压值所需的新鲜空气量；③保证室内每人每小时的新鲜空气量不小于$40m^3$。

3. 压差

洁净室（区）的空气必须维持一定的正压。洁净区与非洁净区之间、不同级别洁净区之间的压差应当不低于 10Pa。必要时，相同洁净度级别的不同功能区域（操作间）之间也应当保持适当的压差梯度，并应装有指示压差的装置。

易产生粉尘的生产区域，如固体口服制剂的配料、制粒、压片等工序的洁净室（区）的空气压力，应与其相邻的室（区）保持相对负压。有毒害药物的精制、干燥室和分装室的室内要保持正压，与相邻的室（区）应保持相对负压。

4. 噪声洁净室（区）噪声级

噪声级动态测试不宜超过 75dB（A 级）。当超过时，应采取隔声、消声、隔震等控制措施。噪声控制设计不得影响洁净室的净化条件。

第三章

灭菌与防腐

灭菌（sterilization）是指采用物理或化学方法将所有致病和非致病的微生物、繁殖体和芽孢全部杀灭的技术。所谓菌就是微生物，包括细菌、真菌、病毒等。

除菌（degerming）是利用过滤介质或静电法将杂菌予以捕集、截留的技术。

防腐（antisepsis）是指以低温或化学药品防止和抑制微生物生长、繁殖的技术，也称抑菌。

消毒（disinfection）是指采用物理和化学方法杀死或除去病原微生物的技术。

无菌操作（sterile operation）是指整个操作过程控制在无菌条件下进行的操作。

灭菌与无菌操作技术是制剂生产中的重要工艺过程，是保证药品质量的重要操作，对于注射剂、眼用制剂等的生产尤为重要。《中国药典》2020年版四部通则中收载了灭菌法，即用适当的物理或化学方法将物品中活的微生物杀灭或除去的方法。无菌操作是指在药剂生产的整个过程中利用和控制一定条件，尽量使药品避免微生物污染的一种操作技术。在药品生产过程中所选择的灭菌方法和无菌操作，不仅要达到灭菌、避菌的目的，而且要保证药物的稳定性、治疗作用及用药安全。

《中国药典》收载的灭菌法包括湿热灭菌法、干热灭菌法、辐射灭菌法、气体灭菌法、过滤除菌法等。每种方法在去除微生物的机理、操作参数和对灭菌产品的适用性上都是不同的。因此，为了保证灭菌效果，在选择灭菌方法时，必须针对被灭菌物品先做灭菌工艺的验证，为制定科学可靠的灭菌工艺提供依据。

第一节　灭菌方法与无菌操作

一、灭菌参数

在一般灭菌条件下，产品中可能还存有极微量微生物，而现行的无菌检验方法往往难以检出被检品中的极微量微生物。为了保证产品的无菌，有必要对灭菌方法的可靠性进行验证。

1. *D* 值

D 值系指在一定温度下，杀灭90%微生物（或残存率为10%）所需的灭菌时间。杀灭

微生物符合一级动力学过程，即式 3–1、式 3–2。

$$\frac{dN}{dt}=-kN \tag{3-1}$$

或

$$\lg N_t=\lg N_0-\frac{k}{2.303} \tag{3-2}$$

式中，N_0 为原有微生物数，N_t 为灭菌时间为 t 时残存的微生物数，k 为灭菌常数。

lg$N$t 对 t 作图得一直线，斜率 $=-\frac{k}{2.303}=\frac{\lg N_t-\lg N_0}{t}$，令斜率的负倒数为 D（式 3–3）。

$$D=\frac{2.303}{k}=\frac{t}{\lg N_t-\lg N_0} \tag{3-3}$$

由式 3–3 可知，当 $\lg N_t-\lg N_0=1$ 时，$D=t$，D 值即为降低被灭菌物品中微生物数至原来的 1/10 所需的时间。在一定灭菌条件下，不同微生物具有不同的 D 值；同一微生物在不同灭菌条件下，D 值亦不相同。因此，D 值随微生物的种类、环境和灭菌温度变化而异（表 3–1）。

表3–1　不同灭菌方法不同微生物的 D 值

灭菌方法	微生物	温度(℃)	样品或介质	D 值(min)
蒸汽灭菌	嗜热脂肪芽孢杆菌	105	5% 葡萄糖水溶液	87.8
蒸汽灭菌	嗜热脂肪芽孢杆菌	121	5% 葡萄糖水溶液	2.4
蒸汽灭菌	嗜热脂肪芽孢杆菌	121	注射用水	3.0
蒸汽灭菌	产芽孢梭状芽孢杆菌	105	5% 葡萄糖水溶液	1.3
干热灭菌	枯草芽孢杆菌	135	纸	16.6
红外线灭菌	枯草芽孢杆菌	160	玻璃板	0.3

2. *Z* 值

Z 值系指降低一个 lg$D$ 值所需升高的温度，即灭菌时间减少到原来的 1/10 所需升高的温度，或在相同灭菌时间内杀灭 99% 的微生物所需提高的温度。（式 3–4）

$$Z=\frac{T_2-T_1}{\lg D_1-\lg D_2} \tag{3-4}$$

设 Z=10℃，T_1=110℃，T_2=121℃，则 D_2=0.079D_1。即 110℃灭菌 1 分钟与 121℃灭菌 0.079 分钟的灭菌效果相当。若 Z=10℃，灭菌温度每增加 1℃，则 D_1=1.259D_2，即温度每增加 1℃，其灭菌速率提高 25.9%。

3. *F* 值

F 值系指在一定灭菌温度（T）下给定的 Z 值所产生的灭菌效果，与在参比温度（T_0）下给定的 Z 值所产生的灭菌效果相同时所相当的时间。F 值常用于干热灭菌，以分钟为单位，其数学表达式见式 3–5。

$$F=\Delta t\sum 10^{\frac{T-T_0}{Z}} \tag{3-5}$$

4. F_0 值

F_0 值系指在一定灭菌温度（T）、Z 值为 10℃所产生的灭菌效果，与 121℃、Z 值为

10℃所产生的灭菌效果相同相当的时间。F_0 值目前仅限于热压灭菌，以分钟为单位。

物理 F_0 值的数学表达式见式 3–6。

$$F_0 = \Delta t \sum 10^{\frac{T-121}{10}} \tag{3-6}$$

生物 F_0 值的数学表达式见式 3–7。

$$F_0 = D_{121} \times (\lg N_0 - \lg N_t) \tag{3-7}$$

式 3–7 中，N_t 为灭菌后预计达到的微生物残存数，即染菌度概率（probability of nonsterility）。当 N_t 达到 10^{-6} 时（原有菌数的百万分之一），可认为灭菌效果较可靠。因此，生物 F_0 值可认为是相当于 121℃热压灭菌时，杀灭容器中全部微生物所需要的时间。

影响 F_0 值的主要因素：①容器大小、形状及热穿透性等；②灭菌产品溶液性质、充填量等；③容器在灭菌器内的数量及分布等。

测定 F_0 值时应注意的问题：①选择灵敏、重现性好的热电偶，并对其校验；②灭菌时应将热电偶的探针置于被测样品的内部，并在柜外温度记录仪上显示；③对灭菌工艺和灭菌器进行验证时，要求灭菌器内热分布均匀，重现性好。

二、无菌保证水平

无菌保证水平（sterility asurance level，SAL）是指一项灭菌工艺赋予产品无菌保证的程度。一项灭菌工艺的无菌保证水平用该灭菌批中非无菌品的概率来表示，通常要求 SAL 为 10^{-6}，即在一百万个已灭菌品中，活菌的数量不得超过 1 个。若设灭菌产品中微生物存活概率为 P，产品带菌量 N_0，D_{121} 及 F_0 之间存在如下关系式：

$$\lg P = \lg N_0 - \frac{F_0}{D_{121}}$$

将 $P=10^{-6}$ 代入，可得式 3–8：

$$F_0 = D_{121} \times \lg N_0 + 6 \times D_{121} \tag{3-8}$$

由式 3–8 可见，在一定的 F_0 值下，灭菌的效果除了与微生物的耐热性参数有关，还与产品的污染水平相关；产品灭菌前的含菌量越高，无菌保证的可信度就越小。因此，对于热稳定性很好的产品，应首选“过度杀灭法”（overkill process），以杀灭微生物实现无菌；对于热稳定性较差的产品，在无菌生产工艺过程中，应将防止产品被耐热菌污染放在首位。

三、灭菌工艺的验证

无菌物品是指不含任何活的微生物的物品。而对于任何一批灭菌产品来说，绝对无菌是无法保证的，也是无法用试验来证实的。因此在实际生产过程中，灭菌指将物品中污染微生物的残存概率降至一定水平，以无菌保证水平表示，最终灭菌产品的微生物存活概率不得高于 10^{-6}。已灭菌产品达到无菌保证水平即可通过验证确定。

灭菌产品的无菌保证不能依赖于最终产品的无菌检验，而应取决于生产过程中采用合格的灭菌工艺、严格的 GMP 管理和良好的无菌保证体系。灭菌工艺的确定应综合考虑被灭菌物品的性质、灭菌方法的有效性和经济性、灭菌后物品的完整性等因素。

（一）灭菌工艺验证的内容

灭菌工艺的验证是无菌保证的必要条件。灭菌工艺经验证后，方可交付正式使用。灭菌工艺验证的内容包括以下内容：

1. 撰写验证方案及制定评估标准。

2. 确认灭菌设备技术资料齐全、安装正确，并能处于正常运行（安装确认）。

3. 确认关键控制设备和仪表能在规定的参数范围内正常运行（运行确认）。

4. 采用被灭菌物品或模拟物品进行重复试验，确认灭菌效果符合规定（性能确认）。

5. 汇总并完善各种文件和记录，撰写验证报告。

日常生产中，应对灭菌程序的运行情况进行监控，确认关键参数（如温度、压力、时间、湿度、灭菌气体浓度及吸收的辐照剂量等）均在验证确定的范围内。灭菌程序应定期进行再验证。当灭菌设备或程序发生变更（包括灭菌物品装载方式和数量的改变）时，应进行再验证。

（二）灭菌工艺验证的微生物指示剂

用于灭菌工艺验证的微生物应不易被采用的灭菌方法所除去或破坏。一般湿热灭菌、干热灭菌、环氧乙烷和辐射灭菌选用革兰阳性菌作为微生物指示剂，过滤除菌选用革兰阴性小棒状杆菌作为微生物指示剂。

四、物理灭菌法

物理灭菌法系指利用温度、干燥、辐射等物理因素达到灭菌目的的方法。

（一）湿热灭菌法

湿热灭菌法系指将物品置于灭菌柜内利用高压饱和水蒸气、过热水喷淋等手段使微生物菌体中的蛋白质、核酸发生变性而杀灭微生物的方法，包括热压灭菌、流通蒸汽灭菌、煮沸灭菌和低温间歇灭菌等方法。湿热灭菌法由于蒸汽比热大，穿透力强，容易使微生物中蛋白质成分变性和凝固，灭菌效果可靠，操作简单，因此是目前制剂生产中应用最广泛的一种灭菌方法。但对湿热敏感的药物不宜选用本法。

1. 热压灭菌法

热压灭菌法是公认最可靠的湿热灭菌法。本法是在密闭高压灭菌器内，利用大于常压的饱和水蒸气杀灭微生物的方法。热压灭菌所需的温度及与温度对应的压力与时间见表3-2。

表3-2　热压灭菌所需温度、压力与时间关系

蒸汽温度(℃)	表压力kPa(kg/cm^2)	时间(min)	适用范围
116	69(0.7)	30	药品溶液、橡胶制品
121	98.0(1.0)	20	金属制品
126	137.3(1.4)	15	不常用

热压灭菌所用的设备较多，其结构基本相似。凡热压灭菌器均应密闭耐压，有排气口、安全阀、压力表和温度计等部件。热原以直接通入饱和高压蒸汽为主，也有灭菌设备本身可以加水，再通过煤气、电热等加热成为蒸汽。药品生产中常用的热压灭菌设备种类如下。

（1）卧式热压灭菌柜　本设备是制剂生产中使用最普遍的一种灭菌设备，构造如图 3-1 所示。该设备全部用坚固的合金制成并带有夹套的卧式双扉门灭菌柜，具有耐高压性能。灭菌柜顶部装有压力表、温度计、排气阀和安全阀，柜内备有带轨道的格车，待灭菌的产品装载在格车上，从腔体一侧进入，经过灭菌处理后，灭菌产品从腔体的另一侧取出。

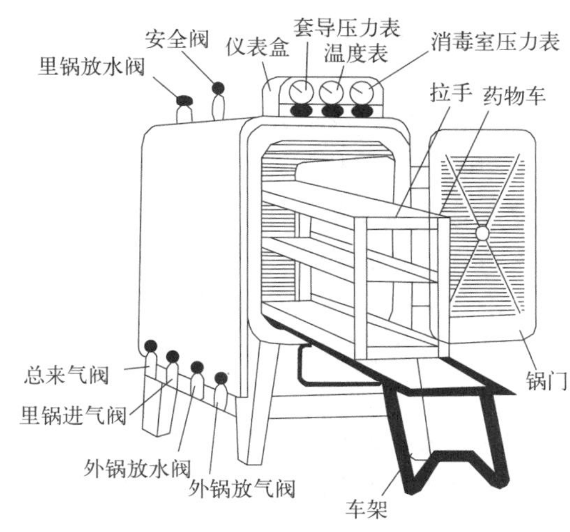

图3-1　卧式热压灭菌柜示意图

灭菌操作：先开启蒸汽旋塞，使蒸汽通入夹套中加热约 10 分钟，当夹套压力计逐渐上升至灭菌所需的压力时，将装有待灭菌物品的格车架推入柜内，关闭柜门，并将柜门拴紧。待夹套加热完成后，将蒸汽通入柜内，当温度上升达到所需温度时，开始计算预热时间，柜室的压力表应固定在相应温度的压力上。达到灭菌时间后，先将蒸汽旋塞关闭，排气至压力表的压力降低为“0”，开启柜门，将灭菌物品冷却后取出。

使用注意事项：①必须使用饱和蒸汽。②必须将灭菌器内的空气排尽。若灭菌器内有空气存在，则压力表上指示的压力是灭菌器内蒸汽和空气的总和，即使压力表达到要求，但温度表不能达到规定温度，因此不能达到应有的灭菌效果；若出现压力表压与温度指示不一致时，有可能是灭菌器内空气未除尽，或仪表失灵。③采用热压灭菌器时，灭菌时间必须从全部内容物均已达到规定温度时开始计算。一般温度计指示的温度是灭菌器内的温度，不是被灭菌物品的温度，因此在灭菌时需要有一定的预热时间。④灭菌完毕，应停止加热，待灭菌器内的温度和压力逐渐下降至零后方能缓缓开启柜门。

卧式热压灭菌柜的缺点：柜体内温度分布不均匀，尤其是柜体的上下死角的温度相对较低，极易造成灭菌不彻底；被灭菌物受热时间长，容易发生降解；开启柜门冷却时，温度骤降容易发生爆瓶和其他不安全事故。

在实际生产中，为了验证灭菌柜内热分布性能，检查灭菌柜内各部位的温度，确保完全达到灭菌效果，常采用以下方法：①使用化学药品指示剂：利用某些熔点正好是灭菌所需温度的化学药品作指示剂，以判断是否达到灭菌温度。常用的化学药品指示剂有碘淀粉温度指示纸（使用时将其封装在安瓿瓶内，分放在灭菌产品不同的几个部位同时灭菌，灭菌后观察安瓿瓶内纸条，如温度超过 114～115℃则纸条的蓝色褪为白色，说明灭菌温度已达到 115℃）和熔融温度指示剂（使用时取少量化学药品结晶封装于安瓿内，与待灭菌物品一同灭菌，灭菌后观察安瓿内药品是否熔化变形，以判断温度是否达到）。除以上常用的化学药品指示剂外，还有焦性儿茶酚（熔点 104℃）、氨基比林（熔点 107～109℃）、安替比林（熔点 110～112℃）、乙酰苯胺（熔点 113～114℃）、升华硫（熔点 117℃）、苯甲酸（熔点 121℃）、β- 萘酚（熔点 121℃）、碘仿（熔点 120℃）等。②使用生物指示剂：将耐热的芽孢制成混悬液或浸在干滤纸条上封装于安瓿中，制成生物指示剂。灭菌时将指示剂置于灭菌器内的上、中、下三层四角及中间部位，灭菌后取出，培养、检查是否有活菌存在，以判断灭菌效果。这种方法广泛用于检查灭菌设备和灭菌方法的可靠性，在药剂常规生产上很少用，必须使用时应以非致病菌的芽孢作为生物指示剂。③使用自动记录热电偶：将热电偶密封于灭菌器内温度最低的部位或灭菌物中，能记录灭菌过程中真实的温度。

（2）快冷式灭菌器　快冷式灭菌器采用快速冷却技术，以冷水喷淋冷却快速降温，缩短灭菌时间，加热保温方式与蒸汽灭菌器方式相同。它的特点是柜门为移动式电动双门，并设置有互锁及安全保护装置。柜内设有测温探头，可测任意两点灭菌物内部的温度，并由双笔温度记录仪反映出来；全自动三档程序控制器能按预选灭菌温度、时间、压力自动检测，并完成升温、灭菌、冷却等全过程。喷雾水冷却 20 分钟，瓶内药液温度可冷却到 45℃。

快冷式灭菌器的缺点是仍未解决柜内温度不均匀的问题，并且快速冷却还容易引起爆瓶。

（3）脉动真空灭菌器　本设备以洁净蒸汽或纯蒸汽作为灭菌介质，附有脉动真空设施，循环式真空泵强制排除灭菌室内空气，可以确保灭菌装置内部的空气在灭菌前全部排尽，有利于保证灭菌质量。该设备的主要特点是控制系统使用微机技术的可编程序控制器（PC 机），实现了设备运行自动化，提高了灭菌的可靠性。该灭菌装置分为单、双扉两种规格，单扉型系箱式结构，双扉型系箱式嵌墙结构。柜门设有电气和机械锁止机构，启动后内室存在压力，门被机械锁止；若灭菌器门不关闭，则灭菌程序不能启动。双门互锁可保证清洁区与无菌区的隔离。柜体内室为低碳不锈钢材料，有较强耐腐蚀性能。

（4）水浴式输液灭菌器　本设备的灭菌柜由矩形柜体、热水循环泵、换热器及微机控制装置组成。该设备用于玻璃瓶等硬包装、非 PVC（聚氯乙烯）的软袋、PP（聚丙烯）或 PE（聚乙烯）塑料瓶等软包装大输液的灭菌。它以过热水为灭菌介质，以循环喷淋的方式对灌装药品加热升温和灭菌，消除了蒸汽灭菌时因冷空气存在而造成的温度死角，同时避免了在灭菌后用冷却水冷却过程中造成的大输液再污染现象，并且药品灭菌后的冷却靠循环水均匀降温，确保无爆瓶、爆袋现象的发生，实现较低温度的均匀灭菌。

（5）回转水浴式灭菌柜　本设备专用于混悬型输液、脂肪乳输液及其他容易沉淀的或具有热敏化学特性的药液、口服液等灌装药品的灭菌。其由灭菌柜、旋转内筒、减速传动机构、热水循环泵、热交换器、计算机控制系统等装置组成。该设备以过热水为灭菌介质，以水喷淋方式对灌装药品加热升温和灭菌。

2. 流通蒸汽灭菌法和煮沸灭菌法

流通蒸汽灭菌是在不密闭的容器内用 100℃的蒸汽灭菌。目前，药厂生产的注射剂，特别是 1～2mL 注射剂及不耐热的品种，大都采用此法灭菌。煮沸灭菌法是把安瓿或其他物品放入水中煮沸的灭菌方法。流通蒸汽灭菌或煮沸灭菌一般采用 100℃、灭菌 30 分钟或 60 分钟。以上方法不能保证杀死所有的芽孢，例如破伤风菌等厌氧性菌的芽孢不能被杀灭，因此用以上方法灭菌的制剂在制备过程中要尽可能避免微生物的污染，同时为了确保灭菌效果，对 1～5mL 单剂量注射液可酌情添加抑菌剂，如甲酚 0.2%～0.3%（W/V）、氯甲酚 0.05%～0.2%（W/V）。静脉注射剂或单剂量超过 5mL 的注射剂不得添加抑菌剂。

3. 低温间歇灭菌法

低温间歇灭菌法是将待灭菌的制剂或药品，用 60～80℃加热 1 小时，杀死其细菌的繁殖体，然后在室温或 37℃孵化箱中放置 24 小时，使其中的芽孢发育成繁殖体，再第 2 次用 60～80℃加热 1 小时，杀死其细菌的繁殖体，如此加热和放置连续操作 3 次或以上，至杀死全部芽孢为止的方法。此法适用于必须用加热灭菌法但又不耐较高温度的制剂和药品。

该方法的缺点是灭菌时间长，灭菌效果不理想。应用本法灭菌的制剂，除本身应具有一定抑菌能力外，须添加适量抑菌剂，以确保灭菌效果。

4. 影响湿热灭菌的因素

（1）微生物种类和数量　细菌种类不同，对热的抵抗力不同；处于不同发育阶段的微生物，对热的抵抗力也不同，如繁殖期的微生物比衰老期的微生物对热的抵抗力小得多，芽孢对热的抵抗力最大。被灭菌物品中初始菌数越少，灭菌时间越短；初始菌数多，增加了耐热菌株出现的概率，应提高灭菌温度。一般灭菌后每个容器内的细菌数不超过 10 个为宜。因此，整个生产过程中应尽可能避免微生物污染，注射剂力求在灌封后立即灭菌。

（2）被灭菌物品的性质　被灭菌物品中含有糖类、氨基酸等营养物质对微生物有一定保护作用，能增强其抗热性。被灭菌物品的 pH 不同，微生物的耐热性亦不同。中性溶液中微生物的耐热性最强，碱性次之，酸性不利于微生物的发育。例如，含生物碱盐类的注射剂，因 pH 较低，一般用流通蒸汽法灭菌即可，若加入适量抑菌剂，就可杀灭抵抗力较强的细菌芽孢。

（3）温度和灭菌时间　温度增加，化学反应速度加快，时间越长，分解变质的药物越多。为此，在能达到灭菌效果的前提下，可适当降低温度或缩短灭菌时间。一般中药注射剂用流通蒸汽灭菌 100℃、30～60 分钟。

（4）蒸汽的性质　热压灭菌的效果往往与蒸汽的性质有关。蒸汽一般有以下 4 种情况：①饱和蒸汽：蒸汽的温度与水沸点相当。当蒸汽的压力达到平衡时，蒸汽中不含微细水滴。此种蒸汽的含热量高，穿透力强，灭菌效力高。热压灭菌法必须采用饱和蒸汽。②湿饱和蒸汽：饱和蒸汽中带有水分。由于蒸汽输送管路中存在热量损失，此种蒸汽的含热量较低，穿透力较差，灭菌效力较低。③过热蒸汽：由热压灭菌器中加水量不足时，当水完全蒸发后，再继续加热所产生。此蒸汽虽比饱和蒸汽温度高，但穿透力很差，灭菌效力不及饱和蒸汽。④不饱和蒸汽：若灭菌器内空气未被排尽，则蒸汽中夹有部分空气，因空气是热的不良导体，空气与被灭菌物品接触后又无潜热放出，因此灭菌效力降低。

（二）干热灭菌法

干热灭菌法系指将物品置于干热灭菌柜或隧道灭菌器等设备中，利用干热空气杀灭微生物或消除热原物质的方法。本法适用于耐高温但不宜用湿热灭菌法灭菌的物品，如玻璃器具、金属制容器、纤维制品、固体试药以及湿热不易穿透的物品（如甘油、液状石蜡、脂肪油等）。

采用干热灭菌法灭菌的物品必须清洗干净且不沾染有机物质，灭菌物品被放入干热灭菌箱内时，排列不宜过于紧密。一般认为，繁殖型细菌在 100℃以上干热 1 小时即可被杀死；耐热性细菌芽孢在 120℃以下长时间加热也不死亡，但在 140℃左右则杀菌效率急剧增加。干热灭菌通常在如下的温度条件可被灭菌：① 160～170℃，2 小时以上；② 170～180℃，1 小时以上；③ 250℃，45 分钟以上。以上仅是一般标准，实际应用时必须通过实验，在保证灭菌完全和对灭菌物品无损害的前提下，制定对该物品的干热灭菌条件。

1. 干热灭菌的设备

干热灭菌常用的设备按加热方式可分为以辐射加热为主的热辐射式干热灭菌机和以对流加热为主的热层流加热式干热灭菌机，也可按使用方式分为连续式和间歇式。通常从干热灭菌工艺考虑，典型的干热灭菌设备均有预热、灭菌、冷却等工艺过程，都设置有预热排湿（可控制洗涤灭菌后物品的含水量）、高湿灭菌（可控制热原和微生物）、层流洁净空气保护下的冷却工艺（将灭菌后物品冷却至室温）等。

（1）间歇式干热灭菌设备　本设备是常用的干热灭菌设备，其主要结构：箱体由角钢和薄钢板构成，箱体外壳间有填以玻璃纤维材料的保温层，有利于隔热；双螺旋箱门，箱内有多层搁架，带有恒温控制（进行限温自动控制）及强制空气循环装置，使箱内温度均匀。本设备的使用温度范围在室温至 250℃，灭菌结束后应待缓缓降温至 40℃左右，方可取出被灭菌物品。

（2）连续式干热灭菌设备　本设备利用传送带在灭菌段中经过的时间，对物品进行灭菌和去除热原，它适用于大规模生产时的灭菌。此设备属于连续层流加热干热灭菌设备，其工作原理是将高温热空气流经高效空气过滤器过滤，获得洁净度为 A 级的平行流空气，然后直接对物品进行加热灭菌。这种灭菌方法具有传热速度快、加热温度分布均匀、灭菌充分、无尘埃污染源等优点。图 3-2 为隧道式干热空气灭菌干燥机示意图。本机为整体隧道式结构，分为预热区、高温灭菌区、冷却区三部分。分别由机架、过滤器、加热装置、风机、传动装置、不锈钢传送带及电控柜等部件组成。被灭菌物品进入干燥机隧道，由一条水平安装和二条侧面垂直安装的网状不锈钢输送带同步输送，经预热后进入 300℃以上的高温灭菌区灭菌干燥，玻璃经过高温区的总时长超过 10 分钟，有的规格达 20 分钟，然后在冷却区进行风冷，物品经冷却后在出口处温度不高于室温 15℃。

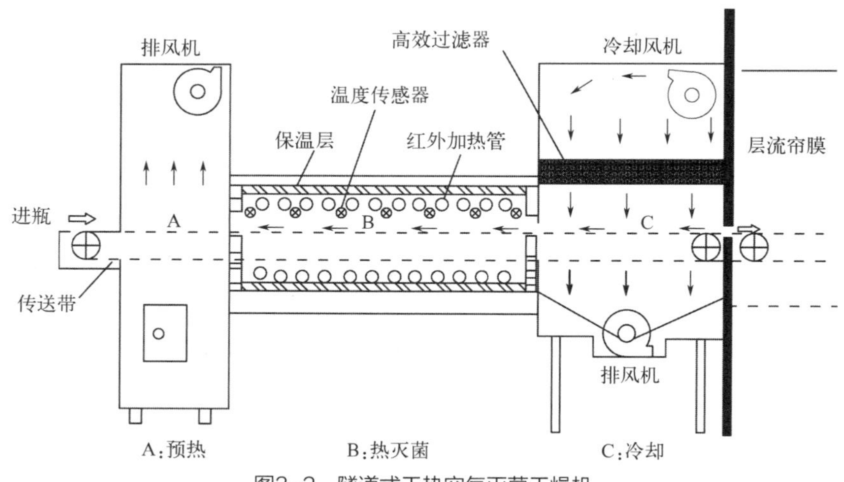

图3-2　隧道式干热空气灭菌干燥机

干热空气灭菌干燥机的灭菌效果和去热原验证方法可采用枯草杆菌黑色变种芽孢和大肠杆菌内毒素置于最大装载和“冷点”区域，经灭菌后检查上述微生物指示剂的残存量。

2. 影响干热灭菌的因素

（1）灭菌箱的类型　以热空气灭菌的灭菌箱常用自然对流和装有鼓风机的强制对流两种类型。①自然对流式灭菌箱中的空气循环，是由热空气上升和冷空气下降产生的气体在箱体内湍流，因不同层搁板之间存在一定温差而降低了灭菌效果。②强制对流式灭菌箱内部装有鼓风机，使箱内热空气围绕灭菌物品循环，故灭菌效果较好，且搁板不同部位的温差可减少至约 1℃。由于热空气在灭菌物品周围迅速循环，灭菌箱中物品温度的迟滞时间缩短。

（2）灭菌时间　灭菌过程中，保温阶段的时间应从灭菌器内部温度到达所需灭菌温度时算起，灭菌箱内部升温时间的长短取决于灭菌箱机械性能及被灭菌物品的性质和数量。被灭菌物品到达灭菌温度的时间要比灭菌箱长，灭菌物品量越多，导热性越差，此迟滞时间愈长。因此在整个灭菌过程中，必须测定和计算烘箱升温时间、被灭菌物品迟滞时间，以保证被灭菌物品的最内部也能达到灭菌温度，并维持足够时间，以杀死抵抗力最强的微生物。

（三）紫外线灭菌法

一般用于灭菌的紫外线波长是 200～300nm，灭菌力最强的波长为 254nm。紫外线灭菌的原理是紫外线促使核酸蛋白变性，同时空气受紫外线照射后产生微量臭氧，共同起到杀菌作用。紫外线进行直线传播，其强度与距离的平方成比例地减弱，其穿透作用微弱，但易穿透洁净空气及纯净的水，可被不同物品的表面反射，故广泛用于空气灭菌和表面灭菌。一般在 6～15m^3 的空间安装一只 30w 紫外灯，灯距地面 1.8～2.0m 为宜。

影响紫外线灭菌效果的因素：①辐射强度与辐射时间：辐射强度增加，对微生物产生致死作用所需的辐射时间将缩短。②微生物对紫外线的敏感性：微生物的种类不同，对紫外线的耐受能力不同，如在同一平面上采用辐射强度相等的紫外线照射，杀死枯草杆菌芽孢需 18.6 分钟，而杀死溶血性链球菌则仅需 4.6 分钟；注意，紫外线对酵母菌、真菌的杀菌力较弱。③温度和湿度：空气的湿度过大，紫外线穿透力降低，灭菌效果降低。紫外线灭菌以空气相对湿度 45%～60% 为宜，温度宜在 10～55℃。

应用紫外线灭菌时需注意：①人体照射紫外线时间过久，易产生结膜炎、红斑及皮肤烧灼等现象，因此必须在操作前开启紫外灯 30～60 分钟，关灯后再进行操作；如在操作时仍需继续照射紫外灯，应有劳动保护措施。②各种规格的紫外灯都规定有效使用时限（一般为 3000 小时），因此每次使用应登记开关时间，并定期进行灭菌效果检查。③紫外灯管必须保持无尘、无油垢，否则辐射强度下降。④普通玻璃能吸收紫外线，因此装在玻璃容器中的药物不能用紫外线灭菌。⑤紫外线还能促使易氧化的药物和油脂等氧化变质。

（四）微波灭菌法

通常频率在 300MHz～300KMHz 的电磁波称为微波。在外加电场下，物质内部分子极化，随着外加高频电场的变化，极化分子也随着不停地转动，结果使电场能量转化为分子热运动的能量。水为极性分子，强烈吸收微波，使分子运动加剧，摩擦生热，物质温度升高。由于热是在被灭菌的物质内部中产生的，所以物质受热均匀，升温迅速。又由于微波能穿透介质的深部，可使药物溶液内外一致均匀加热，故微波可用于水溶液型注射液的灭菌。

据报道，有人用微波灭菌法对丸剂样品进行灭菌，灭菌后样品中的含菌数降低 74%～99%。微波灭菌的中药饮片，含菌数降低 99%。也有人比较了微波灭菌与热压灭菌对 17 种化学药物稳定性的影响，证明对热压蒸汽灭菌稳定的药物，使用微波灭菌也无变化；而对热压蒸汽不稳定的药物，如维生素 C 等，用微波灭菌也比较稳定。

（五）辐射灭菌法

辐射灭菌法系指将灭菌产品置于适宜放射源辐射的 γ 射线或电子加速器发生的电子束中进行电离辐射而杀灭微生物的方法。γ 射线是由钴 –60（^{60}Co）或铯 –137（^{137}Cs）发出的电磁波，穿透力很强，可使有机化合物的分子直接发生电离，破坏正常代谢的自由基，导致大分子化合物分解，而起杀菌作用。辐射灭菌法的特点是灭菌过程中不升高灭菌产品温度，因此特别适用于一些不耐热药物的灭菌；亦适用于较厚样品的灭菌，可用于固体、半固体、液体药物的灭菌；特别适用于已包装密封物品的消毒灭菌，可有效防止“二次污染”。此法已被英国药典和日本药局方收载。《中国药典》2020 年版也将此法收入标准中。当 ^{60}Co–γ 辐射用于中药非灭菌制剂灭菌以控制其微生物污染水平时，一般最高辐射吸收剂量为散剂及含原粉胶囊剂 3kGy（千格瑞）、丸剂 5kGy、半成品粉末 6kGy。辐射灭菌后的物品，应进行微生物检测，同时应测定辐射前后中药的主要药效成分是否变化，以确定该方法的安全性和有效性。辐射灭菌的设备造价高，且某些药物经辐射灭菌后可能效力降低，产生毒性物质或发热性物质，应慎重选用本法。

（六）滤过除菌法

过滤除菌法是以物理阻留的方法，使药物溶液或气体通过无菌的特定滤器，除去活的或死的微生物。此法适用于对热不稳定的药物溶液或原料，但实际应用时必须无菌操作。供灭菌用滤器必须能有效地从溶液中除尽微生物，且溶液易于通过并无任何物质脱落，才能确保成品完全无菌。

繁殖型细菌很少有直径小于 1μm 者，芽孢大小约为 0.5μm 或更小些。因此，以过筛作用滤过的滤器，应选用孔径在 0.2～0.22μm 的微孔滤膜进行除菌过滤。另外，以孔径截留或静电作用滤过的滤器，应选用孔径 2μm 以下的垂熔玻璃 6 号漏斗进行除菌过滤。

除菌过滤的流程采用两级粗滤和两级精滤组成。第一级粗滤主要滤除药液中的大部分颗粒状杂质，第二级粗滤起保护精滤段的作用。采用两级精滤确保药液除菌符合要求。此工艺流程的特点：①不需要加热，可避免因过热而药物成分降解。②过滤不仅除去药液中的微生物，还可除去微生物的尸体，减少热原，药液澄明度也好。③生产上多采用加压过滤装置，压力恒定且可避免药液污染。

过滤灭菌所用的滤器及接收容器等必须经 121℃热压灭菌或经环氧乙烷气体灭菌。为了保证除菌效果，应进行滤器除菌验证，验证方法是过滤混有约 0.7μm 大小的细菌混悬液，滤液进行培养试验，观察有无细菌生长。

五、化学灭菌法

化学灭菌法是使用化学药品直接杀灭微生物的方法。化学灭菌法一般包括气体灭菌法和浸泡与表面消毒法。

（一）气体灭菌法

气体灭菌法是利用化学药品形成气体或蒸汽进行熏蒸，而达到灭菌目的的方法。在药物制剂生产过程中，有些固体药物或辅料耐热性差，既不能加热灭菌，又不能滤过除菌，常采用气体灭菌法进行灭菌。

1. 环氧乙烷灭菌法

制药工业常用环氧乙烷作为灭菌的气体。环氧乙烷的分子式为 C_2H_4O，沸点 10.9℃，室温下为无色气体，在水中的溶解度很大，易穿透塑料、纸板及固体粉末，暴露时容易从这些物质中消散。环氧乙烷的杀菌力强，作用速度快，其既可杀死微生物的繁殖体，对细菌芽孢、病毒也较敏感。其具有可燃性，与空气混合时，当空气含量达 3.0%（v/v）即可爆炸，故应用时需用二氧化碳或氟利昂稀释（常用混合气体是 10% 环氧乙烷：90% 二氧化碳，或 12% 环氧乙烷：88% 氟利昂）。环氧乙烷对皮肤、眼黏膜有损害，可产生水疱或结膜炎，吸入后对人体的毒性大小与氨类似，应用时注意防护。

环氧乙烷气体对大多数固体物质呈惰性，因此可用于塑料容器、对热敏感的固体药物、纸或塑料包装的药物、橡胶制品、衣物、敷料及器械的灭菌。环氧乙烷的灭菌方法：先将灭菌物品置于灭菌器内，密闭减压排除空气，预热，在减压条件下输入环氧乙烷混合气体，保持一定浓度、湿度及温度，经一定时间后，抽真空排除环氧乙烷混合气体，然后送入无菌空气，直至将环氧乙烷完全驱除。环氧乙烷的灭菌条件：环氧乙烷浓度为 850～900mg/L（3 小时，45℃），或 450mg/L（5 小时，45℃），相对湿度 40%～60%，温度 22～55℃。

2. 甲醛蒸气熏蒸灭菌法

甲醛是杀菌力很强的广谱杀菌剂。甲醛蒸汽与环氧乙烷相比，杀菌力更强，但由于穿透力差，只能用于空气灭菌。

应用甲醛溶液加热熏蒸法的灭菌条件：一般采用气体发生装置，用量为每立方米空间用 40% 甲醛溶液 30mL，室内相对湿度以 75% 为宜，室内温度 25℃以上。操作方法：将甲醛溶液置于气体发生装置中，加热后产生甲醛蒸汽，甲醛蒸汽经蒸汽出口送入总进风道，由鼓风机吹入无菌操作室，连续 3 小时后即可关闭鼓风机，密闭熏蒸 12～24 小时后，再将 25% 氨水加热（用量为 8～10mL/m^3），从总风道送入氨气约 15 分钟，吸收甲醛蒸汽，然后开启总出风口排风，并送入经过处理的无菌空气排除。甲醛对黏膜有刺激性，应用时必须注意。

3. 其他蒸气熏蒸灭菌法

加热熏蒸法还可用丙二醇（1mL/m^3）、乳酸（2mL/m^3）。丙二醇和乳酸的杀菌力不如甲醛，但对人体无害。此外，β- 丙内酯、三甘醇、过氧醋酸也可以蒸汽熏蒸的形式用于室内灭菌。

（二）化学杀菌法

化学灭菌法是在制药工业上应用化学杀菌剂杀死物体表面的病原微生物的方法。本法以化学药品作为杀菌剂，配成有效浓度的液体，采用喷雾、涂抹或浸泡的方法达到杀菌消毒的目的。多数化学杀菌剂仅对细菌繁殖体有效，不能杀死芽孢。目前常用的化学杀菌剂有以下几类。

1. 醇类

包括乙醇、异丙醇、氯丁醇等，能使菌体蛋白变性，但杀菌力较弱，可杀灭细菌繁殖体，但不能杀灭芽孢。常用于皮肤消毒和物品表面的消毒。

2. 酚类

包括苯酚、甲酚、氯甲酚、甲酚皂溶液等。高浓度的苯酚对细胞有原生质毒性，对细胞壁与细胞质膜有损害作用，并能沉淀蛋白质。苯酚的杀菌力较强，一般使用 2%～5% 浓度，可杀灭细菌繁殖体，但不能杀灭芽孢。常用于浸泡消毒和皮肤黏膜的消毒。

3. 表面活性剂

包括洁尔灭、新洁尔灭、杜灭芬等阳离子表面活性剂。这类化合物对细菌繁殖体有广谱杀菌作用，作用快而强。一般使用 0.1%～0.2% 的浓度。常用于皮肤、内外环境表面和器械的消毒。

4. 氧化剂

包括过氧乙酸、过氧化氢、臭氧等。这类化合物都具有很强的氧化能力，杀菌作用较强。常用于塑料、玻璃、人造纤维等器具的浸泡消毒。

5. 其他

如一些含氯化合物、含碘化合物、酸类化合物和酯类化合物等也有杀菌消毒功效，可根据具体情况选择应用。

六、无菌操作法

无菌操作法系指整个操作过程控制在无菌条件下进行的一种操作方法。对于不能使用加热灭菌或其他方法灭菌的无菌制剂的制备，须采用无菌操作法。无菌操作必须在无菌操作室或无菌操作柜内进行，所用的一切用具、材料以及环境应严格灭菌。目前多采用层流空气洁净技术。

1. 无菌操作室的灭菌

无菌操作室的空气应定期进行灭菌，常用甲醛、丙二醇或乳酸等蒸汽熏蒸。室内的用具、地面、墙壁等用消毒剂喷洒或擦拭。其他用具尽量用加热灭菌法灭菌。每次工作前紫外灯照射 1 小时，以保持操作环境的无菌状态。

2. 无菌操作

操作人员进入无菌操作室前要按规定洗澡，并换上无菌的工作衣、帽、口罩和鞋，内衣与头发不得暴露，避免造成污染。操作过程中所用的容器、用具、器械均要经过灭菌，大量无菌制剂的生产应在无菌洁净室内进行，小量无菌制剂的制备可在层流洁净工作台上进行。

第二节　防　　腐

中药制剂的防腐是保证中药制剂质量的一个重要环节。中药制剂由于原料质量、生产工艺、设备条件、贮藏环境等因素，有时会出现霉变、染菌等情况，严重影响药品质量，应高度重视，并积极采取各种有效预防措施，解决好防腐的问题。

一、防腐措施

防腐，最重要的是应当注意药品生产过程中防止微生物的污染，实际生产时，往往不能完全杜绝微生物的污染，制剂中有少量微生物存在，也会在适宜的条件下引起微生物的滋生与繁殖，导致霉败变质。因此，根据实际情况，有针对性地选择应用防腐剂，是中药制剂防腐的有效手段。

二、防腐剂

防腐剂指能抑制微生物生长繁殖的化学物品，也称抑菌剂。药品生产过程中，为了防止制剂中微生物的生长繁殖，可根据各种剂型各个品种的不同要求，选用合适的防腐剂。理想的防腐剂应符合：①用量小，无毒性和刺激性；②溶解度能达到有效抑菌浓度；③抑菌谱广，能抑制多种微生物生长繁殖；④性质稳定，不与制剂中的其他成分起反应，对酸碱值（pH）和温度变化的适应性较强，贮存时也不改变性状；⑤无特殊的不良气味。

常用的防腐剂如下。

1. 苯甲酸与苯甲酸钠

防腐作用依靠苯甲酸未解离分子，而其离子几乎无抑菌作用，一般使用浓度为0.1%～0.25%。pH对苯甲酸类的抑菌效果影响很大，降低pH对其发挥防腐作用有利。一般pH在4以下时防腐作用较好，pH超过5时，浓度不得少于0.5%。苯甲酸的防发酵能力较尼泊金类强，0.25%苯甲酸和0.05%～0.1%尼泊金联合应用对防止发霉和发酵最为理想，特别适用于中药液体制剂。苯甲酸钠在酸性溶液中与苯甲酸的防腐能力相当。在不同pH的介质中，苯甲酸钠未解离分子的比例及其对葡萄酒酵母的抑菌浓度见表3-3。

表3-3 苯甲酸钠在不同pH介质中对葡萄酒酵母的抑菌浓度

pH	未解离的比例	抑菌浓度(mg/100mL)	pH	未解离的比例	抑菌浓度(mg/100mL)
3.65	0.77	35	5.0	0.13	500
4.1	0.55	50	5.3	0.022	1500
4.4	0.38	100	6.5	0.003	>2500

苯甲酸的溶解度在水中为0.29%，在乙醇中为43%（20℃）。苯甲酸钠的溶解度在水中为55%（25℃），在乙醇中为1.3%（25℃）。

2. 对羟基苯甲酸酯类（尼泊金类）

本类又称羟苯酯类，包括甲酯、乙酯、丙酯和丁酯，是一类性质优良的防腐剂，无毒，无臭，不挥发，化学性质稳定。随着分子中烷基碳数的增加，其抑菌作用增强但溶解度降低，如羟苯丁酯的抑菌力最强但溶解度最小。在酸性溶液中作用强，在微碱性溶液中作用减弱。几种酯的合并应用有协同作用，效果更佳，一般浓度为0.01%～0.25%，各种酯类在不同溶剂中的溶解度以及在水中的抑菌浓度见表3-4。

表3-4 对羟基苯甲酸类在不同溶剂中的溶解度及在水中的抑菌浓度

酯类	溶解度%(g/mL)(25℃)						水溶液中抑菌浓度(%)
	水	乙醇	甘油	丙二醇	脂肪醇	1%聚山梨酯-80水溶液	
甲酯	0.25	52	1.3	22	2.5	0.38	0.05～0.25
乙酯	0.16	70		25		0.50	0.05～0.15
丙酯	0.04	95	0.35	26	2.6	0.28	0.02～0.075
丁酯	0.02	210		110		0.16	0.01

对羟基苯甲酸酯类在水中不易溶解，配制时可用下列两种方法：①先将水加热至 80℃左右，然后加入羟基苯甲酸酯类，搅拌使其溶解；②先将其溶解在少量乙醇中，然后边搅拌边缓缓注入水中使其溶解。

聚山梨酯类表面活性剂能增加对羟基苯甲酸酯类在水中的溶解度，但由于两者之间发生络合作用可减弱其防腐效力，有此情况时应适当增加对羟基苯甲酸酯类的用量。此外，这类防腐剂遇铁变色，遇弱碱、强酸易水解，包装材料为塑料制品时对其有吸附作用。

3. 山梨酸

山梨酸的溶解度在水中为 0.2%（20℃），在乙醇中为 12.9%（20℃），在丙二醇中为 0.31%。本品对霉菌的抑制力强，常用浓度为 0.15%～0.2%，对细菌的最低抑菌浓度为 2mg/mL（pH 小于 6），对霉菌或酵母菌的最低抑菌浓度为 0.8～1.2mg/mL。聚山梨酯与本品也会因络合作用而降低防腐效力，但由于本品的有效抑菌浓度低，因而仍有较好的抑菌作用。山梨酸依靠其未解离分子发挥防腐作用，在酸性水溶液中效果较好，一般介质的 pH 以 4.5 左右为宜。本品在水溶液中易氧化，使用时应注意。

4. 乙醇

含 20% 乙醇（mL/mL）的制剂已有防腐作用。如制剂中另含有甘油、挥发油等成分时，低于 20% 的乙醇也可起到防腐作用。在中性或碱性溶液中，乙醇的含量在 25% 以上才能防腐。在中药糖浆中除使用其他防腐剂外，可再加乙醇达到 10%～20%，以增强抑菌效果。

5. 酚类及其衍生物

常用作注射剂的抑菌剂。苯酚的有效抑菌浓度一般为 0.5%，在低温及碱性溶液中抑菌力较弱，与甘油酯类或醇类共存时抑菌效力降低。甲酚的一般浓度为 0.25%～0.3%，抑菌作用比苯酚强 3 倍，毒性及腐蚀性比苯酚小，不易溶于水，易溶于油脂。氯甲酚的常用浓度为 0.05%～0.2%，其浓度为 0.05% 的溶液对绿脓杆菌的杀菌力较强，本品对眼睛略有刺激性。

6. 季铵盐类

常用作防腐剂的有洁尔灭、新洁尔灭和杜灭芬，浓度约为 0.01%，具有杀菌和防腐作用。洁尔灭、新洁尔灭一般用作外用溶液，杜灭芬可作为口含消毒剂。本类化合物在 pH 小于 5 时作用减弱，遇阴离子表面活性剂时失效。

7. 醋酸氯己定

本品又称醋酸洗必泰，为广谱杀菌剂，常用浓度为 0.02%～0.05%。其微溶于水，溶于乙醇和甘油。

8. 其他

30% 以上的甘油溶液具有防腐作用。适量的植物挥发油也有防腐作用，如 0.01% 桂皮醛、0.01%～0.05% 桉叶油、0.5% 薄荷油等。0.25% 的氯仿溶液也有一定的防腐作用。

第四章

制药用水的制备

第一节 概　　述

制药用水是在中药制剂生产、使用过程中，用于药材的净制提取或制剂配制使用的溶剂、稀释剂及制药器具的洗涤清洁用水。《中国药典》2020年版规定，制药用水包括饮用水、纯化水、注射用水和灭菌注射用水。一般应根据各生产工序或使用目的与要求选用适宜的制药用水，天然水不得用作制药用水。

一、制药用水的类型

1. 饮用水

饮用水为天然水经净化处理所得的水。饮用水可作为药材净制时的漂洗、制药器具的粗洗用水。除另有规定外，也可作为普通制剂所用药材的提取溶剂。

中药注射剂、滴眼剂等灭菌制剂用于药材的提取不得使用饮用水。

2. 纯化水

纯化水为饮用水经蒸馏法、离子交换法、反渗透法或其他适宜方法制备的水。纯化水不含任何附加剂，可作为中药注射剂、滴眼剂等灭菌制剂所用药材的提取溶剂，普通制剂配制用溶剂或稀释剂，非灭菌制剂所用器具的精洗用水。必要时也用作非灭菌制剂用药材的提取溶剂。纯化水不得用于注射剂的配制与稀释。

制备过程中应防止微生物污染。纯化水用作溶剂、稀释剂或精洗用水，一般应在临用前制备。

3. 注射用水

注射用水为纯化水经蒸馏所得的水。注射用水可作为配制注射剂和滴眼剂的溶剂、稀释剂，静脉用乳剂液型注射剂的水相，以及用于注射用容器的精洗。

为保证注射用水的质量，必须随时监控蒸馏法制备注射用水的各生产环节，定期清洗与消毒注射用水制备与输送设备。经检验合格的注射用水方可收集，一般应在无菌条件下保存，并在制备后12小时内使用。

4. 灭菌注射用水

灭菌注射用水由注射用水按照注射剂生产工艺制备所得。灭菌注射用水主要作为注射用无菌粉末的溶剂或注射剂的稀释剂。因此，灭菌注射用水灌装规格应适应临床需要，避免大规格、多次使用造成的污染。

二、制药用水的水质要求及用途

水是药品生产制备中用量最大、使用最广的一种辅料，制药用水的种类不同，其质量标准及使用范围不同，见表4-1。

表4-1 制药用水的水质要求及用途

类别	用途	水质要求
饮用水	1.非无菌药品的设备、器具和包装材料的初洗； 2.制备纯水的水源	应符合《生活饮用水标准》GB 5749—2022
纯化水	1.非无菌药品的配料、洗瓶； 2.注射剂、无菌冲洗剂瓶子的初洗； 3.非无菌原料药的精制； 4.制备注射用水的水源(用于配料和原料药精制时，应控制杂菌数)	应符合《中国药典》2020年版标准
注射用水	1.注射剂、无菌冲洗剂配料； 2.注射剂、无菌冲洗剂最后的洗瓶水(经孔径0.45μm的滤膜过滤后使用)； 3.无菌原料药精制、直接接触无菌原料药包装材料的最后洗涤	应符合《中国药典》2020年版标准
灭菌注射用水	1.注射用灭菌粉末的溶剂； 2.注射液的稀释剂	应符合《中国药典》2020年版标准

第二节 热 原

一、热原的定义与组成

热原是微生物的代谢产物，是一种能引起恒温动物体温异常升高的致热物质。当含有热原的注射剂，特别是输液剂注入人体，约半小时后，人体就会产生发冷、寒战、体温升高、身痛、出汗和恶心呕吐等不良反应，有时体温可升高至40℃以上，严重者出现昏迷、虚脱、休克，甚至有生命危险。临床上称这种现象为“热原反应”。

热原是微生物的一种内毒素，存在于细菌的细胞膜和固体膜之间，是由磷脂、脂多糖和蛋白质所组成的复合物。其中，脂多糖是内毒素的主要成分，具有特别强的致热活性。脂多糖的组成因菌种不同而有差异，一般脂多糖的分子量越大，其致热作用也越强。

大多数细菌都能产生热原，致热能力最强的是革兰氏阴性杆菌，霉菌甚至病毒也能产生热原。热原的分子量一般为1×10^6左右。

二、热原的性质

1. 水溶性

因为磷脂结构上连接有多糖，所以热原能溶于水，其浓缩的水溶液往往带有乳光。因此，带乳光的水与药液提示有可能热原不合格。

2. 不挥发性

热原本身不挥发，但因其溶于水，在蒸馏时，可随水蒸气中的雾滴带入蒸馏水，故蒸馏水器上应装备完好的隔沫装置，以防止热原污染。

3. 耐热性

热原的耐热性因热原的种类不同而有差异。一般来说，热原在 60℃加热 1 小时不受影响，100℃加热也不发生热解；但在 250℃加热 30～45 分钟，200℃加热 60 分钟或 180℃加热 3～4 小时可使热原彻底破坏。通常在注射剂的热压灭菌法中，热原不易被破坏。

4. 过滤性

热原体积小，粒径在 1～5nm，能通过一般滤器。但活性炭可以吸附热原，石棉板、纸浆等滤材对热原也有一定的吸附作用。已有研究证实，采用膜分离技术，选择适宜的超滤膜进行超滤，可截除热原，有效除去水和溶液中的热原。

5. 其他性质

热原能被强酸、强碱破坏，也能被强氧化剂如高锰酸钾或过氧化氢等破坏，超声波及某些表面活性剂（如去氧胆酸钠）也能使之失活。另外，热原在水溶液中带有电荷，也可被某些离子交换树脂吸附。

三、注射剂污染热原的途径

1. 由溶剂带入

注射剂的溶剂主要是注射用水及注射用油。注射用水是注射剂最常用的溶剂，是热原污染的主要来源。尽管水本身并非微生物良好的培养基，但易被空气或含尘空气中的微生物污染。如注射用水制备时操作不当或蒸馏水器结构不合理，都有可能使蒸馏水中带有热原。即使原有的注射用水或注射用油不带有热原，但如果贮存时间较长或存放容器不洁，也有可能由于微生物污染而产生大量热原。故应使用新鲜注射用水，蒸馏器质量要好，环境应洁净，操作过程要正确。

2. 由原、辅料带入

原、辅料本身质量不佳，贮藏时间过长或包装不符合要求甚至破损，均能使原、辅料受到微生物污染而导致热原产生。如以中药材为原料的制剂，原料中带有大量微生物，易产生热原。又如，用微生物方法制备的药品如右旋糖酐、水解蛋白、抗生素等，更容易被热原污染。因此在制备注射剂时应特别注意。

3. 由容器或用具带入

注射剂制备时所用的设备、容器，在使用前如没有按规定严格清洗和灭菌，均易污染药液而导致热原产生。因此，注射剂制备时，在相关工艺过程中涉及的设备、容器，均应按 GMP 的操作规程进行清洁或灭菌处理，符合要求后方能使用。

4. 由制备过程带入

注射剂制备过程中生产环境达不到规定要求，工作人员未能严格执行操作规程，产品原料投入到成品产出的时间过长，产品灌封后没有及时灭菌或灭菌不彻底，这些原因都会增加微生物的污染机会，从而产生热原。因此，在注射剂制备的各个环节，都必须注意避菌操作，尽可能缩短生产周期。

5. 由使用过程带入

输液剂本身不含热原，但临床使用时仍发现有热原反应，这往往是注射器具（注射器、输液瓶，玻璃管、乳胶管、针头与针筒及其他用具）被污染导致的热原反应。因此，必须做到注射器具无菌、无热原，这也是防止热原反应不能忽视的措施。

四、除去热原的方法

1. 高温法

凡能经受高温加热处理的容器与用具，如针头、针筒或其他玻璃器皿，在洗净后，于180℃加热 2 小时以上或 250℃加热 30 分钟以上，可破坏热原。

2. 酸碱法

对于耐酸碱的玻璃容器、瓷器或其他用具，用重铬酸钾硫酸清洗液、硝酸硫酸洗液或稀氢氧化钠液处理，可将热原破坏。热原亦能被强氧化剂破坏。

3. 吸附法

注射液常用优质针剂用活性炭处理，浓度为 0.05%～0.5%（W/V）。使用时，将一定量的针用活性炭加入溶液中，煮沸，搅拌 15 分钟即能除去液体中大部分热原。活性炭的吸附作用强，除了吸附热原，还有脱色、助滤作用。但由于活性炭也会吸附溶液中的药物成分，如生物碱、黄酮等，应注意控制使用量。此外，将 0.2% 活性炭与 0.2% 硅藻土合用，吸附除去热原效果较好，如处理 20% 甘露醇注射液即用此法除去热原。

4. 离子交换法

热原分子上含有磷酸根和羧酸根，带有负电荷，可以被碱性阴离子交换树脂吸附。国内有合用 D301 弱碱性阴离子交换树脂 10% 与 122 弱酸性阳离子交换树脂 8%，成功地除去丙种胎盘球蛋白注射液中的热原。

5. 凝胶过滤法

本法也称分子筛滤过法，是利用凝胶物质作为滤过介质，当溶液通过凝胶柱时，分子量较小的成分渗入凝胶颗粒内部而被阻滞，分子量较大的成分则沿凝胶颗粒间隙随溶剂流出。当制备的注射剂，其药物分子量明显大于热原分子时，可用此法除去热原。国内有用二乙氨基乙基葡聚糖凝胶制备无热原去离子水的报道，结果表明，将二乙氨基乙基葡聚糖凝胶 A–25（700～800g）装入交换柱，以每小时 80L 的流速滤过，可制得 5～8 吨无热原去离子水。

6. 反渗透法

根据细胞生物学原理，可用反渗透法通过三醋酸纤维膜除去热原，这是近几年发展起来的有使用价值的新方法。

7. 超滤法

超滤法利用高分子薄膜的选择性与渗透性，在常温条件下，依靠一定的压力和流速，达到除去溶液中热原的目的。一般用 3～15nm 超滤膜除去热原。如超滤膜过滤 10%～15% 的葡萄糖注射液可除去热原。Sulliven 等采用超滤法除去 β– 内酰胺类抗生素中的内毒素等。国内报道，采用醋酸纤维素超滤膜处理含有热原的溶液，结果显示，除去热原的效果可靠。

五、热原的检查方法

（一）家兔致热实验法

家兔致热实验法是指将一定剂量的供试品，静脉注入家兔体内，在规定时间内，观察家兔体温升高的情况，以判定供试品中所含热原的限度是否符合规定。因为家兔对热原的反应与人体相同，所以目前各国药典法定的方法仍为家兔法，对家兔的要求、试验前的准备、检查法、结果判断均有明确规定。本法的关键是动物的状况、房屋条件和操作。

（二）鲎试验法

鲎试验法原理是利用鲎的变形细胞溶解物与内毒素之间的胶凝反应。市场上有现成的鲎试剂。具体操作和鉴定结果的方法参阅《中国药典》。鲎试验法适用于某些不能用家兔致热实验法检测的品种，如放射性制剂、肿瘤抑制剂等，这些制剂具有细胞毒性而产生一定的生物效应，不适宜用家兔法检测。国内用此法检查输液、注射剂、放射性制剂的热原已做了不少工作，尤其是近年来有较快发展的定量测定热原的显色基质法。

鲎试验法反应灵敏，操作简单，结果迅速可得，试验费用也少。有人比较了家兔试验法与鲎试验法的灵敏性，结果表明，鲎试验法能检出 0.0001μg 的内毒素，而家兔致热试验法只能检出 0.001μg 的内毒素。但由于鲎试验法对革兰阴性菌以外的内毒素不够敏感，故不能完全代替家兔致热试验法。

第三节　制药用水的制备

一、饮用水的制备

一般采用城市自来水管网提供的符合国家饮用标准的给水。若当地无符合国家饮用水标准的自来水供给，可采用水质较好的井水、河水为原水，视能保障供给的原水水质，采用沉淀、过滤预处理手段，自行制备符合国家饮用水标准的用水。需定期检测饮用水水质，不应因饮用水水质波动影响药品质量。

二、纯化水的制备

纯化水的制备是以饮用水作为原水，经逐级提纯水质，使之符合生产要求的过程。根据各种纯化方法的特点灵活组合应用。纯化水的制备既受原水性质、用水标准与用水量的制约，又要考虑制水效率的高低、能耗的大小、设备的繁简、管理维护的难易和产品的成本。采用离子交换法、反渗透法、超滤法等非热处理得到的纯化水，称为去离子水。而采用特殊设计的蒸馏器，用蒸馏法制备的纯化水称为蒸馏水。

（一）离子交换法

本法利用的离子交换树脂具有离子交换作用，可以除去绝大部分阴、阳离子，对热原、细菌也有一定的清除作用。其主要优点是所得水质的化学纯度高，所需设备简单，耗能小，成本低。

常用的离子交换树脂有阳、阴离子交换树脂两种。如 732 型苯乙烯强酸性阳离子交换树脂，其极性基团为磺酸基，可用简式 $RSO_3^-H^+$（氢型）或 $RSO_3^-Na^+$（钠型）表示；717 型苯乙烯强碱性阴离子交换树脂，其极性基团为季铵基团，可用简式 $RN^+(CH_3)_3OH^-$（羟型）或 $RN^+(CH_3)_3Cl^-$（氯型）表示。钠型和氯型比较稳定，便于保存，为出厂形式，因此市售产品需用酸碱转化为氢型和羟型后才能使用。

离子交换法制备离子交换水的基本原理是，当饮用水通过阳离子交换树脂时，水中阳离子被树脂吸附，树脂上的阳离子 H^+ 被置换到水中，其反应式如式 4–1。

$$R-SO_3^-H^+ + \left.\begin{matrix} K^+ \\ Na^+ \\ \frac{1}{2}Ca^{2+} \\ \frac{1}{2}Mg^{2+} \end{matrix}\right\} \left\{\begin{matrix} \frac{1}{2}SO_4^{2-} \\ Cl^- \\ HCO_3^- \\ HSiO_3^- \end{matrix}\right. \rightleftharpoons R-SO_3^- \left\{\begin{matrix} K^+ \\ Na^+ \\ \frac{1}{2}Ca^{2+} \\ \frac{1}{2}Mg^{2+} \end{matrix}\right. + H^+ \left\{\begin{matrix} \frac{1}{2}SO_4^{2-} \\ Cl^- \\ HCO_3^- \\ HSiO_3^- \end{matrix}\right. \quad (4\text{–}1)$$

经阳离子交换树脂处理的水再通过阴离子交换树脂时，水中的阴离子被树脂吸附，树脂上的阴离子 OH^- 被置换到水中，并和水中的 H^+ 结合成水，其反应如式 4–2。

$$R\equiv N^+OH^- + H^+ \left\{\begin{matrix} \frac{1}{2}SO_4^{2-} \\ Cl^- \\ HCO_3^- \\ HSiO_3^- \end{matrix}\right. \rightleftharpoons R\equiv N^+ \left\{\begin{matrix} \frac{1}{2}SO_4^{2-} \\ Cl^- \\ HCO_3^- \\ HSiO_3^- \end{matrix}\right. + H_2O \quad (4\text{–}2)$$

离子交换法处理原水的工艺，一般可采用阳床、阴床、混合床的串联组合形式，混合床由阴、阳树脂以一定比例混合组成。即通过阳离子交换树脂柱 – 阴离子交换树脂柱 – 阳、阴离子交换树脂混合柱的联合床系统，如图 4–1 所示。

在各种树脂床组合中，阳床须排在首位，不可颠倒。由于水中含有碱土金属阳离子[如钙离子（Ca^{2+}）、镁离子（Mg^{2+}）]，如不先经过阳床而进入阴床，阴床中树脂与水中阴离子进行交换，交换下来的氢氧根离子（OH^-）就与碱土金属离子生成沉淀包在阴树脂外面，污染了阴床，影响交换能力，所以，必须先让水经过阳床以防止对阴床的污染。

大生产时，为减轻阴树脂的负担，常在阳床后加脱气塔，除去二氧化碳，使用一段时间后，需再生树脂或更换。当原水中硫酸根离子（SO_4^{2-}）、氯离子（Cl^-）等强酸根含量较高（≥100mg/L）时，可在阴床前加用弱酸型阴离子交换树脂柱，以除去大部分强酸根离子，延长强碱型阴离子交换树脂的使用时间。更换树脂周期一般为每年换一次。目前生产过程中，通常通过测定比电阻来控制去离子水的质量，一般要求比电阻值在 100 万 Ω · cm 以上，测定比电阻的仪器常用 DDS– Ⅱ 型电导仪。

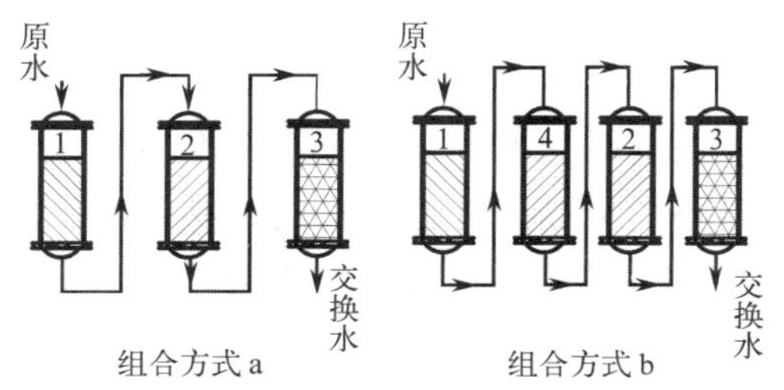

图4–1 离子交换树脂联合床系统示意图

（二）反渗透法

1. 反渗透法的含义

当两种不同浓度的水溶液（如纯水和盐溶液）用半透膜隔开时，稀溶液中的水分子通过半透膜向浓溶液一侧自发流动，这种现象叫渗透。由于半透膜只允许水通过，不允许溶解性固体通过，因而渗透作用必然使浓溶液一侧的液面逐渐升高，水柱静压不断增大，达到一定程度时，液面不再上升，渗透达到动态平衡，这时浓溶液与稀溶液之间的水柱静压差即为渗透压。若在浓溶液一侧加压，当此压力超过渗透压时，浓溶液中的水可向稀溶液反向渗透流动，这种现象称为反渗透，反渗透的结果能使水从浓溶液中分离出来。渗透与反渗透的原理如图 4–2 所示。

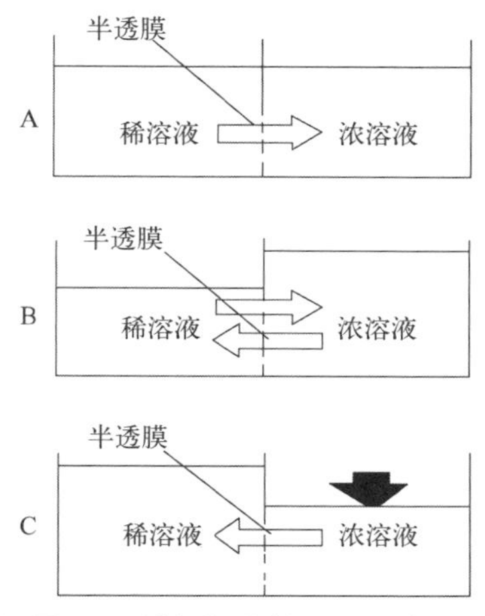

图4–2　渗透与反渗透原理示意图

反渗透法制备注射用水具有耗能低、水质好、设备使用与保养方便等优点，它为注射用水的制备开辟了新途径，目前国内也有相关研究的报道。

2. 反渗透膜的类型

反渗透膜是一种只允许水通过而不允许溶质透过的半透膜。主要有醋酸纤维素膜和芳香族聚酰胺膜两大类。前者比较经济，透水量大，除盐率高，但不耐微生物侵蚀；后者价格较高，机械强度好，特别适合制成像头发丝那样细的中空纤维，制成的反渗透器比较小巧。

醋酸纤维素膜（又称 CA 膜）是常用的半透膜，其断面可分成表皮层、过渡层和支撑层三部分。表皮层结构致密，孔径小于 1nm，对脱盐起关键作用；表皮层下面为孔径稍大（20nm）的过渡层；过渡层下为结构疏松、孔径为 100～400nm 的多孔支撑层。

3. 反渗透法制备注射用水的工艺

用反渗透法制备注射用水，除盐及除热原的效率高，完全能达到注射用水的要求标准。一般情况下，一级反渗透装置能除去一价离子 90%～95%，二价离子 98%～99%，同时能除去微生物和病毒，但除去氯离子的能力达不到药典要求。二级反渗透装置能较彻底地除去氯离子。有机物的排除率与其分子量有关，分子量大于 300 的化合物几乎被除尽，故可除去热原。反渗透法除去有机物微粒、胶体物质和微生物的原理，一般认为是机械的过筛作用。

反渗透法制备注射用水的工艺流程：原水→预处理→一级高压泵→第一级反渗透装置→离子交换树脂→二级高压泵→第二级反渗透装置→高纯水。原水预处理可用石英砂石、活性炭及 5μm 精细滤器等处理装置。

（三）电渗析法

电渗析净化是一种制备初级纯水的技术。电渗析法对原水的净化处理较离子交换法经济，节约酸碱，特别是当原水中含盐量较高（≥300mg/L）时，离子交换法已不适用，而电渗析法仍然有效。但本法制得的水比电阻较低，一般在 5 万～10 万 Ω · cm，因此本法常与离子交换法联用，以提高净化处理原水的效率。

电渗析技术净化处理原水的基本原理，是依靠外加电场的作用，使原水中含有的离子发生定向迁移，并通过具有选择透过性的阴、阳离子交换膜，使原水得到净化，如图 4-3 所示。

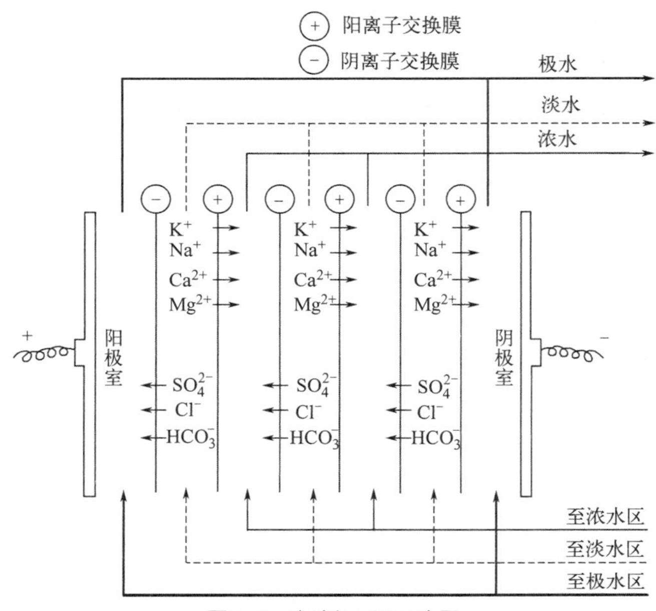

图4-3　电渗析原理示意图

电渗析法净化处理原水，主要是除去原水中带电荷的某些离子或杂质，除去不带电荷物质的能力极差，故原水在用电渗析法净化处理前，必须通过适当方式除去水中不带电荷的杂质。

（四）超滤法

超滤是一种选择性的膜分离过程，超滤的过滤介质被称为超滤膜，一般由高分子聚合而成。超滤膜的孔径为 2～54μm，大于微孔滤膜而小于反渗透膜，因此超滤膜能够有效地去除原水中的杂质，如胶体大分子、致热原等杂质微粒。超滤系统的过滤过程采用切向相对运动技术，即错流技术（又称十字流），使滤波在滤膜表面切向流过时完成过滤，大大降低了滤膜失效的速度，同时又便于反冲清洗，能够尽可能地延长滤膜的使用寿命，并且有相当的再生性和连续可操作性。这些特点都表明，超滤技术应用于水过滤工艺是相当有效的。与反渗透技术不同，它不是靠渗透而是靠机械法进行分离的。

超滤膜具有水通量大，运转周期长，能较好地除去水中的微粒、细菌等的良好特性，可用于超纯水的终端装置和混床的前级保护装置。如采用截留相对分子质量为 2 万的聚砜中空纤维超滤膜，能除去自来水中 95% 以上的微粒，并除去热原（热原相对分子质量 80 万～100 万），所制纯水可用于安瓿的精洗。

超滤系统应注意的主要事项：滤膜材料对消毒剂的适应性，膜的完好性，由微粒及微生物引起的污染。

三、注射用水的制备

注射用水以纯化水作原水，采用蒸馏法制备。制得的注射用水质量可靠，但制备过程耗能较多。

蒸馏法制备注射用水是将原水先加热至沸腾，使之汽化为蒸汽，然后将蒸汽冷凝成液体的过程。汽化过程中，水中含有的易挥发性物质挥发逸出。而含有的不挥发杂质及热原，仍然留在残液中，因而经冷凝得到的液体可作为蒸馏水。如将原水改为纯化水即可直接蒸馏为注射用水。

蒸馏法制备注射用水的蒸馏设备主要有塔式蒸馏水器、多效蒸馏水器和气压式蒸馏水器，后两者现在应用较广泛。注射用水接触的材料必须是优质低碳不锈钢（如316L不锈钢）或其他经验证不对水质产生污染的材料。注射用水水质应逐批检测，保证符合《中国药典》标准。注射用水制备装置应定期清洗、消毒灭菌，验证合格后方可投入使用。

1. 塔式蒸馏水器

塔式蒸馏水器是较早定型生产的一类老式蒸馏水器，国外已逐渐淘汰，国内部分厂家或医院药房仍在应用。

塔式蒸馏水器的补充水源系锅炉蒸汽经冷凝后的一次蒸馏水，再经蒸馏而得注射用水。塔式蒸馏水器生产能力大（50～200L/h），并有多种不同规格供选用。

2. 多效蒸馏水器

多效蒸馏水器的最大特点是节能效果显著，热效率高，能耗仅为单蒸馏水器的三分之一，并且出水快、纯度高、水质稳定，配有自动控制系统，成为目前药品生产企业制备注射用水的重要设备。其中，多效蒸馏水器又可分为列管式、盘管式和板式三种型式。板式现尚未广泛使用。盘管式多效蒸馏水机系采用盘管式多效蒸发来制取蒸馏水的设备，因各效重叠排列，又称塔式多效蒸馏水器。列管式多效蒸馏水机是采用列管式的多效蒸发制取蒸馏水的设备。其基本结构由 5 只圆柱形蒸馏塔和冷凝器及一些控制元件组成，如图 4–4 所示。前 4 级塔内装有盘管，并互相串联起来，蒸馏时，进料水（一般为纯化水）先进入冷凝器，由塔 5 进来的蒸汽预热，然后依次进入 4 级塔、3 级塔、2 级塔、1 级塔，此时进料水温度达到 130℃或更高。在 1 级塔内，进料水在加热时再次受到高压蒸汽加热，一方面蒸汽本身被冷凝为回笼水，另一方面进料水迅速被蒸发，蒸发的蒸汽进入 2 级塔加热室供 2 级塔热源，并在其底部冷凝为蒸馏水，而 2 级塔的进料水是由 1 级塔底部在压力作用下进入的。同样的方法供给了 3 级塔、4 级塔和 5 级塔，各级塔生成的蒸馏水加上 5 级塔的蒸汽被第一、第二冷凝器冷凝后生成的蒸馏水，都汇集于蒸馏水收集器，废气则从废气排出管排出。其出水温度在 80℃以上，有利于蒸馏水的保存。列管式多效蒸馏水器的性能取决于加热蒸汽的压力和级数，压力越大，产量越高，效数越多，热的利用效率也越高。多效蒸馏水器的选用，应根据实际生产需要，结合出水质量、能源消耗、占地面积等因素综合考虑，一般以四效以上较为合理。

多效蒸馏水器使用注意事项如下。

（1）新安装多效蒸馏水器启用时要注意：①检查各管口密封盖是否有脱落而致进灰的情况，若有灰应用脱脂纱布擦拭干净。②检查各连接部位是否在运输中因震动而脱落，应将其拧紧，使其处于良好的状态。③至少应运行 4 小时，以除去机械本身的油垢、污物、易氧化物等，并做注射用水全检，合格后方可使用。

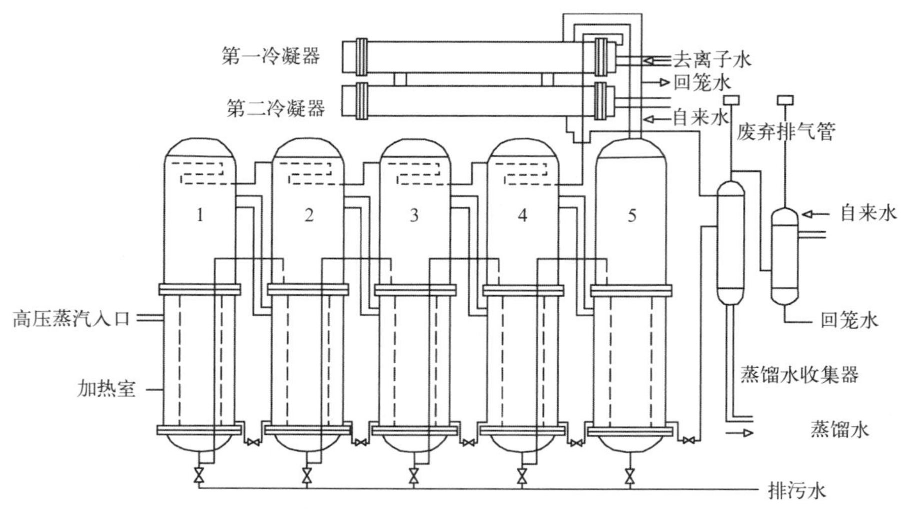

图4-4　列管式多效蒸馏水器结构示意图

（2）多效蒸馏水器必须采用饱和蒸汽，否则影响出水质量和速度。

（3）多效蒸馏水器在运行中应严格控制蒸气压和料水进入量，否则对水量的影响很大，影响生产效率。

（4）由于出水温度较高（92～98℃），应注意将本机器的连接胶管及连动线的连接胶管固定牢固，使用时间久时应注意更换，以防蒸馏水渗漏烫伤。夏季出水温度较高时，应向本机器通入少量冷凝水。

（5）定期检查泵的密封及噪声情况，发现异常应及时修理。

（6）气液分离器每年至少拆卸一次，清除截留物及进行清洗处理。

（7）料水过滤器每年至少检查一次，要及时更换过滤网材。

（8）自来水与料水贮存箱应及时清洗，贮水时间不宜超过 48 小时，以防腐败变质。

目前，国内大多数制药企业都使用了多效蒸馏水器。多效蒸馏水器生产的水水质稳定，纯度高，产量也高；能产生高质量的蒸汽（用于消毒），节约时间，水垢也少。

3. 气压式蒸馏水器

气压式蒸馏水器是国外从 20 世纪 60 年代发展起来的产品。该机器通过输入部分外界能量（机械能、电能）而将低温热能转化为高温热能的原理来生产蒸馏水。

气压式蒸馏水器具有多效蒸馏器的优点，利用离心泵将蒸汽加压，提高了蒸汽利用率，而且不需要冷却水，但使用过程中电能消耗较大。故本法适合供应蒸汽压力较低、工业用水比较短缺的厂家使用，虽然一次投资较多，但生产蒸馏水的成本较低，经济效益较好。

四、纯化水和注射用水的储存

1. 纯化水储存

纯化水储罐和输送管道所用材料，应无毒、耐腐蚀，宜采用不锈钢或其他不污染纯化水的材料。储罐的通气口应安装不脱落纤维的疏水性过滤器。纯化水的储存宜采用循环方式。纯化水储罐和输送系统应能定期清洁、灭菌。

2. 注射用水的储存

注射用水储罐和输送管道所用材料应无毒、耐腐蚀，宜采用内壁抛光的优质低碳不锈钢管或其他不污染注射用水的材料。储罐的通气口应安装不脱落纤维的疏水性除菌器。注射用水的储存可采用 65℃以上保温循环，也可采用 80℃以上或 4℃以下保温的方式。循环干管流速宜大于 1.5m/s，注射用水储罐和输送系统，应能定期清洗、灭菌，宜设置在线清洗、灭菌设施。

第四节　制药用水的消毒灭菌

消毒灭菌技术是控制微生物污染制药用水的重要手段。注射用水不仅要求最终产品经无菌检查合格，而且要求生产工艺过程要符合 GMP，并采用适宜的消毒灭菌方法。常见的方法是热力灭菌法、紫外线消毒灭菌法及化学试剂消毒法等。

一、热力消毒灭菌法

注射用水系统用纯蒸汽消毒。制备纯蒸汽的原料水只限两种，一是《中国药典》收载的纯化水，二是法定的注射用水。所以本法也称纯化水蒸气、洁净蒸汽。纯蒸汽消毒设备可用纯蒸汽发生器，也可用多效蒸馏水机第一柱。在多效蒸馏水机不生产注射用水时，由第一个柱生产纯蒸汽。但是一些制药企业经常使用纯蒸汽发生器。

纯化水系统中的离子交换树脂、反渗透、电渗析、电流去离子等设备不宜采用高温消毒，否则会老化、破碎或损坏，可采用紫外线消毒及循环回流法。

二、紫外线消毒法

用于消毒的紫外线一般波长为 254nm 及 185nm，它能降低水系统中新菌落的生成速率。紫外线消毒法在水系统中与热力消毒法及化学药剂消毒法（特别是过氧化氢和臭氧消毒法）配合使用，能起到协同消毒灭菌作用。

三、化学试剂消毒法

化学方法消毒的试剂种类较多。常用的主要为氧化剂的氯类和氧类。

含氯的氧化剂主要有液氯、次氯酸钠、次氯酸钙、二氧化氯等。其中，二氧化氯的消毒效果好，消毒后无残留。

氧类氧化剂主要有氧（O_2）、臭氧（O_3）、过氧化氢（H_2O_2）、过氧乙酸（CH_3COOOH）和高锰酸钾（$KMnO_4$）等。由于这些化合物的半衰期较短，特别是臭氧，应在消毒过程中不断进行补充。过氧化氢和臭氧可迅速降解成水和氧气；在紫外光下，过氧乙酸降解为乙酸。

第五章

粉碎、筛析、混合、制粒

苗药和中药绝大多数以植物、动物和矿物为原料，在制药前一般要经过加工处理，如将固体药物粉碎至一定大小的粒径以供制备药剂使用。对一些固体药剂，如片剂、颗粒剂、胶囊剂等，还需要将数种药物进行混合，若将各种药材粉碎至适宜程度的粒径再混合，易得到均匀的混合物，但药材粉碎后，粒径有粗细之分，这就要通过筛析进行分级以获得粒径较均匀的药物，再通过设备混合，以使配料均匀，由此所得药品的质量更均匀，剂量更准确；有的药粉需经过制粒，以防止药粉离析，或增加药粉的流动性和可压法。

第一节 粉 碎

一、概述

（一）粉碎的含义、目的

1. 含义

粉碎是借助机械力将大块固体物料碎裂成规定细度的碎块或细粉的操作过程。它是中药生产中的基本单元操作之一，也是药剂制备的基础。

2. 目的

药物粉碎的主要目的：①增加表面积，促进药物的溶解与吸收，提高生物利用度；②便于调剂、服用及制备各种药物剂型，如混悬剂、散剂、片剂、丸剂等；③加速药材中有效成分的浸出；④便于新鲜药材的干燥和贮存。

（二）固体物料的物理特性

一般固体物料以块状、粒状、结晶或无定形存在，主要的物理性质如下。

1. 硬度

硬度指物料的坚硬程度，塑性形变的难易程度。通常以摩氏指数（或莫氏指数）为标准来表示。从软到硬规定：滑石粉最软，硬度定为1；金刚石最硬，硬度定为10。通常分为三类：硬质物料的硬度为7～10，中等硬质物料的硬度为4～6，软质物料的硬度为1～3。

苗药和中药药材的硬度多属软质，但也有一些骨甲类药材较硬而韧，要经过砂烫或炒制加工以利于粉碎。

2. 脆性

脆性指物料受外力冲击易于碎裂成细小颗粒的性质。

晶体物料具有一定的晶格，易于粉碎，一般沿晶体的结合面碎裂成小晶体，如生石膏、硼砂等多数矿物类物料均具有相当的脆性，比较容易粉碎。非极性晶体物料如樟脑、冰片等，其脆性较晶体物料的脆性弱，受外力会变形而阻碍粉碎，通常需加入少量液体渗入固体分子间隙以降低分子间的内聚力，使晶体易从裂隙处开裂，从而有助于粉碎。

3. 韧性

韧性指物料受外力作用变形，但不易折断的性质。如植物的根茎，由纤维组成，有较强的韧性。

4. 弹性

固体受力后，其内部质点之间产生相对运动，即质点的相对位置发生改变，固体因此发生变形，若外加荷载消除后，变形随之消失，这种特性称为弹性。

非晶体药物其分子呈不规则的排列，如树脂、树胶、乳香、没药等具有一定的弹性，粉碎时，部分机械能消耗于弹性变形而使粉碎效率降低。可采取降低温度的方法，减少弹性变形，增加脆性，促其粉碎。

5. 水分

一般认为物料的水分越少越易于粉碎，如水分为 3.3%～4% 时，粉碎比较容易进行，也不易于引起粉尘飞扬。水分超过 4% 时，常因黏着而阻塞设备。若植物药水分为 9%～16%，则脆性减弱难以粉碎。

6. 温度

粉碎过程中，有部分机械能转变为热能，造成某些物料的损失，如有的因受热而分解，有的变软、变黏，影响粉碎的正常进行。一旦发生此类现象，可采用低温粉碎。

（三）粉碎度

粉碎度又称粉碎比，是药物在粉碎前的粒径与粉碎后的粒径之比。它是检查粉碎操作效果的一个重要指标。

（四）粉碎方式

粉碎时，粉碎机的刀具（如锤头、齿板、刀片、瓷球等）对物料作用以不同的力使其粉碎，所施加的力的类型主要有冲击力、压缩力、弯曲力、剪切力和研磨力等。多数情况下，物料受到上述几种力的联合作用。被处理的物料的性质和粉碎程度不同，所施加的外力也有所不同。脆性药物一般以冲击、压碎和研磨作用为主粉碎，纤维状药物以剪切方式进行粉碎。实现一般粗碎所用的力以撞击力、压缩力和劈裂力为主；实现细碎所用的力以剪切力和研磨力为主；要求粉碎产物能产生自由流动时，用研磨法为好。

二、粉碎的基本原理

固体药物的粉碎过程就是借助外加机械力，部分破坏物质分子间的内聚力，使药物表面积增大，即将机械能转变为表面能的过程。

药物被粉碎时，受到外力作用，在局部产生很大的形变。开始表面为弹性变形，当施加的压力超过物料的屈服压力时发生塑性变形，当内压力超过药物本身的分子间力时即可产生裂隙并发展，引起药物的破碎。但药物粉碎时，其实际破坏程度往往小于理论破坏程度，原因是药物内部存在结构上的缺陷及裂纹，在外力作用下，在缺陷、裂纹处会产生压力集中，当压力超过药物的破坏强度时，即引起药物沿脆弱面破碎。另外，当药物没有小裂纹时，外力首先集中作用于药物的突出点上，产生较大局部压力和较高温度，使药物产生小裂纹，这些裂纹迅速伸展、传播，最终使药物破碎。

三、粉碎的原则

1. 植物性药材在粉碎前应尽量干燥，根据应用目的和药物剂型适当粉碎。

2. 粉碎过程应注意及时过筛，不宜过度粉碎，达到所需要的粉碎度即可，以节省能源和减少粉碎过程中的药物损失。

3. 在粉碎过程中，应尽量保持药物的组分和药理作用不变。

4. 中药材的药用部分必须全部粉碎应用。对较难粉碎的部分，如叶脉或纤维等，不应随意丢弃，以免损失有效成分或使药物的有效成分含量相对增高。

5. 粉碎毒性药或刺激性较强的药物时，应注意劳动保护，以免中毒；粉碎易燃易爆药物时，要注意防火防爆。

6. 粉碎过程中应注意粉碎机械的选用、使用和维护，注意安全防护以及劳动保护。

四、粉碎方法

根据被粉碎药物的性质和使用要求，可采用以下几种粉碎方法。

（一）干法粉碎和湿法粉碎

1. 干法粉碎

干法粉碎系指药物经适当干燥，使物料中的水分降低到一定限度（一般低于5%）再粉碎的方法。大多数的中药材一般采用干法粉碎。

2. 湿法粉碎

湿法粉碎系指在药物中加入适量的水或其他液体一起进行研磨粉碎的方法。液体对物料有一定的渗透力和劈裂作用而有利于粉碎，而且能降低物料的黏附性。如将樟脑、冰片或水杨酸等粉碎时，常加入少量醇或醚等挥发性液体。对于药物要求特别细度，或者有刺激性、毒性者，用湿法粉碎可避免粉尘飞扬。根据粉碎时加入液体的情况，可分为水飞法和加液研磨法。

（1）水飞法　将药物与水共置于乳钵中研磨，利用粗细粉末在水中的悬浮性不同，使细粉漂浮液面或混悬于水中，然后将混悬液倾出，余下的药物再加水反复研磨，直至全部研磨完毕。将研得的混悬液合并，沉降，倾出上清液，将湿粉干燥、研散、过筛即得极细粉。因水飞法费时费力，现在药厂改用电动乳钵或球磨机粉碎。中药矿物类、动物的贝壳类等水不溶性药物常用水飞法可得到细粉或极细粉，如朱砂、滑石、珍珠、炉甘石等；水溶性矿物药如芒硝、硼砂，不能用水飞法粉碎。

（2）加液研磨法　本法是将药物加入少量液体后研磨粉碎的方法。粉碎非极性晶体如樟脑、冰片、薄荷脑等，常加入少量乙醇或水进行研磨；研麝香时常加入少量水研磨，更易研碎，俗称“打潮”。中药细料药粉碎时，对麝香和冰片两药常遵循“轻研冰片，重研麝香”的原则。

（二）单独粉碎和混合粉碎

1. 单独粉碎

单独粉碎是将一味药材单独进行粉碎的方法。这种粉碎方法既可以按欲粉碎药料的性质选取较为合适的粉碎机械，又可以避免粉碎时因不同药料损耗不同而引起含量不准确的现象出现。

处方中黏软性差异较大的药物（如乳香、没药），芳香性药物（如冰片、樟脑），贵重药物（如牛黄、羚羊角、西洋参、麝香），为避免损失应单独粉碎；毒性、刺激性药物（如红粉、轻粉、蟾酥、斑蝥等），为了减少损耗、便于劳动防护以及避免对其他药品的污染，应单独粉碎；氧化性与还原性强的药物（如雄黄、火硝、硫黄等）进行单独粉碎，主要目的是避免混合粉碎发生爆炸、燃烧或发生某些化学变化。此外，处方中如含有大量油性、黏性较大的药物，或含有动物药如皮、肉、筋骨、血液等，都要特殊处理。

2. 混合粉碎

两种以上性质和硬度相似的药物，全部或部分混合并粉碎的操作称为混合粉碎。混合粉碎可使粉碎与混合操作同时进行，又可避免单独粉碎的困难。根据药物的性质和粉碎方式的不同，特殊的混合粉碎方法如下。

（1）串油　处方中有大量含油脂性药物，如桃仁、柏子仁、枣仁、胡桃仁、苏子、苦杏仁等种子类药物，虽易粉碎，但过筛困难，可将处方中其他药物先粉碎，再将含油脂类药物陆续加入，逐步粉碎成所需粒度；或将油脂类药物研成糊状再与其他药物粗粉混合粉碎。

（2）串料　处方中的药物含大量糖分、树脂、树胶、黏液质时，如乳香、熟地黄、山萸、黄精、玉竹、天冬、麦冬，可将处方中其他药物先粉碎成粗末，再将需串料的中药陆续掺入，逐步粉碎成所需粒度。

（3）蒸罐　将处方中适于蒸制的动物性药物或含树脂、大量糖分的药物置于夹层罐中，加入定量（1∶1或1∶1.5）黄酒，加热蒸制，待酒蒸尽后取出；另将方中含有挥发性成分或不宜蒸制的药物粉碎成粗末，再与蒸制过的药物掺和均匀，干燥，碎成细粉。需要蒸罐粉碎的中药主要是动物的皮、肉、筋、骨，部分需蒸制的中药有乌鸡、鹿胎、制何首乌、酒黄芩、熟地黄、酒黄精、红参等。

（三）低温粉碎

利用物料在低温时脆性增加、韧性与延伸性降低的性质，在粉碎之前或粉碎过程中将药物进行冷却的粉碎方法称为低温粉碎。本法多用于热敏感、软化点低、熔点低、富含糖分、具有一定黏性的药物。低温粉碎不但可以使产品粒度较细，能够较好地保持药物的有效成分，而且可以降低粉碎机械的能量消耗。如炮制蟾酥时采用低温粉碎法，不会导致局部过热，能够最大限度地保留中药材的成分，提高药效。

低温粉碎应尽量避免在潮湿环境中进行，粉碎后的产品也应及时置于防潮容器内，否则会导致含水量增加。低温粉碎一般有下列 4 种方法：①物料先行冷却或在低温条件下，迅速通过高速撞击或粉碎机粉碎；②向粉碎机壳通入低温冷却水，在循环冷却下进行粉碎；③待粉碎的物料与干冰或液化氮气混合再进行粉碎；④组合运用上述冷却方法进行粉碎。

（四）超微粉碎

超微粉碎是 20 世纪 70 年代以后，为适应现代高新技术的发展而产生的一种物料加工高新技术，是指利用机械或流体动力的方法克服固体内部凝聚力使之破碎，从而将粒径在 3mm 以上的物料颗粒粉碎至 10～25μm 的操作技术。

超微细粉末是超微粉碎的最终产品，不仅粉体极细，而且粒径分布要窄，具有一般颗粒所没有的特殊理化性质，如良好的溶解性、分散性、吸附性、化学反应活性等。超微细粉末已广泛应用于食品、化工、医药、电子及航空航天等许多领域。超微粉碎的关键是方法、设备以及粉碎后的粉体分级。

（五）某些细料药的常用粉碎方法

1. 珍珠

珍珠质地坚硬，不易粉碎成粉。可先将珍珠浸入豆浆内，加热至沸后 10 分钟，弃去豆浆，将珍珠用清水洗净，捣碎装入电动乳钵，再放入清水淹没珍珠，研磨 60 小时，取出烘干，粉碎过 100 目筛即可。

2. 琥珀

先洗净杂质，将琥珀用铁碾压碎，装入球磨机，研磨 80 小时，过 60～80 目筛即可。

3. 朱砂

先吸尽铁屑，将朱砂装入球磨机，研磨 80 小时，过 100 目筛即可。

4. 人参、三七

用铁碾或小型粉碎机将人参或三七粉碎成颗粒，过 40 目筛后装入球磨机，研磨 80 小时，过 90～110 目筛即可。

5. 沉香、檀香

先将沉香劈成小块，用铁碾压碎，过 40 目筛，装入球磨机，研磨 80 小时，过 90～110 目筛即可。

6. 羚羊角、水牛角

羚羊角、水牛角的质地坚韧不易研成细粉。先用电锯将整只角锯成 2 段，去掉下段角内的塞子，用温水浸泡 24 小时，剔净血筋。水牛角须先劈成小块，然后装入粉碎机，锉成末，再装入球磨机，研磨 120 小时，过 120 目筛，余渣再入球磨机反复操作。

7. 牛黄

牛黄质地轻松，粉碎时可于乳钵中加微量清水同研，便于研细，又可避免药物飞扬，减少损失。

8. 鹿茸

鹿茸系角质，先将鹿茸以灯火或涂抹酒精烧燎去毛后，刮净，用适量白酒湿润。待角质变软取出，切成厚度 0.2～0.3cm 的片，阴干，用铁碾压成细粉。余下不易成粉的部分，可适当加热微烘，反复压成细粉。

9. 麝香

先挑除皮膜、绒毛等杂质，再于乳钵内研磨，或在研磨过程中加入少乙醇共研，筛取粗末重研，反复操作至全部研细为止。

五、粉碎设备

粉碎机的种类很多，不同的粉碎机粉碎出的产品粒度不同，适用的范围也不同。为达到良好的粉碎效果，应按被粉碎物料的特性和所需要的粒度，选择适宜的粉碎机。表 5–1 列出了制药工业常用的粉碎机及其性能。

表5–1　常用粉碎机的一般性能

粉碎机	作用方式	产品粒度(μm)	适用范围
截切式粉碎机	剪切	180～850	纤维状植物药材
锤击式粉碎机	冲击	75～4750	几乎所有的药物
万能磨粉机	撞击和研磨	75～850	几乎所有的药物
球磨机	冲击和研磨	75～425	脆性物料和中等硬度物料
乳钵研磨机	研磨	75～425	脆性物料和中等硬度物料
射流磨	撞击和摩擦	20～30	脆性物料和中等硬度物料
流通磨	剪切、撞击和摩擦	1～30	低熔点或对热敏感的药物
胶体磨	剪切、撞击和摩擦	可在5μm以下	可湿法粉碎的物料

（一）切药机

切药机是一种能将中草药切成片状或块状并能调节厚薄程度的设备，具有稳定性好、精密度高、易于操作、切片连续均匀的特点。其工作原理是将药材均匀放到传送带上，随着传送带的运动，药材进入两对刻有网纹的给料辊的间隙中被挤压，并向前推出适宜的长度，切刀由曲柄连杆机构带动上下往复运动，切断药材。已切碎的药材，通过出料槽而落入容器中。切药机可把中草药的药用部分切成片、段、细条或碎块，主要用于根、茎、叶、草等的切制，不适用于颗粒状、块茎等切制。

（二）锤击式粉碎机

锤击式粉碎机，是一种中碎和细碎设备。它由钢壳、筛板及鼓风机等组成，系利用高速旋转的锤头借撞击及锤击作用工作的一种粉碎设备。主轴上装有几个钢质圆盘，盘上装有一些固定的（或可摆动的）硬钢锤头。药物自加料斗加入，经螺旋加料器进入粉碎室，粉碎室上部装有衬板，下部装有筛板，回转盘高速旋转，带动其上活动锤头对药物进行强烈锤击，药物被粉碎到一定细度后自筛板分出，经吸入管，鼓风机及排出管排入集粉袋中，不能通过筛板的粗颗粒则继续在室内粉碎。本设备适用于脆性药物而不适于黏性药物的粉碎。

锤击式粉碎机的优点：粉碎能耗小；粉碎度高，生产能力大；设备结构紧凑，操作比较安全，生产能力大。缺点：锤头磨损较快；筛板易于堵塞；过度粉碎的粉尘较多。

（三）柴田式粉碎机

柴田式粉碎机如图 5–1 所示，其粉碎能力大，目前在中药厂应用普遍。粉碎机的水平轴上装有甩盘；甩盘上装有打板和刀形的挡板，电动机带动其旋转进行工作；在轴的后端装有风扇及分离器等部件。药物由加料口进入机内，当转轴高速旋转时，药物受到打板的打击、剪切和衬板的撞击作用而粉碎，通过风扇，细粉被空气带至出口排出。

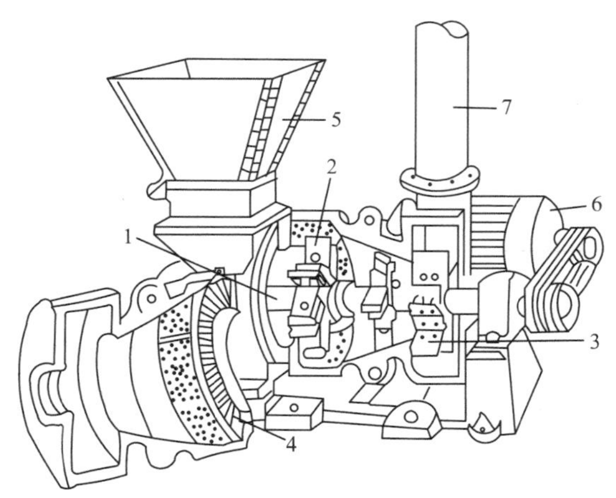

1.动力轴　2.挡板　3.风扇　4.机壳内壁钢齿
5.加料斗　6.电动机　7.出粉风管

图5–1　柴田式粉碎机

柴田式粉碎机适用于黏软性、纤维性及坚硬的中药的粉碎，对油性过多的药料不适用。

优点：粉尘小，设备有自净能力，符合净化区作业；超细粉碎，可以达到 UM 级；易于操作。缺点：噪声较大，易磨损，产热量大，粉尘大。

（四）万能粉碎机

万能粉碎机如图 5–2 所示，药物自加料斗加入时，借抖动装置以一定的速度连续由加料口进入粉碎室，粉碎室内有若干圈钢齿，由于惯性离心作用，药物从中心部位被甩向外壁，其间受钢齿的撞击、研磨和撕裂等作用而被粉碎，细粉经位于粉碎机底部的筛板排出，粗粉继续在粉碎机内重复粉碎。

万能粉碎机的适用范围广，宜用于粉碎干燥的非组织性药物，中草药的根、茎、皮及干浸膏等；不宜用于腐蚀性药、剧毒药及贵重药，由于构造上的特点，在粉碎过程中易产生热量，也不宜用于含有大量挥发性成分、黏性强和软化点低的药物。

（五）球磨机

球磨机如图 5–3 所示，是一种细碎设备。其不锈钢或陶瓷圆形罐体内装有一定数量的钢球或瓷球，当罐体转动时，由于钢球或瓷球之间及研磨体与罐体之间的摩擦作用，球体随罐壁上升一定高度后呈抛物线下落而产生撞击作用，见图 5–4，药料受球体的撞击和研磨作用而被粉碎。球磨机要有适当的转速，才能获得良好的粉碎效果。

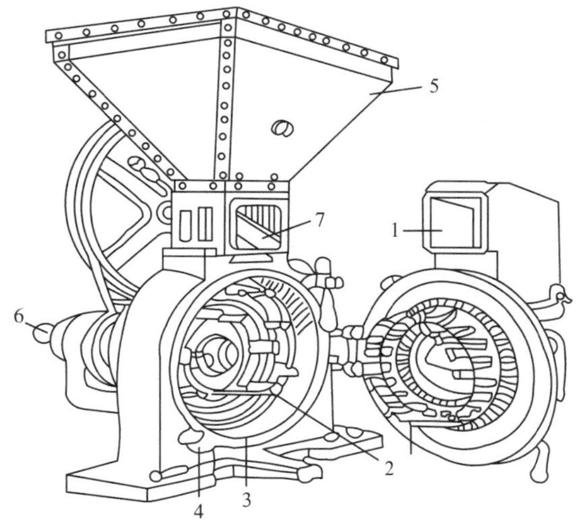

1.入料口 2.钢齿 3.环状筛板 4.出粉口
5.加料斗 6.水平轴 7.抖动装置

图5-2　万能粉碎机

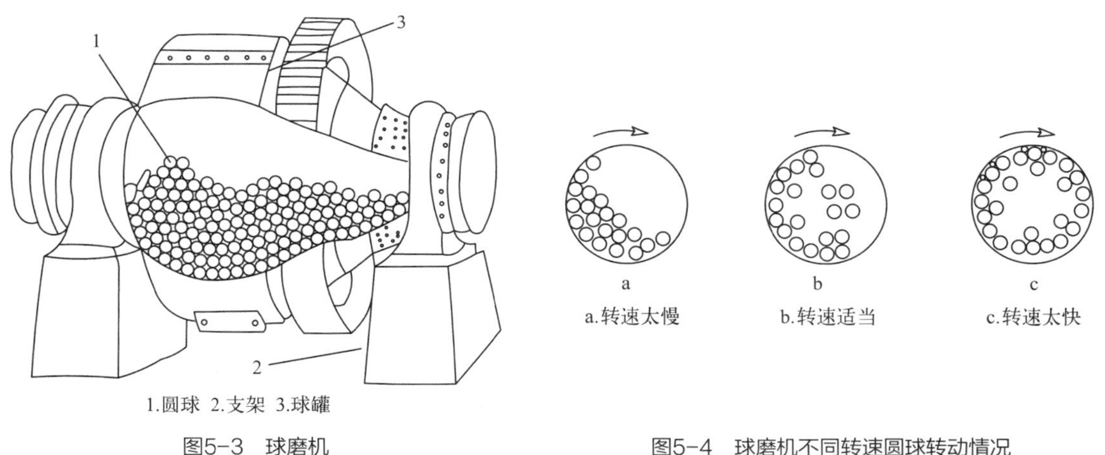

1.圆球 2.支架 3.球罐

图5-3　球磨机

a.转速太慢　b.转速适当　c.转速太快

图5-4　球磨机不同转速圆球转动情况

如果转速过慢，由于球罐内壁与圆球间的摩擦作用，圆球不能达到一定高度即沿罐内壁滚下，此时主要发生研磨作用，见图 5-4（a）。如果转速加快，则离心力增加，圆球的上升角度随之增加，圆球的下落轨迹如图 5-4（b），此时主要是圆球对物料的撞击作用。若转速继续增大，产生更大的离心力，甚至超过圆球的重力，则球紧贴罐壁旋转而不落下，故不能粉碎药料，见图 5-4（c）。

为了有效地粉碎物料，球磨机需有一定的转速，球体开始随罐体做整周旋转的转速称为球磨机的临界转速，它与罐体直径的关系式为

$$n_c = \frac{42.3}{\sqrt{D_{\max}}}$$

式中，n_c为罐体临界转速，单位为转 / 分钟；$D_{\max}$为罐体最大内径，单位为米。

临界转速时，圆球已失去研磨作用，故在实际应用中，球磨机的转速一般取临界转速

的 75%～88%。

影响球磨机粉碎效果的因素有很多，除转速外，有圆球的大小、重量、数量及被粉碎药料的性质等。圆球须有足够的重量和硬度，使其能在一定高度落下而具有最大的击碎力。一般来说，圆球的直径应大于 65mm，应为被粉碎药料直径的 4～9 倍，罐内装填圆球的体积约占罐体总容积的 1/3，被粉碎药料不超过罐体总容积的 1/2。球罐的长度与直径应有一定的比例，若球罐过长，则仅部分球起作用，实际操作中一般取长度：直径 =1.64：1.56 为宜。

球磨机适于粉碎结晶性药物（如朱砂、皂矾、硫酸铜等）、易熔化的树脂（如松香）、树胶类（如桃胶、阿拉伯胶等）及非组织的脆性药物。此外，可防止刺激性药物（如蟾酥、芦荟等）粉尘飞扬，可防止具有较大吸湿性的浸膏（如大黄浸膏等）吸潮；挥发性药物（如麝香等）、贵重药物（如羚羊角、鹿茸等）以及与铁易起反应的药物可用瓷制球磨机进行粉碎。球磨机除广泛应用于干法粉碎外，亦可用于湿法粉碎。如用球磨机水飞制备炉甘石、朱砂等，所得粉末可达到七号筛的细度，比干法制得的粉末润滑，且可节省人力。球磨机也可在无菌条件下进行药粉的粉碎和混合。

（六）流能磨

流能磨如图 5-5 所示，是一种超细粉碎设备，利用高速弹性流体（空气、蒸汽或惰性气体）使药物颗粒之间以及颗粒与室壁之间强烈碰撞而产生粉碎作用。流能磨的空气室内壁装有数个喷嘴，高压气体由喷嘴以超音速喷入粉碎室，药物由加料口经高压气体引射进入粉碎室，受到粉碎室内高速气流形成的碰撞与剪切作用而被粉碎，细粉由气体夹带通过分级涡由内管出料，而粗粉被气流吸引继续粉碎。

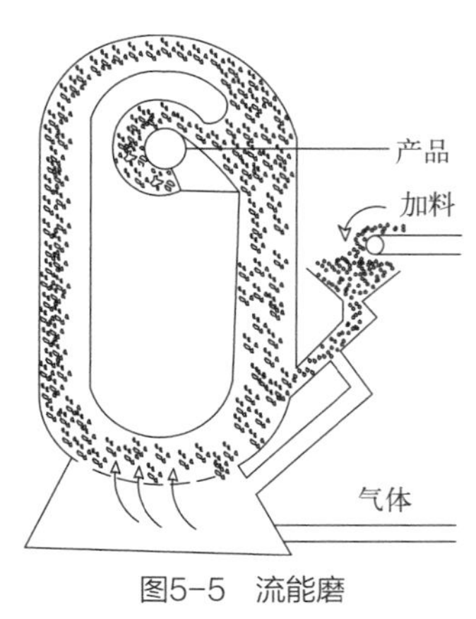

图5-5　流能磨

流能磨的优点：在粉碎过程中，温度几乎不升高；设备简单；可得到 5μm 以下的超微粉；经无菌处理后，可适用于无菌粉碎要求。缺点：功率消耗较大，噪声大，有振动。本法适用于抗生素、酶、低熔点或其他对热敏感的药物的粉碎。

（七）胶体磨

胶体磨又称分散磨，是将液流及细颗粒高速送入磨内窄小的空隙，液流产生的强大剪切力、摩擦力、高频振动、高速旋涡等物理作用，使聚合体的颗粒分散为单位颗粒，或使轻度粘连的颗粒聚合体分散于液相中，以及将液体分散为粒度约为 1μm 的液滴。胶体磨的粉碎效率较高，但只适用于湿法粉碎。

第二节　筛　　析

一、筛析的含义与目的

药物粉碎后，粉末有粗有细，为了适应要求，可用筛将粗粉和细粉分开。

筛即过筛，是用筛将粉碎后的药料粉末，按所要求的颗粒大小分开的操作；析即离析，是指借流体（常用空气或水）流动或旋转之力，使粗粉与细粉分离的操作。

筛析的目的：①获得粒度较均匀的药物。药物经过筛分后，其粒径分布范围变小，粒径较均匀一致，有利于提高混合物的均匀性，②将粉碎的药物分成不同等级，以制备不同的剂型，③从已粉碎的药粉中及时筛出达到细度的粉末，提高粉碎的效率。

二、药筛的种类及标准

（一）筛的种类

根据筛的制作方法不同，可将筛分为编织筛和冲眼筛。

编织筛的筛网材料可为铜丝、铁丝、不锈钢丝、尼龙丝、绢丝等。编织筛的优点是单位面积上筛孔多、筛分效率高，但在使用时筛线易移位，故常将金属筛线交叉处压扁固定。非金属制成的筛网如尼龙丝具有一定的弹性，耐用，一般用于金属敏感的药物的筛分，如阿司匹林的过筛。

冲眼筛是在金属板上冲压出圆形或其他形状的筛孔而制成，其筛孔坚固，孔径不易变动，多用于高速粉碎筛选联动机械及丸剂生产中的分档。细粉一般使用编织筛或空气离析等方法筛选。

（二）筛的标准

我国制药工业上常用的筛的标准是泰勒制标准筛和中国药典筛。泰勒制标准筛是以每英寸（2.54cm）筛网长度上的孔数作为各号筛的名称，简称为目。如 100 目筛即是指每英寸长度上有 100 个孔，能通过 100 目筛的粉末成为 100 目粉。目数越大，粉末越细。《中国药典》对药筛规定了 9 个筛号，即一号筛至九号筛，其中一号筛的孔径最大，九号筛的孔径最小。具体规定见表 5-2。

表5-2 《中国药典》2020年版药筛选用国家标准的R40/3系列分等

筛号	筛孔内径(平均值)	目号	筛号	筛孔内径(平均值)	目号
一号筛	2000μm ± 70μm	10 目	六号筛	150μm ± 6.6μm	100 目
二号筛	850μm ± 29μm	24 目	七号筛	125μm ± 5.8μm	120 目
三号筛	355μm ± 13μm	50 目	八号筛	90μm ± 4.6μm	150 目
四号筛	250μm ± 9.9μm	65 目	九号筛	75μm ± 4.1μm	200 目
五号筛	180μm ± 7.6μm	80 目			

（三）粉末的分等

任何方法粉碎的粉末，其粒度都是不均匀的，必须通过药筛才能得到粒度比较均匀的粉末。过筛的粉末包括所有能通过该药筛的全部粉粒，例如通过五号筛的粉末，不都是直径近于 180μm 的分离，包括所有能通过六号至九号筛，甚至更细的粉粒。纤维性药材粉碎后，有的粉粒呈长条状，直径小于筛孔，长度大于筛孔，过筛时也可能通过筛网。为了控制粉末的均匀度，《中国药典》2020 年版规定了 6 种粉末分等标准。

1. 最粗粉：能全部通过一号筛，但混有能通过三号筛不超过 20% 的粉末。
2. 粗粉：能全部通过二号筛，但混有能通过四号筛不超过 40% 的粉末。
3. 中粉：能全部通过四号筛，但混有能通过五号筛不超过 60% 的粉末。
4. 细粉：能全部通过五号筛，并含能通过六号筛不少于 95% 的粉末。
5. 最细粉：能全部通过六号筛，并含能通过七号筛不少于 95% 的粉末。
6. 极细粉：能全部通过八号筛，并含能通过九号筛不少于 95% 的粉末。

三、过筛设备

筛的种类很多，主要有 5 类：手摇筛、振动筛、旋动筛、滚筒筛、摇动筛。应根据粉末的性质、粗细要求、数量来适当选择。在药厂成批生产中，多用粉碎、筛粉、空气离析、集尘联动装置，以提高粉碎与过筛效率，保证产品质量。在小批量生产中常用手摇筛、振动筛粉机、电磁振动筛粉机、悬挂式偏重筛粉机等。

1. 手摇筛

手摇筛亦称套筛（图 5-6 a），按照筛号大小依次重叠成套，最底层为接受器，最上层为筛盖，从上至下筛号由粗号到细号。常用标准筛框直径为 200mm，高度为 50mm，操作时可用手摇动过筛，每次试样可取 100g，每次筛分时间为 5～10 分钟。

手摇筛适用于少量、剧毒性、刺激性或质轻药粉的筛分，可避免细粉飞扬。

2. 旋转式振动筛粉机

旋转式振动筛粉机（图 5-6 b），主要由筛网、电机、重锤等组成。筛网与电机的上轴相连，筛框由弹簧支承于底座上，电机的上轴及下轴各装有不平衡重锤，上部重锤使筛网产生水平圆周运动，下部重锤使筛网产生垂直方向运动。药物加到筛网中心部位后，以一定的曲线向器壁运动，细颗粒通过筛网落到斜板上，由下部排出口排出，粗颗粒则由上部排出口排出。

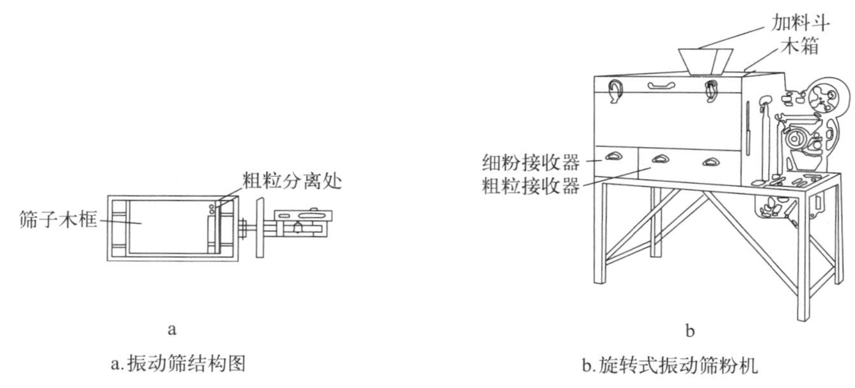

a.振动筛结构图　　b.旋转式振动筛粉机

图5-6　旋转式振动筛粉机

旋转式振动筛具有分离效率高，单位筛面处理物料能力大，维修费用低，占地小，重量轻等优点。

3. 电磁振动筛粉机

电磁振动筛粉机（图 5-7）是一种利用较高频率（每秒 200 次以上）与较小振幅（振动幅度在 3mm 以内）往复振荡的筛粉装置，主要由磁铁、筛网、接触器等组成。筛网一般为倾斜放置，在筛网的一边装有衔铁，另一边装有弹簧。当弹簧将筛拉紧时，筛网与接触器接触，这时电路接通，磁铁产生磁性而吸引衔铁，使筛网向磁铁方向移动，此时接触器被拉脱而切断电流，磁铁失去磁性，筛网又重新被弹簧拉回，接触器重新接触而引起第二次的电磁吸引。如此连续不停地发生振动作用，使药物过筛。

电磁振动筛粉机适用于黏性较强的药粉如含油或树脂的药物等，其过筛效率较旋转式振动筛高。

4. 偏重筛粉机

偏重筛粉机（图 5-8）由电机、偏重轮、筛网和接受器等组成。电机底部由弹簧支撑，另有 4 条拉簧牵拉电机上部，使电机在筛粉机内呈悬吊状态。另外，筛网不与筛架固定，可根据需要更换不同规格的筛网。操作时，开动电机，带动偏重轮转动，同时带动振动架上下振动，药物加到筛网上后，受到两种力作用，产生圆周运动和上下簸动两种运动方式，细粉落下后经筛架落入粉斗，粗粉则留在筛网上。

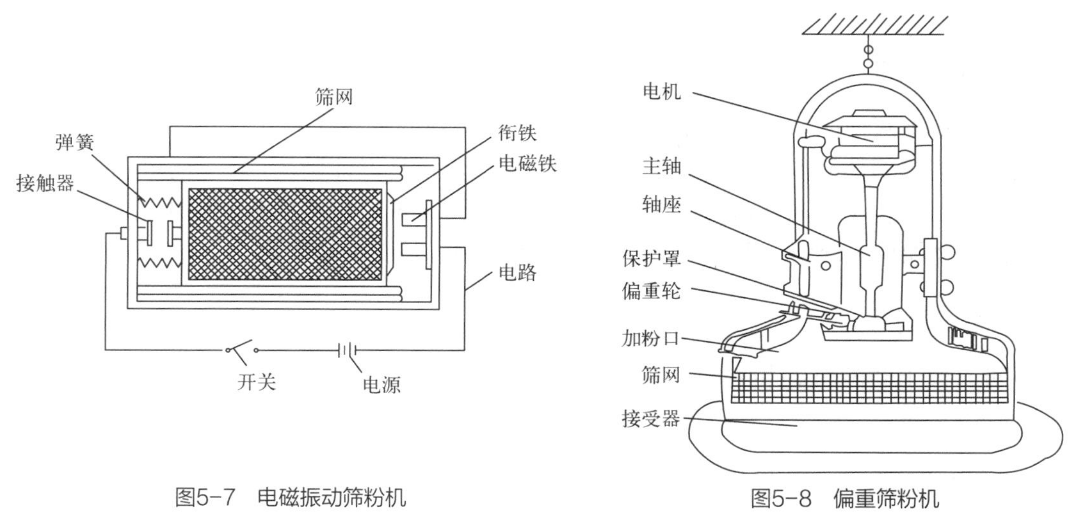

图5-7　电磁振动筛粉机　　图5-8　偏重筛粉机

偏重筛粉机的优点是体积小，占地面积小，使用方便，能有效地防止粉尘飞扬。

四、过筛的注意事项及影响因素

1. 过筛时药筛要不断振动

药粉在静置状况下受相互摩擦及表面能的影响，易形成粉块而不易通过筛孔。当施加外力振动时，各种力的平衡受到破坏，小于筛孔的粉末才能通过，所以过筛时需要不断振动。振动时，药粉在筛网上运动的方式有滑动、滚动及跳动，跳动较滑动易通过筛孔。粉末在筛网上的运动速度不宜过快，这样可使更多的粉末有落入筛孔的机会，但运动速度也不宜过慢，否则也会使过筛的效率降低。

2. 粉末应干燥

如药粉含水量较高时应充分干燥再过筛。易吸潮的药粉应及时过筛或在干燥环境中过筛。富含油脂的药粉易结成团块，很难通过较细的筛网，既可采用串油法使其易于过筛，也可先进行脱脂使之能顺利过筛。若含油脂不多时，先将其冷却再过筛，可减轻黏着现象。

3. 粉层厚度要适中

药筛中放入的粉末不宜太多，让粉末有足够的余地在较大范围内移动便于过筛。但粉层也不能太薄，这样过筛效率太低。

此外，影响过筛效率的因素还有药物的性质、形状和带电性。粉粒间摩擦力的大小取决于粉粒的表面结构。表面越粗糙，相互间的摩擦力越大，对过筛的影响也越大。粉粒的形状对过筛也有影响，一般晶体物常碎裂为细小的颗粒，而中草药的粉粒常呈长条形状，故晶体物较中草药粉末易通过筛孔。富含纤维或多毛的中草药，因粉粒多呈长形，且易彼此绞合成团，如与质地坚硬的药材共同粉碎，在一定程度上可以克服。此外，某些药物由于摩擦而产生电荷，能使药物吸附在金属网上而堵塞筛孔，可装接地的导线加以克服。

第三节　混　　合

一、混合的目的

混合是指将两种或多种药物相互分散而达到均匀状态的操作。它是片剂、颗粒、散剂、胶囊剂、丸剂等固体制剂生产过程中的一步重要操作，是保证制剂产品质量的主要措施之一。其最终目的在于使药物成分均匀，防止制剂表面出现色斑、崩解时限不合格。特别是一些毒性药物如果未混匀，不仅给治疗效果带来影响，甚至带来危险。

二、混合的机理

不同的粒子经随机的相对运动完成混合，目前普遍认为粉体混合的原理主要有扩散、对流、剪切三种。

（一）对流混合

药物颗粒在设备中翻转，或靠设备内搅拌器的作用进行粒子群的较大位置移动，使药物从一处转移到另一处，经过多次转移，药物在对流作用下达到混合，如搅拌机内物料的翻滚。对流混合的效率取决于所用混合器械的类型和操作方法，如 V 形混合筒。

（二）剪切混合

药物内部力作用的结果产生了一些滑动平面，在不同成分的界面间发生剪切作用，若剪切力平行于交界面时，这种剪切作用就起到降低分离程度的作用，若剪切力发生在交界面的垂直方向上，同样可降低分离程度，从而达到混合的目的。本机理多由外加机械力导致，如铿刀式混合器。

（三）扩散混合

药粉的紊乱运动改变颗粒彼此间的相对位置而发生混合。扩散混合在不同剪切层的界面处发生，颗粒间的位置互换使分离程度降低，达到扩散均匀的混合程度。如与其他粒子、搅拌桨或容器壁碰撞导致的粒子运动。

上述三种混合机理在实际的混合设备内一般同时发生，只不过表现程度随混合器类型而异。一般来说，混合开始阶段以对流和剪切混合为主导作用，随后扩散混合作用增加。

三、混合方法及设备

（一）混合方法

1. 搅拌混合

混合少量药物时，可反复翻动使之混合。生产中，大量药物的混合常用混合筒或搅拌混合机，混合一定时间可使药粉混合均匀。

2. 研磨混合

将药物粉末置于乳钵中，边研磨边混合。此法适用于结晶性药物，对于引湿性及爆炸性药物则不能。

3. 过筛混合

将药物初步混合之后再过一次至数次筛。对于密度相差较大的药粉，还须在过筛混合后适当搅拌，才能混合均匀。此法适用于大量生产。

（二）混合设备

1. 槽形搅拌混合机

槽形搅拌混合机如图 5-9 所示，其槽形容器内部有螺旋形搅拌桨，可将药物由外向中心集中，再将中心药物推向两端，以实现混合。槽可绕水平轴转动，以便自槽内卸出药粉。该机器除适用于各种药粉混合外，还可用于颗粒剂、片剂、丸剂、软膏剂等团块的混合和捏合，是我国目前中药厂常用的混合设备。

2. 锥形垂直螺旋混合机

锥形垂直螺旋混合机如图 5-10 所示。它是在单螺旋锥形混合机基础上研制改进而成的，主要由锥体、螺旋杆、摆动臂和传动部分等组成。操作时，螺旋推进器在容器内既有自转又有公转，双螺旋的自转（转速约 60r/min）将药物自下而上提升，形成两股对称的、沿臂上升的螺旋柱物料流，摆动臂带动螺旋杆公转（转速约 2r/min），使螺旋杆外的药物相应地混入螺旋杆内，以使锥体内的药物不断地混渗错位，最后由锥形体中心汇合后向下流动，使药物在短时间内即可混合均匀。

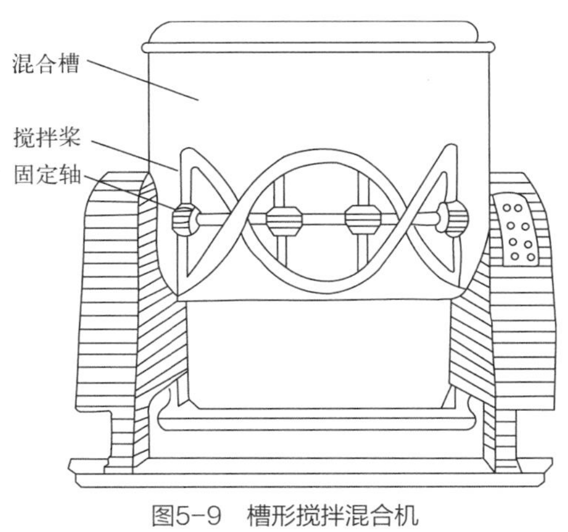

图5-9　槽形搅拌混合机

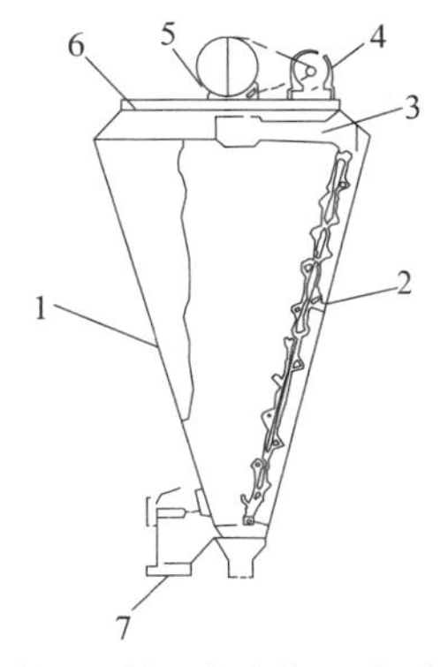

1.锥形圆筒 2.螺旋桨 3. 摆动臂
4.电机 5.减速器 6.加料斗 7.出料口

图5-10　锥形垂直螺旋混合机

双螺旋锥形混合机比单螺旋锥形混合机效率高，该设备较新颖，无粉尘，清理方便，是目前国内较好的一种混合设备。

3. V 形混合机

V 形混合机是把一个圆筒在其与长轴大约呈 45° 角处切成两半，然后拼成 V 形。设备旋转时，可将筒内药物反复地分离与汇合以混合。V 形混合机适用于密度相近的粉末，可在较短时间内混合均匀，目前在中药厂得到较广泛的应用。但对转速有一定的限制，如转速过快，由于离心力的作用，粉末紧贴筒壁而降低了混合效果。

4. 二维运动混合机

二维运动混合机运转时，混合筒既转动又摆动，同时筒内带有螺旋叶片，使筒中物料得以充分混合。该机具有混合迅速、混合量大、出料便捷等特点，尤其适用于大批量的固体物料混合。

第四节　粉体学基础知识及在药剂中的应用

一、粉体学的概念

粉体又称微粉，是指微细固体粒子的集合体，组成微粉的粒径范围在 0.1μm 到几毫米。大块的固体物料加工成粉粒后，粒子的大小、形状以及表面状态不同，使得其理化特性发生很大的变化。研究粉体的基本性质及其应用，已形成一个分支学科。

在药品中，固体制剂占 70%～80%，含有固体药物的剂型有散剂、颗粒剂、胶囊剂、片剂、粉针剂、混悬剂等，需根据不同要求对粒子加工以提高其粉体学性质，满足产品质量和粉体操作要求。微粉表现出的理化特性有很多，与药剂有关的有粒径、比表面积、粒子形态、密度、空隙率、流动性等，这些性质直接影响药物的稳定性、释放与疗效。因此，粉体学已成为药剂学的基础知识之一，为固体制剂的处方设计、生产过程、质量控制以及产品包装等提供重要的理论依据和技术方法。

二、粉体的特性

1. 粒径与粒度的测定

（1）粒径表示法　粉粒若是规则的圆球或立方体形，可直接用圆球的直径或立方体的边长表示其粒径。而粉粒的形状往往极不规则，且许多粉粒的表面很粗糙，不能直接测定，代表粒径的表示方法有几何学粒径、有效粒径、比表面积粒径等。

几何学粒径：用显微镜看到的实际长度的粒子径，可分为长径、短径、定向径、外接圆径。长径：测定粉粒最长方向的长度以其值代表粉粒的粒径。短径：粉粒最短方向的长度代表粉粒的粒径。定向径：将粉粒置于显微镜下，全部粒子均按同一方向测得的粒径。外接圆径：以粉粒外接圆的直径代表粒径。

有效粒径：与粒子在液体中具有相同沉降速度的球的直径。根据斯托克（Stokes）沉降定律计算所得。

比表面积粒径：与粒子具有相同的比表面积的球的直径。用透过法、吸附法测得比表面积后计算求得。这种比表面积法是假定所有粒子都为球形求出的粒子径。

此外，还有其他的粒径表示方法，如平均表面积径、平均容积径、平均重量径等。各种平均径仅在特定情况下有意义。如散剂、胶囊剂等在生产或包装时，一般按容积分剂量，流动性等与之有密切关系，可采用平均容积径表示；溶解、吸收等过程与粉粒的表面积有关，可采用平均表面积径表示；对于混悬液来说，微粒的沉降是必须考虑的，故其粒径可用有效径表示。

（2）粒径的测定方法　筛析法：粒径分布测量中使用最早、应用最广、最简单和快速的方法，可用于测定粒径在 45μm 以上的粉粒粒度的常用方法之一。可利用标准套筛，使一定量的粉体从上到下、由粗到细运动，振摇一定时间后，称取留在每一筛上的粉末重量，可以计算出各种粒径范围内粉粒的重量百分率。用筛析法时，由于粒径有方向性，通过某一筛孔粉粒的实际粒径可能较筛孔的孔径大，因而以上下两筛孔的平均值代表粒径。本法仅适用于较粗大的粉粒粒径的测定。大部分粒子径＞75μm 的样品适用手动筛分法和机械筛分法，粒径＜75μm 的样品宜采用空气喷射筛分法或其他适宜的方法。筛分试验需注意环境的湿度，防止样品吸水或失水。对于易产生静电的样品，可加入 0.5% 的胶质二氧化硅或氧化铝等抗静电剂，以降低静电作用产生的影响。

显微镜法：可测定粒径为 0.2～100μm 的粉粒。将粉粒用适宜的液体分散后涂片，加盖玻片，置于普通光学显微镜下计数。由于粉粒的形状不一，应采用定向径。采用此法不需特殊设备，适用于太细而不能用过筛法测定的粉粒，除了用于测试粒度，还常用来观察和测试颗粒的形貌。光学显微镜可以测定粒径 1～1000μm 的粉粒，扫描电子显微镜可测定粒径 0.05～1000μm 的微纳米级粉粒，透射电子显微镜可测量粒径 1500nm 的粒子。该法的主要缺点是只能通过粒子的长度和宽度估测粒径，不能获得粒子厚度的数据。

沉降法：沉降法是利用粉粒在液体介质中的沉降速度与粉粒大小关系的方法，用 Stokes（斯托克斯）定律测定粒径，可测定粒径 100μm 以下的粉粒，必要时可在混悬剂中加入反絮凝剂以使待测粒子处于非絮凝状态。具体的测定方法有吸管法、天平法、离心法等。

2. 比表面积

比表面积是单位重量或容量粉粒所具有的总的表面积，分为体积比表面积和重量比表面积。大多数中药微粉的粉粒表面很粗糙，有的粉粒有缝隙和孔隙。微粉的比表面积大小与其性质有着密切关系，如吸附能力、表面粗糙情况与空隙的多少。例如，活性炭的吸附力较强，是因为它的比表面积很大。因此，测定粉粒的比表面积是有意义的。

无孔粉粒的比表面积可由测出粒子的统计径后，经计算求得。而实际的粒子并非如此理想，均有孔隙，需用气体吸附或气体透过等方法测定后求出。

3. 密度与孔隙率

（1）微粉的密度　密度系指物质单位容积的质量。测定流体或没有孔隙的固体的容积或体积并不困难。但微粉由众多粒子组成，粉粒之间有空隙，粉粒粒子表面粗糙且有孔隙或裂缝。因此，测定粉粒容积的方法不同，测定的结果也不同，就有不同的密度表示方法。

真密度：排除粒子本身及粒子之间的孔隙的容积后，求得物质的容积，并测其质量，求得的密度称为真密度，为该物质的真实密度。通常采用气体置换法求得。

粒密度：排除微粉中粉粒间的空隙，但不排除粒子本身的孔隙，测定其容积而求得的密度称为粒密度，即粉粒本身的密度。可用液体置换法求得粒密度。

堆密度：又称为松密度，系指单位容积粉粒的质量。堆密度所用的容积包括粉粒本身的孔隙以及粉粒之间的空隙在内的总容积。固体粉末中有轻质和重质之分。凡粉体堆密度小，即堆容积大，属于轻质；粉体堆密度大，而堆容积小，属于重质。粉体的轻质与重质与粉体的总孔隙率有关，即与堆密度有关，与真密度无关。

（2）孔隙率　微粉的孔隙率是指粉粒中粒子间的和粒子本身的孔隙所占的容积与粉粒总容积之比，常以百分率表示之。粉体的孔隙率受很多因素的影响，如粉体形态、粉体表面的摩擦系数、温度及压力等。但是如果测出药物粉末的真密度，便可以求出总孔隙率。

4. 粉粒的流动性

粉粒的流动性是粉体的重要性质之一，对颗粒剂、胶囊剂、片剂等制剂的性质影响较大，是保证产品质量的重要性质。微粉的流动性与粒子间的作用力（如范德华力、静电等）、粒度、粒度分布、粒子形态及表面摩擦力等因素有关。如从粉粒中除去粒径小于10μm的粉粒，或将粒径小于10μm的粉粒吸附在较大的粉粒上，其流动性增大；若因微粉湿度大而导致流动性不好，可将其干燥使流动性改善，在药剂生产与应用中，如散剂、颗粒剂分装或压片时，模孔中颗粒的充填，外用散剂的撒布等均与流动性有关。微粉流动性的表示方法较多，可用休止角、滑出角、流速表示。常用评价流动性的方法有休止角、流出速度、压缩度等。这些参数可用于描述粉体的流出速度或流出粉末的均一性，但并非粉体的内在性质。

（1）休止角　休止角是粉体堆积层的自由斜面与水平面形成的最大角，是表示粉粒流动性最常用的方法之一。休止角是粒子在粉体堆积层的自由斜面上滑动时，所受的重力和粒子间的摩擦力达到平衡而处于静止状态下测得的。常用的休止角的测定方法为固定圆锥底法，即将圆锥底置于无振动的平面上，使粉粒堆成尽可能陡的堆（圆锥状），圆锥的斜边与水平线成的夹角即为休止角。测定时可将微粉置于漏斗中，使流下并堆成圆锥形的堆，设锥体高为H，底部的半径为R，则$tg\alpha=H/R$，α角即为休止角。一般认为，当粉粒的休止角≤30°时，其流动性好；休止角大，流动性就差。粉体中的水分含量对休止角有影响。在一定范围内，休止角因水分含量的增加而变大；但超过某一限度（12%）时，又逐渐减小。一般认为这是由于粉体的孔隙被水分子充满，以及含水量达到一定限度后，水可起润滑作用所造成的。

（2）流速　粉体由一定孔径的孔或管中流出的速度。具体测定方法是在圆筒容器底部中央开出一定直径的孔，把微粒装入容器内，测定单位时间内流出的微粉量。微粉的流速快，说明其均匀性好，流动性好。

（3）影响粉体流动性的因素及改善方法　粒子间的黏着力、摩擦力、范德华力、静电力的作用阻碍粒子的自由流动，影响粉体的流动性。影响流动性的因素及改善流动性的方法如下。

粒子大小：一般粉状物料流动性差，细粉的流动性较粗粉差。大颗粒可有效降低粒子间的黏附力和凝聚力等，有利于流动。在造粒过程中，增大粒径能有效减少粒子间的黏附力，改善其流动性。一般粒径在 250～2000μm 时，流动性好；粒径在 75～250μm，流动性取决于其形态和其他因素；当粒径＜100μm 时，粉体的流动性会出现问题。

粒子形态和表面粗糙度：球形粒子表面光滑，可减少粒子间的摩擦力。采用喷雾干燥可得到近球形颗粒。相对于表面光滑的颗粒，表面粗糙的颗粒的黏附力更强，更易嵌合在一起，可通过控制改变生产方法，如结晶条件等改变颗粒的形态和质地。

密度：有重力流动时，粒子的密度大有利于流动。一般粉体的密度大于 $0.4g/cm^2$ 时，可以满足粉体操作中的流动性要求。

表面作用力：减少粉末间的摩擦性接触可降低颗粒间的静电作用，改善其流动性。颗粒的含湿量也会影响粉末的流动性，粉体表面吸附水分会增加其堆密度，降低空隙率，从而增加粒子间的黏着力。因此对于湿含量高的粉末，适当干燥有利于减弱粒子间的作用力。对于易吸湿的粉末，应在低湿条件下处理。

助流剂的影响：助流剂可降低粉末间的黏附力和黏着力。助流剂的粒径较小，加入 0.5%～2% 微粉硅胶、滑石粉等助流剂，可以填平粒子粗糙表面的凹面，使粒子表面光滑，减小阻力，增加流动性，但过多的助流剂反而增加阻力。

三、粉体学在制剂中的应用

在制剂制备过程中，微粉的特性对制剂工艺、质量、疗效都有一定的影响，主要表现在以下方面。

1. 对混合均匀性的影响

混合是制剂生产中的重要工序，混合均匀度是某些固体制剂的重要质量标准之一。药物粉粒的粗细、密度、形态等都与混合均匀度有关。各成分的粒子大小、密度不同或其形态不适宜，都可能使混合困难或使已混匀的粉粒因加工、运输中的振动而分层。

2. 对分剂量的影响

粉粒的堆密度、流动性对分剂量的准确性有影响，在散剂、胶囊剂等分装以及片剂生产中常按容积分剂量。粉粒的堆密度除取决于药物本身的密度外，还与粉粒大小及形态等有关。而粉粒的流动性则与粒子大小及其分布、粒子形态等有关。在一定范围内，粒子大，流动性好；流动性好的颗粒中掺有较多的细粉末，将使其流动性变差；当粒子大小分布范围很广时，小粒子可通过大粒子间的空隙落到底部而使粉体分层。

3. 对可压性的影响

结晶性药物的形态与片剂成型的难易有关，一般立方晶体具有较高的晶体对称性，压缩时晶体表面凹凸不平，能相互嵌合，因此容易压片，而且所得片剂的硬度大。鳞片状、针状等结晶的流动性差，易横向排列，压成的片剂易于裂片。

粉粒大小及粒度分布对可压性亦有影响。通常，粒子细小或粒度分布均匀的粒子具有较大的比表面积，片剂的可压性好，硬度大，片重差异小。反之，粒子粗大或粒度分布不匀，会引起颗粒填模不均匀，片重差异大。

4. 对制剂有效性的影响

难溶性药物的溶解度和溶出速度对药物的吸收有影响。难溶性药物的溶解与其比表面积有关，粒子小则比表面积大，溶解性能好，疗效佳。

也可控制粒子表面积大小调节缓释制剂药物的释放。粒子大，表面积变小，药物吸收减慢，药效延长。一般认为，粒度大的药物能在较长时间内维持较高的血药浓度。

5. 对制剂稳定性的影响

混悬液属于动力学不稳定体系，在放置过程中微粒易下沉，常用减小粒径的方法来增加混悬液的动力学稳定性。粒度分布的均匀性也影响混悬液的稳定性，如果粒子大小不一，小粒子能填充粒子间的空隙，制得的混悬剂紧密，容易结块。

6. 对制剂安全性的影响

制剂中固体粒子的大小，不仅与制剂的有效性和稳定性有关，对其安全性亦有影响。对一般口服、肌内注射用混悬液，对药物颗粒都有特定要求，以免引起微血管栓塞。混悬型软膏如果药物粒子粗大，不但影响药物的吸收，而且增加对黏膜及炎症部位的刺激。

第五节 制 粒

一、制粒的目的

制粒是指在混合均匀的粉体药料中加入适宜的润湿剂和黏合剂，经加工制成具有一定形状、大小的颗粒状物料的操作。制粒是制备颗粒剂、胶囊剂、片剂等剂型的重要单元操作。

制粒的目的：①粉体药料流动性差，制粒可改善其流动性；②药物各组分通过制粒形成一个整体，可防止组分间松散；③防止粉尘飞扬，减少药物损失，洁净生产环境，降低粉尘对操作人员的损害；④制粒后的颗粒作为片剂等剂型的中间产品，减少了粉末间的空隙，降低了后期在制备过程中出现松片、裂片的可能。

二、制粒的方法与设备

常用的制粒技术有湿法制粒和干法制粒。其中，湿法制粒的制备工艺主要包括挤压制粒法、高速搅拌制粒法、流化床制粒法、喷雾干燥制粒和转动制粒法，常用于对湿、热稳定的药物制粒。干法制粒的制备工艺主要是滚压法和重压法。

（一）湿法制粒技术

1. 挤出制粒

挤出制粒系指将物料粉末混合均匀，加入适量润湿剂、黏合剂或稠浸膏等制成软材后，用挤压的方式使软材通过一定孔径的筛网而制粒的方法。制软材是湿法制粒的关键技术，常常通过“手握成团，轻压即散”的原则判断软材的质量。常用的挤出制粒设备有摇摆式挤压制粒机、旋转式制粒机、螺旋挤压式制粒机、挤出滚圆制粒机等。其中应用最广泛的是摇摆式挤压制粒机。

（1）摇摆式挤压制粒　如图 5-11 所示。其工作机理是通过机械转动使滚筒往复摆动，将物料从筛网中挤出制成颗粒。摇摆式挤压制粒机结构简单，操作方便。颗粒的大小由筛网的孔径决定。中药提取物通过挤压制粒需把握制软材的关键步骤。在制备过程中如果黏合剂用量过多，软材易被挤压成条状，过网后又重新黏合。若黏合剂用量少，则不能制成完整的颗粒，松散不成形。因此，中药稠膏的稠度、黏合剂的种类及其用量对于制粒非常重要。与摇摆式制粒机车间相配备的设备有槽形混合机、烘房和整粒机等。

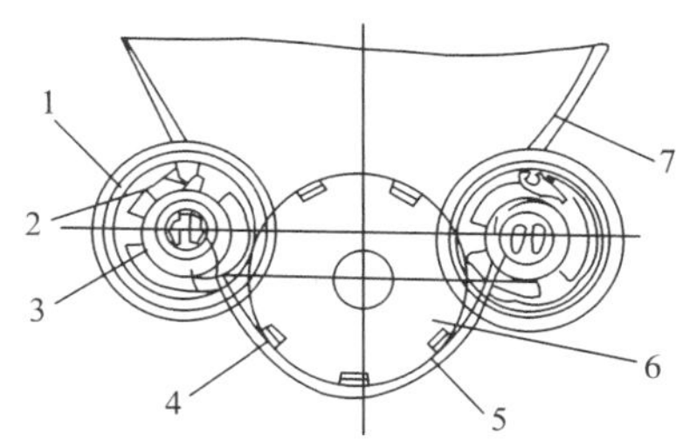

1.手柄 2.敕爪 3.夹管 4.七角滚轮
5.筛筒 6.软材 7.协斗
a.摇摆式制粒的工作原理

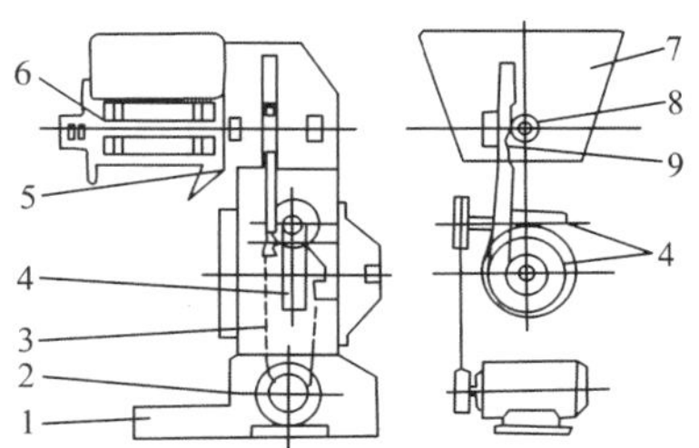

1.底座 2.电动机 3.传动皮带 4.涡轮蜗杆
5.齿条 6.七角滚轮 7.料斗 8.转轴齿轮 9.挡块
b.摇摆式制粒机制整机结构

图5-11　摇摆式挤压制粒

（2）旋转式制粒　其工作机理是碾刀和压料叶做相向旋转，通过斜面把物料下压，在离心力和推力的作用下，碾刀把物料向筛筒网孔外挤压，形成颗粒。旋转制粒挤压力度大，颗粒整齐光洁，成型率高，颗粒大小由筛筒孔径决定。旋转式制粒机不适用于固体、浆状或有强黏性粉料的物料。

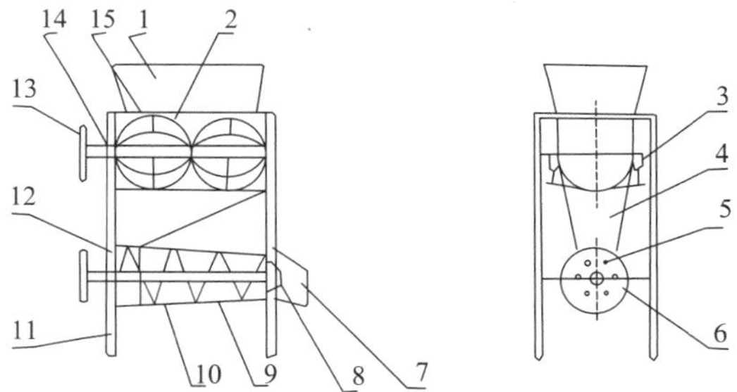

1.进料斗 2.搅拌叶片 3.圆弧运动控制机构 4.中转料斗 5.割刀 6.颗粒成型机构 7.出料口 8.割刀支架 9.螺旋输送器壳体 10.螺旋输送器 11.机架 12.嘴头 13.带轮 14.轴承 15.进料阀门

图5-12　螺旋挤压式制粒

（3）螺旋挤压式制粒　如图5-12所示。其工作机理是将药物粉体与辅料混合制成软材后，进入螺杆滚筒中，在螺杆推送器的推动下，进入挤压仓，将湿粉料软材挤出孔板，形成颗粒。螺旋挤压式制粒需先混合制备湿粉料，因此颗粒不易松散、均匀、外观光滑。用不同孔径的筛板可获得不同大小的颗粒。制备过程中需注意药物的崩解、溶出情况。

（4）挤出滚圆制粒　其工作机理是螺旋挤压原理和离心旋转滚圆制粒的原理相结合。需将粉体原料与辅料混合均匀制软材，通过挤压形成圆柱形条状物料，在高速旋转的离心转盘上被切割成长度一致的短圆柱状颗粒。此法制得的颗粒表面更光滑、美观。颗粒大小由离心转盘旋转频率和孔板大小决定。此法生产效率高，适用于热敏性物料。该设备广泛应用于化学药物的颗粒剂及缓控释微丸丸心的生产。

2. 高速搅拌制粒

高速搅拌制粒如图5-13所示。本法又称快速搅拌制粒。其工作机理是在加料口上方加入黏合剂，物料在搅拌桨的作用下混合、翻动并向上运动，形成抛起旋转的波浪，高速旋转的制粒刀将物料切割成带有一定棱角的小块，小块间相互摩擦形成较大的颗粒，在搅拌桨的作用下，颗粒间互相挤压、滚动形成均匀的颗粒。通过调整搅拌桨叶和制粒刀的转速可控制颗粒的大小。高速搅拌制粒将物料的混合、捏合、制粒集于一体，省工序，黏合剂用量少，捏合效果佳。制成的湿颗粒松散，无团块，少细粉，粉体流动性好，便于胶囊灌装、压片前制粒以及干混悬剂等的制备。

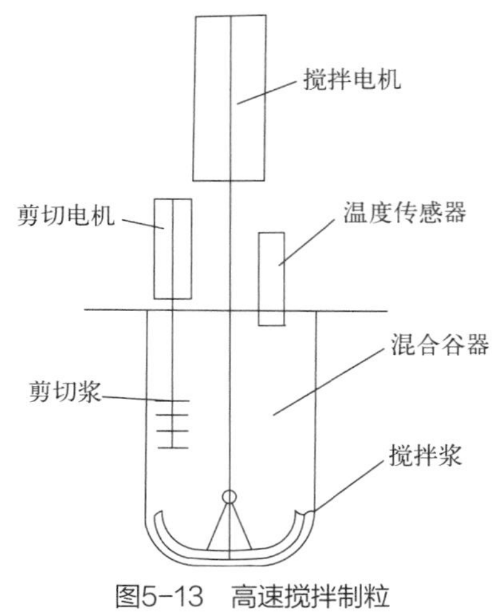

图5-13　高速搅拌制粒

3. 流化床制粒

流化床制粒如图 5-14 所示。其工作机理是利用气流使药粉（或辅料）呈悬浮流化状态再喷入黏合剂（或中药提取物）液体，使粉末聚结成粒。流化床制粒又称一步制粒法，即集混合、制粒、干燥等步骤在同一个容器内一次完成。本法还适用于丸剂、颗粒剂的薄膜包衣或缓控释制剂的包衣，但被包衣的制剂须有一定的硬度，否则表面易破损。流化床制得的颗粒均匀、圆整、流动性好，适用于对湿、热敏感的药物，黏性过大过小的物料都不适用此法。此外，此法对设备要求高，动力消耗大，生产成本较高。

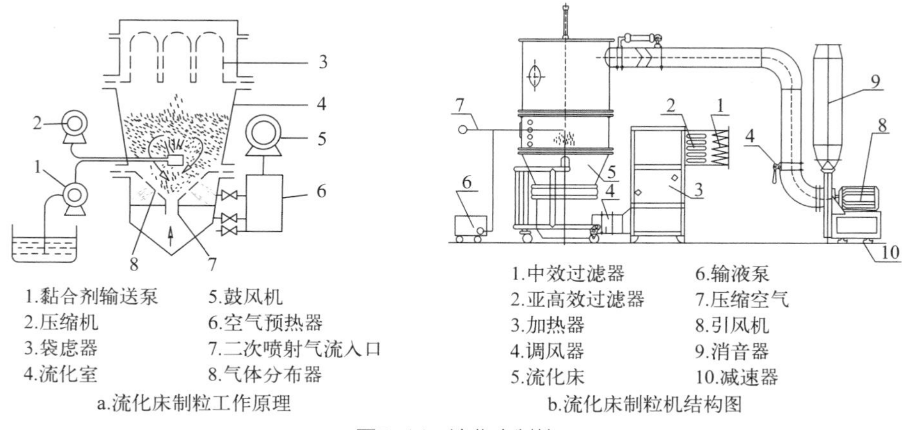

图5-14　流化床制粒

4. 喷雾干燥制粒

喷雾干燥制粒如图 5-15 所示。其工作机理是将药物浓缩液（或黏合剂）送至雾化喷嘴后，与压缩空气混合形成雾滴，喷入干燥室中，在热气流的作用下，雾滴迅速蒸发，得球状干燥颗粒。喷雾干燥使液滴直接形成固体颗粒，受热时间短，对热敏物料友好。制得的颗粒粒径范围在 30μm～2mm，堆密度 200～600kg/m^3，具有良好的溶解性、分散性和流动性。本法多用于固体分散液、微囊、包合物、抗生素粉针剂等的生产制备。

5. 转动制粒

转动制粒的工作机理是将浸膏或半浸膏细粉与适宜的辅料混匀，置于包衣锅或其他容器中转动，再喷入润湿剂等使物料润湿黏合成粒，并进行干燥。此法适用于中药浸膏粉、半浸膏粉及黏性较强的药物细粉制粒。

（二）干法制粒技术

干法制粒依靠压力使粒子相互结合。此过程是物理过程，无须加热、干燥步骤。将药

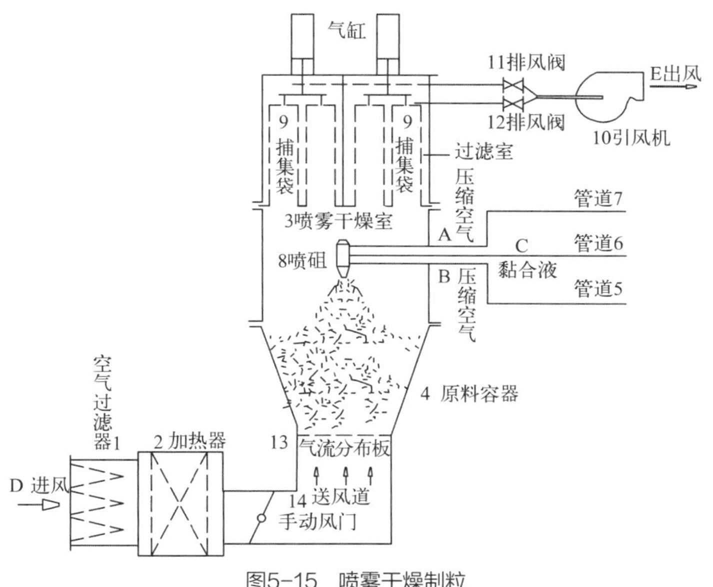

图5-15　喷雾干燥制粒

物提取物与辅料混合均匀后，在重压或辊压机的挤压下形成薄片状，再经磨碎和过筛，制成一定大小的颗粒。其优点是可避免湿、热对药物造成的影响。制得的颗粒紧密，质重，体积小且工序较简单。本法适用于热敏性物料及遇水不稳定的药物。常用滚压法和重压法制备。

（1）滚压法制粒　如图 5-16 所示，其机理是将药物和辅料混匀后，通过滚筒间挤压，物料被压制成所需硬度的薄片，再经破碎、整粒制成一定大小的颗粒。目前国内已有滚压、碾碎、整粒的集成设备，可直接将物料干压成颗粒，工艺简单，质量较好。

（2）重压法制粒　又称压片法制粒。将药物与辅料混匀后，用较大压力的压片机压成大片（直径为 20～25mm），再粉碎成所需大小的颗粒。生产过程包括进料、重压和粉碎三个步骤，可在一台机器上一次完成。此法虽操作简单，但生产效率较低，机械损耗率较大，如图 5-17 所示。

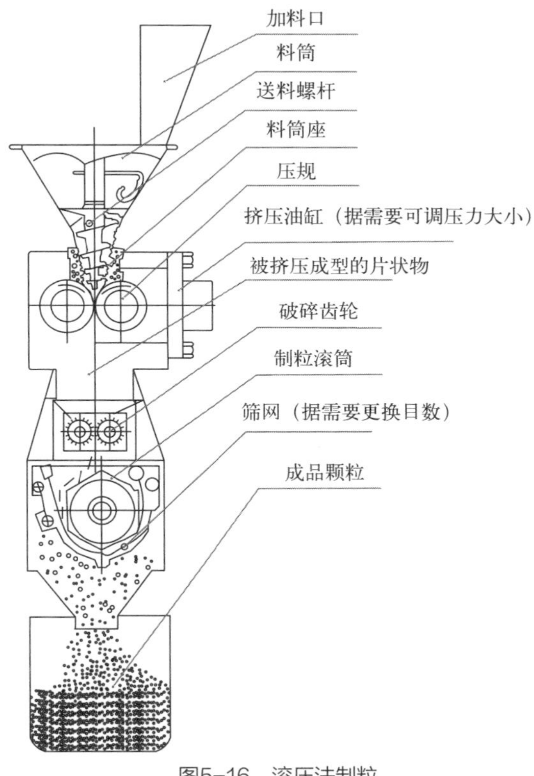

图5-16　滚压法制粒

滚压法和重压法制粒皆为干法制粒，最大优点在于物料不须经过加湿和加热的过程，可以缩短工时，并可减少生产设备，尤其对受湿、热易变质的药物来说，可提高产品质量。但是干法制粒也还存在一些问题：各种物料的性质、结晶形状不一，给干法制粒带来困难，或者由于压缩而引起晶型转变及活性降低；经滚压法和重压法第一次压成大片后，粉碎制成颗粒时极易产生较多的细粉；干法制粒需要特殊的设备等。因此在实际生产中，除干浸膏直接粉碎成颗粒应用稍多些外，其他的只有少部分产品使用此法。

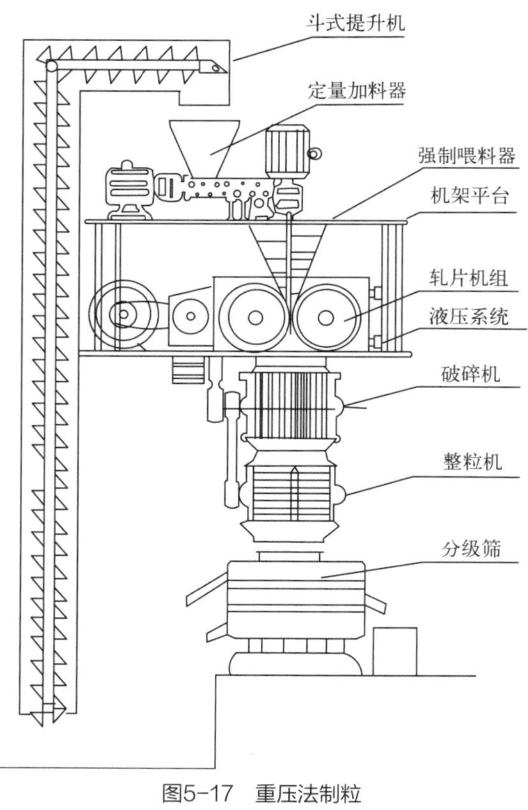

图5-17　重压法制粒

第六章 浸提、分离、精制、浓缩与干燥

第一节 概　　述

含有一种或两种以上药材的方剂，要制备成在临床上具有一定药效功能的制剂，首先要考虑把药效成分从药材中提取出来，通过分离纯化除去杂质和富集有效成分，进而对药液浓缩和干燥制备成液体制剂、半固体制剂和固体制剂。

一、药材的成分分类

药材含有多种成分，包括萜类、黄酮、皂苷、生物碱、多糖、挥发油、鞣质、蛋白质、树脂、淀粉等，不同的成分发挥着不同的药理活性。为了提取药效成分和减少服用量，需要对药材进行浸提，浸出与制剂疗效密切相关的成分。根据化学成分与疗效的关系，将药材成分分为有效成分（包括有效部位）、辅助成分、无效成分。

（一）有效成分（包括有效部位）

有效成分系指药材中起主要药效作用的化学成分，一般是指有明确的分子式和结构式的单体化合物，如没食子酸、槲皮素等。一种药材含有多种有效成分，一种有效成分又有多方面的药理活性，不同的有效成分也会发挥相同的药理活性，其作用机制非常复杂。如头花蓼的活性成分有槲皮素、槲皮苷、金丝桃苷，其中槲皮苷、鞣花酸、金丝桃苷均具有抗炎作用。

药材成分复杂，仅靠一种有效成分难以说明复方的多功效及其综合作用。因此，在浸提时可提取药材的有效部位，如半枝莲总黄酮、三七总皂苷、飞龙掌血总生物碱、大果木姜子挥发油等。

（二）辅助成分

辅助成分是指本身无特殊疗效，但能增加或缓和有效成分作用的成分，或有利于有效成分浸出或增加制剂稳定性的成分。如大黄中的鞣质能缓和大黄的泻下作用，大黄流浸膏比大黄蒽醌苷的泻下作用缓和，不良反应少；洋地黄中的皂苷有利于洋地黄苷溶解并可促进其吸收；葛根淀粉可使麻黄碱游离，增加其溶解度；黄连流浸膏中小檗碱的含量大大超过小檗碱的溶解限度，也是辅助成分存在的缘故。

（三）无效成分

无效成分是指本身没有药效、无生物活性的物质，如某些蛋白质、鞣质、油脂、树脂、淀粉等。某些无效成分的存在甚至会影响浸提效果、制剂质量、稳定性、外观等。但我们要用科学发展的眼光看待“有效”与“无效”。随着科学的发展，过去认为无效的成分，现在研究发现也具有新的生物活性。如药材中的鞣质、多糖类成分，过去常常作为杂质除去，但鸡血藤总鞣质对宫颈癌 HeLa 细胞具有抑制作用，淫羊藿多糖具有免疫调节活性。所以，要科学地看待药材中的“有效成分”和“无效成分”。

（四）组织物质

组织物质系指构成药材细胞的一些不溶性物质，如纤维素、栓皮、石细胞等。

二、浸提、分离、浓缩与干燥的意义

方剂中含有一种或一种以上的药材，溶剂、提取有效成分或有效部位的方法等决定了制剂的临床疗效、安全性和稳定性。浸提、分离、浓缩与干燥等单元操作能提高有效成分或有效部位的浸提效率，减少无效成分和有害成分的浸出，减少服用剂量，提高制剂的稳定性，提高疗效等。

第二节　浸　　提

浸提指采用合适的溶剂和方法浸出药材所含有效成分或有效部位的操作。粉碎破坏药材的细胞壁，细胞内的成分可被溶剂溶出而转移出来。对于具有完整细胞结构的动植物药材而言，组织细胞内的成分浸出需要一个过程，即浸提过程。浸提过程一般分为浸润与渗透、解吸与溶解、扩散等几个阶段，各个阶段之间又存在着一定的影响。

一、浸提的过程

（一）浸润与渗透阶段

溶剂与药材接触后，首先溶剂要能润湿药材表面，从而进一步渗透进药材的内部。其目的是利用适当的溶剂和方法提取有效成分。

溶剂能否润湿药材表面，与溶剂的性质和药材的性质有关。溶剂与药材表面之间的亲和力大于溶剂分子间的范德华力，则药材易被润湿；反之，药材则不易被润湿。

药材中含有的带极性基团的物质（如蛋白质、果胶、糖类、纤维素等），与常用的极性溶剂（如水、乙醇、甲醇等）有很好的亲和性，溶剂能很快浸润药材表面。如果药材中含有较多的脂肪油，则油脂会阻碍极性溶剂进入细胞内部，需要先对药材进行脱脂处理。如果要浸提药材中的脂溶性成分，溶剂要选择乙醚、石油醚、氯仿等非极性溶剂，并且药材须先干燥。溶剂选择不当，还会使浸提液中存在大量杂质，故要根据药材中物质的极性选择合适的溶剂。

溶剂渗透药材内部的速度，除了与药材中成分的性质有关，还受药材的质地、粒度及浸提压力等因素的影响。药材的质地疏松、粒度小或加压提取时，溶剂易渗透进药材内部。细胞的吸水力是溶剂进入细胞内的又一动力。新鲜药材和干燥药材的细胞吸水力存在一定的差别。干燥植物细胞的原生质因失水而收缩，细胞壁则随之向内收缩，当浸泡在溶剂中时，细胞壁原生质吸水而逐渐恢复原状。

表面活性剂（如吐温-80）能够降低两相间的表面张力，浸提时往溶剂中加入适量的表面活性剂，能够帮助溶剂润湿药材，从而加快溶剂对药材的浸润与渗透。

（二）解吸与溶解阶段

因为细胞内成分之间或成分与细胞壁之间存在一定的亲和性而相互吸附，所以当溶剂渗透进入药材细胞内部，根据“相似相溶原则”，溶剂与成分之间的亲和性要大于成分之间的亲和性，从而解除成分之间的吸附作用（即解吸阶段），才能使有效成分以分子、离子或胶体粒子等形态分散于溶剂中（即溶解阶段）。

当溶剂进入细胞内部，可溶性成分逐渐溶解，胶性物质由于胶溶作用，转入溶液中膨胀生成凝胶。随着成分的溶解和胶溶，浸出液的浓度逐渐增大，溶剂继续向细胞内渗透，部分细胞壁膨胀破裂，为细胞内已溶解的成分向外扩散提供了条件。

解吸和溶解是两个相互影响的阶段。

（三）置换与扩散阶段

溶剂溶解了大量成分，导致细胞内外存在较大的浓度差，故细胞外的纯溶剂不断向细胞内渗透，细胞内高浓度的液体会不断往周围低浓度方面扩散，直到细胞内外浓度达到平衡，扩散停止。因此，浓度差推动渗透和扩散的进行。Fick's 第一扩散公式（6-1）可以说明物质的扩散速率：

$$\mathrm{d}s=-DF\frac{\mathrm{d}c}{\mathrm{d}x}\mathrm{d}t \qquad (6\text{-}1)$$

式中，$\mathrm{d}t$ 为扩散时间，$\mathrm{d}s$ 为 $\mathrm{d}t$ 时间内物质的扩散量，F 为扩散面积，$\frac{\mathrm{d}c}{\mathrm{d}x}$ 为浓度梯度，D 为扩散系数，负号表示药物扩散方向与浓度梯度方向相反。

式 6-2 表明扩散系数 D 与药材的粒度及浸提溶剂的性质有关。

$$D=\frac{RT}{N}\times\frac{1}{6\pi\gamma\eta} \qquad (6\text{-}2)$$

式中，R 为摩尔气体常数，T 为绝对温度，N 为阿伏伽德罗常数，γ 为扩散物分子半径，η 为黏度。

从式 6-1 和式 6-2 可以看出，扩散速率（$\frac{\mathrm{d}s}{\mathrm{d}t}$）与扩散面积（$F$）、浓度梯度（$\frac{\mathrm{d}c}{\mathrm{d}x}$）和温度（$T$）成正比，与扩散物质的分子半径（$\gamma$）和液体的黏度（$\eta$）成反比。根据药材的性质掌握浸提药材的粒度、浸提时间。浸提过程中保持最大的浓度梯度是首要的。只有在保证最大浓度梯度的条件下，浸提中其他的因素才能发挥作用。因此，在浸提过程中如何提高浓度梯度是保证浸提效果的关键。

二、影响浸提的因素

1. 药材成分

在浸提时，首先根据药材成分的溶解性、极性选择合适的浸出溶剂。

2. 药材粒度

药材粒度主要影响溶剂的渗透与扩散两个阶段。药材粒度过大，溶剂不易渗透进药材内部，造成有效成分不能完全浸出。药材粒度小，溶剂易浸润药材颗粒，有利于药物成分扩散，提高浸出效率。但药材粉碎过细，大量细胞破碎，树脂、黏液质等高分子物质大量溶出，造成浸出液中杂质增多和药材外液黏度增加，扩散系数 D 值降低；过细的药材粉末易吸附聚集，影响扩散速度；药材粉末过细会影响浸提过程，如用渗滤法浸提时，由于粉末之间空隙太小，溶剂不易在粉末间流动，造成堵塞，使渗漉速度变慢或渗漉困难；药材粉末过细，易堵塞滤孔，给浸提液滤过带来困难。

3. 浓度梯度

浸提时，随着药材细胞内部的成分不断被浸出，药材外部的溶液与药材内部的浓溶液存在着浓度梯度，浓度梯度是保持扩散不断进行的主要动力。若浓度梯度为零，扩散停止。因此在浸提过程中，始终保持较大的浓度梯度，使药材中的有效成分能被最大限度地浸出。浸提过程中采取更换纯溶剂、增加提取次数、不断搅拌、强制浸出液循环、采用流动溶剂浸提等方法可以增大浓度梯度，提高浸提效率。

4. 浸提时间

为了使有效成分最大程度被浸出，浸提需要一定的时间。若浸提时间过短，有效成分浸出不完全；但是当扩散达到平衡时，继续延长浸提时间作用不大，反而会使大量杂质溶出，某些有效成分分解。因此，选择合适的浸提时间既能保证浸提的完全，又能保证制剂的稳定性。

5. 浸提温度

升高浸提温度，可加速溶剂分子的运动，有利于药材组织软化，促进膨胀，从而增加溶剂的渗透及药用成分的解吸和溶解，同时升高浸出温度，加速固液两相的相对运动速度，使扩散边界层变薄或边界层更新加快，有利于加速扩散过程。而且温度升高可使蛋白质凝固、浸出液的黏度降低，高温还能杀灭微生物，使酶失去活性，有利于保持浸出制剂的稳定。但浸出温度太高会使易挥发性成分挥发损失，某些不耐热成分破坏失效，还会增加无效成分的浸出，产生沉淀而影响浸出质量。因此在浸提过程中，要根据药物成分的性质控制温度。

6. 溶剂 pH

在浸提过程中，适当调节溶液的 pH，有助于药材中某些弱酸、弱碱性成分的提取。如用酸性溶剂浸提生物碱，碱性溶剂提取皂苷等。

7. 浸提压力

提高浸出压力可加速溶剂对药材的浸润与渗透过程，使药材组织内部更快地充满溶剂，并形成浓浸出液，使发生溶质扩散过程所需的时间缩短。同时，在加压条件下，细胞壁破裂，亦有利于浸出成分的扩散。若药材组织内部充满溶剂，加大压力对扩散速度则没有影响。对于组织松软的药材、容易浸润的药材，加压对浸出的影响也不显著。

8. 新技术的应用

随着科学技术的迅速发展，新技术不断推广应用，如超声波提取技术、超临界流体萃取技术、微波提取技术等，不仅加快了浸出过程，而且提高了浸出效果和制剂质量。如用胶体磨浸出曼陀罗中的生物碱以制备酊剂，仅用几分钟即可完成浸出；利用超声波浸出颠茄叶中的生物碱，使浸出由原来渗漉法需要的48小时缩短至3小时。超声波浸取药材成分，可大大加速溶剂分子和药材成分分子的运动或振动，缩短溶剂的渗透过程，增加溶质的扩散系数，从而提高浸出效果。

三、浸提溶剂

在药材成分的浸出过程中，浸出溶剂起着极其重要的作用。同一种药材用不同的溶剂浸出可以得到成分不同的浸出液。例如，用冷水浸渍番泻叶，其浸出液主要含蒽醌类衍生物，与传统以沸水泡药所起泄热导滞功效相同，这是因为冷水和沸水都可将番泻叶中的泻下成分——蒽醌浸出；而当用90%～95%的乙醇浸渍时，浸出液中主要含胶树脂、叶绿素等无效成分，而含泻下的蒽醌类成分则非常少，该浸出液的泻下作用极弱或消失。所以，浸出溶剂的正确选择直接影响制剂的有效、安全、稳定与可控。

（一）浸出溶剂的要求

选择浸出溶剂时应考虑下列基本要求。

1. 最大限度地溶解和浸出有效成分，最低限度地浸出无效成分和有害物质。
2. 不与有效成分发生化学反应，亦不影响其稳定性、药效和质量控制。
3. 没有或少有生理作用，安全无毒。
4. 具有适宜的物理性质，如比热小、沸点低、黏度小。
5. 来源广泛，价廉易得。

完全符合这些要求的溶剂较少，实际中，除了水和乙醇，常用混合溶剂或在浸提溶剂中加入适宜的浸提辅助剂。

（二）常用浸出溶剂

1. 水

由于极性大，水可与乙醇、甘油等其他极性溶剂相混溶。药材中的极性成分大多能溶于水，如生物碱盐类、苷类、有机酸、鞣质、苦味质、多糖类（果胶、黏液质、淀粉等）、酶类等，具有溶解范围广、极性大、经济易得、无药理作用、使用安全等优点。但它对有效成分的选择性差，浸出液含杂质较多，导致过滤困难、成品色泽不佳、容易生霉、不利于贮存等，而且还会引起一些有效成分（如苷类）发生水解等。

2. 乙醇

乙醇能与水按任意比例进行混合。不同浓度的乙醇溶液具有不同的极性，生产中经常利用不同浓度的乙醇溶液选择性地浸提药材中的有效成分。通常选用20%～35%的乙醇溶液用于蒽醌及苷、苦味质等水溶性成分的浸出；选用60%～70%的乙醇溶液用于强心苷、酯类、鞣质等成分的浸出；用70%～80%的乙醇溶液对部分游离生物碱及其盐类等进行浸出；还可用90%～95%的乙醇溶液对挥发油、油树脂、叶绿素等极性较小的成分进行浸出。

除此之外，当乙醇溶液的浓度达到 20% 以上时具有防腐作用；当浓度达到 40% 以上时，可以延缓酯类、苷类等水解作用的发生，增加浸出液的稳定性。

乙醇的比热小，沸点低（78.2℃），汽化潜热比水小，故蒸发浓缩等工艺过程中的热量耗用较水少。但乙醇易挥发、燃烧，在生产时应注意安全防护。此外，乙醇有一定的药理作用，因此，制剂生产中使用的乙醇溶液浓度以能浸出有效成分、满足制备要求为度。

3. 酒

味甘，性辛、大热，具有通血脉、行药势、散风寒、矫味的作用，主要用于酒剂的制备。浸出所用的酒一般选用黄酒和白酒。黄酒直接由粮食（米）和曲酿制而成，其含醇量在 12%～15%，内含乙醇、糖类、酸类及矿物质等成分，相对密度为 0.98，为淡黄色澄明液体，有特异的醇香气，制剂中多用黄酒制备滋补性药酒和矫味剂；白酒的含醇量在 50%～70%，其主要含乙醇、酯、醛、酚类等成分，相对密度 0.82～0.92，为无色液体，有特异醇香味，并有较强的刺激性，制剂生产中多用白酒制备祛风活血、止痛散瘀的药酒。因药酒中含醇量较大，小儿、孕妇、心脏病及高血压患者不宜服用。

4. 其他

其他有机溶剂，如乙醚、石油醚、氯仿等在制剂生产中很少用作浸出溶剂，一般仅用于某些有效成分的纯化精制。此外，丙酮、乙酸乙酯、正丁醇等也是比较常用的有机溶剂。使用这类溶剂，最终产品须进行溶剂残留量的限度测定。

（三）浸提辅助剂

浸提辅助剂系指为了提高浸提效率，增加浸出成分的溶解度和稳定性，除去或减少杂质，在浸出溶剂中特地加入的物质。常用的浸出辅助剂有酸、碱及表面活性剂等。在药剂生产中一般只用于单味药材的浸出，对复方制剂的浸出较少应用。

1. 酸

加酸的目的在于促进生物碱的浸出，提高某些生物碱的稳定性，同时沉淀部分杂质，除去酸不溶性杂质等。常用的酸有盐酸、硫酸、醋酸、酒石酸、枸橼酸等。使用时，酸的用量不宜过多，以能维持一定的 pH 即可，过量的酸会引起有效成分的水解或其他不良反应。加酸时，最好将其一次加到开始浸出时的部分浸出溶剂中。例如在进行黄连流浸膏的制备中，若在最初的部分溶剂中加入 0.1% 枸橼酸，可提高成品中的小檗碱含量，增加其稳定性。

2. 碱

药材中含有皂苷、有机酸、黄酮、蒽醌、内酯、酚类等成分浸提时，加碱可以提高酸性有效成分的浸出、碱性成分的游离，增加有效成分的稳定性，同时还可以除去碱不溶性杂质。例如制备远志流浸膏时，加入少量氨水可以抑制酸性皂苷水解，减少浑浊或沉淀现象的发生；甘草流浸膏的制备中加入适量氨水，可确保甘草酸的完全浸出。

常用的碱为氨水，因为它是一种挥发性弱碱，对有效成分的破坏作用小，容易控制其用量，且在浓缩或加热时易于除去。此外，还有碳酸钙、碳酸钠、氢氧化钙、氢氧化钠等。碳酸钙为不溶性的碱化剂，使用时较安全，且能除去如鞣质、有机酸、树脂、色素等杂质，故在浸出生物碱或皂苷时常加以利用。

3. 表面活性剂

加入适宜的表面活性剂能增加药材的润湿性，有利于提高某些药材成分的浸出效率。非离子型表面活性剂的毒性较小，故通常选用。如利用水提醇沉法浸取黄芩苷时，可酌加聚山梨酯 –80 能提高收率。若浸出方法不同或使用不同的表面活性剂，浸出效率有明显差异。例如在 70% 乙醇溶液中加入 0.2% 聚山梨酯 –20 渗漉颠茄草时，渗漉液中的有效成分含量较相同用量聚山梨酯 –80 为好；但用振荡法浸出时，聚山梨酯 –80 又比聚山梨酯 –20 的浸出效率高。但表面活性剂作浸出辅助溶剂时，应注意浸出液的杂质较多，对生产工艺、制剂的稳定性及疗效均有一定的影响，尚待进一步研究。

四、常用浸提方法及设备

药材浸提方法应根据有效成分的性质、溶剂的性质、剂型要求、生产实际和临床使用等综合因素来选择。常用的浸提方法主要有煎煮法、浸渍法、渗漉法、回流法、水蒸气蒸馏法等。近年来，超临界 CO_2 流体提取法、超声波提取法等技术也在药材成分的提取中应用。

（一）煎煮法

煎煮法系将药材以水为溶剂，经加热煮沸，取其煎出液以浸提药材成分的方法，又称煮提法或水提法。它是最早使用且沿用至今的一种浸提方法。本法溶剂价廉易得、操作简单易行，能浸提大部分有效成分，适用于有效成分能溶于水，且对湿、热较稳定的药材，或有效成分不易挥发以及有效成分不明确的药材。

1. 操作流程（图 6–1）

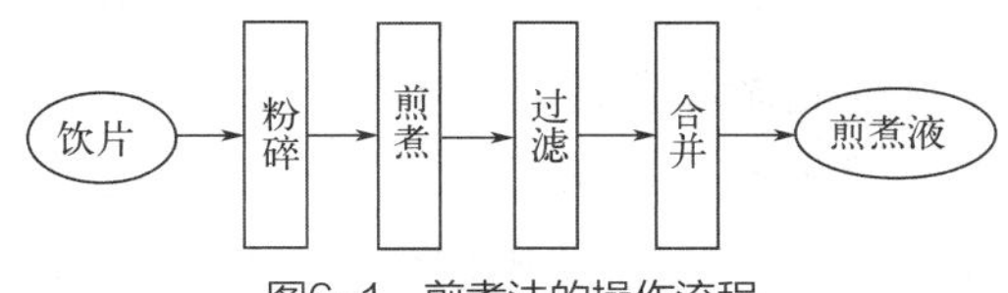

图6–1　煎煮法的操作流程

（1）药材准备　按照处方要求将所需药材加工炮制，切成饮片或粉碎成粗粉，准确称量配齐，备用。

（2）煎煮　将药材饮片或粗粉置于煎煮容器中，加水浸没药材，浸泡适宜时间，使药材充分膨胀后加热至沸，保持微沸状态一定时间，用筛或纱布滤过，滤液保存。药渣再加水，依法煎煮 1～2 次。

（3）合并　将各次煎煮液合并，供进一步制备所需制剂。

2. 操作注意事项

（1）药材　所用药材必须符合《中国药典》2020 年版有关规定，药材应加工成饮片，因为饮片具有“细而不粉”的特点，使浸出液中的杂质含量减少。

（2）水　水的质量对煎出液的质量有一定的影响。煎药所用的水应是经过处理的饮用水或纯净水，水中的杂质及离子应越少越好。水中离子含量能影响有效成分的浸出，如金银花以水为溶剂进行煎煮时，若水中的钙离子较多，会与药材中的绿原酸形成水不溶性沉淀，影响绿原酸的浸出。水的用量应视药材的性质决定。第一煎的用水量一般为 8～10 倍，第二煎为 6～8 倍。若质地坚硬的药材可适当少些，而质地疏松的药材可适当增加用水量。具体的用水量还要根据煎煮时间、所用设备等因素综合考虑。

（3）浸泡　加热前应先用冷水将药材饮片浸泡一段时间，使药材组织充分软化膨胀，以利于溶剂的渗透及有效成分的浸出。如除湿热黄疸的茵陈蒿汤，不用冷水浸泡，两次煎药的煎出率为 23.74%，而用冷水浸泡，两次煎的煎出率为 31.07%；治疗痢疾的白头翁汤（白头翁，又名委陵菜，苗药名为莴哈收）经抗菌对比试验证实，浸泡后的煎煮液的抑菌能力强于不浸泡的煎煮液。除极难浸透的质地坚硬的饮片外，一般药材的浸泡时间为 20～60 分钟。但含苷类等易水解有效成分的药材（黄芩、洋地黄、杏仁）不宜用冷水浸泡。

（4）煎煮容器　小量生产可用陶制容器或砂锅，大量生产选用不锈钢制容器或搪瓷制容器，一般不宜用铜、铁制容器，因为铜离子、铁离子会影响药材中某些有效成分的浸出，还能与药材中的鞣质等成分生成鞣质金属（铜绿、铁绿），既影响有效成分的浸出，又会使浸出液的安全性降低。

（5）煎煮火候　即煎煮药物的火力大小，俗称“火候”。要求使用大火（武火）至沸，小火（文火）保持微沸。火力太大，易引起水分大量蒸发，不仅影响有效成分的浸出，还容易引起焦煳；火力太小，浸出温度太低，有效成分也不易浸出，同样影响浸出效果。

（6）煎煮时间　通常根据药材的性质、数量、煎煮次数确定。时间太长，杂质煎出量增多，挥发性成分挥发损失大；时间太短，又不能使有效成分充分浸出。一般煎煮时间为 1～2 小时，煎煮 2～3 次。若质地坚硬、成分难以煎出、有毒的药材或投料量较大，第一煎时则可适当延长煎煮时间；若质地松软、清解剂、芳香类、有效成分受热易破坏的药材或投料量较小，第二煎的煎煮时间可短些。

3. 常用设备

用于煎煮药材的设备较多，一般根据煎煮药材的数量选用适当的设备。目前，制药生产中常用敞口可倾式夹层锅、强制循环煮料罐、多功能提取罐等。

（1）一般提取器　小量生产时常采用敞口倾式夹层锅。内壁为不锈钢或搪瓷，靠夹层加热，适用于少量药材煎煮和化膏时（如溶化稠浸膏）使用。为了提高浸提效率，可在提取器上加盖，增加搅拌器、泵、加热蛇管等。为了方便出药渣，可装设假底。

（2）强制循环煮料罐　该设备在煎煮过程中使一定温度的水浸液从罐体的出液口流出，再经水泵打回罐体，让浸出液始终处于循环之中，保持浸出液与药材细胞内的有效成分存在一定的浓度差，使浸出更加迅速完全。强制循环煎煮对黏性较大、含淀粉较多的药材不适用。

（3）多能式提取罐　该设备为目前成药生产普遍采用的一类可调节压力、温度的密闭间歇式提取或蒸馏等多功能设备。其特点：可以在常压常温、减压低温或加压高温条件下提取；适用于药材的水提、醇提、提取挥发油、回收有机溶剂；采用气压自动排渣，操作方便，安全可靠；生产效率高、节约能源、适应范围广及能实现机械化、自动化生产，利于流水线生产。多能式中药提取罐（图 6–2）的提取操作如下。

（二）浸渍法

浸渍法系指用适当的溶剂，在一定温度（40～60℃）条件下，将药材浸泡至规定时间，以浸提药材成分的一种方法。

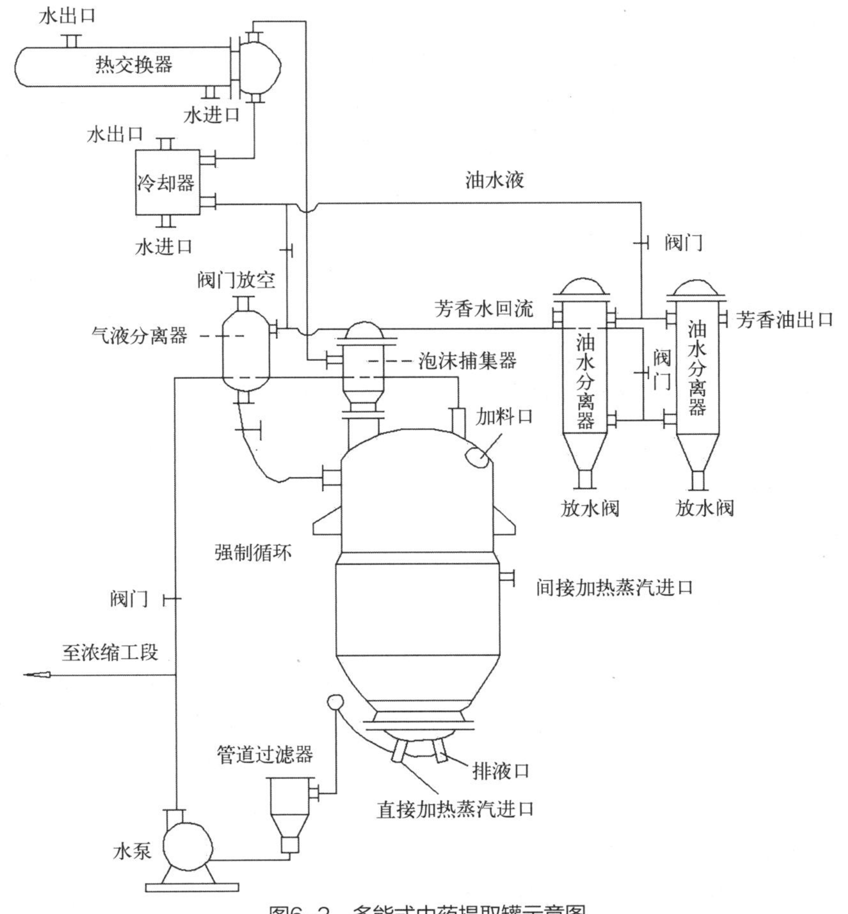

图6-2　多能式中药提取罐示意图

1. 浸渍法的特点

①操作简单易行；②浸出液的澄明度好；③溶剂用量大及操作时间长；④浸提时溶剂处于静止状态，浸出效果较差。浸渍法适用于：①成分遇热易破坏、芳香性的药材；②黏性、无组织结构的药材（如乳香、没药）；③新鲜和易膨胀的药材（如鲜石斛、叶类等）。本法不适用于贵重药材、毒性药材及有效成分含量较低的药材，不能直接制备高浓度的制剂；且浸渍时间较长，应密闭放置，防止白酒或乙醇的挥发。

2. 操作流程（图 6–3）

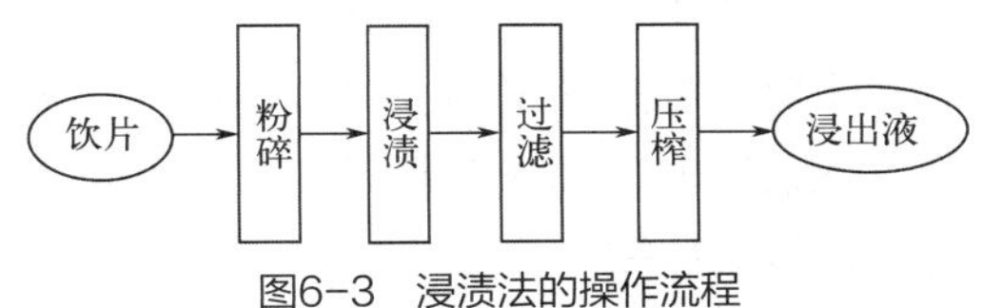

图6-3　浸渍法的操作流程

3. 浸渍法的类型

按照浸泡的温度和浸渍次数可分为冷浸渍法、热浸渍法和重浸渍法。

（1）冷浸渍法　即在室温条件下进行的操作，又称常温浸渍法。取药材饮片或粗颗粒置于有盖容器中，加入定量的溶剂，室温下浸渍 3～5 天或至规定时间，经常振摇或搅拌，滤过，压榨药渣，将压榨液与滤液合并，静置24小时后，滤过，收集滤液。常用于酊剂、酒剂的制备。还可将滤液浓缩，进一步制备流浸膏、浸膏、颗粒剂、片剂等。本法不需加热，适用于不耐热、含挥发性以及含黏性物质的药材，制得成品的澄明度较好。

（2）热浸渍法　将药材饮片或粗颗粒置于密闭容器内，加入定量的溶剂（白酒或稀乙醇），水浴或蒸汽加热（40～60℃）进行浸渍的操作。本法多用于酒剂的制备。选用的溶剂不同，浸渍的温度也不同。以水为溶剂，通常在60～80℃温度下浸渍；若以一定浓度的乙醇溶液为溶剂，一般在40～60℃温度下浸渍。热浸渍法是在加热条件下进行的，可以大大缩短浸渍时间，提高生产效率，并使有效成分浸出完全；但因温度升高，会增加杂质的溶出，冷却后析出沉淀，故澄明度较冷浸渍法差。

（3）重浸渍法　又称多次浸渍法。可减少药渣吸附浸提液所引起的有效成分的损失，提高浸提效果。操作时将全部的浸提溶剂分为几份，先用其中一份浸渍药材后，药渣再用第二份溶剂进行浸渍，如此重复2～3次，最后将浸渍液合并，即得。

（三）渗漉法

渗漉法系指将药材粗粉置于渗漉器内，连续地从渗漉器上部添加溶剂，渗漉液不断地从其下部流出，从而浸出药材中有效成分的一种方法。

当溶剂渗过药粉时，由于浸出液的相对密度大而向下移动，上层的溶剂则置换浸出液而形成了良好的浓度梯度，使扩散能更好地自动连续进行，省去了浸出液与药渣分离的时间和操作，溶剂的用量较浸渍法少，浸出效果优于浸渍法。本法适用于有效成分含量较低、不耐热或易挥发的药材，有毒或贵重药材及高浓度浸出制剂的制备。膨胀性较大、无组织结构、新鲜的药材如松香、芦荟、乳香、没药等，不宜用此法。

根据操作方法的不同，渗漉法可分为单渗漉法、重渗漉法、加压渗漉法、逆流渗漉法。以下主要介绍单渗漉法和重渗漉法。

1. 单渗漉法

（1）单渗漉法操作流程（图6-4）

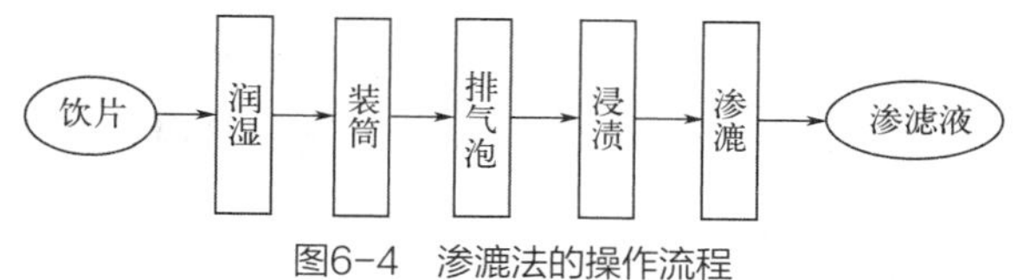

图6-4　渗漉法的操作流程

①粉碎　药材粉碎度应适宜。药材粉碎过粗，药粉不易压紧，不仅浸提效果差，而且溶剂耗量大；药材过细易堵塞孔隙，吸附性增强，导致浸提效果差。

②润湿　药材粉末在装入渗漉筒前，加入药材量60%～100%的溶剂混合均匀，使其充分润湿和膨胀，避免装筒过紧，影响后续的操作。

③装筒　先取适量脱脂棉，用溶剂润湿后，轻轻铺垫在渗漉筒的底部；然后将已湿润膨胀后的药粉分数次装填入渗漉筒中，每次装入药粉后应将其压平整均匀，使松紧适度（松紧度视药材及溶剂而定）。药粉装填完毕应在药面上加适当的重物，防止加入溶剂后药材粉末漂浮影响渗漉。单渗漉装置见图6-5。装筒时，药粉的松紧及使用压力是否均匀，对浸提效果影响很大。药粉装得过松，溶剂很快流过药粉，造成浸提不完全，消耗的溶剂

量多；药粉装得过紧，会使出口堵塞，溶剂不易通过，渗漉速度减慢甚至无法进行渗漉。装筒时应分次投入、层层压平、压力均匀（松紧适度）、不超过渗漉筒的2/3。而当装筒松紧不均匀时，溶剂沿较松的一边较快流下，紧的一侧流速较慢，导致筒内不同区域的药材的浸出速度不一致，影响药材的充分浸出。见图6–6。

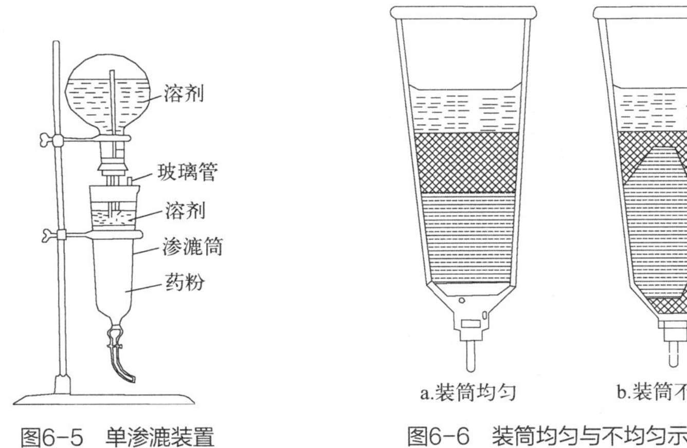

图6–5　单渗漉装置　　图6–6　装筒均匀与不均匀示意图

④排除气泡　药粉填装完毕，先打开渗漉液出口，再添加溶剂，以利于排除气泡，防止溶剂冲动粉柱，使原有的松紧度改变，影响渗漉效果。加入的溶剂必须始终保持浸没药粉表面，否则渗漉筒内的药粉易干涸开裂，这时若再加溶剂，则溶剂从裂隙间流过而影响浸提。

⑤浸渍　排除气泡后，继续添加溶剂至高出药面数厘米，加盖放置24～48小时，使溶剂充分进行渗透和扩散。

⑥渗漉　浸渍至规定时间后即可打开出口进行渗漉，其渗漉速度应符合各该制剂项下的规定。渗漉分为慢渗和快渗两种，慢渗速度为1～3mL/(kg·min)，快渗速度为3～5mL/(kg·min)。

⑦渗漉液的收集与处理　因制剂的种类不同，漉液的收集和处理方法是不同的。制备流浸膏剂，先收集药材量85%的初漉液另器保存，续漉液应在低温条件下浓缩后与初漉液合并，调整至规定标准；制备浸膏剂，应将全部渗漉液低温浓缩至稠膏状，加稀释剂或继续浓缩至规定标准；制备酊剂、酒剂时，不需要保存初漉液，可直接收集欲制备量3/4的漉液，压榨残渣，压榨液与渗漉液合并，滤过，添加适量溶剂至规定浓度和容量后，静置、滤过即得。

2. 重渗漉法

重渗漉法是将渗漉液重复用作新药粉的溶剂，进行多次渗漉以提高浸出液浓度的方法。

具体操作方法：欲渗漉1000g药粉，可将其分为500g、300g、200g，分别装于3个渗漉筒内，并将3个渗漉筒串联排列，见图6–7。先用溶剂渗漉500g装的药粉，渗漉时先收集最初流出的初漉液200mL，另器保存；然后继续渗漉，并依次将续漉液流入300g装的药粉中，又收集最初漉液300mL，另器保存；再继续渗漉，依次将续漉液流入200g装的药粉中，收集最初漉液500mL，另器保存；最后收集剩余漉液，供再渗漉同一品种新药粉之用。并将收集的3份最初漉液合并，共得1000mL渗漉液。

重渗漉法将 1 份溶剂作多次利用，溶剂用量较单渗漉法减少；同时，渗漉液中的有效成分浓度高，不必再加热浓缩，因而可避免有效成分受热分解或挥发损失，成品质量较好。但所占容器多，操作繁琐，费时。

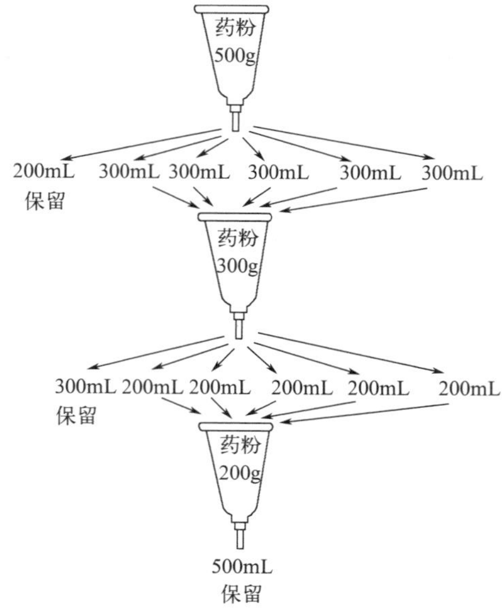

图6-7　重渗漉法图解

（四）回流法

回流法指用乙醇等挥发性有机溶剂浸提，挥发性溶剂受热馏出后又被冷凝，重复流回浸提器中浸提药材，如此反复直至有效成分回流浸提完全的方法。

本法浸出效果好，而且浸出溶剂可以循环使用，溶剂的用量少，利用率高。适用于有效成分易溶于浸出溶剂且受热不易破坏者，以及质地坚硬不易浸出者。本法常用于挥发性溶剂如乙醇、乙醚等有机溶剂浸出药材成分时使用。

1. 回流法的类型与设备

回流法可分为回流热浸法和回流冷浸法。

（1）回流热浸法　将药材饮片或粗粉装入圆底烧瓶内，添加有机溶剂至没过药粉，浸泡一定时间，将烧瓶水浴加热，回流至规定时间，过滤，另器保存；药渣再添加新溶剂回流 2～3 次，合并各次回流液，回收有机溶剂，即得浓缩液。大生产多采用多功能提取罐。

（2）回流冷浸法　小量药材粉末可用索氏提取器提取。大量生产时采用循环回流冷浸装置，见图 6-8，其原理同索式提取器。本法系利用少量溶剂连续循环回流使药材中的有效成分充分浸出的操作方法。

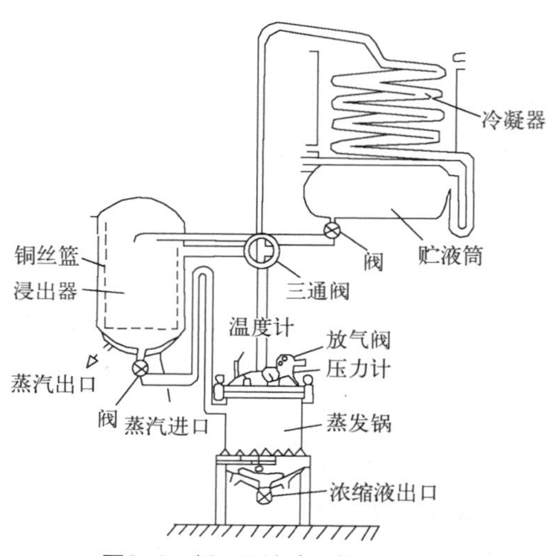

图6-8　循环回流冷浸装置示意图

2. 回流法的特点

回流热浸法溶剂只能循环使用，不能不断更新，为提高浸提效率，通常需更换新溶剂 2～3 次，溶剂用量较多。回流冷浸法溶剂既可循环使用，又能不断更新，故溶剂用量较回流热浸法少，也较渗漉法的溶剂用量少，且浸提较完全。但是回流法由于连续加热，浸提液在蒸发锅中的受热时间较长，故不适用于受热易被破坏的药材成分的浸提。

（五）水蒸气蒸馏法

水蒸气蒸馏法系指将含有挥发性成分的药材与水共蒸馏，使挥发性成分随水蒸气一并馏出的一种浸出方法。基本原理：根据道尔顿定律，相互不溶也不起化学作用的液体混合物的蒸气总压，等于该温度下各组分饱和蒸气压（分压）之和。因此尽管各组分本身的沸点高于混合液的沸点，但当分压总和等于大气压时，液体混合物开始沸腾即被蒸馏出来。因混合液的总压大于任一组分的蒸气分压，故混合液的沸点比任一组分液体单独存在时低。

水蒸气蒸馏法适用于具有挥发性，能随水蒸气蒸馏而不被破坏，与水不发生反应，又难溶或不溶于水的有效成分的提取、分离，如挥发油的提取。

水蒸气蒸馏法分为共水蒸馏法（直接加热法）、通水蒸气蒸馏法及水上蒸馏法三种。为提高馏出液的纯度或浓度，一般需进行重蒸馏，收集重蒸馏液。但蒸馏次数不宜过多，以免挥发油中某些成分氧化或分解。

（六）超临界流体萃取法

超临界流体萃取法（SFE）是以超临界状态下的流体为萃取剂，从液体或固体中萃取药材中的有效成分并进行分离的方法。

早在1879年，超临界流体对许多物质具有溶解能力的现象就被Hanuary和Hogath发现，但直到20世纪60年代才有应用研究。我国科技工作者在20世纪80年代将超临界萃取法引入，并进行菜籽油的萃取研究。20世纪90年代，该技术开始被用于药材提取领域。CO_2因其本身无毒、无腐蚀、临界条件适中（7.488MPa，304.15K）的特点，成为超临界流体萃取法最为常用的超临界流体（SF）。由于夹带剂的使用，超临界CO_2萃取技术在中草药有效成分提取中的应用范围得到了扩展。用SFE-CO_2从新疆紫草中提取萘醌色素，全过程仅2小时，提取效率较传统石油醚等溶剂提取法高。

应用超临界CO_2萃取的优点：①操作范围广，便于调节。最常用的操作范围是压力8～30MPa，温度35～80℃。②选择性好，可通过控制压力和温度，改变超临界CO_2的密度，从而改变其对物质的溶解能力，有针对性地萃取药材中的有效成分。③操作温度低，在接近室温（31.06℃）条件下萃取，尤适宜于热敏性成分的提取。萃取过程密闭、连续进行，排除了遇空气氧化和见光反应的可能性，使萃取物稳定。④从萃取到分离可一步完成。萃取后CO_2不残留于萃出物中。⑤CO_2价廉易得，可循环使用。⑥可以调节萃出物的粒度，借超临界流体的核晶作用，使萃出物达到期望的粒度和粒度分布。

SFE-CO_2技术也有一定的局限性，它较适用于亲脂性、分子量较小物质的萃取。对极性大、分子量太大的物质如苷类、多糖等萃取，要加夹带剂，并在很高的压力下进行，给工业化带来一定的难度；该设备一次性投资大，限制了该技术的普及。

（七）超声提取法

超声提取法系利用超声波增大物质分子的运动频率和速度，增加溶剂穿透力，提高药物溶出速度和溶出次数，缩短提取时间的浸提方法。

超声波提取的特点：超声波提取利用超声波的空化作用、机械作用、热效应等增大物质分子的运动频率和速度，增加溶剂穿透力，从而提高药材有效成分的浸出率。与煎煮法、浸渍法、渗漉法等传统提取方法比较，超声波提取具有省时、节能、提取率高等优点。

（八）酶法

酶是以蛋白质形式存在的生物催化剂，能够促进活体细胞内的各种化学反应。本法可温和地将植物壁分解，较大幅度提高提取效率、提取物的纯度。制剂中的杂质大多为淀粉、果胶、蛋白质等，可选用相应的酶给以分解除去。

酶法特点：具有专一性、可降解性、高效性；反应条件温和；能够减少化学品的使用及残留等。

常用于植物药材提取的酶包括：果胶酶、半纤维素酶、纤维素酶、多酶复合体（包括葡聚糖内切酶、各类半纤维素酶、果胶酶复合体）等。

（九）微波提取法

微波提取系指将微波能量转化为中药与适当溶剂的混合物的热能，从而在短时间内提取中药有效成分的一种新的提取方法。微波是一种高频波，其波长为 1mm ～ 1m，频率为 300MHz ～ 300kMHz。制药工业上微波加热干燥只用 915MHz 和 2450MHz 两个频率，后者在一定条件下兼有灭菌作用。

微波提取的特点：利用物料在微波提取器内的电磁场作用下产生自热，加热速度快，有一定穿透深度；微波提取时间短，提高了提取速度；微波提取受溶剂亲和力的限制较小，可供选择的溶剂较多，同时可减少溶剂的用量；微波提取应用于大生产，安全可靠，无污染，生产线组成简单，可节省投资。

第三节 分离与精制

一、分离

固 – 液分离是将固体 – 液体非均相体系用适当方法分开的操作过程。药材浸出液的精制、药物重结晶以及注射剂的除菌均要用分离技术。分离方法一般有三类：沉降分离法、过滤分离法和离心分离法。

（一）沉降分离法

沉降分离法是利用固体微粒与液体介质的密度差异，固体微粒依靠自身重量自然下沉，再通过虹吸法或倾泻法分离上层澄清液，使固体与液体分离的操作方法。当固体与液体的相对密度相差悬殊时，固体物易于下沉，故凡不易变质的溶液可用沉降法分离固体与液体。此法简单易行，不需要特殊设备，但所需时间长，分离不完全，功效低，通常将本法与其他方法配合使用。料液中固体物含量少、粒子细而轻者不宜使用此法。

（二）滤过分离法

滤过分离法是将固 – 液混悬液通过一种多孔介质，固体粒子被截留在介质上，液体经介质孔道流出，使固 – 液分离的操作方法。

1. 过滤原理

过滤原理有两种：一种是过筛作用，即料液中大于滤器孔隙的微粒全部被截留在过滤介质表面，如薄膜过滤；另一种是深层过滤，微粒截留在滤器的深层，如砂滤棒。

2. 影响过滤的因素

（1）过滤面积　在过滤初期，过滤的速度与滤器的面积成正比，即过滤面积越大，过滤速度越快。为加快过滤速度可增加过滤的面积。

（2）滤器两侧的压力差　两侧的压力差越大，则过滤越快。在过滤操作中常通过加压或减压来提高过滤的效率。

（3）滤材的性质　滤材的孔径大小、孔数多少、毛细管长度等都会影响过滤的速度。

（4）滤液的黏度　滤液的黏度与过滤的速度成反比，黏度越大，滤速越慢。故采用趁热或保温过滤。同时还应注意过滤的顺序，应先过清液，再过稠液。

（5）滤饼的性质　滤饼有可压缩与不可压缩两种。不可压缩滤饼在压力作用下不易变形，通过单位床层厚度的流体阻力不变，过滤速度受影响较小。而可压缩滤饼在压力增大时，流道变细，堵塞通道，流动阻力加大，过滤速度减慢。为提高过滤速度，常在滤材上先铺一层助滤剂（活性炭、滑石粉、硅藻土、纸浆等）防止流道堵塞。

3. 过滤方法与设备

（1）常压过滤　利用滤液本身在过滤介质上的重量所产生的压力作为过滤动力进行过滤的操作。本法设备简单，但过滤速度慢，生产能力低，一般用于初滤。常用滤器有玻璃漏斗、搪瓷、金属夹层保温漏斗等。此类滤器采用滤纸或脱脂棉作过滤介质。

（2）减压过滤　又称真空过滤。通过在过滤介质下方抽真空，增加过滤介质两侧压力差，达到加快过滤速度的过滤操作。此法过滤、洗涤沉淀的速度较快，固－液分离完全，但对滤渣的彻底洗涤和干燥困难，滤液和洗液难于分别排除，减压过滤后所得滤饼一般含液量为 18%～50%。本法可用于实验室或口服液、注射液配液后的精滤。常用布氏漏斗、垂熔玻璃滤器。

（3）加压过滤　利用压缩空气或往复泵、离心泵等输送混悬液所形成的压力为推动力进行的过滤操作。压力一般在 290～490kPa。本法过滤速度快，但滤饼洗涤困难，滤布易损坏。适用于黏度低、含渣较少的液体做密闭滤过，以达到澄清、预滤过或半精滤的过滤要求。常用压滤器和板框式压滤机。板框压滤机见图 6-9。

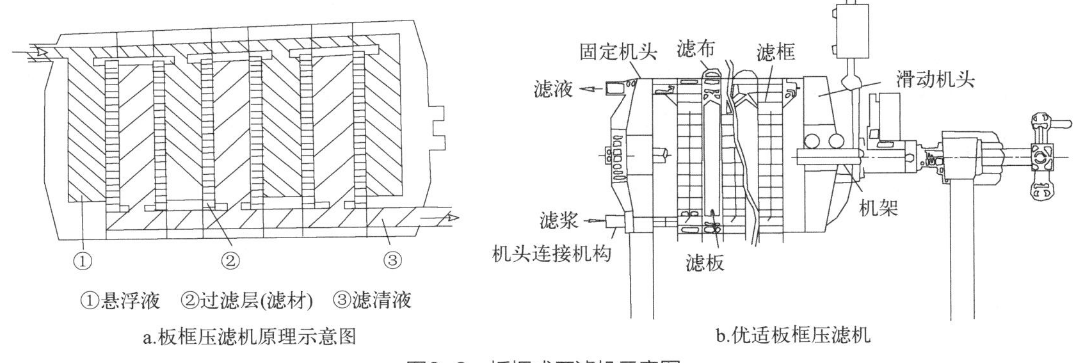

图6-9　板框式压滤机示意图

（4）薄膜过滤　薄膜过滤是利用对组分有选择透过性的薄膜，实现混合物组分分离的操作方法。膜分离过程通常是一个高效的分离过程，被分离的物质大多数不发生相的变化。膜分离一般在接近室温的条件下进行，能耗低，且操作方便，不产生二次污染。该法与蒸发、萃取、离子交换等分离操作比较，不仅可避免组分受热变质或混入杂质，而且还具有显著的经济效益。常用的有微孔滤膜过滤、超滤等方法。

微孔滤膜是由高分子材料制成的多孔性薄膜过滤介质，其孔径为 0.025～14μm，主要滤除直径≥50μm 的细菌和悬浮颗粒。在药剂生产中可用于精滤，如注射液及大输液的过滤、热敏性药物的除菌净化、液体中微粒含量的分析和无菌空气的净化等。微孔滤膜过滤的特点在于孔径均匀、滤过精度高；微孔占薄膜总体积的 80% 左右，孔隙率高，滤速快；质地很薄，吸附损失小；过滤时无介质脱落，对药液不污染。但易形成流道堵塞，故料液在用微孔滤膜过滤时，必须先经预滤处理。微孔滤膜滤器有平板式膜滤器和筒式膜滤器两种。

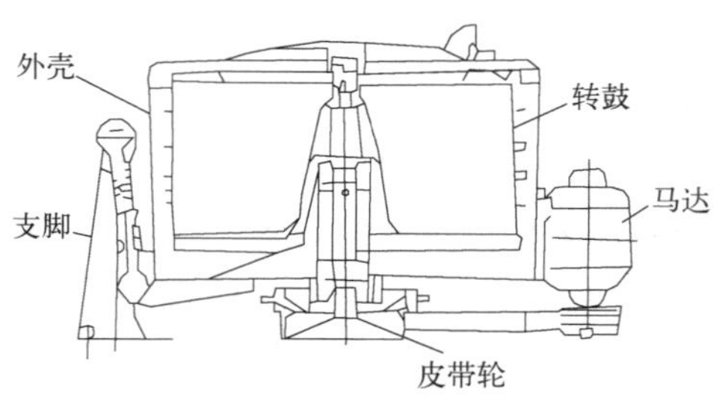

图6-10　三足式离心机

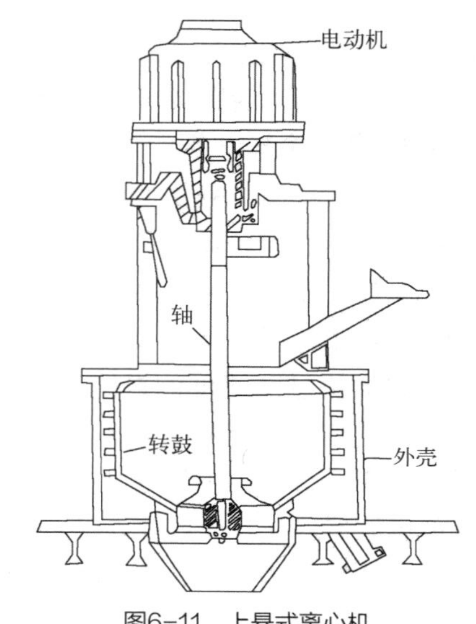

图6-11　上悬式离心机

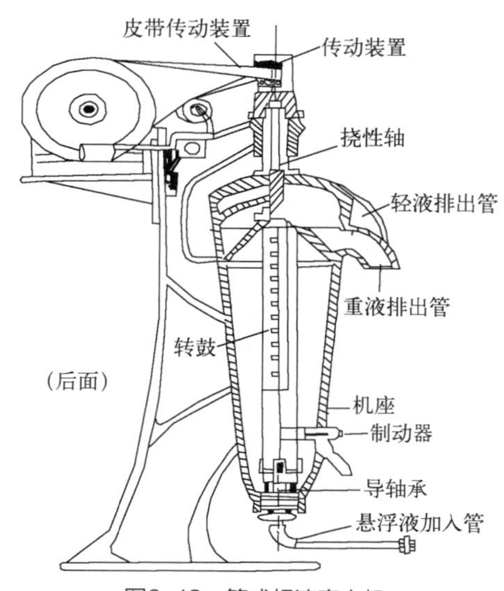

图6-12　管式超速离心机

（三）离心分离法

离心分离法是指将待分离的药液置于离心机中，借助离心机高速旋转所产生的离心力，使药液中的固体和液体或两种密度不同且不相混溶的液体混合物分开的操作方法。本法适用于分离细小微粒，黏度大的待滤液，以及用一般的过滤或沉淀方法不易分开或难以分离的物料。

离心机按转速常分为：①常速离心机：转速在 3000 转 / 分钟以下，适用于易分离的浸出液分离及固体物料的脱水。②高速离心机：转速在 3000～6000 转 / 分钟，用于细粒子、黏度大的浸出液及乳浊液的分离。③超高速离心机：转速为 50000 转 / 分钟以上，主要用于分离高分散度的浸出液和胶体溶液。

目前常用的离心机有三足式离心机（图 6–10）、上悬式离心机（图 6–11）、管式超速离心机（图 6–12）、碟片式高速离心机、卧式自动离心机、离心沉淀机等。

二、精制

精制是采用适当的方法和设备除去药材浸出液中杂质的操作过程。生产中常用的传统精制方法有水提醇沉淀法、醇提水沉淀法、酸碱法、盐析法、透析法、萃取法等，以水提醇沉淀法应用最多。现代精制方法如超滤法、澄清法、大孔树脂吸附法也越来越受到重视，已在药材浸出液的精制过程中得到了较多的研究和应用。

（一）水提醇沉淀法

水提醇沉淀法是以水为溶剂将药材中的有效成分浸出，再用不同浓度的乙醇溶液沉淀浸出液中杂质的方法。此法处理可以达到降低制剂服用量、增加制剂稳定性、改善澄明度等精制目的。

1. 原理

药材中所含的有效成分大多数在水和乙醇中都能溶解，通过水和不同浓度的乙醇溶液交替处理，可保留生物碱盐类、苷类、氨基酸、有机酸等，而蛋白质、糊化淀粉、黏液质、油脂、脂溶性色素、树脂、树胶及部分糖类等杂质在水醇交替处理过程中被除去。通常认为，浸出液中含醇量达到 50%～60% 时，可除去淀粉等杂质；当含醇量达到 75% 以上，除了鞣质、水溶性色素等少数无效成分，其余大部分杂质均可沉淀除去，而有效成分则仍然保留在浸出液中。

2. 操作方法

先用水提取中药材饮片，再将提取液浓缩至每毫升相当于原药材 1～2g，加入适量乙醇，静置冷藏适当时间，分离去除沉淀，回收乙醇，最后制得澄清的液体。具体操作时应注意以下事项。

（1）药液浓缩　煎煮液应浓缩后再加乙醇沉淀，目的是使沉淀完全，减少乙醇用量及有效成分的损失。浓缩时最好采用减压低温，特别是经水醇反复数次沉淀处理后的药液，不宜用直火加热浓缩。由于某些有效成分如多种苷元、香豆精、内酯、黄酮、蒽醌、芳香酸等在水中难溶，故浓缩程度应适宜，在实际生产中一般控制在生药量对浓缩液的比值为 1∶（1～2）。浓缩前后可酌情调节 pH，以保留更多的有效成分，尽可能去除无效物质。例如，黄酮苷类在弱碱性水溶液中的溶解度大，生物碱在酸性溶液中的溶解度大，而蛋白质在 pH 接近等电点时易沉淀去除。

（2）药液温度　在加入乙醇时，药液温度一般为室温或室温以下，以防乙醇挥发。

（3）加醇方式　分次醇沉或以梯度递增方式逐步提高乙醇浓度，有利于去除杂质，减少杂质对有效成分的包裹而引起沉淀损失。浓缩液加入乙醇时，应缓缓加入并充分搅拌，使乙醇与药液充分接触，沉淀完全。

（4）含醇量的计算　调药液含醇量达某种浓度时，只能将计算量的乙醇加入药液中，而用乙醇计直接在含醇的药液中测量的方法是不正确的。分次醇沉时，每次需达到的某种含醇量，要通过计算求得。乙醇计的标准温度为 20℃，测得乙醇本身的浓度时，如果温度不是 20℃，应作温度校正。根据实验证明，温度每相差 1℃，所引起的百分浓度误差为 0.4。因此，这个校正值就是温度差与 0.4 的乘积。可用式 6-3 求得乙醇的浓度。

$$C_{实} = C_{测} + (20 - t) \times 0.4 \qquad (6\text{-}3)$$

（5）冷藏　浓缩液加醇沉淀后应在 5～10℃下冷藏静置 12～24 小时，以保证杂质充分沉淀。但若浓缩液温度降低太快，微粒碰撞机会减少，沉淀颗粒较细，则不易沉降而难以滤除。醇沉液充分静置冷藏后，先虹吸上清液，下层稠液再慢慢抽滤。

（二）醇提水沉淀法

醇提水沉淀法是以醇为溶剂将药材中的有效成分浸出，再用水沉淀浸出液中杂质的方法。原理及操作与水提醇沉淀法基本相同。本法适用于提取有效成分为醇溶性或在醇水中均有较好溶解性的药材。其优点是可避免药材中大量淀粉、蛋白质、黏液质等高分子杂质的浸出，水处理又可较方便地将醇提液中的树脂、油脂、色素等杂质沉淀除去。

使用本法精制应特别注意，有效成分在水中难溶或不溶，则不能采用水沉处理，这样会导致浸出液中的有效成分含量降低，而沉淀中的含量增高。如厚朴中的厚朴酚、五味子中的五味子甲素，这些成分均为有效成分，它们易溶于乙醇而难溶于水，若采用醇提水沉淀法，则厚朴酚、五味子甲素在水溶液中的含量甚微，而在沉淀物中的含量却很高。

（三）酸碱法

酸碱法是利用药材中所含单体成分的溶解度与酸碱度的性质，通过在溶液中加入适量酸或碱，调节 pH 至一定范围，将单体成分溶解或析出，从而达到分离精制目的的方法。如生物碱一般不溶于水，加酸后生成的生物碱盐能溶于水，再碱化后又重新生成游离生物碱而从水溶液中析出，从而与杂质分离。有时也可用调节浸出液的酸碱度来达到去除杂质的目的。苗药的生产也可以借鉴本方法。

（四）大孔树脂吸附法

大孔树脂吸附法系指将中药提取液通过大孔树脂吸附其中的有效成分，再经溶剂洗脱回收，除掉杂质的一种精制方法。利用大孔吸附树脂的多孔结构和选择性吸附功能可从药材浸提液中分离精制有效成分或有效部位，最大限度地去粗取精，是一种新的纯化方法，具有高度富集药效成分、减少杂质、降低产品吸潮性、有效去除重金属、安全性好、再生简单等优点。因此，这项技术目前得到广泛的应用。

（五）其他方法

1. 盐析法

盐析法系指在含某些高分子物质的溶液中加入大量无机盐，使其溶解度降低沉淀析出，而与其他成分分离的一种方法。本法适用于蛋白质的分离纯化，且不致使其变性。此外，提取挥发油时，盐析法也常用于提高药材蒸馏液中挥发油的含量及蒸馏液中微量挥发油的分离。

2. 澄清剂法

澄清剂法系指在药材浸出液中加入一定量的澄清剂，利用它们具有可降解某些高分子杂质，降低药液黏度，或能吸附、包合固体微粒等特性来加速药液中悬浮粒子的沉降，滤过除去沉淀物而获得澄清药液的一种方法。它能较好地保留药液中的有效成分（包括多糖等高分子有效成分），除去杂质，操作简单，澄清剂用量小，能耗低。本法在成方制剂的制备中，用于除去药液中粒度较大及有沉淀趋势的悬浮颗粒，以获得澄清的药液。

常用的澄清剂有壳聚糖、101 果汁澄清剂、ZTC1+1 天然澄清剂等。

3. 透析法

透析法是利用溶液中的小分子物质可通过半透膜，而大分子物质不能通过的性质，借以达到精制目的的一种方法。在制剂生产中，本法主要用于除去浸出液中的鞣质、蛋白质、树脂等高分子杂质，也用于某些具有生物活性的植物多糖的纯化。

第四节　浓　　缩

浓缩系指在沸腾状态下，经传热过程，利用汽化作用将挥发性不同的物质进行分离，从液体中除去溶剂得到浓缩液的工艺操作。浓缩药物提取液，可以使溶液中部分溶剂汽化并除去，从而提高浸出液的浓度。蒸发是浓缩药液的重要手段，此外，还可以采用反渗透法、超滤法等使药液浓缩。

浓缩有自然蒸发和沸腾蒸发两种。自然蒸发是指溶液中的溶剂在不加热的情况下进行汽化蒸发的方法，而沸腾蒸发是指通过加热使溶液中的溶剂在沸腾条件下汽化蒸发的方法。由于沸腾蒸发的效率远远超过自然蒸发，故在生产中一般采用沸腾蒸发。为了使溶液维持沸腾而溶剂不断汽化，应不断地向蒸发器输送热能，并随时排出被汽化出来的溶剂蒸汽。目前，药厂生产应用最广的是用水蒸气夹层加热的方法。一般把热源蒸汽叫作加热蒸汽或一次蒸汽，从溶液中汽化出来的蒸汽叫作二次蒸汽。若将二次蒸汽多次利用作为其他蒸发器的热源时，则此类蒸发称为多效蒸发。

一、影响浓缩效率的因素

蒸发浓缩是在沸腾状态下进行的，沸腾蒸发的效率常以蒸发器的生产强度来表示，即单位时间、单位传热面积上所蒸发的溶剂或水量。可用式 6–4 表示。

$$U=\frac{W}{A}=\frac{K\cdot\Delta t_m}{r'} \qquad (6\text{–}4)$$

式中，U 为蒸发器的生产强度［kg/(m^2·h)］，W 为蒸发量（kg/h），A 为蒸发器的传热面积（m^2），K 为蒸发器传热总系数［kJ/(m^2·h·℃)］，Δt_m为加热蒸汽的饱和温度与溶液沸点之差（℃），r'为蒸汽的二次汽化潜能（kJ/kg）。

从式中可知，生产强度与传热温度差及传热系数成正比，与蒸汽二次的汽化潜能成反比。

（一）传热温度差（Δt_m）的影响

依照分子运动学说，汽化是由于获得了足够的热能，使分子振动能力超过了分子间内聚力而产生的。因此，在蒸发过程中必须不断地向料液供给热能。良好的传导传热也必须有一定的Δt_m。

提高加热蒸汽的压力可以提高Δt_m，但是，不适当地提高Δt_m可能导致热敏性成分破坏。借助减压方法适当降低冷凝器中二次蒸汽的压力，可降低料液的沸点和提高Δt_m，且可及时移去蒸发器中的二次蒸汽，有利于蒸发过程顺利进行。

但是，Δt_m的提高也应有一定的限度。要维持冷凝器中二次蒸汽过低的压力，则真空度过高，既不经济，又易因料液沸点降低而引起黏度增加，使传热系数（K）降低。

蒸发操作过程中，随着蒸发时间的延长，料液浓度增加，其沸点逐渐升高，会使Δt_m逐渐变小，蒸发速率变慢。

在蒸发过程中还需要控制适宜的液层深度。因为下部料液所受的压力（液柱静压头）比液面处高，相应地下部料液的沸点就比液面处料液的沸点高，形成液柱静压头导致的沸点升高。沸腾蒸发可以改善液柱静压头的影响。一般不宜过度加深液层的深度。

（二）传热系数（K）的影响

提高 K 值是提高蒸发器效率的主要方法。K 值的计算方法见式 6–5。

$$K=\frac{1}{\frac{1}{a_0}+\frac{1}{a_\mathrm{i}}+R_w+R_s} \tag{6–5}$$

式中，α_0 为管间蒸汽冷凝传热膜系数［kJ/(m²·h·℃)］，α_i 为管内料液沸腾传热膜系数［kJ/(m²·h·℃)］，R_w 为管壁热阻 {1/［kJ/(m²·h·℃)］}，R_s 为管内垢层热阻 {1/［kJ/(m²·h·℃)］}。

由式 6–5 可知，增大 K 的主要途径是减少各部分的热阻。通常管壁热阻（R_w）很小，可略去不计；在一般情况下，蒸汽冷凝的热阻在总热阻中占的比例不大，但操作中应注意对不凝性气体的排除，否则，热阻也会增大。管内料液侧的垢层热阻（R_s），在许多情况下是影响 K 的重要因素，尤其是处理易结垢或结晶的料液时，往往很快就在传热面上形成垢层，致使传热速率降低。为了减少垢层热阻（R_s），除了加强搅拌和定期除垢，还可以从设备结构上改进。

二、浓缩方法与设备

（一）常压蒸发

常压蒸发是指液体在一个大气压（101.33kPa）条件下进行的蒸发操作。本法用于被蒸发溶剂无毒、无害、无燃烧性、无经济价值者，且被蒸发液体中的有效成分是耐热的。常压蒸发的设备简单，操作方便，可保持最大的蒸汽压差；但蒸发速度慢，温度高，操作环境湿度大，易污染等。

进行常压蒸发操作时，小量可用瓷质蒸发皿，大量生产用蒸发锅。若以水为溶剂得到的浸出液，蒸发多采用敞口可倾式夹层锅。若以乙醇等有机溶剂得到的浸出液，蒸发应采用蒸馏装置。

（二）减压蒸发

减压蒸发系指在密闭容器内，利用抽真空以降低容器内部压力，使浸出液的沸点降低进行蒸发的方法，又称为减压浓缩。本法具有温度低、蒸发速度快等优点，适用于有效成分不耐热的浸出液的蒸发。如含生物碱、苷类等有效成分的浸出液常采用减压蒸发进行浓缩。

减压蒸发常用的设备如下。

1. 减压蒸馏装置

减压蒸馏装置又称减压浓缩装置，系通过抽气减压使药液在减压和较低温度下浓缩的设备（图 6–13）。减压浓缩装置可以在浓缩过程中回收乙醇等有机溶剂。减压浓缩时应避免由于冷凝不充分或真空度过大，造成乙醇等有机溶剂损失。

2. 真空浓缩罐

对于以水为溶剂提取药液，常用真空浓缩罐进行浓缩（图 6–14）。

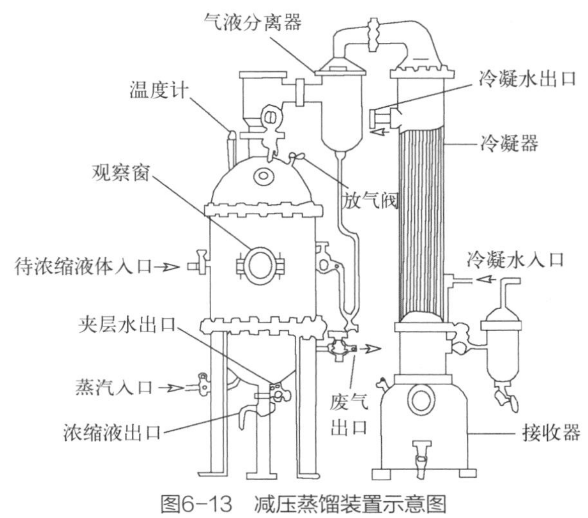

图6–13　减压蒸馏装置示意图

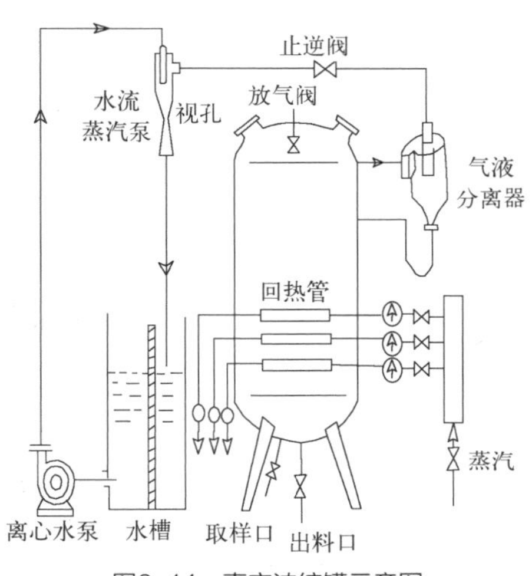

图6–14　真空浓缩罐示意图

（三）薄膜蒸发

薄膜蒸发系指使浸出液形成液膜而进行的蒸发操作，为目前制药生产中广泛应用的较先进的蒸发方法。在蒸发操作中，增加汽化表面是加速蒸发的重要因素。浸出液形成液膜时，能极大地增大汽化表面，从而提高蒸发效率。所以，薄膜蒸发的特点是热传播速度快而且均匀，不受液体静压力和过热现象的影响，浸出液的总受热时间短，能连续操作，缩短生产周期，浓缩效率高，能将溶剂回收重复利用，可在常压或减压条件下进行操作。本法适用于有效成分不耐热的浸出液的蒸发。

薄膜蒸发的方式有两种：一种是使浸出液快速流过加热面形成液膜而蒸发的方式，此类蒸发可在短时间内实现最大的蒸发量，但蒸发速度与热量供应的平衡较难掌握，浸出液变稠后易黏附在加热面上，增加热阻，影响蒸发，目前生产上较少应用。另一种是使浸出液剧烈沸腾使之产生大量泡沫，以泡沫的内外表面为蒸发面进行蒸发，此类蒸发速度快，易控制，故目前使用较多。一般采用流量计控制浸出液的流速以保持液面恒定，否则也易出现前者的弊端。

常用的薄膜蒸发设备有下列几种。

1. 升膜式蒸发器

生产中常用的升膜式蒸发器（图 6–15），适用于蒸发量较大、浸出液的有效成分对热不稳定、浸出液黏度小于 0.05Pa · s，以及易产生泡沫的浸出液。若为高黏度、有结晶析出或易结垢的浸出液不宜选用。

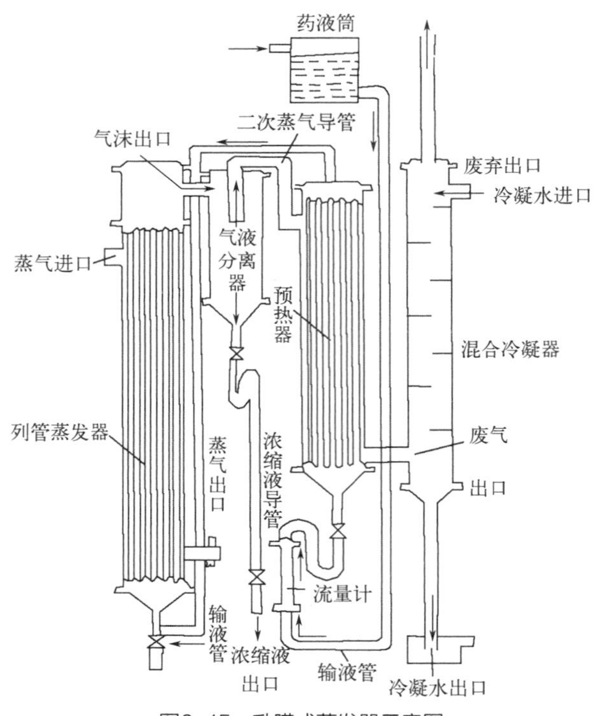

图6-15 升膜式蒸发器示意图

2. 降膜式蒸发器

其原理与升膜式蒸发器基本相同。它与升膜式蒸发器的区别在于，降膜式蒸发器的浸出液由蒸发器的顶部加入，被蒸发的浸出液在重力作用及蒸汽的拉拽作用下，沿管内壁呈膜状下降，在下降过程中被蒸发浓缩，气液混合物流至底部，进入分离器，浓缩液由分离器底部放出。为保证浸出液呈膜状沿加热管内壁下降，每根加热管顶部装设降膜分布器。

降膜式蒸发器适用于有效成分对热敏感的浸出液的蒸发操作，一般可蒸发黏度在0.05～0.45Pa·s、浓度较高的浸出液，不适用于蒸发易结晶或易结垢的浸出液。

3. 刮板式薄膜蒸发器

它是一种利用高速旋转的刮板转子，将浸出液分布成均匀的薄膜而进行蒸发的高效浓缩设备。由于刮板式薄膜蒸发器在真空条件（真空度约90kPa）下操作，而且料液在加热区停留时间短，所以它适用于高黏度的热敏性物料的蒸发，浓缩后药液的相对密度一般在1.15～1.20。该设备也适用于易起泡沫、易结垢料液的浓缩。

4. 离心式薄膜蒸发器

这种设备是利用旋转离心盘所产生的惯性离心力将液体分散成均匀薄膜而进行蒸发的高效蒸发设备。所产生的离心力数值超过重力的100倍，在强有力的离心力作用下，具有液膜薄（0.1mm）、传热快、浓缩效率高、物料受热时间短（仅1秒）、浓缩时不易起泡和结垢、设备体积小及蒸发室便于拆洗等特点，适用于高热敏性物料的蒸发浓缩。其缺点是结构复杂、价格较高。

（四）多效蒸发

多效蒸发系将两个或多个减压蒸发器并联形成的浓缩设备（图6-16）。操作时，药液进入减压蒸发器后，给第一个减压蒸发器提供加热蒸汽，药液被加热后沸腾，所产生的二次蒸汽通过管路通入第二个减压蒸发器中作为加热蒸汽，这样就可以形成两个减压蒸发器并联，称为双效蒸发器。同样可以有三个或多个蒸发器并联形成三效或多效蒸发器。

多效蒸发器的类型，按加料方式可分为4种。

1. 顺流式

顺流式又称并流式，料液与加热蒸汽走向一致，随着浓缩液稠度的逐渐增大，蒸汽温度逐渐降低。本式适用于随温度的降低黏度增高不大，或随浓度增大而热敏性增加的料液。

2. 逆流式

料液与加热蒸汽走向相反，即随着加热蒸汽的温度逐渐升高，浓缩液稠度逐渐增大。本式适用于与顺流相反的情况。

3. 平流式

料液分别通过各效蒸发器，浓缩到一定程度后再集中浓缩。本式适用于各效易于析出结晶的料液。

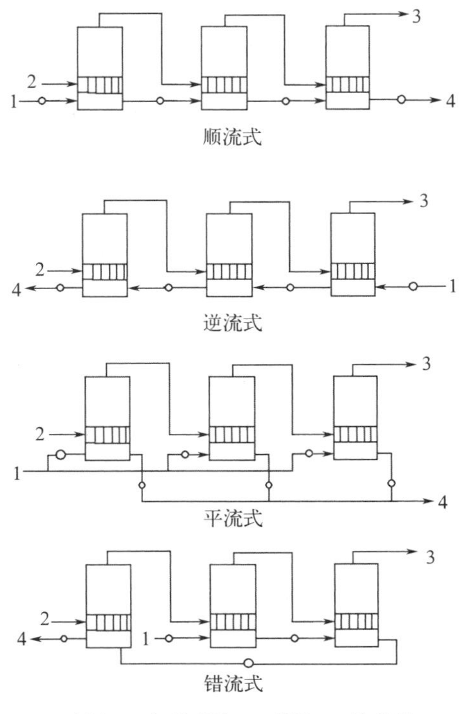

图6-16　多效蒸发器流程示意图

4. 错流式

错流式兼具顺流与逆流的特点。料液走向先进入二效，流向三效，再反向流入一效。加热蒸汽由一效顺次走向三效，料液最后浓缩温度高。

第五节　干　　燥

干燥是利用热能或其他方式除去固体物质或膏状物中所含的水分或其他溶剂，获得干燥物的操作。其目的在于：①提高原料和制剂的稳定性，利于保管与贮藏；②便于制剂的进一步加工处理。

一、干燥的基本理论

（一）干燥原理

在对流干燥过程中，湿物料与热空气接触时，热空气将热能传至物料表面，再由表面传至物料内部，这是一个传热过程。与此同时，湿物料获得热能之后，其表面水分首先汽化，物料内部水分以液态或气态扩散透过物料层而到达表面，并不断向空气主体流中汽化，这是一个传质过程。因此，物料的干燥是传热和传质同时进行的过程，两者有着相互的联系。

干燥操作广泛用于苗药药剂的生产中，如新鲜药材除水，原辅料除湿，以及水丸、片剂、颗粒剂等制备均要干燥。

（二）物料中所含水分的性质

1. 结晶水

结晶水系化学结合水，一般用风化方法去除，在药剂学中不视为干燥过程。如芒硝（$Na_2SO_4 \cdot 10H_2O$）经风化，失去结晶水而成玄明粉（Na_2SO_4）。

2. 结合水

结合水系指存在于细小毛细管中的水分和渗透到物料细胞中的水分。结合水难以从物料中去除。因为毛细管内水分所产生的蒸气压较同温度时水的蒸气压低，物料细胞中的水分被细胞膜包围和封闭，如不扩散到膜外，则不易蒸发去除。

3. 非结合水

非结合水系指存在于物料表面的润湿水分，粗大毛细管中的水分和物料孔隙中的水分。非结合水与物料的结合力弱，易于去除。因为它所产生的蒸气压等于同温度水的蒸气压。

4. 平衡水分与自由水分

某物料与一定温度、湿度的空气相接触时，将会发生排除水分或吸收水分的过程，直到物料表面所产生的蒸气压与空气中的水蒸气分压相等为止，物料中的水分与空气处于动态平衡状态，此时物料中所含的水分称为该空气状态下物料的平衡水分。平衡水分与物料的种类、空气的状态有关。物料不同，在同一空气状态下的平衡水分不同；同一种物料，在不同的空气状态下的平衡水分亦不同。

物料中所含的总水分为自由水分与平衡水分之和，在干燥过程中可以除去的水分只能是自由水分（包括全部非结合水和部分结合水），不能除去平衡水分。自由水、平衡水、结合水、非结合水及物料总水分之间的关系见图 6–17。干燥速率不仅与物料中所含水分的性质有关，还取决于其他因素。

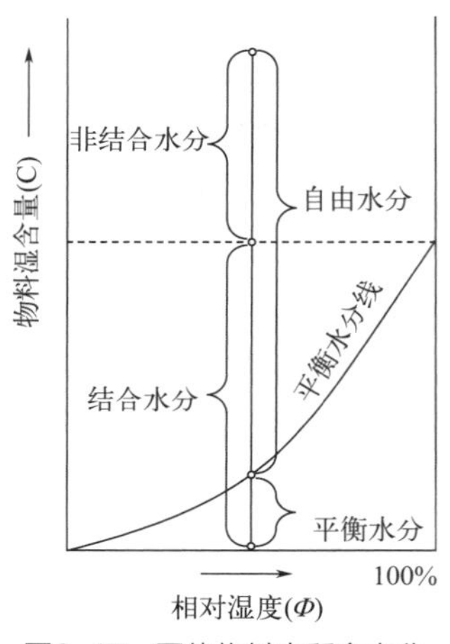

图6–17 固体物料中所含水分相互关系示意图

（三）干燥速率与干燥速率曲线

干燥速率指在单位时间内，在单位干燥面积上被干燥物料中水分的汽化量。可用式 6–6 表示。

$$U = \frac{\mathrm{d}w}{s \cdot \mathrm{d}t} \tag{6-6}$$

式中，U 为干燥速率［kg/(m^2·s)］，s 为干燥面积（m^2），w 为汽化水分量（kg），t 为干燥时间（s）。

当湿物料与干燥介质接触时，物料表面的水分开始汽化，并向周围介质传递。物料干燥过程是被汽化的水分连续进行内部扩散和表面汽化的过程。所以，干燥速率取决于内部扩散和表面汽化速率，可以用干燥速率曲线来说明。图 6–18 为干燥介质状态恒定时典型的干燥速率曲线，其横坐标为物料的湿含量（C），纵坐标为干燥速率（U）。从干燥曲线可以

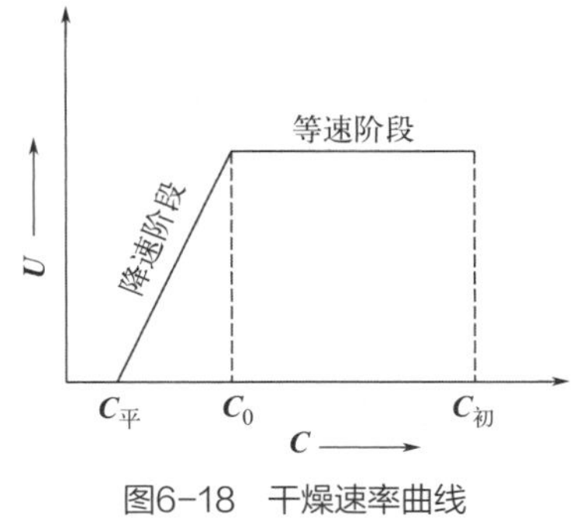

图6-18　干燥速率曲线

看出，干燥过程明显地分成两个阶段：等速阶段和降速阶段。①等速阶段：在干燥的初期，由于水分从物料内部扩散的速率大于表面汽化速率，物料表面停留有一层非结合水。此时水分的蒸汽压恒定，表面汽化的推动力保持不变，因而干燥速率主要取决于表面汽化速率，所以出现等速阶段。此阶段又称为表面汽化控制阶段。在等速阶段，凡能影响表面汽化速率的因素均可影响等速阶段的干燥。如干燥介质的温度、湿度、流动情况等。②降速阶段：当干燥进行到一定程度（C_0），由于物料内部水分的扩散速率小于表面汽化速率，物料表面没有足够的水分满足表面汽化的需要，所以干燥速率逐渐降低，出现降速阶段。此阶段又称为内部迁移控制阶段。在降速阶段，干燥速率主要与内部扩散有关，因此，物料的厚度、干燥的温度等均可影响降速阶段的干燥。此时，热空气的流速、相对湿度等已不是主要因素。实践证明，某些物料在降速阶段，由于内部扩散速率太小，物料表面迅速干燥，而引起表面呈现假干现象或龟裂现象，不利于继续干燥。为了防止此现象的发生，必须采取降低表面汽化速率的措施。如利用“废气循环”，使部分潮湿空气回到干燥室中。

在等速阶段，干燥速率与物料湿含量无关。在降速阶段，干燥速率近似地与物料湿含量成正比。干燥曲线的折点所示的物料湿含量是临界湿含量（C_0），与横轴交点所示的物料湿含量是平衡水分（$C_平$）。因此，当物料湿含量大于 C_0 时，干燥过程属于等速阶段；当物料湿含量小于 C_0 时，干燥过程属于降速阶段。

二、影响干燥的因素

1. 被干燥物料的性质

物料本身的结构、形状和大小，料层的厚薄、水分的结合方式等，是影响干燥速率的主要因素。一般来说，物料呈结晶状、颗粒状、堆积薄者，较粉末状、膏状、堆积厚者干燥速率快。

2. 干燥介质的温度、湿度与流速

在适当范围内，提高空气的温度，可使物料表面的温度相应提高，加快蒸发速度，有利于干燥。但应根据物料的性质选择适宜的干燥温度，以防止某些热敏性成分被破坏。

空气的相对湿度越低，干燥速率越大。降低有限空间的相对湿度亦可提高干燥效率。实际生产中常采用生石灰、硅胶等吸湿剂吸除空间水蒸气，或采用排风、鼓风装置等更新空间气流。

空气的流速越大，干燥速率越快。但空气的流速对降速干燥阶段几乎无影响。这是因为，提高空气的流速，可以减小气膜厚度，降低表面汽化的阻力，从而提高等速阶段的干燥速率。而空气流速对内部扩散无影响，故与降速阶段的干燥速率无关。

3. 干燥速度与干燥方法

在干燥过程中，首先是物料表面液体的蒸发，然后是内部液体逐渐扩散到表面继续蒸发，直至完全干燥。当干燥速度过快时，物料表面的蒸发速度大大超过内部液体扩散到物料表面的速度，致使表面粉粒黏着，甚至熔化结壳，从而阻碍了内部水分的扩散和蒸发，形成假干燥现象。假干燥的物料不能很好地保存，也不利于继续制备操作。

干燥方式与干燥速率也有较大关系。若采用静态干燥法，只能逐渐升高温度，以使物料内部液体慢慢向表面扩散，源源不断地蒸发。否则，物料易出现结壳，形成假干现象。而采用动态干燥法，颗粒处于跳动、悬浮状态，可大大增加其暴露面积，有利于提高干燥效率。但必须及时供给足够的热能，以满足蒸发和降低干燥空间相对湿度的需要。沸腾干燥、喷雾干燥由于采用了流态化技术，且先对气流本身进行干燥或预热，使空间相对湿度降低，温度升高，故干燥效率显著提高。

4. 压力

压力与蒸发量成反比，压力越大，干燥速度越慢。因而减压是改善蒸发、加快干燥的有效措施。真空干燥能降低干燥温度，加快蒸发速度，提高干燥效率，且产品疏松易碎，质量稳定。

三、干燥方法和设备

在制药工业中，被干燥物料的形状是多种多样的，有颗粒状、粉末状、丸状，也有浆状（如中药浓缩液）、膏状（如流浸膏）；物料的性质各有差异，如热敏性、酸碱性、黏性、易燃性等；对干燥产品的要求也各有差异，如含水量、形状、粒度、溶解性及卫生要求等；设备的生产规模及生产能力各不相同。因此，采用的干燥方法与设备亦是多种多样的。以下重点介绍制剂生产中常用的几种干燥方法和设备。

（一）烘干法

烘干法系指在常压下，将湿物料摊放在烘盘内，利用热的干燥气流使湿物料表面的水分汽化，进行干燥的一种方法。本法适用于对热稳定的药物，稠浸膏、糖粉、丸剂、颗粒剂等多采用此法。由于物料处于静止状态，所以干燥速度较慢。常用的有烘箱、隧道式烘箱和烘房。

1. 烘箱

烘箱又称干燥箱，适用于各类物料的干燥或干热灭菌，小批量生产。由于是间歇式操作，向箱中装料时热量损失较大；若无鼓风装置，则上下层温差较大，应经常将烘盘上下对调位置，并翻动物料。

2. 隧道式烘箱

被干燥物料置于传送带上，开动传送带并根据物料性质调整速度。物料从入口进入烘箱，在箱内随履带移动并被加热。当移动至出口时，应完成干燥过程，达到干燥要求。加热的装置可用红外线、远红外线、加热蒸汽、电炉丝或微波等。隧道式烘箱的原理是被烘物料在动态移动中进行干燥，因而适当提高温度可相应地降低相对湿度，控制气流速度可以缩短干燥时间。苗药制剂生产中多用该设备干燥药材饮片。

3. 烘房

烘房为供大量生产用的烘箱，其结构原理与烘箱一致，但由于容量大，在设计上更应注意温度、气流路线及流速等因素间的相互影响，以保证干燥效率。

（二）减压干燥

减压干燥又称真空干燥，是指在密闭容器中抽去空气以降低压力而进行干燥的一种方法。其特点是干燥温度低、干燥速度快；产品呈疏松海绵状，易于粉碎；减少了物料与空气的接触机会，避免污染或氧化变质；适用于热敏性或高温下易氧化物料的干燥，但生产能力小、间歇操作、劳动强度大。减压干燥的效果取决于负压的高低（真空度）和被干燥物的堆积厚度。

图 6–19 为减压干燥器示意图，其由干燥柜、冷凝器与冷凝液收集器、真空泵三部分组成。

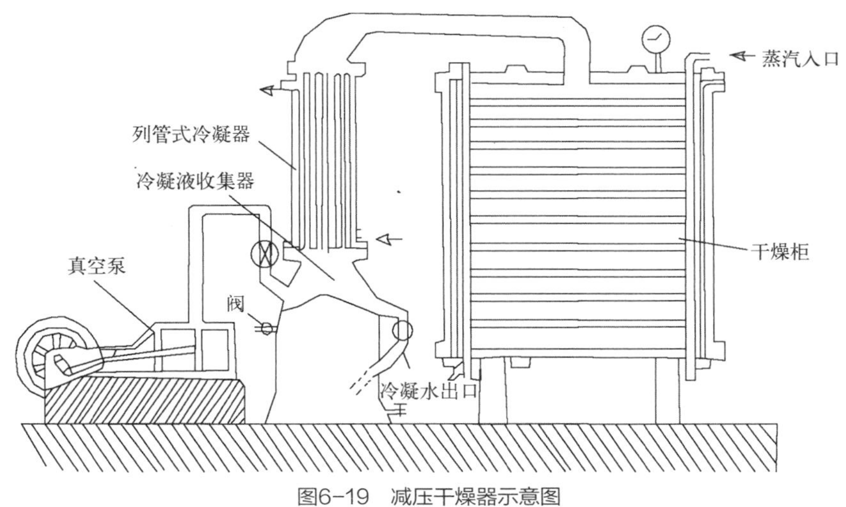

图6–19　减压干燥器示意图

（三）喷雾干燥法

喷雾干燥法是流态化技术在液态物料干燥中应用的较好方法。本法系将被干燥的液体物料浓缩到一定的相对密度后，使其雾化成细小雾滴，与通入干燥器的热空气进行热交换，使水分迅速汽化，物料被干燥成粉末或颗粒状的方法。因物料的受热表面积大，传热传质迅速，水分蒸发极快，几秒钟内即可完成雾滴的干燥，具有瞬间干燥的特点，特别适用于热敏性物料的干燥。产品质地疏松、溶解性能好。干燥后的成品粉末极细，不需再进行粉碎，缩短了生产工序。但喷雾干燥的不足之处是能耗较高，进风温度较低时，热效率低；控制不当常出现干燥物粘壁现象，且成品收率较低；设备清洗较麻烦。图 6–20 为喷雾干燥装置示意图。

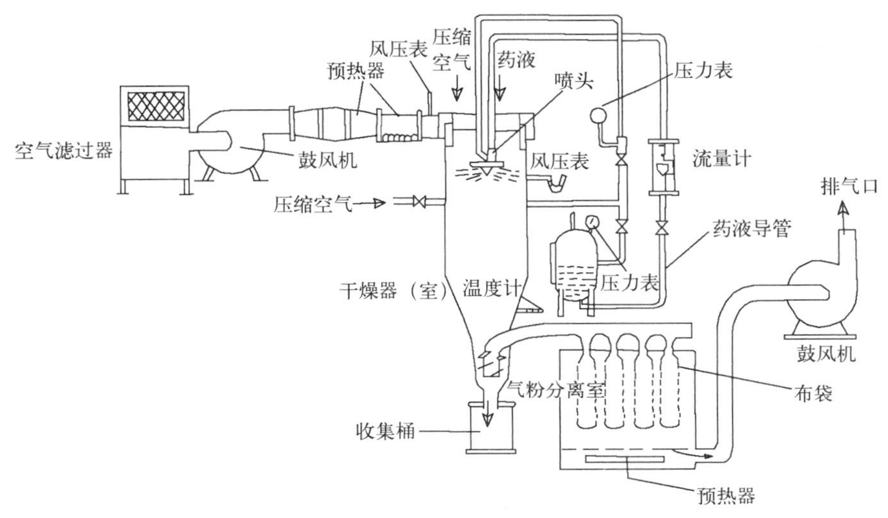

图6–20　喷雾干燥示意图

喷雾干燥的效果取决于所喷雾滴直径的大小。雾滴的大小与喷雾器的性能和压缩空气的压力有关，喷雾越小，喷速越高，雾滴越小，液体总面积越大，越容易干燥。

（四）沸腾干燥

沸腾干燥又称流化床干燥，系指利用热空气流使湿颗粒悬浮，呈流态化，似“沸腾状”，热空气在湿颗粒间通过，在动态条件下进行热交换，带走水汽而达到干燥的一种方法。本法适用于湿粒性物料，如片剂、颗粒剂制备过程中湿粒的干燥和水丸的干燥。其优点是沸腾干燥的气流阻力较小，物料磨损较轻，热利用率较高；干燥速度快，一般湿颗粒的流化干燥时间为 20 分钟左右；产品质量好，制品干湿度均匀，无杂质带入；干燥时不需翻料，且能自动出料，节省劳动力；适用于大规模生产和片剂的流水线作业。但热能消耗大，清扫设备较麻烦，尤其是有色颗粒干燥给后序的清洁工作带来困难。

沸腾干燥设备在制药工业生产中应用较多的为负压卧式沸腾干燥装置（图 6–21）。此沸腾干燥床流体阻力较低，操作稳定可靠，产品的干燥程度均匀，且物料的破碎率低。其主要结构由空气预热器、沸腾干燥室、旋风分离器、细粉捕集室和排风机等组成。

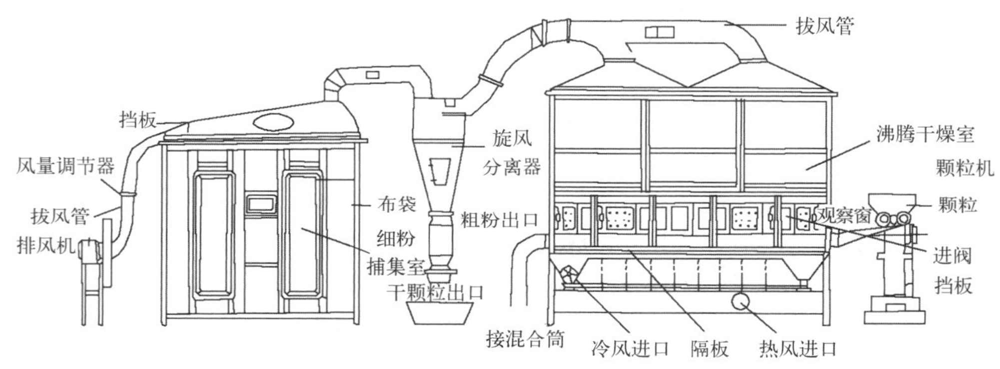

图6–21　负压卧式沸腾干燥装置示意图

（五）冷冻干燥

冷冻干燥系将液体物料浓缩至一定浓度后预先冻结成固体，在低温减压条件下利用冰的升华除去水分的干燥方法。它的特点是物料在高度真空及低温条件下干燥，可避免成分因高热而分解变质，故适用于极不耐热物品的干燥，如血浆、血清、抗生素等生物制品，天花粉针和淀粉止血海绵等；干燥制品多孔疏松，易于溶解；含水量低，一般为 1%～3%，有利于药品长期贮存。但冷冻干燥需要高度真空与低温，能耗大，成本高。

（六）红外线干燥

红外线干燥系红外线辐射器所产生的电磁波被湿物料吸收后，直接转变成为热能，使物料中的水分气化而达到干燥的一种方法。红外线干燥属于辐射加热干燥。

红外线辐射器所产生的电磁波以光的速度辐射到被干燥的物料上，由于红外线光子的能量较小，被物料吸收后，不能引起分子与原子的电离，只能增加分子热运动的动能，使物料中的分子强烈振动，温度迅速升高，将水等液体分子从物料中驱出而实现干燥。远红外线的干燥速率是近红外线干燥的 2 倍，是热风干燥的 10 倍。本法干燥速度快，故适用于热敏性药物的干燥，特别适用于熔点低、吸湿性强的物料，以及某些物体表层（如橡胶贴）的干燥。由于物料表面和内部的物质分子同时吸收红外线，因此物料受热均匀，产品的外观好，质量高。此外，生成远红外线的电能消耗小，是近红外线的50%左右，因此，本法目前在制药、食品等行业中已广泛应用。

（七）微波干燥

微波干燥系指把物料置于高频交变电场内，从物料内部均匀加热，迅速干燥的一种方法。

微波干燥的特点：物料的表面和内部可同时吸收微波产生热量，物料受热均匀，加热效率高，可大大提高干燥速度，产品质量好，不影响产品的色、香、味及组织结构，还兼有杀虫和灭菌作用。本法适用于含有一定水分而且对热较稳定药物的干燥或灭菌，在中药制药过程中较多应用于饮片、药物粉末、丸剂等干燥。

（八）其他干燥方法

1. 鼓式干燥

鼓式干燥法系将湿物料黏附在金属转鼓上，利用传导方式提供汽化所需热量，使物料得到干燥的一种方法，又称鼓式薄膜干燥法或滚筒式干燥法。其特点是适于浓缩药液及黏稠液体的干燥；可连续生产，根据需要调节药液浓度、受热时间（鼓的转速）和温度（蒸汽）；对热敏性药物液体，可在减压情况下使用；干燥物料呈薄片状，易于粉碎。常用于中药浸膏的干燥和膜剂的制备。

2. 带式干燥

带式干燥法系将湿物料平铺在传送带上，利用干热气流或红外线、微波等使湿物料中的水分汽化而干燥的一种方法。在制药生产过程中，某些易结块和变硬的物料，药材饮片大量加工生产，搽剂的干燥灭菌等多采用带式干燥设备。此法干燥均匀，操作简单。

3. 脉动真空干燥

脉动真空干燥系采用箱体内壁夹套加热技术，在箱体内壁的外侧设置了加热夹套，加热夹套内通入热水或蒸汽，使箱体内壁温度升高，从而解决了箱内水蒸气在箱内冷凝的先决条件，大大降低了设备的能耗。与此同时，箱壁温度升高，使得箱内热损耗降低、物料受热均匀，提升了设备的干燥效率。因此，脉动真空干燥有一系列优点：干燥效率高，比传统设备效率提高200%以上，大大缩短了干燥时间；相比热风循环烘箱，能耗节约80%以上；产品均匀性更高，干燥后的产品品质和颜色更好；具备在线清洗或浸泡式清洗功能，移动式料车设计，更方便清洗；针对易起泡物料，采用脉冲破泡设计；针对不易破泡的物料，采用爆炸式干燥的方式；全自动控制系统，整套系统人机界面操作，可分段设定参数，实现更复杂的工艺流程，保障干燥效率和效果。

第七章

药物在液体中的溶解与分散

第一节 概 述

一、药物在液体中的分散状态

在液体制剂中，药物以分子、离子、胶粒、微粒、液滴或其混合形式分散在液体分散介质中，形成分子分散系（真溶液）、胶体分散系、粗分散系以及混合分散系。其中，真溶液是药物以小分子或离子的形式分散在液体介质中的，通常称为溶解，被溶解的药物称为溶质，液体介质称为溶剂。胶体分散系有溶胶、高分子溶液、缔合胶体三种。其中，溶胶是指药物以多分子聚集体分散在液体介质中的分散系；高分子溶液是指高分子物质溶解在溶媒中的分散系；缔合胶体是指溶液中的表面活性剂（见本章第二节）分子，超过某一特定浓度，分子在溶液内部缔合形成分子集团，即所谓“胶团”形成的分散系。粗分散系包括乳状液、混悬液和泡沫等。其中，乳状液是指药物以液滴的形式分散在另一种不相混溶的液体中的分散系；混悬液是指药物的细粉分散在液体分散介质中的分散系；泡沫是不溶性气体在外力作用下，进入含表面活性剂的液体中，被液体薄膜隔离形成气泡，当多个气泡聚集就形成了泡沫。溶解高分子的液体可以称为溶剂，分散胶体溶液和乳状液、混悬液的液体通常称为分散介质或分散媒，乳剂的分散介质又称外相或连续相。

二、各分散体系的性质及其分散相大小

药物在液体中的分散相质点大小不同，一般情况下，粗分散系＞胶体溶液型＞真溶液型。

分散系的性质及分散系粒子大小见表 7-1。

表7-1 分散系的分类

分散系统类型	分散相粒子大小	分散相粒子的组成	一般性质	实例
分子分散系（真溶液）	＜1nm	低分子或离子	均相；热力学稳定系统；分散相粒子扩散快，能透过滤纸和半透膜，形成真溶液	NaCl、$C_6H_{12}O_6$(葡萄糖）等水溶液，人参皂苷Rb1的含水乙醇液

续表

分散系统类型		分散相粒子大小	分散相粒子的组成	一般性质	实例
胶体分散系	溶胶	1～100nm	胶粒（分子、离子、原子的聚集体）	非均相；热力学不稳定	氢氧化铁、硫化砷、碘化银及金、银、硫等单质溶胶
	高分子溶液		高分子	均相；热力学稳定系统；分散相粒子扩散慢，能透过滤纸，不能透过半透膜，形成溶液	蛋白质、核酸等水溶液，橡胶的苯溶液
	缔合胶体		胶束	均相；热力学稳定系统；分散相粒子扩散慢，能透过滤纸，不能透过半透膜，形成胶囊溶液	超过一定浓度的十二烷基硫酸钠溶液胶的苯溶液
粗分散系（乳状液、悬浮液）		＞100nm	粗粒子	非均相；热力学不稳定系统；分散相粒子不能透过滤纸和半透膜	乳汁、石灰乳(乳状液)，泥浆、炉甘石洗剂(悬浮液)等

三、分散体系的形成与稳定性

（一）溶液

固体药物的溶解是一个溶解扩散的过程，符合 Noyes–Whitney 公式（式 7–1）。根据这一公式，温度、搅拌、粉碎度、晶型和 pH 等因素等都会影响药物的溶解速度。温度升高不但可增加药物的溶解度，还会加快药物分子从扩散层向溶液中扩散的速度，但对热不稳定的药物，温度不宜过高；搅拌可减小扩散层的厚度，减小药物分子从扩散层向溶液中扩散的距离，增加药物向溶液中扩散的量，使溶解速度增加；将药物粉碎能明显增加固体药物的总表面积，使药物与溶剂的接触面积增加而提高溶解速度。研究药物的溶解度和溶解速度对加快药物的释放速度，加快机体对药物的吸收和提高药效均有十分重要的意义。

$$\mathrm{d}C/\mathrm{d}t = KS(Cs - C) \qquad (7\text{–}1)$$

式中，$\mathrm{d}C/\mathrm{d}t$ 为溶出速度，$K=D/V\delta$，K 为溶出速度常数，D 为药物的扩散系数，δ 为扩散边界层厚，V 为溶出介质量，S 为溶出界面面积，Cs 为固体表面药物的饱和浓度，C 为溶液中药物的浓度。

（二）胶体分散系

胶体分散系统包括溶胶、高分子溶液和缔合胶体三类。溶胶是由固相物质高度分散在分散介质中形成的多相（固相和液相）分散系统。分散相在分散介质中分散的程度就是分散度，分散度常用比表面积或比表面来表示。比表面越大，分散度也越大。高度分散的溶胶的比表面大，所以表面能也大，它们有自动聚积成大颗粒而减少表面积的趋势，称为聚结不稳定性，因而是热力学不稳定系统。高分子化合物溶液的分散相粒子大小在胶体范围内，属于胶体溶液。但是，其分散相是以单个分子分散在介质中的，所形成的系统是均相的真溶液，分散相和分散介质间没有界面存在。高分子溶液是热力学稳定系统，溶液的性质与高分子线性长链的柔顺性有关。溶液中的表面活性剂分子是具亲水的极性基团和亲油的碳键烃基的两亲分子，超过某一特定浓度，分子在溶液内部缔合形成分子集团，即缔合胶体。表面活性物质的这种缔合作用是自发的和可逆的，因而与溶胶不同，缔合胶体溶液是热力学稳定的。

（三）粗分散系

粗分散系主要包括混悬液和乳状液两种。当不溶性药物分散在液体介质中，且微粒的粒径大于 500nm，即形成混悬液。混悬液的微粒与液体介质之间有相界面，受到重力和表面能的影响，微粒有自发聚集和沉降的趋势，存在物理稳定性问题。减少颗粒的大小、增加介质黏度、减少固液间的密度差等，可增加混悬液的稳定性。当两种不相混溶的液体相互混合，在适当的乳化剂乳化作用下，一种液体以小液滴的形式分散在另一种液体中，形成乳状液，其液滴的粒径大于 100nm。乳状液是一种多相分散体系，分散相与连续相之间有液 – 液界面，因而有界面自由能。乳化时，液 – 液界面增加，体系的界面自由能增加。因此，乳化过程是热力学不自发过程，需要外界对体系做功。乳状液的液滴在互相碰撞时合并，则是界面缩小、体系界面自由能下降的过程，属于热力学自发过程。因此，乳状液是热力学不稳定体系。

第二节　表面活性剂

一、概述

物体相与相之间的交界面称为界面，液体或固体与气体之间的界面通常又称为表面，在表面上所发生的一切物理化学现象称为表面现象。凡能够显著降低两相间表面张力（或界面张力）的物质称为表面活性剂。

表面活性剂之所以能显著降低表面（界面）张力，主要取决于结构上的特点。表面活性剂结构中同时含有亲水性和疏水性两种性质不同的基团。一端为亲水的极性基团，如羧酸、磺酸、氨基或胺基及它们的盐，也可是羟基、酚胺基、醚键等；另一端为亲油的非极性烃链，烃链的长度一般在 8 个碳原子以上。因此，表面活性剂具有很强的表面活性。亲水基团易溶于水或易被水湿润，故称为亲水基；疏水基团具有亲油性，故称为亲油基。例如，肥皂是脂肪酸钠（R・COONa），其碳氢链 R 为亲油基团，–COONa（羟酸钠基）为亲水基团。图 7–1 为表面活性剂的示意图。

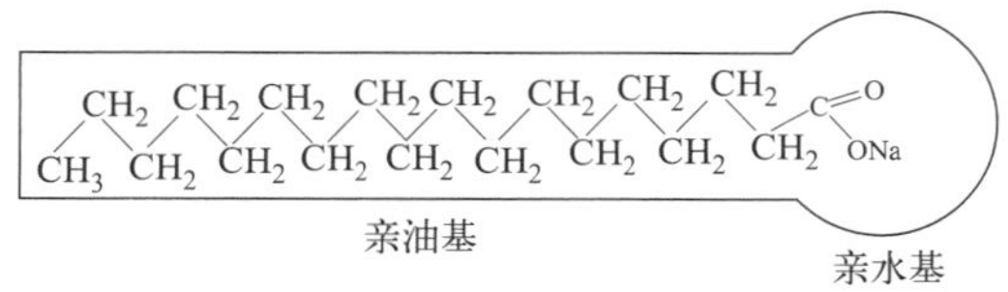

图7–1　表面活性剂的化学结构示意图

将表面活性剂加入水中，低浓度时其可被吸附在溶液表面，亲水基团朝向水中，亲油基团朝向空气（或疏水相）中，在表面（或界面）定向排列，从而改变液体的表面性质，使表面张力降低。表面活性剂在溶液表面层的浓度大大高于溶液中的浓度。

二、表面活性剂的分类

表面活性剂按其解离情况可分为离子型和非离子型两大类。其中，离子型表面活性剂又分为阴离子型、阳离子型和两性离子型三类。常用表面活性剂的结构、特征和性质介绍如下。

（一）阴离子型表面活性剂

本类表面活性剂起表面活性作用的是阴离子，即带负电荷。主要包括肥皂类、硫酸化物和磺酸化物。

1. 肥皂类

肥皂类为高级脂肪酸的盐，其分子结构通式为（$RCOO^-$）$_nM^{n+}$。常用脂肪酸的烃链在 C_{11}～C_{18}，以硬脂酸、油酸、月桂酸等较常用。根据其金属离子 M^{n+} 的不同，可分为碱金属皂如硬脂酸钠、硬脂酸钾等，碱土金属皂如硬脂酸钙等，有机胺皂如三乙醇胺皂等。

本类表面活性剂的共同特点是具有良好的乳化能力，容易被酸破坏，碱金属皂还可被钙、镁盐等破坏，电解质可使之盐析，具有一定的刺激性，一般用于外用制剂。

2. 硫酸化物

硫酸化物为硫酸化油和高级脂肪醇硫酸酯类，其分子结构通式为 $R·O·SO_3^-M^+$，其中 R 在 C_{12}～C_{18}。常用的有：①硫酸化蓖麻油，俗称土耳其红油，为黄色或橘黄色黏稠液体，微臭，可与水混合，为无刺激性的去污剂和润湿剂，可代替肥皂洗涤皮肤，也可作载体使挥发油或水不溶性杀菌剂溶于水中。②高级脂肪醇硫酸酯类，如十二烷基硫酸钠（月桂醇硫酸钠）、十六烷基硫酸钠（鲸蜡醇硫酸钠）、十八烷基硫酸钠（硬脂醇硫酸钠）等，其乳化能力很强，较肥皂类稳定，用作外用软膏的乳化剂。

3. 磺酸化物

磺酸化物主要有脂肪族磺酸化物、烷基芳基磺酸化物、烷基萘磺酸化物等，其分子结构通式为 $R·SO_3^-M^+$。其水溶性和耐钙、镁盐的能力虽比硫酸化物稍差，但不易水解，特别在酸性水溶液中稳定。常用的有：①脂肪族磺酸化物，如二辛基琥珀酸磺酸钠（商品名阿洛索 -OT）等。②烷基芳基磺酸化物，如十二烷基苯磺酸钠，均为目前广泛应用的洗涤剂。

（二）阳离子型表面活性剂

本类表面活性剂起表面活性作用的是阳离子部分。分子结构中含有一个五价的氮原子，也称为季铵盐型阳离子表面活性剂，其水溶性大，在酸性与碱性溶液中均较稳定，具有良好的表面活性和杀菌作用，本类表面活性剂主要用于杀菌和防腐。常用的有苯扎氯铵（洁尔灭）、苯扎溴铵（新洁尔灭）等。

（三）两性离子型表面活性剂

本类表面活性剂的分子结构中同时具有正、负离子基团，在不同 pH 的介质中可表现出阳离子或阴离子表面活性剂的性质。在碱性水溶液中呈现阴离子表面活性剂的性质，具有起泡性、去污力；在酸性水溶液中则呈现阳离子表面活性剂的性质，具有杀菌能力。包括天然和人工合成两种制品。

1. 天然的两性离子表面活性剂

主要有卵磷脂和豆磷脂，常用的是卵磷脂，其分子结构由磷酸酯型的阴离子部分和季铵盐型阳离子部分组成，因卵磷脂有两个疏水基团，故不溶于水，但对油脂的乳化能力很强，可制成油滴很小不易被破坏的乳剂。常用于注射用乳剂及脂质体的制备。

2. 合成的两性离子表面活性剂

本类表面活性剂的阴离子部分主要是羧酸盐，阳离子部分主要是胺盐或季铵盐。由胺盐构成者即为氨基酸型，由季铵盐构成者即为甜菜碱型。氨基酸型在等电点（一般微酸性）时，亲水性减弱，可产生沉淀；甜菜碱型不论在酸性、碱性或中性溶液中均易溶解，在等电点时也无沉淀，适用于任何 pH 环境。

（四）非离子型表面活性剂

本类表面活性剂在水中不解离。其分子结构中，亲水基团多为甘油、聚乙二醇和山梨醇等多元醇，亲油基团多为长链脂肪酸或长链脂肪醇以及烷基或芳基等，它们以酯键或醚键相结合，因而有许多不同的品种。由于不解离，具有不受电解质和溶液 pH 影响，毒性和溶血性小，能与大多数药物配伍，在药剂中应用广泛，常用作增溶剂、分散剂、乳化剂、混悬剂。本类活性剂可供外用或内服，个别品种可做注射剂的附加剂。

1. 脂肪酸山梨坦类（司盘类）

脂肪酸山梨坦类为脱水山梨醇脂肪酸酯类，即山梨醇与各种不同的脂肪酸所组成的酯类化物，商品名为司盘类（spans）。由于山梨醇羟基脱水位置不同，故有各种异构体，一般用以下通式表示：

O CH_2OOCR
HO OH
OH

—COO^- 为脂肪酸根，山梨醇为六元醇，因脱水而循环

司盘类亲油性较强，*HLB* 值为 1.8～8.6，为油溶性，一般用作油包水（W/O）型乳剂的乳化剂，或水包油（O/W）乳剂的辅助乳化剂。

根据所结合的脂肪酸种类和数量的不同，本类表面活性剂有以下常用品种：司盘 –20（月桂酸山梨坦）、司盘 –40（棕榈酸山梨坦）、司盘 –60（硬脂酸山梨坦）、司盘 –80（油酸山梨坦）、司盘 –85（三油酸山梨坦）等。

2. 聚山梨酯类（吐温类）

聚山梨酯类为聚氧乙烯脱水山梨醇脂肪酸酯类，这类表面活性剂是在司盘类的剩余 –OH 基础上，再结合聚氧乙烯基而制得的醚类化合物，商品名为吐温（Tweens）。由于分子中含有大量亲水性的聚氧乙烯基，故其亲水性显著增强，成为水溶性表面活性剂。主要用作增溶剂、O/W 型乳化剂、润湿剂和助分散剂。

O CH_2OOCR
$H(CH_2O)_nO$ $O(CH_2O)_nH$
$O(CH_2O)_nH$

—$(C_2H_4O)_nO^-$ 为聚氧乙烯基

根据所结合脂肪酸种类和数量的不同，本类表面活性剂常用的有聚山梨酯 –20（吐温 –20）系单月桂酸酯、聚山梨酯 –40（吐温 –40）系单棕榈酸酯、聚山梨酯 –60（吐温 –60）系单硬脂酸酯、聚山梨酯 –80（吐温 –80）系单油酸酯、聚山梨酯 –85（吐温 –85）系三油酸酯等。

3. 聚氧乙烯脂肪酸酯类

聚氧乙烯脂肪酸酯类系由聚乙二醇与长链脂肪酸缩合而成，商品名为卖泽（Myrij），通式为 R·COO·CH_2·（CH_2OCH_2）$_n$·CH_2OH 表示，其中 –（CH_2OCH_2）$_n$– 是聚乙二醇形成的聚氧乙烯基，n 是聚合度。该类表面活性剂的水溶性和乳化性很强，常用作 O/W 型乳剂的乳化剂。

4. 聚氧乙烯脂肪醇醚类

聚氧乙烯脂肪醇醚类是由聚乙二醇与脂肪醇缩合而成的醚类，通式为 R·O（CH_2OCH_2）$_n$H 表示，商品名为苄泽（Brij）。因聚氧乙烯基聚合度和脂肪醇的不同，故有不同的品种。药剂上常用作乳化剂或增溶剂。常用的有西土马哥（由聚乙二醇与十六醇缩合而成）、平平加 O（由 15 个单位聚乙烯与油醇形成的缩合物）、埃莫尔弗（由 20 个单位以上的氧乙烯与油醇的缩合物）等。

5. 聚氧乙烯 – 聚氧丙烯共聚物

聚氧乙烯 – 聚氧丙烯共聚物由聚氧乙烯与聚氧丙烯聚合而成。聚氧乙烯具有亲水性，而聚氧丙烯基随着分子量的增大而亲油性增强，具有亲油性。常用的有普流罗尼克（pluronic）F–68。该类表面活性剂对皮肤无刺激性和过敏性，对黏膜刺激性极小，毒性也比其他非离子型表面活性剂小，可用作静脉注射剂的乳化剂。

三、表面活性剂的基本性质

（一）形成胶束与临界胶束浓度

表面活性剂在水溶液中，低浓度时产生表面吸附而降低溶液的表面张力，当达到一定浓度后，溶液的表面吸附达到饱和，尽管表面活性剂的浓度继续增加，但其降低表面张力的能力已不再明显增强，表面活性剂的分子转入溶液中。表面活性剂的疏水部分相互吸引、缔合在一起，形成缔合体，这种缔合体称为胶团或胶束。开始形成胶束时的表面活性剂浓度称为临界胶束浓度。临界胶束浓度的大小与其结构和组成有关，同时受温度、pH 以及电解质等外部条件的影响。

胶束可呈现球形胶束、棒状胶束、束状胶束、板状胶束、层状胶束等多种结构。

（二）亲水亲油平衡值（*HLB*）

表面活性剂亲水亲油的强弱，取决于其分子结构中亲水基团和亲油基团的多少。表面活性剂亲水亲油的强弱，可以用亲水亲油平衡值表示。表面活性剂的 *HLB* 值越高，其亲水性愈强；*HLB* 值越低，其亲油性愈强。一般非离子型表面活性剂的 *HLB* 值在 0～20。不同 *HLB* 值的表面活性剂有不同的用途，*HLB* 值在 15～18 的表面活性剂适合用作增溶剂，*HLB* 值在 8～16 的表面活性剂适合用作 O/W 型乳化剂，*HLB* 值在 3～8 的表面活性剂适合用作 W/O 型乳化剂，*HLB* 值在 7～9 的表面活性剂适合用作润湿剂。

非离子型表面活性剂的 *HLB* 值有加和性，混合表面活性剂的 *HLB* 值计算如式 7–2。

$$HLB_{混合} = \frac{HLB_A \cdot W_A + HLB_B \cdot W_B + \cdots}{W_A + W_B + \cdots} \qquad （7\text{–}2）$$

式中，HLB_A 是 A 乳化剂的 *HLB* 值，W_A 是 A 乳化剂的重量，HLB_B 是 B 乳化剂的 *HLB*

值，W_B 是 B 乳化剂的重量，HLB_M 是混合乳化剂的 HLB 值。（注：上式不能用于混合离子型表面活性剂的 HLB 值的计算）

（三）起昙和昙点

某些含聚氧乙烯基的非离子型表面活性剂的溶解度，随温度的升高而增大，当达到某一温度后，其溶解度急剧下降，溶液变浑浊或分层，但冷却后又恢复澄明，这种由澄明变浑浊的现象称为起昙，起昙的温度称为昙点（浊点）。产生起昙现象的原因，主要是含聚氧乙烯基的表面活性剂（如聚山梨酯）在水中，其亲水基团（聚氧乙烯基）能与水发生氢键缔合而呈溶解状态，但这种氢键缔合很不稳定，当温度升高到昙点时，聚氧乙烯链与氢键断裂，使表面活性剂溶解度急剧下降并析出，溶液出现浑浊。聚氧乙烯链相同时，碳氢链越长，昙点越低；碳氢链相同时，聚氧乙烯链越长，昙点越高。

昙点是非离子表面活性剂的特征值，此类表面活性剂的昙点在 70～100℃，但有的含聚氧乙烯基的表面活性剂没有昙点，如聚氧乙烯聚氧丙烯共聚物 pluronic F-68，极易溶于水，在达到沸腾点时也没有起昙现象。

含有可能产生起昙现象的表面活性剂的制剂，由于加热灭菌等影响而导致表面活性剂的增溶或乳化能力下降，使被增溶物质析出或相应的乳剂破裂。有的可能在温度降低时恢复原状，有的则难以恢复。因此，含此类表面活性剂的制剂应注意加热灭菌温度的影响。

（四）表面活性剂的毒性

一般而言，阳离子表面活性剂的毒性较大，其次是阴离子表面活性剂，非离子型表面活性剂的毒性相对较小。两性离子表面活性剂的毒性小于阳离子表面活性剂。表面活性剂用于静脉给药的毒性大于口服给药。

阴离子及阳离子表面活性剂还有较强的溶血作用，如十二烷基硫酸钠溶液就有强烈的溶血作用。非离子表面活性剂也有轻微的溶血作用。聚山梨酯类的溶血作用通常比其他含聚氧乙烯基的表面活性剂小。其顺序为聚氧乙烯烷基醚＞聚氧乙烯烷芳基醚＞聚氧乙烯脂肪酸酯＞吐温类。在吐温的溶血顺序中，吐温 -20＞吐温 -60＞吐温 -40＞吐温 -80。

表面活性剂外用时呈现较小的毒性。以非离子型对皮肤和黏膜的刺激性为最小。例如季铵盐类化合物的浓度高于 1% 时可对皮肤产生损害；十二烷基硫酸钠的浓度在 20% 以上会产生损害，而吐温类对皮肤和黏膜的刺激性很低。

四、表面活性剂的应用

在中药药剂的制备中，表面活性剂主要用作增溶剂、乳化剂、润湿剂、助悬剂、分散剂、稳定剂等。

（一）增溶剂

表面活性剂形成胶团后增大了某些难溶性药物在水中的溶解度，使形成澄明溶液的过程称增溶。具有增溶作用的表面活性剂称作增溶剂。

表面活性剂的增溶作用可用于以下几个方面。

1. 增加难溶性药物的溶解度

如苦参碱等生物碱及薄荷油等挥发油类，在水中的溶解度达不到治疗所需浓度，故需使用增溶剂。增溶剂的用量一般为挥发油的5～10倍。

2. 改善中药注射液的澄明度

一些药物在注射剂中的溶解度较低，可能会出现析出现象，影响澄明度。表面活性剂可以在溶液中形成胶束，将难溶性药物包裹在胶束内部，从而增加药物的溶解度，使药物能够均匀地分散在溶液中，提高注射剂的澄明度。例如，某些中药注射剂中添加适量的表面活性剂，可以使原本难溶的药物成分形成澄明的溶液。同时，表面活性剂还可能通过防止药物颗粒聚集，改善液体的润湿性，去除杂质和污染物等方式来改善中药注射剂的澄明度。

3. 增加药物制剂的稳定性

添加增溶剂后，可防止某些药物的氧化和水解，因为某些不稳定的药物被增溶在胶团之中，与氧隔绝，从而使药物的不饱和位置受到保护。例如，维生素A和维生素D极不稳定，易氧化失效，若用非离子型表面活性剂增溶，能防止其氧化。

（二）乳化剂

具有乳化作用的物质称为乳化剂。许多表面活性剂和一些天然的两亲性物质可作为乳化剂。乳化剂在乳剂中的作用是降低两种不相混溶液体的界面张力，同时在分散相液滴的周围形成一层保护膜，防止液滴碰撞时聚合，使乳剂易于形成并保持稳定。

（三）润湿剂

具有润湿作用的表面活性剂称为润湿剂。中药浸提时，在溶剂中加入适量表面活性剂，可加强溶剂的润湿和渗透，促进有效成分的解吸、溶解和浸出。表面活性剂对不溶性药物如硫黄、炉甘石等，有良好的分散、稳定作用。对于某些难于崩解的片剂，加入表面活性剂后可提高其与胃肠液的亲和力，加速片剂的润湿、崩解和溶解过程。软膏剂中加入表面活性剂，可以提高其亲水性和可洗性，加速药物从基质中释放的速度。

此外，表面活性剂还可以作为去污剂、发泡剂、消泡剂。总之，表面活性剂在中药制剂中的应用十分广泛。

第三节　药物的溶解

广义上说，两种以上物质混合成为一种状态的均匀相的过程称为溶解。狭义的溶解指一种液体对于固体、液体或气体产生化学反应使其成为分子状态的均匀相的过程。如食盐或蔗糖溶解于水而成水溶液。当两种物质互溶时，一般把质量大的物质称为溶剂，如有水在其中，一般习惯将水称为溶剂。在溶液中，溶质的粒子小于1nm，无丁达尔现象。

一、药物的溶解度与影响药物溶解度的因素

（一）溶解度的概念

溶质以分子或离子状态均匀分散在溶剂中形成溶液的过程称溶解。溶解度是指药物在一定温度（气体在一定压力）下，在一定溶剂中溶解药物的最大量。《中国药典》2020 年版关于溶解度有 7 种要求，即极易溶解、易溶、溶解、略溶、微溶、极微溶解、几乎不溶或不溶。溶解度一般以一份溶质（1g 或 1mL）溶于若干毫升溶剂中表示。如苦杏仁苷在水中的溶解度为 1∶12，即 1g 苦杏仁苷溶于 12mL 水中。

药物能否发挥疗效，除与溶解度有关外，还与溶解速度有关，药物在单位时间内的溶解量即为溶解速度。对于难溶性固体药物，其显效的快慢基本上取决于药物的溶出速度。

（二）影响药物溶解度的因素

影响药物溶解度的因素很多，主要有以下几个方面。

1. 药物与溶剂的极性

药物与溶剂的极性是影响药物溶解度的主要因素之一。药物的极性与溶剂极性相近或相似时才能相溶，这就是“相似者相溶”的规律，这是药物溶解的一种规律。水是极性最强的溶剂，可溶解离子型或其他极性大的药物；另外，水中加入醇类可调节溶剂的极性，以适应溶解的需要。乙醚、石油醚等极性小的溶剂，可溶解极性小的脂溶性物质。

2. 温度

温度也是影响药物溶解度的重要因素，一般药物溶解是一个吸热过程，所以升高温度有利于增大药物的溶解度。但氢氧化钙等物质的溶解度随温度的升高而降低。

3. 粒子大小

一般情况下，粒子大小与溶解度无关，但当药物粒径处于微粉状态时，药物溶解度随粒径减小而增加。

4. 其他因素

同离子效应、溶液的离子强度、介质的 pH、药物的晶型与粒子大小等，都会不同程度地影响药物的溶解度。

二、增加药物溶解度的方法

（一）加入增溶剂

药物在水中因加入表面活性剂而溶解度增加的现象称为增溶。具有增溶作用的表面活性剂称为增溶剂。

1. 增溶原理

当表面活性剂水溶液达到临界胶团浓度后，溶液内部可形成胶团，胶团可根据被增溶物质的不同化学结构，以不同的方式与被增溶物质结合，极性物质可被吸附在胶团的亲水表面，非极性物质分子被增溶在胶团内，两亲性物质则结合在胶团的栅状层中，电负性物质如芳香羧酸、酚类等则与表面活性剂形成氢键被增溶。

2. 影响增溶的因素

（1）增溶剂的性质　增溶剂的种类不同可以影响增溶量，即使属于同系物的增溶剂，也常因分子量的差异而有不同的增溶效果，增溶剂的碳链越长（同系物），其增溶量也越多。增溶剂的 *HLB* 值一般应在 15～18，目前认为，对于极性或半极性药物，非离子型增溶剂的 *HLB* 值越大，其增溶效果也越好。但对极性低的溶质，结果相反。例如吐温类对于非极性的维生素 A 的增溶作用是 *HLB* 值越大，增溶效果好，但对于弱极性的维生素 A 棕榈酸酯却相反。

（2）被增溶物质的性质　一般在同系物中，被增溶物质的分子量越大，增溶量越小，因为增溶剂所形成的胶团体积是固定的，被增溶物质的分子量越大，则其摩尔体积也越大，在增溶剂浓度一定时，被增溶量越小。

（3）加入顺序　一般是将增溶剂先加入被增溶物质中，然后再加溶剂稀释至全量。否则增溶效果不好。

3. 使用增溶剂的注意事项

（1）表面活性剂的毒性　内服制剂应选用毒性较小的表面活性剂作增溶剂，而注射液则选用毒性与溶血性更小的表面活性剂作增溶剂。

（2）增溶剂对药物作用的影响　含有表面活性剂的药剂常能改善药物的吸收和增强其生理作用。

4. 增溶剂的使用方法

先将增溶剂与被增溶物质混合，必要时加入少量的水，使其完全溶解，再与吸附剂及溶剂混合，可使增溶量增加。若将增溶剂先溶于水，再加入被增溶物质，则不容易达到预期结果。例如以聚山梨酯类为增溶剂，对冰片进行增溶实验：如将聚山梨酯类先溶于水，再加入冰片，冰片几乎不溶；而先将冰片与聚山梨酯混合，待完全溶解后，再加入水中稀释能很好溶解。

（二）使用助溶剂

助溶指由于第三种物质的存在而增加难溶性药物在某种溶剂（一般为水）中的溶解度而不降低活性的现象。第三种物质称为助溶剂，一般认为，助溶剂能与难溶性药物形成络合物、有机分子复合物和通过复分解形成的可溶性盐类等而增加药物溶解度。例如，碘在水中的溶解度为 1∶2950，而在 10% 碘化钾水溶液中可制成含碘 5% 的水溶液，这是因为碘化钾与碘形成可溶性络合物而增大碘在水中的溶解度。咖啡因在水中的溶解度为 1∶50，用苯甲酸钠可生成苯甲酸钠咖啡因分子复合物，其溶解度增大到 1∶1.2；茶碱在水中的溶度为 1∶120，加入乙二胺可形成氨茶碱，溶解度为 1∶5；芦丁在水中的溶解度为 1∶10000，加入硼砂可增大溶解度。

常用的助溶剂有一些有机酸及其钠盐，如枸橼酸、水杨酸钠、苯甲酸钠等；酰胺化合物，如乌拉坦、尿素、乙酰胺、乙二胺等；一些水溶性高分子，如聚乙二醇；羧甲基纤维素钠等。

（三）制成盐类

一些难溶性的弱酸、弱碱，可将其制成盐而增大溶解度。对于弱酸性药物如含有磺酰胺基、亚胺基、羧基等酸性基团者，常用碱或有机胺，与其作用生成溶解度较大的盐。对于弱碱性药物，常用无机酸或有机酸，与其作用生成盐。同一种弱酸性或弱碱性药物用不同的碱或酸制成盐，其溶解度不同。一般来说，有机酸的钠盐或钾盐的溶解度都很大。

对于不同的弱酸或弱碱成盐后，除考虑到溶解度满足临床应用外，还应考虑溶液 pH、稳定性、吸湿性、毒性、刺激性及疗效等因素。

（四）应用潜溶剂

有的溶质在混合溶剂中的溶解度要比其在各单一溶剂中的溶解度大，这种现象称为潜溶，所使用的混合溶剂称为潜溶剂。例如，氯霉素在水中的溶解度为 0.25%，若用含有 25% 乙醇和 55% 甘油的混合溶剂，则可制成 12.5% 的氯霉素溶液供注射用，且具有一定的防冻能力。这种现象被认为是两种溶剂对分子间不同部位的作用而致的。

常用的潜溶剂是由水和一些极性溶剂组成，如乙醇、丙二醇、甘油、聚乙二醇等。在生产中主要根据使用目的选择潜溶剂。如苯巴比妥难溶于水，制成钠盐能溶于水，但水解后产生沉淀和变色，若用聚乙二醇与水的混合溶剂，溶解度增大而且稳定。

（五）改变部分化学结构

某些难溶性药物常在其分子结构中引入亲水性基团，增加其在水中的溶解度。但要注意，有些药物引入亲水基团后，水溶性增大，其药理作用可能有所改变。

第四节　药物胶体分散系的形成

胶体是分散相粒径为 10^{-9}～10^{-7}m（1～100nm）的分散体。历史上曾把胶体分为亲液胶体和憎液胶体。二者的区别主要在于：憎液胶体是难溶性物质分散在介质中形成的，其粒子由很大数目的分子构成，有很大的相界面，是热力学不稳定体系；而亲液胶体是大分子化合物的真溶液，因而不存在相界面，是热力学稳定体系。随着对胶体认识的不断深入，从 20 世纪 50 年代开始，亲液胶体被称为大分子溶液，憎液胶体被称为胶体分散体系或溶胶，有时也称为超微多相分散体系。

因为分散体系中的分散相与分散介质的性质不可能完全相同，所以当体系处于某一力场中时，分散相就会与分散介质发生相对运动。如带电胶粒在电场中会发生电泳现象，磁性胶粒在磁场中则发生转动使无序的排列变得有序，密度与介质不同的胶粒在中力场或离心场中会发生沉降或上浮等。

一、溶胶

溶胶是由多分子聚集体作为分散相的质点，分散在液体分散媒中的胶体分散体系。溶液透明，具有乳光，即丁达尔效应，是一种高度分散的热力学不稳定体系。由于其质点小，分散度大，存在强烈的布朗运动，能克服重力作用而不下沉，因而具有动力学稳定性。但由于界面能大，质点易聚集变大，聚集质点的大小超出了胶体分散体系的范围，质点本身的布朗运动不足以克服重力作用，而从分散媒中析出沉淀，这种现象称为聚沉。溶胶聚沉后往往不能恢复原态。

溶胶在制剂中直接应用较少，通常使用经亲水胶体保护的溶胶制剂，称为保护胶体。如氧化银溶胶就是经蛋白质溶液保护而制成的制剂，用作眼、鼻收敛杀菌药。

（一）溶胶的性质

1. 光学性质

当强光线通过溶胶剂时，从侧面可见圆锥形光束，称为丁达尔效应。这是由于胶粒粒度小于自然光波长引起光散射所致的。溶胶剂的浑浊程度用浊度表示，浊度越大，表明散射光越强。溶胶剂的颜色与光线的吸收和散射有密切关系。不同溶胶剂对不同的特定波长的吸收，使溶胶剂产生不同的颜色，如氯化金溶胶呈深红色，碘化银溶胶呈黄色，蛋白银溶胶呈棕色。

2. 电学性质

溶胶剂由于双电层结构而荷电，可以荷正电，也可以荷负电。在电场的作用下，胶粒或分散介质移动，在移动过程中产生电位差，这种现象称为界面动电现象。溶剂的电泳现象就是界面动电现象引起的。动电电位越高，电泳速度就越快。

3. 动力学性质

溶胶剂中的胶粒在分散介质中有不规则的运动，这种运动称为布朗运动。布朗运动是胶粒受溶剂水分子不规则撞击产生的。胶粒越小，运动速度越大。溶胶粒子的扩散速度、沉降速度及分散介质的黏度等都与溶胶的动力学性质有关。

（二）溶胶的稳定性

溶胶剂属于热力学不稳定系统，主要表现为聚结不稳定和动力不稳定。

1. 溶胶的稳定机理

溶胶胶粒上既有使其带电的离子，也含有一部分反离子，形成的带电层称为吸附层。另一部分反离子散布在吸附层的外围，形成与吸附层电荷相反的扩散层。这种由吸附层和扩散层构成的电性相反的电层称双电层，又称扩散双电层。由于双电层的存在，在电场中，胶粒与扩散层之间发生相对移动，表现出电位差，在滑动面上的电位称 ζ 电位。溶胶 ζ 电位的高低可以表示胶粒与胶粒之间的斥力，阻止胶粒因碰撞而发生聚集，所以大多数情况下可用 ζ 电位作为估计溶胶稳定性的指标。溶胶质点还因具有双电层而水化，使胶粒外形成水化膜。胶粒的电荷越多，扩散层就越厚，水化膜也就越厚，溶胶就越稳定。

2. 影响溶胶稳定性的因素

①电解质的作用：电解质的加入对 ζ 电位的影响很大，如使扩散层变薄，较多的离子进入吸附层，使吸附层有较多的电荷被中和，胶粒的电荷变少，水化膜也变薄，胶粒易合并聚集。②高分子化合物对溶胶的保护作用：当溶胶中加入高分子溶液达到一定浓度时，能显著提高溶胶的稳定性，使其不易发生聚集，这种现象称为保护作用，形成的溶液称为保护胶体。保护作用是足够数量的高分子物质被吸附在溶胶粒子的表面，形成类似高分子粒子的表面结构，因而稳定性增高的作用。此外，被保护的溶胶聚集后再加入介质，能重新变成溶胶。但如加入溶胶的高分子化合物的量太少，则反而降低了溶胶的稳定性，甚至

引起聚集，这种现象称为敏化作用。③溶胶的相互作用：两种带有相反电荷的溶胶互相混合，也会发生沉淀。聚沉的程度与两胶体的比例有关，两种溶胶的用量在所带的电荷等电点时，才会完全沉淀，否则可能不完全沉淀或不沉淀。

二、高分子溶液

高分子化合物溶液如蛋白质、酶类、纤维素类溶液及淀粉浆、胶浆、右旋糖酐、聚维酮溶液等，因为高分子化合物的分子结构中含有许多亲水基团（极性基团），如羟基（–OH）、羧基（–COOH）、氨基（$-NH_2$）等，能发生水化作用，水化后以分子状态分散于水中，形成高分子溶液。

高分子化合物的分子结构中还有非极性基团，如甲基（$-CH_3$）、苯基（$-C_6H_5$）及聚氧乙烯基［$-(CH_2CH_2O)_2$］等，随着非极性基团数目的增加，高分子的亲水性能降低，而对弱极性或非极性溶剂的亲和力增加。高分子分散在这些溶剂中，称为高分子非水溶液，如玉米朊乙醇溶液。

有些高分子溶液如明胶水溶液、琼脂水溶液等，在温热条件下为黏稠性流动液体，但在温度降低时，呈链状分散的高分子，形成网状结构，分散介质水可被全部包含在网状结构中，形成不流动的半固体状物，称凝胶。形成凝胶的过程称为胶凝。凝胶分为脆性与弹性两种，前者失去网状结构内部的水分后变脆，易研磨成粉末，如硅胶；而弹性凝胶脱水后，不变脆，体积缩小而变得有弹性，如琼脂和明胶。

（一）高分子溶液的性质

1. 带电性高分子溶液

水溶液中，高分子化合物结构的某些基团因解离而带电，有的带正电，有的带负电。带正电荷的高分子水溶液有琼脂、血红蛋白、碱性染料、明胶等。带负电荷的有淀粉、阿拉伯胶、西黄蓍胶、鞣酸、树脂、酸性染料等。一些高分子化合物所带的电荷受溶液 pH 的影响，如蛋白质分子中含有羧基与氨基，在水溶液中随 pH 不同可带正电或负电。当溶液的 pH＞等电点时，蛋白质带负电荷，pH＜等电点时，蛋白质带正电荷。在等电点时，高分子化合物不带电，这时，高分子溶液的许多性质发生变化，如黏度、渗透压、溶解度、导电性等都变为最小值。在药剂学中，常利用高分子溶液的这种性质。高分子化合物在溶液中带有荷电，所以有电泳现象，用电泳法可测得高分子化合物所带电荷的种类。

高分子化合物含有大量亲水基团，能与水形成牢固的水化膜，可阻止高分子化合物分子之间相互凝聚，这种性质对高分子化合物的稳定性起重要作用。

2. 渗透压高分子溶液

渗透压高分子溶液有较高的渗透压，渗透压的大小与高分子溶液的浓度有关。浓度越大，渗透压越高。

3. 黏性高分子溶液

黏性高分子溶液是黏稠性流动液体，黏稠性大小用黏度表示。测定高分子溶液的黏度，可以确定高分子化合物的分子量。

（二）高分子溶液的稳定性

高分子溶液的稳定性主要是高分子化合物的水化作用和电荷两方面决定的。高分子溶液含有大量的亲水基团，所以高分子溶液的质点周围形成较坚固的水化膜，水化膜可阻碍质点的相互聚集。如向高分子溶液中加入少量电解质，不会由于反离子的作用而聚集。但若破坏其水化膜，则会发生聚集而引起沉淀。破坏水化膜的方法之一是加入脱水剂，如乙醇、丙酮等。

在药剂制剂中，制备高分子物质如右旋糖酐、羧甲基淀粉钠等，都是利用加入大量乙醇的方法，使它们失去水化膜而沉淀。控制加入乙醇的浓度，可将不同分子量的产品分离。另一方法是加入大量的电解质，电解质强烈的水化作用夺去了高分子质点水化膜的水分而使其沉淀，这一过程称为盐析，在制备生化制品时经常使用。引起盐析作用的主要是电解质的阴离子。不同电解质的阴离子的盐析能力是不同的。按对亲水胶体的凝结能力由强到弱，将电解质的阴离子排列成顺序称为感胶离子序：枸橼酸离子＞酒石酸离子＞ SO_4^{2-} ＞醋酸根离子（CH_3COO^-）＞氯离子（Cl^-）＞溴离子（Br^-）＞碘离子（I^-）＞硫氰根离子（CNS^-），如图 7-2 所示。

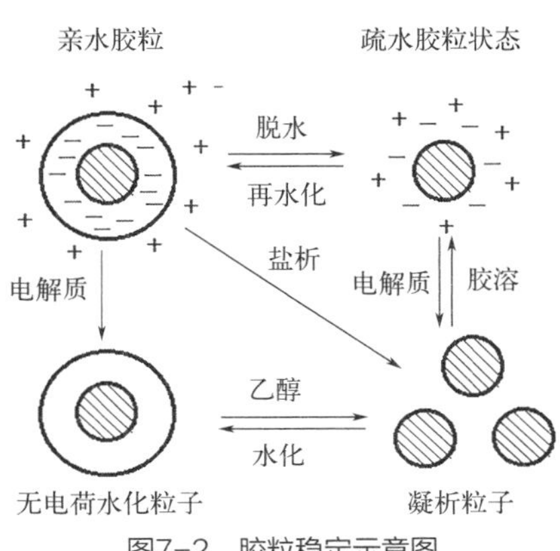

图7-2　胶粒稳定示意图

高分子溶液在放置过程中也会自发地聚集而沉淀，称为陈化现象。陈化速度受许多因素的影响，如光线、空气、电解质、pH、絮凝剂等。可使高分子的质点聚集成大离子而产生沉淀，称为絮凝现象，含药材提取物的制剂在放置过程中经常发生。带相反电荷的两种高分子溶液混合时，可因电荷中和而发生絮凝。这时，两种高分子溶液均失去它们原有的一些性质，如表面活性、水化性等。

第五节　药物的乳化

一、概述

乳化是一种液体以极微小液滴均匀地分散在另一种互不相溶的液体中的液 - 液界面现象。两种不相溶的液体，如油与水，在容器中分成两层，密度小的油在上层，密度大的水在下层。若加入适当的表面活性剂，在强烈的搅拌下，油被分散在水中，形成乳状液，该过程叫乳化。

药物乳化后的乳状液称为乳浊液型液体药剂，简称乳剂。乳剂的液滴称为分散相、内相或不连续相，包在液滴外面的液体称为分散媒、外相或连续相。油为分散相，分散在水中，称为水包油（O/W）型乳剂；水为分散相，分散在油中，称为油包水（W/O）型乳剂。一般分散相液滴的直径在 0.1～100μm。

二、乳剂形成的理论

（一）界面张力学说

当水相与油相混合时，用力搅拌即可形成液滴大小不同的乳剂，但很快会合并分层。

这是因为形成乳剂的两种液体之间存在界面张力，两相间的界面张力越大，界面自由能也越大，形成乳剂的能力就越弱。两种液体形成乳剂的过程，也是两相液体间新界面形成的过程，乳滴越细，新增加的界面就越多，而乳剂粒子的界面自由能也就越大。这时，乳剂就有降低界面自由能的趋势，促使乳滴变大甚至分层。为保持乳剂的分散状态和稳定性，必须降低界面张力，用界面活性较强的肥皂进行实验，证实降低油水两相界面张力时，可将油相分散为液滴，形成较稳定的 O/W 型乳剂。

（二）乳化膜学说

乳剂中加入乳化剂时，乳化剂被吸附于乳滴的表面，在降低油、水之间的界面张力和表面自由能的同时，乳化剂也在乳滴周围有规律地定向排列，形成界面膜，而阻止乳滴的合并。在乳滴周围形成的乳化剂膜称为乳化膜。乳化剂在乳滴表面的排列越整齐，乳化膜就越牢固，乳剂也就越稳定。而乳剂的类型取决于膜两侧界面张力的大小，如图 7–3 所示。

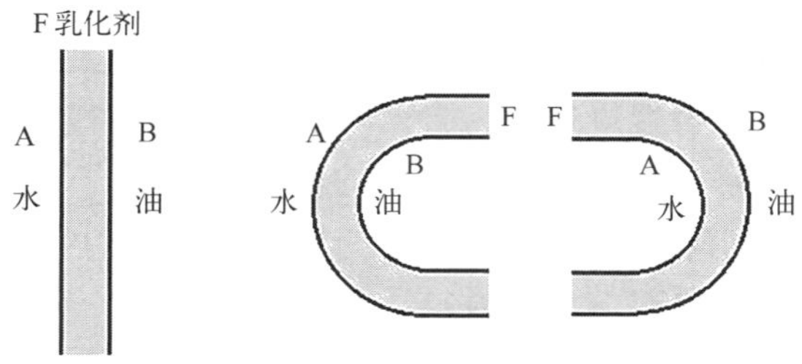

图7–3　吸附膜层图

乳化剂 F 与水相、油相之间存在着界面张力 A 和 B。若乳化剂的亲水性大于亲油性，在界面上能更多地伸向水层，能更多地降低水侧的界面张力，即 B＞A。B 表面收缩力大，膜层向油的一面弯曲，油就形成小油滴，分散在水中，即形成 O/W 型乳剂。例如，钠肥皂作乳化剂时，因其亲水性大于亲油性，降低水侧的界面张力多，使 B＞A，形成 O/W 型乳剂。若钙肥皂作乳化剂，因其亲油性大于亲水性，更多地降低油侧的界面张力，使 A＞B，膜层向水的一面弯曲，形成 W/O 型乳剂。

常见的乳化膜有以下 4 种类型。

（1）单分子乳化膜　表面活性剂类乳化剂被吸附于乳滴表面，有规律地定向排列成单分子乳化剂层，称为单分子乳化膜，增加了乳剂的稳定性。若乳化剂是离子型表面活性剂，形成的单分子乳化膜是离子化的，乳化膜本身带有电荷，由于电荷互相排斥，阻止乳滴的合并，使乳剂更加稳定。

（2）多分子乳化膜　亲水性高分子化合物类乳化剂吸附于乳滴的表面可形成多分子乳化膜。强亲水性多分子乳化膜不仅会阻止乳滴的合并，也会增加分散介质的黏度，使乳剂更稳定。如阿拉伯胶作乳化剂就能形成多分子乳化膜。

（3）固体微粒乳化膜　作为乳化剂使用的固体微粒，对水相和油相有不同的亲和力，因而对油、水两相界面张力有不同程度的降低。在乳化过程中，固体微粒被吸附于乳滴表面，排列成固体微粒膜，阻止乳滴合并，增加乳剂的稳定性。这样的固体微粒层称为固体微粒乳化膜。如硅藻土、氢氧化镁等都可作为固体微粒乳化剂使用。

（4）复合凝聚膜　由 O/W 型和 W/O 型乳化剂共同形成的界面膜称为复合凝聚膜。如十六烷基硫酸钠与胆固醇、脱水山梨酯与聚山梨酯等混合乳化剂，可形成稳定的、完全封闭的复合凝聚膜，阻止液滴的合并。但要注意的是，并非任何两种不同类型乳化剂混合使用均可形成复合凝聚膜，其形成与乳化剂的分子形状有关，如十六烷基硫酸钠与油醇混合使用，由于油醇双键的空间效应，不能在油－水界面有序排列，则不能形成完全封闭的稳定复合凝聚膜。

三、乳化剂的类型

制备乳浊液型液体药剂时，除需要油相与水相外，为保持乳剂的稳定性，必须降低界面张力，因此需要加入起稳定作用的第三种物质——乳化剂。乳化剂具有降低界面张力、形成界面膜、形成电屏障等作用。

常用乳化剂按其性质不同，可以分为三类，即天然乳化剂、合成乳化剂、固体粉末乳化剂。

1. 天然乳化剂

这类乳化剂的种类较多，组成复杂，大多为高分子有机化合物，其主要特点：乳化能力强，为 O/W 型乳剂的乳化剂；表面活性小，能形成稳定的多分子膜；在水中的黏度比较大，可作增稠剂；天然乳化剂易受微生物的污染，需临时配制或添加适当的防腐剂。

（1）阿拉伯胶　阿拉伯胶为 O/W 型乳剂的乳化剂，其黏度较低，制成的乳剂易分层，所以宜与西黄蓍胶、果胶等合用。pH 范围在 2～10 时较稳定，常用作内服乳剂，常用浓度为 10%～15%。

（2）西黄蓍胶　其水溶液黏度较高，pH 为 5 时黏度最大，但其乳化能力较差，多与阿拉伯胶合用以增加制剂的稳定性和黏度。常用浓度为 1%～2%。

（3）明胶　其成分为蛋白质，形成的界面膜可随 pH 的不同而带正电荷或负电荷，在明胶等电点时所得的乳剂最不稳定。浓度为油的 1%～2%。因明胶易腐败，制剂中需加防腐剂。

（4）磷脂　卵黄中提取的卵磷脂和大豆中提取的豆磷脂，乳化作用强，一般浓度为 1%～3%，可供内服或外用，纯品可作注射用。

（5）其他天然乳化剂　白及胶、琼脂、海藻酸钠、果胶、桃胶、胆固醇等，有些在乳剂中作为辅助乳化剂。

2. 合成乳化剂

合成乳化剂主要指表面活性剂，其种类多，乳化能力强，性质稳定，应用越来越广泛，有逐步取代天然乳化剂的倾向。

（1）阴离子表面活性剂　常用的有一价碱金属皂（O/W 型），二价金属皂（W/O 型），有机胺皂（O/W 型），十六烷基硫酸钠和十二烷基硫酸钠等，后两者常与鲸蜡醇合用作乳化剂。

（2）阳离子表面活性剂　毒性大，用作表面活性剂不如阴离子表面活性剂广泛。但这类表面活性剂很多具有抗菌活性，如溴化十六烷基三甲铵或溴化十四烷基三甲铵，与鲸蜡醇合用形成阳离子型混合乳化剂，同时具有防腐作用。

（3）非离子表面活性剂　常用的有吐温类和司盘类。这类物质在水溶液中不解离，不受电解质溶液的影响，可与多数药物配伍。由于品种不同，可得到不同的 *HLB* 值，*HLB* 值可决定乳剂的类型。*HLB* 值为 8～16 者，形成 O/W 型乳剂；*HLB* 值为 3～8 者，形成 W/O 型乳剂。这类乳化剂不仅可单独使用，也可与其他离子型表面活性剂合用作乳化剂。

3. 固体粉末乳化剂

不溶性的固体粉末可用作水油两相的乳化剂。这类固体粉末能被润湿到一定程度，在两相之间能形成膜，防止分散相液滴接触合并，而且不受电解质的影响。硅藻土、氢氧化镁、氢氧化铝、二氧化硅、白陶土等能被水更多润湿，可用于制备 O/W 型乳剂；氢氧化钙、氢氧化锌、硬脂酸镁等能被油更多润湿，可用于制备 W/O 型乳剂。

四、乳剂的不稳定现象

1. 乳剂的不稳定现象

乳剂属于热力学不稳定的非均相体系，它的不稳定有转相、分层、絮凝、破裂及酸败等现象。

（1）转相　O/W 型转成 W/O 型乳剂或者相反的变化称为转相。转相的主要原因是乳化剂类型的转变。例如，钠肥皂可形成 O/W 型乳剂，但加入足量的氯化钙溶液后，生成的钙肥皂可使其转变成 W/O 型。转相有一个转相临界点，在临界点时乳剂被破坏。在临界点之下，转相不会发生，只有在临界点之上才能发生转相。转相也可由相体积比造成，如 W/O 型乳剂，当水体积与油体积比例很小时，水仍然被分散在油中，加很多水时，可转变为 O/W 型乳剂。

（2）分层　乳剂在放置过程中，体系中的分散相会逐渐上浮或下沉，这种现象为分层，也称乳析。分层的乳剂没有被破坏，经过振摇后能很快均匀分散。但药品发生这种现象是不符合规定的。为避免乳剂分层现象的发生，可以减少内相的粒径，增加外相的黏度，降低分散相与连续相之间的密度差，均能降低分层速度。其中，最常用的方法是适当增加连续相的黏度，但不应影响乳剂的倾倒。

（3）絮凝　乳剂中，分散相液滴发生可逆的聚集成团的现象为絮凝。絮凝时聚集和分散是可逆的，但絮凝的出现说明乳浊液的稳定性已经降低，通常在乳浊液破裂或转相的前期。发生絮凝的主要原因是乳剂的液滴表面电荷被中和，因而分散相小液滴发生絮凝。

（4）破裂　乳浊液中分散相液滴合并，进而分成油水两相的现象为破裂。破裂后经过振摇也不能恢复到原来的分散状态。破裂的主要原因：过冷、过热使乳化剂发生物理化学变化，失去乳化作用；添加相反类型的乳化剂，改变了两相的界面性质；添加电解质；微生物的作用等。破裂是不可逆的，破裂与分层可同时发生或发生在分层后。

（5）酸败　乳剂在放置过程中，受外界因素（光、热、空气等）及微生物的作用，使乳剂中的油或乳化剂发生变质的现象为酸败。乳剂中添加抗氧剂或防腐剂可防止酸败。

2. 影响乳剂稳定性的因素

（1）乳化剂的性质与用量　在乳剂的制备过程中，先借助机械力将分散相分割成微小液滴，使其均匀地分散在连续相中。乳化剂在被分散的液滴周围形成薄膜，防止液滴合并。因此，选用乳化剂时应选择能显著降低界面张力的乳化剂或形成较牢固的界面膜的乳化剂，以利于乳剂的稳定。一般乳化剂用量越多，则乳剂越易于形成，且稳定。但用量过多，可造成外相过于黏稠，不易倾倒，一般浓度为制备乳剂量的 0.5%～10%。

（2）黏度和温度　乳剂制备时需要外加能量，如加热、研磨、搅拌等。乳剂的黏度越大，所需要的乳化功也越大。黏度与界面张力均随温度的升高而降低，故提高温度有利于乳化，但过冷、过热均可使乳剂稳定性降低甚至乳剂破裂。实验证明，最适宜的乳化温度为 50～70℃。但贮存的温度以室温为佳，温度过高易引起乳剂的分层。

（3）分散相的浓度与乳滴大小　乳剂的类型虽与乳化剂的性质有关，但当分散相的浓度大于 74% 时，则容易转相或破裂。一般最稳定乳剂的分散相浓度在 50% 左右，25% 以下和 74% 以上时均不稳定。乳剂的稳定性还与乳滴的大小有关，乳滴越小，乳剂越稳定。乳剂中，如乳滴大小不均一，小乳滴通常填充于大乳滴之间，使乳滴聚集性增加，易引起乳滴的合并。为保持乳剂的稳定性，在制备乳剂时应尽可能保持乳滴大小均匀。

（4）油相、水相的密度差　乳剂中油水相的密度差越大，乳滴越容易分层。通常加入附加剂以增加外相黏度和密度，调节油水相的密度差。

（5）ζ 电位　乳剂中加入电解质或离子型乳化剂等附加剂，乳滴可吸附体系中的离子而荷电，表面电荷用 t 电位表示。乳滴因带相同的电荷而存在排斥力，阻碍了乳滴的聚集和合并，有利于乳剂的稳定。若乳剂中引入其他电解质等引起乳滴 ζ 电位降低时，就会出现絮凝现象，可能影响乳剂的稳定。

第六节　药物的混悬

一、概述

粒径较大的不溶性固体微粒放入某种密度相对较小的液体中，常沉淀在液体的底部，但当减小粒径到一定范围，并在该系统中加入助悬剂，则固体微粒可以相对稳定、均匀地分散在液体中，这种现象常称为混悬。难溶性固体药物以微粒状态分散于分散介质中形成的液体制剂，称为混悬液型液体药剂，也可称混悬液或混悬剂。混悬剂属于粗分散体系，分散相质点粒径一般在 0.5～10μm，但凝聚体的粒子直径可小到 0.1μm，大到 10μm。多用水为分散介质，也可用植物油作分散介质。

二、混悬液的稳定性

混悬液分散相粒子大于胶体粒子，绝大部分粒子失去布朗运动，由于重力作用而沉降。同时，因分散相的分散度较大，粒子由于表面自由能的作用可发生聚结。所以，混悬液既是热力学不稳定系统，也是动力学不稳定系统。所有的混悬液静置时都存在粒子的沉降与聚结问题。混悬液的稳定性与下列因素有关。

1. 润湿

固体药物能否润湿，与混悬液制备的难易、质量好坏及稳定性关系极大。不润湿的药物不易均匀分散在分散媒中，微粒会漂浮或下沉。加入表面活性剂（助润湿剂）可改变固体药物的助润湿特性，降低固液间的界面张力，去除固体微粒表面的气膜，使制成的混悬液稳定。

2. 混悬微粒的电荷与水化

混悬剂中的微粒由于吸附或解离等原因而带电荷，微粒表面电荷与分散媒中的相反离子之间可构成双电层结构，具有 ζ 电位。由于微粒表面带电荷，水分子可在微粒周围形成水化膜，这种水化作用随双电层的厚薄而改变。微粒的电荷与水化增加了混悬液的聚结稳定性，微粒相遇时，受电荷的水化膜排斥而阻止微粒合并，有利于混悬液的稳定。

加入少量电解质，改变了双电层的厚度与结构，增加了混悬液的聚结不稳定性或产生絮凝。当 ζ 电位很大时，虽然增加了混悬液的聚结稳定性，但微粒沉降后，易形成紧密的结块而难以分散。疏水性微粒主要靠微粒带电而水化，这种水化作用对电解质敏感。但亲水性药物微粒的水化作用很强，水化作用受电解质的影响较小。

3. 混悬微粒的沉降

混悬液中微粒与分散介质之间存在密度差，因重力作用，静置时会发生沉降，在一定条件下，微粒沉降速度符合 Stokes 定律。

$$V=\frac{2r^2(\rho_1-\rho_2)\ g}{9\eta} \tag{7-3}$$

式中，V 为微粒沉降速度，r 为微粒半径，ρ_1 为微粒密度，ρ_2 为分散介质密度，η 为分散介质的黏度，g 为重力加速度。

由以上公式可以看出，沉降速度 V 与 r^2、（$\rho_1-\rho_2$）成正比，与 η 成反比，V 越大，越不稳定。为增加混悬液的动力稳定性，在药剂学中有效的方法之一是减小微粒半径，这比增加分散介质的黏度或密度更有效。

4. 絮凝与反絮凝

混悬液中微粒的分散度比较大，因而具有较大的表面自由能，微粒具有降低表面自由能的趋势，微粒将趋于聚集。但由于微粒荷电，电荷的排斥力阻碍了微粒聚集。加入适量的电解质，能使 ζ 电位降低，可减少微粒之间的排斥力，加入的电解质称为絮凝剂。当 ζ 电位降低到一定程度，混悬液中的微粒可形成疏松的絮状聚集体，使混悬液处于稳定状态。混悬微粒形成絮状聚集体的过程称为絮凝，絮凝沉淀物体积较大，振摇后容易再分散。为了得到稳定的混悬液，一般应控制 ζ 电位在 20～25mV，使其恰好能产生絮凝作用。反之，向混悬液中加入电解质，ζ 电位升高，阻碍微粒之间的聚集碰撞，使絮凝状态变为非絮凝状态的这一过程称为反絮凝，加入的电解质称为反絮凝剂。

5. 晶型的转变与结晶增长现象

结晶性药物可能有几种晶型，称为同质多晶型。巴比妥、黄体酮、氯霉素等都有同质多晶型。同一药物的多种晶型中只有一种最稳定，其他晶型都会在一定条件下，经过一定时间后转变为稳定型，这种热力学不稳定晶型均称为亚稳定型。

结晶型药物制成混悬液，微粒大小往往不一致。微粒大小的不一致性，不仅表现为沉降速度不同，还会发生结晶增长现象，影响混悬液的稳定性。微粒的溶解度与粒子半径有关，在体系中，微粒的半径相差越多，溶解度相差越大。小粒子的溶解度大于大粒子的溶解度，混悬液中的小粒子逐渐溶解变得越来越小，而大粒子变得越来越大，结果大粒子的数目不断增多，沉降速度加快，致使混悬液稳定性降低，微粒沉降到底部易紧密排列，即小粒子易填充在稍大微粒的空隙间，底层微粒受上层微粒的压力而逐渐被压紧而沉降形成饼块。因此，在制备混悬液时，不仅要考虑微粒大小，还应考虑粒子大小的一致性。

6. 分散相的浓度和温度

在同一分散介质中，分散相的浓度增加，易使微粒碰撞结合而沉淀，混悬液的稳定性降低。温度对混悬液的稳定性影响更大，温度变化不仅改变药物的溶解度和分解速度，还能改变微粒的沉降速度、絮凝速度、沉降容积，从而改变混悬液的稳定性。冷冻可破坏混悬液的网状结构，也使混悬液的稳定性降低。

三、混悬液的稳定剂

混悬液为不稳定体系，为增加其稳定性，常加入使混悬液稳定的附加剂，称为稳定剂。主要包括助悬剂、润湿剂、絮凝剂和反絮凝剂等。

1. 助悬剂

助悬剂的作用是增加混悬液中分散介质的黏度，从而降低微粒的沉降速度；助悬剂可被吸附在微粒表面，形成机械性或电性的保护膜，防止微粒聚集或结晶的转型，从而增加混悬液的稳定性。理想的助悬剂应助悬效果好，不粘壁，重分散容易，絮凝颗粒细腻，无药理作用。可根据混悬剂中药物微粒的性质与含量，选择不同的助悬剂，常用的助悬剂有以下几种。

（1）低分子物质　如甘油、糖浆、山梨醇等。内服混悬剂应使用糖浆等，兼有矫味作用；外用制剂常用甘油，亲水性物质宜少加，疏水性物质要多加。

（2）高分子物质　分为天然与合成两大类：①天然高分子物质：常用的有阿拉伯胶，浓度为 5%～15%，西黄蓍胶，浓度为 0.5%～1%；琼脂、海藻酸钠、白及胶或果胶等也可应用，但在使用本类助悬剂时需要加防腐剂。②合成高分子物质：常用的有甲基纤维素、羧甲基纤维素钠、羟乙基纤维素、羟丙基甲基纤维素、聚维酮、聚乙烯醇等。它们的水溶液均透明，一般浓度为 0.1%～1%，性质稳定，受 pH 的影响小。

（3）硅酸类　主要是硅藻土，为胶体水合硅酸铝，分散于水中可带负电荷。能吸收大量水形成高黏度液体，防止微粒聚集合并，不需要加防腐剂。通常浓度为 2%，当混悬液中含硅藻土 5% 以上时具有显著的触变性，但遇酸或酸式盐能降低其水化性，制成的混悬剂在 pH7 以上时更稳定。多用于外用制剂。

（4）触变胶　2% 硬脂酸铝在植物油中形成触变胶，常用作混悬型注射液、滴眼剂的助悬剂。触变胶是在一定温度下静置时，逐渐变为半固体状溶液，当振摇时，又变成可流动的胶体溶液。胶体溶液的这种性质称为触变性，这种胶体称为触变胶。

2. 润湿剂

润湿是指由固气两相转变成固液两相的结合状态。疏水性药物配制混悬液时，必须加入润湿剂，使药物能被水润湿，以产生较高的分散效果。常用的润湿剂有甘油、乙醇等，但润湿效果不强。表面活性剂有很好的润湿效果，为常用的润湿剂。宜选用 *HLB* 值 7～9，且有合适的溶解度者。外用润湿剂可用肥皂、月桂醇硫酸钠、硫化蓖麻油等。内服润湿剂可选用聚山梨酯类，如聚山梨酯 -60、聚山梨酯 -80 等。

3. 絮凝剂和反絮凝剂

使用絮凝剂和反絮凝剂时要注意：①同种电解质，因用量不同，可以是絮凝剂，也可以是反絮凝剂。如酒石酸盐、酸式酒石酸盐、枸橼酸盐、酸式枸橼酸盐和磷酸盐等。所以要充分考虑絮凝剂与反絮凝剂之间的变化。②从用药目的、混悬剂的质量及絮凝剂与反絮凝剂的作用特点来选择。要求微粒细、分散好的混悬剂，需要使用反絮凝剂；大多数需要贮藏放置的混悬剂宜选用絮凝剂，其沉降体系疏松，易于分散。③注意絮凝剂、反絮凝剂和助悬剂之间是否有配伍禁忌。

常用的高分子助悬剂带负电荷，若混悬液中的粒子也带负电荷，加入的絮凝剂与反絮凝剂带正电会导致助悬剂凝集失去助悬作用。

第二部分

常规剂型篇

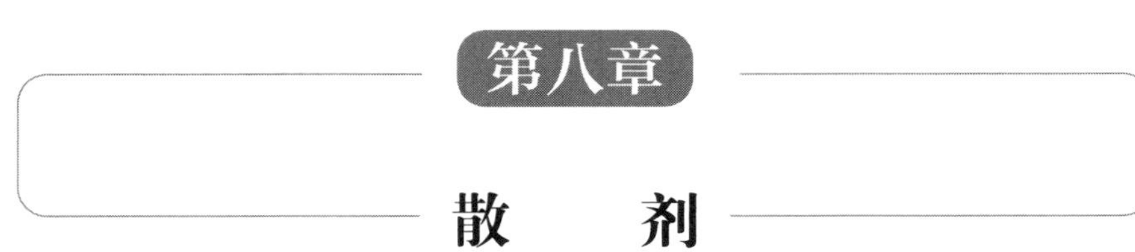

第八章 散剂

第一节 概述

一、散剂的定义

散剂（powders）系指原料药物与适宜的辅料经粉碎、均匀混合制成的干燥粉末状制剂。散剂是我国应用最早的剂型之一，在古籍《黄帝内经》《五十二病方》《圣济总录》中均有记载，明代李时珍的《本草纲目》对散剂的处方及用法进行了详述。散剂在中医药和苗医药中应用的历史较悠久，因其可操作性强、疗效显著等优势至今仍广泛应用于临床实践，是中药和苗药药剂的常用剂型之一。

二、散剂的特点

1. 药物经粉碎后，比表面积大，分散度大，利于有效成分析出、吸收，起效相比于其他固体制剂较快。

2. 剂量可控性强，可随症状进行增减，便于老人、婴幼儿及吞咽困难者服用。

3. 外用时对皮肤、黏膜的创面进行覆盖，起到一定的收敛保护作用。

4. 制备简单，剂量可分装，使用方便。

5. 因其比表面积较大，故具有吸湿性、刺激性、腐蚀性、易风化及化学稳定性差的药物不宜制备成散剂。

6. 对服药剂量大的药物，散剂不如片剂、丸剂等使用方便。

7. 散剂为生药粉入药，污染源较多，因此其卫生问题不容忽视。

三、散剂的分类

1. 按给药途径可分为内服散（如黄萱益肝散）、外用散（如冰硼散）和既可内服又可外用的散剂（如七厘散）。

2. 按药物组成可分为单方散剂和复方散剂。单方散剂由单味药组成（如川贝散等）。复方散剂由两味或两味以上的药物组成（如玉屏风散、逍遥散等）。

3. 按药物性质可分为含毒性药物散剂（如九分散）、含液体药物散剂（如蛇胆川贝散）、含低共熔混合物散剂（如痱子粉）。

4. 按给药剂量可分为剂量型散剂和非剂量型散剂。剂量型散剂系将散剂分成单剂量包装，患者按包服用。非剂量型散剂系散剂以总剂量进行包装，患者遵医嘱自行分剂量服用。

四、散剂的质量要求

散剂在生产与贮藏期间应符合下列有关规定。

1. 供制散剂的原料药物均应粉碎。除另有规定外，口服散剂为细粉，儿科用和局部用散剂应为最细粉。

2. 散剂中可含或不含辅料。口服散剂需要时，亦可加矫味剂、芳香剂、着色剂等。

3. 为防止胃酸对生物制品散剂中活性成分的破坏，散剂稀释剂中可调配中和胃酸的成分。

4. 散剂应干燥、疏松、混合均匀、色泽一致。制备含有毒性药、贵重药或药物剂量小的散剂时，应采用配研法混匀并过筛。

5. 散剂可单剂量包（分）装和多剂量包装者，后者应附分剂量的用具。含有毒性药的口服散剂应单剂量包装。

6. 除另有规定外，散剂应密闭贮存，含挥发性原料药物或易吸潮原料药物的散剂应密封贮存。生物制品应采用防潮材料包装。

7. 用于烧伤治疗的散剂如为非无菌制剂，应在标签上标明“非无菌制剂”；产品说明书中应注明“本品为非无菌制剂”，同时在适应证下应明确“用于程度较轻的烧伤（Ⅰ度或浅Ⅱ度）”；注意事项下规定“应遵医嘱使用”。

第二节 散剂的制法

一、一般散剂的制备

散剂的制备工艺一般按图 8-1 所示流程进行。

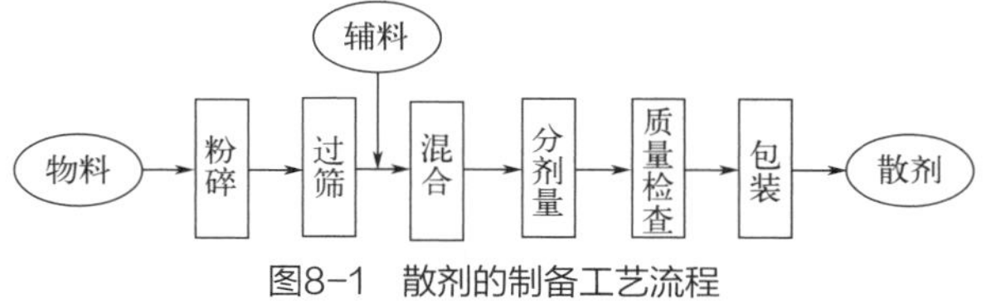

图8-1 散剂的制备工艺流程

（一）药材粉碎与过筛

在进行药物粉碎前，需根据药材的性质进行适当的前处理，如洗净、干燥、切割等以便药材的粉碎和过筛。粉碎与筛析的目的、方法、器械等具体内容详见第五章。

（二）药粉的混合

混合操作的目的是使药物的含量达到均匀一致。因此，混合操作是确保散剂含量均一性的关键。混合的目的、方法、器械等在第五章中也已介绍，实验室或少量制备主要用乳钵，现介绍几种常见的制备方法。

1. 打底套色法

此法是对药粉进行混合的一种经验方法，广泛应用于中药散剂、丸剂、片剂等剂型。“打底”系指将量少、色深、质轻的药粉先放入研钵中，再将量多、色浅、质重的药粉逐渐分次加入研钵中，轻研混合均匀，此过程即为“套色”。本法只侧重色泽、质地，而忽略了粉体粒子等比容积容易混合均匀的机理。

2. 等量递加法

本法亦称“配研法”。即先称取小剂量药粉，然后再加入等体积的其他药粉或辅料混合均匀，之后再加入与混合物等量的组分混合，依次倍量增加，直至各组分完全混合均匀。本法混合较好，适用于小剂量药物、毒性药物及贵重药物制备散剂。小剂量的剧毒药物与其数倍量的辅料混合制成的散剂叫“倍散”，倍散的制备遵循等量递加法的原则。其中，辅料以稀释剂为主，包括乳糖、蔗糖、糊精、淀粉、磷酸钙、沉降碳酸钙、白陶土等惰性物质，有时可加入适量色素便于混合程度的判断。表 8-1 示倍散的种类及稀释倍数。

表8-1 倍散的剂量与稀释倍数

倍散名称	剂量(g)	稀释剂：药粉
10倍散	0.01～0.1	9：1
100倍散	0.001～0.01	99：1
1000倍散	0.001以下	999：1

当组分密度差异较大时，易出现小密度组分浮于上面、大密度组分沉于底部的混合不均匀的情况。因此，组分的粒径应控制在 30μm 以下以避免此类情况的发生。

当药物具有黏附性或带有电荷时，容易对容器壁产生黏附，从而影响物料混合的均匀度，还可能因物料损失导致剂量不足。在进行加料时，将量大或不易吸附的药物粉末或辅料垫于底部，后加入少量或易吸附的成分以减少黏附。加入少量表面活性剂或润滑剂可克服物料混合时因摩擦产生的静电。

若处方中含液体或易吸湿性成分时，可用吸收剂或处方中的其他固体成分先吸附液体成分直至不湿润。磷酸钙、白陶土等是常用吸收剂，新型的多孔性微粉硅胶具有较大的比表面积，用作油性药物的固体化制剂或防潮剂。

两种或两种以上药物按一定比例混合后，出现润湿或液化现象，形成低共熔混合物。为避免低共熔混合物形成，应避开形成低共熔混合物的混合比。在药剂配伍中易发生此类现象的药物有水合氯醛、樟脑、麝香草酚等。

（三）散剂的分剂量

分剂量是指按剂量要求将混合均匀的物料分装的过程。多剂量包装的散剂需配备分剂量的用具，而内服的毒性散剂药物则应单剂量包装。常用的方法有目测法（估分法）、重量法和容量法。

1. 目测法（估分法）

已知散剂总量，通过目测将散剂分成等量的若干份，被测份数不宜过多，以免误差较大。此法简单、方便，但准确度差，不用于毒性药物的分装，仅用于临时调配少量普通药物散剂。

2. 重量法

重量法系用手戥秤或天平逐包称量的方法。此法分装的剂量准确，但耗时长、效率低，难以进行大量散剂的分装。主要用于量小的含毒性药物及贵重药物的分装。

3. 容量法

容量法系指用容量代替重量，即用固定容量的容器对药物分剂量的方法。常用的分量器有牛角、容量药匙等。部分分量器内置有活动楔子，用于调节剂量。该法速度快、可机械化程度高，适用于大部分散剂的分装。规模化生产多采用此法。

由于药粉的粒度、密度、流动性、吸湿性、黏附性等特性对药物的分剂量均有影响，为确保剂量的准确性，需进行必要的考查并选择相应的分装方法。

（四）包装与贮存

1. 包装

散剂的质量除了与制备工艺密切相关，与其包装、贮存条件等也密不可分。由于散剂的比表面积大，吸湿性是影响散剂质量的重要因素。因为药物吸湿后常发生诸多变化，如潮解、流动性降低、结块、变色、分解、微生物污染、虫蛀等。因此，防潮是保证散剂质量的关键，故选择合适的包装材料和贮存条件尤为重要。包装材料主要包括以下几类。

（1）包装纸/盒　常见包装纸有光纸、玻璃纸和蜡纸。其中，有光纸表面光滑，基本不吸附药粉，应用广泛，但是不宜用于吸湿性和挥发性药物。玻璃纸适用于包装含挥发性和含油脂药物的散剂。蜡纸适用于易吸湿变质和含毒性药物散剂的包装。

（2）玻璃瓶/管　化学性质稳定，密闭性良好，不易透气透湿，是常用包装材料，广泛应用于吸湿性药物、贵重药物、挥发性药物、有毒药物的包装。

（3）硬胶囊　将药粉装入胶囊能达到掩味的目的，常用于一些剂量小又有异臭、异味的散剂，且方便服用。

（4）塑料袋/瓶　此类包装的主要成分是聚乙烯、聚丙烯、聚氯乙烯等高分子材料。质轻透明，不易破碎，方便携带。但此类包装不耐热且在低温下久贮易裂，易老化，透湿、透气性亦不佳，故在部分药物的选择上有一定的局限性。

（5）复合膜/袋　系指各种塑料与纸、金属或其他塑料通过黏合形成的膜，将复合膜热合即成袋。此类包装除具塑料制品的优点外，密封性、防潮防湿性均较好，适用于大部分散剂。

2. 贮存

散剂的贮存应注意防潮，故含挥发性的药物和易吸潮的药物散剂应密封贮存。此外，还应注意温度、光线、微生物等因素的影响。

（五）举例

实例1 ［黄萱益肝散］

（1）处方　土大黄291g，萱草103g，千里光92g，猕猴桃92g，红土茯苓92g，野蔷薇62g，獐芽菜62g，骚羊古62g，南五味子62g，丹参62g，甘草20g。

（2）制法　以上十一味，粉碎成细粉，过筛，混匀，即得。

（3）性状　本品为青黄色至棕黄色的粉末；气微，味苦、微涩、酸。

（4）功能与主治　清热解毒，疏肝利胆。用于肝胆湿热所致的慢性乙型肝炎。

（5）用法与用量　口服。成人每次 9g，每日 3 次，温开水或糖开水送服。小儿酌减（小儿只服浸泡后的上清液，不服药渣）。3 个月为 1 个疗程，或遵医嘱。

（6）禁忌　服药期间忌饮酒。

（7）注意事项　孕妇慎服；避免熬夜和过度劳累。

（8）规格　每袋装 9g。

（9）贮藏　密封。

（10）注解　①苗医：旭嘎帜沓痂，维汕洼胗，麦日，麦靓麦韦艿怏内，维象样丢象，夫热觉蒙。②獐芽菜和骚羊古是贵州常见的苗药，獐芽菜在贵州民间常被用来治疗肝炎，骚羊古在《贵州民间方药集》《贵阳民间药草》《中国苗族药物彩色图集》中均有记载。

实例 2 ［七厘散］

（1）处方　血竭 500g，乳香（制）75g，没药（制）75g，红花 75g，儿茶 120g，冰片 6g，人工麝香 6g，朱砂 60g。

（2）制法　以上八味，除人工麝香、冰片外，朱砂水飞成极细粉，其余血竭等五味粉碎成细粉。将人工麝香、冰片研细，与上述粉末配研，过筛，混匀，即得。

（3）性状　本品为朱红色至紫红色的粉末或易松散的块；气香，味辛、苦，有清凉感。

（4）功能与主治　化瘀消肿，止痛止血。用于跌仆损伤，血瘀疼痛，外伤出血。

（5）用法与用量　口服。每次 1～1.5g，每日 1～3 次；外用，调敷患处。

（6）注意　孕妇禁用。

（7）规格　每瓶装 1.5g 或 3g。

（8）贮藏　密封，置阴凉处。

（9）注解　①七厘散源于清代谢元庆所著《良方集腋》。②本散剂采用套色法混匀药物，取朱砂细粉置于乳钵内，依次与麝香、冰片充分研匀，再和血竭等细粉研匀，以确保其均匀度。

二、各类特殊散剂的制备

（一）含毒性药物的散剂

散剂中若含有毒性药物，需注意毒性药物的使用剂量，一般毒性药物的剂量较小，所以在称取、配置等过程中容易损耗。因此，一般将毒性药物制备成倍散以确保剂量的准确性。

实例 1 ［九分散］

（1）处方　马钱子粉 250g，麻黄 250g，乳香（制）250g，没药（制）250g。

（2）制法　以上四味，麻黄、乳香、没药粉碎成细粉；马钱子粉与上述粉末配研，过筛，混匀，即得。

（3）性状　本品为黄褐色至深黄褐色的粉末，遇热或重压易黏结；气微香，味微苦。

（4）功能与主治　活血散瘀，消肿止痛。用于跌打损伤，瘀血肿痛。

（5）用法与用量　口服。每次 2.5g，每日 1 次，饭后服用；外用，创伤青肿未破者以酒调敷患处。

（6）注意 本品含毒性药，不可多服；孕妇禁用；小儿及体弱者遵医嘱服用；外伤出血者不可外敷。

（7）规格 每袋装 2.5g。

（8）贮藏 密闭，防热，防潮。

（9）注解 ①马钱子不能生用，应将其炮制以降低毒性，并用淀粉稀释制成马钱子粉，再与方中其他药粉配研。②乳香、没药为树脂类药物，其生品气味辛烈，对胃刺激较强，醋制后可缓和其刺激性，矫味，便于粉碎，同时能增强活血止痛、收敛生肌等功效。

实例 2 ［硫酸阿托品散］

（1）处方 硫酸阿托品 1g，胭脂红乳糖（1.0%）1g，乳糖 98g。

（2）制法 取少许乳糖加入研钵中，研磨乳糖使研钵壁饱和后倾出，将硫酸阿托品与胭脂红乳糖置于研钵中研匀，再以等量递增法逐渐加入乳糖研匀，待全部色泽一致后即得。

（3）功能与主治 胃肠痉挛疼痛。

（4）用法与用量 疼痛时 1 次口服 0.1g（相当于硫酸阿托品 0.001g）。

（5）注意 本品含毒性药，不可多服；孕妇禁用。

（6）规格 每袋装 0.1g。

（7）贮藏 密闭，防潮。

（8）注解 ①胭脂红乳糖的制备。取胭脂红 1g 置于乳钵中，加 90% 乙醇溶液 10～20mL，研磨溶解后，再与 99g 乳糖配研，混合均匀后，50～60℃干燥，过筛，即得。②制备时，先将硫酸阿托品与胭脂红乳糖混合着色，以利于在混合时观察是否混合均匀。③因硫酸阿托品有毒、用量少，制备时需用乳糖先饱和乳钵的表面能，防止吸附，减少药物损失，然后采用等量递增法加入乳糖，以保证混合均匀。④分剂量时，需采用重量法，以保证剂量准确。

（二）含低共熔混合物药物的散剂

低共熔现象与药物的种类、用药比例、制备环境等密切相关，常在药粉混合后较快发生或间隔一段时间才发生，因此在制备过程中需时刻关注药粉状态的变化。药物形成低共熔化合物后，其药理作用可能发生以下变化：①若药理作用无明显变化，可先制成低共熔混合物，再与其他固体成分混合，均匀分散。②若出现药效增强的情况，则在制备过程中可先形成低共熔物后，再与处方中其他药物混合。③若出现药效降低，则应分别用其他组分稀释低共熔化合物，再轻轻混合，避免出现低共熔现象。

实例 1 ［避瘟散］

（1）处方 朱砂 662g，香排草 180g，檀香 156g，冰片 138g，薄荷脑 138g，白芷 42g，丁香 42g，玫瑰花 42g，木香 36g，甘松 18g，零陵香 18g，姜黄 18g，人工麝香 1.4g。

（2）制法 以上十三味，除人工麝香、冰片、薄荷脑外，朱砂水飞成极细粉；其余檀香等九味粉碎成细粉，过筛，混匀；将冰片、薄荷脑同研至液化，另加入甘油 276g，搅匀。将人工麝香研细，与上述粉末配研，过筛，混匀，与液化的冰片和薄荷脑研匀，即得。

（3）性状 本品为朱红色的粉末；气芳香，味微苦。

（4）功能与主治 祛暑避秽，开窍止痛。用于夏季暑邪引起的头目眩晕、头痛鼻塞、恶心、呕吐、晕车晕船。

（5）用法与用量　口服。1次0.6g。外用适量，吸入鼻孔。

（6）规格　每盒装0.6g。

（7）贮藏　密封，置阴凉干燥处。

（8）注解　①本方中檀香、丁香、木香、白芷芳香辟秽，行气止痛；朱砂、冰片、薄荷脑辟秽解毒，开窍止痛。②方中冰片和薄荷脑为低共熔组分，同研会发生低共熔现象，且低共熔后的药理作用不变，因此制备时先将两成分共研至液化。

实例2［痱子粉］

（1）处方　麝香草酚0.6g，薄荷脑0.6g，薄荷油0.6mL，樟脑0.6g，水杨酸1.4g，升华硫4g，硼酸8.5g，氧化锌6g，淀粉10g，加滑石粉至100g。

（2）制法　取麝香草酚、薄荷脑、樟脑研磨形成低共熔物，与薄荷油混匀。另将水杨酸、硼酸、氧化锌、升华硫及淀粉分别研细，混匀，用混合细粉吸收共熔物，最后按等量递增法加入滑石粉研匀，使成100g，过七号筛，即得。

（3）性状　本品为白色粉末，气香。

（4）功能与主治　散风除湿，清凉止痒。用于汗疹，痱毒。

（5）用法与用量　外用适量，扑擦于患处。

（6）规格　每瓶装50g。

（7）贮藏　密封，置阴凉干燥处。

（8）注解　本方中成分较多，核心要点是混合均匀。处方中麝香草酚、薄荷脑、樟脑为共熔组分，研磨混合时会形成共熔混合物并产生液化现象。共熔成分在全部液化后，再用混合粉末或滑石粉吸收，并过筛2～3次，检查均匀度。氧化锌为收敛剂，能使局部组织收缩，局部用散剂应为极细粉，一般以能通过八号至九号筛为宜。敷于创面及黏膜的散剂应经灭菌处理。

（三）含液体药物散剂

若散剂处方中含有液体，如挥发油类、液体药物、流浸膏、酊剂、煎煮液及稠浸膏等，对于此类药物的处理，应根据药物的性质、用量及处方中其他固体组分的量进行处理：①当液体组分量较少时，可先用方中的其他固体组分将液体吸收后，再与其他组分混匀；②当液体组分较多，方中其他固体组分吸收不完全时，则可加适当的辅料（如乳糖、淀粉、蔗糖、磷酸钙等）吸收；③当液体组分过多，且不具挥发性，可加热浓缩至一定程度后，再加方中其他固体组分吸收，后进行低温干燥，混匀。

实例1［乌贝散］

（1）处方　海螵蛸（去壳）850g，浙贝母150g，陈皮油1.5g。

（2）制法　以上三味，海螵蛸、浙贝母粉碎成细粉，加入陈皮油1.5g，混匀，过筛，即得。

（3）性状　本品为黄白色的粉末；气微香，味咸、微苦。

（4）功能与主治　制酸止痛，收敛止血。用于肝胃不和所致的胃脘疼痛、泛吐酸水、嘈杂似饥；胃及十二指肠溃疡见上述证候者。

（5）用法与用量　饭前口服。每次3g，每日3次；十二指肠溃疡者可倍量服用。

（6）规格　每瓶装45g。

（7）贮藏　密闭，防潮。

（8）注解　方中用海螵蛸制酸止痛，收敛止血；浙贝母化痰散结消痈；陈皮油理气健脾。诸药合用，共奏制酸止痛收敛之功。

实例2［蛇胆川贝散］

（1）处方　蛇胆汁100g，川贝母600g。

（2）制法　以上二味，川贝母粉碎成细粉，与蛇胆汁混匀，干燥，粉碎，过筛，即得。

（3）性状　本品为浅黄色至浅棕黄色的粉末；味甘、微苦。

（4）功能与主治　清肺，止咳，除痰。用于肺热咳嗽，痰多。

（5）用法与用量　口服。每次0.3～0.6g，每日2～3次。

（6）规格　0.3g或0.6g。

（7）贮藏　密封。

（8）注解　本方中蛇胆清热化痰，川贝母清热化痰、润肺止咳。两药配伍，共奏清热止咳化痰之功。

实例3［紫雪散］

（1）处方　芒硝（制）480g，磁石144g，滑石144g，石膏144g，北寒水石144g，玄参48g，升麻48g，甘草24g，硝石（精制）96g，沉香15g，木香15g，朱砂9g，水牛角浓缩粉9g，羚羊角4.5g，人工麝香3.6g，丁香3g。

（2）制法　以上十六味，石膏、北寒水石、滑石、磁石碎成小块，加水煎煮3次，玄参、木香、沉香、升麻、甘草、丁香用石膏等的煎液煎煮3次，合并煎液，滤过，滤液浓缩成膏；芒硝、硝石粉碎，兑入膏中，混匀，干燥，粉碎成细粉；羚羊角锉研成细粉；朱砂水飞成极细粉；将水牛角浓缩粉、人工麝香研细，与上述粉末配研，过筛，混匀，即得。

（3）性状　本品为棕红色至灰棕色的粉末；气芳香，味咸、微苦。

（4）功能与主治　清热开窍，止痉安神。用于热入心包、热动肝风证，症见高热烦躁、神昏谵语、惊风抽搐、斑疹吐衄、尿赤便秘。

（5）用法与用量　口服。每次1.5～3g，每日2次；周岁小儿每次0.3g，5岁以内小儿每增1岁递增0.3g，每日1次；5岁以上小儿酌情服用。

（6）注意　孕妇禁用。

（7）规格　每瓶装1.5g，每袋装15g。

（8）贮藏　密封，置阴凉处。

（9）注解　以上制法为现代紫雪散的制备过程，与传统制药步骤相比，省略了贵细药材羚羊角的煎煮以及药物结晶析出的过程。该法简化了制备工艺，提高了生产效率，同时，散剂也减少了贵稀药材的损失，降低了生产成本。从制剂储存角度看，传统制法制得的药物为结晶形态，不易储存，散剂提高了制剂的稳定性。

（四）眼用散剂

眼用散剂为眼部用药，对粒度的要求，按《中国药典》规定应通过九号筛，一般为极细粉，粉质均匀细腻，以减少对眼部的机械性刺激。此外，眼用散剂不能含致病性微生物，尤其是金黄色葡萄球菌和绿脓杆菌，容易引起感染，导致不良后果。针对术后的眼部用药，必须无菌。眼用散剂的制备通常采用水飞法等制成极细粉，在制备过程中须注意操作环境的清洁、用具的灭菌等，成品须经灭菌后密封保存。

实例［八宝眼药散］

（1）处方　炉甘石（三黄汤飞）300g，地栗粉 200g，海螵蛸（去壳）60g，硼砂（炒）60g，冰片 20g，朱砂 10g，珍珠 9g，麝香 9g，熊胆 9g。

（2）制法　以上九味，珍珠、朱砂、海螵蛸分别水飞成极细粉；炉甘石用三黄汤水飞成极细粉；地栗粉、硼砂分别研成极细粉；将上述极细粉以配研法混匀。麝香、冰片、熊胆研细，再与上述粉末配研，过九号筛，混匀，灭菌，即得。

（3）性状　本品为淡橙红色至淡红色的极细粉末；气香。

（4）功能与主治　消肿，明目。用于目赤肿痛，眼缘溃烂，畏光怕风，眼角涩痒。

（5）用法与用量　每用少许，点入眼角。每日 2～3 次。

（6）注解　①炉甘石用三黄汤水飞法粉碎，可增加其清热的效果。制法：炉甘石 100kg，黄连、黄柏、黄芩各 2.5kg，煎汤取汁淬。即取净炉甘石，煅红，倾入三黄汤中，研磨，倾出混悬液，未粉碎部分再煅，依上法反复数次，合并混悬液，静置后取出沉淀物，干燥，研细，过筛。②硼砂经炒后放冷，单独粉碎成极细粉。③地栗粉的制备：取新鲜荸荠洗净，削去芽苗及根蒂，捣烂压榨取汁，滤过，滤液沉淀。取沉淀物干燥，研成极细粉，即得。④灭菌方法：将以上粉末置于洁净搪瓷盘内，摊成薄层，紫外线灭菌半小时。

第三节　散剂的质量检查

《中国药典》2020 年版四部（通则 0115）收载了散剂的质量检查项目，主要有以下几项。

1. 粒度

除另有规定外，化学药局部用散剂，用于烧伤或严重创伤的中药局部用散剂，以及儿科用散剂，照粒度和粒度分布测定法（通则 0982 单筛分法）测定。化学药散剂通过七号筛（中药通过六号筛）的粉末重量，不得少于 95%。

2. 外观均匀度

取供试品适量，置于光滑纸上，平铺约 $5cm^2$，将其表面压平，在明亮处观察，应色泽均匀，无花纹与色斑。

3. 水分

中药散剂照水分测定法（通则 0832）测定，除另有规定外，不得过 9.0%。

4. 干燥失重

化学药和生物制品散剂，除另有规定外，取供试品，照干燥失重测定法（通则 0831）测定，在 105℃干燥至恒重，减失重量不得过 2%。

5. 装量差异

单剂量包装的散剂，照下述方法检查，应符合规定。

检查法：除另有规定外，取供试品 10 袋（瓶），分别精密称定每袋（瓶）内容物的重量，求出内容物的装量与平均装量。每袋（瓶）装量与平均装量相比较［凡有标示装量的散剂，每袋（瓶）装量应与标示装量相比较］，按表 8-2 中的规定，超出装量差异限度的散剂不得多于 2 袋（瓶），并不得有 1 袋（瓶）超出装量差异限度的 1 倍。

表8-2 散剂的装量差异限度要求

平均装量或标示装量	装量差异限度(中药、化学药)	装量差异限度(生物制品)
0.1g及0.1g以下	± 15%	± 15%
0.1g以上至0.5g	± 10%	± 10%
0.5g以上至1.5g	± 8%	± 7.5%
1.5g以上至6.0g	± 7%	± 5%
6.0g以上	± 5%	± 3%

凡规定检查含量均匀度的化学药和生物制品散剂，一般不再进行装量差异的检查。

6. 装量

多剂量包装的散剂，按照最低装量检查法（通则 0942）检查，应符合规定。

7. 无菌

用于烧伤或创伤的局部用散剂，按照无菌检查法（通则 1101）检查，应符合规定。

8. 微生物限度

除另有规定外，按照微生物限度检查法（通则 1107）检查，应符合规定。

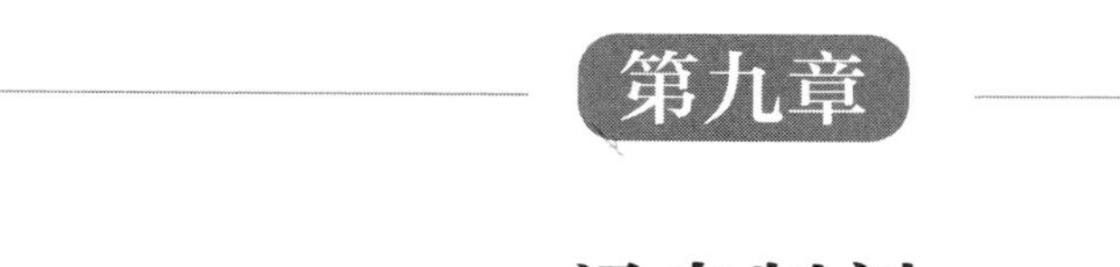

第九章 浸出制剂

第一节 概　　述

一、浸出制剂的含义与特点

浸出制剂系指用适宜的浸出溶剂和方法，浸提药材中的有效成分而制成供内服或外用的一类制剂。大部分浸出制剂可直接应用于临床，如合剂、糖浆剂、酒剂等；也有一些浸出制剂，如流浸膏剂、浸膏剂，常作为制备其他制剂的原料。本章重点介绍汤剂、合剂、口服液剂、糖浆剂、煎膏剂、酒剂、酊剂、流浸膏剂与浸膏剂等。以药材浸出物为原料制备的颗粒剂、片剂、注射剂、气雾剂、滴丸剂、膜剂、软膏剂等则另章叙述。

浸出制剂既是各类中药制剂的基础，也是苗药及其他民族药现代化的重要途径。浸出制剂具有以下特点。

1. 体现方剂中多种浸出成分的综合疗效

与同一单味药材的单体化合物相比，药材浸出制剂不仅疗效较好，还能呈现单体化合物没有的治疗效果。如芒果叶（*Mangi feraindica* L.），若制成浸膏，则有较好的镇咳作用，而将其分离制成较纯的芒果苷，则镇咳作用减弱，甚至完全消失；又如阿片含多种生物碱，制成阿片酊，既有镇痛作用，又有止泻功效，但从阿片粉中提取出来的吗啡，虽然镇痛作用很强，但并无明显的止泻功效，如用于腹泻兼有痉挛性疼痛时，用阿片酊功效最好。这充分显示了药材中多种成分的综合作用，对复方制剂来讲，药材中的综合作用更为突出。如补中益气汤，具有调整肠道蠕动作用，方中的升麻、柴胡有明显增加肠道蠕动的作用，若抽去此两味药物，则促进肠道蠕动作用明显减弱，而单用此两味药则对肠道蠕动无直接作用。中药复方浸出制剂，由于多种成分的相辅相成或相互制约，不仅可以增强疗效，有的还可降低毒性。例如，四逆汤的强心升压效果应优于方中各单味药，且能减慢心率，避免单味附子产生的异位心律失常。

2. 服用剂量少，使用方便

浸出制剂由于除去了大部分无效成分和组织物质，相应地提高了有效成分的浓度，与原方相比较，服用量减少，便于服用。

3. 部分浸出制剂可作为其他制剂的原料

浸出制剂中流浸膏、浸膏常用作原料，供进一步制备其他中药剂型，如中药丸剂、片剂、颗粒剂等。

二、浸出制剂的类型

浸出制剂按浸出溶剂和制备方法不同可分为以下几类。

1. 水浸出剂型

水浸出剂型系以水为溶剂，在一定的加热条件下浸出药材中的有效成分，制得的含水浸出制剂，如汤剂、合剂等。

2. 含醇浸出剂型

含醇浸出剂型系在一定条件下，用适宜浓度的乙醇或酒为溶剂浸出药材中的有效成分，制得的含醇浸出制剂，如酒剂、酊剂、流浸膏剂等。

3. 含糖浸出剂型

含糖浸出剂型系在水浸出型剂型的基础上，将水提取液进一步浓缩后，加入适量蔗糖或蜂蜜制成。如煎膏剂、糖浆剂等。

除上述浸出剂型外，以饮片浸出物为原料，可制备颗粒剂、片剂、中药注射剂等多种剂型，相应的制备方法详见各有关章节。

第二节　汤　　剂

一、概述

汤剂亦称汤液，系将药材或饮片加水煎煮或用沸水浸泡，去渣取汁而制得的液体制剂。汤剂主要供内服或外用，也可供含漱、熏蒸、洗浴用，分别称之为含漱剂、熏蒸剂、浴剂。

汤剂是我国最早使用的剂型之一，也是苗医治疗疾病的主要剂型。汤剂在三千多年前就已在我国使用。我国最早的医药方剂书《五十二病方》中已有“水煮药物煎汁”的记载；《灵枢》中载有半夏秫米汤，并评述了制备方法。汤剂也是现代中医临床上应用最广泛的剂型，汤剂体现了中医辨证施治的需要，组方灵活，可随证加减药物；价廉易得，制备简单，且起效较迅速。但汤剂存在临用时需要煎煮、使用不便，久置易发霉变质，携带不方便，药液味苦且量大，儿童及昏迷的患者难以服用，脂溶性和难溶性成分提取不完全等缺点。

二、制备

汤剂采用煎煮法制备。即将药材或饮片加入适量的水浸泡一定时间，加热煮沸，并维持微沸状态一定时间，过滤取煎出液，药渣再依法加水煎煮 1～2 次，合并各次煎煮液即得。一般头煎取 200mL 左右，二煎取 100mL 左右，儿童酌减。煎液分两次或三次服用。

（一）注意事项

1. 煎煮条件

汤剂制备时必须按照正确的方法，控制加水量、煎煮火候、煎煮时间和次数等各个环节。

（1）煎煮器具　传统多用砂锅或瓦罐。砂锅性质稳定，导热均匀和缓，保温性强，水分蒸发量小，相对有利于保存对热不稳定的有效成分，自古沿用至今。但砂锅宜串味且易破碎。李时珍说："煎药并忌铜铁器，宜银器瓦罐。"根据现代实验研究证明，用铁或铜器煮药，可致金属与药材中的化学成分发生反应，如铁与鞣质生成鞣酸铁，与黄酮生成难溶性络合物，与有机酸生成盐类等，均会影响药液质量（沉淀，铁锈味，色泽加深成紫黑、墨绿等）。现代多采用不锈钢容器，耐腐蚀。目前，医院煎药多采用电热或蒸汽加热自动煎药机。

（2）煎煮用水　汤剂煎煮应使用符合国家卫生标准的饮用水，用水量一般以浸过药材表面 3～5cm 为宜，花、草类药材或煎煮时间较长者应适量增加水量。质地比较紧密的药材或饮片在煎煮前应先浸泡，以利于有效成分的浸出。浸泡时间一般不少于 30 分钟。

（3）煎煮火候　一般煎煮时先用"武火"煮至沸腾，待沸腾后改为"文火"，保持微沸状态。煎煮时要防止药液溢出、煎干或焦煳。药液煎干或焦煳则禁止服用。

（4）煎煮时间　煎煮时间应根据药物的性质、功效和方剂的功能主治确定。一般第一次煎煮 20～30 分钟，第二次的煎煮时间应当比第一煎的时间略缩短。清热解表类、芳香类药物不宜久煎，煮沸后再煎煮 15～20 分钟；滋补药物先用武火煮沸后，改用文火慢煎 40～60 分钟。第二煎的时间应当比一煎时间短。煎煮过程中要搅拌数次，煎煮后要趁热过滤药液。

（5）煎煮次数　为了保证有效成分最大限度地被提出，一般煎煮 2～3 次。若饮片质地致密、有效成分难以浸出，可酌情增加煎煮次数或延长煎煮时间。据报道，茵陈蒿汤以栀子苷作为煎煮成分指标，第一煎的浸出率为 88.43%，第二煎的浸出率为 10.68%，两煎的总浸出率为 99.11%，说明煎煮两次基本能将有效成分浸出完全。

2. 特殊药材的处理

处方中有的饮片不宜与方中群药同时入煎，处理方法主要包括先煎、后下、包煎、另煎、烊化等。先煎药、后下药、另煎或另炖药、包煎药在煎煮前均应先行浸泡，浸泡时间一般不少于 30 分钟。

（1）先煎　即将某些药材先煎煮 30 分钟甚至更长时间，再加入其他药材一同煎煮，其目的是提高有效成分的浸出率，降低药物的毒性。先煎的药材有：①质地坚硬的矿石类、贝壳类、角甲类药材，如磁石、自然铜、青礞石、花蕊石、赤石脂、海蛤壳、石决明、珍珠母、瓦楞子、龟甲、鳖甲、水牛角、穿山甲等，可打碎先煎 30 分钟。②有毒的药材如生川乌、生附子、雪上一枝蒿、生南星等，要先煎药 1～2 小时，乌头类药材因含乌头碱而有毒，久煎可使乌头碱分解为乌头次碱，进而分解为乌头原碱，其毒性只为乌头碱的 1/2000；附子久煎不仅能降低毒性，还能增强强心作用，因为附子脂酸钙遇热产生钙离子，与去甲乌头碱有协同强心作用。③有效成分难溶于水的药材如天竺黄、石斛、藏青果、火麻仁等，先煎有效成分才能浸出，如石斛含内酯类生物碱，只有久煎后的水解产物才能起到治疗作用。

（2）后下　即在其他药材煎煮 5～15 分钟后再加入后下药材一同煎煮。目的是减少挥发性成分的损失，避免有效成分分解破坏。后下的药材有：①气味芳香、含挥发油多的药材如砂仁、豆蔻、沉香、降香、檀香、藿香、薄荷等，一般在其他药材煎煮 5～10 分钟后入煎即可。②不耐久煎的药材如钩藤、大黄、苦杏仁、番泻叶等一般在其他药材煎药煮10～15分钟后入煎。

（3）另煎 将药材置于另一煎器中单独煎煮取汁，再兑入其他药材煎出液内，混合服用。目的是防止药材与其他药材共煎时吸附于药渣或沉淀，导致损失。另煎的药材一般是贵重药如人参、鹿茸等。

（4）包煎 把药材装入纱布袋，扎紧袋口后与其他药材一起煎煮。目的是防止药材沉于锅底引起糊化、焦化，或浮于水面引起溢锅；避免绒毛进入汤液，服用时刺激咽喉引起咳嗽。需包煎的药材有：①花粉类如松花粉、蒲黄等，细小种子类药材如葶苈子、苏子等，药材细粉如六一散、黛蛤散等。这些药材表面积大，疏水性强，质轻易浮于水面，故需用纱布包好与其他药材同煎。②含淀粉、黏液质较多的如北秫米、车前子、浮小麦等，煎煮时易沉于锅底引起焦煳，也需包煎。③带有绒毛的药材如旋覆花、金佛草等，包煎可避免绒毛脱落，以免混于汤液中刺激咽喉引起咳嗽。

（5）冲服 即将药材磨成极细粉，以汤液冲服或加入汤液中服用。目的是保证药效，减少药材损耗。需要冲服的药材有难溶于水的贵重药材，如牛黄、三七、麝香、朱砂、羚羊角等。

（6）烊化 将药材加适量开水溶化，冲入汤液中或直接投入煎好的汤液中溶化后服用。目的是避免因汤液的稠度太大影响其他有效成分的煎出，或药材被其他药渣吸附影响疗效。需要烊化的有胶类或糖类药材，如阿胶、龟鹿二仙胶、蜂蜜、饴糖等。

（7）取汁兑服 将新鲜药材压榨取汁兑入汤液中服用，目的是保证鲜药的疗效。需要取汁兑服的药材有鲜生地黄、生藕、梨、生韭菜、鲜姜、鲜白茅根等。竹沥亦不宜入煎，可用火烤取汁兑入汤液中服用。

三、质量要求

汤液应具处方中药物的特殊气味，无焦煳气味，且无残渣、沉淀和结块。有胶类烊化加入者，应混合均匀，不聚结沉降。有粉末状药物加入者，经搅拌应分散均匀，不结块，不沉降。

四、汤剂工艺改革探讨

1. 煎煮过程对药效的影响

中药汤剂多为复方制剂，合煎过程中，药物成分间可能产生增溶、水解、蒸发挥散、氧化、聚合等多种理化反应。合煎液与方药单煎合并液的化学组成的差异，往往导致两者在药效上存在差异。

（1）合煎后增效 方药合煎时，由于药物成分间的相互影响，某些有效成分溶出量增加，或在汤液中的稳定性得到改善而使药效增强。有研究表明，在当归承气汤的合煎过程中，受当归所含磷脂的影响，大黄总蒽醌溶出量增加。含有牡蛎的柴胡复方汤剂中，由于牡蛎在煎煮过程中提高了汤液的pH，可延缓柴胡皂苷D的分解，使合煎液中柴胡皂苷D的含量明显高于不含牡蛎的柴胡复方汤剂。

（2）合煎后降低毒性 四逆汤由附子、甘草、干姜组成，合煎液的毒性较单味药分煎的合并液的毒性降低。研究表明，合煎过程中，甘草所含的甘草酸可与附子的主要毒性成分二萜类双酯型生物碱发生沉淀反应，生成不溶于水的大分子络合物，从而降低药液中酯型生物碱含量，起到减毒作用。大黄附子汤中，大黄能佐制附子的毒性，是因为乌头碱与大黄所含的鞣酸形成难溶性鞣酸型乌头碱。

（3）合煎后药效降低 在煎煮过程中，挥发性有效成分易挥发损失而导致药效减弱。某些有效成分共煎时会产生不溶性复合产物而与药渣一并滤除，亦会使药效降低。甘草与黄连共煎时，小檗碱与甘草酸结合成盐而生成沉淀，药液苦味减弱，若将沉淀滤除则影响药效。小檗碱还能和黄芩苷、鞣质等生成沉淀。

（4）生成新的化合物 复方合煎过程中也可能产生新的化合物，例如桂枝汤群药的合煎液中能检测到苯甲酰基芍药苷元，而在去掉芍药的桂枝汤中及芍药单煎液中均检测不到该成分。虽然现有研究证实，部分中药汤剂制备过程中，方药配伍、煎煮条件对煎液所含成分及其含量会产生影响，但原有成分的增减、新化合物的生成与否对药效的影响目前尚未完全阐明，有待深入研究。

2. 汤剂的剂型改进

由于汤剂需要临时煎煮，携带和使用不方便，为了保证汤剂灵活性大的优点，近年来，随着中医临床实践和中西医结合救治危急重症等研究工作的发展，汤剂的剂型改革研究也取得了一定的成效。如小青龙汤、桂枝汤改成合剂，五苓散改成颗粒剂，四逆汤改成口服液，养阴清肺汤改成糖浆剂，生脉饮改成注射剂等。也有将饮片制成袋泡茶剂，使用时以沸水冲泡饮用，具有体积小、便于携带贮存、使用方便等特点。

3. 中药配方颗粒

临床调剂主要将煎剂作为制作方式，生产中药饮片较多。但是，对饮片进行煎煮的方式已经无法满足当前人们的需求，国家中医药管理局组织针对以往的饮片形式进行改革。2021 年，国家药品监督管理局发布《中药配方颗粒质量控制与标准制定技术要求》。中药配方颗粒是由单味中药饮片经水加热提取、分离、浓缩、干燥、制粒而成的颗粒，在中医药理论指导下，按照中医临床处方调配后，供患者冲服使用。它具有可随证加减、即冲即服的优势，克服了传统中药汤剂煎熬费时、服用不便、工艺粗放等缺点，符合现代社会对药物的基本要求，是中药饮片与时俱进的产物。

中药配方颗粒的制备工艺主要有两种：一种以传统中药饮片为原料，经过提取、浓缩、干燥、制粒等生产工艺加工制成，适于大部分中药饮片；另一种采用粉碎成细粉的方法，适用于宜作丸散或汤剂冲服的贵稀中药饮片。但目前中药配方颗粒还存在不足之处，主要表现在药物种类少，药效难以满足具体的疾病治疗要求，不能保证不良反应的合理预防，无法利用加热的方式形成化学反应，等等，难以满足临床医疗工作的需求。

五、汤剂举例

实例 1 ［鹿衔草汤］

（1）处方 鹿衔草 10g，夜寒苏 10g。

（2）制法 将鹿衔草和夜寒苏放入煎器中，放入适量猪肉，加水至浸没猪肉煎煮，直到猪肉炖烂。

（3）功能与主治　治盗汗。

（4）用法与用量　口服。分 3 次温服。

（5）注解　鹿衔草的苗药名为莴勇更，出自《苗药学》。鹿衔草汤出自《贵州草药》。

实例 2 ［吉祥草汤］

（1）处方　吉祥草根 15g，淫羊藿 10g。

（2）制法　以上两味药材放入煎器内，加水煎煮，滤取药液；药渣再加水煎煮，滤取药液。合并两次煎出液，静置，过滤，即得。

（3）功能与主治　治虚咳。

（4）用法与用量　口服。

（5）注解　吉祥草的苗药名为莨迈样，淫羊藿的苗药名为加俄西，出自《苗药学》。吉祥草汤出自《苗族医药学》。

第三节　合　　剂

一、概述

合剂系指药材用水或其他溶剂，采用适宜方法提取制成的口服液体制剂（单剂量包装者也称“口服液”）。

合剂与口服液是在汤剂的基础上改进和发展起来的新的药材剂型。其特点：能保证制剂的综合疗效，奏效快，易被吸收；比汤剂的服用量小，能大量生产，贮存时间长；克服了汤剂不易携带、临时煎煮的缺点。但合剂不能随证加减，故它不能代替汤剂；成品生产和贮存不恰当时易产生沉淀或霉变。目前，多数合剂尚缺乏科学的质量检测方法和标准，有待进一步深入研究，积累经验，使合剂质量更加完善和提高。

二、制备方法

合剂的制备工艺流程如图 9-1。

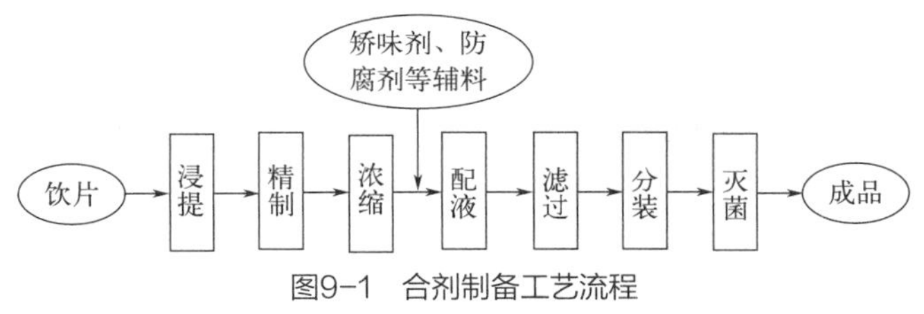

图9-1　合剂制备工艺流程

按处方称取炮制合格的药材，按《中国药典》各品种项下规定的方法进行浸提，一般采用煎煮法煎煮两次，每次煎煮 1～2 小时，滤液静置沉降后过滤；若处方中含芳香挥发性成分药材，可用“双提法”收集挥发性成分另器保存，备用；亦可根据有效成分的特性，选用不同浓度的乙醇或其他溶剂，用渗漉法、回流法等浸出；所得滤液浓缩至规定的相对密度，必要时加入矫味剂、防腐剂或着色剂，分装于灭菌瓶中密闭，灭菌。在制备过程中，也可选用先煎、后下、另煎、包煎、烊化等特殊处理方法，以确保合剂质量。

合剂在生产与贮藏期间应注意：

1. 药材应按《中国药典》各品种项下规定的方法提取、纯化，浓缩至一定体积。除另有规定外，含有挥发性成分的药材宜先提取挥发性成分，再与余药共同煎煮。

2. 可加入适宜的附加剂。如需加入防腐剂，山梨酸和苯甲酸的用量分别为0.05%～0.15%和0.1%～0.2%。如需加入其他附加剂，其品种与用量应符合国家标准的有关规定，不影响成品的稳定性，并应避免对检验产生干扰。必要时可加入适量的乙醇。

3. 合剂若以蔗糖为附加剂，除另有规定外，含蔗糖量应不高于20%（g/mL）。

4. 合剂应密封，置阴凉处贮存。

三、质量要求与检查

（一）外观

除另有规定外，合剂应澄清，不得有发霉、酸败、异物、变色、产生气体或其他变质现象。在贮存期间，允许有少量摇之易散的沉淀。

（二）相对密度

照《中国药典》2020年版（附录Ⅶ A相对密度测定法）测定，应符合规定。

（三）pH

照《中国药典》2020年版（附录Ⅶ C pH值测定法）测定，应符合规定。

（四）装量

单剂量灌装的合剂，照下述方法检查应符合规定。

检查法：取供试品5支，将内容物分别倒入经校正的干燥量筒内，在室温下检视，每支装量与标示装量相比较，少于标示装量的不得多于1支，并不得少于标示装量的95%。

多剂量灌装的合剂，照《中国药典》2020年版（附录Ⅻ C最低装量检查法）检查，应符合规定。

（五）微生物限度

照《中国药典》2020年版（附录XⅢ C微生物限度检查法）检查，应符合规定。

四、合剂举例

实例1［肺力咳合剂］

（1）处方　黄芩、前胡、百部、红花龙胆、梧桐根、白花蛇舌草、红管药。

（2）制法　以上七味药材，加水煎煮两次，第一次2小时，第二次1.5小时，合并煎液，滤过，滤液浓缩至相对密度为1.03～1.05（80℃）的清膏，加入阿斯帕坦、苯甲酸钠、羟苯乙酯－羟基丙酯，搅匀，煮沸30分钟，滤过，滤液加食用香精，搅匀，加水至规定量即得。

（3）性状　本品为浅棕色至棕色的液体；气香，味甜、微苦。

（4）功能与主治　苗医：旭嘎凯沓，挡苟；真哈格。陡：封勒普吼俄。阶：蒙舍恶，仿哈格，摆兵。中医：清热解毒，镇咳祛痰。用于小儿痰热犯肺引起的咳嗽痰黄，支气管哮喘；气管炎见上述证候者。

（5）用法与用量　口服。7 岁以内每次 10mL，7～14 岁每次 15mL，成人每次 20mL；每日 3 次，或遵医嘱。

（6）规格　每瓶装 100mL。

（7）贮藏　密封，置阴凉处。

（8）注解　红花龙胆的苗药名为青鱼胆草。

实例 2 ［金刺参九正合剂］

（1）处方　刺梨果（鲜）、苦参、金荞麦。

（2）制法　以上三味药材，苦参、金荞麦以 70% 乙醇溶液回流提取 2 次，第一次 2 小时，第二次 1.5 小时，合并提取液，滤过，滤液减压回收乙醇至无醇味，加入 10 倍量水，混匀，10℃以下静置 24 小时，滤过，滤液减压浓缩至相对密度为 1.25～1.30（80℃）的清膏，备用；刺梨果压榨出刺梨原汁，加入山梨酸钾，混匀，静置 72 小时，滤过，滤液加入 1% BD 系列澄清剂 28.5mL，混匀，静置 72 小时，滤过，滤液再加入 1%BD 系列澄清剂 28.5mL，混匀，静置 24 小时，滤过，滤液与上述清膏合并，再加入甜蜜素、木糖醇，混匀至 1000mL，65℃保温 30 分钟，巴氏灭菌，冷却至 5～10℃，静置 12 小时，用微孔滤膜（直径 0.22μm）滤过，灌装，即得。

（3）性状　本品为棕黄色至棕红色液体，久置有少量沉淀；气微香，味甜、微酸、苦。

（4）功能与主治　苗医：旭嘎怡沓痂，麦靓麦韦艿曲靳，造内素远，郎秀阿比赊，求抡歪，烟该凶柯，阿卖欧及白细胞减少。中医：解毒散结，和胃生津。用于癌症放化疗引起的白细胞减少、头昏、失眠、恶心呕吐等症的辅助治疗。

（5）用法与用量　口服。每次 20～40mL，每日 2 次，或遵医嘱。

（6）规格　每瓶装 20mL、40mL、120mL。

（7）贮藏　密封，置阴凉处。

（8）注解　苦参的苗药名为加汞嗓；金荞麦的苗药名为莴佳芒。

实例 3 ［云实感冒合剂］

（1）处方　云实 200g，蓝布正 300g，马鞭草 300g，生姜 200g。

（2）制法　以上四味药材，生姜提取挥发油，蒸馏后，另器收集水溶液，药渣与其余三味加水煎煮三次，第一次 2 小时，第二、三次各 1.5 小时，合并煎液，滤过。将滤液与蒸馏后的水溶液合并，浓缩至相对密度为 1.18～1.22（50℃）的清膏，加乙醇至含醇量为 75%，混匀，静置 24 小时，滤过，滤液回收乙醇。加入红糖、苯甲酸钠、对羟基苯甲酸乙酯、聚山梨酯 –80 和生姜挥发油，混匀，加水至规定量，静置 24 小时，取上清液，灌装，即得。

（3）性状　本品为棕红色液体；气微带姜香，味微甜而后苦、涩。

（4）功能与主治　解表散寒，祛风止痛，止咳化痰。用于风寒感冒所致的头痛，恶寒发热，流涕，咳嗽痰多。

（5）用法与用量　口服。每次 10～20mL，每日 3～4 次。

（6）注意　本品久置会有少量沉淀，摇匀后使用。

（7）贮藏　密封，置阴凉处。

（8）注解　云实的苗药名为嘎龚布加发；蓝布正的苗药名为莴香学嵯。

第四节　糖 浆 剂

一、概述

糖浆剂系指含有药材提取物的浓蔗糖水溶液。除另有规定外，糖浆剂的含糖量应不低于 45%（g/mL）。单纯的蔗糖近饱和水溶液称为“单糖浆”，含糖量为 85%（g/mL）。糖浆剂的特点是能掩盖药物的苦、咸等不适气味，改善口感，利于服用，深受儿童患者欢迎。

因糖浆剂大部分含高分子浸出物，或直接混悬有少量药材细粉，所以从分散体系角度看，它属于胶体溶液或混悬液型液体制剂。但糖浆剂在制备时，通常在浸出药材中的有效成分后加单糖浆或直接加入蔗糖配制而成，所以糖浆剂又被列入含糖型浸出制剂。本品与煎膏剂的区别在于：煎膏剂中多含滋补性药材，用蜂蜜、冰糖等糖类作辅料，不加着色剂和防腐剂，以滋补为主兼有缓和治疗作用，多用于滋补调理；糖浆剂中一般以治疗性药材为主，只用蔗糖作辅料，必要时加矫味剂、着色剂和防腐剂，功效以治疗为主兼有微弱的滋补效能，多用于治疗疾病。

制备糖浆剂的蔗糖应符合《中国药典》规定，蔗糖应是精制的无色或白色干燥的结晶，极易溶于水，水溶液较稳定，但在加热时，特别是在酸性条件下易水解转化为葡萄糖和果糖（称作转化糖），其甜度比蔗糖高，具还原性，可以延缓易氧化药物的变质；较高浓度的转化糖在糖浆中还能防止在低温中析出蔗糖结晶。果糖易使制剂的颜色变深暗，微生物在单糖中也比在双糖中容易生长，制备时应控制好加热的温度和时间。

糖浆剂因含糖等营养成分，在制备和贮藏过程中极易被微生物污染，导致糖浆剂霉败变质。为防止霉败现象的发生，生产应在清洁避菌的环境中配制，及时灌装于灭菌的洁净干燥容器中，在 25℃以下避光贮存。除采取防止污染措施外，常加入适宜的防腐剂以阻止或延缓微生物的增殖，使糖浆剂的质量符合微生物限度要求。常用的防腐剂有：对羟基苯甲酸酯类，浓度不得高于 0.05%；苯甲酸或苯甲酸钠，浓度不得高于 0.3%，山梨酸浓度为 0.05%～0.15%。使用防腐剂时应注意，防腐效果与糖浆剂的 pH 有很大关系。一般防腐剂在 pH 较低时防腐效果较好，几种防腐剂联合使用能增强防腐效能。对羟基苯甲酸甲酯、乙酯混合物在一些含枸橼酸的糖浆剂中对霉菌和酵母菌的抑制作用较强。此外，适当浓度的乙醇、甘油也有一定的防腐效能；某些挥发油在糖浆剂中除具有矫味作用外，尚有一定的防腐作用，如 0.01% 的桂皮醛能抑制长霉，若浓度在 0.1% 时可抑制发酵，橘子油和八角茴香油单独使用（0.3%）都能起到抑制生霉和发酵。

糖浆剂根据其组成和用途的不同可分为以下几类。

1. 赋形糖浆

本品又称矫味糖浆，主要用于药材药剂的配方矫味或赋形，如单糖浆、橙皮糖浆、姜糖浆、甘草糖浆等。

2. 有效糖浆

本品又称含药糖浆，主要用于治疗疾病，如五味子糖浆、灵芝糖浆、小儿急支糖浆等。

二、制备方法

糖浆剂的制备工艺流程如图 9-2 所示。

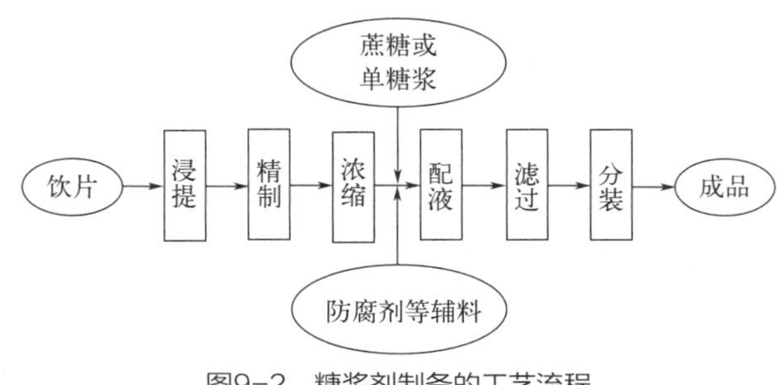

图9-2　糖浆剂制备的工艺流程

（一）备料

1. 药材的准备

按处方要求将药材炮制合格，准确称量配齐；根据浸出方法的不同，将药材制成饮片、粗末或粗粉，备用。

2. 蔗糖的处理

若是未经提纯的蔗糖，应精制后才能使用；若用糖浆进行配制，则应将蔗糖制成单糖浆（制法详见举例项下）。

（二）浸出、净化、浓缩

详见第七章“浸出技术”有关内容。

（三）配制

糖浆剂的配制方法根据药材性质的不同有下列几种。

1. 溶解法

溶解法系指在精制浓缩液中直接加入蔗糖溶解制成糖浆剂的方法。本法分为热溶法和冷溶法两种。

（1）热溶法　将蔗糖加入沸蒸馏水或药材浓缩液中，加热使溶解，滤过，自滤器上补充蒸馏水至规定量即得。其特点是溶解快，制得的糖浆易于过滤澄清，且能借加热杀死微生物，成品易于保存。但加热时间过长或温度过高会导致转化糖含量增加，产品颜色变深。本法适用于单糖浆、不含挥发性成分的糖浆、受热较稳定的药物糖浆及有色糖浆的制备，不适用于含有机酸糖浆剂的制备。

（2）冷溶法　在室温下将蔗糖溶解于蒸馏水或冷药材浓缩液中，待完全溶解后，滤过即得。其特点是所制糖浆的色泽较浅或呈无色，转化糖含量较少。但糖的溶解时间较长，生产过程中容易受微生物污染。本法适用于单糖浆和不宜用热溶法制备的糖浆剂，如含挥发油或挥发性药材的糖浆。

2. 混合法

混合法系将药材浓缩液与单糖浆直接混合制成糖浆剂的方法。操作时，一般先将药材加工成饮片，按规定方法浸出、滤过，滤液浓缩至规定浓度；蔗糖按溶解法制成单糖浆；然后将浓缩液、单糖浆、其他药物以及需要加入的附加剂混合均匀，补充蒸馏水至全量，即得。

无论采用什么方法进行配制，均应在清洁避菌的环境中进行，若需加入挥发性物质，则应将糖浆剂冷却至适当温度时方可加入。

（四）滤过

糖浆配制好后，按规定方法静置一定时间，先用筛网初滤，再用微孔滤膜进行精滤。必要时应加入澄清剂加速沉降以利于过滤。

糖浆剂在贮存一段时间后会产生沉淀，其原因是药材浸出液中或多或少存在高分子和小颗粒物质的缘故。《中国药典》2020年版规定：糖浆剂在贮存期间允许有少量摇之易散的沉淀。因此，对沉淀物应具体分析，若沉淀物为无效成分，则应加强净化手段予以除去；若沉淀物是工艺规定药材细粉，则可选用少量琼脂、明胶等作混悬剂或酌加适量稳定剂如甘油等；对浸出液中的高分子物质和热溶冷沉物质，不能简单地视为“杂质”而除去，应加入适量表面活性剂，既能使某些难溶性物质溶解度增加，又可阻止高分子胶态粒子聚集。

（五）分装

过滤后的澄清糖浆液应及时地分装于灭菌的洁净干燥容器中，原则上是当天配制的糖浆液要当天分装完毕。一般是分装在有刻度的玻璃瓶或塑料瓶中，用瓶盖塞紧盖严。趁热分装的糖浆剂应将瓶倒立放置，冷却后再放正。贴上标签。

（六）贮存

除另有规定外，糖浆剂应密封，置阴凉处贮存。

三、质量要求和检查

（一）外观性状

除另有规定外，糖浆剂应澄清。贮存期间不得有发霉、酸败、产生气体或其他变质现象，允许有少量摇之易散的沉淀。

（二）蔗糖含量

除另有规定外，含蔗糖量应不低于45%（g/mL）。

（三）相对密度

照《中国药典》2020 年版（附录Ⅶ A 相对密度测定法）测定，应符合规定。

（四）pH

照《中国药典》2020 年版（附录Ⅶ C pH 值测定法）测定，应符合规定。

（五）装量

单剂量灌装的糖浆剂，照下述方法检查应符合规定。

检查法：取供试品 5 支，将内容物分别倒入经校正的干燥量筒内，尽量倾净。在室温下检视，每支装量与标示装量相比较，少于标示装量的应不得多于 1 支，并不得少于标示装量的 95%。

多剂量灌装的糖浆剂，照《中国药典》2020 年版（附录Ⅻ C 最低装量检查法）检查，应符合规定。

（六）微生物限度

照《中国药典》2020 年版（附录XⅢ C 微生物限度检查法）检查，应符合规定。

四、糖浆剂举例

实例 1 ［单糖浆］

本品为蔗糖的近饱和的水溶液。

（1）处方　蔗糖 850g，加水至 1000mL。

（2）制法　取水 450mL，煮沸，加蔗糖，搅拌使溶解；继续加热至 100℃，用脱脂棉滤过，自滤器上添加适量的热水，使其冷却至室温时为 1000mL，搅匀，即得。

（3）性状　本品为无色或淡黄白色的浓厚液体，味甜，遇热易发酸变质。

（4）检查　本品的相对密度（附录Ⅵ A）应不低于 1.30。

（5）类别　有效辅料、赋形剂、调味剂。

（6）贮藏　遮光，密封，在 30℃以下保存。

（7）注解　①本品可用热溶法制备，也可用冷溶法制备。热溶法制得的成品因含较多的转化糖，长期贮存后色泽易变深。制备时注意控制加热时间，以免色泽加深。②盛装本品的容器，在装瓶前药瓶及瓶塞均应灭菌。

实例 2 ［伤风止咳糖浆］

（1）处方　鱼腥草、桔梗、苦杏仁、菊花、桑叶、荆芥、薄荷、芦根、甘草、连翘、紫苏叶。

（2）制法　以上十一味药材，取鱼腥草、荆芥、薄荷进行水蒸气蒸馏，收集蒸馏液 700mL，备用；药渣加其余八味，混匀，加水煎煮 2 次，每次 2 小时，合并煎液，滤过，合并滤液与提取挥发油后的药液，浓缩至相对密度为 1.10（60℃）的清膏，加乙醇使含醇量达 60%，静置 24 小时，滤过，滤液回收乙醇，并浓缩至无醇味，加入蔗糖及苯甲酸钠，煮沸，静置，滤过，加入上述蒸馏液，混匀，滤过，即得。

（3）性状　本品为红棕色液体；气香，味辛、苦、微甜。

（4）功能与主治　解表发散，清肺止咳。用于感冒引起的头痛、发热，流涕、咳嗽等症。

（5）用法与用量　口服。每次 10～20mL，每日 3 次，小儿酌减。

（6）贮藏　密封，置阴凉处。

（7）注解　桔梗的苗药名为莴给戈坝。

实例 3 ［咳速停糖浆］

（1）处方　吉祥草 200g，黄精 180g，百尾参 150g，桔梗 150g，虎耳草 100g，枇杷叶 150g，麻黄 80g，桑白皮 80g，罂粟壳 50g。

（2）制法　以上九味，加水煎煮 2 次，每次 2 小时，合并煎液，静置，24 小时内滤过，滤液浓缩至约 750mL；加入蔗糖 300g，煮沸，滤过，滤液加入苯甲酸钠 2.5g，羟苯乙酯 0.4g 及枸橼酸 0.5g，杨梅香精 0.5mL，薄荷脑 0.25g，调整总量至 1000mL，搅匀，即得。

（3）性状　本品为棕红色至棕褐色的黏稠液体；气香，味甜。

（4）功能与主治　苗医：蒙柯舍事，蒙柯凯洛嘎韦，封勒善吼俄蒙加阿仰。

（5）用法与用量　口服。每次 10～20mL，每日 3 次。

（6）禁忌　孕妇禁服。

（7）注意　①心脏病患者慎服；②本品在贮存中有少量沉淀，摇散后服用。

（8）贮藏　密封，置阴凉处。

（9）注解　吉祥草的苗药名为莨迈样；桔梗的苗药名为莴给戈坝；虎耳草的苗药名为莴比省。

第五节　煎 膏 剂

一、概述

煎膏剂系指药材用水煎煮，取煎煮液浓缩，加炼蜜或糖（或转化糖）制成的半流体制剂。主要供内服。

煎膏剂俗称“膏滋”，是四大传统剂型之一。由于药材经煎煮浓缩并含较多的炼蜜或糖（或转化糖），故该剂型味甜可口，服用方便，易于贮存；煎膏剂以滋补为主，兼有缓慢的治疗作用，多用于慢性疾病或体质虚弱患者的治疗，也适用于小儿。中医临床上常将止咳、活血通经、滋补性以及抗衰老方剂制成煎膏剂应用。

二、制备方法

煎膏剂的生产工艺流程如图 9–3 所示。

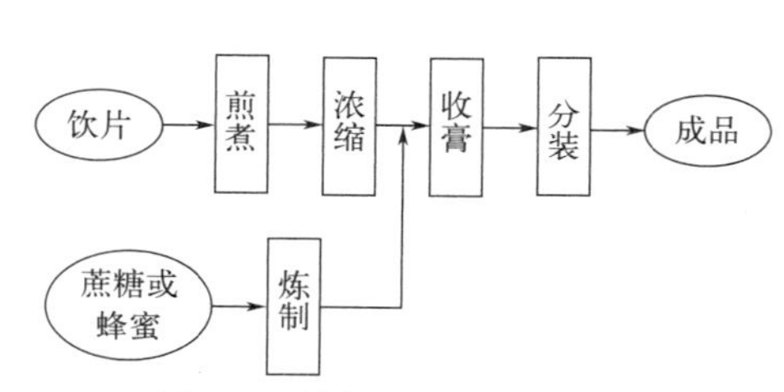

图9–3　煎膏剂制备的工艺流程

（一）备料

1. 药材的处理

按处方要求将药材加工炮制合格，准确称量配齐。一般药材加工成饮片；若为新鲜果品类，如桑椹、雪梨等，应先去除果核和腐烂部分，洗净后压榨取汁备用，果渣加水煎煮浓缩；胶类药材如阿胶、鹿角胶等，应采用烊化的方法制成胶液，在加糖前加入清膏中；细料药应粉碎成细粉，收膏后，待煎膏冷，加入煎膏中搅匀。

2. 辅料

煎膏剂中常用蜂蜜、蔗糖、冰糖、红糖、饴糖作辅料。无论采用何种辅料，在加入清膏前均应炼制，其目的在于除去杂质及部分水分，杀死微生物及酶，防止“返砂”（煎膏剂制成后出现结晶糖的现象）。

（1）蜂蜜的炼制　详见蜜丸项下。

（2）糖的炼制　糖的炼制方法一般可按糖的种类及质量加适量水进行炼制。如蔗糖可加 30%～60% 的水，用高压蒸汽或直火加热煮沸 30 分钟，加 0.1% 酒石酸，继续加热炼制，不断搅拌至糖液呈金黄色，透明，清亮，此时转化糖的转化率在 60% 以上，含水量约 22%。由于各种糖的水分含量不相同，故炼糖时应根据实际情况掌握时间和温度。一般冰糖的含水量较少，炼制时间宜短，且应在开始炼制时加适量水，以免焦煳；饴糖含水量较多，炼制时可不加水，炼制时间较长；红糖含杂质较多，转化后一般加糖量 2 倍水稀释，静置适当时间，除去沉淀备用。

（二）煎煮浓缩

根据药材性质进行煎煮，一般药材应加水煎煮 2～3 次，每次 1～3 小时，随时补充沸水以免焦煳。煎液用适宜的滤器过滤。

将滤液置于蒸发锅中，先以武火加热至沸腾，当浓度变稠时改用文火，不断搅拌，继续浓缩至规定的相对密度，或取少许浓缩液滴于牛皮纸上，以液滴周围不渗水为度，即得“清膏”。

（三）收膏

将炼蜜或糖冷至 100℃，加入清膏中。炼蜜或糖的用量，除另有规定外，一般不超过清膏量的 3 倍。收膏时，随着稠度增加，加热温度可相应降低，并需不断搅拌和撇去液面上的浮沫。收膏稠度视品种而定，一般是夏天宜老、冬天宜嫩。收膏的标准根据经验判定，用竹片挑起煎膏，夏天挂旗、冬天挂丝；手捻现筋丝；滴于冷水中不散也不成珠状；滴于桑皮纸上，以液滴周围不现水迹即可。《中国药典》2020 年版以相对密度控制煎膏剂的稠度。药材细粉在煎膏冷却后加入，搅拌混匀。

（四）包装与贮存

煎膏剂制备好后，应放冷，分装于清洁、干燥、无菌的广口容器中，密封，置阴凉处贮存。

三、质量要求和检查

（一）外观

煎膏剂应无焦臭、无异味、无糖的结晶析出。

（二）相对密度

除另有规定外，应符合各品种项下的有关规定。凡加药材细粉的煎膏剂，不检查相对密度。

（三）不溶物

取供试品5g，加热水200mL，搅拌使溶化，放置3分钟后观察，不得有焦屑等异物（微量细小纤维、颗粒不在此限）。

加药材细粉的煎膏剂，应在未加入药粉前检查，符合规定后方可加入药粉。加入药粉后不再检查不溶物。

（四）装量

照《中国药典》2020年版最低装量检查法（附录Ⅻ C）检查，应符合规定。

（五）微生物限度

照《中国药典》2020年版微生物限度检查法（附录XⅢ C）检查，应符合规定。

四、煎膏剂举例

实例 ［强力枇杷膏（蜜炼）］

（1）处方 枇杷叶69g，罂粟壳50g，百部15g，白前9g，桑白皮6g，桔梗6g，薄荷脑0.15g。

（2）制法 以上七味，除薄荷脑外，其余枇杷叶等六味加水煎煮2次，每次2小时，合并煎液，滤过，滤液浓缩至约100mL，加苯甲酸钠2.5g，搅拌使溶解，加炼蜜约100mL，饴糖750mL，继续加热至沸，保持1小时，稍冷，加入枸橼酸0.5g，用乙醇溶解适量枇杷香精，加薄荷脑搅拌，混匀，加炼蜜至1000mL，混匀，即得。

（3）性状 本品为黄棕色稠厚的半流体；气香，味甜。

（4）功能与主治 养阴敛肺，镇咳祛痰。用于久咳劳嗽、支气管炎。

（5）用法与用量 口服。每次20g，每日3次，小儿酌减。

（6）贮藏 密封，置阴凉处。

（7）注解 桔梗的苗药名为莴给戈坝。强力枇杷膏（蜜炼）收载于《中国药典》2020年版。

第六节 流浸膏剂与浸膏剂

一、概述

流浸膏剂、浸膏剂系指药材用适宜的溶剂提取，蒸去部分或全部溶剂，调整至规定浓度而成的制剂。

流浸膏剂与浸膏剂除少数品种可直接供临床应用外，绝大多数是作为配制其他制剂的原料。流浸膏剂一般用于配制合剂、酊剂、糖浆剂等液体制剂；浸膏剂一般多用于配制散剂、胶囊剂、颗粒剂、丸剂等。

流浸膏剂与浸膏剂含药材量都很高，除另有规定外，流浸膏剂每 1mL 相当于原药材 1g，浸膏剂每 1g 相当于原药材 2～5g。若浸膏剂含水量在 15%～20%，具有黏性，呈膏状半固体时称为稠浸膏；若其含水量在 5% 以下，呈干燥块或粉末状固体时称干浸膏。稠浸膏可用甘油、液状葡萄糖调整含量，而干浸膏可用淀粉、乳糖、蔗糖、氧化镁、磷酸钙、药材细粉等调整含量。

二、制备方法

（一）流浸膏剂的制备方法

流浸膏剂大多数用渗漉法制备。饮片适当粉碎，以适宜浓度的乙醇为溶剂依渗漉法进行渗漉。渗漉时，溶剂用量一般为饮片量的 4～8 倍，收集 85% 饮片量的初漉液另器保存，续漉液低温浓缩后与初漉液合并，测定其中有效成分的含量与乙醇含量，调整至规定的标准。药液静置 24 小时以上，滤过，分装，即得。该制法，初漉液中大量浸出成分不受加热影响，稳定性较好，且避免了初漉液在浓缩过程中因乙醇浓度降低而析出大量沉淀。

除另有规定外，流浸膏剂用渗漉法制备，也可用浸膏剂稀释制成。渗漉时应先收集药材量 85% 的初漉液另器保存，续漉液经低温浓缩后与初漉液合并，调整浓度至规定，静置，取上清液分装即得。若有效成分明确者，应作含量测定。若溶剂为水，且有效成分耐热，可不必收集初漉液，将全部漉液常压或减压浓缩后，加适量乙醇作防腐剂。

流浸膏剂制备时，所用的溶剂量一般为药材量的 4～8 倍。富含油脂的药材在制成流浸膏时应先脱脂后提取。

流浸膏剂应置于棕色遮光容器内密封，置阴凉处贮存。

（二）浸膏剂的制备方法

在实际生产时，根据饮片有效成分的性质，采用适宜的溶剂与方法浸提，一般多采用渗滤法、煎煮法，也可采用回流法或浸渍法。浸提液精制后低温浓缩至稠膏状，加入适量的稀释剂调整含量可制得稠浸膏；或将稠膏干燥、粉碎即可制得干浸膏粉；饮片浸提浓缩液也可经喷雾干燥直接制成干浸膏粉。有效成分明确者，需测定其含量，用稀释剂调整至规定标准，分装，即得。

稠浸膏的稀释剂常用甘油、液状葡萄糖，干浸膏的稀释剂常用淀粉、蔗糖、乳糖、氧化镁等。

某些干浸膏具有较强的引湿性，为了改善其稳定性，可采用相应的精制措施，尽可能去除引湿性强的杂质；稀释剂宜选用引湿性低的品种，并严格控制生产环境的相对湿度，采用防潮性能良好的包装材料，密封保存。除另有规定外，浸膏剂用煎煮法或渗漉法制备时，全部煎煮液或渗漉液应低温浓缩至稠膏状，加稀释剂或继续浓缩至规定的量。制备干浸膏时，干燥操作往往比较费时且麻烦，生产中可将浸膏摊铺在涂油或撒布一层药粉或淀粉的烘盘内，在 80℃以下干燥，制成薄片状物；也可在浸膏中掺入适量药粉或淀粉稀释后再干燥。若要直接将其制成干浸膏粉，达到既能缩短干燥时间，又能防止有效成分分解或失效的效果，最好采用喷雾干燥法。

三、质量要求和检查

（一）流浸膏剂

1. 外观

外观为棕色、棕褐色或红棕色液体。

2. 鉴别

应具备各药材药用成分的特殊鉴别反应。

3. 含量测定

有效成分明确者，按规定测定含量，应符合规定。有效成分不明确者，测定总固体量，应符合规定范围。

4. 乙醇量

流浸膏剂一般应检查乙醇量，检查方法按照《中国药典》2020 年版乙醇量测定法测定，应符合规定。

5. 装量

按照《中国药典》2020 年版最低装量检查法检查，应符合规定。

6. 微生物限度

按照《中国药典》2020 年版微生物限度检查法检查，应符合规定。

（二）浸膏剂

浸膏剂外观、鉴别、理化检查（如干燥失重、总灰分、水中不溶物等）按《中国药典》附录测定，应符合各品种项下的规定。含量测定应符合各品种项下含药量规定。

四、浸膏剂和流浸膏剂举例

实例 1 ［肿节风浸膏］

（1）处方　肿节风 1000g。

（2）制法　取肿节风，加水煎煮 3 次，每次 1 小时，合并煎液，滤过，滤液浓缩成稠膏，85℃以下减压干燥，即得。

（3）性状　本品为深棕色疏松块状物，味苦、微涩。

（4）适应证　抗胆碱药，解除平滑肌痉挛，抑制腺体分泌。用于胃及十二指肠溃疡，胃肠道、肾、胆绞痛等。

（5）用法与用量　口服。常用量，每次 10～30mg，每日 30～90mg；极量，每次 50mg，每日 150mg。

（6）注意　阴虚火旺者及孕妇禁服。

（7）贮藏　密封，置阴凉处。

（8）注解　①肿节风为九节茶的俗名，苗药名为豆你欧确。收载于《中国药典》2020 年版。②本品为金粟兰科植物草珊瑚 *Sarcandra glabra*（Thunb.）Nakai 的干燥全草所制成的浸膏。

实例 2 ［姜流浸膏］

（1）处方　干姜粉 1000g。

（2）制法　取干姜粉 1000g，用 90% 乙醇作溶剂，浸渍 24 小时后，以每分钟 1～3mL 的速度缓缓渗漉，收集初漉液 850mL，另器保存，继续渗漉至漉液接近无色，姜的香气和辣味已淡薄为止，收集续漉液，在 60℃以下浓缩至稠膏状，加入初漉液，混匀，滤过，分取 20mL，依法测定含量，余液用 90% 乙醇稀释，使有效成分的含量与乙醇量均符合规定，静置，待澄清，滤过，即得。

（3）性状　本品为棕色的液体；有姜的香气，味辣。

（4）功能与主治　表风冷毒，降气止呕，化痰止咳。

（5）用法与用量　口服。每次 0.5～2mL，每日 1.5～6mL。

（6）贮藏　避光，密封，置阴凉处。

（7）注解　①生姜的苗药名为凯。姜流浸膏收载于《中国药典》2020 年版。②本品为姜科植物姜 *Zingiber officinale* Rosc. 的干燥根茎经加工制成的流浸膏。

第七节　酒剂与酊剂

一、概述

酒剂系指药材用蒸馏酒提取制成的澄清液体制剂，又称药酒，供内服、外用或内外兼用。

早在《素问•汤液醪醴论》就记有汤液醪醴的制法和作用等内容。“醪醴”即为药酒。由此可见，酒剂的应用历史悠久。酒含有微量酯类、酸类、醛类等成分，气味醇香特异，是一种良好的浸取溶剂，药材中的多种有效成分皆易溶于酒中。酒味甘、辛，性大热，能通血脉、行血活络、引药上行和助长药效，适用于治疗风寒湿痹、血瘀痛经及跌打损伤等症。但儿童、孕妇、心脏病及高血压患者不宜服用。内服酒剂可加适量的矫味剂和着色剂。

酊剂系指药材用规定浓度的乙醇提取或溶解而制成的澄清液体制剂，也可用流浸膏稀释制成。供口服或外用。酊剂因服用剂量较小，故一般不加矫味剂和着色剂。除另有规定外，含有毒性药的酊剂，每 100mL 应相当于原药材 10g；其有效成分明确者，应根据其半成品的含量加以调整，使成品符合各酊剂项下的规定。其他酊剂，每 100mL 相当于原药材 20g。

二、制备方法

（一）酒剂的制备

酒剂的生产工艺流程如图 9-4 所示。

1. 备料

（1）药材的处理　按处方要求将药材加工炮制合格，一般应适当制成片、段、块、丝或粗粉。

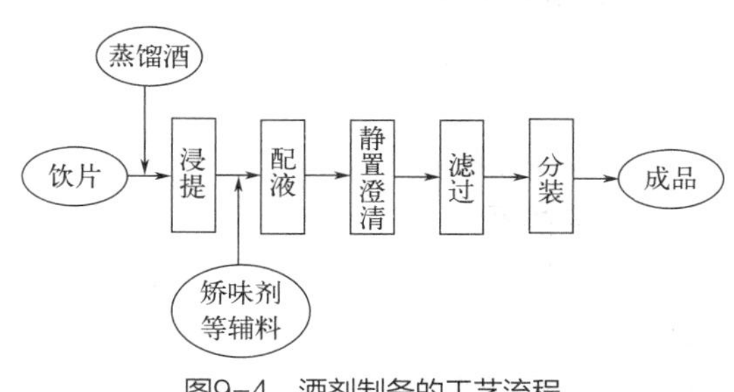

图9-4　酒剂制备的工艺流程

（2）酒的选用　酒剂用酒应符合《食品卫生国家标准》关于蒸馏酒质量标准的规定，生产内服酒应以谷类酒为原料。蒸馏酒的浓度和用量均应符合各品种制法项下的规定。一般祛风湿类酒剂所用的酒浓度可高些，而滋补类酒剂的酒浓度可低些。

（3）矫味剂与着色剂　为了增加酒剂的色、香、味，掩盖其不良臭味，可在酒剂中加入矫味剂与着色剂。通常用于酒剂的矫味剂有糖或蜂蜜。糖有冰糖、蔗糖、红糖等。用糖作酒剂的矫味剂成本低，澄明度好。蜂蜜具有矫味及治疗功能，多用于滋补类酒剂，但澄明度差，一般使用炼蜜。酒剂通常为红棕色，可用焦糖或处方中的有色药材如红花、栀子、姜黄、紫草、红曲等作为着色剂。

2. 酒剂的浸出

可用冷浸法、温浸法、渗漉法或其他适宜方法制备。

（1）冷浸法　即在常温条件下进行浸渍的方法。将药材加工炮制合格后，置于适宜的容器中，加入规定量的蒸馏酒，密闭浸渍，每日搅拌1～2次，1周后改为每周搅拌1次，除另有规定外，浸渍30日以上。取上清液，压榨药渣，榨出液与上清液合并。此法制得的成品澄明度较好，但浸渍时间较长。

（2）温浸法　药材在40～60℃的条件下进行浸渍的方法。适宜于耐热药材制备酒剂。将药材加工炮制合格后，置于适宜的容器中，加入规定量蒸馏酒，搅匀密闭，水浴或蒸汽加热至微沸后立即取下，倾入另一有盖容器中，浸泡30日以上，每日搅拌1～2次，滤过，压榨药渣，榨出液与滤液合并。本法温度高，有效成分浸出完全，时间短，但澄明度较差，且酒与挥发性成分易挥发损失。

（3）渗漉法　以蒸馏酒为溶剂，按渗漉法操作，收集漉液。若处方中需加矫味剂或着色剂者，可加至渗漉液完毕后的药液中。

（4）其他方法　可用回流法等方法进行浸出。

3. 静置、过滤

将上述方法制得的浸出液静置，待杂质充分沉淀后取上清液，滤过。需加矫味剂或着色剂的酒剂应在浸出完毕后加入，搅匀，密闭静置，澄清，滤过。

4. 包装与贮存

将检验合格的酒剂灌装于洁净的细口中性玻璃瓶内，密封，置于阴凉处贮存。

（二）酊剂的制备

酊剂可用浸渍法、渗漉法、溶解法和稀释法制备。其制备工艺流程如图9-5所示。

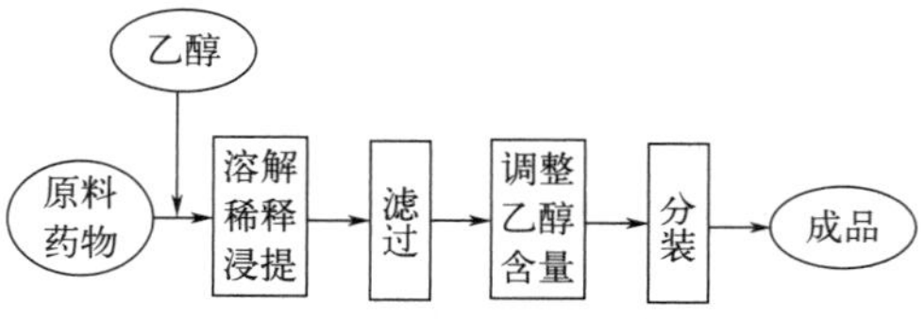

乙醇 → 原料药物 → 溶解稀释浸提 → 滤过 → 调整乙醇含量 → 分装 → 成品

图9-5　酊剂的制备工艺流程

1. 溶解法或稀释法

取药材粉末或流浸膏，加规定浓度的乙醇适量，溶解或稀释，静置，必要时滤过，即得。如复方樟脑酊、远志酊等。

2. 浸渍法

取适当粉碎的药材，置于有盖容器中，加入溶剂适量密闭，搅拌或振摇，浸渍3～5日或规定的时间，倾取上清液，再加入溶剂适量，依法浸渍至有效成分充分浸出，合并浸出液，加溶剂至规定量后，静置24小时，滤过，即得。如十滴水等。

3. 渗漉法

用适量溶剂渗漉，至渗漉液达到规定量后，静置，滤过，即得。如颠茄酊等。

酊剂久置产生沉淀时，在乙醇量和有效成分含量符合各品种项下规定的情况，可滤过除去沉淀。除另有规定外，酊剂应用遮光容器密封，置于阴凉处贮存。

三、质量要求和检查

（一）酒剂质量要求和检查

1. 外观

酒剂应澄清，在贮存期间允许有少量摇之易散的沉淀。

2. 乙醇量

照《中国药典》2020 年版乙醇量测定法（附录Ⅸ M）测定，应符合各品种项下的规定。

3. 总固体检查

酒剂一般应做总固体检查，并符合各品种项下的有关规定。

4. 甲醇量检查

照《中国药典》2020 年版甲醇量检查法（附录Ⅸ T）检查，应符合规定。

5. 装量

照《中国药典》2020 年版最低装量检查法（附录Ⅸ C）检查，应符合规定。

6. 微生物限度

照《中国药典》2020 年版微生物限度检查法（附录ⅩⅢ C）检查，细菌数每 1mL 不得超过 500 个，霉菌和酵母菌数每 1mL 不得超过 100 个，大肠埃希菌每 1mL 不得检出。

（二）酊剂的质量要求和检查

酊剂应为澄清液体，久置产生沉淀时，在乙醇量和有效成分含量符合各品种项下规定的情况下，可滤过除去沉淀。

酊剂的乙醇量、药物含量等按《中国药典》2020 年版附录方法测定，应符合规定。

四、酒剂和酊剂举例

实例 1 ［生龙驱风酒］

（1）处方　徐长卿 3g，黑骨藤 3g，铁筷子 3g，乌梢蛇 100g。

（2）制法　以上四味药材，取乌梢蛇，加入白酒 700g，浸泡 2 个月，取上清液，滤过；其余三味加白酒 300g，回流提取 2 小时，连同药材一起倾入容器中，密闭静置 2 日，取上清液，滤过，合并滤液，加入蔗糖搅拌使溶解，加入白酒至规定量，混匀，静置 24 小时，滤过，即得。

（3）性状　本品为黄棕红色澄清液体；气清香，味微辛。

（4）功能与主治　苗医：抬晃，抬蒙；僵见风，稿计嘎边蒙，劳冲，告家冲。中医：祛风除湿，通络止痛。用于风湿痹痛，腰肌劳损。

（5）用法与用量　口服。每次 10～30mL，每日 2 次。

（6）贮藏　密封，置阴凉处。

（7）注解　黑骨藤的苗药名为莴蒙棱，乌梢蛇的苗药名为郎心沙。

实例 2［复方缬草牙痛酊］

（1）处方　宽叶缬草 200g，红花 60g，凤仙花 110g，樟木 30g。

（2）制法　以上四味，宽叶缬草经水蒸气蒸馏收集馏液备用；水提液浓缩成稠膏备用；药渣干燥后，加 75% 乙醇溶液，浸泡 7 日，浸提物与稠膏混匀，静置 24 小时后滤过，溶液减压回收乙醇得浸膏；凤仙花、樟木、红花加 60% 乙醇溶液密闭浸泡 7 日，滤过，取滤液与上述浸膏合并，混匀，滤过，加入挥发油，调至规定量，并使乙醇量为 45%，即得。

（3）性状　本品为棕红色的澄清液体；气香，味微甜、略苦。

（4）功能与主治　活血散瘀，消肿止痛。用于牙龈炎、龋齿引起的牙痛或牙龈肿痛。

（5）用法与用量　口服。每次 20～30mL，每日 2 次。

（6）注意　孕妇慎用。

（7）贮藏　密封，置阴凉处。

（8）注解　凤仙花的苗药名为榜枪。

实例 3［痛可舒酊］

（1）处方　透骨香 80g，川芎 50g，红升麻 40g，飞龙掌血 40g，松节 40g，白芷 50g，苕叶细辛 30g，樟脑 20g，天然冰片 10g，薄荷脑 10g。

（2）制法　以上十味，除薄荷脑、樟脑、天然冰片外，其余透骨香等七味粉碎成粗粉，加入 80% 乙醇溶液，浸泡，隔日搅拌 1 次，7 日后收集浸出液。再加入 80% 乙醇溶液浸泡 5 日，收集浸出液，压榨药渣，合并压榨液与浸出液，滤过，滤液加入上述樟脑、薄荷脑、天然冰片溶解，加适量浓度乙醇至规定量，静置 48 小时，滤过，即得。

（3）性状　本品为浅棕褐色的澄清液体。

（4）功能与主治　苗医：泱安挡蒙，蒙抡；僵见风，蒙柯。中医：祛风除湿，活血止痛。用于风湿痹痛，偏正头痛等属于风湿瘀阻证候者。

（5）用法与用量　外用，每次 3mL，每日 2 次。使用时对准患处喷涂，并适当按摩。

（6）禁忌　①对乙醇过敏和有其他过敏症的患者忌用本品；②有严重肝肾疾病、心脏病、高血压、溃疡病、出血倾向和凝血功能障碍的患者忌用本品；③孕妇、产妇、哺乳者及 15 岁以下的儿童忌用本品。

（7）规格　每瓶装 60mL。

（8）贮藏　密封，置阴凉处。

（9）注解　阴虚气弱者慎用。局部皮肤破损者慎用。透骨香，苗药名为斗正空；飞龙掌血，苗药名为嘎龚布梭学。

第八节　浸出制剂的质量问题及处理措施

浸出制剂所含有效成分复杂，能够体现药物处方各种成分的综合疗效与特点，对药材有效成分不明确或不能分离提纯的药材尤为适用。浸出制剂的质量是否符合规定要求，不仅关系浸出制剂本身的质量，同时还会影响以浸出制剂为原料的制剂，如散剂、胶囊剂、片剂、颗粒剂、丸剂等的质量，所以对浸出制剂质量的控制非常重要。分析导致浸出制剂产生质量问题的原因，找到切实可行的解决措施，对浸出制剂的质量目前主要从以下几个方面进行控制。

一、浸出制剂的质量控制

1. 药材质量

药材的来源、品种与规格是控制浸出制剂质量的基础。我国幅员辽阔，药材资源丰富，品种繁多，由于各地用药习惯的不同，存在同名异物或异名同物等品种混乱问题，加之产地、采收季节等的不同，药材的有效成分含量有一定的差异。如广州石牌的广藿香，气香醇，含挥发油较少，而广藿香酮的含量较高；海南产的广藿香气较辛浊，油含量较高，但广藿香酮的含量甚微。又如草麻黄，在春季，其生物碱含量很低，到了夏季，含量猛增至最高峰，秋季又显著下降。因此，制备浸出制剂时必须严格控制药材质量，按照《中国药典》及地方标准收载的品种及规格选用药材。目前，有许多药材制药厂选用 GAP 基地生产的药材进行生产，以保证浸出制剂的质量。

2. 制备方法

制备方法与浸出制剂的质量也密切相关。根据临床防治疾病的需要、药材成分和药材本身的性质选定剂型后，应对生产工艺条件进行研究，优选出最佳生产工艺，确保浸出制剂的质量。如解表药方剂采用传统的煎煮法浸出有效成分时，易造成挥发性成分的损失，若选用蒸馏法提取挥发性成分，再用煎煮法浸出则能提高疗效；大承气汤中的大黄须后下才能发挥清泄实热的功效。

3. 含量测定

（1）药材比量法　即浸出制剂若干体积或重量相当于原药材多少重量的测定方法。因为多数药材的成分还不明确，又无适宜的测定方法，以此作为参考指标在制剂生产上具有一定的指导意义。但须在药材标准严格控制、制备方法固定的情况下，药材比量法才能在一定程度上反映有效成分含量的高低。如《中国药典》2020 年版附录对酊剂、流浸膏剂、浸膏剂等仍以此法来控制质量。

（2）化学测定法　采用化学手段测定有效成分含量的方法，对药材成分明确且能通过化学方法进行定量测定的浸出制剂，可用本法来控制质量。如颠茄浸膏等。

（3）仪器分析测定法　随着科学技术的发展和进步，现代分析技术已广泛用于浸出制剂的含量测定。如用高效液相色谱法测定正骨水中的丹皮酚含量，用气相色谱法（GC）测定川贝枇杷糖浆中的薄荷脑含量等。

（4）生物测定法　利用药材浸出成分对动物机体或离体组织所发生的反应，确定浸出制剂含量（效价）标准的方法。此法适用于含有尚无化学测定方法和仪器测定方法可以测定的有毒药材的药剂，如乌头属药材的含量（效价）测定。生物测定法要求选用标准品作为测定对照依据，所用动物来源、实验方法与条件对测定结果有一定影响，所以本法较化学测定法复杂。

二、浸出制剂的质量问题

1. 浸出制剂发霉变质

浸出制剂生产中多以水作为溶剂，制备的糖浆剂、合剂、口服液等液体制剂中含有糖分等适合微生物生长繁殖的成分，因而生产和贮藏中，只要温度、湿度、pH 条件适合，微生物就易滋生。

生产的各个环节都应控制物料和空气的洁净度，减少微生物污染。原辅料应符合国家标准，洁净处理后使用，尽量减少含菌量。生产中所用的用具、设备、管道、包装材料在使用前均应清洁、灭菌。生产环境中的洁净度达到相应的规定要求。

2. 浸出制剂产生浑浊及沉淀

药材制剂成分复杂，浸出液中含有多种成分，各成分之间性质不一；浸出液大分子物质及无效成分除去不彻底，导致在生产和贮藏过程中浸出制剂浑浊和沉淀。药酒、酊剂等含醇量较高的制剂，贮存中可能由于乙醇的挥发引起有效成分的溶解性能发生改变而析出沉淀。

因此，对于产生的沉淀应具体分析，若为杂质，可在过滤操作单元中选择合适的方法除去杂质，如热处理冷藏法、超滤法；若有效成分发生沉淀，应分析使其沉淀的原因，如 pH 的改变、溶解度降低、成分发生反应等。

3. 浸出制剂中有效成分的水解

有些苷类、酯类、酰胺类等有效成分在水溶液中因受热或溶剂 pH 等因素的改变容易发生水解。

有效成分受酸碱催化发生水解，故液体浸出制剂在浸提时要考虑制剂 pH，确定最优的 pH 范围。提取、浓缩、干燥、灭菌等生产过程中，加热也会加速药物成分的水解，故应选择合适的工艺方法，适当降低温度或缩短物料受热时间，减少水解。

对于易水解的药物，还可适当添加非水溶剂，如乙醇、丙二醇、甘油等改善制剂的稳定性。

第十章

液体药剂

第一节　概　　述

一、液体药剂的含义与特点

液体药剂系指药物分散在适宜分散介质（分散媒或溶剂）中制成的液态剂型，可供内服或外用。通常是以不同的分散方法和不同的分散程度将固体、液体或气体药物分散在适宜的分散介质中制成的。液体药剂的品种多，临床应用广泛，它们的性质、理论和制备工艺在药剂学中占有重要地位。

液体药剂按分散系统可分为真溶液、胶体溶液、混悬液和乳浊液型液体药剂；按给药途径可分为内服、外用和注射用液体药剂三大类；外用还可分为皮肤用、五官科用、腔道用液体药剂。本章所述的液体药剂，主要指药物分散在液体分散介质中制成的液体分散体系药剂。而由浸出方法、灭菌方法制备的液体药剂分别在浸出制剂、注射剂或眼用溶液剂中论述。

液体药剂中被分散的药物称为分散相，用于分散药物的液体称为分散介质或分散媒。其中，溶液型和胶体溶液型的高分子溶液中，药物以分子或离子状态分散于介质中，分散媒也可称为溶剂；乳浊液型液体药剂的分散媒又称为外相或连续相。

液体药剂是临床上广泛使用的一类剂型，优点包括：分散度大，吸收快，作用迅速；给药途径广泛，使用方便（注射剂除外），易于分剂量，特别适用于婴幼儿和老年患者；可减少某些药物的刺激性；固体药物制成液体制剂后，能提高生物利用度等。液体药剂也有不足之处：液体药剂易受分散介质的影响发生化学降解，使药效降低甚至失效；液体药剂的体积较大，携带、运输、贮存不方便；水性液体药剂易霉变，常需加入防腐剂；非均相液体药剂的药物分散度大，分散粒子具有很高的比表面能，易产生一系列物理方面的不稳定问题，如乳剂的分层、絮凝，混悬剂的沉降、结块等。

二、液体药剂的分类

1. 按分散系统分类

液体药剂中的药物（固体、液体或气体），在一定条件下以分子、离子、胶体粒子、微粒、液滴状态分散于液体分散媒中组成分散体系。由于被分散的微粒大小决定了分散体系的特征，根据分散相粒子大小及分散情况的不同，可分为真溶液型、胶体溶液型、乳浊液型和混悬液型四类。分散体系的分类见表10–1。

表10–1　分散体系的分类与特征

<table>
<tr><th colspan="2">类型</th><th>分散相大小</th><th>特征</th></tr>
<tr><td colspan="2">真溶液型</td><td>＜1nm</td><td>以分子或离子分散，透明溶液，为单相体系，体系稳定，能透过滤纸和半透膜，用溶解法制备</td></tr>
<tr><td rowspan="2">胶体溶液型</td><td>高分子溶液</td><td rowspan="2">1～100nm</td><td>以高分子分散，为热力学稳定体系，扩散慢，能透过滤纸，不能透过半透膜，用胶溶法制备</td></tr>
<tr><td>溶胶</td><td>以胶粒分散，为多相分散体系，热力学不稳定体系，扩散慢，能透过滤纸，具有丁达尔效应，不能透过半透膜，用分散法和凝聚法制备</td></tr>
<tr><td colspan="2">乳浊液型</td><td>＞500nm</td><td>以液体微粒分散，多相分散体系，动力学和热力学不稳定体系，用分散法制备</td></tr>
<tr><td colspan="2">混悬液型</td><td>＞100nm</td><td>以固体微粒分散，多相分散体系，动力学和热力学不稳定体系，用分散法和凝聚法制备</td></tr>
</table>

2. 按给药途径分类

液体药剂按给药途径不同有以下类型。

（1）内服液体药剂　如合剂、糖浆剂、口服乳剂、口服混悬剂等。

（2）外用液体药剂　①皮肤用液体药剂：洗剂、搽剂等。②五官科用液体药剂：洗耳剂、滴耳剂、滴鼻剂、含漱剂、滴牙剂、涂剂等。③直肠、阴道、尿道用液体药剂：灌肠剂、灌洗剂等。

第二节　液体药剂的分散介质和附加剂

液体药剂的分散介质对药物起溶解和分散作用，分散介质的质量直接影响液体药剂的制备和稳定性，所以制备液体药剂时要选择适宜的分散介质。优良分散介质的条件：对药物具有较好的溶解性或分散性；化学性质稳定，不与主药或附加剂发生化学反应；不影响主药的作用和含量测定；毒性小，无不适气味，无刺激性；成本低。但完全符合以上条件的分散介质很少，故应根据药物性质、制剂要求和临床用途合理选择分散介质。

一、液体药剂的常用分散介质

药物的溶解或分散状态与分散介质的种类和极性有密切关系。按介电常数的大小可分为极性溶剂、半极性溶剂和非极性溶剂。

（一）极性分散介质

1. 水

水是最常用的分散介质，本身无药理作用，能与乙醇、甘油、丙二醇等溶剂任意比例混合，能溶解绝大多数的无机盐类和有机药物，能溶解药材中的生物碱盐类、苷类、糖类、树胶、黏液质、鞣质、蛋白质、酸类及色素等。但水性液体药剂不稳定，容易使某些成分发生水解而降低药效；水性液体药剂也容易产生霉变，不宜长期贮存，通常需要加入防腐剂。液体药剂应选用蒸馏水或纯化水等制药剂用水。

2. 甘油

甘油又名丙三醇，为常用分散介质，在外用液体药剂中应用较多。本品为黏稠性澄明液体，无色、无臭、味甜，毒性小，能与水、乙醇、丙二醇混溶。甘油吸水性强，在外用制剂中可作保湿剂，含水 10% 的甘油对皮肤和黏膜无刺激性；甘油黏稠度大，含甘油 30% 以上时有防腐作用。

3. 二甲基亚砜（DMSO）

二甲基亚砜为无色澄明液体，具有大蒜臭味，有较强的吸湿性，能与水、乙醇、甘油、丙二醇等溶剂任意比例混合。溶解范围广，有“万能溶剂”之称。具有促进药物在皮肤和黏膜上渗透的作用。对皮肤有轻度刺激性，能引起烧灼或不适感，孕妇禁用。

（二）半极性分散介质

1. 乙醇

乙醇是常用分散介质，可与水、甘油、丙二醇等溶剂以任意比例混合，能溶解大部分有机药物和药材中的有效成分，如生物碱及其盐类、苷类、挥发油、树脂、鞣质、有机酸和色素等。20% 的乙醇溶液即有防腐作用。但乙醇有一定的生理作用，有易挥发、易燃烧等缺点。为防止乙醇挥发，成品应密闭储存。乙醇与水混合时，由于水合作用而产生热效应，体积缩小，所以用水稀释乙醇时，应凉至室温（20℃）后再调整至规定浓度。

2. 丙二醇

药用丙二醇规格必须是 1,2- 丙二醇。丙二醇兼有甘油的优点，刺激性与毒性均小，能溶解很多有机药物，能与水、乙醇、甘油等以任意比例混合。一定比例的丙二醇和水的混合溶剂能延缓许多药物的水解，增加药物的稳定性。丙二醇的水溶液对药物在皮肤和黏膜上有一定的促渗作用，其价格高于甘油。

3. 聚乙二醇（PEG）

液体药剂中常用聚合度低的聚乙二醇，如 PEG300～600，为无色澄明液体，能与水、乙醇、丙二醇、甘油等以任意比例混溶，不同浓度的 PEG 水溶液是良好的溶剂，能溶解许多水溶性无机盐和水不溶性有机药物。本品对一些易水解的药物具有一定的稳定作用。在洗剂中，能增加皮肤的柔韧性，具有一定的保湿作用。

（三）非极性分散介质

1. 脂肪油

脂肪油为常用非极性分散介质，是指《中国药典》中收载的植物油，如棉籽油、花生油、麻油、橄榄油、豆油等。脂肪油能溶解游离生物碱、挥发油和芳香族药物。脂肪油容易酸败，也易受碱性药物影响而发生皂化反应，影响制剂质量。脂肪油多作外用制剂的溶剂，如洗剂、搽剂等。

2. 液体石蜡

本品为饱和烷烃化合物，化学性质稳定，分轻质和重质两种。前者密度为 0.818～

0.880g/mL，常用于外用液体药剂；后者密度为0.860～0.905g/mL，常用于软膏剂或糊剂。本品能与非极性分散介质混合，能溶解生物碱、挥发油及一些非极性药物等。本品在肠道中不分解也不吸收，能使粪便变软，有润肠通便作用。

3. 油酸乙酯

油酸乙酯无色或淡黄色流动性油状液体，可作为脂肪油的代用品，微臭；有挥发性和可燃性；在空气中容易氧化、变色，须加入抗氧剂。本品能溶解挥发油、甾体药物和其他油溶性药物，常作为搽剂的分散介质。

二、液体药剂的防腐

（一）液体药剂防腐的重要性

液体药剂，特别是以水为溶剂的液体药剂，易被微生物污染而发霉变质，尤其是含有糖类、蛋白质等营养物质的液体药剂，更容易引起微生物的滋长和繁殖。抗菌药的液体药剂也可能滋生微生物，因这些药物对它们抗菌谱以外的微生物不起抑菌作用。微生物的污染会引起液体药剂的理化性质及其质量变化，有时会产生有害的细菌毒素，因此液体药剂防腐非常重要。在制备和贮藏液体药剂时要注意防止污染，也可以添加防腐剂来抑制微生物的生长繁殖。

（二）防腐措施

1. 防止污染

防止微生物污染是防腐的重要措施，包括加强生产环境的管理，加强操作室的卫生管理，设备、用具按规定进行卫生管理和清洁处理，加强操作人员个人的卫生管理，清除周围环境的污染源等措施。

2. 添加防腐剂

因为在液体药剂的生产制备过程中要完全防止微生物污染是很困难的，所以通过加入少量防腐剂，抑制微生物的生长繁殖，可达到有效防腐的目的。常用的防腐剂有对羟基苯甲酸酯类、苯甲酸及其盐类、山梨酸、苯扎溴铵、醋酸氯己定以及桂皮油、桉叶油、薄荷油等。

三、液体药剂的矫味与着色

药物如果具有不良气味，患者服用后易引起恶心和呕吐，特别是儿童患者往往拒绝使用。提高患者对药物的顺应性，是提升医疗效果的一个重要措施。为了掩盖和矫正液体药剂的不良气味而加入制剂中的物质称为矫味剂，为了心理上的需要或某些目的，有时需在制剂中加入调整颜色的物质，这些物质称为着色剂。

（一）矫味剂

1. 甜味剂

甜味剂包括天然的和合成的两大类。天然甜味剂有糖类、糖醇类、苷类，其中糖类最常用；蜂蜜也是甜味剂；天然甜菊苷从甜叶菊中提取精制而得，甜度比蔗糖大约300

倍。人工甜味剂常用糖精钠，甜度为蔗糖的200～700倍，用量已受到限制，口服每日每千克体重不可超过5mg，浓度一般为0.03%。目前，蛋白糖得到广泛应用，甜度比蔗糖高150～200倍，且无后苦味，不致龋齿，可有效降低热量，适用于糖尿病、肥胖症患者。

2. 芳香剂

在制剂中有时需要添加少量香料或香精以改善药品的香味。这些香料与香精称为芳香剂。常用芳香剂有天然挥发性芳香油（柠檬、樱桃、茴香、薄荷挥发油等）及其制剂（薄荷水、桂皮水等）；人工合成香精是由人工香料添加一定量的溶剂调和而成的混合香料，如苹果香精、香蕉香精等。

3. 胶浆剂

胶浆剂具有黏稠缓和的性质，可以干扰味蕾的味觉而有矫味作用。如阿拉伯胶、羧甲基纤维素钠、甲基纤维素、海藻酸钠、琼脂、明胶、西黄蓍胶等制成的胶浆。

4. 泡腾剂

应用碳酸氢钠与有机酸混合，遇水后产生大量二氧化碳，溶于水呈酸性，能麻痹味蕾而矫味。对盐类的苦味、涩味、咸味有改善。

5. 化学调味剂

谷氨酸钠能矫正鱼肝油的腥味，消除铁盐制剂的铁金属味。

（二）着色剂

着色剂能改善制剂的外观颜色，可用来识别制剂的浓度、区分应用方法和减少患者对服药的厌恶感。主要分为两类：天然色素和合成色素。

1. 天然色素

常用的有植物性和矿物性色素，作食品和内服制剂的着色剂。植物性色素有红色的苏木、甜菜红等，黄色的有姜黄、胡萝卜素等，蓝色的有松叶蓝，绿色的有叶绿酸铜钠盐，红棕色的有焦糖等。矿物性的色素有氧化铁（外用呈肤色）。

2. 合成色素

人工合成色素的特点是色泽鲜艳，价格低廉，大多数毒性较大，用量不宜过多。我国批准的内服合成色素有苋菜红、胭脂红、柠檬黄、日落黄、靛蓝及亮蓝，用量不得超过万分之一。外用色素有品红、美蓝（亚甲蓝）、苏丹黄G等。

第三节　真溶液型液体药剂

真溶液型液体药剂系指药物以分子或离子（直径在1nm以下）状态分散在溶剂中所制成的单相溶液型药剂，供内服或外用。根据需要可在真溶液型液体药剂中加入助溶剂、抗氧剂、甜味剂、着色剂等附加剂。

真溶液型液体药剂因是均相分散体系，在溶液中的分散度最大，溶液呈均匀分散状态，澄明并能通过半透膜，服用后与机体的接触面积最大，吸收完全而迅速，所以在作用和疗效方面比固体药剂快，而且比同一药物的混悬液或乳浊液也快。此外，真溶液型液体药剂分散均匀，分剂量方便，灵活。

真溶液型液体药剂有溶液剂、芳香水剂与药露、甘油剂、醑剂、糖浆剂等。

一、溶液剂

（一）含义与特点

溶液剂系指将化学药物制成的澄明溶液，供内服或外用。

溶液剂的溶质一般为不挥发性化学药物（也有例外，如浓氨溶液），其溶剂大多为水，或不挥发药物的醇溶液或油溶液，例如维生素 D_2 溶液。

药物制成溶液剂的原因是为了以量取代替称取，剂量准确，服用方便，特别对于小剂量的药物，量取更有意义。此外，部分药物目前最好的供应方式还只能是溶液形式，如过氧化氢溶液、氨溶液等。

药物制成溶液剂，分散度增大，与机体的接触面积增大，因而吸收快，显效迅速。但由于药物在水溶液中的稳定性差，易分解、霉变、变质，所以对于化学性质不稳定的药物不宜配成溶液剂，且不宜长期贮存，同时必须根据药物的性质和临床需要采取适当措施（如添加防腐剂等），以保证溶液剂的质量。

（二）溶液剂的制法

溶液剂一般有三种制法，即溶解法、稀释法和化学反应法。

1. 溶解法

该法是将药物直接溶于溶剂中的制备方法，适用于较稳定的化学药物。操作过程：药物称量、溶解、滤过、质量检查、包装。具体操作：取处方总量 1/2～3/4 的溶剂，加入称好的药物，搅拌使其溶解，滤过，自滤器上添加蒸馏水至全量，最后搅匀即得。处方中如有附加剂或溶解度较小的药物，应先将其溶解在溶剂中，再加入其他药物使溶解。滤过可用普通滤器、垂熔玻璃滤器及砂滤棒等。对热稳定而溶解缓慢的药物，可加热促进溶解，但挥发性药物或不耐热的药物则应冷至40℃以下才能加入。滤过后的药液应进行质量检查。如处方中含有糖浆、甘油等液体时，用少量水稀释后加入溶液剂中。如使用非水溶剂，容器应干燥。制得的溶液剂应及时分装、密封、贴标签及外包装。

2. 稀释法

该法是将浓溶液用溶剂稀释成所需浓度溶液的制备方法，即先将药物制成高浓度溶液或易溶性药物制成贮备液，临用前再用溶剂稀释至所需的浓度。例如工业生产的浓氨溶液一般含 NH_3 浓度为 25%～35%（g/g），而《中国药典》规定的浓度为 9%～10%（g/mL），因而只能用稀释法制备稀溶液。

3. 化学反应法

该法系指将两种或两种以上的药物，通过化学反应制成新的药物溶液的方法，待化学反应完成后，滤过，自滤器上添加蒸馏水至全量即得。适用于原料药物缺乏或质量不符合要求的情况，如复方硼砂溶液等。

（三）溶液剂的制备举例

实例［复方碘溶液］

（1）处方　碘 50g，碘化钾 100g，蒸馏水适量，制成 1000mL。

（2）制法　取碘与碘化钾，加蒸馏水 100mL 溶解后，再加适量蒸馏水，使全量达到 1000mL，即得。

（3）功能与主治　内服调节甲状腺功能，用于甲状腺功能亢进的辅助治疗。外用作黏膜消毒剂。

（4）用法与用量　口服，每次 0.1～0.5mL，每日 0.3～0.8mL。极量，每次 1mL，每日 3mL。

（5）注解　碘化钾为助溶剂，制备时应先用少量水溶解碘化钾成浓溶液，溶解碘化钾时应尽量少加水，以增大其浓度，易与碘形成络合物，促进碘的溶解。

二、芳香水剂与药露

（一）含义与特点

芳香水剂系指挥发油或其他芳香挥发性药物的饱和或近饱和水溶液。个别芳香水剂用水和乙醇混合液作溶剂，这种芳香水剂，由于含较多挥发油，称为浓芳香水剂。

芳香性药材用水蒸气蒸馏法制成的芳香水剂，也称为露剂或药露。

（二）芳香水剂与药露的制法

药露多由单味药用水蒸气蒸馏法制得，也可以由多味药材制得。一般在夏季服用，作清凉解毒剂，不能久贮。

纯挥发油和化学药物多用溶解法和稀释法制备。含挥发性成分的植物药材多用蒸馏法。

1. 溶解法

取挥发油 2mL（或挥发性物质细粉 2g）置于大玻璃瓶中，加蒸馏水 1000mL，用力振摇约 15 分钟使成饱和溶液后放置，用蒸馏水润湿的滤纸滤过，自滤纸上添加适量蒸馏水至 1000mL，即得。为使滤过顺利进行，可在挥发油中加入适量滑石粉、磷酸钙或滤纸浆等助滤。

2. 稀释法

取浓芳香水剂 1 份，加蒸馏水若干份稀释而成。

3. 水蒸气蒸馏法

取含挥发性成分的药材适量，适当粉碎，置于蒸馏器中，加适量蒸馏水浸泡一定时间，进行蒸馏或通入蒸汽蒸馏，一般收集药材重量的 6～10 倍馏液，除去过量的挥发性物质或重蒸馏一次。必要时，可用润湿的滤纸滤过，使成澄清溶液，即得。

芳香水剂应澄明，必须具有与原有药物相同的气味，不得有异臭、沉淀或杂质。由于挥发油或挥发性物质在水中的溶解度很小（约为 0.05%），故芳香水剂的浓度一般都很低。一般用作矫味剂使用。

（三）芳香水剂的制备举例

实例　［**薄荷水**］

（1）处方　薄荷油 2mL，滑石粉 15g，蒸馏水加至 1000mL。

（2）制法　取薄荷油，加滑石粉，置于研钵中研匀，移至细口瓶中，加入蒸馏水，加盖，振摇 10 分钟后，滤过至澄明，再由滤器上添加适量蒸馏水，使成 1000mL，即得。

（3）功能与主治　矫味。可做一些口服制剂的矫味剂。

（4）用法与用量　根据制剂的不同，选用不同剂量。

（5）注解　本品为薄荷油的饱和水溶液，处方用量为溶解量的 4 倍，配制时不能完全溶解，滑石粉起分散、吸附、助滤作用，应与薄荷油充分研匀以发挥作用。

三、甘油剂

（一）含义与特点

甘油具有黏稠性、防腐性和稀释性，对皮肤黏膜有柔润和保护作用，附着于皮肤黏膜能使药物滞留患处而起延效作用，具有一定的防腐作用。甘油剂系指药物的甘油溶液，专供外用。常用于口腔、鼻腔、耳腔与咽喉患处。甘油对一些药物如碘、酚、硼酸、鞣酸等有较好的溶解能力，制成的溶液也较稳定。

甘油剂的引湿性较大，故应密闭保存。

甘油剂的制备常用溶解法与化学反应法。

（二）甘油剂的制备举例

实例　［**硼酸甘油**］

（1）处方　硼酸 310g，加甘油至 1000g。

（2）制法　取甘油 460g，置于已知重量的蒸发皿中，在沙浴上加热至 140～150℃。将硼酸分次加入，随加随搅拌，使硼酸溶解，待重量减至 520g，再加甘油至 1000g，趁热倾入干燥容器中。

（3）功能与主治　消炎，杀菌。用于慢性中耳炎。

（4）用法与用量　滴耳、鼻、喉部，每日 2～3 次。

（5）注解　①本品是按化学反应法制得，甘油和硼砂反应生成硼酸甘油酯［47.5%～52.5%（g/g）］。反应中产生的水应加热除去，在较高温度下搅拌除水，能使反应顺利进行。本品吸潮或用水稀释后能析出硼酸，必要时需用甘油稀释。②制法中的“沙浴”是使用沙石作为热浴物质的热浴方法。沙浴一般使用黄沙，沙升温可达 350℃以上。

四、醑剂

（一）含义与特点

醑剂系指挥发性药物的浓乙醇溶液。凡用于制备芳香水剂的药物一般都可以制成醑剂，供外用或内服。醑剂含乙醇量一般为 60%～90%。当醑剂与水为溶剂的制剂混合时，往往会发生浑浊。

酊剂应贮藏于密闭容器中，置于冷暗处保存。由于酊剂中的挥发油易氧化、酯化或聚合，久贮易变色，甚至出现黏性树脂物沉淀，故不宜长期贮藏。

（二）酊剂的制备举例

实例［**樟脑酊**］

（1）处方　樟脑 100g，加乙醇至 1000mL。

（2）制法　取樟脑溶于 800mL 乙醇中，再加乙醇制成全量，即得。必要时可滤过，且先用乙醇冲洗滤器与滤材后再行滤过。

（3）规格　每 1000mL 含樟脑 100g。

（4）功能与主治　用于肌肉痛、关节痛及神经痛。

（5）用法与用量　局部外用，取适量涂搽于患处，并轻轻揉搓，每日 2～3 次。

（6）贮藏　避光、密封贮存。

（7）注解　本品为无色液体，有樟脑的特臭，含醇量应为 80%～87%。

第四节　胶体溶液型液体药剂

一、概述

胶体溶液型液体药剂系指分散相质点大小在 1～100nm，分散于分散介质中形成的溶液。分散介质大多为水，少数为非水溶剂。分散相质点以多分子聚集体（胶体微粒）分散于溶剂中称为溶胶，又称为疏水胶体。高分子化合物以单分子形式溶解于溶剂中构成的溶液称为高分子溶液，又称为亲水胶体。

二、胶体溶液的种类

胶体溶液包括溶胶、高分子溶液和缔合胶体三种。其中，地核胶体指溶液中的表面活性剂分子，超过某一特定浓度，分子在溶液内部缔合形成“胶团”的一种胶体溶液。此处只介绍高分子溶液和溶胶，缔合胶体溶液参见第七章的表面活性剂部分内容。

（一）高分子溶液

蛋白质、酶类、纤维素类、右旋糖酐、聚维酮等高分子化合物，其分子结构中含有很多亲水基团，如 $-OH$、$-COOH$、$-NH_2$ 等，能发生水化作用，水化后以分子状态分散于水中，形成高分子溶液。高分子化合物分子结构中还有非极性基团，如 $-CH_3$、$-C_6H_5$ 及 $-(CH_2CH_2O)_2$ 等，随着非极性基团数目的增加，高分子的亲水性能降低，而对弱极性或非极性溶剂的亲和力增加。高分子分散在这些溶剂中时，称为高分子非水溶液，如玉米朊乙醇溶液。

有的高分子溶液如明胶水溶液、琼脂水溶液等，在温热条件下为黏稠性流动液体，但在温度降低时，呈链状分散的高分子形成网状结构，分散介质水可被全部包含在网状结构中，形成不流动的半固体状物，称为凝胶。形成凝胶的过程称为胶凝。凝胶可分脆性与弹性两种，前者失去网状结构内部的水分后就变脆，易研磨成粉末，如硅胶；而弹性凝胶脱水后，不变脆，体积缩水而变得有弹性，如琼脂和明胶。

有些胶体溶液，如硬脂酸铝分散于植物油中形成的胶体溶液，在一定温度下静置时，逐渐变为半固体状溶液，当振摇时，又恢复成可流动的胶体溶液。胶体溶液的这种性质称为触变性，这种胶体称为触变胶。触变胶常应用于在混悬型滴眼液或注射液中。

（二）溶胶

溶胶外观和真溶液相似，但具有乳光，即丁达尔现象，是一种高度分散的热力学不稳定体系。由于其质点小，分散度大，存在强烈的布朗运动，能克服重力作用而不下沉，因而具有动力学稳定性。

目前在制剂中，直接应用溶胶较少，通常使用经亲水胶体保护的溶胶制剂，如氧化银溶胶就是被蛋白质保护而制成的制剂，用作眼、鼻收敛杀菌药。

三、胶体溶液的制备

（一）高分子溶液的制备

高分子溶液的制备多采用溶解法。高分子物质的溶解首先要经过溶胀过程。溶胀是指水分子渗入高分子化合物分子间的空隙中，与高分子中的亲水基团发生水化作用而使体积膨胀，结果使高分子空隙间充满水分子，这一过程称为有限溶胀。由于高分子空隙间存在水分子，降低了高分子分子间的作用力（范德华力），溶胀过程继续进行，最后高分子化合物完全分散在水中而形成高分子溶液，这一过程称为无限溶胀过程。无限溶胀过程常需搅拌或加热等步骤才能完成。例如，将明胶碎成小块，放于水中浸泡 3～4 小时，使其吸水膨胀，这是有限溶胀的过程，然后加热并搅拌使其形成明胶溶液，这是无限溶胀的过程。琼脂、阿拉伯胶、西黄蓍胶、羧甲基纤维素钠等在水中的溶化均需要这一过程。甲基纤维素则可直接溶于冷水中。淀粉遇水立即膨胀，但无限溶胀过程必须加热至 60～70℃才能制成淀粉浆。胃蛋白酶、蛋白银等高分子药物，其有限溶胀和无限溶胀过程都很快，需将其撒于水面，待其自然溶胀后再搅拌可形成溶液，如果将它们撒于水面后立即搅拌形成团块，这时在团块周围形成水化层，使溶胀过程变得相当缓慢，给制备过程带来困难。

树胶、黏液质、淀粉及纤维素衍生物等高分子物质胶溶在水中形成的黏稠液体，称为胶浆剂。它们的特点是具有黏性，可减小药物对黏膜的刺激，延缓药物的吸收等作用。

（二）溶胶的制备

溶胶可用分散法和凝聚法来制备。分散法是将粗分散物质分散成胶体的分散范围。凝聚法是将分子或离子分散的物质，结合成胶体的分散范围。

1. 分散法

（1）研磨法　用机械力将药物粉碎到所需粒径。粉碎脆性强而易碎的药物可直接粉碎，对于柔韧的药物必需使其硬化后才能粉碎，常用的设备是胶体磨。

（2）胶溶法　使聚集起来的粗粒重新分散的方法。将制得的沉淀，经洗涤除去过多的电解质，加入少量的稳定剂可制得溶胶。如 $Fe(OH)_3$ 新鲜沉淀加入稳定剂 $FeCl_3$，经搅拌可得 $Fe(OH)_3$ 溶胶。

（3）超声分散法　利用超声波产生的能量进行分散的方法。当超声波进入粗分散系统后，可产生相同频率的振动波，使粗分散相粒子分散成胶体粒子。

2. 凝聚法

药物在真溶液中可因物理条件的改变或化学反应而形成沉淀，若条件控制适度，使溶液有一个适当的过饱和度，就可以使形成的质点大小恰好符合溶胶分散相质点的要求。凝聚法包括化学凝聚法和物理凝聚法。

四、胶体溶液的制备举例

实例 1 ［聚维酮碘溶液］

（1）处方　聚维酮碘 100g，加蒸馏水至 1000mL。

（2）制法　称取聚维酮碘，撒布于蒸馏水面上徐徐溶解，加蒸馏水至足量，即得。

（3）功能与主治　用于化脓性皮炎、皮肤真菌感染、小面积轻度烧烫伤，也用于小面积皮肤、黏膜创口的消毒。

（4）用法与用量　外用。用棉签蘸取少量，由中心向外周局部涂搽。每日 1～2 次。

（5）注解　本品为胶体溶液，含有效碘 8.5%～12%，无定形粉末，可溶于水或乙醇，无碘的挥发性，对皮肤黏膜无刺激性，不引起过敏反应，局部应用时不与蛋白结合。

实例 2 ［硫溶胶］

（1）处方　①硫代硫酸钠 400g，碳酸氢钠 7g，加蒸馏水至 1000mL；②稀盐酸 10mL，加蒸馏水至 1000mL。

（2）制法　①取硫代硫酸钠和碳酸氢钠溶于新鲜煮沸冷却的蒸馏水中，滤过，自滤器上添加蒸馏水至全量，搅匀，即得。②取稀盐酸，加蒸馏水至全量，搅匀，即得。

（3）注解　①硫代硫酸钠不稳定，加热及水中二氧化碳可促其分解，所以配制时应用新鲜煮沸冷却的蒸馏水。碳酸氢钠用于调节 pH 至 8～9.5，以增加溶液的稳定性。②在治疗疥疮、汗斑等皮肤病时，先将处方①涂于患处，待稍干后再涂处方②，使稀盐酸与硫代硫酸钠反应，产生新生态硫溶胶溶液，渗透性和疗效都较好。

第五节　混悬液型液体药剂

一、概述

混悬液型液体药剂是指难溶性固体药物以微粒状态分散于分散介质中形成的非均相液体制剂，也称混悬剂或混悬液。混悬剂的药物微粒直径一般在 0.5～10μm，但也可能有的小到 0.1μm，大到 50μm 或更大。

凡难溶性药物需制成液体剂型应用、药物的用量超过了溶解度而不能制成溶液、两种药物混合时溶解度降低析出固体药物、为使药物产生长效作用等，可考虑将药物制成混悬型液体药剂。为安全起见，毒性药物或剂量小的药物不宜制成混悬剂。

混悬剂的质量应严格控制，对其要求：药物本身的化学性质稳定，使用或贮藏期间含量符合要求；颗粒细腻均匀，大小符合该剂型要求；颗粒的沉降速度要慢，沉降后不应结块，经振摇后能均匀分散；黏稠度应符合要求，口服混悬液的色、香、味应适宜，贮存期间不得霉变；混悬液使用前应振摇均匀。

二、混悬剂的制备

制备混悬剂时，应考虑尽可能使混悬液微粒分散均匀，降低微粒的沉降速度，使混悬液稳定。其制备方法有分散法和凝聚法。

1. 分散法

将药物粉碎成符合混悬液要求的微粒，直接分散在液体分散介质中制成混悬液即为分散法。对于亲水性药物（如氧化锌、炉甘石、碳酸钙等），一般先干研到一定程度，再加液研磨到适宜分散度，最后加入处方中其余的液体至全量。加液研磨可使粉碎过程易于进行。加入的液体量一般为一份药物加 0.4～0.6 份液体即能产生最大的分散效果。对于质重、硬度大但不溶于水的药物（如珍珠），可采用“水飞法”，使药物粉碎到极细的程度。有些粉末类药物放入水中时，易漂浮在水面上，不易混匀，这时可强力搅拌，或适当加热，必要时可加入少量表面活性剂。疏水性药物不能被水润湿，必须加入一定量润湿剂，与药物研匀后，再加液体混合研匀。处方中的液体可以是水，也可以是其他液体成分。

小剂量制备时，可直接用研钵研磨；大量制备时，可用乳匀机、胶体磨。

2. 凝聚法

通过化学或物理的方法使分子或离子分散状态的药物溶液凝聚成不溶性的药物微粒而制成混悬剂的方法。

（1）物理凝聚法　也称微粒结晶法，即将药物制成热饱和溶液，在搅拌下加到另一种不同性质的冷溶剂中，使之快速结晶，可以得到直径 10μm 以下（占 80%～90%）的微粒，再将微粒分散于适宜介质中制成混悬剂。药物的量、溶剂的种类和用量、温度、搅拌速度、加入速度等因素都可影响微粒的大小，其结晶条件要经实验获得。

（2）化学凝聚法　两种化合物经化学反应生成不溶解的药物悬浮于液体中制成混悬液。为使微粒细小均匀，化学反应应在稀溶液中进行，并应快速搅拌。如用于胃肠道透视用的钡餐（$BaSO_4$）混悬液就是用这种方法制成的。

三、混悬液的制备举例

实例 ［炉甘石洗剂］

（1）处方　炉甘石 150g，氧化锌 50g，甘油 50mL，羧甲基纤维素钠 2.5g，蒸馏水适量。

（2）制法　取炉甘石、氧化锌，加甘油和适量蒸馏水共研成糊状，另取羧甲基纤维素钠加蒸馏水溶胀后，分次加入上述糊状溶液中，再加蒸馏水使成 1000mL，搅匀，即得。

（3）功能与主治　具有保护皮肤、收敛、消炎等作用。主要用于皮肤丘疹，亚急性皮炎，湿疹，荨麻疹等。

（4）用法与用量　局部外用，用时摇匀，取适量涂于患处，每日 2～3 次。

（5）注解　按《中国药典》规定，炉甘石洗剂按干燥品计算，含氧化锌不得少于 40%。因此，洗剂中含锌化合物以氧化锌计算不得少于 11%（15% × 40%+5%）。炉甘石与氧化锌均为水不溶的亲水性药物，能被水润湿。故先加甘油研成细糊状，再加羧甲基纤维素钠水溶液混合，使粉末周围形成水的保护膜，以阻碍颗粒的聚合，振摇时易悬浮。

第六节　乳浊液型液体药剂

一、概述

乳浊液型液体药剂是指两种互不相溶的液体混合，其中一种液体以细小液滴的形式分散在另一种液体中形成的非均相液体制剂，又称为乳剂或乳浊液，形成乳浊液的过程称为乳化。这两种不相混溶的液体，其中一种往往是水或水溶液，另一种则是与水不相混溶的有机液体，统称为"油"，被分散的液滴称为分散相、内相或不连续相，包在外面的液体称为分散介质（分散媒）、外相或连续相。一般分散相直径在 0.1～100μm。

乳剂的基本类型有两种：油为分散相分散在水中，称为水包油型（O/W 型）；水分散在油中，称为油包水型（W/O 型）。另外也可以形成复乳，如水包油包水型（W/O/W 型）或油包水包油型（O/W/O 型）。

乳剂根据乳滴的大小分为三种：①普通乳，乳滴直径一般在 1～100μm，外观呈乳白色不透明的液体；②亚微乳，乳滴直径一般在 0.1～1μm，常作为胃肠道外给药的载体，如静脉脂肪乳；③微乳，也称为纳米乳，乳滴直径一般在 0.01～0.1μm，处于胶体分散系统范围，外观呈透明或半透明液体。

乳浊液可供内服，外用，也可供注射。口服容易吸收，且可掩盖药物的不良气味。乳剂型液体药剂存在于多种剂型中，如口服乳剂、搽剂、滴眼剂、注射剂、软膏剂、眼膏剂及气雾剂等制剂中。

二、乳化剂的选用

选用乳化剂应根据药物的性质、乳剂的应用要求、油的类型、电解质是否存在、需要制备乳剂的类型、乳剂的黏度等因素来确定，以能制成最稳定的乳剂为目的，同时还应对人体无害，价廉易得。一般选择乳化剂的原则如下。

1. 根据乳剂类型选择

一般 O/W 型乳剂应选择 *HLB* 值在 8～18 的表面活性剂、高分子溶液等作乳化剂，W/O 型乳剂应选择 *HLB* 值在 3～8 的表面活性剂作乳化剂。

2. 根据乳剂的用途

O/W 型乳剂可选用高分子溶液作乳化剂。选用表面活性剂作乳化剂时应注意毒性，如非离子表面活性剂虽经过精制，认为基本无毒，但可能引起腹泻，应尽量避免使用。静脉注射乳剂的乳化剂可选用非离子型表面活性剂，如 pluronic F–68 或精制卵磷脂、豆磷脂等。肌内注射乳剂的乳化剂可选用非离子型表面活性剂，如聚山梨酯 –80。外用乳剂的乳化剂可选用对皮肤、黏膜无刺激性的表面活性剂。

3. 混合乳化剂的使用

为使乳剂发挥更好的效果，增加界面膜的强度，增加乳剂的稳定性以及调节乳剂的稠度等，可将几种乳化剂混合使用，其目的是调节 *HLB* 值。在混合使用时应注意乳化剂之间的相互配伍，一般原则：①通常 O/W 型和 W/O 型的阴阳离子型乳化剂不能配伍使用，但非离子型乳化剂可共用，如司盘类和聚山梨酯类常共用。②非离子型表面活性剂可与其他乳化剂合并使用。③乳剂加入辅助乳化剂，可增加乳剂的黏度，提高乳剂的稳定性。混合使用两种以上的乳化剂，其 *HLB* 值有加合性，*HLB* 值高的乳化剂与 *HLB* 值低的乳化剂混合使用可达到油所需要的 *HLB* 值。混合乳化剂的 *HLB* 值的计算公式见第七章第二节表面活性剂。

4. 辅助乳化剂的使用

在乳剂制备时，为增加乳剂稳定性，有时还要使用一些辅助乳化剂。辅助乳化剂是指与乳化剂合用能增加乳剂稳定性的物质。辅助乳化剂的乳化能力一般很弱或无乳化能力，但其能提高乳剂的黏度，或可调节乳化剂 *HLB* 值，与乳化剂形成复合凝聚膜，增强乳化膜的强度，防止乳滴合并。常用的辅助乳化剂见表 10–2。

表10–2　常用辅助乳化剂

用途	种类
增加水相黏度	海藻酸钠、羧甲基纤维素钠、甲基纤维素、琼脂、阿拉伯胶、果胶、藻土
增加油相黏度	硬脂酸、硬脂醇、蜂蜡、单硬脂酸甘油酯
形成复合凝聚膜	乙醇、丙二醇、正丁醇、甘油、PEG400

三、乳剂的制备

根据所需乳剂的要求及乳化剂的性质，可以选用以下方法制备。

1. 干胶法

本法是将乳化剂与油混合，加入一定量的水乳化制成初乳，再逐渐加水至全量，研磨成乳剂。在初乳中，油、水、胶有一定的比例，若用植物油，其比例为 4∶2∶1；若用挥发油，其比例为 2∶2∶1；若用液体石蜡，其比例为 3∶2∶1。本法用阿拉伯胶或阿拉伯胶与西黄蓍胶的混合胶作为乳化剂。

2. 湿胶法

本法先将乳化剂溶于水中制成胶浆作为水相，再将油相分次加到水相中，研磨制成初乳，最后加水至全量，研磨成乳剂。湿胶法制备初乳时，油相、水相与胶的比例与干胶法相同。

干胶法与湿胶法相比，干胶法较湿胶法易形成乳剂，干胶法制备的乳剂，液滴小而均匀。湿胶法适用于制备比较黏稠的树脂类药物的乳剂。

3. 两相交替加入法

将水和油分次少量交替加入乳化剂中，边加边搅拌，形成乳胶。天然胶类、固体微粒作乳化剂时可用此法制备乳剂。

4. 新生皂法

制备乳剂时，将植物油与含碱的水相分别加热到一定的温度，混合搅拌发生皂化反应，新生成的肥皂类作为乳化剂。植物油中含有硬脂酸、油酸等有机酸，加入氢氧化钠、氢氧化钙、三乙醇胺等，在70℃以上或振摇会发生皂化反应。如果水相中含有氢氧化钠或三乙醇胺，则生成的肥皂是O/W型乳化剂；如果水相中含有氢氧化钙，则生成的肥皂是W/O型乳化剂。通常将水相加入油相中来制备。

5. 机械法

将油相、水相、乳化剂混合后用乳化机械制成乳剂。机械法制备乳剂时可不考虑加入顺序，其能借助机械提供的强大能量，很容易制成乳剂。常用制备乳剂的机械装置主要有乳钵、乳匀机、胶体磨、超声波乳化装置等。

6. 乳剂中添加药物的方法

乳剂中添加其他的药物，需要根据药物的溶解性能采用不同的方法添加。①药物溶于外相，要先将药物溶于外相液体中再制成乳剂；②药物溶于内相，可先将药物溶于内相液体中，然后制成乳剂；③需要制备初乳，将药物先溶于外相，再以此液体稀释初乳；④药物既不溶于内相也不溶于外相，可用亲和性大的液相研磨，再制成乳剂；或将药物用已制好的乳剂研磨，使药物混悬于其中。

乳剂的制备，需要外部施加能量，借助于机械力或加热可给乳剂施加能量。加热是比较常用的一种方式，在两相液体乳化的过程中，加热能降低表面张力和黏度，有利于乳剂的形成，但同时也增加了液滴的动能，促进了液滴的合并，甚至会使乳剂转相。所以，乳化过程中的温度需要根据具体情况进行具体分析确定。乳化时间对乳化的影响也很大，在乳化开始时，两相液体乳化可使液滴形成，但继续搅动，液滴间的碰撞机会增加，增加了液滴间的合并机会。因此，应避免乳化时间过长。乳剂制备的具体时间，需要根据经验来确定。

四、乳剂的制备举例

实例1［鱼肝油乳］

（1）处方　鱼肝油500mL，阿拉伯胶125g，西黄蓍胶7g，杏仁油1mL，糖精钠0.1g，氯仿水2mL，蒸馏水加至1000mL。

（2）制法　先将阿拉伯胶与鱼肝油研匀，一次加入蒸馏水250mL，研磨制成初乳，加入糖精钠水溶液、杏仁油、氯仿水，再缓缓加入西黄蓍胶胶浆，加蒸馏水至1000mL，搅匀，即得。

（3）性状　本品为白色乳状液体。

（4）功能与主治　用于维生素A、维生素D缺乏症。

（5）注解　本法为干胶法制备的乳剂。

实例2［石灰搽剂］

（1）处方　氢氧化钙溶液500mL，花生油500mL。

（2）制法　将氢氧化钙溶液与花生油（先加热至160℃灭菌，冷却）混合，经振摇后制成W/O型乳剂。

（3）性状　本品为白色乳状液体。

（4）功能与主治　收敛，消炎。用于治疗烫伤。

（5）注解　本品为外用，用消毒棉签蘸取，涂于患处。花生油中含有游离脂肪酸，与氢氧化钙生成脂肪酸钙，为W/O型乳化剂。本法可称为“新生皂法”。因油相与水相密度不同，因此可加羊毛脂以克服分层现象。

第七节　不同给药途径用液体药剂

一、滴鼻剂

滴鼻剂系指供滴入鼻腔内使用的液体药剂，可用于鼻腔消毒、消炎、收缩血管和麻醉，亦可通过鼻腔给药起全身作用。常用溶剂有水、丙二醇、液体石蜡、植物油等。药物的水溶液易与鼻黏液混合，并分散于黏膜表面，但作用时间短。油溶液无刺激性，作用持久，但不易与鼻黏液混合，穿透性差，用量过多易进入气管而引起类脂性肺炎，液体石蜡尤甚。滴鼻剂多配制成溶液剂，也有配成混悬剂或乳剂，还可将药物以粉末、颗粒、块状或片状等形式包装，另备溶剂，临用前配成澄明溶液或混悬液使用。滴鼻剂应呈等渗或略高渗状态，不改变鼻黏液的正常黏度，不影响纤毛活动及分泌液的离子成分；pH应为5.5～7.5，且有一定的缓冲能力，因鼻腔发炎或过敏时呈碱性，pH可高达9，易使细菌增殖，并影响正常纤毛运动。另外，可加入表面活性剂，如0.01%月桂醇硫酸钠、烷基苯磺酸钠、丁二酸二辛酯磺酸钠等，以增加药物的穿透力。

二、滴耳剂

滴耳剂系指供滴入耳腔内的外用液体药剂，可以是溶液型、混悬型或乳剂型。一般具有消毒、止痒、收敛、消炎或润滑局部等作用。常用溶剂为水、稀乙醇、甘油、丙二醇、聚乙二醇等。水溶液作用缓和，穿透力差，乙醇溶液有强穿透力和杀菌作用，但对内耳有刺激；甘油溶液无刺激作用，局部保留时间较长，穿透力较差。几种溶剂混合使用能取长补短，有较好作用，所以滴耳剂常采用混合溶剂。患慢性中耳炎时，由于分泌物的存在，药物很难达到中耳部位。制剂中若加入溶菌酶、透明质酸酶、纤维素致活酶，则能液化分泌物，促进药物分散并加速肉芽组织再生。外耳道发炎时，皮肤表面的pH多在7.1～7.8，如果皮肤表面抗菌性的酸性外膜变成碱性，细菌感染的可能性就增加，所以滴耳剂的pH宜为弱酸性。另外，供手术、耳部伤口或耳膜穿孔的滴耳剂应无菌。

三、滴牙剂

滴牙剂系指用于局部牙孔的液体药剂。因其浓度高、刺激性与毒性大，使用时应注意不要使其与黏膜直接接触。一般应由医护人员直接用于患者的牙病治疗。

四、含漱剂

含漱剂系指用于清洁口腔、咽喉的液体药剂。它具有清洗、防腐、杀菌、消毒及收敛等作用。多为药物的水溶液，亦有含少量乙醇、甘油者。溶液中常加适量染料着色，表示外用漱口，不可咽下。

含漱剂要求呈微碱性，有利于除去微酸性分泌物和溶解黏液蛋白。为了方便，有时配成浓溶液，临用时稀释，也可是固体粉末，临用时加水溶解。杀菌用含漱剂，其浓度应在杀菌浓度范围内，含漱时间适当，以保证杀菌效果。

五、洗剂

洗剂系指专供清洗或涂敷于无破损皮肤的外用液体药剂，包括溶液型、混悬液型、乳剂型的制品。水溶液型洗剂一般具有清洁、止痒、消毒、杀灭寄生虫、收敛及保护作用，适用于糜烂型湿疹、渗出性溃疡及化脓性创面等。乙醇溶液洗剂多用于止痒、消毒、杀菌、杀灭寄生虫等。乳剂型洗剂有润湿、去污等作用，有利于药物穿透。混悬型洗剂中，溶剂在皮肤上蒸发，有冷却和收缩血管的作用，有利于减轻急性炎症，而且由于含有高分子助悬剂，当溶剂蒸发后可形成一层保护膜。但混悬型洗剂忌用于糜烂面，以免结痂或引起继发性病变。

六、搽剂

搽剂系指专供揉搽皮肤表面的液体药剂，包括溶液型、混悬液型、乳剂型和胶体溶液型。一般用于无破损的皮肤，涂后揉搽或涂于敷料上贴患处，有镇痛、保护、引赤和对抗刺激的作用。

搽剂的分散介质随其作用不同而有所区别。用于镇痛、引赤和对抗刺激的搽剂多以乙醇或二甲基亚砜稀释液为溶剂，有利于药物的穿透。保护性搽剂多用油、液体石蜡为分散介质，具有润滑作用，使皮肤不干燥，并有清除鳞屑、痂皮的作用。乳剂型搽剂多用肥皂作乳化剂，有润滑作用，并能软化皮肤而有利于药物的穿透。

七、涂膜剂

涂膜剂系指用有机溶剂溶解成膜材料及药物而制成的外用液体药剂。用时涂于患处，溶剂挥发后形成薄膜以保护创面，同时逐渐释放所含药物起治疗作用，常用于无渗出液的损害性皮肤病等。

涂膜剂一般由成膜材料、增塑剂和溶剂组成。其中，成膜材料主要有聚乙烯缩甲乙醛、聚乙烯缩丁醛、聚维酮（PVP）、乙基纤维素等。增塑剂常用邻苯二甲酸二丁酯、甘油、丙二醇等。溶剂一般为乙醇、丙酮或二者的混合物。在制备涂膜剂时，药物如能溶于溶剂中，则可直接将其与成膜材料、增塑剂等一起加入溶剂中配成；如为药材，则应先制成乙醇提取液或其提取物的乙醇－丙酮溶液，再加到基质溶液中。

八、灌肠剂与灌洗剂

（一）灌肠剂

灌肠剂系指由肛门灌注入直肠用的液体药剂，其溶剂大多为水。灌肠剂按其用途分为清除灌肠剂和保留灌肠剂。清除灌肠剂用于清除粪便，减低肠压，恢复肠功能等。保留灌肠剂是将其保留于肠中，使其发挥局部作用和吸收后产生全身作用，主要用于在胃肠道易被破坏或不能口服的药物，也可通过灌肠作营养给药，如 5% 葡萄糖溶液等。保留灌肠剂中常加入适宜助悬剂，增加黏度，以延长药液在肠中的保留时间。大剂量灌肠时，一般需要先将灌肠剂温热至体温时再使用。

（二）灌洗剂

灌洗剂系指灌洗阴道、尿道、膀胱等用的液体药剂。灌洗剂以水为溶剂，一般临用时配制或者将溶液稀释，加温至体温时使用。阴道灌洗剂常用于降低阴道 pH，具有除臭、收敛、清洁及消毒杀菌等作用。感染的阴道如患滴虫病时，pH 多在 5.5～7.0，而正常阴道 pH 在 3.8～4.7，所以阴道用灌洗剂要求 pH 为 3.3～3.4，此酸度有抵抗外来细菌的作用。

第十一章
注 射 剂

第一节 概　　述

一、注射剂的含义与特点

注射液系指原料药物或与适宜的辅料制成的供注入体内的无菌液体制剂，包括溶液型、乳状液型和混悬型等注射液。注射剂可分为注射液、注射用无菌粉末与注射用浓溶液等，其中，注射用无菌粉末与注射用浓溶液需在临用前配制或稀释成溶液。虽然注射剂的应用只有一百多年的历史，但由于该剂型具有许多独特的优点，所以目前已成为临床治疗上应用最广泛的剂型之一。

注射剂具有以下特点：

1. 药效迅速，作用可靠

注射剂可直接以液体形式进入人体血管、组织或器官内，药物吸收快，作用迅速。尤其是静脉注射，药物直接进入血液循环，尤其适用于抢救危重患者。同时，注射给药不经消化道及肝脏，也可免受消化道的众多因素对药物作用的影响，因此剂量准确，作用可靠。

2. 适用于不宜口服给药的药物

某些药物由于其本身的性质导致其在胃肠道内不易被吸收，或对胃肠道有刺激性等，制成注射剂可避免上述问题。

3. 适用于不能口服给药的患者

临床上常见一些昏迷、抽搐、惊厥状态或者由于消化系统疾患，吞咽功能丧失或者障碍的患者，注射给药是有效的给药途径。

4. 可使药物发挥定位定向的局部作用

注射剂可通过关节腔、穴位等部位定位注射给药，使药物发挥局部作用，达到预期的治疗目的。如当归注射液可穴位注射，消痔灵注射液可用于痔核注射。

5. 某些注射剂可用于疾病诊断

但是注射剂也存在不足：①注射时疼痛。②用药不方便。③质量要求比其他剂型严格，使用不当易发生危险。④制造过程比较复杂，需要一定的生产条件和设备，成本较高。

二、注射剂的分类

注射剂可分为注射液、注射用无菌粉末与注射用浓溶液。

1. 注射液

包括溶液型、乳状液型或混悬型等注射液。

（1）溶液型注射液　包括水溶液和油溶液（非水溶剂）两类。对于在水中易溶且稳定的药物，或本身在水中溶解度不大但用增溶或助溶方法能增加溶解度的药物，均可配成水溶液。水溶液型注射剂最为常用。有些在水中难溶或注射后希望延长药效的药物可制成油溶液，油溶液型注射剂一般仅供肌内注射用。

（2）乳状液型注射液　水不溶性的液体药物，可根据临床医疗的需要制成乳状液型注射剂。乳状液型注射液不得用于椎管注射；供静脉注射用的乳状液型注射剂中，90% 的乳滴粒径应控制在 1μm 以下，不得有粒径大于 5μm 的乳滴。

（3）混悬型注射液　某些难溶于水的药物，在水溶液中不稳定的药物或注射后要求延长药效作用的药物，可制成水或油的混悬液。除另有规定外，混悬型注射液中，原料药物粒径应控制在 15μm 以下，含 15～20μm（中间有个别 20～50μm）者不应超过 10%，若有可见沉淀，振摇时应容易分散均匀。混悬型注射液不得用于静脉注射或椎管内注射。

2. 注射用无菌粉末

注射用无菌粉末系指将药物的灭菌粉末或片剂分装在灭菌安瓿或其他的适宜容器中，临用前以适当的灭菌注射溶媒溶解或混悬使用的制剂。凡制成溶液后不稳定的药物均可制成本类制剂。

3. 注射用浓溶液

注射用浓溶液系指原料药物与适宜辅料制成的供临床前稀释后静脉滴注用的无菌浓溶液。

三、注射剂的给药途径

根据医疗的需要，注射剂有不同的给药途径。给药途径不同，注射剂的作用特点和质量要求也有差异。

1. 皮内注射（intradermal injection）

注射于表皮与真皮之间，一般注射剂量在 0.2mL 以下。该部位药物吸收少而缓慢，故常用于药物的过敏性试验或者临床疾病的诊断。

2. 皮下注射（subcutaneous injection）

注射于真皮与肌肉之间，一般注射量为 1～2mL。皮下注射剂主要是水溶液，药物吸收速度稍慢。由于人体皮下感觉比肌肉敏感，故具有刺激性的药物混悬液一般不宜作皮下注射。

3. 肌内注射（intramuscular injection）

注射于肌肉组织，一次注射量在 5mL 以下。该部位药物的吸收比皮下注射快，刺激性也相对较小，药物的水溶液、油溶液、混悬液、乳状液型注射剂均可作肌内注射，注射油溶液、混悬液及乳状液具有一定的延效作用，且乳状液有一定的淋巴靶向性。

4. 静脉注射（intravenous injection）

注射于静脉内，有静脉推注和静脉滴注两种方式。静脉推注的一次注射量一般在 50mL 以下，静脉滴注用量大，一次用量可达数千毫升。静脉注射药物直接进入血液中，产生药效最快，常作急救、补充体液和提供营养之用，多为水溶液和平均粒径小于 1μm 的乳状液。油溶液和一般混悬液型注射剂以及能导致溶血和蛋白质沉淀的药物，均不能作静脉注射。大剂量静脉注射时，应严格控制药液的 pH、不溶性微料及渗透压，静脉给药不得加抑菌剂。

5. 脊椎腔注射（vertebral injection）

注射于脊椎四周蛛网膜下腔内，一次注射量在 10mL 以下。该部位的神经组织比较敏感，脊髓液的循环又十分缓慢，因此，脊椎腔注射剂必须严格控制质量，其渗透压必须与脊髓液相等且不含有任何微粒的纯净水溶液，pH 控制在 5～8。且不得添加抑菌剂，混悬型注射液不得用于脊椎腔注射。

此外，还有动脉注射、脑池内注射、心内注射、关节腔注射、滑膜腔注射、鞘内注射及穴位注射等给药途径。脑池内、硬膜外、椎管内用的注射液均不得加抑菌剂。除另有规定外，一次注射量超过 15mL 的注射液，不得加抑菌剂。

第二节 注射剂的溶剂和附加剂

一、注射剂的溶剂

注射剂所用溶剂应安全无害，并与其他药用成分兼容性良好，不得影响活性成分的疗效和质量。一般分为水性溶剂和非水性溶剂。

水性溶剂最常用注射用水，也可用 0.9% 氯化钠溶液或其他适宜的水溶液。非水性溶剂常用植物油，主要为供注射用的大豆油，其他还有乙醇、丙二醇和聚乙二醇等。此外，还有乙醇、油酸乙酯、苯甲酸苄酯、二甲基乙酰胺、肉豆蔻异丙基酯、乳酸乙酯等可选作注射剂的混合溶剂。供注射用的非水性溶剂，应严格限制其用量，并应在各品种项下进行相应的检查。

（一）注射用水

1. 注射用水的种类

（1）注射用水　为纯化水经蒸馏所得的水，应符合细菌内毒素试验要求。注射用水必须在防止细菌内毒素产生的设计条件下生产、贮藏及分装。其质量应符合《中国药典》二部注射用水项下的规定。注射用水可以作为配制注射剂、滴眼剂等的溶剂或稀释剂，以及容器的清洗。注射用水的储存方式和静态储存期限应经过验证确保水质符合要求，例如，可以在 80℃以上保温或 70℃以上保温循环或 4℃以下的状态存放。

（2）灭菌注射用水　为注射用水按照注射剂生产工艺制备所得，不含任何添加剂。主要用于注射用无菌粉末的溶剂或注射剂的稀释剂。其质量应符合《中国药典》2020 年版二部灭菌注射用水项下的规定。

2. 注射用水的质量要求

注射用水的质量在《中国药典》2020 年版二部中有严格规定，其性状应为无色透明液体；无臭。pH 应为 5～7。氨含量不超过 0.00002%。每 1mL 含细菌内毒素的量应小于 0.25 内毒素单位（EU）。微生物限度，每 100mL 中需氧菌总数不得过 10cfu。此外，硝酸盐与亚硝酸盐、电导率、总有机碳、不挥发物与重金属照《中国药典》2020年版二部纯化水项下的方法检查，应符合规定。

3. 非水溶性制备注射剂

对于不溶或难溶于水，在水溶液中不稳定或有特殊用途（如水溶性药物制备混悬型注射液等）的药物，可选用非水性溶剂制备注射剂，常用的有供注射用的植物油、乙醇、甘油、丙二醇、聚乙二醇等。

（1）植物油 植物油是最常用的一类注射用油，通过压榨植物的种子或果实制得，需经中和游离脂肪酸、除臭、脱水、脱色、灭菌等精制处理后方可应用。常用的注射用油为麻油（是最适合用注射用的油，含天然的抗氧剂，是最稳定的植物油），茶油等。其他植物油如花生油、玉米油、橄榄油、棉籽油、豆油、蓖麻油及桃仁油等。植物油作为注射用油仅用于肌内注射。

（2）甘油 甘油（glycerin）能与水或醇任意混合，但在挥发油和脂肪油中不溶，由于黏度和刺激性较大，不单独作注射溶剂用。常用浓度为1%～50%，但大剂量注射会导致惊厥、麻痹、溶血。常与乙醇、丙二醇、水等组成复合溶剂。

（3）聚乙二醇 聚乙二醇（polyethylene glycol，PEG）能与水、乙醇相混合，化学性质稳定，PEG300、PEG400均可用作注射用溶剂，因PEG300的降解产物可能会导致肾病变，因此PEG400更常用。

此外，还有乙醇、丙二醇、油酸乙酯、苯甲酸苄酯、二甲基乙酰胺、肉豆蔻异丙基酯、乳酸乙酯等可选作注射剂的溶剂或混合溶剂。

在选用注射用非水溶剂时应注意其毒性，其质量要求应符合《中国药典》2020年版的规定。

二、注射剂的附加剂

配制注射剂时，可根据需要加入适宜的附加剂。所用附加剂应不影响药物疗效，避免对检验产生干扰，使用浓度不得引起毒性或明显的刺激性。

（一）增加主药溶解度的附加剂

这类附加剂包括增溶剂与助溶剂，添加的目的是增加主药在溶剂中的溶解度，以达到治疗所需的目的。常用的品种如下。

1. 聚山梨酯-80

聚山梨酯-80（吐温-80）是中药注射剂常用的增溶剂，肌内注射液中应用较多，因其有降压作用与轻微的溶血作用，在静脉注射液中应慎用。常用量为0.5%～1%。

含鞣质或酚性成分的注射液，若溶液偏酸性，加入聚山梨酯-80后可致使溶液变浊；对于含酚成分的注射液，加入聚山梨酯-80，可降低杀菌效果；聚山梨酯-80也能使注射剂中苯甲醇、三氯叔丁醇等抑菌剂的作用减弱。此外，含有聚山梨酯-80的注射液，在灭菌过程中会出现起昙现象，通常在温度降低后可恢复澄明。

使用聚山梨酯-80时，一般先将其与被增溶物混匀，然后加入其他溶剂或药液稀释，这样可提高增溶效果。《中国药典》2020年版四部对聚山梨酯-80（供注射用）的质量要求作了明确规定。

2. 胆汁

动物胆汁所含主要成分是胆酸类的钠盐，具有较强的界面活性，常浓度为 0.5%～1.0%。常用的胆汁有牛胆汁、猪胆汁、羊胆汁等。胆汁除含胆酸盐类外，还含有胆色素、胆固醇及其他杂质成分，故不能直接作为注射剂的增溶剂，通常要经过加工处理成胆汁浸膏后才能应用。

应用胆汁为增溶剂，要注意药液的 pH。一般溶液 pH 在 6.9 以上时，性质稳定；而溶液 pH 在 6 以下时，胆酸易析出，不仅降低增溶效果，也影响注射剂的澄明度。

3. 甘油

甘油是鞣质和酚类物质良好的溶剂，一些以鞣质为主要成分的中药注射剂，用适当浓度的甘油作溶剂，可有效提高溶解度，保持药液的澄明度，浓度一般为 15%～20%。

4. 其他

一些助溶剂可用于中药注射剂的配制，以提高药物的溶解度，如有机酸及其钠盐、酰胺与胺类。也有通过复合溶剂系统的应用，达到提高药物的浓度、确保注射剂澄明度的目的。

（二）帮助主药混悬或乳化的附加剂

这类附加剂主要指助悬剂或乳化剂，添加的目的是使混悬型注射液和乳状液型注射液具有足够的稳定性，应具备无抗原性、无热原、无毒性、无刺激性、不溶血，有高度的分散性和稳定性，使用剂量小，耐热，在灭菌条件下不改变助悬或乳化功能，粒径小，不妨碍正常注射给药，保证临床用药的安全有效。

常用于注射剂的助悬剂有明胶、聚维酮、羧甲基纤维素钠及甲基纤维素等。常用的乳化剂有聚山梨酯 -80、油酸山梨坦（司盘 -80）、普流罗尼克（pluronic）F-68、卵磷脂、豆磷脂等。

（三）防止主药氧化的附加剂

这类附加剂包括抗氧剂、惰性气体和金属络合剂，添加的目的是防止注射剂由于主药的氧化产生不稳定现象。

1. 抗氧剂

抗氧剂为一类易氧化的还原剂。当抗氧剂与药物同时存在时，抗氧剂首先与氧发生反应，以防药物被氧化，保证药品的稳定。

注射剂中抗氧剂的选用，应综合考虑主药的理化性质和药液的 pH 等因素，注射剂中常用抗氧剂的性质、浓度及其适用范围如表 11-1 所示。

2. 惰性气体

注射剂制备过程中常用高纯度的 N_2 或 CO_2 置换药液和容器中的空气，可避免主药的氧化，一般统称为惰性气体。惰性气体可在配液时直接通入药液，或在灌注时通入容器中。

3. 金属络合物

药液中的微量金属离子往往会加速药液中某些化学成分的氧化分解，因此需要加入金属络合剂，使之与金属离子生成稳定的络合物，避免金属离子对药物成分氧化的催化作用，产生抗氧化的效果。注射剂中常用的金属络合剂有乙二胺四乙酸（EDTA）、乙二胺四乙酸二钠（EDTA-2Na）等，通常浓度为 0.03%～0.05%。

表11-1　注射剂中常用的抗氧剂

名称	溶解性	常浓度	适用范围
亚硫酸钠	水溶性	0.1%～0.2%	水溶液偏碱性，常用于偏碱性药液
亚硫酸氢钠	水溶性	0.1%～0.2%	水溶液偏酸性，常用于偏酸性药液
焦亚硫酸钠	水溶性	0.1%～0.2%	水溶液偏酸性，常用于偏酸性药液
硫代硫酸钠	水溶性	0.1%	水溶液呈中性或微碱性，常用于偏碱性药液
硫脲	水溶性	0.05%～0.2%	水溶液呈中性，常用于中性或偏酸性药液
维生素C	水溶性	0.1%～0.2%	水溶液呈中性，常用于偏酸性或微碱性药液
二丁基苯酚(BHT)	油溶性	0.005%～0.02%	油性药液
叔丁基对羟基茴香醚(BHA)	油溶性	0.005%～0.02%	油性药液
维生素E(α-生育酚)	油溶性	0.05%～0.075%	油性药液，对热和碱稳定

（四）抑菌剂

多剂量包装的注射液可加适宜的抑菌剂，抑菌剂的用量应能抑制注射液中微生物的生长，除另有规定外，在制剂确定处方时，该处方的抑菌效力照《中国药典》2020年版四部通则抑菌效力检查法检查，应符合规定。加有抑菌剂的注射液，仍应采用适宜的方法灭菌。静脉给药与脑池内、硬膜外、椎管内用的注射液均不得加抑菌剂。常用的抑菌剂为0.5%苯酚、0.3%甲酚、0.5%三氯叔丁醇、0.01%硫柳汞等。

（五）调整pH的附加剂

这类附加剂包括酸、碱和缓冲剂，添加的目的是减少注射剂由于pH不当而对机体造成局部刺激，增加药液的稳定性以及加快药液的吸收。

调整注射剂的pH，应根据药物的性质和临床用药的要求，结合药物的溶解度、稳定性、人体生理的耐受性以及局部刺激性等多方面因素综合考虑，原则上尽可能使药液接近中性，pH一般应控制在4～9。

注射剂中常用的pH调整剂有盐酸、枸橼酸、氢氧化钾（钠）、枸橼酸钠及缓冲剂磷酸二氢钠和磷酸氢二钠等。

（六）减轻疼痛的附加剂

注射剂使用时产生的刺激性疼痛，是由多种因素造成的，添加减轻疼痛的附加剂不能从根本上解决问题，因而要针对产生问题的原因，采取针对性的有效措施，才能真正消除或减轻药物注射带来的疼痛或刺激。

目前，注射剂中常用的减轻疼痛的附加剂如下。

1. 苯甲醇

浓度一般为1%～2%，注射时吸收差，连续注射可使局部产生硬块。同时也会影响药物的吸收。

2. 盐酸普鲁卡因

浓度一般为0.2%～1%，作用时间较短，一般可维持1～2小时，在碱性溶液中易析出沉淀。个别患者注射时可出现过敏反应，应注意。

3. 三氯叔丁醇

浓度一般为 0.3%～1%，既有止痛作用，又有抑菌作用。

4. 盐酸利多卡因

浓度一般为 0.2%～0.5%，止痛作用比普鲁卡因强，作用也较持久，过敏反应的发生率低。

（七）调整渗透压的附加剂

渗透压与血浆渗透压相等的溶液称为等渗溶液。正常人体血液的渗透压摩尔浓度范围为 285～310 毫渗透压摩尔浓度（mOsmol/kg），0.9% 氯化钠溶液或 5% 葡萄糖溶液的渗透压摩尔浓度与人体血液的浓度相当。高于或低于血浆渗透压的溶液相应地称为高渗溶液或低渗溶液。无论是高渗溶液还是低渗溶液，注入人体时，均会对机体产生影响。肌内注射时，人体可耐受的渗透压范围相当于 0.45%～2.7% 氯化钠溶液所产生的渗透压，即相当于 0.5～3 个等渗浓度。在静脉注射时，当大量低渗溶液注入血液后，水分子穿过细胞膜进入红细胞内，使红细胞破裂，造成溶血现象，这将使人感到头胀、胸闷，严重的可发生麻木、寒战、高热、尿中出现血红蛋白。正常人的红细胞在 0.45% 氯化钠溶液中就会发生溶血，在 0.35% 氯化钠溶液中可完全溶血。而当静脉注入高渗溶液时，红细胞内水分因渗出而发生细胞萎缩，尽管只要注射速度缓慢，机体血液可自行调节使渗透压恢复正常，但在一定时间内也会影响正常的红细胞功能。因此，静脉注射必须注意渗透压的调整。对于脊椎腔内注射，由于脊髓液量少，循环缓慢，渗透压的紊乱很快就会引起头痛、呕吐等不良反应，所以也必须使用等渗溶液。

常用的渗透压调整剂有氯化钠、葡萄糖等。渗透压的调整方法有冰点降低数据法和氯化钠等渗当量法。

1. 冰点降低数据法

一般情况下，血浆冰点值为 –0.52℃。根据物理化学原理，任何溶液的冰点降低到 –0.52℃，即与血浆等渗。等渗调节剂的用量可用式 11–1 计算。

$$W=\frac{0.52-a}{b} \tag{11–1}$$

式中，W 为配制 100mL 等渗溶液需加入的等渗调节剂的量（%，g/mL）；a 为药物溶液的冰点下降度；b 为用于调整等渗的调节剂 1%（g/mL）溶液的冰点下降度。

实例 1

1% 氯化钠的冰点下降度为 0.58℃，血浆的冰点下降度为 0.52℃，求等渗氯化钠溶液的浓度。

已知 b=0.58，纯水 a=0，代入式 11–1 得

$$W=\frac{0.52-a}{b}=\frac{0.52-0}{0.58}=0.9\text{（g / 100mL）}$$

即配制 100mL 氯化钠等渗溶液需用 0.9g 氯化钠，换句话说，0.9% 氯化钠溶液为等渗溶液。

实例 2

配制 2% 盐酸普鲁卡因溶液 100mL，需加氯化钠多少，才能使之成为等渗溶液？

从表 11-2 查得，本例 $\alpha=0.12\times2=0.24$（℃），$b=0.58$℃

代入式 11-1 得 $W=（0.52-0.24）/0.58=0.48$（g/100mL）

即需要添加氯化钠 0.48g，才能使 2% 的盐酸普鲁卡因溶液 100mL 成为等渗溶液。

表11-2　一些药物水溶液的冰点降低数据与氯化钠等渗当量

名称	1% 水溶液(kg/L)冰点降低值/℃	1g 药物氯化钠等渗当量(E)	等渗浓度溶液的溶血情况		
			浓度/%	溶血/%	pH
硼酸	0.28	0.47	1.90	100	4.6
盐酸乙基吗啡	0.19	0.15	6.18	38	4.7
硫酸阿托品	0.08	0.13	8.85	0	5.0
盐酸可卡因	0.09	0.14	6.33	47	4.4
氯霉素	0.06				
依地酸钙钠	0.12	0.21	4.50	0	6.1
盐酸麻黄碱	0.16	0.28	3.20	96	5.9
无水葡萄糖	0.10	0.18	5.05	0	6.0
葡萄糖(含 H_20)	0.091	0.16	5.51	0	5.9
氢溴酸后马托品	0.097	0.17	5.67	92	5.0
盐酸吗啡	0.086	0.15			
碳酸氢钠	0.381	0.65	1.39	0	8.3
氯化钠	0.58		0.90	0	6.7
青霉素 G 钾		0.16	5.48	0	6.2
硝酸毛果芸香碱	0.133	0.22			
吐温 -80	0.01	0.02			
盐酸普鲁卡因	0.12	0.21	5.05	91	5.6
盐酸丁卡因	0.109	0.18			

实例 3

配制 100mL 的 50% 金银花注射液，需加多少氯化钠才能使之成为等渗溶液？（经测定，50% 金银花注射液的冰点下降度为 0.05℃。）

已知 $\alpha=0.05$，$b=0.58$，代入式 11-1 得

$$W=（0.52-0.05）/0.58=0.81（g/100mL）$$

即需加入 0.81g 氯化钠，才能使 100mL 的 50% 金银花注射液成为等渗溶液。

2. 氯化钠等渗当量法

氯化钠等渗当量是指呈现等渗效应的 1g 药物相当于氯化钠的克数，用 E 表示。一些药物的 E 值见表 11-2。如硫酸阿托品的 E 值为 0.13，即 1g 硫酸阿托品在溶液中，能产生与 0.13g 氯化钠相同的渗透压效应。通过查阅文献，了解药物的 E 值，也能计算出配制该药物等渗溶液所需添加的氯化钠克数。

实例 4

取硫酸阿托品 2.0g，盐酸吗啡 4.0g，配制成注射液 200mL，需加氯化钠多少才能使之成为等渗溶液？

从表 11-2 查知，硫酸阿托品的 E 值为 0.13，盐酸吗啡的 E 值为 0.15。

处方中硫酸阿托品与盐酸吗啡相当于氯化钠的量为 $0.13\times2+0.15\times4=0.86$（g），使上述注射液 200mL 成为等渗溶液时，所需添加氯化钠的克数为 $1.8-0.86=0.94$（g）。

上述计算可归纳成下列公式：

$$X=0.009V-(G_1E_1+G_2E_2+\cdots+G_nE_n) \quad (11\text{-}2)$$

式中，V 为药液的最终体积，X 为 VmL 药液中应加氯化钠克数，G_1、G_2、G_n 为药液中溶质的克数，E_1、E_2、E_n 分别是第 1 种、第 2 种、第 n 种药物的 E 值。

3. 等渗溶液与等张溶液

等渗溶液（iso osmotic solution）系指渗透压与血浆渗透压相等的溶液，属于物理化学概念。

等张溶液（isotonic solution）系指渗透压与红细胞膜张力相等的溶液，属于生物学概念。

等渗溶液是指渗透压与血浆渗透压相等的溶液，因为渗透压是溶液的依数性之一，可用物理化学实验方法求得，因而等渗是一个物理化学概念。但是按这个概念计算出某些药物的等渗浓度，如表 11-2 所示的硼酸、盐酸麻黄碱、盐酸可卡因、盐酸乙基吗啡等，配制成等渗溶液，依然会出现不同程度的溶血现象。这就说明，不同物质的等渗溶液不一定都能使红细胞的体积和形态保持正常。因此需要提出等张溶液的概念。

一种药物的等张浓度，可用溶血法进行测试。将人的红细胞放在各种不同浓度（0.36%～0.45%）的氯化钠溶液中，则出现不同程度的溶血；同样，将人的红细胞放入某种待测药物的不同浓度的溶液中，也将出现不同程度的溶血。将两种溶液的溶血情况进行比较，凡溶血情况相同的，认为其渗透压也相同。根据渗透压的大小与摩尔浓度成正比的原理，可列出式 11-3：

$$P_{NaCl}=i_{NaCl}\cdot C_{NaCl}P_D=i_D\cdot C_D \quad (11\text{-}3)$$

式中，P 为渗透压，C 为摩尔浓度，i 为渗透系数，D 为被测药物。

如果待测药物的渗透压与氯化钠的渗透压相等，即 $P_{NaCl}=P_D$，则根据式 11-4，可以计算出药物的 i 值。已知药物的 i 值，则可推算出药物的等张浓度。

$$i_{NaCl}\times A/\text{NaCl的分子量}=i_D\times B/\text{被测药物的分子量} \quad (11\text{-}4)$$

式中，A 为溶液 100mL 氯化钠的克数，B 为溶液 100mL 中被测药物的克数，i_{NaCl} 为 1.86。

实例 5

求相当于 0.9% 氯化钠的无水葡萄糖的等张浓度。

已知葡萄糖的 i 值为 0.55，氯化钠的 i 值为 1.86，氯化钠分子量以 58 计算，葡萄糖分子量以 180 计算，代入式 11-4 得

$$1.86\times0.9/58=0.55\times B/180$$

$$B=1.86\times0.9\times180/(58\times0.55)=9.4$$

计算结果表明，相当于 0.9% 氯化钠的无水葡萄糖的等张浓度为 9.4%。

一些药物的溶血法 i 值如表 11-3 所示。

表11-3　一些药物的溶血法i值

药物名称	溶血法i值	相当于0.9%氯化钠的百分浓度(无水药物)	药物名称	溶血法i值	相当于0.9%氯化钠的百分浓度(无水药物)
硫酸阿托品	1.91	10.16	氯化钾	1.77	1.20
氯化钙	2.76	1.15	苯甲酸钠	1.85	2.24
葡萄糖酸钙	2.77	4.45	枸橼酸钠	4.02	1.84
葡萄糖	0.55	9.39	硫酸钠	3.19	1.27
乳糖	1.20	8.16	山梨醇	1.36	3.83
氯化镁	2.90	0.94	蔗糖	1.37	7.16
硫酸镁	1.99	1.73	溴化钠	1.95	1.51
甘露醇	1.37	3.83			

同一药物的溶血 i 值与物化 i 值（即用物理化学方法求得的系数）相等或接近时，该药物的等张浓度与等渗浓度相等或接近；溶血 i 值大于物化 i 值时，药物的等张浓度低于等渗浓度；溶血 i 值小于物化 i 值时，药物的等张浓度高于等渗浓度。

第三节　注射剂的制备

一、注射剂制备的工艺流程

注射剂的生产过程包括原、辅料的准备与处理，配制，灌封，灭菌，质量检查和包装等步骤。制备不同类型的注射剂，其具体操作方法和生产条件有区别，一般工艺流程如图 11-1 所示。

注射剂的制备，要设计合理的工艺流程，也要具备与各生产工序相适应的环境和设施，这是提高注射剂产品质量的基本保证。注射剂生产厂房设计时，应根据实际生产流程，对生产车间布局、上下工序衔接、设备及材料性能进行综合考虑，总体设计要符合国家药品监督管理局制定的《药品生产质量管理规范》（简称 GMP）。

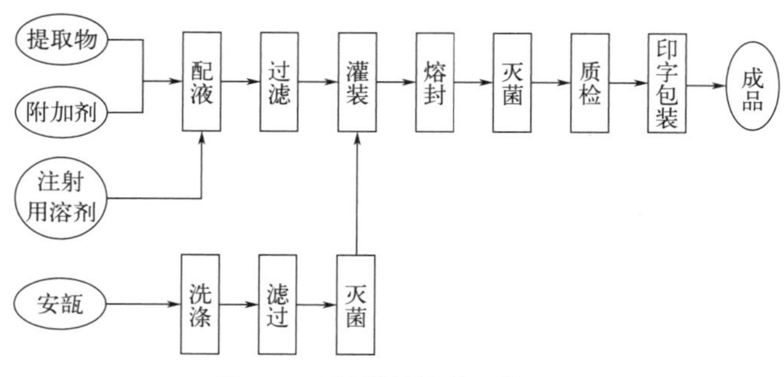

图11-1　注射剂制备的工艺流程

二、注射剂原料的准备

苗药注射剂的制备，主药参考中药注射剂的制备方法，所以，无论是单方还是复方，其配制原料可有三种形式：①以有效成分为原料；②以有效部位为原料；③以总提取物为原料。

目前，中药注射剂的配制原料仍以总提取物为主。现重点介绍此类中药原料的制备。

（一）中药的预处理

选用的中药原料必须首先确定品种与来源，经鉴定符合要求后，还要进行预处理，预处理过程包括挑选、洗涤、切制、干燥等操作，必要时还需进行粉碎或灭菌。

（二）中药注射用原液的制备

对于处方中药物的有效成分尚不清楚，或某一有效部位并不能代表和概括原方药效的组方，应根据处方组成中药物所含成分的基本理化性质，结合中医药理论确定的功能主治，并考虑该处方的传统用法、剂量，以及制成注射剂后注射的部位和作用时间等，选择合适的溶剂，确定提取与纯化方法，以最大限度地除去杂质，保留有效成分，制成可供配制注射剂成品用的原液，或相应的干燥品（通常也称为半成品或提取物）。目前常用的制备方法如下。

1. 蒸馏法

本法是提取挥发性成分的常用方法，适用于处方组成中含有挥发油或其他挥发性成分的药物。

通常将中药加工成薄片或粗粉，加入蒸馏容器内，加适量的水使其充分润湿膨胀，然后直接加热蒸馏或通水蒸气蒸馏，经冷凝收集馏出液即得。必要时可以将收集的蒸馏液再蒸馏一次，以提高馏出液中挥发性成分的纯度或浓度，收集重蒸馏液至规定量，即可作为注射用原液供配制注射剂用。

蒸馏法制得的原液，一般不含或含少量电解质，渗透压偏低，如直接配制注射剂，需加入适量的氯化钠调整渗透压。

2. 水醇法

水醇法较普遍地用于中药注射用原液的制备。在水煎液中加入一定量的乙醇，调整至适当的浓度，即可部分或绝大部分除去水溶性杂质。一般含醇量达 50%～60% 时，可沉淀除去淀粉、无机盐等；含醇量达 75% 时，可除去蛋白质和多糖。但有些杂质成分如鞣质、水溶性色素、树脂等，用此法不易完全除去。

水醇法制备中药注射用原液，乙醇沉淀处理可以一次完成，也可以反复处理 2～3 次，每次处理后，药液的含醇量应逐渐提高。通过 3 次乙醇沉淀处理，若原液还不能达到配制注射剂的要求，应考虑改用其他方法制备。

3. 醇水法

本法先以乙醇为溶剂提取，可显著减少某些醇中溶解度小的杂质如黏液质、淀粉、蛋白质等成分的提出，有利于提取液中相关成分的进一步纯化与精制。

醇水法通常采用渗漉或回流操作，工序简单，药液受热时间较短。所用乙醇浓度的选择，主要根据药物所含有效成分的性质，如苷类成分可用 60%～70% 乙醇溶液，生物碱类成分可用70%～80%乙醇溶液，挥发油则可用90%以上乙醇溶液。

醇水法也不能除尽鞣质，往往影响注射剂成品的澄明度。同时，醇水法提取时，由于中药中脂溶性色素溶解较多，常使得制成的原液色泽较深。

4. 双提法

本法是蒸馏法和水醇法的结合。处方中所含药物成分的性质各异，要同时保留药物的挥发性成分和非挥发性成分，选用双提法较为适宜。双提法的一般工艺流程如图11-2所示。

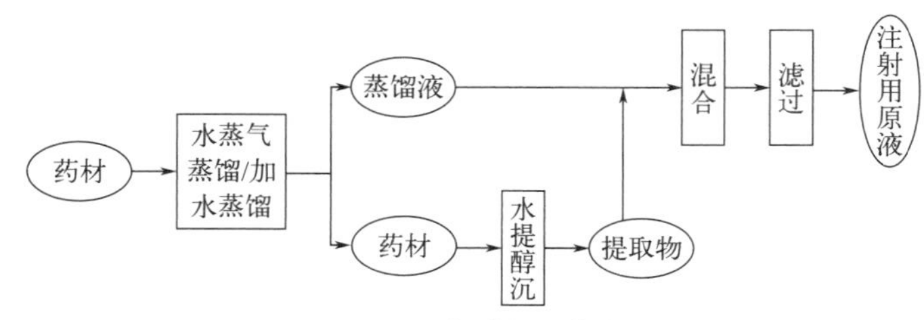

图11-2 双提法的工艺流程

5. 超滤法

本法利用超滤膜为滤过介质，在常温、加压的条件下，将中药提取液中不同分子量的物质加以分离，达到纯化药液的目的。此法制备中药注射用原液，具有工艺流程简单、生产周期短、可在常温下操作、有效成分损失少、杂质去除效果好的特点，特别是中药提取纯化过程，不接触有机溶剂，有利于保证有效成分的稳定和注射剂的临床疗效。应用超滤法，能否有效除去杂质、保留有效成分的关键在于超滤膜的选择，包括选择适宜的制膜材料与超滤膜孔径。目前，国内应用较多的滤膜是醋酸纤维膜和聚砜膜，截留分子量在10000～30000的滤膜孔径范围，用于中药注射液的制备较适宜。除上述方法外，中药注射用原液的制备，也可采用透析法、离子交换法、有机溶剂萃取法、大孔树脂吸附法、酸碱沉淀法、反渗透法。

（三）除去注射剂原液中鞣质的方法

鞣质（tannin）是多元酚的衍生物，广泛存在于植物的茎、皮、根、叶及果实中，既溶解于水又溶解于乙醇，有较强的还原性。一般中药提取纯化方法制成的中药注射用原液，都不易将鞣质除尽，配制成注射剂成品后经灭菌就可能产生沉淀，影响注射液的澄明度。同时，鞣质又能与蛋白质形成不溶性的鞣酸蛋白，当含有一定量鞣质的注射液肌内注射后，机体的局部组织就会形成硬块，导致刺激疼痛。因而，中药注射用原液除去鞣质，对于提高中药注射剂的质量具有重要意义，也是中药注射剂临床应用安全有效的保证。目前常用的除鞣质方法有以下几种。

1. 明胶沉淀法

本法利用蛋白质可与鞣质在水溶液中形成不溶性鞣酸蛋白沉淀的性质，除去鞣质。具体操作时，一般可在中药水提取液中，加适量2%～5%的明胶溶液，边加边搅拌，直至溶液中不再产生明显沉淀为止，静置滤过，滤液适当浓缩，加乙醇使含醇量达75%以上，以沉淀滤除溶液中的过量明胶。

研究表明，鞣质与蛋白质反应在pH2～5时最完全，所以最好选择在此pH条件下进行处理。操作中也可加明胶后不滤过，直接加乙醇处理，称之为改良明胶法。该法可降低明胶对中药中黄酮类成分和蒽醌类成分的吸附作用，使相关成分的损失量减少。

2. 醇溶液调 pH 法

本法也称碱性醇沉法，利用鞣质可与碱成盐，在高浓度乙醇中难溶而析出的原理，沉淀除去鞣质。具体操作时，一般在中药水提浓缩液中加入适量乙醇，使溶液的含醇量达80% 以上，放置冷藏，滤除沉淀，再用 20% 氢氧化钠溶液调节滤液 pH 至 8.0，滤液中的鞣质因生成钠盐不溶于醇而析出，再次放置滤除沉淀即可。此法除鞣质较完全，醇浓度与 pH 越高，鞣质除去越多。但也应注意，中药中的有效成分若也能与氢氧化钠反应成盐，则同样会产生沉淀而被除去。故醇溶液调 pH 不宜超过 8。

3. 聚酰胺吸附法

聚酰胺是由酰胺聚合而成的一类高分子物质。本法利用聚胺分子内存在的酰胺键对酚类化合物具有较强的吸附作用而吸附除去鞣质。具体操作时，一般在中药水提浓缩液中加适量乙醇除去蛋白质、多糖，然后将此醇溶液通过聚酰胺柱，醇溶液中的鞣质因其分子中的羟基与酰胺键形成氢键而被吸附。

应当注意，聚酰胺分子内存在的酰胺键与硝基化合物、酸类成分、醌类成分也能形成氢键，而同样产生吸附作用。因此，必须考虑应用聚酰胺吸附法可能对中药注射用原液中的有效成分产生的影响。

4. 其他方法

根据实际情况，除去鞣质还可采用酸性水溶液沉淀法、超滤法、铅盐沉淀法等。

三、注射剂的容器与处理

注射剂的容器直接同药物接触，为保证注射剂的质量与稳定性，生产注射剂时必须重视容器的选择与处理。

（一）注射剂容器

注射剂常用容器有玻璃安瓿、玻璃瓶、塑料安瓿、塑料瓶（袋）、预装式注射器等。容器的密封性须用适宜的方法确证。除另有规定外，容器应符合有关注射用玻璃容器和塑料容器的国家标准规定。

1. 安瓿

安瓿（ampoule）分玻璃安瓿和塑料安瓿，常用玻璃安瓿的式样是曲颈安瓿，其使用方便，可避免折断后玻璃屑和微粒对药液的污染。安瓿的颜色有无色透明和琥珀色两种，无色安瓿有利于药液澄明度检查，琥珀色安瓿可滤隔离紫外线，适合储存光敏性药物，但由于含有氧化铁，应注意与所灌装药物之间可能发生的配伍变化。目前制造安瓿的玻璃主要有中性玻璃、含钡玻璃和含锆玻璃。中性玻璃化学稳定性好，适用于近中性或弱酸性注射剂；含钡玻璃耐碱性好，适用于碱性较强的注射剂；含锆玻璃耐酸、碱性能好，不易受药液侵蚀，适用于酸、碱性强的药液和钠盐类的注射液等。

2. 西林瓶

西林瓶（penicillin bottle）的常见容积为 10mL 和 20mL。应用时须配有橡胶塞，外面用铝盖压紧，有时铝盖上再外加一个塑料盖。主要用于分装注射用无菌粉末，如双黄连粉针剂多采用此容器包装。容器用胶塞，特别是多剂量包装注射液用的胶塞，要有足够的弹性和稳定性，其质量应符合有关国家标准规定。除另有规定外，容器应足够透明，以便内容物的检视。

3. 预装式注射器

预装式注射器（prefilled syringe）把液体药物直接装入注射器中保存，使用时直接注射。其特点：①预装式注射器的高品质注射器组件与药物有良好的相容性，同时注射器本身具有很好的密封性，药物可以长期储存。②省去药液从玻璃包装到针筒的转移，比医护人员手工灌注药液更加精确，能避免药品的浪费，特别对于昂贵的生化制剂和不易制备的疫苗制品更有意义。③能预防注射中的交叉感染或二次污染。④可在注射容器上注明药品名称，临床上不易发生差错。所以，近年越来越多的制药企业采用。未来几年，预装式注射器有可能取代传统型玻璃安瓿、西林瓶、普通注射器的趋势。

（二）注射剂容器的质量要求

常用的注射剂玻璃容器应符合下列要求：①安瓿玻璃应无色透明，以便于检查注射剂的澄明度、杂质以及变质情况；②应具有低的膨胀系数和优良的耐热性，能耐受洗涤和灭菌过程中产生的冲击，在生产过程中不易冷爆破裂；③要有足够的物理强度，能耐受热压灭菌时产生的压力差，生产、运输、贮藏过程中不易破损；④应具有较高的化学稳定性，不易被药液侵蚀，也不改变溶液的 pH；⑤熔点较低，易于熔封；⑥不得有气泡、麻点与砂粒。

塑料容器的主要成分是热塑性聚合物，附加成分含量较低，但有些仍含有不等量的增塑剂、填充剂、抗静电剂、抗氧化剂等。因此，选择塑料容器时，有必要进行相应的稳定性试验，依据试验结果才能决定能否应用。

（三）安瓿的质量检查

为了保证注射剂的质量，安瓿使用前要经过一系列的检查，检查项目与方法均按《中国药典》的规定。生产过程中还可根据实际需要确定具体内容，但必须通过物理和化学检查。

1. 物理检查

主要检查外观，包括尺寸、色泽、表面质量、清洁度及耐热耐压性能等。

2. 化学检查

主要检查安瓿的耐酸性能、耐碱性能及中性检查等。

3. 装药试验

当安瓿用料变化或盛装新研制的注射剂时，经一般理化性能检查后，仍需做必要的装药试验，以进一步考察容器与药物之间有无相互作用。

（四）安瓿的洗涤

安瓿洗涤的质量对注射剂成品的合格率有较大影响。目前，国内多数药厂使用的安瓿洗涤设备有三种：喷淋式安瓿洗瓶机组、气水喷射式洗瓶机组和超声波安瓿洗瓶机。现工厂多用超声波洗瓶机。该机的作用原理：安瓿浸没在清洗液中，在超声波发生器的作用下，与液体接触的界面处于剧烈的超声振动状态时所产生的一种“空化”作用将安瓿内外表面的污垢冲击剥落，从而达到安瓿清洗的目的。

在整个超声波洗瓶过程中，应注意不断将污水排出并补充新鲜洁净的纯化水，严格执行操作规范。

（五）安瓿的干燥与灭菌

未经干燥的安瓿只能在洗涤后立即使用，否则洗涤后均应干燥（灌装与水不相混溶的药物，安瓿也应干燥）。

安瓿一般可在烘箱中 120～140℃干燥 2 小时以上。供无菌操作药物或低温灭菌药物的安瓿，则需 150～170℃干热灭菌 2 小时。

工厂大生产中，现在多采用隧道式烘箱进行安瓿的干燥，此设备主要由红外线发射装置与安瓿自动传递装置两部分组成，隧道内的温度在 200℃左右，一般小容量的安瓿约 10 分钟即可烘干，可连续化生产。还有一种电热红外线隧道式自动干燥灭菌机，附有局部层流装置，安瓿在连续的层流洁净空气保护下，经过 350℃的高温很快达到干热灭菌的目的，洁净程度高。

由于电热红外线耗电量大，近年来具有节能特点的远红外线加热技术，已经广泛用于安瓿的干燥与灭菌。一般在碳化硅电热板的辐射源表面涂上远红外涂料，如氧化钛、氧化锆等氧化物，便可辐射远红外线，温度可达 250～350℃，一般 350℃经 5 分钟，就能达到安瓿干燥灭菌的目的，效率高，质量好。

经灭菌处理的空安瓿应妥善保管，存放空间应有洁净空气保护，存放时间不应超过 24 小时。

四、注射剂的配液与滤过

中药注射剂的处方组成可以是单方或复方。处方中的药经适当方法提取纯化后，所得的中药有效成分、有效部位或总提取物作为原料配制注射剂，可按一般注射剂的制备工艺与方法进行操作。在注射剂的生产过程中，应尽可能缩短配制时间，防止微生物与热原的污染及原料药物变质。

（一）注射液的配制

《中药、天然药物注射剂基本技术要求》中规定，中药、天然药物注射剂处方中的原料应为具有法定标准的有效成分、有效部位、提取物、药材、饮片等。注射剂用药材一般应固定品种、药用部位、产地、产地加工、采收期等。以炮制品入药的应明确详细的炮制方法。

《中国药典》2020 年版四部通则规定，注射剂所用的原、辅料应从来源及生产工艺等环节进行严格控制，并应符合注射用的质量要求。除另有规定外，制备中药注射剂的饮片等原料药物应严格按各品种项下规定的方法提取、纯化，制成半成品、成品，并应进行相应的质量控制。

1. 原料投料量的计算

以中药的有效成分或有效部位投料时，可按规定浓度或限（幅）度计算投料量。以总提取物投料时，可按提取物中指标成分含量限（幅）度计算投料量。在注射剂配制后，因受灭菌条件的影响，其中可测成分的含量若下降，则应根据实际需要，适当增加投料量。

以往当原料中有效成分不明确或无指标成分可测定时，可用中药比量法表示注射液浓度，即以每毫升相当于原中药多少克表示，但这种表示方法不能用于新开发的注射剂品种。

2. 配液用具的选择与处理

配液用具必须采用化学稳定性好的材料制成，如玻璃、搪瓷、不锈钢、耐酸耐碱陶瓷及无毒聚氯乙烯、聚乙烯塑料等。一般塑料不能耐热，高温易变形软化，铝质容器稳定性差，均不宜使用。

配液用具在使用前要用洗涤剂或清洁液处理，洗净并沥干。临用时，再用新鲜注射用水荡涤或灭菌后备用。每次用具使用后，均应及时清洗，玻璃容器中也可加入少量硫酸清洁液或 75% 乙醇溶液放置，以免生菌，临用前再按规定方法洗净。

3. 配液方法

小量配制注射液时，一般可在中性硬质玻璃容器或搪瓷桶中进行。大量生产时，常以带有蒸汽夹层装置的配液锅为容器配制注射液。

配液方式有两种：一种是稀配法，即将原料加入所需的溶剂中一次配成注射剂所需浓度，本法适用于原料质量好、小剂量注射剂的配制；另一种是浓配法，即将原料先加入部分溶剂配成浓溶液，加热溶解滤过后，再将全部溶剂加入滤液中，使其达到注射剂规定浓度，本法适用于原料质量一般、大剂量注射剂的配制。为保证质量，浓配法配成的药物浓溶液也可用热处理冷藏法处理（即先加热至 100℃，再冷却至 0～4℃，静置），经处理后的浓溶液，滤过后再加入全部溶剂量。

若处方中几种原料的性质不同，溶解要求有差异，配液时也可分别溶解后再混合，最后加溶剂至规定量。

有些注射液由于色泽或澄明度的原因，配制时需加活性炭（供注射用）处理。活性炭有较好的吸附、脱色、助滤及除杂质作用，能提高药液澄明度和改善色泽。应用时，常把针剂活性炭加入药液中加热煮沸一定时间，并适当搅拌，稍冷后即滤过。但必须注意，活性炭（供注射用）使用前应在 150℃干燥 3～4 小时，进行活化处理，一般浓度为注射液的 0.1%～1%，同时也不能忽视活性炭可能对有效成分的吸附，从而影响药物含量的问题，要经过实验比较研究，才能评价其使用效果。

配液所用注射用水，贮存时间不得超过 12 小时；配液所用注射用油，应在使用前经 150～160℃灭菌 1～2 小时，待冷却后即刻进行配制。

药液配制后，应进行半成品质量检查，检查项目主要包括 pH、相关成分含量等，检验合格后才能进一步滤过和灌封。

（二）注射液的滤过

注射液的滤过一般分两步完成，即先初滤再精滤；操作时应根据不同的滤过要求，结合药液中沉淀物的多少，选择合适的滤器与滤过装置。

注射液的初滤常以滤纸或绸布等为滤材，用布氏滤器减压滤过，大生产时则常采用板框压滤器或砂滤棒；精滤通常用 G_4 垂熔玻璃滤器和微孔滤膜滤器。

注射液的滤过通常有高位静压滤过、减压滤过及加压滤过等方法，其具体装置有以下几种。

1. 高位静压滤过装置

此种装置是在生产量不大，缺乏加压或减压设备的情况下应用。特别是在楼房里生产更为合适，配制药液在楼上，灌封在楼下，利用药液本身的静压差在管道中进行滤过。该法压力稳定，滤过质量好，但滤速较慢。

2. 减压滤过装置

此种装置适用于各种滤器，设备要求简单，但压力不够稳定，操作不当，易引起滤层松动，直接影响滤过质量。一般可采用减压连续滤过装置。

该装置的整个系统都处于密闭状态，滤过的药液不易被污染，但必须注意进入滤过系统中的空气也应当经过滤过处理。

3. 加压滤过装置

此种装置在药厂大生产时普遍采用，其特点是压力稳定，滤速快，由于全部装置保持正压，操作过程对滤层的影响较小，外界空气不易漏入滤过系统，滤过质量好而且稳定。加压滤过装置中采用离心泵和压滤器等耐压设备，适用于配液、滤过及灌封等工序在同一平面使用。操作时，注射液经砂滤棒或垂熔玻璃球预滤后，再经微孔滤膜器精滤。工作压一般为 98.10～147.15kPa（1.0～1.5kg/cm^2）。

五、注射剂的灌封

注射剂的灌封包括药液的灌装与容器的封口，这两部分操作应在同一室内进行，操作室的环境要严格控制，达到尽可能高的洁净度（例如 A 级）。

注射液滤过后，经检查合格应立即灌装和封口，以避免污染。

（一）注射液的灌装

药液的灌装，力求做到剂量准确，药液不沾瓶颈口，不受污染。灌入容器的药液量可按规定适当多于标示量，以补偿注射剂使用时药液在容器壁黏附和注射器及针头吸留而造成的药量损失。灌装标示装量为不大于 50mL 的注射剂时，具体灌装增加装量如表 11-4。除另有规定外，多剂量包装的注射剂，每一容器的装量一般不得超过 10 次注射量，增加的装量应能保证每次注射用量如表 11-4 所示。

表11-4 注射液灌装时应增加的灌装量

标示装量(mL)	增加装量(mL)		标示装量(mL)	增加装量(mL)	
	易流动液	黏稠液		易流动液	黏稠液
0.5	0.10	0.12	10.0	0.50	0.70
1.0	0.10	0.15	20.0	0.60	0.90
2.0	0.15	0.25	50.0	1.00	1.50
5.0	0.30	0.50			

为使药液灌装量准确，每次灌装前，必须用精确的量筒校正灌注器的容量，并试灌若干次，然后按《中国药典》2020 年版四部通则注射剂装量检查法检查，符合装量规定后再

正式灌装。

药液的灌装分手工灌装与机器灌装两种。手工灌装使用竖式或横式单针灌注器，也有双针或多针灌注器，其结构原理基本相同。

大生产时，药液的灌装多在自动灌封机上进行，灌装与封口由机械联动完成。

（二）安瓿的封口

注射剂灌装后应尽快熔封或严封。接触空气易变质的原料药物，在灌装过程中，应排出容器内的空气，可填充二氧化碳或氮气等气体，立即熔封或严封。

安瓿封口要做到严密不漏气，顶端圆整、光滑，无尖头、扁头或起泡。为保证封口的质量，现封口方法一般均采用拉封技术。

对温度敏感的原料药物在灌封过程中应控制温度，灌封完成后应立即将注射剂置于规定的温度下贮存。

图 11–3 为自动安瓿拉丝灌封机工作原理示意图。工作时，空安瓿置于落瓶斗中，由拨轮将其分支取出并放置于齿板输送机构上。齿板输送机构倾斜安装在工作台上，由双曲柄机构带动，将安瓿一步步地自右向左输送。当空瓶输送到药液针架的下方时，针架被凸轮机构带动下移，针头伸入瓶内进行灌装。灌封完毕，针架向上返回，安瓿经封口火焰封口后，送入出瓶斗中。瓶内药液由定量灌注器控制装量，凸轮控制定量灌注器的活塞杆上下移动，完成吸、排药液的任务，调整杠杆可以调节灌注药液的量。

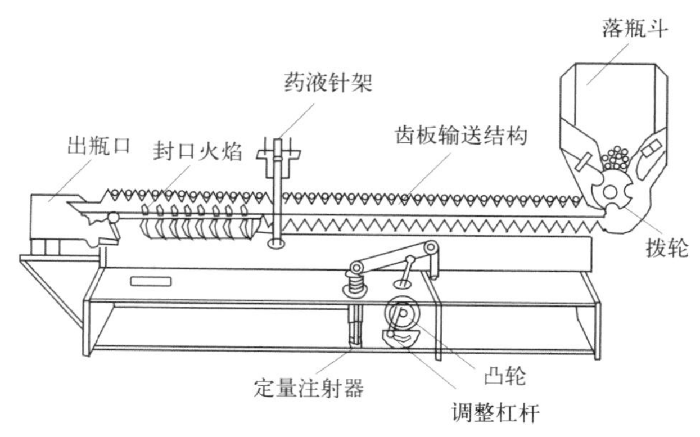

图11–3　安瓿拉丝灌封机结构示意图

为了进一步提高注射剂生产的质量与效率，我国已设计制成多种规格的洗、灌、封联动机和割、洗、灌、封联动机，该机器将多个生产工序在一台机器上联动完成。常见的洗灌封联动机的结构如图 11–4 所示。

该联动线的工艺流程如图 11–5 所示。

清洗机主要完成安瓿超声波清洗和水气清洗，杀菌干燥机多采用远红外高温灭菌，灌封机完成安瓿的充氮灌药和拉丝封口。灭菌干燥和灌封都在 100 级层流区域内进行。

洗、灌、封联动机实现了水针剂从洗瓶、烘干、灌液到封口多道工序生产的联动，缩短了工艺过程，减少了安瓿间的交叉污染，明显地提高了水针剂的生产质量和生产效率，且其结构紧凑，自动化程度高，占地面积小。

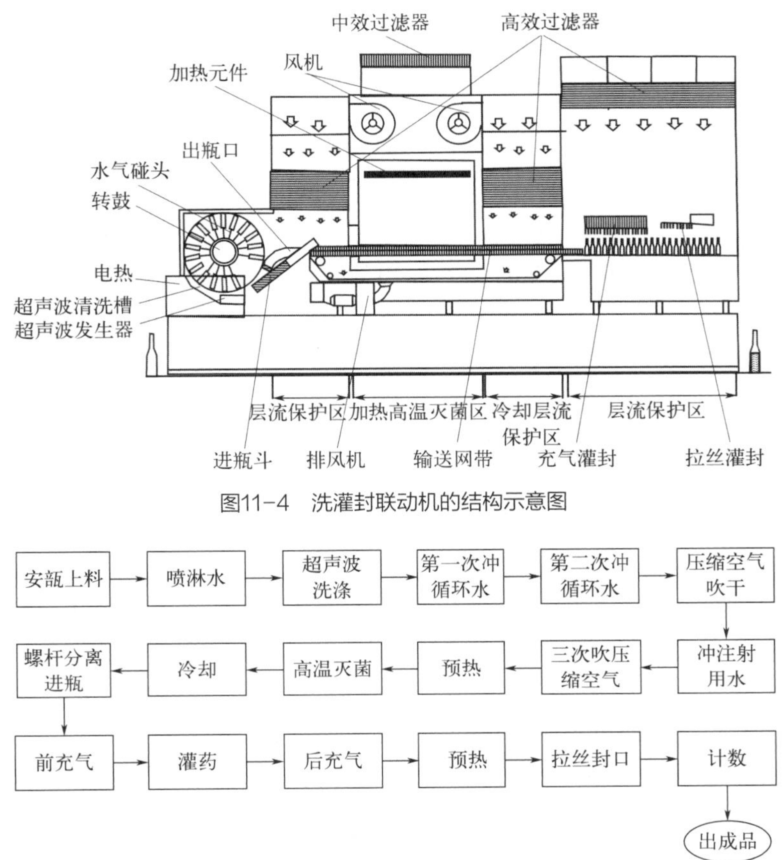

图11-4 洗灌封联动机的结构示意图

图11-5 洗灌封联动线的工艺流程

注射剂灌装与封口过程中，对于一些主药遇空气易氧化的产品，还要通入惰性气体以置换安瓿中的空气。常用的惰性气体有氮气和二氧化碳。高纯度的氮气可不经处理直接应用，纯度差的氮气以及二氧化碳必须经过处理后才能应用。通气时，1～2mL 的安瓿可先灌装药液后通气；5～10mL 安瓿应先通气，后灌装药液，最后再通气。若多台灌封机同时运行时，为保证产品通气均匀一致，应先将气体通入缓冲缸，使压力均匀稳定，再分别通入各台灌封机，各台机器上也应有气体压力测定装置，用以控制调节气体压力。惰性气体的选择，要根据药物品种而确定，一般以氮气为好，二氧化碳易使安瓿爆裂，同时有些碱性药液或钙制剂也会与二氧化碳发生反应，选用时应注意。

灌装与封口过程中，因操作方法或生产设备的原因，常可能出现如下问题：①灌装剂量不准确，可能是剂量调节装置的螺丝松动。②安瓿封口不严密出现毛细孔，通常是因为熔封火焰的强度不够。③安瓿出现大头（鼓泡）或瘪头现象，前者多是火焰太强，后者则是安瓿受热不均匀。④安瓿产生焦头，往往是药液灌装时沾染瓶颈所致的，其原因可能是药液灌装太急，溅起的药液黏附在瓶颈壁上；灌装针头往安瓿中注药后未能及时回药，顶端还带有药液水珠，黏附于瓶颈；灌装针头安装位置不正，尤其是安瓿瓶口粗细不匀，注药时药液附壁；压药与针头打药的动作配合不好，造成针头刚进瓶口就注药或针头临出瓶口才注完药液；针头升降轴不够润滑，针头起落迟缓，等等。上述问题的存在，均会影响注射剂的质量，应根据具体情况，分析原因，改进操作方法或调整设备运行状态，从根本上解决问题。

六、注射剂的灭菌与检漏

灌封后的注射剂应及时灭菌。一般注射剂从配制到灭菌，应在12小时内完成。灭菌方法和条件主要根据药物的性质选择确定，其原则是既要保持注射剂中相关药物的稳定，又必须保证成品达到完全灭菌的要求，必要时可采取几种灭菌方法联用。在避菌条件较好的情况下生产的注射剂，一般1～5mL的安瓿可用流通蒸汽100℃灭菌30分钟，10～20mL的安瓿100℃灭菌45分钟，灭菌温度和时间还可根据药品的具体情况进行适当调整。凡对热稳定的产品，也可采用热压灭菌方法进行灭菌处理。灭菌效果的F_0值应大于8。

注射剂灭菌后，应采用适宜方法进行容器检漏，其目的是将熔封不严、安瓿顶端留有毛细孔或裂缝的注射剂检出剔除。安瓿有泄漏情况，药液容易流出，微生物或空气也可由此进入安瓿，将直接导致药液变质，故检漏处理对于保证注射剂质量也是十分必要的。

大量生产时，检漏一般应用灭菌检漏两用器，使用时，在灭菌过程完成后，可稍开锅门，从进水管放冷水淋洗安瓿使温度降低，然后密闭锅门并抽气使灭菌器内压力逐渐降低。此时，安瓿如有漏气，安瓿内的空气也会随之被抽出，当真空度达到85.12～90.44kPa时，停止抽气，将有色溶液（如0.05%曙红或酸性大红G溶液）吸入灭菌器内，待有色溶液浸没安瓿后，关闭有色水阀，开放气阀，并把有色溶液抽回贮液器中，开启锅门，将锅内注射剂取出，淋洗后检查，即可检出带色的漏气安瓿。

少量生产时，也可在灭菌过程完成后，立即将注射剂取出，放置于适当的容器中，趁瓶热将冷的有色溶液加到容器内，安瓿遇冷而降低内部压力，有色溶液即可从毛细孔或裂缝中进入安瓿而使漏气安瓿检出。

此外，也可将安瓿倒置或横放于灭菌器内，在升温灭菌时，安瓿内部空气受热膨胀形成正压，药液则从漏气安瓿顶端的毛细孔或裂缝中压出，灭菌结束后变成空安瓿而被检出剔除。该方法操作简便，灭菌与检漏同时完成，可酌情选择。

七、注射剂的印字、包装与贮存

注射剂经质量检验合格后，即可进行印字包装。每支注射剂上应标明品名、规格、批号等。印字可用手工或印字机。用印字机可使印刷质量提高，也加快了印字速度。目前，药厂大批量生产时，广泛采用印字、装盒、贴签及包装等联成一体的印包联动机，大大提高了印包工序的效率。注射剂一般用纸盒包装，内衬瓦楞纸分割成行包装。塑料包装是近年来发展起来的一种新型包装形式，安瓿塑料包装一般有热塑包装和发泡包装。

注射剂的标签或说明书中应标明其中所用辅料的名称，如有抑菌剂还应标明抑菌剂的种类及浓度；注射用无菌粉末应标明配制溶液所用的溶剂种类，必要时还应标注溶剂量。

除另有规定外，注射剂应避光贮存。

八、注射剂举例

实例［艾迪注射液］

（1）处方　斑蝥1.5g，人参50g，黄芪100g，刺五加150g。

（2）制法　称取人参加入8倍量的50%乙醇溶液，回流提取2次，第1次3小时，第

2次1.5小时，合并两次提取药液，回收乙醇至无醇味，备用。称取黄芪、刺五加、斑蝥，投入人参药渣中，加水提取3次，加水量分别为药材的8、8、6倍量，煎煮时间分别为3、1.5、1小时。合并3次煎煮液，浓缩，加入人参提取液继续浓缩至相对密度为1.10～1.25（80℃测量）。石硫法处理两次。加入乙醇使含醇量达80%，冷藏（0～8℃）静置12～140小时，取上清液回收乙醇至无醇味。浓缩液加入适量注射用水，115℃灭菌30分钟灭菌2次，冷藏放置，过滤，加注射用水定容至500mL，得艾迪提取液备用。

取艾迪提取液、甘油（艾迪提取液重量的5%）、一定量注射用水粗配，精配，使总量为1000mL，除菌过滤，灌装，封口，115℃条件下灭菌30分钟，即得。

（3）性状　本品为浅棕色的澄明液体。

（4）功能与主治　清热解毒，消瘀散结。用于原发性肝癌，肺癌，直肠癌，恶性淋巴瘤，妇科恶性肿瘤等。

（5）用法与用量　静脉滴注，每次50～100mL，以0.9%氯化钠溶液或5%～10%葡萄糖注射液400～450mL稀释后使用，每日1次。30日为1个疗程。

（6）规格　每支10mL。

（7）贮藏　密封，避光，置阴凉处（不超过20℃）。

（8）注解　①本品的质量检验参见《中华人民共和国卫生部药品标准中药成方制剂》第二十册及国家药品标准（修订）颁布件2002ZFB0298（标准号：WS3-B-3809-99-2002）。②处方中刺五加的苗药名为多布叉、窝布当，等。③本品的pH应在3.8～5.0。④石硫法：先加石灰乳调pH至12～13，放置2小时，再缓慢加入50%硫酸溶液调pH至5～6，放置0.5小时。石硫法的原理是Ca^{2+}（钙离子）在一定的pH下，与药液中多种无效成分如鞣质、部分蛋白质、某些多糖及酸性树脂等产生沉淀析出。有效成分如黄酮苷、蒽酮苷、香豆精、酚类、皂苷等也会与Ca^{2+}结合生成沉淀，但是用强酸调pH至5～6时，又可溶于水中，最后滤过，可以达到除去杂质的目的。

九、注射剂的质量要求

按照《中国药典》2020年版要求，注射剂的一般质量要求如下。

1. 无菌

任何品种的注射剂均应无菌，按照《中国药典》2020年版中无菌检查法项下的方法检查，应符合规定。

2. 无热原或无细菌内毒素

许多注射剂尤其是注射用水等，应按规定进行热原检查或细菌内毒素检查，应符合《中国药典》规定。

3. 可见异物

注射液要在规定条件下检查，不得有肉眼可见的混浊或异物。色泽较深的品种，可根据其色泽的深浅程度提高检查光源的强度，也可采用注射剂异物检查仪进行检查。

4. 不溶性微粒

静脉滴注用注射液（装量为100mL以上者），应进行不溶性微粒检查，并应符合规定。

5. 渗透压和等张性

注射剂的渗透压，要求与血浆的渗透压相等或接近。供静脉注射的量大的注射剂，要求具有与血液相同的等张性。

6.pH

中药注射剂的 pH 要求与血液的 pH 相等或接近，注射剂的 pH 一般控制在 4～9，但同一品种的 pH 允许差异范围不超过 1。

7. 安全性

注射剂必须经局部刺激性、血管刺激试验、过敏试验和溶血试验、急性毒性试验、长期毒性试验，符合规定后方可使用。

8. 稳定性

注射剂多系水溶液，而且从制造到使用需要经过一段过时间，所以稳定性问题比其他剂型突出，故要求注射剂具有必要的物理稳定性和化学稳定性，确保产品在贮存期内安全有效。

十、中药注射剂存在的问题

1. 可见异物问题

中药注射剂在灭菌后或在贮藏过程中易产生混浊或沉淀。中药成分复杂，在生产过程中的杂质未除净，尤其是鞣质、树脂、蛋白质等形成了胶体分散物，由于胶体陈化而呈现混浊或沉淀。

2. 刺激性问题

①有效成分本身具刺激性，如黄芩中所含黄芩素，白头翁中的原白头翁脑以及药材中的挥发油，都可对局部产生刺激作用，引起疼痛。②含有多量鞣质可使局部产生硬结、肿痛、压迫痛和牵引痛，且由于形成鞣酸蛋白造成吸收困难，因此，多次注射局部组织就有可能由硬结而坏死造成无菌性炎症。③药液渗透压不适宜。④药液 pH 不适宜。⑤药液中含有较高的钾离子可引起疼痛。

3. 复方配伍问题

复方注射剂中，各种中药所含的有效成分性质不同，如果按一种方法提取精制，就可能影响提取效果而使某些有效成分损失，或者由于配伍上的问题，使提取成分之间产生作用，而影响成品的质量和疗效。

4. 中药中有效成分的溶解度问题

中药的有效成分是注射剂有效性的物质基础，但通过提取分离得到有效成分，在很多情况下不溶或难溶于水，这不仅给制备注射剂带来困难，而且影响疗效。如苷类、生物碱、黄酮类等有效成分，需将其制成可溶性盐、酯和复合溶剂等解决溶解度问题。

5. 剂量与疗效问题

中药注射剂往往按药材量 100%～300% 制成。而肌内注射每次 2mL 即相当于药材几克，通常中药汤剂每次剂量常有八九味药，而每味药往往用 6～9g，由于中药注射剂需经提取、浓缩、纯化、精制等多道工序，而且有效成分又存在溶解度的问题，所以，成品的有效成分保存率低，除了某些有效成分生理效应强烈，大多数注射剂的药材用量剂量小，这可能是某些中药注射剂疗效不显著的原因之一。

6. 质量标准问题

除中药注射剂的有效成分明确可以通过定性定量控制其质量外，大多数中药注射剂缺乏明确的质量指标，所以存在着因药材质量、生产工艺条件的影响，产品质量不稳定，进而影响疗效。

第四节 输液剂

一、输液的特点与种类

输液（infusion solution）是指供静脉滴注用的大体积（除另有规定外，一般不小于100mL）注射液，也称静脉输液。

输液的使用剂量大，直接进入血循环，故能快速产生药效，是临床救治危重和急症患者的主要用药方式。其作用多样，适用范围广，临床主要用于纠正体内水和电解质的紊乱，调节体液的酸碱平衡，补充必要的营养、热能和水分，维持血容量。也常把输液剂作为一种载体，将多种注射液如抗生素、强心药、升压药等加入其中供静脉滴注，以使药物迅速起效，并维持稳定的血药浓度，确保临床疗效的发挥。

目前临床上常用的输液可分为以下几种。

1. 电解质输液

用于补充体内水分、电解质，纠正体内酸碱平衡等。如氯化钠注射液、复方氯化钠注射液、乳酸钠注射液等。

2. 营养输液

用于补充供给体内热量、蛋白质和人体必需的脂肪酸和水分等。如葡萄糖注射液、氨基酸输液、脂肪乳剂输液等。

3. 胶体输液

这是一类与血液等渗的胶体溶液，由于胶体溶液中的高分子不易通过血管壁，可使水分较长时间保持在血液循环系统内，产生增加血容量和维持血压的效果。又称为血浆代用液，但不能代替全血。可用于因出血、烫伤、外伤所引起的休克或失血之症。半衰期维持5～7小时，无利尿作用，且在血液中停留期间不影响人体组织与血液的正常生理功能。胶体输液有多糖类、明胶类、高分子聚合物等。如右旋糖酐、淀粉衍生物、明胶、聚维酮等。

4. 含药输液

如氧氟沙星输液。

二、输液剂的制备

由于输液的注射量大，又直接注入静脉，故除另有规定外，输液应尽可能与血液等渗。输液的配制过程更应严格控制。质量要求也更严格。

（一）输液剂制备的工艺流程

玻璃瓶包装输液剂制备的一般工艺流程如图11-6所示。

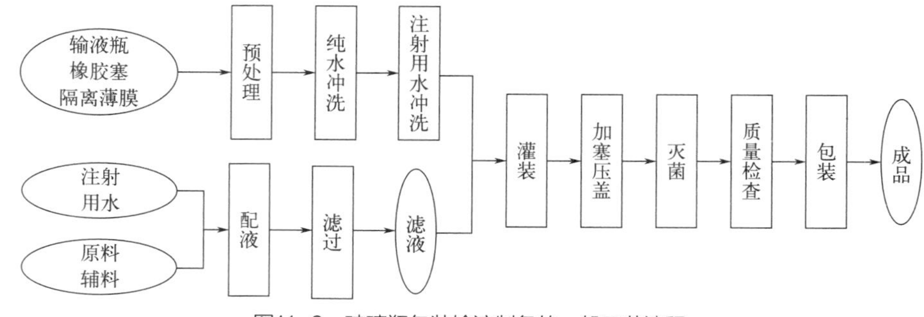

图11-6　玻璃瓶包装输液制备的一般工艺流程

（二）输液容器与包装材料处理

1. 输液容器的种类

输液的容器有输液瓶、无毒软性聚氯乙烯塑料袋、非 PVC 复合膜软袋和聚丙烯塑料瓶。

输液瓶一般为无色透明的玻璃瓶，由硬质中性玻璃制成，需配有胶塞（及含隔离膜者）、铝盖或外层塑料盖。其耐热、耐腐蚀，物理、化学性质稳定，阻隔性好。玻璃瓶质量、清洁度应符合国家有关标准。外观应光滑，无色透明，无条纹，无气泡，无毛口等；瓶口内径光滑圆整，大小合适，以利密封，避免在储存期间由于漏气造成污染。

除玻璃输液瓶外，目前也常采用聚丙烯塑料瓶，质轻，无毒，耐热，耐腐蚀，化学稳定性高，机械强度高，其抗碎性是玻璃瓶所无法比拟的，并且可热压灭菌，但透明度及阻隔性较差。另外还有软包装输液剂，采用无毒聚氯乙烯（PVC）塑料软袋和非 PVC 多层共挤膜软袋。其重量轻，不易破损，耐压，便于运输和储存。尤其是非 PVC 多层共挤膜软袋，由于其材料质量优良，具有很低的透水性、透气性及迁移性，适用于绝大多数药物的包装，在国外日益广泛取代玻璃瓶而用于输液包装。

非 PVC 多层共挤膜在 20 世纪 90 年代才研制成功，聚烯烃多层共挤膜的结构和严格控制的生产过程决定了其不仅有玻璃瓶、塑料瓶、PVC 膜所有的优点，而且对人体无毒，是输液产品理想的包装材料。其特点主药有：①膜材多层交联共挤出，不使用黏合剂和增塑剂，吹膜使用空气洁净度为 100 级的洁净空气，筒状出膜避免了污染，为安全使用提供了保障。②膜材热封性能好。适宜多种灌装设备和接口，弹性好，抗跌落，耐高温，可在 120℃的条件下灭菌，透光性好。③膜材具有惰性生化性能，对水蒸气、氧气和氮气的阻隔性能好，便于长期储存，适宜灌装各种电解质输液、营养型输液和治疗型输液。④膜材不含氯化物，对人体无害，用后处理时对环境不造成影响，被称为“21 世纪环保型包装材料”。非 PVC 膜包装的大输液替代玻璃瓶、塑料瓶、PVC 膜包装的大输液，明显提高了药品包装的质量，减少了生产过程中和使用后的包装物对环境的污染，避免了药品使用过程中二次污染的概率，保障了全社会的用药安全，增强了我国输液制品国际竞争能力。

2. 输液容器的处理

玻璃瓶输液容器洗涤是否洁净，对药液是否可见异物影响较大。洗涤工艺的设计应与容器的洁净程度有关。一般有直接水洗、清洁剂处理（如酸洗、碱洗）等方法。如果生产输液瓶的车间达到规定净化级别要求，瓶子出炉后立即密封，这样的输液瓶只要用滤过注射用水冲洗即可。塑料袋一般不洗涤，直接采用无菌材料压制。

3. 胶塞及其处理

胶塞主要用于注射用无菌粉末、输液等制剂瓶包装封口。合成的丁基胶塞以其优良的气密性和化学稳定性被广泛使用。《中国药典》四部注射剂（通则 0102）规定容器用胶塞，特别是多剂量包装注射液用的胶塞要有足够的弹性和稳定性，其质量应符合有关国家标准规定。

输液使用的丁基胶塞，采用全自动胶塞清洗机全封闭清洗，从进料到出料，分工序连续一机操作完成。同时，整个操作过程由可编程序控制，全自动操作，也可用手动操作。胶塞的洗涤、灭菌及出料在一机内连续完成，无中间转序环节，避免了交叉污染，洗涤时又采用了先进的超声技术，清洗质量十分可靠，可直接用于生产。

4. 铝塑组合盖

铝塑组合盖由于易于开启，逐步淘汰了普通铝盖。玻璃输液瓶铝塑组合盖有以下几型；①两件组合型，系由撕开式保护铝盖和中心孔铝盖组成；②三件组合型，系在撕开式保护铝盖和中心孔铝盖加垫片；③拉环型；④不开花型。另外还有铝塑组合盖，系在铝盖之上再加一塑料盖。

（三）原、辅料的质量要求

输液所用的原、辅料质量必须严格控制。

输液应选用优质高纯度的供注射用规格的原料配制。原料不纯，含有杂质，均有可能影响成品的质量，有的还会在注射后产生不良反应。若不易获得专供注射用规格的原料，医疗上又急需而只能采用高纯度化学试剂时，应按《中国药典》规定项目，进行质量检验，必要时要做注射剂安全性检查，证明符合要求后方可选择应用。

输液配制所用的溶剂必须是符合要求的新鲜注射用水。

输液配制过程中，涉及的辅料，应按注射用规格的要求进行选择。

（四）配液与滤过

输液的配制多采用带有夹层的不锈钢或搪瓷玻璃罐，可以加热，还带有搅拌装置。输液的配制方法一般有以下两种。

1. 浓配法

药液配制多用此法。配制时，先将药物配成浓溶液，如葡萄糖配成 50%～70% 浓度，氯化钠配成 20%～30% 浓度，加活性炭煮沸吸附后，滤过，再用滤过的注射用水稀释至所需浓度。

2. 稀配法

凡原料质量较好，药液浓度不高，配液量不太大可用此法。配制时，将原料直接溶解于注射用水配成所需浓度，加活性炭吸附处理后，药液再经粗滤、精滤，即可供灌装。

配制输液时，活性炭（供注射用）的用量一般为溶液总量的 0.02%～0.5%，吸附时间 20～30 分钟，效果良好，分次吸附法比一次吸附法效果更好。

输液的滤过是除去药液中的杂质，保证输液质量的重要操作步骤之一，必须选择适当的滤材、滤器和滤过方法。

输液的滤过方法、滤过装置与一般注射剂相同，多采用加压滤过法，效果较好。

（五）灌封与灭菌

灌封室的洁净度应为 A 级或局部 A 级。玻璃瓶输液的灌封过程由药液灌注、塞丁基胶塞、轧铝盖组成。滤过和灌装均应在持续保温（50℃）条件下进行，防止细菌粉尘的污染。灌封要按照操作规程连续完成，即药液灌装至符合装量要求后，立即对准瓶口塞入丁基胶塞，轧紧铝盖。灌封要求装量准确，铝盖封紧。目前，药厂多采用回转式自动灌封机、自动放塞机、自动落盖轧口机等完成联动化、机械化生产，提高了工作效率和产品质量。灌封完成后，应进行检查，对于轧口不严的输液应剔出，以免灭菌时冒塞或储存时变质。

输液灌封后，应及时进行灭菌处理，一般灭菌过程应在 4 小时内完成。灭菌时，采用热压灭菌法，即 115℃、68.7kPa（0.7kg/cm^2）维持 30 分钟，也可根据成品容量的大小，酌情确定灭菌条件，以保证灭菌质量。塑料袋装输液剂的灭菌条件通常为 109℃热压灭菌 45 分钟或 111℃灭菌 30 分钟。

（六）质量检查与包装

按《中国药典》大体积注射液项下质量要求，逐项检查。主要有可见异物及不溶性微粒检查、热原检查、无菌检查、含量测定、pH 测定及检漏等。检查方法应按《中国药典》或有关规定执行。

输液剂的热原检查、无菌检查、含量测定、pH 测定均应按具体的规定进行。经检查确认成品质量合格后，应及时贴上印有品名、规格、批号、生产单位的标签，然后装箱入库。

（七）输液剂举例

实例 1 ［5% 葡萄糖注射液］

（1）处方　注射用葡萄糖 50g，1% 盐酸适量，注射用水加至 1000mL。

（2）制法　取处方量葡萄糖，加入煮沸的注射用水中，使成 50%～70% 浓溶液，加盐酸适量调节 pH 至 3.8～4.0，加活性炭 0.1%～0.2%（g/mL）混匀，煮沸 20～30 分钟，趁热滤除活性炭，滤液中加入注射用水至 1000mL，测定 pH、含量，合格后，经预滤及精滤处理，灌装，封口，115℃、68.7kPa 热压灭菌 30 分钟即得。

（3）性状　本品为无色的澄明液体。

（4）功能与主治　具有补充体液、营养、强心、利尿、解毒作用。用于大量失水、血糖过低等。

（5）用法与用量　静脉注射，每日 500～1000mL，或遵医嘱。

（6）规格　5% × 250mL。

（7）贮藏　密闭保存。

（8）注解　①葡萄糖注射液有时会产生絮凝状沉淀或小白点，一般由于原料不纯或滤过时漏炭等原因所致。通常采用浓配法，并加入适量盐酸，中和蛋白质、脂肪等胶粒上的电荷，使之凝聚后滤除。同时在酸性条件下加热煮沸，可使糊精水解、蛋白质凝集，通过加适量活性炭吸附除去。以除去絮凝状沉淀或小白点。②葡萄糖注射液不稳定的主要表现为溶液颜色变黄和pH下降。成品的灭菌温度越高、时间越长，变色的可能性越大，尤其在pH不适合的条件下，加热灭菌可引起显著变色。葡萄糖溶液的变色原因，一般认为是葡萄糖在弱碱性溶液中能脱水形成5-羟甲基呋喃甲醛（5-HMF），5-HMF再分解为乙酰丙酸和甲酸。同时形成一种有色物质。颜色的深浅与5-HMF产生的量成正比。pH为3时，葡萄糖分解最少，故配液时用盐酸调节pH至3.8～4，同时严格控制灭菌温度和受热时间，使成品稳定。

实例2 ［0.9%氯化钠注射液］

（1）处方 注射用氯化钠9g，注射用水加至1000mL。

（2）制法 取处方量氯化钠，加注射用水至1000mL，搅匀，滤过，灌装，封口，115℃、68.7kPa热压灭菌30分钟即得。如氯化钠质量差，可先配成20%～30%的浓溶液，加适量活性炭，煮沸20～30分钟，粗滤除去活性炭，加注射用水至全量，精滤，灌装，灭菌，即可。

（3）性状 本品为无色的澄明液体。

（4）功能与主治 为电解质补充剂。用于治疗因大量出汗、泄泻、呕吐等所致的脱水，或用于大量出血与手术后补充体液。

（5）用法与用量 静脉滴注，常用量为500～1000mL。

（6）规格 ① 100mL，0.9g；② 250mL，2.25g。

（7）贮藏 密闭保存。

（8）注解 ①本品pH应为4.5～7.5。②本品久贮后对玻璃有侵蚀作用，产生具有闪光的硅酸盐脱片或其他不溶性的偏硅酸盐沉淀。一旦出现则不能使用。③水肿与心力衰竭患者慎用。

三、输液质量问题讨论

（一）输液存在的问题

输液的质量要求严格，目前质量方面存在的主要问题是染菌、热原和可见异物与不溶性微粒问题，应引起充分的注意。

1. 染菌问题

输液生产过程中严重污染、灭菌不彻底、瓶塞松动、漏气等原因，致使输液出现浑浊、霉团、云雾状、产气等染菌现象，也有一些外观并无太大变化。如果使用这种输液，会引起脓毒症、败血症、热原反应，甚至死亡。

2. 热原问题

目前在临床上使用输液时，热原反应时有发生，关于热原的污染途径和防止办法在本章第二节已有详述。但使用过程中，污染引起的热原反应所占比例不容忽视，如输液器等的污染。因此，要加强生产过程的控制，同时更应重视使用过程中的污染。尽量使用全套或一次性输液器，包括插管、导管、调速及加药装置、末端滤过、排除气泡及针头等，并在输液器出厂前进行灭菌，避免热原污染。

3. 可见异物与不溶性微粒的问题

输液中的微粒包括炭黑、碳酸钙、氧化锌、纤维素、纸屑、黏土、玻璃屑、细菌、真菌、真菌芽孢和结晶体等。若输液中含有大量肉眼看不见的微粒、异物，其对人体的危害是潜在的、长期的，可引起过敏反应、热原反应等。微粒较大，可造成局部循环障碍，引起血管栓塞；微粒过多，会造成局部堵塞和供血不足，组织缺氧，产生水肿和静脉炎；异物侵入组织，巨噬细胞包围和增殖而引起肉芽肿。

微粒产生的原因如下：

（1）原料与辅料质量问题　如注射用葡萄糖有时含有水解不完全的产物糊精、少量蛋白质、钙盐等杂质；氯化钠、碳酸氢钠中含有较高的钙盐、镁盐和硫酸盐；氯化钙中含有较多的碱性物质。这些杂质的存在，可使输液产生乳光、小白点、浑浊。活性炭杂质含量多，不仅影响输液的可见异物检查指标，而且影响药液的稳定性。因此，原、辅料的质量必须严格控制。

（2）胶塞与输液容器的质量问题　胶塞与输液容器质量不好，在储存中有杂质脱落而污染药液。有人对输液中的“小白点”进行分析，发现有钙、锌、硅酸盐与铁等物质；对储存多年的氯化钠输液检测有钙、镁。这些物质主要来自胶塞和玻璃输液容器。有人对聚氯乙烯袋装输液与玻璃瓶装输液进行对比试验，将样品不断振摇 2 小时，发现前者产生的微粒比后者多 5 倍，薄层层析和红外光谱分析表明，微粒为对人体有害的增塑剂邻苯二甲酸二（2-乙基己基）酯（DEHP）。

（3）工艺操作中的问题　如生产车间空气洁净度差，输液瓶、丁基胶塞等容器和附件洗涤不净，滤器选择不当，滤过方法不好，灌封操作不合要求，工序安排不合理等。

（4）医院输液操作以及静脉滴注装置的问题　无菌操作不严、静脉滴注装置不净或不恰当的输液配伍都可引起输液的污染。

（5）其他问题　如丁基胶塞的硅油污染问题等。

（二）解决办法

1. 按照输液用的原、辅料质量标准，严格控制原、辅料的质量。

2. 提高丁基胶塞及输液容器质量。

3. 尽量减少制备生产过程中的污染，严格灭菌条件，严密包装。

4. 合理安排工序，加强工艺过程管理，采取单向层流净化空气，及时除去制备过程中新产生的污染微粒，采用微孔滤膜滤过和生产联动化等措施，以提高输液的澄明度。

5. 在输液器中安置终端过滤器（0.8μm 孔径的薄膜），可解决使用过程中微粒污染。

第五节　注射用无菌粉末

一、注射用无菌粉末的含义

注射用无菌粉末，简称粉针剂，系指原料药物或与适宜辅料制成的供临用前用无菌溶液配制成注射液的无菌粉末或无菌块状物。可用适宜的注射用溶剂配制后注射，也可用静脉输液配制后静脉滴注。注射用无菌粉末在标签中应标明所用溶剂种类，必要时还应标注溶剂量。凡对热不稳定或在水溶液中易分解失效的药物，如一些抗生素、医用酶制剂及生化制品，均需用无菌操作法制成粉针剂，临用前加适当溶剂溶解、分散供注射用。

近年来，为提高中药注射剂的稳定性，将某些中药注射剂制成粉针剂供临床应用，收到令人满意的效果，如双黄连粉针剂、茵栀黄粉针剂等。

注射用无菌粉末应按无菌操作制备。其质量要求与溶液型注射剂基本一致，其质量检查应符合《中国药典》2020 年版的各项检查。

二、注射用无菌粉末的制备

注射用无菌粉末的制备方法有两种，即无菌粉末直接分装法和无菌水溶液冷冻干燥法。

1. 无菌粉末直接分装法

（1）原材料准备　对直接无菌分装的原料，应了解药物粉末的理化性质，测定物料的热稳定性、临界相对湿度，粉末的晶形和松密度，以便确定适宜的分装工艺条件。无菌原料可用灭菌溶剂结晶法、喷雾干燥法或冷冻干燥法制得，必要时进行粉碎和过筛。

（2）容器的处理　安瓿或小瓶、丁基胶塞处理及相应的质量要求同注射剂和输液剂。各种分装容器洗净后，需经干热灭菌或红外线灭菌后备用。已灭菌的空瓶应存放在有净化空气保护的贮存柜中，存放时间不超过 24 小时。

（3）分装　分装必须在高度洁净的灭菌室中按照灭菌操作法进行。根据分装药物的性质控制分装条件。分装后，小瓶立即加塞并用铝盖密封。

（4）灭菌　能耐热品种，可选用适宜灭菌方法进行补充灭菌，以保证用药安全。对不耐热品种，应严格无菌操作，控制无菌分装过程中的污染，成品不再灭菌处理。

2. 水溶液冷冻干燥法

冷冻干燥法先将药物配制成注射溶液，再按规定方法进行除菌滤过，滤液在无菌条件下立即灌入相应的容器中，分装后应及时冷冻干燥，除去容器中药液的水分，得干燥粉末，最后在无菌条件下封口即得。冻干后的残留水分应符合相关品种的要求。

本法制得的粉针剂，常会出现含水量过高、喷瓶、产品外观萎缩或成团等问题。这些问题可通过改进冷冻干燥的工艺条件或添加适量的填充剂得到解决。目前，粉针剂中常用的填充剂（也称支架剂）主要有葡萄糖、甘露醇、氯化钠等。

三、注射用无菌粉末的制备举例

实例［注射用双黄连（冻干）］

（1）处方　金银花 2500g，连翘 5000g，黄芩 2500g。

（2）制法　取金银花提取物和连翘提取物，用注射用水约 8000mL 加热溶解，并添加注射用水至 10000mL，冷藏 24 小时，上清液滤过，超滤，超滤液中加入黄芩苷粉末，调节 pH 至 6.5～7.0，加热煮沸 15 分钟，冷藏 48 小时，上清液滤过，滤液浓缩至相对密度为 1.35（70～80℃），分装成 1000 瓶，冷冻干燥，压盖密封即得。

（3）性状　本品为黄棕色无定形粉末或疏松固体状物；味苦、涩；有引湿性。

（4）功能与主治　清热解毒，辛凉解表。用于治疗急性上呼吸道感染、急性支气管炎、急性扁桃体炎、轻型肺炎等。

（5）用法与用量　静脉滴注。临用前，先以适量注射用水充分溶解，再用生理盐水或

15% 葡萄糖注射液 500mL 稀释。每次每千克体重 60mg，每日 1 次，或遵医嘱。

（6）规格　每支 600mg。

（7）贮藏　密封，避光，置于阴凉处。

（8）注解　①金银花的苗药名为盆蒿闹、比加抢等，黄芩的苗药名为额嘎。②配制注射剂所用金银花提取物、连翘提取物均以水煎醇沉法制得。③配制注射剂所用黄芩苷粉末，用水煎法提取，并经酸碱法纯化处理制得。④用高效液相色谱法测定成品中绿原酸和黄芩苷的含量，作为质量控制指标。

第六节　眼用液体制剂

一、眼用液体制剂的概述

眼用液体制剂（ophthalmic liquid preparation）系指供滴眼、洗眼或眼内注射用以治疗或诊断眼部疾病的液体制剂。本类制剂分为滴眼剂、洗眼剂和眼内注射溶液三类。苗药眼用液体制剂参考中药眼用液体制剂，系由提取物、饮片制成的直接用于眼部发挥治疗作用的眼用液体制剂（滴眼剂）。眼用液体制剂也有以固态药物形式包装，另备溶剂，临用前配成溶液或混悬液的制剂。

眼用液体制剂在生产与储存中应符合下列有关规定。

1. 滴眼剂中可加入调节渗透压、pH、黏度，以及增加原料药物溶解度和制剂稳定性的辅料，所用辅料不应降低药效或产生局部刺激。

2. 除另有规定外，滴眼剂应与泪液等渗。混悬型滴眼剂的沉降物不应结块或聚集，经振摇应易再分散，并检查沉降体积比。除另有规定外，每个容器的装量应不超过 10mL。

3. 洗眼剂属用量较大的眼用制剂，应尽可能与泪液等渗并具有相近的 pH。除另有规定外，每个容器的装置应不超过 200mL。

4. 多剂量眼用制剂一般应加适当抑菌剂，尽量选用安全风险小的抑菌剂，产品标签应标明抑菌剂种类和标示量。除另有规定外，在制剂确定处方时，该处方的抑菌效力应符合的规定《中国药典》2020 年版四部通则抑菌效力检查法。

5. 眼内注射溶液、眼内插入剂、供外科手术用和急救用的眼用制剂，均不得加抑菌剂、抗氧剂或不适当的缓冲剂，且应采用一次性使用包装。

6. 包装容器应无菌、不易破裂，其透明度应不影响可见异物检查。

7. 除另有规定外，眼用制剂应遮光密封贮存，启用后最多可使用 4 周。

二、眼用液体制剂的附加剂

为了保证眼用溶液剂的安全、有效、稳定，满足临床用药的需要，除了主药，还可加入适当的附加剂。主要有以下几种。

（一）调整 pH 的附加剂

确定眼用溶液剂的 pH，要结合药物的溶解度、稳定性、刺激性等多方面因素考虑，为了使药物稳定并避免刺激性，常选用适当的缓冲液作溶剂，使眼用溶液剂的 pH 稳定在一定的范围内。

常用的缓冲液如下。

1. 磷酸盐缓冲液

以无水磷酸二氢钠和无水磷酸氢二钠各配成一定浓度的溶液，临用时，二液按不同比例混合后得 pH5.9～8.0 的缓冲液，具体比例见表 11-5。其中，二液等量配合成的 pH6.8 缓冲液，最为常用。

表11-5　磷酸盐缓冲溶液

pH	0.8%(g/mL) 磷酸二氢钠(mL)	0.947%(g/mL) 磷酸氢二钠(mL)	使100mL溶液等渗应加的 氯化钠(g)
5.91	90	10	0.48
6.24	80	20	0.47
6.47	70	30	0.47
6.64	60	40	0.46
6.81	50	50	0.45
6.98	40	60	0.45
7.17	30	70	0.44
7.38	20	80	0.43
7.73	10	90	0.43
8.04	5	95	0.42

2. 硼酸缓冲液

将硼酸配成浓度为 1.9%（g/mL）的溶液，其 pH 为 5，可直接作眼用溶液剂的溶剂。

3. 硼酸盐缓冲液

以硼酸和硼砂各配成一定浓度的溶液，临用时，二液按以下比例混合得 pH6.7～9.1 的缓冲液，具体比例见表 11-6。

表11-6　硼酸盐缓冲液

pH	0.24%(g/mL) 硼酸(mL)	1.91%(g/mL) 硼砂(mL)	使100mL溶液等渗应加的 氯化钠(g)
6.77	97	3	0.22
7.09	94	6	0.22
7.36	90	10	0.22
7.60	85	15	0.23
7.87	80	20	0.24
8.20	65	35	0.25
8.41	55	45	0.26
8.60	45	55	0.27
8.60	40	60	0.27
8.84	30	70	0.28

缓冲溶液贮备液，应灭菌贮藏，并添加适量抑菌剂，以防微生物生长。

（二）调节渗透压的附加剂

一般眼用溶液剂的渗透压在相当于 0.8%～1.2% 氯化钠浓度的范围。滴眼剂是低渗溶液时，应调整成等渗溶液，但因治疗需要也可采用高渗溶液，而洗眼剂则应力求等渗。

调整渗透压常用的附加剂有氯化钠、硼酸、葡萄糖、硼砂等，渗透压调节的计算方法与注射剂相同，即用冰点降低数据法或氯化钠等渗当量法。

（三）抑菌剂

眼用液体制剂属多剂量剂型，要保证在使用过程中始终保持无菌，必须添加适当的抑菌剂。常用的抑菌剂见表 11–7。

表11–7　常用抑菌剂及其使用浓度

抑菌剂	浓度
氯化苯甲羟胺	0.01%～0.02%
硝酸苯汞	0.002%～0.004%
硫柳汞	0.005%～0.01%
苯乙醇	0.5%
对羟基苯甲酸甲酯与丙酯的混合物	甲酯 0.03%～0.1%，丙酯 0.01%
三氯叔丁醇	0.35%～0.5%

单一的抑菌剂，不能达到理想效果，可采用复合抑菌剂使抑菌效果明显增强，如少量的依地酸钠能使其他抑菌剂对绿脓杆菌的抑制作用增强，对眼用液体制剂较为适宜。

（四）调整黏度的附加剂

适当增加滴眼剂的黏度，既可延长药物与作用部位的接触时间，又能降低药物对眼的刺激性，有利于发挥药物的作用。常用的有甲基纤维素、聚乙烯醇、聚维酮、聚乙二醇等。

（五）其他附加剂

根据眼用溶液剂中主药的性质，也可酌情加入增溶剂、助溶剂、抗氧剂等，其用法用量参见有关章节。

三、眼用液体制剂的制备

（一）制备工艺流程

眼用液体制剂的制备工艺流程如图 11–7 所示。

用于手术、伤口、角膜穿透伤的滴眼剂及眼用注射溶液，按注射剂生产工艺制备，分装于单剂量容器中密封或熔封，最后灭菌，不加抑菌剂，一次用后弃去，保证无污染。洗眼剂用输液瓶包装，其清洁方法按输液包装容器处理。主药不稳定者，全部以严格的无菌生产工艺操作制备。若药物稳定，可在分装前大瓶装后灭菌，然后再在无菌操作条件下分装。

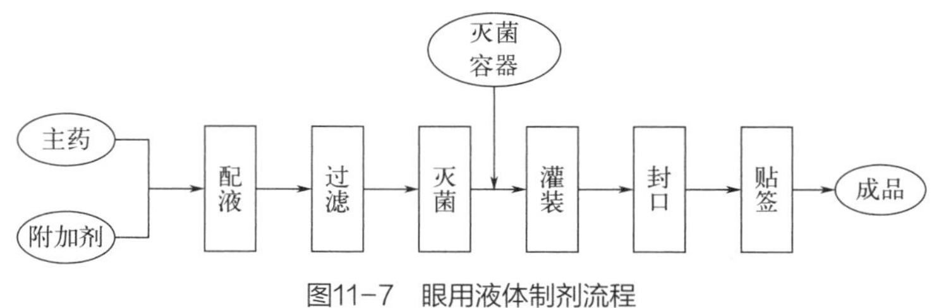

图11-7 眼用液体制剂流程

（二）滴眼剂容器的处理

滴眼剂的容器有玻璃瓶与塑料瓶两种。中性玻璃对药液的影响小，配有滴管并封以铝盖的小瓶，可使滴眼剂保存较长时间，故对氧敏感的药物多用玻璃瓶。遇光不稳定药物可选用棕色瓶。玻璃滴瓶用前须洗刷干净，装于耐酸尼龙丝网袋内，浸泡于重铬酸钾浓硫酸清洁液中4～8小时后取出，先用常水冲洗除尽清洁液，再用滤过澄明的纯化水冲洗。经干热灭菌或热压灭菌备用。橡胶帽、塞的洗涤方法与输液瓶橡胶塞的处理方法相同，但由于无隔离膜，应注意吸附药物问题。

塑料滴眼瓶由聚烯烃吹塑制成，立即封口，不易污染且价廉、质轻、不易碎裂，较常用。但塑料中的增塑剂或其他成分会溶入药液中，使药液不纯；同时，塑料瓶也会吸附某些药物，使含量降低，影响药效；塑料瓶有一定的透气性，不适宜盛装对氧敏感的药物溶液。塑料滴眼瓶的清洗处理：切开封口，应用真空灌装器将滤过注射用水灌入滴眼瓶中，然后用甩水机将瓶中水甩干，如此反复3次，最后在密闭容器内用环氧乙烷灭菌后备用。

（三）药液的配制与过滤

滴眼剂所用器具于洗净后干热灭菌，或用杀菌剂（用75%乙醇配制的0.5%度米芬溶液）浸泡灭菌，用前再用纯化水及新鲜的注射用水洗净。

药物、附加剂用适量溶剂溶解，必要时加活性炭（0.05%～0.3%）处理，经滤棒、垂熔玻璃滤球器和微孔滤膜滤至澄明，加溶剂至全量，灭菌后半成品检查。眼用混悬剂配制，可将药物微粉化后灭菌；另取表面活性剂、助悬剂加适量注射用水配成黏稠液，再与药物用乳匀机搅匀，添加注射用水至足量。

中药眼用溶液剂，先将中药按注射剂的提取和纯化方法处理，制得浓缩液后再进行配液。

（四）药液的灌装

眼用液体制剂配成药液后，应抽样进行定性鉴别和含量测定，符合要求方可分装于无菌容器中。普通滴眼剂每支分装5～10mL即可，供手术用的眼用液体制剂可装于1～2mL的小瓶中，再用适当的灭菌方法灭菌。

小量生产时常用简易真空灌装器分装，大量生产常用减压真空灌装法分装。分装后，经澄明度检查，并抽样作菌检，合格后即可供临床应用。

四、眼药水举例

实例 ［千里光眼药水］

本品为千里光提取物配制而成的眼用溶液剂。

（1）处方　千里光500g，对羟基苯甲酸乙酯0.5g，氯化钠8.5g，蒸馏水加至1000mL。

（2）制法　取千里光（拣净杂草，洗净，切成约1cm小段）500g，加入75%乙醇溶液4000mL左右，加盖密闭浸渍52小时，取出上清液，然后将残渣压榨至干，将榨出液与上清液合并，滤过回收乙醇，并浓缩至350mL左右，趁热滤过，滤液放冷，置于冰箱中过夜。取出浓缩液，加蒸馏水适量使成500mL，再加入纯净白蜡15g，同法再处理1次。将所得已除去白蜡的母液，置于冰箱中冷却过夜后，取出滤过，得澄明千里光提取液约500mL，测定其pH并调至7左右，备用。

取蒸馏水适量溶解氯化钠、对羟基苯甲酸乙酯，再与千里光提取液混合，加蒸馏水至1000mL，加入活性炭5g，水浴加温脱色，滤过，滤液热压灭菌（105℃，30分钟），在冰箱中放置24小时以上，滤过，用无菌操作法将滤液分装于经灭菌的5mL眼药水瓶中，即得。

（3）性状　本品为棕黄色的澄明溶液。

（4）功能与主治　清肝明目，凉血消肿，清热解毒，抑菌消炎。用于急性目赤肿痛，急慢性结膜炎，角膜溃疡，角膜炎，急性期沙眼等。

（5）用法与用量　滴眼。每次2～3滴，每日3～4次。

（6）规格　5mL，2.5g。

（7）贮藏　密闭，避光，置冷暗处保存。

（8）注解　①千里光的苗药名为不故射、窝与那等。②千里光眼药水采用醇提取，同时用白蜡处理提取液去油脂，不仅可解决刺激性问题，而且提高了纯度。白蜡去油脂的处理，一般是在提取液中加入适量（均为提取液体积的3%）的纯净白蜡，水浴加热搅拌至白蜡全部液化，继续搅拌混匀后，静置放冷，待白蜡完全凝结，将已凝结含有杂质的白蜡除去即可。本品也可采用水提法制备，但制得的成品刺激性较大。③本品灭菌前可调pH至7.2～7.4，灭菌后pH略有下降，对溶液澄明度影响较小，而且容易保存。④本处方中的氯化钠也可以用硼砂0.3g，硼酸1.5g所组成的缓冲溶液，或单用硼砂3g代替。硼砂除可调节渗透压外，还可增加制品的稳定性。

五、眼用液体制剂的质量要求与检查

眼用液体制剂应检查可见异物、装量、渗透压摩尔浓度、无菌等照《中国药典》2020年版四部通则进行检查，应符合规定；含饮片原粉的眼用制剂和混悬型眼用制剂粒度、沉降体积比等应符合规定。

第十二章

外用膏剂

第一节　概　　述

一、含义

外用膏剂系指将药物与适宜的基质制成专供外用的半固体或近似固体的制剂。包括软膏剂、乳膏剂、膏药、贴膏剂（橡胶贴膏剂、凝胶贴膏剂）、眼用膏剂、鼻用膏剂等。

中药外用膏剂是目前临床上应用较多的剂型之一，早在《黄帝内经》《肘后备急方》中便有记载。清代吴师机著的《理瀹骈文》是一部论述膏药的专著，对膏药的方药、应用，尤其在制备工艺上均进行了较完整的总结。其记载的膏药种类已不单纯是油脂与樟丹，而又创制出白膏药、胶膏药、松香膏药等。软膏剂和膏药（铅硬膏）在我国应用甚早，橡胶贴膏剂则源于国外。近年来，凝胶贴膏剂有了迅速的发展，因能容纳更多的中药提取物而受到重视，传统的铅硬膏通过穴位经络发挥药物通经走络、行滞祛瘀、开窍透骨、祛风散寒的作用。

外用膏剂也是苗药制剂的主要剂型之一，是苗医药外治疗法治疗疾病的主要给药形式。苗医药外用膏药在民间应用广泛，多以外敷疗法常用，为了充分体现苗药方剂的效果和便于使用，常采用现代制剂技术将其改为软膏剂、乳膏剂、贴膏剂和鼻用膏剂等。

二、特点

外用膏剂广泛用于皮肤科和外科，易涂布或贴敷于皮肤、黏膜或创面上，对皮肤及患处起保护、润滑或局部治疗作用，也可以透过皮肤或黏膜起全身治疗作用，尤其是近年迅速发展的透皮给药系统（即药物以一定的速率通过皮肤进入体循环产生全身或局部治疗作用），成为克服首过效应的有效给药途径之一。主要具有以下优点：①能避免肝脏的首过效应；②避免胃肠道刺激及吸收不良；③维持恒定持久的释药速率；④减少给药次数。

三、分类

外用膏剂按基质与形态不同分为软性膏剂与硬性膏剂两类。

1. 软膏剂（ointment）与乳膏剂（emulsifiable paste）

软膏剂系指原料药物与油脂性或水溶性基质混合制成的均匀的半固体外用制剂。乳膏剂系指原料药物溶解或分散于乳状液型基质中形成的均匀半固体制剂。

2. 贴膏剂（adhesive plaster）

贴膏剂系指将原料药物与适宜的基质制成膏状物，涂布于背衬材料上供皮肤贴敷，可产生全身性或局部作用的一种薄片状制剂。包括橡胶贴膏（原橡胶膏剂）与凝胶贴膏剂（原巴布剂或凝胶膏剂）。

3. 膏药（plaster）

膏药系指饮片、食用植物油与红丹（铅丹）或官粉（铅粉）炼制成膏料，摊涂于裱褙材料上制成的供皮肤贴敷的外用制剂。前者称为黑膏药，后者称为白膏药。

4. 贴剂（patch）

贴剂指原料药物与适宜的材料制成的供贴敷在皮肤上的，可产生全身性或局部作用的一种薄片状制剂，如东莨菪碱贴片。

四、药物经皮吸收机制及影响因素

（一）药物经皮吸收机制

外用膏剂经皮吸收系指膏剂中的药物通过皮肤进入血液中的过程，包括释放、穿透、吸收三个阶段。释放系指药物从基质中脱离并扩散到皮肤或黏膜表面，可起到保护和润滑作用；穿透系指药物通过表皮进入真皮、皮下组织，可起到局部治疗作用；吸收系指药物进入血液循环的过程，可起到全身治疗作用。如清代名医徐洄溪对膏药“治里者”解释为“用膏贴之，闭塞其气，使药性从毛孔而入其腠理、通经贯络，或提而出之，或攻而散之，较之服药尤有力，此至妙之法也”。

1. 皮肤的构造

正常人皮肤的构造如图 12-1 所示，由表皮、真皮两部分组成，表皮在皮肤的最外层，由外到内可分为角质层、透明层、颗粒层、棘层及基底层等 5 层。角质层由死亡的角质细胞形成层状紧密结构，细胞中充满了蛋白质与类脂质，能防止水分蒸发，是抵御外来物质进入的第一道屏障。表皮内无血管，药物在表皮内不能吸收；真皮内有皮脂腺、毛囊及汗腺，并有丰富的毛细血管、淋巴管、神经等；皮脂腺多与毛发并存，开口于毛囊上部，汗腺导管贯穿于真皮中，开口至表皮；皮下脂肪组织在真皮之下，分布有许多血管、淋巴管及汗腺。

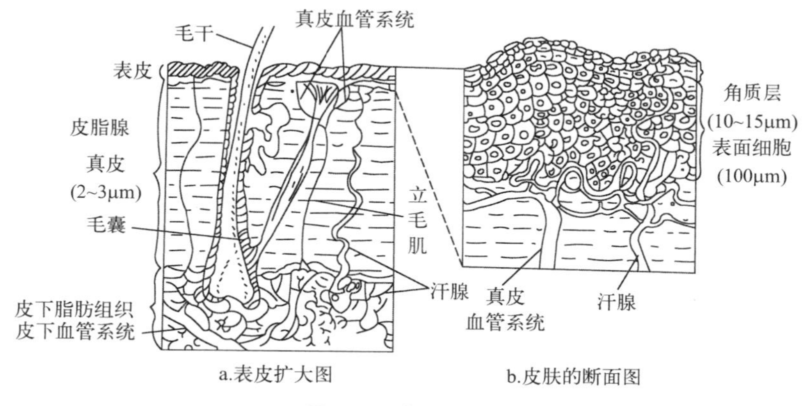

图12-1　皮肤的构造

2. 经皮吸收途径

药物的经皮吸收主要有以下两个途径。

（1）完整的表皮途径　这是药物经皮吸收的主要途径。完整表皮的角质层细胞及其细胞间隙具有类脂膜性质，有利于脂溶性药物以非解离型透过皮肤，而解离型药物较难透过。

（2）皮肤附属器途径　即通过皮脂腺、毛囊及汗腺吸收。在吸收初期，药物穿透皮肤附属器比完整表皮快；当吸收达到稳态后，则附属器途径可忽略，且只占皮肤总面积的 1% 左右，故不是主要的吸收途径。大分子和离子型药物可能主要通过这些转运途径转运。

（二）影响经皮吸收的因素

影响经皮吸收的因素可以用式 12–1 说明：

$$dQ/dt = KCDA/T \qquad (12\text{–}1)$$

式中，dQ/dt 为达到稳定时的药物透皮速率，K 为药物皮肤 / 基质分配系数，C 为溶于基质中的药物浓度，D 为药物在皮肤屏障中的扩散系数，A 为给药面积，T 为有效屏障厚度。分配系数 K 是药物在皮肤与基质中相对溶解度的指数。当 A、D、T 不变时，C 是透皮药物最重要的理化性质。K、C 的乘积可代表药物的热力学活性，即药物与基质的亲和力越弱，药物在基质中浓度越高，透皮速率越大。影响药物经皮吸收的因素如下。

1. 皮肤

（1）皮肤的部位　药物经皮吸收，可通过表皮、毛囊、皮脂腺及汗腺等途径实现。不同部位的皮肤，其表皮各层的厚薄、粗细不同，毛孔的多少不同，则对于药物的通透性不同，所以选择角质层薄、施药方便的皮肤部位有利于经皮吸收制剂更好地发挥药效。另外，根据药物的功能主治选用适当的经络穴位，也对发挥药效有促进作用。

（2）皮肤的状况　当皮肤表面有创伤、烧伤或患湿疹、溃疡时，皮肤角质层的屏障作用下降或丧失，药物吸收的速度和程度显著增加（溃疡皮肤的渗透性为正常皮肤的 3～5 倍），但可能引起疼痛、过敏及中毒等不良反应。而硬皮病、牛皮癣及老年角化病等皮肤病使角质层致密硬化，药物渗透性降低。

（3）皮肤的温度　当皮肤温度增加时，血管扩张，血流量增加，吸收速度也增加，故有些膏药烘烤变软后贴敷，更有利于药效的发挥。

（4）皮肤的湿度　当皮肤湿度增加时，角质层细胞吸收一定量的水分而膨胀，其结构的致密程度减低，使药物的渗透变得更加容易，从而促进吸收。

（5）皮肤的结合与代谢　作用药物与皮肤蛋白质或脂质等的结合是可逆性结合，可延长药物渗透时滞，也可能在皮肤内形成药物的贮库。酶代谢对多数药物和皮肤吸收不产生明显的首过效应。

2. 药物

（1）油水分配系数　皮肤细胞的细胞膜具有类脂质特性，非极性较强，一般认为油溶性药物容易穿透皮肤，但组织液是极性的，因此既有一定油溶性又有一定水溶性的药物更容易穿透皮肤。

（2）分子大小　药物在基质中时，其溶解状态比混悬状态更容易吸收，细颗粒比粗颗粒更容易吸收。当药物穿透表皮后，通常分子量越大，吸收越慢。所以，相对分子量较小、药理作用强的药物更利于吸收。

（3）熔点　熔点高的药物和水溶性或亲水性药物，在角质层的渗透速率较低。

3. 基质

（1）基质的种类与组成　一般认为，软膏剂中药物在乳剂型基质中的释放、穿透、吸收最快，在动物油脂中次之，植物油中更次之，烃类基质中最差。基质的组成若与皮脂分泌物相似，则利于某些药物吸收。水溶性基质如聚乙二醇对药物的释放虽然快，但制成的软膏很难经皮吸收。

（2）基质对药物的亲和力　若两者亲和力大，药物的皮肤或基质分配系数小，药物难以从基质向皮肤转移，不利于吸收。

（3）基质的 pH 影响　弱酸性和弱碱性药物的分子形式，当基质的 pH 小于弱酸性药物的酸度系数（p*Ka*），或大于弱碱性药物的 p*Ka* 时，这些药物的分子型（非解离型）增加，脂溶性加大，有利于穿透。故可根据药物的 p*Ka* 值来调节基质的 pH，增加非离子型的比例，提高渗透性。

4. 附加剂

（1）表面活性剂　在软膏剂基质中添加表面活性剂，可帮助药物分散、促进药物的穿透，如在凡士林中加入胆甾醇可以改善药物的吸收。通常，非离子型表面活性剂的作用大于阴离子型表面活性剂，且刺激性较小。

（2）渗透促进剂　系指促进药物穿透皮肤屏障的物质，常用的有二甲基亚砜、氮酮等。①二甲基亚砜及其类似物：二甲基亚砜（DMSO）是应用较早的一种透皮促进剂，促渗透作用较强，但长时间及大量使用可导致皮肤严重受刺激，甚至引起肝损害和神经毒性等。因此，美国 FDA 已经不允许在药品中使用 DMSO，仅将其用于透皮促进机理的试验研究或作为新促进剂的对照品。一种新的渗透促进剂癸基甲基亚砜（DCMS）已得到 FDA 批准，它在低浓度时即有促渗活性，对极性药物的渗透促进效果大于非极性药物。②氮酮类化合物：月桂氮酮系国内批准应用的一种渗透促进剂。本品为无色澄明液体，不溶于水，可与多数有机溶剂混溶，与药物水溶液混合振摇可形成乳浊液。有效浓度为 1%～6%，起效较慢，药物透过皮肤的时间从 2～10 小时不等，但一旦发生作用，则能持续多日。氮酮与其他促进剂合用效果更佳，如丙二醇、油酸等。③其他促进剂：某些极性溶剂如丙二醇、甘油、聚乙二醇、二甲基甲酰胺等也有透皮促进作用，单独应用效果较差，常与其他促进剂合用。

5. 其他因素

除皮肤、药物、基质、附加剂及它们之间的相互作用可以影响外用膏剂的吸收外，药物浓度、应用面积、应用次数，与皮肤接触的时间，人的年龄、性别均对皮肤的穿透和吸收有影响。药物浓度大，吸收量大。

第二节　软膏剂与乳膏剂

一、概述

软膏剂系指原料药物与油脂性或水溶性基质混合制成的均匀的半固体外用制剂。根据原料药物在基质中的分散状态不同，将其分为溶液型软膏剂和混悬型软膏剂。溶液型软膏剂为原料药物溶解（或共熔）于基质或基质组分中制成的软膏剂；混悬型软膏剂为原料药物细粉均匀分散于基质中制成的软膏剂。

乳膏剂系指原料药物溶解或分散于乳状液型基质中形成的均匀半固体制剂。乳膏剂由于基质不同，可分为水包油型乳膏剂和油包水型乳膏剂。

软膏剂与乳膏剂主要起润滑、保护和局部治疗作用，少数能经皮吸收产生全身治疗作用，多用于慢性皮肤病，禁用于急性皮肤受损部位。

二、基质

理想的软膏剂与乳膏剂基质具有以下特点：①应有适当稠度，润滑，无刺激性；②性质稳定，可与多种药物配伍，不发生配伍禁忌；③不妨碍皮肤的正常功能，并有利于药物的释放与吸收；④有良好的吸水性，能吸收伤口的分泌液；⑤易于清洗，不污染衣物。

软膏基质的吸水能力常用水值表示。水值系指在规定温度（20℃）下，100g 基质能容纳的最大水量（以克表示）。如白凡士林的水值为 9.5，羊毛脂的水值为 185。

（一）软膏剂的基质

1. 油脂性基质

油脂性基质包括油脂类、类脂类及烃类等。其特点是润滑、无刺激性，保护及软化皮肤的作用较强，能与较多的药物配伍而不发生配伍禁忌，除羊毛脂外，吸水性较差，对药物的释放穿透作用较差，油腻性大，不易用水洗除。适用于烧伤脱痂、湿疹、皮炎，以及冬季皮肤含水量减少后呈现的干燥、脱屑、皲裂等皮肤病。但有多量渗出液的皮肤疾患不宜选用。

（1）油脂类系　从动、植物中得到的高级脂肪酸甘油酯及其混合物。在储存中易受温度、光线、空气等的影响而易氧化酸败，加入抗氧剂和防腐剂可以改善。

①动物油　常用的是豚脂（猪油），熔点 36～42℃，因含少量胆固醇，故可以吸收约 15% 的水。在应用时为防止酸败，可加入 1%～2% 苯甲酸等，并且常需加其他基质调节其稠度。

②植物油　常用麻油、花生油等，常温下多为液态，常与熔点较高的蜡类调制成稠度适宜的基质。可作为乳剂基质的油相，中药油膏也常用麻油与蜂蜡熔合为基质。

③氢化植物油　主要是将花生油、棉籽油等植物油氢化而成的饱和或部分饱和的脂肪酸甘油酯。不完全氢化的植物油呈半固体状态，较植物油稳定，但仍能被氧化而酸败；完全氢化的植物油呈蜡状固体，比原来植物油稳定，其熔点较高。

（2）类脂类　系高级脂肪酸与高级醇化合而成的酯类，其物理性质与油脂相似，但化学性质比油脂稳定，多数能吸收较多量的水，常与油脂类基质合用。

①羊毛脂　又称无水羊毛脂，系羊毛上附着的一种蜡状物，为淡黄色或棕黄色黏稠半固体，熔点 36～42℃，无毒，对皮肤和黏膜无刺激性。含胆固醇及其酯，有良好的吸水性，可吸水 150%、甘油 140%、70% 乙醇溶液 40%，特别适合于含有水的软膏。为使用方便，常吸收 30% 的水分以改善黏稠度。由于羊毛脂的组成与皮脂分泌物相近，能促进药物吸收。因其黏性太大，不宜单独使用，常与凡士林合用，也可改善凡士林的吸水性和穿透性。

②蜂蜡　又称黄蜡，系蜜蜂的自然分泌物。其由蜂房提取，为黄色或淡棕色块状，主

要成分为棕榈酸蜂蜡醇酯，熔点 62～67℃，不易酸败，无毒，对皮肤、黏膜无刺激性。常用于调节软膏的稠度，可以作为油膏基质、乳膏剂的增稠剂、油包水型乳膏的稳定剂。

（3）烃类系 从石油中经分馏而得到的烃的混合物，多属于饱和烃。此类物质不易酸败，无刺激性，性质稳定，很少与主药发生作用，适用于保护性软膏；因能和多数脂肪油与挥发油互溶，也常用在乳膏中作油相。

①凡士林 系从石油中得到的多种烃的半固体混合物，呈软膏状物，有黄、白两种，后者由前者漂白而成，熔点 38～60℃，有适宜的稠度和涂展性。本品油腻性大而吸水性较低，故单独使用不适用于有多量渗出液的伤患处。

②石蜡与液状石蜡 系从石油中制得的多种烃的混合物，石蜡为固体，液状石蜡为液体，无毒，无刺激性，主要用于调节软膏的稠度。

（4）硅酮类 系不同分子量的聚二甲基硅氧烷的总称，简称硅油。常用二甲聚硅与甲苯聚硅，均为白色或淡黄色油状液体，无毒，对皮肤无刺激性，润滑而易于涂布，不妨碍皮肤的正常功能，不污染衣物，在使用温度范围内黏度变化很小，为理想的疏水性基质。本品对眼睛有刺激性，不宜用作眼膏基质。

2. 水溶性基质

由天然或合成的水溶性高分子物质组成。其溶解后形成凝胶，能吸收组织渗出液，一般释放药物较快，无油腻感，易涂布，对皮肤、黏膜无刺激性，不妨碍皮肤的正常排泄，但润滑性较差。易因水的蒸发而使稠度改变，故常加保湿剂。适用于亚急性皮炎、湿疹等慢性皮肤病。

（1）聚乙二醇（PEG）类 系乙二醇的高分子聚合物，其性状随分子量增大逐渐由无色、澄明的黏性液体转变为白色蜡状固体，常取不同分子量的聚乙二醇以适当比例混合制成稠度适宜的基质。本品化学性质稳定，不易酸败和发霉；吸湿性好，可吸收分泌液，易于洗除。但注意长期使用可致皮肤干燥。

（2）甘油明胶 系甘油与明胶溶液混合制成，甘油 10%～20%，明胶 1%～3% 及水 70%～80%。本品温热后易涂布，涂后能形成一层保护膜。由于本身有弹性，使用较舒适。

（二）乳膏剂的基质

乳膏剂基质即为乳剂型基质，是由水相、油相借乳化剂的作用在一定温度下乳化而成的半固体基质，可分为水包油型（O/W）和油包水型（W/O）两类。油相物质多为固体或半固体，如硬脂酸、蜂蜡、石蜡、高级醇等，为调节稠度加入液状石蜡、凡士林、植物油等。水相为蒸馏水或药物的水溶液及水溶性的附加剂。

乳膏剂基质对油、水均有一定亲和力，能与创面渗出液混合，对皮肤正常功能的影响小；W/O 型乳膏剂的油腻性比油脂性基质小，能吸收部分水分，水分从皮肤表面蒸发时有缓和冷却作用，习称“冷霜”。O/W 型乳膏剂，能与水混合，无油腻性，易洗除，习称“雪花膏”。O/W 型乳膏剂可促使药物与皮肤接触，药物释放、穿透较快，但也可促使病变处的分泌物反向吸收而致炎症恶化，故有湿疹等分泌物较多的病变部位不宜使用；易干燥、发霉，需加入保湿剂和防腐剂。遇水不稳定的药物不宜制成乳膏剂。通常 W/O 型乳膏剂基质 pH 不大于 8.5，O/W 型 pH 不大于 8.3。

乳膏剂基质常用乳化剂及稳定剂如下。

1. 阴离子表面活性剂

（1）一价皂　常用钠、钾、铵的氢氧化物或三乙醇胺等有机碱与脂肪酸（如硬脂酸）作用生成的新生皂配制软膏，为 O/W 型乳化剂。硬脂酸用量中仅一部分与碱反应生成肥皂，其余的硬脂酸与油相物质一起被乳化形成分散相，并可增加基质的稠度。用硬脂酸制成的 O/W 型乳膏剂基质光滑美观，水分蒸发后留有一层硬脂酸薄膜而具保护作用，常加入适量的凡士林、液状石蜡等油脂性基质调节其稠度和涂展性。

此类基质的缺点是易被酸、碱、钙离子、镁离子或电解质等破坏。制备用水宜用蒸馏水或离子交换水，制成的软膏在 pH6 以下时不稳定。

实例　[含有机氨皂的乳膏剂基质]

①处方　硬脂酸 120g，单硬脂酸甘油酯 35g，液状石蜡 60g，凡士林 10g，羊毛脂 50g，三乙醇胺 4g，羟苯乙酯 1g，蒸馏水加至 1000g。

②制法　取硬脂酸、单硬脂酸甘油酯、液状石蜡、凡士林、羊毛脂置于容器内，水浴加热至熔化，继续加热至 70～80℃；另取三乙醇胺、羟苯乙酯及蒸馏水，加热至 70～80℃，缓缓倒入硬脂酸等油相中，边加边搅拌，至乳化完全，放冷即得。

③注释　处方中，三乙醇胺与部分硬脂酸形成硬脂酸胺皂，为 O/W 型乳化剂。硬脂酸胺皂的碱性较弱，适于药用制剂。单硬脂酸甘油酯，乳化能力弱，是 W/O 型辅助乳化剂，能增加油相的吸水能力。

（2）高级脂肪醇硫酸酯类　常用十二烷基硫酸钠（月桂醇硫酸钠），其水溶液呈中性，对皮肤刺激性小，在 pH4～8 较稳定，不受硬水影响，能与肥皂、碱类、钙镁离子配伍。但与阳离子表面活性剂可形成沉淀而失效。浓度为 0.5%～2.0%。

实例　[含十二烷基硫酸钠的乳膏剂基质]

①处方　硬脂醇 250g，十二烷基硫酸钠 10g，白凡士林 250g，甘油 120g，羟苯乙酯 1g，蒸馏水加至 1000g。

②制法　取十二烷基硫酸钠、甘油、羟苯乙酯、蒸馏水，加热至 70 ～ 80℃，缓缓加入已加热至同温度的硬脂醇、白凡士林油相中，加时向同一方向搅拌，至乳化凝结。

③注释　方中十二烷基硫酸钠为主要乳化剂，能形成 O/W 型乳膏剂基质。硬脂醇既是油相，又起辅助乳化、稳定及增加基质稠度的作用。白凡士林可防止基质水分蒸发并留下油膜，有利于角质层水合而产生润滑作用。甘油为保湿剂，并有助于防腐剂的溶解。

（3）多价皂　由二价、三价金属，如钙、镁、锌、铝，与脂肪酸作用形成的多价皂，在水中的溶解度小，形成的 W/O 型基质较一价皂形成的 O/W 型基质更稳定。如硬脂酸铝，或氢氧化钙与处方中脂肪酸（如硬脂酸）作用生成的脂肪酸钙。

2. 非离子表面活性剂

（1）聚山梨酯类　为 O/W 型乳化剂。对黏膜和皮肤刺激性小，并能与电解质配伍。为调节制品的 *HLB* 值（亲水亲油平衡值）与稳定性常与其他乳化剂（如脂肪酸梨酯、十一烷基硫酸钠）合用。

实例　[含聚山梨酯 -80 的乳膏剂基质]

①处方　硬脂酸 150g，白凡士林 100g，单硬脂酸甘油酯 100g，聚山梨酯 -80 50g，硬脂山梨坦 60 20g，羟苯乙酯 1g，蒸馏水 479mL。

②制法 取硬脂酸、白凡士林、单硬脂酸甘油酯水浴加热熔融，保温于70℃左右，加入硬脂酸山梨坦60与羟苯乙酯使溶解；另取蒸馏水加热至80℃，加入聚山梨酯-80溶解混匀。将上述油相缓缓加入水相，边加边搅拌至冷凝，即得。

③注释 处方中，聚山梨酯-80为主要乳化剂，硬脂酸山梨坦60为W/O型乳化剂，用以调节适宜的*HLB*值而形成稳定的O/W型乳膏剂基质，硬脂酸、单硬脂酸甘油酯为增稠剂与稳定剂，并使制得的基质细腻光亮。

（2）聚氧乙烯醚的衍生物类 ①平平加O：O/W型乳化剂，*HLB*值为15.9，在冷水中的溶解度比热水中大，溶液pH6～7，对皮肤无刺激性，有良好的乳化、分散性能。本品性质稳定，但不宜与苯酚、水杨酸等配伍。②柔软剂SG：硬脂酸聚氧乙烯酯，O/W型乳化剂，可溶于水，pH近中性，渗透性较大，常与平平加O等混合应用。③乳化剂OP：烷基酚聚氧乙烯醚类，O/W型乳化剂，可溶于水，浓度一般为油相总量的2%～10%。

（3）脂肪酸山梨坦类 为W/O型乳化剂。常与O/W型乳化剂如聚山梨酯类合用于O/W型基质中，用于调节*HLB*值并使之稳定；或与高级脂肪醇等合用于W/O型基质中，能吸收少量水分，对皮肤黏膜刺激性小。

实例 ［含聚山梨坦的乳膏剂基质］

①处方 白凡士林400g，硬脂醇180g，倍半油酸山梨醇酯5g，羟苯乙酯1g，尼泊金丙酯1g，蒸馏水加至1000g。

②制法 取白凡士林、硬脂醇、倍半油酸山梨醇酯及尼泊金丙酯置于蒸发皿，水浴加热至75℃熔化，保温备用。另取羟苯乙酯，加入适量蒸馏水，加热至80℃，待溶解后，趁热加至上述油相中，不断搅拌至冷凝。

③注释 本品为W/O型乳膏剂基质。透皮性良好，涂展性亦佳，可吸收少量分泌液。

3. 高级脂肪醇类及其他弱W/O乳化剂

高级脂肪醇类主要作为W/O型乳化剂，有一定吸水作用，也常作为O/W型基质的辅助乳化剂，以调整适当的*HLB*值达到油相所需范围，并有稳定与增稠作用。常用的品种有十六醇（鲸蜡醇）、十八醇（硬脂醇）、单硬脂酸甘油酯、蜂蜡、羊毛脂、胆甾醇等。

实例 ［含十八醇的乳膏剂基质］

（1）处方 蜂蜡30g，硬脂醇30g，胆甾醇30g，白凡士林加至1000g。

（2）制法 将以上4种基质水浴加热熔化混匀，搅拌至冷凝。

（3）注释 本品加等量水后仍稠度适中。与药物水溶液配伍，成为W/O型软膏，可吸收分泌液。可用于遇水不稳定的药物制备软膏。

三、制备

（一）工艺流程图（图12-2）

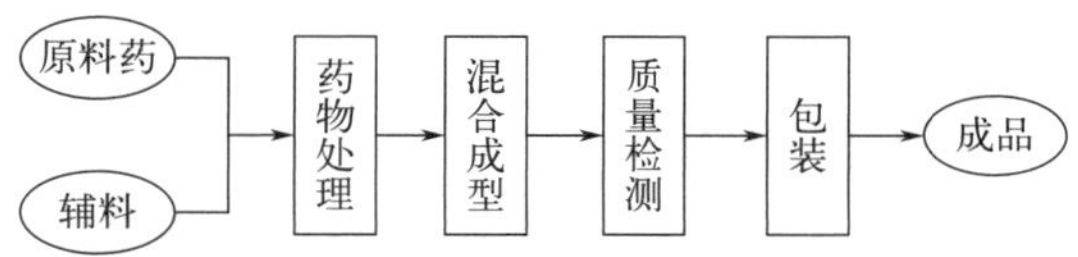

图12-2 软膏剂、乳膏剂制备工艺流程

（二）制法

1. 软膏剂制法

（1）基质的处理　油脂性基质应先加热熔融，再于 150℃灭菌 1 小时并除去水分。忌用直火加热灭菌，蒸汽加热夹层中压力应达到 490.35kPa 左右。

（2）成型

①研和法　指将饮片细粉用少量基质研匀或用适宜液体研磨成细糊状，再递加其余基质研匀的制备方法。适用于软膏基质较软，在常温下通过研磨即可与药物均匀混合的软膏；或不宜加热、不溶性及量少的药物的制备。少量制备时在软膏板上用软膏刀将药物与基质分次递加调和而成，也可在乳钵中研匀。

②熔融法　指将基质加热熔化，再将药物分次加入，边加边搅拌，直至冷凝的方法。适用于软膏处方中基质熔点不同、常温下不能混合均匀者，主药可溶于基质，或药材需用植物油加热浸提。

2. 乳膏剂制法

将处方中的油溶性组分一起加热至 80℃左右，另将水溶性组分溶于水中，加热至 80℃左右，两相混合，搅拌至乳化完全并冷凝。本法中，油、水两相有 3 种混合方法：①两相同时混合，适用于连续的或大批量的操作，需要一定的设备，如输送泵、连续混合装置等；②分散相加到连续相中，适用于含小体积分散相的乳膏剂系统；③连续相加到分散相中，适用于多数乳膏剂系统，在混合过程中引起乳膏剂转型，能产生更为细小的分散相粒子。

3. 包装与贮藏

生产中多采用密封性好的锡制、铝制或塑料软膏管包装，内包装材料应不与药物或基质发生理化作用，无菌产品的内包装材料应无菌。

软膏剂、乳膏剂用于烧伤治疗如为非无菌制剂的，应在标签上标明“非无菌制剂”；产品说明书中应注明“本品为非无菌制剂”，同时在适应证下应明确“用于程度较轻的烧伤（Ⅰ度或浅Ⅱ度）”；注意事项下规定“应遵医嘱使用”。

除另有规定外，软膏剂应避光密封贮存。乳膏剂应避光密封置 25℃以下贮存，不得冷冻。

（三）注意事项

1. 不溶性药物或直接加入的药材

预先制成细粉，过六号筛。制备时取药粉先与少量基质或液体成分如液状石蜡、甘油、植物油等研成糊状，再不断递加其余基质；或将药物细粉在不断搅拌下加到熔融的基质中，继续搅拌至冷凝。

2. 可溶于基质的药物

饮片可以先用适宜方法提取，过滤后将油提取液与油相基质混合。水溶性药物一般先用少量水溶解，以羊毛脂吸收，再与油脂性基质混匀；或直接溶解于水相，再与水溶性基质混合。脂溶性药物加入油相，或用少量有机溶剂溶解后再与油相混合。遇水不稳定的药物不宜选用水溶性基质或 O/W 型乳膏剂。

3. 中药煎剂、浸膏等

可先浓缩至稠膏状，再与基质混合。固体浸膏可加少量溶剂如水、稀醇等使之软化或研成糊状，再与基质混匀。

4. 共熔组分

应先共熔再与基质混合，如樟脑、薄荷脑、麝香草酚等并存时，可先研磨至共熔后，再与冷至40℃左右的基质混匀。

5. 挥发性、易升华的药物，或遇热易结块的树脂类药物

应使基质降温至40℃左右，再与药物混合均匀。

6. 辅料的添加

软膏剂、乳膏剂根据需要可加入保湿剂、抑菌剂、增稠剂、稀释剂、抗氧剂及透皮促进剂。除另有规定外，加入抑菌剂的软膏剂、乳膏剂在制剂确定处方时，该处方的抑菌效力应符合2020年版《中国药典》四部通则抑菌效力检查法（通则1121）的规定。

四、举例

实例［痛经软膏］

（1）处方　吴茱萸200g，延胡索200g，干姜1000g，姜黄1200g，制成1000g。

（2）制法　以上四味，干姜、姜黄分别用水蒸气蒸馏法提取挥发油；吴茱萸、延胡索分别加85%乙醇溶液，加热回流提取两次，第一次2小时，第二次1小时，滤过，合并提取液，脱色，回收乙醇，浓缩至相对密度为1.30～1.32（60～65℃）的清膏，清膏与乳剂型基质适量，研匀后加入上述挥发油，混匀，制成药膏。贴剂上盖衬，分切，即得。

（3）功能与主治　活血散寒，调经止痛。用于痛经、下腹坠胀、腰背疼痛等。

（4）用法与用量　外用，1日2～3次；取药膏适量涂在脐部，再贴上胶布；其他患处可直接涂敷。

（5）禁忌　孕妇及对本品过敏者禁用。

（6）注意事项　用药期间少吃生冷辛辣物。

（7）规格　药膏每支装2g或5g。贴剂直径3.5cm。

（8）贮藏　密封，置阴凉处。

（9）有效期　1.5年。

（10）注释

①本方由以吴茱萸、延胡索、干姜、姜黄为主要中药，其中吴茱萸与干姜均有温中散寒功效。延胡索有活血，理气，止痛之功效。并且姜黄辛、苦、温，破血行气，通经止痛。

②痛经软膏是传统的软膏剂，采用水蒸气蒸馏法提取干姜及姜黄中的挥发性成分，吴茱萸、延胡索中含极性较小的脂溶性成分，故以高浓度乙醇提取其中的有效成分。

③本品药膏为浅棕黄色的乳膏；采用HPLC法测定延胡索乙素含量，本品药膏每1g含延胡索以延胡索乙素（$C_{21}H_{25}NO_4$）计，不得少于0.15mg。

④本品收载于《国家中成药标准汇编外科妇科分册》。

五、质量要求与检查

软膏剂的质量评价主要包括外观、粒度、微生物限度、装量、黏稠度、刺激性、熔点与滴点、稳定性、主药含量等。

1. 外观

软膏剂应均匀、细腻，具有适当的黏稠性，易涂布在皮肤或黏膜上，无酸败、变色、变硬、融化、油水分离等变质现象。眼膏剂、眼用乳膏剂应均匀、细腻、无刺激性，并易涂布于眼部，便于原料药物分散和吸收。

2. 粒度

除另有规定外，取适量含药材细粉的软膏剂，置于载玻片上，涂成薄层，覆以盖玻片，共涂 3 片，照粒度测定法测定，均不得检出大于 180μm 的粒子。

除另有规定外，含饮片原粉的眼用半固体制剂照下述方法检查，粒度应符合规定。

检查法　取 3 个容器的半固体型供试品，将内容物全部挤于适宜的容器中，搅拌均匀，取适量（或相当于主药 10μg）置于载玻片上，涂成薄层，薄层面积相当于盖玻片面积，共涂 3 片。照 2020 年版《中国药典》四部通则粒度和粒度分布测定法（通则 0982 第一法）测定，每个涂片中大于 50μm 的粒子不得超过 2 个（含饮片原粉的除外），且不得检出大于 90μm 的粒子。

3. 微生物限度

用于烧伤或严重创伤的软膏剂，按照无菌检查法检查，应符合规定。除另有规定外，照微生物限度检查法检查，应符合规定。

4. 装量

按《中国药典》附录最低装量检查法检查，应符合有关规定。

除另有规定外，单剂量包装的眼用半固体制剂照下述方法检查，应符合规定。

取供试品 20 个，分别称定内容物重量，计算平均装量，每个装量与平均装量相比较（有标示装量的应与标示装量相比较），超过平均装量 ±10% 者，不得过 2 个，并不得有超过平均装量 ±20% 者。

5. 稳定性

（1）耐热耐寒试验　将软膏装入带塞试管，分别置于恒温箱、室温及冰箱中至少 1 个月，代表不同地区的气温。检查其稠度、酸碱度、色泽、均匀性、霉变等现象以及药物含量的改变等。

（2）离心试验　将软膏样品置于 10mL 离心管中，离心 30 分钟，观察有无分层现象。

第三节　贴 膏 剂

贴膏剂系指将原料药物与适宜的基质制成膏状物，涂布于背衬材料上供皮肤贴敷，可产生全身性或局部作用的一种薄片状柔性制剂。包括橡胶贴膏（原橡胶膏剂）与凝胶贴膏（原巴布剂或凝胶膏剂）。

一、橡胶贴膏

（一）概述

橡胶贴膏系指原料药物与橡胶等基质混匀后涂布于背衬材料上制成的贴膏剂。橡胶贴膏黏着力强，与黑膏药相比可直接贴于皮肤，对衣物污染较轻，携带使用均方便。常用于治疗风湿痛、跌打损伤等；不含药者又称胶布，可保护伤口，防止皮肤皲裂。由于橡胶贴膏的膏层薄、容纳药物量少，维持时间相对较短。

（二）组成

1. 膏料层

膏料层由药物和基质组成，为橡胶贴膏剂的主要部分。基质主要由以下成分组成。

（1）橡胶　为基质的主要原料，具有良好的黏性、弹性，不透气，不透水。

（2）软化剂　可使生胶软化，增加可塑性，增加成品柔软性、耐寒性及黏性。常用的软化剂有凡士林、羊毛脂、液状石蜡、植物油等。软化剂的用量应适当。

（3）增黏剂　常用松香。因松香中含有的松香酸可加速橡胶贴膏剂的老化，选择软化点 70～75℃（最高不超过 77℃）、酸价 170～175 者。国外普遍采用甘油松香酯、氢化松香、β- 蒎烯等新型材料取代天然松香作增黏剂，这些材料具有抗氧化、耐光、耐老化和抗过敏等性能。

（4）填充剂　常用氧化锌。其有缓和的收敛作用，并能增加膏料与裱褙材料间的黏着性。氧化锌与松香酸生成的松香酸锌盐，能降低松香酸对皮肤的刺激性。锌钡白（俗称立德粉），常用作热压法制备橡胶贴膏剂的填充剂，其特点是遮盖力强，胶料硬度大。

2. 背衬材料

一般采用漂白细布。

3. 盖衬材料

多用硬质纱布、塑料薄膜或玻璃纸等，以避免膏片互相黏着及防止挥发性成分的挥散。

（三）制备

橡胶贴膏常用制法有溶剂法与热压法。

1. 溶剂法

（1）溶剂法工艺流程图（图 12–3）

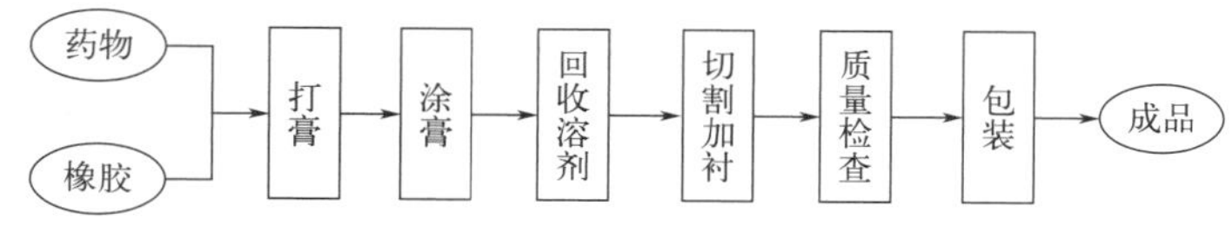

图12–3　橡胶贴膏溶剂法制备工艺流程

（2）制法

①药料处理　药料用适当的有机溶剂和方法提取、滤过、浓缩后备用。能溶于橡胶基质中的药物如薄荷脑、冰片、樟脑等可直接加入。

②制备胶浆　胶浆由药物和基质混合制成，一般制法如下。

压胶：取生橡胶洗净，干燥后切成大小适宜的条块，在炼胶机中塑炼成网状胶片，摊开放冷、去静电。

浸胶：将网状胶片浸入适量汽油中，浸泡 18～24 小时（冬季浸泡时间宜长，夏季宜短）至完全溶胀成凝胶状。浸泡时须密闭，以防汽油挥发引起火灾。

打膏：将胶浆移入打膏机中搅拌 3～4 小时后，依次加入凡士林、羊毛脂、松香、氧化锌等制成基质，再加入药物浸膏或细粉，继续搅拌成均匀胶浆，在滤胶机上压过筛网，即得膏浆。

③涂膏　将膏料置于装好背衬材料的涂料机上，见图 12-4。通过上下滚筒均匀涂布膏料，或调节两滚筒间的距离来控制涂膏厚度与涂膏量。

④回收溶剂　涂了膏料的胶布，以一定速度进入封闭的溶剂回收装置（图 12-5），经蒸汽加热管加热，溶剂（汽油）沿罩管及溶剂蒸气导管经鼓风机，送入冷凝系统吸收和排出。

⑤切割加衬与包装　将膏布在切割机上切成规定的宽度，再移至纱布卷筒装置（图 12-6）上，使膏面覆上脱脂硬纱布或塑料薄膜等以避免黏合，最后切成小块后包装。

橡胶贴膏还可用热压法制备。将胶片用处方中的油脂性药物等浸泡，待溶胀后再加入其他药物和立德粉或氧化锌、松香等，炼压均匀，涂膏盖衬。此法不用汽油，无须回收装置，但成品欠光滑。

2. 热压法

（1）热压法工艺流程图（图 12-7）

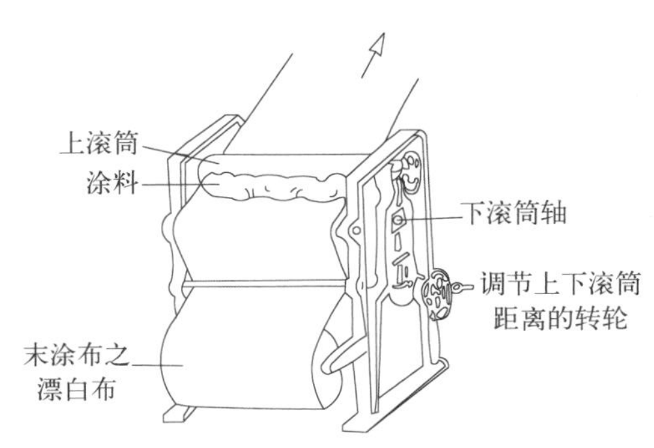

图12-4　橡胶贴膏涂料机的涂布部分

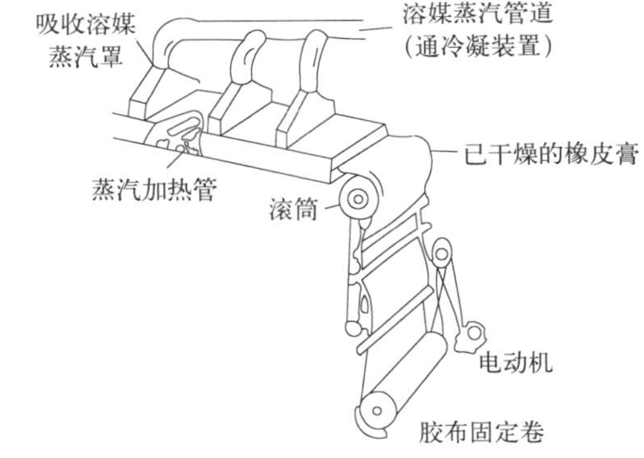

图12-5　橡胶贴膏涂料机的溶剂回收装置与拉布部分

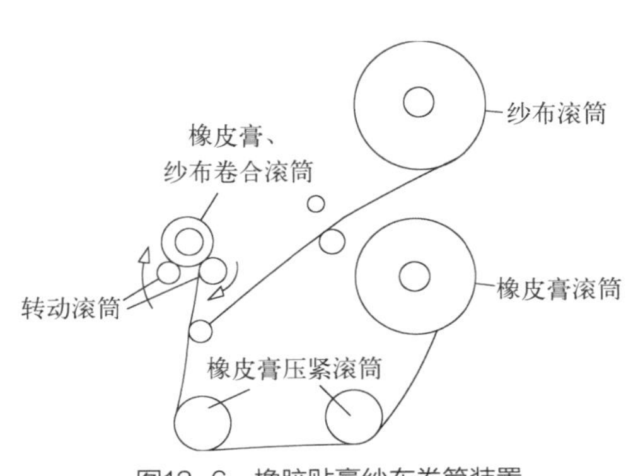

图12-6　橡胶贴膏纱布卷筒装置

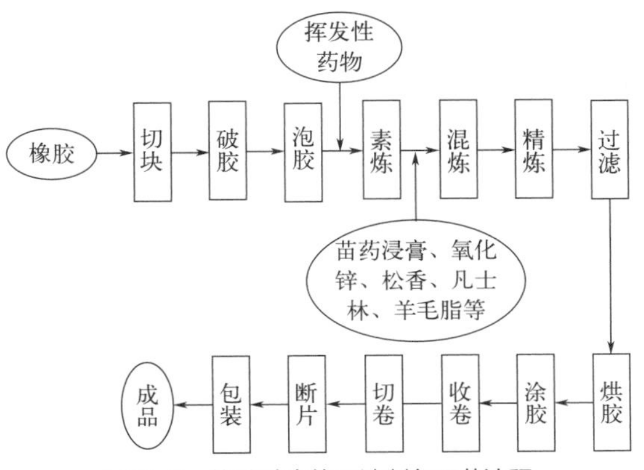

图12-7　橡胶贴膏热压法制备工艺流程

（2）制法

①切块　橡胶多为天然国产标准颗粒胶或进口烟片胶，呈块状，每块 40kg 或 33.3kg，用切胶机切成 3～5kg 的三角块，有利于开炼机破胶，并且可防止开炼机超负荷工作，保护电机和齿轮。

②破胶　橡胶应尽可能破成网状，以增加胶体表面积，有利于橡胶浸泡均匀。

③泡胶　热压法是以挥发性药物代替溶剂浸泡橡胶，达到软化橡胶的目的。因挥发性药物少，泡胶时，胶丝需要翻转 2～3 次，以达到浸润均匀的目的，浸泡时间一般大于 12 小时。

④素炼　又称塑炼，是混炼前，不加其他物料，仅将浸泡过的橡胶在炼胶机内挤压几次，使橡胶更加软化。

⑤混炼　将所有的药物与基质在同一个设备容器内，通过变化搅拌机转数比和剪切力等，达到混合均匀的目的。混炼后的胶料，由于橡胶网状结构受到破坏，需要恢复其弹性，一般静置 24 小时，混炼是热压法生产橡胶膏剂的重要工序。

⑥精炼　将混炼好的胶料进一步混合，达到完全均匀的目的。

⑦过滤　氧化锌、凡士林、羊毛脂、液体石蜡、细料等皆有药用标准，无杂质，橡胶和松香等为天然植物产品，内含少量杂质，由于无溶媒，普通橡胶过滤机无法应用于热压法生产胶膏的过滤，胶料需要在过滤机内软化后才能过滤，根据这一原理，通过热压法专用过滤机可除去胶料中的杂质。

⑧烘胶　热压法胶料无溶剂，基本为固体，需要软化后才能够涂胶。一般胶料需要放入 100℃热风循环烘箱内＞0.5 小时才能够涂胶。

⑨涂胶　胶料附着在布面上，应该保持稳定的胶膏量，可通过调整涂胶机前车机头的上下间隙来控制含膏量。热压法涂胶机的前车刮刀、上料板需要加热保温，下辊需要转动并且保持一定温度，以减少后车收卷拉力。热压法涂胶时阻力大，应防止出现断布现象，涂胶也是热压法生产橡胶膏剂的重要工序之一。

⑩收卷　成型的胶膏在涂胶机后车卷成大卷，供下一道工序使用。收卷直径小，将影响断片效率和收率；若收卷直径过大，胶膏表面容易与布衬背面粘连，产生废品，一般每卷收卷长度为 30～50m，若后车收卷前已经纵向分切小卷，则收卷长度可＞100m。胶膏通过涂胶机前车刮刀后，温度比较高，因此涂胶机的后车与烘干道之间需要有冷却装置，以降低含药胶膏温度，防止收卷时胶膏表面与布衬背面之间粘连。

⑪切卷　橡胶膏剂的布衬宽度一般为 82～96cm，收成大卷后需要在切段床上纵向分切成若干符合标准的小卷（若后车收大卷前有分切装置，则应取消切断床的应用），常见分切尺寸为宽度 10cm。

⑫断片（又称切片）　根据产品标准要求，切卷后的含药胶膏由切片机横向段切成符合规定尺寸的橡胶膏剂贴片，断片后，贴片布面分有孔和无孔 2 种形式，布面打孔又分为激光打孔、针刺微孔、针冲孔等。

⑬包装　经检验合格的贴片，装入密封塑料袋，再装入盒中，最后装入大箱内，封箱，打包，转入库房内贮存。橡胶膏剂与其他剂型相比，成品率低，贴片有黏稠性易粘连，包装以手工为主，近期已有自动包装设备得到应用，虽然工作效率不高，但自动包装代替手工操作是发展方向。

（四）贮藏

密封，置阴凉处。

（五）举例

实例 ［紫松皮炎膏］

（1）处方　醋酸地塞米松 0.68g，松馏油 258g，薄荷脑 18.6g，麝香草酚 20.4g，徐长卿 1g，紫草 36.6g，当归 7.6g，防风 11.4g，白芷 11.4g，大黄 18g。

（2）制法　以上十味，徐长卿、紫草、当归、防风、白芷、大黄，加 70%～80% 乙醇溶液加热回流提取两次，第一次 3 小时，第二次 1.5 小时，合并提取液，滤过，滤液回收乙醇，浓缩至流浸膏状，加入醋酸地塞米松、松馏油、薄荷脑及麝香草酚，混匀，再加入由天然橡胶、氧化锌、松香、凡士林、羊毛脂制成的基质，制成涂料。进行涂膏，切段，盖衬，切片，即得。

（3）性状　本品为淡绿色的片状橡胶膏，气芳香。

（4）功能与主治　凉血活血，祛风润燥。用于血热血瘀，肌肤失养所致引起的神经性皮炎、慢性湿疹等。

（5）用法与用量　外用，贴于患处，2～3 天更换一次。

（6）注意事项　急性渗出性皮肤病不宜用。

（7）规格　每片 5cm × 7cm。

（8）贮藏　密闭，置阴凉处。

（9）有效期　1.5 年。

（10）注释

①本品为橡胶贴膏剂。其中，天然橡胶为基质的主要原料，具有良好的黏性、弹性，不透气，不透水；凡士林、羊毛脂为软化剂，二者合用可提高凡士林的吸水性和渗透性；松香为增黏剂；氧化锌为填充剂，有缓和的收敛作用，并能增加膏料与裱褙材料间的黏着性。氧化锌与松香酸生成的松香酸锌盐，能降低松香酸对皮肤的刺激性。

②本品为淡绿色的片状橡胶膏。采用 TLC 法鉴别紫草及薄荷脑；采用 HPLC 法测定醋酸地塞米松含量，本品每片含醋酸地塞米松（$C_{24}H_{31}FO_6$）应为 0.51～0.85mg。

③本品收载于《国家中成药标准汇编眼科耳鼻喉科皮肤科分册》。

二、凝胶贴膏

（一）概述

凝胶贴膏原称巴布膏剂（简称巴布剂），系指原料药物与适宜的亲水性基质混匀后，涂布于背衬材料上制成的贴膏剂。凝胶贴膏由古老的泥罨剂发展而来，从 20 世纪 70 年代开始，日本、欧洲等对其不断改进，由泥状凝胶贴膏发展成为定型凝胶贴膏。

凝胶贴膏与传统中药黑膏药和橡胶贴膏剂相比。具有以下特点：①与皮肤生物相容性好，亲水高分子基质具透气性、耐汗性，无致敏性，无刺激性。②载药量大，尤其适于中药浸膏。③释药性能好，有利于药物透皮吸收，与皮肤亲和性强，可提高角质层的水化作用。④采用透皮吸收控释技术，使血药浓度平稳，药效持久。⑤使用方便，不污染衣物，易洗除，反复揭贴仍能保持黏性。

（二）组成

1. 背衬材料

背衬材料为基质的载体，常用无纺布、棉布、纸等。

2. 盖衬材料

盖衬材料起保护膏体的作用，常用聚丙烯、聚乙烯及聚酯薄膜、玻璃纸、塑料薄膜、硬质纱布等。

3. 膏体

膏体由基质和药物构成。基质选用的条件：不影响主药的稳定性，无不良反应；有适当的黏性和弹性；能保持膏体形状，不因汗水、温度作用而软化，也不残留在皮肤上；具有一定稳定性与保湿性，无刺激性与过敏性等。基质的原料主要有以下几部分。

（1）基质 是基质骨架材料，也是持黏力与剥离强度的主要因素。包括天然、半合成或合成的高分子材料。如阿拉伯胶、海藻酸钠、西黄耆胶、明胶、羟丙甲基纤维素、甲（乙）基纤维素、羧甲基纤维素及其钠盐、聚丙烯酸及其钠盐、聚乙烯醇、聚维酮等。

（2）保湿剂 决定基质的柔韧性和初黏力。常用甘油、丙二醇、聚乙二醇、山梨醇以及它们的混合物。

（3）填充剂 影响膏体成型性，常用微粉硅胶、二氧化钛、碳酸钙、高岭土及氧化锌。

（4）渗透促进剂 提高药物经皮渗透性能。可用氮酮、二甲基亚砜、尿素等，氮酮与丙二醇合用能提高促渗透作用。中药挥发性物质如薄荷脑、冰片、桉叶油等也有促渗透作用。

根据药物的性质，还可加入表面活性剂、液状石蜡等其他附加剂。

（三）制备

1. 工艺流程图（图 12-8）

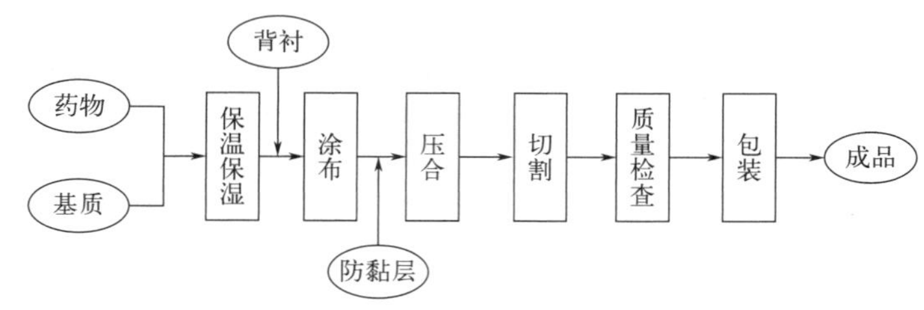

图12-8 凝胶贴膏制备工艺流程

2. 制法

凝胶贴膏的制备工艺主要包括原料药物前处理、基质成型与制剂的成型三部分。基质原料类型及其比例，基质与药物的比例，配制程序等均影响凝胶贴膏剂的成型。

（四）贮藏

密封，置阴凉处。

（五）举例

实例［血压安巴布膏］

（1）处方 吴茱萸1650g，栀子150g，桃仁650g，苦杏仁650g，白胡椒55g，聚乙烯醇60g，明胶120g，羧甲基纤维素钠60g，甘油480g。制成1000片。

（2）制法 以上五味药材，取吴茱萸粉碎成粗粉，加水煎煮两次，第一次2小时，第二次1小时，合并煎液，滤过，滤液浓缩至相对密度为1.05～1.15（80℃）的清膏；其余栀子等四味粉碎成粗粉，混匀，加80%乙醇回流提取两次，第一次2小时，第二次1小时，滤过，合并滤液，减压回收乙醇，浓缩至相对密度为1.05～1.15（80℃）的清膏；合并上述清膏，继续浓缩至相对密度为1.15～1.25（80℃）的清膏，加入聚乙烯醇、明胶、羧甲基纤维素钠、甘油、蒸馏水适量，混匀，涂布于人造丝上，低温干燥，粘贴于透气胶布上，盖衬，切成小片，即得。

（3）功能与主治 苗医：转呼觉蒙西轮，蒙柯，陇蒙柯，阿心赊。中医：平肝泻火。用于肝阳上亢引起的眩晕，症见头晕目眩，耳鸣失眠，心悸不宁等；高血压属上述证候者。

（4）用法与用量 外用。贴于涌泉、太冲、三阴交任一穴位，左右穴位皆可，2日更换一次。

（5）注意事项 尚不明确。请仔细阅读说明书并遵医嘱使用。

（6）规格型号 3cm×3cm。

（7）贮藏 密闭，置阴凉干燥处。

（8）注释

①本品为贵州省黔东南、黔南苗族常用于治疗因血压过高引起的头晕、目眩、耳鸣、失眠的验方贴剂。方以吴茱萸、栀子、桃仁、苦杏仁、白胡椒为主药，其中栀子清热泻火，吴茱萸散热止痛，用于治疗肝胃虚寒、阴浊上逆所致的头痛或胃脘疼痛等症。桃仁活血祛瘀，苦杏仁有降气止咳平喘，白胡椒温中散寒下气。栀子等多味药多数含极性较小的脂溶性成分，故以高浓度乙醇提取。

②本品为褐色的片状巴布膏剂，两端为白色网状透气胶布。

③聚乙烯醇、明胶、羧甲基纤维素钠为基质骨架材料，甘油为保湿剂。

④本品收载于《国家中成药标准汇编经络肢体脑系分册》。

三、质量要求与检查

1. 外观

膏面应光洁、厚薄均匀，色泽一致，无脱膏、失黏现象。背衬面应平整、洁净、无漏膏现象。盖衬的长度和宽度应与背衬一致。

2. 含膏量

（1）橡胶贴膏 取供试品2片（每片面积大于35cm²的应切取35cm²），除去盖衬，精密称定，置于有盖玻璃容器中，加适量有机溶剂（如三氯甲烷、乙醚等）浸渍，并时时振摇，待背衬与膏料分离后，将背衬取出，用上述溶剂洗涤至背衬无残附膏料，挥去溶剂，在105℃干燥30分钟，移置干燥器中，冷却30分钟，精密称定，减失重量即为膏重。按标示面积换算成 100cm² 的含膏量。

（2）凝胶贴膏　取供试品 1 片、除去盖衬，精密称定，置于烧杯中，加适量水，加热煮沸至背衬与膏体分离后，将背衬取出，用水洗涤至背衬无残留膏体，晾干，在 105℃干燥 30 分钟，移置干燥器中，冷却 30 分钟，精密称定，减失重量即为膏重，按标示面积换算成 100cm² 的含膏量。

3. 耐热性

除另有规定外，橡胶贴膏取供试品 2 片，除去盖衬，在 60℃加热 2 小时，放冷后，背衬应无渗油现象，膏面应有光泽，用手指触试应仍有黏性。

4. 赋形性

取凝胶贴膏供试品 1 片，置 37℃、相对湿度 64% 的恒温恒湿箱中 30 分钟，取出，用夹子将供试品固定在一平整钢板上，钢板与水平面的倾斜角为 60°，放置 24 小时，膏面应无流淌现象。

5. 黏附力

除另有规定外，凝胶贴膏黏附力照《中国药典》2020 年版四部（通则 0952 第一法）测定，橡胶贴膏照黏附力照《中国药典》2020 年版四部（通则 0952 第二法）测定，均应符合各品种项下的规定。

6. 含量均匀度

除另有规定外，凝胶贴膏（除来源于动、植物多组分且难以建立测定方法的凝胶贴膏外）含量均匀度照《中国药典》2020 年版四部（通则 0941）测定，应符合规定。

7. 微生物限度

除另有规定外，照《中国药典》2020 年版四部通则非无菌产品微生物限度检查法、控制菌检查法检查，凝胶贴膏应符合规定，橡胶贴膏每 10cm² 不得检出金黄色葡萄球菌和铜绿假单胞菌。

第四节　贴　　剂

一、概述

贴剂系指原料药物与适宜材料制成的供贴敷在皮肤上的，可产生全身性或局部作用的一种薄片状柔性制剂。贴剂仅适用于药理作用强、剂量小（＜50mg/d）、分子量小（＜600）、在水和油中溶解度均较大（＞1mg/mL）的药物。对皮肤有刺激性、过敏性的药物不宜制成贴剂。

贴剂可用于完整皮肤表面，也可用于有疾患或不完整的皮肤表面。其中，用于完整皮肤表面，能将药物透过皮肤进入血液循环系统起全身作用的贴剂称为透皮贴剂。透皮贴剂通过扩散而起作用，药物从贮库中扩散直接进入皮肤和血液循环，若有控释膜和粘贴层，则通过上述两层进入皮肤和血液循环。透皮贴剂的作用时间由其药物含量及释药速率决定。

贴剂主要由背衬层、药物贮库层、粘贴层以及临用前需除去的保护层组成。保护层起防粘和保护制剂的作用，通常为防粘纸、塑料或金属材料，当除去时，应不会引起贮库层及粘贴层等的剥离。关于贴剂的保护层，活性成分不能透过，通常水也不能透过。

二、分类

按释药方式可分贮库型与骨架型两大类：前者是药物和吸收促进剂等被控释膜或其他控释材料包裹成为贮库，由控释膜或控释材料的性质控制药物的释放速率；后者是药物溶解或均匀分散在聚合物骨架中，由骨架的组成成分控制药物的释放。这两类贴剂又可按其结构特点分成膜控释型、黏胶分散型、骨架扩散型和微贮库型等类型。

三、制备

根据其类型与组成，可分为骨架黏合工艺、涂膜复合工艺、充填热合工艺三种类型。

1. 骨架黏合工艺

此工艺是在骨架材料溶液中加入药物，浇铸冷却成型，切割成小圆片，粘贴于背衬膜上，加保护膜而成的方法。

2. 涂膜复合工艺

此工艺是将药物分散在高分子材料如压敏胶溶液中，涂布于背衬膜上，加热烘干，使溶解高分子材料的有机溶剂蒸发的方法。可以进行第二层或多层膜的涂布，最后覆盖上保护膜，亦可以制成含药物的高分子材料膜，再与各层膜叠合或黏合。

3. 充填热合工艺

此工艺是在定型机械中，于背衬膜与控释膜之间定量充填药物贮库材料，热合封闭，覆盖上涂有胶粘层的保护膜的方法。

贴剂所用的材料及辅料应符合国家标准有关规定，无毒，无刺激性，性质稳定，与原料药物不起作用。常用的材料为铝箔－聚乙烯复合膜、防粘纸、乙烯－醋酸乙烯共聚物丙烯酸或聚异丁烯压敏胶、硅橡胶和聚乙二醇等。

贴剂根据需要可加入表面活性剂、乳化剂、保湿剂、抑菌剂、抗氧剂或透皮促进剂。

原料药物可以溶解在溶剂中，填充入贮库，贮库应无气泡和泄漏。原料药物如混悬在制剂中则以必须保证混悬和涂布均匀。

粘贴层涂布应均匀，用有机溶剂涂布的贴剂，应对残留溶剂进行检查；采用乙醇等溶剂应在标签中注明过敏者慎用。

四、贮藏

密封，置阴凉处。

五、质量要求与检查

1. 外观

外观应完整光洁，有均一的应用面积，冲切口应光滑无锋利的边缘。

2. 含量均匀度

照《中国药典》2020年版四部通则含量均匀度检查法测定，应符合规定。

3. 释放度

照《中国药典》2020年版四部通则溶出度与释放度测定法（第四、五法）测定，应符合规定。

4. 微生物限度

除另有规定外，照《中国药典》2020年版四部通则微生物计数法、控制菌检查法检查，应符合规定。

六、举例

实例［东莨菪碱贴剂］

（1）处方（表12-1）

表12-1　东莨菪碱贴剂处方

组成	药库层(份)	粘贴层	组成	药库层(份)	粘贴层
聚异丁烯MML-100	29.2	318	东莨菪碱	15.7	4.6
聚异丁烯LM-MS	36.5	398	氯仿	860.2	360.2
矿物油	58.4	36.6			

（2）制备　按药库层处方和黏附层处方量称取各成分，分别溶解，将药库层溶液涂布在65μm厚的铝塑膜上，烘干或自然干燥，形成约50μm厚的药库层，将黏附层溶液涂布在200μm厚的硅纸上，干燥，制成约50μm厚的黏附层；将25μm厚的聚丙烯控释膜复合到药库层上，将黏附层复合到控释膜的另一面，切成1cm²的圆形贴剂。所设计的释药量为初始量150～250μg/(cm²·h)，维持量3～3.5μg/(cm²·h)。

（3）功能与主治　解除平滑肌痉挛，改善微循环，抑制腺体分泌，解除迷走神经对心脏的抑制，散大瞳孔和兴奋呼吸中枢等。用于防治晕动病及各类呕吐，减少胃酸分泌，辅助临床麻醉等。

（4）用法与用量　外用，贴于耳后。

（5）规格　每片1.5mg。

（6）贮藏　密封，置阴凉处。

（7）注释

①本品为1cm²的圆形片状贴剂。

②东莨菪碱被认为是防治晕动病的最有效的药物，然而其常规口服及注射制剂存在较大的不良反应，该药适宜制成经皮给药系统，因为其药理作用强（口服或肌注200mg即可产生疗效），分子量小（303.4），有适宜的亲水性及亲脂性（p*Ka*7.6），半衰期短（1.35小时），对皮肤无刺激性，当以一定速率连续释放东莨菪碱，便可产生确切疗效并延长作用时间。

③本品为膜控型经皮给药系统。第一层为背衬层，由铝塑膜或其他非渗透性聚合物构成，能防止挥发性成分的逸出，也是该制剂的支持层；第二层为药库层，药物以一定浓度溶于或以极小粒子分散于矿物油及高分子材料（如聚丙烯、聚异丁烯）胶浆中；第三层为控释膜层，控制药物从药库层中的释放速率；第四层为粘贴层，含有少量的药物，分布在与贮库层相似的胶浆中，该层提供首剂量并能粘贴在皮肤上；第五层为覆盖层（保护层），使用时揭去，常由防粘纸或玻璃纸等构成。

第五节　膏　　药

一、概述

膏药系指饮片、食用植物油与红丹（铅丹）或宫粉（铅粉）炼制成膏料，摊涂于裱褙材料上制成的、供皮肤贴敷的外用制剂。包括黑膏药和白膏药。

膏药为传统剂型，近年以黑膏药居多。膏药可发挥局部或全身治疗作用。外治可消肿、拔毒、生肌，主治肌肤红肿、痈疽、疮疡等症；内治可以活血通络、祛风止痛、消痞，主治跌打损伤、风湿痹痛等。其作用比软膏剂持久，并可随时中止给药，安全可靠。清代吴师机的《理瀹骈文》为膏药专著，全面论述了膏药的应用和制备。

二、黑膏药

（一）概述

黑膏药外观一般应乌黑光亮、油润细腻、老嫩适度、摊涂均匀、无红斑、无飞边缺口，加温后能粘贴于皮肤上，且不易移动。黑膏药用前须烘软，一般贴于患处，亦可贴于经络穴位；外治用于溃疡伤口，可祛腐拔毒、消肿止痛；内治用于治疗寒湿痹痛、筋骨拘挛、关节疼痛、跌打损伤、骨质增生等疾病。急性、糜烂渗出性的皮肤病禁用。其疗效确切，作用持久，并可反复使用，但至今其药理、制造技术及质量检查尚待深入探讨。

（二）基质

1. 植物油

最常用的植物油是麻油，因其熬炼时泡沫少，利于操作，且成品色泽光亮，黏性适宜，质量好。其他花生油、菜籽油、豚脂等也可应用，但这些油在熬炼时易产生泡沫，因而需注意升温的速度和操作时的安全。

2. 红丹

红丹又称铅丹、章丹、陶丹等，主要成分为四氧化三铅，含量要求在95%以上。性状为橘红色非结晶形粉末，质重，用时应粉碎成细粉，并需干燥以防聚结。铅丹的用量决定了膏药的“老”与“嫩”，一般在30%～40%（g/g，丹/油），具体可随药料与季节而变动。

（三）制备

1. 工艺流程图（图12-9）

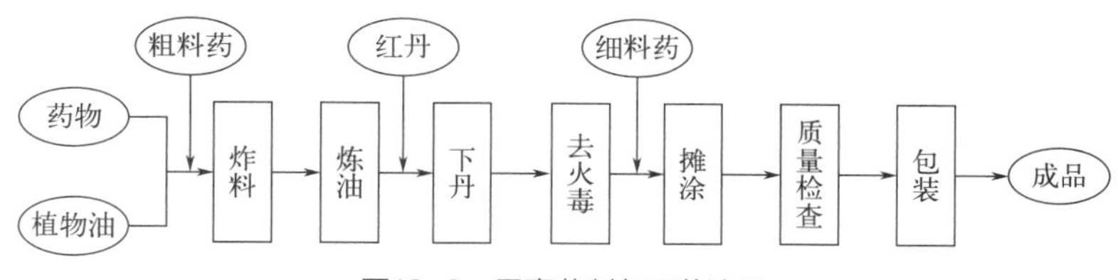

图12-9　黑膏药制备工艺流程

2. 制法

（1）药料提取　一般药材采用油炸的方法，即将植物油置于锅中，先加入质地坚硬的甲、角、根、根茎等药料炸至枯黄，然后加入质地疏松的花、草、叶、皮等药料，炸至表面深褐色，内部焦黄为度（油温控制在200～220℃）；过滤，去除药渣，得药油。现在多采用炸料罐提取，将油和药物装入罐内，密闭浸渍24小时，加热榨取药油。可溶性或挥发性的药材如乳香、没药、冰片等可先研成细粉，待膏熬成滩涂前，加入已熔化的膏药中混匀；贵重药材如麝香等可研成细粉，待膏药滩涂后撒布于表面。

（2）炼油　将药油过滤至装有搅拌、抽气、排烟设备的炼油锅内继续加热，熬炼，使油脂在高温条件下氧化、聚合。由于下丹方式不同，炼油程度也不同。火上下丹法将药微炼后即可下丹。离火下丹法必须掌握药油离火的时间，即炼油的程度，温度在320℃左右。熬炼过老，则制成的膏药质硬，黏着力小，贴于皮肤上易脱落；若过嫩，则膏药质软，贴于皮肤易移动；如老嫩适宜，则贴之即黏，揭之即落。

（3）下丹　成膏指在炼成的药油中加入红丹，反应生成铅盐的过程。采用火上下丹法时，将微炼的药油在火上边加热边下丹，丹下完后，必须掌握仍能加热熬炼的程度，才能使膏药老、嫩合适；离火下丹时，铅丹撒布要匀，并要不停地向一个方向搅拌，且速度要适当，太快则使膏药质地不匀，太慢则药油温度下降，影响效果。成膏后，应立即鉴定老、嫩，如偏老可兑入较嫩膏药油，偏嫩可再加热。一般偏嫩些比偏老些要好，因在摊膏时仍需加热。

（4）去“火毒”　下丹成膏后，用冷水喷洒于膏药锅内，然后将膏药拧成适当小坨，浸于冷水中浸泡10至15日，每日换水1～2次，以去火毒（膏药直接应用时，会对局部产生刺激，轻者出现红斑、瘙痒，重者发疱、溃疡，这种反应俗称“火毒”）。

（5）滩涂　取一定量的膏药团块，文火或水浴熔融，加入细料药搅匀，用竹签蘸取规定量，摊于纸或布等裱褙材料上，折合包装即可。

3. 注意事项

（1）挥发性药物、矿物药、贵重类药可先研成细粉，在摊涂前投入熔化的膏料中混匀，麝香等可研成细粉，待摊涂后撒于膏药表面，温度不超过70℃。

（2）一般药材应适当粉碎，以为提取做准备。制备用的红丹、宫粉应干燥，无吸潮结块。

4. 举例

实例［通络骨质宁膏］

（1）处方　红土茯苓30g，红花30g，草乌3g，血竭5g，青风藤30g，海马5g，生扯拢30g，半夏3g，铁筷子30g，天南星4g，见血飞30g，鲜桑枝50g，鲜桃枝50g，鲜榆枝50g，鲜柳枝50g，鲜槐枝50g，红丹440g，麻油1000g。

（2）制法　以上十六味药材，除生扯拢、红花外，草乌、血竭、海马、天南星、半夏粉碎成细粉，过筛，混匀；其余红土茯苓等九味药材酌予碎断，与麻油同置锅内炸黄，再加入生扯拢、红花炸至枯黑，去渣，滤过，炼至滴水成珠。另取红丹，加入油内，搅匀收膏，将膏浸泡于水中，取膏，用文火熔化，加入草乌等粉末，搅匀，分摊于裱褙材料上，即得。

（3）性状　本品为摊于裱褙材料上的黑膏药，具特殊的油腻气。

（4）功能与主治　苗医：底络，底坳；僵腱风，槁汗凋嘎边蒙，关冲蒙欧。中医：祛风除湿，活血化瘀。用于骨质增生，关节痹痛。

（5）用法与用量　加温软化，贴于患处，每贴连续使用2～4日。

（6）注意事项　若出现皮肤过敏或皮疹搔痒者慎用或停用；不宜长期连续使用。

（7）规格　每张净重3g或6g。

（8）贮藏　密闭，置阴凉处。

（9）有效期　1.5年。

（10）注释

①本品为摊于裱褙材料上的黑膏药，具特殊的油腻气。

②草乌、血竭、海马、天南星、半夏等细料药，不"炸料"，而是去火毒之后在较低温度下加入混合，以保留有效成分。采用薄层色谱法（TLC）鉴别半夏。

③炼油炼至滴水成珠。炼油过老，则膏药质脆，黏着力小，贴于皮肤易脱落；炼油过嫩，则膏药质软，贴于皮肤易移动。

④本品收载于《国家中成药标准汇编骨伤科分册》。

（四）制备常见问题及解决措施

1. 药料提取

药料与植物油高温加热，目的是提出有效成分。但植物油只能溶解部分非极性的成分，而水溶性成分多数不溶解于油，且部分有效成分经高温可能破坏或挥发。将"粗料药"采用适宜的溶剂和方法提取浓缩成膏，或部分粉碎成粉加入可减少成分损失。实验表明，冷油不能浸提出成分，提示传统工艺将药材榨至"外枯内焦黄"的合理性。

2. 炼油

高温炼制使油发生了热增稠与复杂的氧化、聚合反应，最后形成凝胶而失去脂溶性，并能与药材水煎膏均匀混合。倘若持续高温加热，油脂氧化聚合过度，则变成脆性固体，影响炼油质量。现用压缩空气炼油或强化器装置炼油，只需45分钟或更短时间即可达到滴水成珠的程度，且安全不易着火，成品中的丙烯醛也大为减少。倘若持续高温加热，油脂氧化聚合过度，则变成脆性固体，影响炼油质量。

3. 油与红丹的化合反应

油与红丹等共同高温熬炼生成的脂肪酸铅盐，是膏药基质的主要成分，它使不溶性的铅氧化物成为可溶状态，产生表面活性作用，增加皮肤的通透性及药物的吸收；同时也是使植物油氧化分解、聚合的催化剂，使植物油生成树脂状物质，进而影响膏药的黏度和稠度。若反应过度，反应液老化焦枯，会导致成品硬脆不合要求。将油丹反应温度控制在320℃左右可解决这一问题。黑膏药基质中的铅离子，可以造成人体内血铅浓度过高及环境污染，在一定程度阻碍了黑膏药的发展。

4. 去"火毒"

"火毒"是油在高温时氧化分解产生的刺激性低分子产物，如醛、酮、低级脂肪酸等，其中一部分能溶于水，或有挥发性，故经水洗、水浸或长期放置于干阴凉处可以除去。

5. 安全防护

膏药熬炼过程中，温度高至300℃以上，操作不当，油易溢锅、起火。同时，油的分解、聚合等产生大量的浓烟及刺激性气体，需排入洗水池中，经水洗后排出。生产过程选择在密闭容器内，在郊区空旷场所，并配备防火设备、排气管道、防护用具的情况下熬炼，可保证安全。

三、白膏药

白膏药系指原料药物、食用植物油与宫粉［碱式碳酸铅 $2PbCO_3 \cdot Pb(OH)_2$］炼制成的膏料，摊涂于裱褙材料上制成的供皮肤贴敷的外用制剂。

白膏药的制法与黑膏药基本相同，唯下丹时油温要冷却到100℃左右，缓缓递加宫粉、以防止产生大量二氧化碳气体使药油溢出。宫粉的氧化作用不如红丹剧烈。宫粉用量较红丹多，与油的比例为1∶1或1.5∶1，允许有部分多余的宫粉存在。加入宫粉后需搅拌，在将要变黑时投入冷水中，成品为黄白色。

四、质量要求与检查

1. 外观

膏药的膏体应油润细腻，光亮，老嫩适宜，摊涂均匀，无飞边缺口。黑膏药应乌黑、无红斑，白膏药应无白点。加温后能粘贴于皮肤上且不移动。

2. 软化点

用于测定膏药在规定条件下受热软化时的温度情况以检测膏药的老嫩程度，并可间接反映膏药的黏性。照《中国药典》2020年版四部通则膏药软化点测定法检测，膏药因受热下坠达25mm时的温度的平均值应符合规定。

3. 重量差异限度

取供试品5张，分别称定总重量。剪取单位面积（cm^2）的裱褙，折算出裱褙重量。膏药总重量减去裱褙重量即为药膏重量，与标示量相比较不得超出表12-2中的规定。

表12-2　膏药重量差异限度

标示重量	重量差异限度	标示重量	重量差异限度
3g或3g以下	±10%	12g以上至30g	±6%
3g以上至12g	±7%	30g以上	±5%

五、贮藏

膏药应密闭，置阴凉处贮存。

第六节　凝胶剂与糊剂

一、凝胶剂

（一）概述

凝胶剂系指原料药物与能形成凝胶的辅料制成的具凝胶特性的稠厚液体或半固体制剂。

除另有规定外，凝胶剂限局部用于皮肤及体腔，如鼻腔、阴道和直肠。

按基质不同，凝胶剂可分为溶液型凝胶、乳状液型凝胶、混悬型凝胶。乳状液型凝胶剂又称为乳胶剂。由高分子基质如西黄耆胶制成的凝胶剂也可称为胶浆剂。小分子无机原料药物如氢氧化铝凝胶剂，由分散的药物小粒子以网状结构存在于液体中，属两相分散系统，也称混悬型凝胶剂。混悬型凝胶剂可有触变性，静止时形成半固体，而搅拌或振摇时成为液体。

凝胶剂应避光，密闭贮存，并应防冻。

凝胶剂用于烧伤治疗如为非无菌制剂的，应在标签上标明"非无菌制剂"；产品说明书中应注明"本品为非无菌制剂"，同时在适应证下应明确"用于程度较轻的烧伤（Ⅰ度或浅Ⅱ度）"；注意事项下规定"应遵医嘱使用"。

（二）基质

凝胶剂基质属单相分散系统，有水性与油性之分。水性凝胶基质一般由水、甘油或丙二醇与纤维素衍生物、卡波姆、海藻酸盐、西黄蓍胶、明胶、淀粉等构成。油性凝胶基质由液体石蜡与聚氧乙烯，或脂肪油与胶体硅，或铝皂、锌皂制成。水性凝胶基质较常见，其特性与水溶性软膏基质基本一致。必要时可加入保湿剂、防腐剂、抗氧剂、透皮促进剂、增稠剂等附加剂。

（三）制备

饮片需经适宜方法提取、纯化，以半成品投料制备。先按基质配制方法配成水凝胶基质，注意基质的有限溶胀与无限溶胀阶段；药物若溶于水，先溶于部分水或甘油中，必要时加热，制成溶液加入凝胶基质中；若不溶于水，可先用少量水或甘油研细、分散，再与基质搅拌混匀，最后加入保湿剂、防腐剂混匀即得。

（四）举例

实例［肿痛凝胶］

（1）处方　七叶莲 18g，滇草乌 18g，三七 18g，雪上一枝蒿 18g，金铁锁 18g，金叶子 18g，八角莲 18g，葡萄根 18g，白芷 18g，灯盏细辛 18g，披麻草 18g，白芷 18g，栀子 18g，火把花根 18g，重楼 18g，薄荷脑 6g，甘草 6g，冰片 6g，麝香 0.08g，药膜树脂 40188g，甘油 47g，制成 1000g。

（2）制法　以上十九味饮片，麝香、冰片、薄荷脑加乙醇溶解，其余七叶莲等十六味粉碎成粗粉，混匀，用 65%～70% 的乙醇溶液作溶剂渗漉，收集渗漉液 960mL，冷藏 48 小时，滤过，备用。取药膜树脂 40，加入上述备用药液。搅拌均匀，室温溶胀 2 小时，水浴加热使溶解，冷至 4℃时，加入薄荷脑等乙醇溶液及甘油，搅拌均匀，分装，即得。

（3）功能与主治　消肿镇痛，活血化瘀，舒筋活络，化痞散结。用于跌打损伤，风湿性关节痛，肩周炎，痛风，乳腺小叶增生。

（4）用法与用量　取本品适量，薄涂于患处，待药形成一层薄膜，约 12 小时后将药膜揭下次日再涂上新药膜即可。

（5）规格　每瓶装 30g。

（6）贮藏　密封，置阴凉处。

（7）注释

①本品为棕色黏稠液体；采用 TLC 法鉴别薄荷脑；GC 测定薄荷脑含量，本品含薄荷脑（$C_{10}H_{20}O$）不得少于 0.33%，pH 应为 4.5～6.5。

②本品为含醇凝胶剂，方中贵重药麝香与冰片、薄荷脑不用提取，宜单独处理。

③其余药味的 65%～70% 乙醇渗漉液不经浓缩，过滤后直接作为药膜树脂 40 的分散媒制成凝胶；在低温下加入挥发性的薄荷脑等乙醇溶液；甘油作为保湿剂。

④本品收载于《国家中成药标准汇编骨伤科分册》。

（五）质量要求与检查

1. 外观

凝胶剂应均匀、细腻，在常温时保持凝胶状，不干涸或液化。混悬型凝胶剂中，胶粒应分散均匀，不应下沉、结块。眼用凝胶剂应均匀、细腻、无刺激性，并易涂布于眼部，便于原料药物分散和吸收。

2.pH

按规定方法检查，应符合规定。

3. 粒度

除另有规定外，混悬型凝胶剂照下述方法检查，应符合规定。

取供试品适量、置于载玻片上，涂成薄层，薄层面积相当于盖玻片面积，共涂 3 片，照 2020 年版《中国药典》四部通则粒度和粒度分布测定法（第一法）测定，均不得检出大于 180μm 的粒子。

4. 装量

照 2020 年版《中国药典》四部通则最低装量检查法（重量法）检查，均应符合规定。

5. 无菌

除另有规定外，用于烧伤［除程度较轻的烧伤（Ⅰ度或浅Ⅱ度外）外］或严重创伤的软膏剂与乳膏剂，按《中国药典》2020 年版四部通则 1101 无菌检查法检查，应符合规定。

6. 微生物检查

除另有规定外，照《中国药典》2020 年版四部通则微生物计数法，控制菌检查法检查，应符合规定。

二、糊剂

（一）概述

糊剂系指大量的原料药物固体粉末（一般 25% 以上）均匀地分散在适宜的基质中所组成的半固体外用制剂。糊剂具较高稠度、较大吸水能力和较低的油腻性，一般不影响皮肤的正常功能，具收敛、消毒、吸收分泌物作用，适用于亚急性皮炎、湿疹等渗出性慢性皮肤病。

（二）分类

根据基质的不同，糊剂可分为水溶性糊剂、脂肪性糊剂两类。前者系以甘油明胶、甘油或其他水溶性物质如药汁、酒、醋、蜂蜜等与淀粉等固体粉末调制而成。赋形剂本身具有辅助治疗作用，适于渗出液较多的创面。后者系以凡士林、羊毛脂或其混合物为基质制成。

（三）制备

饮片需粉碎成细粉（过六号筛），或采用适当方法提取制得干浸膏并粉碎成细粉，再与基质拌匀调成糊状。基质需加热时控制在 70℃以下，以免淀粉糊化。

糊剂基质应均匀、细腻，涂于皮肤或黏膜上应无刺激性。应无酸败、异臭、变色与变硬现象。

（四）举例

实例［皮炎糊］

（1）处方　白屈菜 500g，白鲜皮根 500g，淀粉 100g，冰片 1g。

（2）制法　将白屈菜和白鲜皮根分别粉碎成粗末，用 pH4 的醋酸水与 70% 乙醇溶液渗漉，制成流浸膏，加入淀粉，加热搅拌成糊状。然后将冰片溶于少量乙醇中，加入搅匀，即得。

（3）功能与主治　消炎，祛湿，止痒。用于稻田皮炎、脚气等。

（4）用法与用量　涂患处，1 日数次。

（5）注解

①白屈菜和白鲜皮中含生物碱类成分，故调节 pH 并用 70% 的乙醇溶液渗漉提取。

②淀粉作为糊剂中的固体粉末。冰片量少，直接加入水性基质中不易混匀，故溶于少量乙醇后加入。

第十三章 栓剂

第一节 概述

一、含义

栓剂（suppository）系指原料药物与适宜基质制成供腔道给药的固体剂型。

栓剂在常温下为固体，纳入人体腔道后，在体温下能迅速软化、熔融或溶解于分泌液，逐渐释放药物而产生局部或全身作用。

中药栓剂是我国传统剂型之一，古代称坐药或塞药，为局部用药。相关栓剂的记载最早见于《史记·扁鹊仓公列传》，之后在汉代张仲景的《伤寒论》、晋代葛洪的《肘后备急方》都有明确的记载栓剂的处方和应用，其他专著中如《备急千金要方》《证治准绳》中也载有类似栓剂的制备及应用。明代李时珍在《本草纲目》中载有耳栓、鼻栓、肛门栓、阴道栓、尿道栓等，使栓剂的用途有了一定的拓展。近几十年，为适应临床治疗疾病的需要或不同性质药物的要求，出现了双层栓、中空栓、泡腾栓、微囊栓、骨架控释栓、渗透泵栓、凝胶缓释栓等新型栓剂。

二、种类与规格

（一）按给药途径分类

栓剂按给药途径分，主要有肛门栓和阴道栓。

1. 肛门栓

肛门栓的形状有圆锥形、圆柱形、鱼雷形等。每颗重约 2g，长 3～4cm，以鱼雷形较为常用，塞入肛门后，由括约肌收缩引入直肠。

2. 阴道栓

阴道栓的形状有球形、卵形、圆锥形、鸭嘴形等，每颗重 2～5g，直径 1.5～2.5cm，以鸭嘴型较为常用。

此外，还有尿道栓、鼻用栓、耳用栓等。

（二）按制备工艺和释药特点分类

按特殊制备工艺可制成双层栓、中空栓、海绵栓或其他控释、缓释栓。

1. 双层栓

双层栓一般有两种，一种是内外两层，另一种是上下两层。两层分别使用水溶性基质或脂溶性基质，将不同药物分隔在不同层内，控制各层的溶化，使药物具有不同的释放速度；或上半部为空白基质，可阻止药物向上扩散，减少药物经直肠上静脉吸收，提高药物的生物利用度。

2. 中空栓

中空栓可达到快速释药的目的，中空部分填充各种不同的固体或液体药物，溶出速度比普通栓剂要快。通过对栓壳的调整也可制成控释中空栓剂。各种中空栓的形状，如图 13-1 所示。

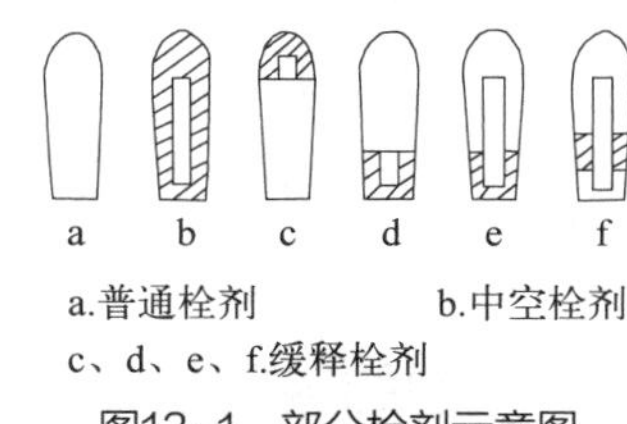

a.普通栓剂　　b.中空栓剂
c、d、e、f.缓释栓剂

图13-1　部分栓剂示意图

3. 泡腾栓

基质中加入有机酸（如枸缘酸等）和弱碱（如碳酸氢钠等），遇到体液后产生泡腾作用，有利于药物的分散。多为阴道用栓。

4. 海绵栓

海绵栓剂为海绵状栓剂。已有用聚醚型聚氨酯泡沫塑料为基质制成阴道海绵栓，但因该基质为非生物降解材料，在使用上有一定的局限性。也有用明胶为基质，经溶解、发泡、冷冻、干燥、成型等工艺制成阴道海绵栓。由于明胶海绵在体内可被酶解吸收，使用方便。

5. 液体栓

液体栓剂较普通栓剂使用方便，给药后无疼痛和不适感，使用前为液态，给药后在腔道生理温度下可形成半固体凝胶，具一定生物黏附性，且还有缓释长效、生物利用度好的特点。

6. 其他缓释、控释栓

（1）微囊栓　将药物微囊化后制成的栓剂，具有缓释作用；或同时含药物细粉和微囊的复合微囊栓，兼具速释和缓释两种功能。

（2）骨架控释栓　以高分子物质为骨架材料，与药物混合制成的栓剂，具有控释作用。

（3）渗透泵栓　采用渗透泵原理制成的控释型长效栓剂。最外层为一层不溶性微孔膜，药物从微孔中慢慢渗出而维持药效。

（4）凝胶缓释栓　以凝胶为载体的栓剂，在体内不溶解，不崩解，能吸收水分而逐渐膨胀，达到缓释的目的。

三、栓剂的作用特点

栓剂给药的作用包括两个方面：一为栓剂在腔道内起局部作用；二为栓剂中的药物经由腔道吸收进入血液而发挥全身作用。

（一）局部作用

栓剂在肛门、阴道等处发挥局部作用，主要为润滑、抗菌、消炎、收敛、止痒、止痛等。这类局部作用是栓剂的特色和长处之所在，因其能够将药物直接送达病所，所以疗效显著，不良反应小。

（二）全身作用

栓剂除了能够发挥局部作用，还可以发挥全身治疗作用。通过吸收入血而发挥镇痛、镇静、兴奋、扩张支气管和血管等用于全身治疗的栓剂，主要为肛门栓。

栓剂的特点：①药物不受或很少受到胃肠道 pH 或酶的破坏；②避免药物对胃黏膜的刺激性；③直肠下静脉吸收可避免肝脏首过作用；④适宜不能或不愿口服的患者；⑤可在腔道起润滑、抗菌、杀虫、收敛、止痛、止痒、消炎等局部作用；⑥适宜于不易口服的药物等优点，使得栓剂在治疗腔道疾病，如妇科疾病、直肠疾病上发挥着独特的治疗效果；⑦栓剂的不足之处在于使用不便。

四、栓剂的吸收途径与影响吸收的因素

（一）栓剂药物吸收途径

以直肠给药发挥全身作用，通常通过以下两条途径：一条是通过直肠上静脉，经门静脉进入肝脏代谢后由肝胆进入大循环；另一条是通过直肠下静脉和肛门静脉，经髂内静脉绕过肝脏进入下腔静脉，直接入大循环起全身作用。

一般说来，通过直肠吸收的药物 50%～70% 可不经门静脉进入肝脏。药物吸收途径与栓剂纳入肛门的位置有关，当栓剂位于距肛门 6cm 处时，大部分药物经直肠上静脉进入门静脉。为避免或减少肝脏的首过作用，栓剂纳入肛门的位置以距肛门 2cm 处为宜。

研究显示，直肠淋巴系统也是栓剂中药物（尤其是大分子药物）吸收的一条途径。

（二）影响直肠吸收的因素

1. 生理因素

直肠黏膜的 pH 对药物的吸收速度起着重要的作用。一般，直肠液的 pH 为 7.4，且无缓冲能力。药物进入直肠后的 pH 取决于溶解的药物，其吸收的难易视环境 pH 对被溶解药物的影响而定。栓剂在直肠中保留的时间越长，吸收越趋于完全。此外，直肠环境如存在粪便，也会影响药物的扩散及药物与吸收表面的接触。一般充有粪便的直肠比空直肠药物吸收少，因此使用栓剂前应排便。

2. 基质因素

栓剂纳入腔道后，首先要使药物从融化的基质中释放出来并溶解于分泌液，或药物从基质中很快释放，直接到达肠黏膜而被吸收。因此，对于欲发挥全身作用的栓剂，要求药物能从基质中迅速释放，但由于基质种类和性质的不同，药物释放的速度也不同。在油脂性基质中，水溶性药物释放较快，而在水溶性基质或在油水分配系数小的油脂性基质中，脂溶性药物更易释放。栓剂基质中加入表面活性剂可以增加药物的亲水性，加速药物向分泌液转移，有助于药物的释放吸收，但表面活性剂浓度较大时，产生的胶团可将药物包裹，妨碍药物的释放，反而不利于吸收。

3. 药物因素

药物的影响因素主要有以下几个方面。

（1）溶解度　药物水溶性较大时，易溶解于分泌液，有利于吸收；溶解度小的药物则吸收也少。难溶性药物应制成溶解度大的盐类或衍生物，有利于吸收。

（2）粒度 以混悬、分散状态存在于栓剂中的药物，其粒度越小，越易溶解吸收。

（3）脂溶性与解离度 脂溶性药物较易吸收，非解离型的药物比解离型的药物容易吸收。

五、栓剂的药物剂量

栓剂中药物的剂量，尚未有明确的规定，在一般情况下认为至少相当于口服剂量，或为口服剂量的 1.5～2 倍；有毒药物的应用剂量则不应超过口服剂量。但适宜的直肠给药量以及栓剂的大小、形状、基质的选择，应根据药物的理化性质（如物理状态、溶解性及分配系数等）及基质的性质（如熔点、溶解性及表面活性）等而定。

六、栓剂的质量要求

药物与基质应混合均匀，栓剂外形应完整光滑；塞入腔道后应无刺激性，应能融化、软化或溶化，并与分泌液混合，逐步释放出药物，产生局部或全身作用；应有适宜的硬度，以免在包装、贮藏时变形。并应做重量差异、融变时限、药物溶出速度和吸收试验、稳定性和刺激性试验等多项检查。

第二节 栓剂的基质与附加剂

一、栓剂的基质要求

栓剂的基质不仅能使药物成型，而且对剂型特性和药物的释放具有重要影响。优良的栓剂基质应符合下列要求：①室温时具有适宜的硬度，当塞入腔道时不变形、不碎裂，遇体温易软化、融化或溶解。②对黏膜无刺激性、无毒性、无过敏性，释药速度须符合治疗要求。③性质稳定，与主药混合后不起反应，不影响主药的作用和含量测定。④具有润湿或乳化的能力，能混入较多的水分。⑤油脂性基质的酸价应在 0.2 以下，皂化价应在 200～245，碘价低于 7，熔点与凝固点之差要小。

二、栓剂的基质种类

栓剂的基质主要分为油脂性和水溶性两种。

（一）油脂性基质

1. 天然油脂

天然油脂由某些天然植物的种仁提取精制而得。

（1）可可豆脂（cocoa butter） 由梧桐科植物可可树的种仁，经烘烤、压榨而得到的固体脂肪。常温下为黄白色固体，可塑性好，无刺激性，能与多种药物配伍使用。熔点为 31～34℃，加热至 25℃开始软化，遇体温即能迅速融化。10～20℃时易粉碎成粉末。

本品的化学组成是多种脂肪酸如硬脂酸、棕榈酸和油酸的三酸甘油酯。由于所含各酸的比例不同，组成甘油酯混合物的熔点也不同，为同质多晶型。具有 α、β 及 γ 三种晶型。

其中，α、γ 两种晶型不稳定，熔点分别为 22℃、18℃；β 晶型较稳定，熔点为 34℃。当油脂加热超过其熔点时，β 稳定型部分转变为不稳定的异构晶体，而使熔点下降，导致制备困难，但一般于室温下放置两周后可逐渐复原。因此，通常应缓缓加热升温，待基质熔化至 2/3 时停止加热，使其逐步熔化，以避免晶体转型而影响栓剂成型。

（2）香果脂（oleum linderae） 由樟科植物香果树的成熟种仁脂肪油精制而成。为白色结晶性粉末或淡黄色固体块状物，微臭，味淡。熔点 30～34℃，25℃以上时开始软化，酸值小于 3，皂化值 260～280，碘值 1～5。与乌桕脂配合使用可克服易于软化的缺点。

（3）乌桕脂（oleum sapii） 由乌桕科植物乌桕树种子外层固体脂肪精制而成。为白色或黄白色固体，味特臭而无刺激性。熔点 38～42℃，软化点 31.5～34℃。释药速度较可可豆脂缓慢。

2. 半合成与全合成脂肪酸甘油酯

半合成脂肪酸甘油酯系由天然植物油（如椰子油或棕榈油等）水解、分馏所得的 C_{12}～C_{18} 游离脂肪酸，经部分氢化再与甘油酯化而得到的甘油三酯、甘油二酯、甘油一酯的混合酯。具有适宜的熔点，不易酸败，为目前取代天然油脂较理想的栓剂基质。国内已投产的有半合成椰油酯、半合成山苍子油酯、半合成棕榈油酯等，现已广泛应用。全合成脂肪酸甘油酯有硬脂酸丙二醇酯等。

（1）半合成椰油酯（coconut ester） 由椰油、硬脂酸与甘油酯化而成，为乳白色或黄白色蜡状固体。其制品分为四种规格，即 34 型（熔点 33～35℃）、36 型（熔点 35～37℃）、38 型（熔点 37～39℃）、40 型（熔点 39～41℃）。最常用的为 36 型，酸值小于 2，皂化值 215～235，碘值小于 4，羟值小于 60，无毒性，无刺激性。

（2）半合成山苍子油酯（litsea cubeba oil ester） 由山苍子油水解、分离得月桂酸，加硬脂酸与甘油经酯化而成。本品为黄色或乳白色块状物，具油脂光泽。三种单酯的混合比例不同，成品的熔点也不同，有 34 型（33～35℃）、36 型（35～37℃）、38 型（37～39℃）、40 型（39～41℃）等不同规格。其中 38 型最为常用。

（3）半合成棕榈油酯（palmitate） 由棕榈油经碱化、酸化加入硬脂酸与甘油经酯化而得。为乳白色固体，刺激性小，抗热能力强，化学性质稳定。

（4）硬脂酸丙二醇酯（glycol stearate） 由硬脂酸与 1,2- 丙二醇经酯化而得，是硬脂酸丙二醇单酯与双酯的混合物，为乳白色或微黄色蜡状固体，略有脂肪臭。遇热水可膨胀，熔点 36～38℃，酸值小于 2，皂化值 175，碘值小于 1，羟值 116～126，对腔道黏膜无明显刺激性。

3. 氢化植物油（hydrogenated vegetable oil）

由植物油部分或全部氢化而得的白色固体脂肪。如氢化棉籽油（熔点 40.5～41℃）、部分氢化棉籽油（熔点 35～39℃）、氢化椰子油（熔点 34～37℃）、氢化花生油等。性质稳定，无毒，无刺激性，不易酸败，价廉，但释药能力较差，加入适量表面活性剂可以改善。

（二）水溶性基质

1. 甘油明胶（glycerol gelatin）

甘油明胶系用明胶、甘油与水以适当比例加热融合，滤过，放冷，凝固而成的。制品有弹性，在体温下能软化并缓慢地溶于分泌液中，故作用缓和而持久，多用作阴道栓剂基质。

明胶是胶原水解产物，凡与蛋白质能产生配伍变化的药物如鞣酸、重金属盐等均不能用甘油明胶作基质。此外，甘油明胶易滋长霉菌等微生物，使用时需加适量防腐剂。

2. 聚乙二醇类（polyethylene glycols，PEG）

聚乙二醇类为乙二醇高分子聚合物的总称，具有不同的聚合度、分子量和物理性状。分子量 200、400 及 600 者为透明无色液体，随分子量增加逐渐呈半固体到固体，4000 以上为固体，熔点也随之升高。常用的如 PEG1000、PEG1540、PEG4000、PEG6000 的熔点分别为 38～40℃、42～46℃、53～56℃、55～63℃。通常用不同分子量的 PEG 以一定比例加热融合，制成适当硬度的栓剂基质。

本品无生理作用，遇体温不熔化，能缓缓溶于体液而释放药物，吸湿性较强，对黏膜有一定刺激性。加入约 20% 的水，可减轻其刺激性，也可在纳入腔道前先用水湿润，或在栓剂表面涂一层鲸蜡醇或硬脂醇薄膜以减轻刺激。PEG 基质栓应贮存于干燥处。

3. 聚氧乙烯（40）硬脂酸酯类（polyoxyl 40 stearate）

聚氧乙烯（40）硬脂酸酯类系聚乙二醇的单硬脂酸酯和二硬脂酸酯的混合物，并含游离乙二醇。国产商品代号 S-40，国外商品名 Myrj52。本品为白色或淡黄色蜡状固体，熔点 39～45℃，皂化值 25～35，酸值≤2。

4. 泊洛沙姆（poloxamer）

泊洛沙姆系乙烯氧化物、丙烯氧化物的嵌段聚合物，随聚合度增大，物态呈液体、半固体至蜡状固体，易溶于水。较常用型号为 poloxamer188，熔点为 52℃，能起到缓释与延效作用。

三、栓剂的附加剂

除基质外，附加剂对栓剂剂型的成型和药物释放也有重要影响。常用附加剂如下。

1. 吸收促进剂

①非离子型表面活性剂：如用聚山梨酯 -80 等非离子表面活性剂，能提高药物在基质中的分散程度从而改善药物的吸收。②泡腾剂：如用碳酸氢钠和己二酸制备成泡腾栓，可加快栓剂药物的分散速度，利于药物渗入黏膜皱襞。③氮酮类：氮酮为一种高效无毒的透皮吸收促进剂，也已用于栓剂。④其他：如胆酸等也具有促进吸收的作用。

2. 吸收阻滞剂

如海藻酸、羟丙基甲基纤维素（HPMC）、硬脂酸和蜂蜡、磷脂等，该类物质溶解或熔融后具有较大黏度，可延缓药物的释放，可用于缓释栓剂。

3. 增塑剂

如聚山梨酯 -80、脂肪酸甘油酯、蓖麻油、甘油或丙二醇，可使脂肪性基质具有弹性，降低脆性。

4. 抗氧剂

如没食子酸、鞣酸、抗坏血酸等防止栓剂中药物或基质氧化，提高栓剂的稳定性的物质。

5. 防腐剂

如苯甲酸钠、三氯叔丁醇等，可防止水溶性基质腐败变质的物质。

第三节　栓剂的制法

一、制法

栓剂的制法有搓捏法、冷压法、热熔法三种，可根据基质与药物的性质选用。搓捏法一般用于临时小量制备脂肪性基质栓剂；冷压法可用于大量生产脂肪性基质栓剂；而热熔法最为常用，油脂性基质及水溶性基质的栓剂均可用此法制备。

（一）热熔法制备工艺流程图（图 13-2）

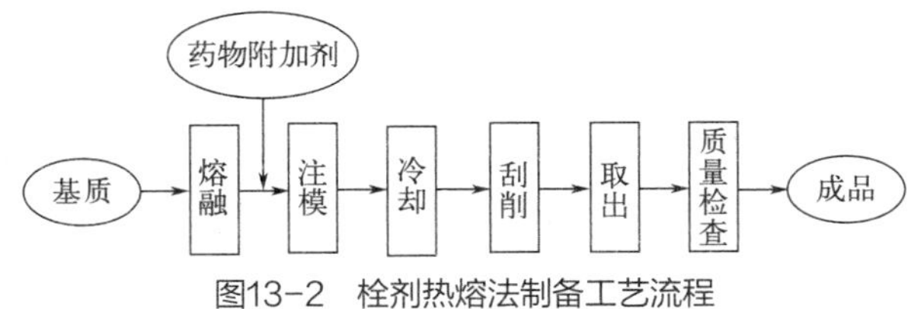

图13-2　栓剂热熔法制备工艺流程

（二）注意事项

1. 栓模的选用

根据用药途径和制备工艺特点选择合适的模型，并清洗、干燥，备用。栓剂模型如图 13-3 所示。

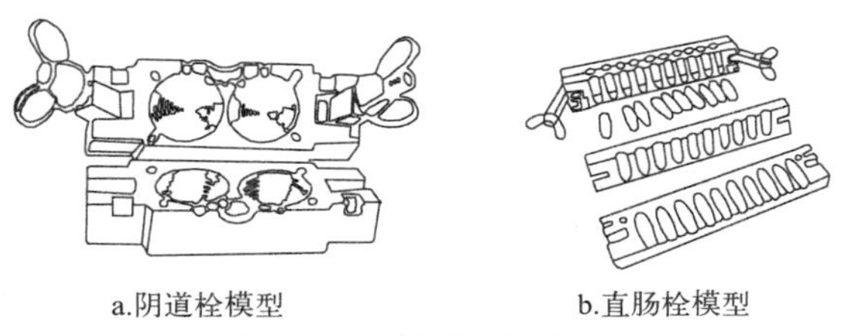

a.阴道栓模型　　b.直肠栓模型

图13-3　栓剂模型示意图

2. 栓剂的成型

小量加工用手工灌模的方法。将熔融的含药基质，倾入冷却并涂有润滑剂的栓模中（稍微溢出模口为度），放冷，待完全凝固后，削去溢出部分，开模取出，即得栓剂。注意熔融基质温度不宜过高，最好采用水浴或蒸汽浴以免局部过热；加热时间不宜太长（有 2/3 基质熔融时即可停止加热），以减少基质物理性状的改变；注模时温度不宜过高，以免不溶性药物或其他与基质相对密度不同的组分在模孔内沉降；注模时应迅速，并一次完成，以避免发生液流或液层凝固；冷却温度不宜过低或时间过长，以免栓剂发生严重收缩和碎裂。工业生产已实现机械自动化操作，自动化制栓机可完成填充、排出、清洁模具等操作。

3. 栓剂的包装与贮藏

栓剂所用包装材料或容器应无毒性，并不得与药物或基质发生理化作用。小量包装系将栓剂分别用蜡纸或锡纸包裹后，置于小硬纸盒或塑料盒内，应避免互相粘连和受压。栓剂自动化机械包装设备可直接将栓剂密封于塑料壳中。除另有规定外，栓剂应置于干燥阴凉处 30℃以下密闭贮存，防止因受热、受潮而变形、发霉、变质。甘油明胶栓及聚乙二醇栓应置于密闭容器中，以免吸湿，于室温阴凉处贮存。

二、栓剂的药物处理与混合

1. 油溶性药物

如樟脑、药材醇提物等可直接混入已熔化的油脂性基质中，使之溶解。如加入的药物量大，降低基质的熔点，或使栓剂过软时，可加适量石蜡或蜂蜡调节硬度。

2. 水溶性药物

如水溶性稠浸膏、生物碱盐等，可以直接加入已熔化的水溶性基质中，或用少量水制成浓溶液，用适量羊毛脂吸收后与油脂性基质混合。

3. 难溶性药物

如药材细粉、某些浸膏粉、矿物药等，应制成最细粉，通过七号筛，再与基质混合。混合时可采用等量递增法。

4. 含挥发油的中药

含挥发油的中药量大时，可考虑加入适宜的乳化剂与水溶性基质混合，制成乳剂型栓剂。

三、润滑剂

制备时常需在模孔内涂布润滑剂，便于栓剂的脱模，有些基质本身不粘模，如可可豆脂、聚乙二醇类，可不用润滑剂。一般用于油脂性基质的润滑剂为软肥皂、甘油各 1 份与 90% 乙醇溶液 5 份混合制成的醇溶液，用于水溶性基质的润滑剂为液状石蜡或植物油等油类物质。

四、置换价

置换价（displacement value，DV）系指药物的重量与同体积基质的重量之比值。栓剂模型的容积是固定的，通常 1g 或 2g 栓剂是指纯基质（常为可可豆脂）栓的重量，由于药物与基质的相对密度不同，加入药物所占体积不一定是等重量基质体积，为使栓剂含药量准确，必须测定置换价，从而准确计算基质用量。

测定方法如下：制纯基质栓，称其平均重量为 G，另制药物含量为 $X\%$ 的含药栓，得平均重量为 M，每粒平均含药量为 $W=M\times X\%$，则可计算某药物对某基质的置换价（f）。置换价在栓剂生产中对保证投料的准确性有重要意义。计算公式见 13–1。

$$f=\frac{W}{G-(M-W)} \tag{13-1}$$

式中，G 为纯基质栓每粒平均重，M 为含药栓每粒平均重，$M-W$ 为含药栓中基质的重量，$G-(M-W)$ 为两种栓中基质的重量之差，即与药物同容积的基质的重量。

例：制备鞣酸栓 50 粒，每粒含鞣酸 0.2g，以可可豆油为基质，模孔重量为 2.0g，鞣酸对可可豆油的置换价为 1.6（部分药物对可可豆油的置换价可以从文献中查到）。求：需基质多少克？每栓的实际重量是多少克？

解已知，G=2.0g，W=0.2g，f=1.6。

（1）先求含药栓每粒的实际重量

因为，$f=\frac{W}{G-(M-W)}$

所以，$M = (G + W) - W/f = (2 + 0.2) - 0.2/1.6 = 2.075$（g）

即，每粒栓的实际重量为 2.075g。

（2）再求 50 粒鞣酸栓所需基质重量

$2.075 \times 50 - 0.2 \times 50 = 93.75$（g）

实际生产中还应考虑到操作过程中的损耗。

五、举例

实例［百仙妇炎清栓］

（1）处方　苦参 640g，百部 320g，蛇床子 320g，仙鹤草 320g，紫珠叶 320g，白矾 10g，冰片 5g，樟脑 10g，硼酸 60g，甘油 2600g，明胶 950g。

（2）制法　以上九味药材，取苦参、百部、蛇床子、仙鹤草、紫珠叶，加水煎煮三次，第一、二次各 2 小时，第三次 1 小时，合并煎液，趁热滤过，滤液浓缩至相对密度为 1.08～1.10（25℃）的清膏，加 95% 乙醇溶液使含醇量达 60%，静置 24 小时，取上清液，滤过，滤液回收乙醇并浓缩至相对密度为 1.30～1.35（25℃）的稠膏，备用。另取甘油，加热至 115～120℃，加入明胶（预先用适量水浸渍 1 小时），不断搅拌至明胶溶化，将白矾、硼酸粉碎成最细粉，加入甘油明胶基质中，再加入稠膏搅拌均匀后，停止加热；用少量乙醇溶解冰片、樟脑，当基质温度降至 90℃时，加入搅匀，浇模，即得。

（3）性状　本品为棕黄色至棕褐色的栓剂。

（4）功能与主治　苗医：布发讲港，嘎几昂代窝奴，嘎溜纳络。中医：清热解毒，杀虫止痒，祛瘀收敛。用于霉菌性、细菌性、滴虫性阴道炎和宫颈糜烂。

（5）用法与用量　阴道给药，每次 1 粒，每日 1 次；6 日为 1 个疗程。睡前将栓剂及特制消毒棉棒推入阴道深处，并将悬绳留置于体外，次日清晨将悬绳拉出，取出棉团弃去。

（6）注释

①本品为苗族民间验方，苗药名为佳几卖嘎机窝奴喔。该品种为贵州省黔东南州苗族民间经验方，原方采用汤剂外洗，根据苗族外治疗法用药经验与特点，结合现代科技研制成妇科药用栓剂。处方以入热经苗药窝嘎里（百部）通虚热、解毒、杀虫，加嘎吉给（仙鹤草）收敛止血、解毒，加巩山（苦参）清热燥湿、杀虫，为母药；辅以蛇床子、紫珠草等组成，共奏清热解毒、杀虫止痒、祛炎收敛之功。

②药品标准来源于《国家中成药标准汇编外科妇科分册》。

第四节　栓剂的质量要求、包装与贮藏

一、栓剂的质量要求

1. 外观

栓剂外形应完整光滑，无裂缝，不起霜或变色；从纵切面观察，栓剂中的药物与基质应混合均匀。有适宜的硬度，塞入腔道后能熔化、软化或溶化，贮藏期间能保持不变形，无发霉变质。

2. 重量差异

取供试品 10 粒，精密称定总重量，求得平均粒重后，再分别精密称定每粒的重量。每粒重量与平均粒重相比较（有标示粒重的栓剂，每粒重量应与标示粒重比较），按表 13-1 所示规定，超出重量差异限度的栓剂不得多于 1 粒，并不得超出限度 1 倍。凡规定检查均匀度的栓剂，一般不再进行重量差异检查。

表13-1 栓剂的重量差异限度

标示粒重或平均粒重	重量差异限度
1.0g 及 1.0g 以下	± 10%
1.0g 至 3.0g	± 7.5%
3.0g 以上	± 5%

3. 融变时限

除另有规定外，照《中国药典》2020 年版四部“融变时限检查法”检查，应符合规定。

4. 膨胀值

除另有规定外，阴道膨胀栓应检查膨胀值，并符合规定。

取本品 3 粒，用游标卡尺测其尾部棉条直径，滚动约 90° 再测一次，每粒测两次，求出每粒测定的 2 次平均值（R_i）；将上述 3 粒栓用于融变时限测定结束后，立即取出剩余棉条，待水断滴，均轻置于玻璃板上，用游标卡尺测定每个棉条的两端以及中间三个部位，滚动约 90° 后再测定三个部位，每个棉条共获得 6 个数据，求出测定的 6 次平均值（r_i），计算每粒的膨胀值（P_i），3 粒栓的膨胀值均应大于 1.5。求值见式 13-2。

$$P_i = r_i / R_i \qquad (13\text{-}2)$$

5. 微生物限度

除另有规定外，照《中国药典》2020 年版四部“非无菌产品微生物限度”检查：微生物计数法、控制菌检查法及非无菌产品微生物限度标准检查，应符合规定。

二、栓剂的包装与贮藏

1. 栓剂所用内包装材料应无毒，并不得与原料药物或基质发生理化作用。

2. 阴道膨胀栓内芯应符合有关规定，以保证其安全性。

3. 除另有规定外，应在 30℃以下密闭贮存和运输，防止因受热、受潮而变形、发霉、变质。生物制品原液、半成品和成品的生产及质量控制应符合相关品种要求。

第十四章 胶囊剂

第一节 概　述

胶囊剂系指将药材用适宜方法加工后，加入适宜辅料填充于空心胶囊或密封于软质囊材中制成的固体制剂。空胶囊一般均以明胶为原料制成。近年也有应用甲基纤维素、海藻酸钙（或钠盐）、聚乙烯醇、变性明胶、普鲁兰多糖及其他高分子材料，以改变胶囊剂溶解度或产生肠溶性。

胶囊剂可分为硬胶囊剂、软胶囊剂（胶丸）和肠溶胶囊剂，主要供口服用。

1. 硬胶囊剂

硬胶囊剂系指将药材提取物、药材提取物加药材细粉、药材细粉与适宜辅料制成的均匀粉末，细小颗粒，小丸，半固体或液体，充填于空心胶囊中得到的胶囊剂。空心胶囊为具有弹性的两节圆筒，上下紧密套合而成。

2. 软胶囊剂

软胶囊剂系指将药材提取物、液体药物或与适宜辅料制成的溶液，混悬液，半固体或固体，用滴制法或压制法密封于软质囊材中的胶囊剂。

3. 肠溶胶囊剂

肠溶胶囊剂系指硬胶囊或软胶囊用适宜的肠溶材料制备而得，或用经肠溶材料包衣的颗粒或小丸填充于空胶囊而制成的胶囊剂。肠溶胶囊剂不溶于胃液，但能在肠液中崩解或释放。

第二节 硬胶囊剂

一、硬胶囊剂的特点

硬胶囊剂主要供口服给药，与传统中药剂型相比，具有以下特点。

1. 外观光洁、美观

硬胶囊剂不仅外观光洁、美观，还可以掩盖药物的臭味和苦味。如穿心莲胶囊、鱼肝油胶丸。

2. 生物利用度高，剂量准确

胶囊剂中的药物以粉末或颗粒状态直接填装于囊壳中，不受压力等因素的影响，胶囊剂内容物的结合力相对较小，所以在胃肠液中能迅速分散、溶出和吸收，其生物利用度高于片剂、丸剂等。

3. 可定时定位释放药物

可先将药物制成颗粒，然后用不同释放速度的高分子材料包衣或制成微囊，按需要的比例混匀后装入空胶囊中，可制成缓释、控释、长效、肠溶等多种类型的胶囊剂。

4. 可提高药物的稳定性

对光和热等敏感的药物，如纤维素、抗生素等，可装入不透光的胶囊中与外界隔离，以保护药物免受水、空气、光线的影响，从而提高其稳定性。

5. 弥补其他固体剂型的不足

凡不易制成片剂的液体药物和含油量高的药物，如牡荆油、亚油酸等，可制成胶囊剂。主药剂量小，难溶于水，在消化道内不易吸收的药物，也可将其溶于适宜的油中，再制成胶囊剂。

另外，还可以使胶囊剂着色，在胶囊外壁印字，利于识别。

但下列情况不宜制成硬胶囊剂：①能使胶囊壁溶化的药物，如药物的水溶液和稀乙醇溶液。②吸湿性药物，可使胶囊壁过分干燥而变脆。③易风化而失去结晶水的药物，可使胶囊壁变软。④易溶性药物如氯化钠、溴化钠、碘化物等，以及小剂量的刺激性药物，因在胃中溶解后，局部浓度过高而刺激胃黏膜。

二、空胶囊的制备

（一）囊材的组成

1. 明胶

制备胶囊囊材的主要原料为明胶。明胶因来源不同，可分为骨明胶和皮明胶，物理性质有很大的差异。如骨明胶由动物的骨熬制而成，质地坚硬，性脆且透明度较差；皮明胶由动物的皮熬制而成，具有可塑性，透明度亦好。为了兼顾胶囊壳的强度与塑性，生产时一般将两者混合使用。根据水解的方法不同，分 A 型明胶（用酸法工艺制备而得，等电点为 pH8～9）和 B 型明胶（用碱法工艺制备而得，等电点为 pH4.7～5）。两种均作为囊材的原料。

2. 附加剂

（1）增塑剂　由于明胶易吸湿，又易脱水，为了增加空胶囊的坚韧性与可塑性，可适当加入少量附加剂。如羧甲基纤维素钠（CMC-Na）、羟丙基纤维素（HPC）、油酸酰胺磺酸钠、山梨醇或甘油等。

（2）增凝（稠）剂　为了降低流动性，增加胶冻力，可加入增凝（稠）剂琼脂等。

（3）遮光剂　对光敏感的药物可加遮光剂（2%～3% 二氧化钛）制成不透光的空胶囊。

（4）防腐剂　在制备过程中，为防止胶液中细菌繁殖和胶囊在贮存中发生霉变，常可加入尼泊金类等防腐剂。

（5）着色剂　在制胶囊的胶液中加入适量的食用色素，可使产品易于识别、美观；可适当添加十二烷基硫酸钠增加空胶囊的光泽。

（6）矫味剂　常用的为芳香矫味剂如 0.1% 乙基香草醛和不超过 2% 的香精油。

（7）胶冻剂　能增加胶液的凝结力和胶冻力，使蘸膜后明胶的流动性减弱。常用的为琼脂或石花菜水煎液。

（8）硅油　可改善胶囊壳的机械强度、抗湿性与抗霉作用。

（二）空胶囊的制备与质量要求

1. 空胶囊的制备

空胶囊亦称胶壳，呈圆筒状，由大小不同的囊身、囊帽紧密套合而成。空胶囊一般经溶胶、蘸胶、干燥、脱模、截割、套合等工序制成。

2. 空胶囊的质量要求

空胶囊的质量应符合《中国药典》2020 年四版各项下的有关规定。应符合下列要求：①外观：色泽鲜艳，色度均匀。囊壳光洁，无黑点，无异物，无纹痕；应完整不破，无沙眼、气泡、软瘪变形；切口应平整、圆滑，无毛缺。②长度和厚度：全囊长度偏差在 0.50mm 以内，囊帽、囊体的长度偏差分别在 0.30mm 以内。囊壳厚度应均匀，囊帽与囊体套和时囊壳间距离（间隙，又称松紧度）应在 0.04～0.05mm。③应无臭、无味。④含水量应在 12%～15%。⑤脆碎度：应有一定的强度和弹性，轻捏囊帽、囊体切口，成合缝应不破碎。⑥溶化时限：于 37℃水中振摇 15 分钟，应全部溶散。⑦炽灼残渣：对不同品种的空胶囊有不同要求。透明空胶囊的灰分不得超过 2.0%，半透明空胶囊（囊帽或囊体含有二氧化钛）的灰分不得超过 3.0%，不透明空胶囊（囊帽和囊体均含有二氧化钛）的灰分不得超过 5.0%。⑧微生物限度：每 1g 供试品中需氧菌总数不得超过 1000cfu，霉菌和酵母菌总数不得超过 100cfu，不得检出大肠埃希菌；每 10g 供试品中不得检出沙门菌。⑨重金属：含重金属不得过百万分之二十，含铬不得过百万分之二。

合格后将上下两节套合，装于密闭容器中，置于 40℃以下、相对湿度 30%～40% 处，避光贮藏，备用。也有专门的空胶囊预选机，用于装药前对囊壁不平、长度不合格的空胶囊进行删除。

3. 空胶囊的等级与规格

国家标准将空心胶囊划分为优等品、一等品、合格品三个等级。通常机装的空胶囊应选用优等品和一等品，手工填充的空胶囊可选用合格品。空胶囊的规格由大到小分别为 000、00、0、1、2、3、4、5 号 8 种。其容积（mL，±10%）分别为 1.45、0.95、0.75、0.55、0.40、0.30、0.25、0.15。号数越大，容积越小。小容积胶囊常用于儿童用药或充填贵重药品。中药硬胶囊常用的规格是 0、1、2、3 号 4 种；品种有透明、不透明及半透明 3 种。除透明外，其颜色有粉红、绿、黄、红等，上下两节为同色或异色。近年国际市场上，一种短粗近似球形安全型胶囊（锁口胶囊）被采用，其特点是当囊体、囊帽锁紧后，不经破坏很难把胶囊打开，可有效地防止胶囊中的充填物被人替换。

由于药物填充多用容积分剂量，而药物的密度、晶型、细度以及剂量不同，所占容积也不同，故应按药物剂量所占容积来选用最小空胶囊。一般多凭经验或试装后确定，如先测定待填充物料的堆密度，然后根据应装剂量计算该物料容积，决定应选胶囊的号数。

三、硬胶囊剂的制备

（一）工艺流程图（图 14-1）

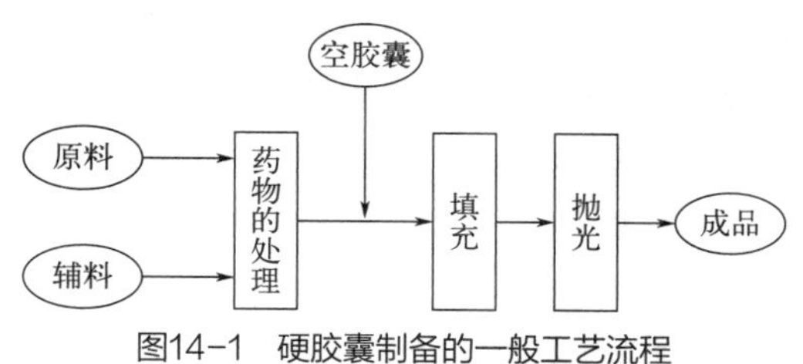

图14-1 硬胶囊制备的一般工艺流程

（二）硬胶囊剂的岗位洁净度要求

硬胶囊剂作为口服固体制剂，其生产区域洁净级别为 D 级。

（三）药物的处理

硬胶囊中填充的药物多为细粉或制成的颗粒。

通常，化学药品经粉碎、混合、过筛等操作制成均匀干燥的散剂后即可用于填充，多数苗药或中药由于流动性差等原因，均需加入一定的稀释剂、润滑剂、助流剂等辅料才能满足填充或临床要求。常加入的辅料有蔗糖、乳糖、微晶纤维素、改良性淀粉、二氧化硅、滑石粉、硬脂酸镁等，可改善物料流动性或避免分层。也可在药物中加入辅料制成颗粒后进行填充。具体步骤如下。

1. 处方中的贵重药物及剂量不大的药物可直接粉碎成细粉，经过筛、混合均匀后填充。

2. 对于处方中剂量较大的药物，可将部分易于粉碎者粉碎成细粉。其余药物经适当提取后浓缩成稠膏，再与上述药粉混合均匀，干燥，研细、过筛或制成颗粒混匀后填充。

3. 将处方中全部药物提取、浓缩成稠膏，加适量的吸收剂，干燥，粉碎，过筛，混匀后填充。

4. 已明确有效成分的药物，可用适当方法提取其有效成分，干燥，粉碎，过筛，混匀后填充。

5. 对经处理后性质稳定的半固体或液体也可直接填充。

（四）硬胶囊的填充

胶囊剂的填充方法有手工填充和自动硬胶囊填充机填充两种。手工填充仅适合小量实验，大量生产一般采用自动硬胶囊填充机填充。

1. 手工操作

手工装填胶囊时应注意清洁卫生，操作前必须洗手并戴上手套或指套。为提高填充的速度，可用有机玻璃制成胶囊分装器进行。面板上按所用胶囊的大小穿上比胶囊稍大一些的圆孔，孔数按需而定。使用时，可将两侧的槽向里移，盖上面板，使插板插入底板插孔里，然后将下节囊身插入面板模孔，胶囊口与面板膜孔平齐。装上药粉，把药粉扫入胶囊，将分装器左右摇摆震荡，待药粉填满胶囊后，扫出多余的药粉，再将两侧的槽向外移，使面板落在底板上，底板即把胶囊顶出，套上囊帽，最后把装好的胶囊倒在筛里，筛出多余的药粉即可。

2. 机械操作

（1）胶囊填充机：大量生产时，一般采用半自动或全自动型胶囊填充机，胶囊填充机按其工作台的运动形式可分为间歇运转式和连续回转式；按填充方式可分为冲程法、定量法。半自动填充机多采用冲程法，而全自动型填充机多采用定量法。企业可按药物的流动性、吸湿性、物料状态（粉状或颗粒状、固态或液态）选择填充方式和机型，以确保生产操作和分装重量差异符合《中国药典》的要求。自动胶囊填充机主要由机架、传动系统、回转台部件、胶囊送进机构、胶囊分离机构、颗粒充填机构、粉剂充填组件、废胶囊剔除机构、胶囊封合机构、成品胶囊排出机构等组成。如图 14-2 所示，各种胶囊填充机工艺过程几乎相同，仅仅是执行机构的动作有所差别。

（2）胶囊填充过程：胶囊填充过程一般可分为以下几个步骤。①空心胶囊的自由落料。②空心胶囊的定向排列。③胶囊帽和体的分离。④未分离的胶囊剔除。⑤胶囊帽、体水平分离。⑥胶囊体中填充药料。⑦胶囊帽体重新套合及封闭。⑧填充后胶囊成品被排出机外。

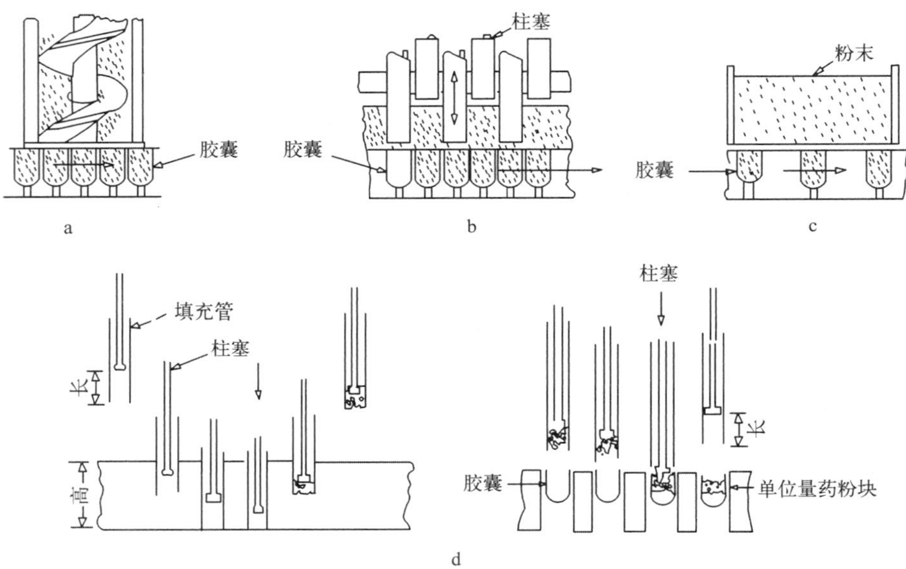

a.螺状推进药物进入胶囊；b.柱塞上下往复将药物压进囊体；c.药物粉末或颗粒自由流入囊体；d.先将药物压成单剂量的小圆柱，再进入囊体

图14-2　胶囊剂填充机流程

胶囊的密封与抛光：普通型胶囊囊体、囊帽两节套合后密封，对防止内容物泄漏与制剂稳定性有重要意义。生产中，硬胶囊剂的囊壳均采用锁口型空胶囊，药物填充后，囊体、囊帽套上即咬合锁口，不必封口，其密闭性好，药物不易泄漏，空气也不易在缝间流通，易于控制质量。封口材料常用与制备空胶囊时浓度相同的明胶液，保持胶液温度在 50℃，于囊帽与囊身套合处封上一条胶液，烘干即可。也可采用平均分子量 40000 的 PVP2.5%、聚乙烯聚丙二醇共聚物 0.1%、乙醇 97.4% 的混合液，在套合处封上一条胶液，烘干即得。

填充后的胶囊必要时需清洁处理，清除附着在胶囊壳外的粉末，即抛光。胶囊剂的抛光可采用帆布抛光机或胶囊打光机，喷洒适量液状石蜡，滚搓后使胶囊光亮。

3. 硬胶囊药物填充时的常见问题及处理方法

（1）定量药粉在混合及填充时常发生小量的损失而使最末一个胶囊装量或含量不足，可依照配制数目的需要量多配一定量，待全部填充后将多余部分弃去。但麻醉、毒性药品不在此例。

（2）小剂量药物，尤其是麻醉、毒性药品，应先用适量的稀释剂如乳糖、淀粉等稀释，混合后再行填充。

（3）易引湿或共熔的药物，可视情况分别加入适量的稀释剂如氧化镁，混匀后填装，但不宜久贮。

（4）配制少量疏松药物时，可加适量乙醇或液状石蜡混合均匀后填装。

（5）液体药物常用弹性较大的硬胶囊填充，填入的液体必须对明胶呈不溶性，在填充液体药物后须将胶囊密封，以免泄漏。水性溶液不宜装入胶囊内。

（6）中药浸膏粉末必须保持干燥才能装入胶囊，否则易使胶囊软化。

（7）挥发油装入胶囊前，应先用固体吸收剂如碳酸钙等吸收。中药复方制剂可用处方中粉性较强的药物细粉作吸收剂。

4. 胶囊剂在制备过程中容易出现的质量问题

（1）装量差异超限　导致胶囊剂装量差异超限的原因主要有囊壳因素、药物因素、填充设备因素等。可以通过加入适宜的辅料或制成颗粒等方法改善药物的流动性，使填充准确；同时，填充设备要及时维修保养，确保正常运转。

（2）吸潮　胶囊剂的吸潮问题是较普遍的问题，可以通过改进制备工艺（如制粒、防潮包衣），利用玻璃瓶、双铝箔包装、铝塑包装等方法解决。

四、硬胶囊剂举例

实例 1 ［胆清胶囊］

（1）处方　虎耳草 141.2g，凤尾草 88.2g，大黄 70.6g，牛胆汁 53g，制成 1000 粒。

（2）制法　以上四味，虎耳草、凤尾草、大黄粉碎成最细粉，备用；牛胆汁滤过，与上述最细粉混匀，制成颗粒，干燥，装入胶囊，即得。

（3）性状　本品为胶囊剂，内容物为绿褐色至棕褐色的颗粒和粉末；气微，味苦腥。

（4）功能与主治　苗医：旭嘎帜沓痂，滁内洼胗；乃兴仰，乃兴仰蒙浮秋管兜。中医：清热利湿，疏肝利胆。用于肝胆湿热所致的胁肋疼痛，呃逆呕恶，口干口苦，大便秘结，以及胆囊炎，胆石症见上述证候者。

（5）用法与用量　口服，每次 3～5 粒，每日 3 次，饭前服用。

（6）禁忌　孕妇禁服。

（7）注意事项　年老体弱、脾胃虚寒或慢性肠炎泄泻患者慎服，或遵医嘱。

（8）规格　每粒装 0.3g。

（9）贮藏　密封。

（10）有效期　1.5 年。

（11）注解

①本方中，虎耳草、凤尾草、大黄、牛胆汁为主要药物。其中虎耳草具有祛风，清热，凉血解毒的功效；凤尾草具有清热利湿，解毒止痢，凉血止血的功效；大黄具有泻下攻积，

清热泻火，凉血解毒，逐瘀通经等功效；牛胆汁具有清除异常黏液质、止咳、通窍、清肝明目、利胆通便、解毒消肿的功效。

②胆清胶囊为常用苗药胶囊剂，采用全粉入药制颗粒，牛胆汁药辅合一，既是药物，也具有黏合剂的作用。

③本品每粒含大黄以大黄素（$C_{15}H_{10}O_5$）计，不得少于 0.090mg。

④本品收载于《国家中成药标准汇编内科肝胆分册》。

实例 2 ［消积通便胶囊］

（1）处方　川射干 350g，制成 1000 粒。

（2）制法　取川射干，粉碎成细粉，装入胶囊，即得。

（3）性状　本品为胶囊剂，内容物为土黄色的粉末；气微，味苦。

（4）功能与主治　苗医：渣怡赊嘎；弄于阿罗，阿套穷，修嘎阿微罗。中医：泄热通便。用于胃肠实热所致的便秘，脘腹胀痛，食欲不振。

（5）用法与用量　口服，每次 3 粒，每日 3 次。

（6）注意事项　通便后即停药。

（7）规格　薄膜衣每粒装 0.35g

（8）贮藏　密封。

（9）有效期　1.5 年。

（10）注释

①本方为川射干单味药。射干性味苦寒，有清热解毒、祛痰、利咽之功效，常用于热毒痰火郁结，咽喉肿痛，痰涎壅盛，咳嗽气喘。

②消积通便胶囊为常用苗药胶囊剂，采用全粉入直接装胶囊。

③本品照醇溶性浸出物测定法项下的热浸法测定，用乙醇作溶剂，本品含醇溶性浸出物按干燥品计算，不得少于 20.0%。

④本品收载于《国家中成药标准汇编内科脾胃分册》。

实例 3 ［宁泌泰胶囊］

（1）处方　四季红 450g，白茅根 263g，大风藤 224g，三颗针 169g，仙鹤草 169g，芙蓉叶 18g，连翘 226g，制成 1000 粒。

（2）制法　以上七味，取仙鹤草 77g，连翘 77g，白茅根 77g 粉碎成细粉，过筛，混匀；剩余仙鹤草 92g，连翘 149g，白茅根 186g 与其余四季红等四味加水煎煮三次，第一次 2 小时，第二、三次各 1.5 小时，合并煎液，滤过，滤液浓缩至相对密度为 1.15～1.21（60～70℃）的清膏，加入上述细粉，混匀，干燥，粉碎，装入胶囊，即得。

（3）性状　本品为胶囊剂，内容物为深棕色粉末，有淡黄色纤维。气香，味微苦。

（4）功能与主治　苗医：旭嘎帜沓痂，洼内通诘；休洼凯纳，殃矢迪，久溜阿洼，底抡。中医：清热解毒，利湿通淋。用于湿热蕴结所致淋证，症见小便不利，淋漓涩痛，尿血，以及下尿路感染、慢性前列腺炎见上述证候者。

（5）用法与用量　口服，每次 3～4 粒，每日 3 次；7 日为 1 个疗程，或遵医嘱。

（6）注意事项　孕妇慎服。

（7）规格 每粒装 0.38g

（8）贮藏 密封。

（9）有效期 1.5 年。

（10）注解

①本方以四季红为主药，四季红又名织金头花蓼，是贵州著名的道地药材，属苗药，其性热，味苦、涩，有清热利湿、解毒止痛、和血散淤、利尿通淋有独特疗效；仙鹤草具有收敛止血、截疟、止痢、解毒、补虚的功效；连翘具有清热解毒、散结消肿等功效；白茅根具有凉血止血、清热利尿等功效。全方共同发挥清热解毒，利湿通淋的作用。

②宁泌泰胶囊为常用苗药胶囊剂，以四季红为主药，采用半浸膏粉半药粉的方式直接粉末装胶囊。其中，部分仙鹤草、连翘、白茅根粉碎成细粉，剩余仙鹤草、连翘、白茅根与其余四季红等四味加水煎煮浓缩成清膏，与上述细粉，混匀，干燥，粉碎，装入胶囊。

③本品每粒含四季红以没食子酸（$C_7H_6O_5$）计，不得少于 0.9mg。

④本品收载于《国家中成药标准汇编内科肾系分册》。

第三节 软胶囊剂

一、软胶囊剂的特点

软胶囊剂的内容物可为溶液、混悬液、乳浊液或半固体状物，其形态与大小有球形（0.15～0.3mL）、椭圆形（0.1～0.5mL）、长方形（0.3～0.8mL）及筒形（0.4～4.5mL）等。由于软胶囊剂胶壳弹性大，故又称弹性胶囊剂，也称胶丸剂。软胶囊剂弥补了硬胶囊剂的一些不足，其主要特点如下。

（1）装量均匀准确，溶液装量精度可达 ±1%，尤其适合药效强、过量后不良反应大的药物。

（2）因软胶囊完全密封，可防止氧气进入，故适合挥发性药物或遇空气易变质的药物。

（3）适合盛装难以压片或贮存中会变形的低熔点固体药物。

（4）药物可溶解或分散在与水混溶的溶剂或油状液体中制成软胶囊，药物分散度大，生物利用度高。

二、软胶囊剂的制备

（一）工艺流程图（图 14-3）

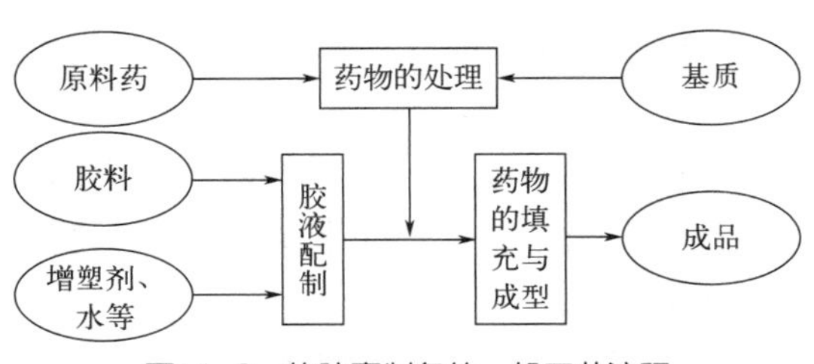

图14-3 软胶囊制备的一般工艺流程

（二）软胶囊囊材的组成

软胶囊的囊材主要由胶料（明胶或阿拉伯胶）、增塑剂（甘油、山梨醇或两者的混合物）、附加剂（防腐剂、色素、芳香剂、遮光剂等）以及水四部分组成。囊材弹性的大小取决于明胶、甘油和水的比例，三者较适宜的重量比为 1∶（0.4～0.6）∶1。

胶料一般为明胶、阿拉伯胶。明胶应符合《中国药典》2020 年版四部有关规定，还应符合胶冻力标准（勃氏 150–250）、黏度（6.67% 明胶液黏度 25–45cP）、含铁量（15ppm 以下）及微生物限度等；防腐剂常用对羟基苯甲酸甲酯 – 羟基苯甲酸甲酯（4∶1），浓度一般为明胶量的 0.2%～0.3%；色素常用食用规格的水溶性染料；香料常用 0.1% 的乙基香兰醛或 2% 的香精；遮光剂常用二氧化钛，每 1kg 明胶原料常加 2～12g，加 1% 的富马酸可增加胶囊的溶解性；加二甲硅油可改善空心胶囊的机械强度，提高防潮防霉能力。

（三）软胶囊大小的选择

软胶囊的形状有球形（亦称胶丸）、椭圆形、卵形、筒形等多种。软胶囊体积应尽可能小，但填充的药物应达到治疗量。混悬液制成软胶囊时，所需软胶囊的大小，可用“基质吸附率”来决定。基质吸附率是指将 1g 固体药物制成填充胶囊的混悬液时所需液体基质的克数。影响固体药物基质吸附率的因素有药物粒子大小、形状、物理状态（纤维状、无定形、结晶状）、密度、含水量以及亲油性和亲水性等。

（四）软胶囊内填充物的要求

软胶囊可以填充各种油类或对明胶无溶解作用的液体药物、药物混悬液或固体药物。填充物应组分稳定、疗效及生产效能高、体积小、与空心胶囊有良好的相容性，具有良好的流变学性质和适应在 35℃时生产的非挥发性物质。在填充液体药物时，pH 应控制在 4.5～7.5，否则软胶囊剂在贮存期间可因明胶的酸水解而泄漏，或强碱性可引起明胶变性而影响溶解释放。内容物为下列情况，一般不宜制成软胶囊：

1. O/W 型乳化剂因为囊壳吸水使乳剂失水而被破坏，醛类可使明胶变性，也不能填充。

2. 含水分超过 5% 的药物溶液，或含低分子量的水溶性或挥发性有机化合物，如乙醇、丙酮、酸、胺以及酯等，均能使软胶囊软化或溶解。

3. 软胶囊填充药物的非水溶液，若添加与水混溶的液体如聚乙二醇、甘油、丙二醇等，应注意其吸水性，防止囊壳本身含有的水迅速转移到药物中去，而使胶壳的弹性降低。软胶囊中填充混悬液时，混悬液的分散介质常用植物油或 PEG400，混悬液中还应含有助悬剂。填充固体药物时，药物粉末至少应过五号筛（80 目），并混合均匀。

（五）软胶囊剂的制法

软胶囊生产时，填充药物与成型同时进行，制备方法可分为压制法和滴制法两种。

1. 压制法

用压制法制备软胶囊时，应先制好胶片，然后将药物置于两胶片之间，用钢板模或旋转模挤压胶片使药物被包裹于胶片之中。此法工艺流程如下：胶片制备→药液制备→涂药液→盖胶片→压制→清洁→包装。

（1）配制囊材胶液　根据囊材处方（国内通常为明胶 1kg，阿拉伯胶 0.25kg，甘油

0.75kg，糖浆 0.15kg，蒸馏水 1.5kg），取明胶与阿拉伯胶加水浸泡膨胀后溶解成胶浆，然后加入甘油和糖浆搅匀，再加入附加剂，混匀即得。

（2）制胶片　将配好的囊材胶液涂于平坦的钢板上，使厚薄均匀，在 90℃干燥成韧性适宜的半透明胶片。

（3）模压成型　小量生产时用压丸模手工压制，大量生产时采用旋转模压法。压丸模系上、下两块形状大小相同可以复合的钢板，每张钢板上均有一定数目与大小相同的圆形或椭圆形穿孔（此穿孔部分有的可卸下）。将钢板模的两边加温，取一张胶片平铺于下模板，再将计算量的药液倒于胶片上成一均匀薄层，另取一张胶片上覆，然后盖好上模板，加压，借每一模孔的锐利边缘互相接触，将胶片切断，包裹药物的胶片即被压入上下模孔内，因模孔边缘略突出，故于接触时自行密封而成胶丸（图 14–4）。取出胶丸，干燥，筛选，用适宜溶媒（乙醇或乙醇丙酮混合液）除去表面油污，再置于石灰箱中干燥。分装前，在胶丸表面再涂一层液状石蜡，以防粘连。

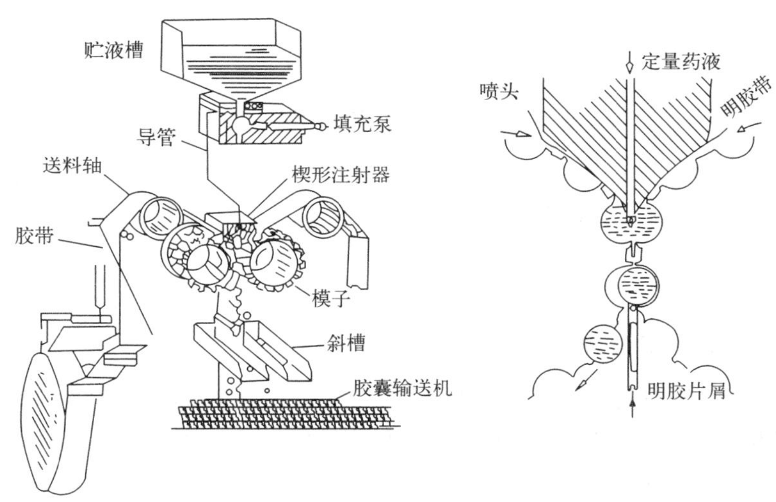

图14–4　模压法制备软胶囊的过程示意图

旋转模压法采用自动旋转轧囊由贮液槽经导管流入楔形注入器，软胶片由两侧送料轴自相反方向传送过来，相对地进入两个轮状模子的夹缝处，此时药液借填充泵的推动，定量地落入两胶片之间，由于旋转的轮模连续转动，将胶片与药液压入两模的凹槽中，使胶片呈两个半球形将药液包裹结成一个球形囊状物，剩余的胶片被切断分离。该机产量大，计量准确，物料消耗小。

2. 滴制法

滴制法系指通过滴丸机的双层喷头（图 14–5），将明胶液与油状药物分别由滴制机双层滴头层与内层以不同速度喷出，一定量的明胶液将一定量的油状液包裹后，滴入另一种不相混溶的液体冷却剂中，胶液接触冷却剂后，由于表面张力作用形成球状，并逐渐冷却，凝固成软胶囊。

在制备过程中，影响其质量的主要因素：①明胶液的处方比例。②胶液的黏度一般为 25～45MPa・s。③药液、胶液及冷却液三者的密度须既能保证胶囊在冷却液中有一定的沉降速度，又有足够时间使之冷却成型。④胶液与药液应保持 60℃，喷头处应为 75～85℃，

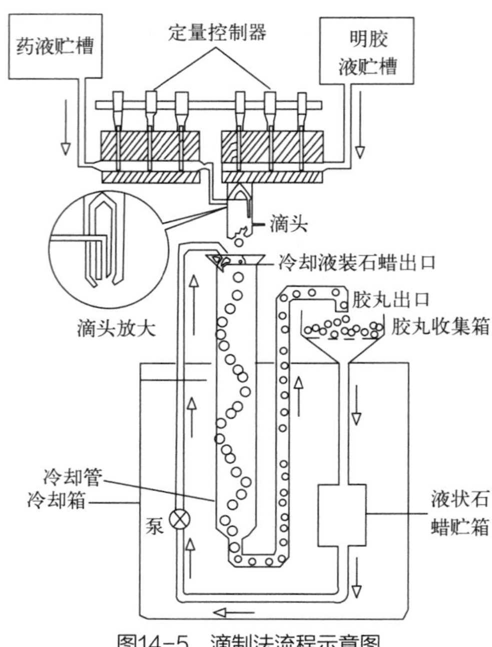

图14-5　滴制法流程示意图

冷却液应为 13～17℃。⑤喷头的设计必须保证定量胶液能将定量药液包裹起来。以上因素要通过实验才能确定最佳工艺条件。

三、胶囊剂举例

实例［银丹心脑通软胶囊］

（1）处方　银杏叶 500g，丹参 500g，灯盏细辛 300g，绞股蓝 300g，山楂 400g，大蒜 400g，三七 200g，天然冰片 10g，植物油 220g，山梨酸 25g，蜂蜡 25g，制成 1000 粒。

（2）制法　以上药材，三七 30g 粉碎成极细粉，天然冰片研成极细粉，大蒜水蒸气蒸馏提取大蒜油；银杏叶加乙醇回流提取 2 次，每次 1.5 小时，合并提取液，回收乙醇，加水静置 12 小时，滤过，滤液上聚酰胺树脂柱，依次用水、乙醇洗脱，收集乙醇洗脱液，浓缩至相对密度为 1.20（50～60℃）的清膏，减压干燥，粉碎成极细粉。丹参加乙醇回流提取 2 次，每次 1.5 小时，滤过，合并滤液，回收乙醇，浓缩至相对密度为 1.20（50～60℃）的清膏，减压干燥，粉碎成极细粉，药渣备用；其余灯盏细辛等三味药材与丹参药渣及三七粗粉，加水煎煮 2 次，每次 2 小时，滤过，合并滤液，浓缩，加入乙醇使含醇量达 70%，搅匀，静置 24 小时，取上清液，回收乙醇，浓缩，干燥，粉碎成极细粉；将上述极细粉、大蒜油及蜂蜡、山梨酸加入植物油中，充分混合搅拌，制成混悬液，压制成软胶囊，即得。

（3）性状　本品为软胶囊剂，内容物为棕色至棕褐色的膏状物；气辛，味微苦。

（4）功能与主治　苗医：蒙修，蒙柯，陇蒙柯，给俄，告俄蒙给。中医：活血化瘀，行气止痛，消食化滞。用于气滞血瘀引起的胸痹，症见胸痛、胸闷、气短、心悸等，冠心病心绞痛、高脂血症、脑动脉硬化、中风、中风后遗症见上述症状者。

（5）用法与用量　口服，每次 2～4 粒，每日 3 次。

（6）规格　每粒装 0.4g

（7）贮藏 密封。

（8）有效期 1.5 年。

（9）注解

①本方以银杏叶、丹参为主药。其中，银杏叶活血化瘀，通络止痛，敛肺平喘，化浊降脂；丹参活血祛瘀，通经止痛，清心除烦，凉血消痈；配伍灯盏细辛活血通络止痛，祛风散寒；绞股蓝清热解毒，止咳清肺祛痰，养心安神，补气生精；山楂消食积，散瘀血；三七活血化瘀，消肿定痛。诸药共同发挥活血化瘀，行气止痛，消食化滞的作用。

②银丹心脑通软胶囊为常用苗药胶囊剂，大蒜采用水蒸气蒸馏提取大蒜油，银杏叶加乙醇回流，提取滤液上聚酰胺树脂柱，依次用水、乙醇洗脱，收集乙醇洗脱液，浓缩成清膏，粉碎成极细粉；丹参加乙醇回流提取浓缩成清膏，减压干燥，粉碎成极细粉；其余灯盏细辛等三味药材与丹参药渣及三七粗粉，加水提醇沉后浓缩干燥，粉碎成极细粉；制成混悬液，压制成软胶囊，即得。

③本品每粒含丹参以丹参素钠（$C_9H_{10}O_5Na$）计，不得少于 0.5mg。

④本品收载于《中国药典》2020 年版一部、《国家中成药标准汇编内科心系分册》。

第四节 肠溶胶囊剂

在胃中不稳定、需要在肠道发挥药效的药物和某些具有腥臭味、刺激性的药物可制成肠溶胶囊剂。肠溶胶囊的制备有两种方法：一种是明胶与甲醛作用生成甲醛明胶，使明胶无游离氨基存在，失去与酸结合的能力，只能在肠液中溶解。但此种处理方法受甲醛浓度、处理时间、成品贮存时间等因素影响较大，使其肠溶性极不稳定。另一种方法是用明胶（或海藻酸钠）先制成空胶囊，再涂上肠溶材料如醋酸纤维素酞酸酯（CAP）等，也可把溶解好的肠溶性高分子材料直接加入明胶液中，然后加工成肠溶性空胶囊。如用聚乙烯吡咯烷酮（PVP）作底衣，再用 CAP、蜂蜡等进行外层包衣，可以改善 CAP 包衣后“脱壳”的缺点。国内已有胶囊厂生产可在不同部位溶解的肠溶空胶囊，质量稳定，应用较多。

第五节 胶囊剂的质量评定

按《中国药典》2020 年版制剂通则规定，胶囊剂应做以下质量检查。

（一）外观

胶囊剂应外观整洁，不得有黏结、变形、渗漏或囊壳破裂现象，并应无异臭。其内容物应干燥、疏松、混合均匀；小剂量药物，应用适宜稀释剂稀释并混合均匀。

（二）水分

硬胶囊剂的内容物，除另有规定外，水分含量不得超过 9%。测定方法按《中国药典》2020 年版第四部通则执行。硬胶囊内容物为液体或半固体者不检查水分。

控制残留水分对保证胶囊剂的质量与稳定性有直接的关系。水分过高将引起胶囊膨胀、变形，有助于微生物的滋长，对吸湿性强的药物（如中药浸膏）还会产生溶化现象。

（三）装量差异

除另有规定外，取供试品 20 粒（中药取 10 粒），分别精密称定重量，倾出内容物（不得损失囊壳），硬胶囊的囊壳用小刷或其他适宜的用具拭净；软胶囊或内容物为半固体或液体硬胶囊的囊壳用乙醚等易挥发性溶剂洗净，置通风处使溶剂挥尽，再分别精密称定囊壳重量，求出每粒内容物的装量，每粒装量与标示装量相比较（无标示装量的胶囊剂，与平均装量比较），平均装量或标示量在 0.30g 以下，装量差异限度应在标示装量（或平均装量）的 ±10% 以内，平均装量或标示量在 0.30g 及 0.30g 以上，装量差异限度应在标示装量（或平均装量）的 ±7.5%（中药 ±10%）以内，超出装量差异限度的不得多于 2 粒，并不得有 1 粒超出限度 1 倍。凡规定检查含量均度的胶囊剂，一般不再进行装量差异的检查。

（四）崩解时限

硬胶囊剂或软胶囊剂的崩解时限，按《中国药典》2020 年版制剂通则中崩解时限检查法检查。凡规定检查溶出度或释放度的胶囊剂，不再进行崩解时限检查。

（五）微生物限度

以动物、植物、矿物质来源的非单体成分制成的胶囊剂，生物制品胶囊剂，照非无菌产品微生物限度检查，按《中国药典》2020 年版制剂通则中微生物限度检查法检查，应符合规定。规定检查杂菌的生物制品胶囊剂，可不进行微生物限度检查。

（六）定性定量检查

按《中国药典》2020 年版或其他相关标准和方法进行药物的定性鉴别和主药的含量测定。

第十五章

丸　剂

第一节　概　　述

一、丸剂的定义与特点

（一）定义

丸剂（pills）是药材细粉或药材提取物加适宜的黏合剂或其他辅料制成的球形或类球形制剂。丸剂是中药传统剂型之一，从古沿用至今。根据现有资料记载，该剂型最早记载于《五十二病方》。《伤寒杂病论》《金匮要略》《太平惠民和剂局方》等典籍中均有关于丸剂的记载，如用蜂蜜、糖、淀粉糊、动物汁液作黏合剂制丸。其中，《太平惠民和剂局方》中有丸剂 284 个，占此书方剂的 36%。丸剂的包衣技术始于金元时期，至清代有用川蜡为衣料制备肠溶丸剂的应用。近年来，苗药丸剂的发展较迅速，制备方法与中药丸剂基本相同。

随着制药技术的发展，挤出滚圆制丸法、离心造丸法、流化床喷涂制丸法等在 20 世纪 80 年代广泛应用于生产实践。到 21 世纪，更先进的设备如全自动制丸机组、螺旋振动干燥机、微波干燥机等的普遍推广实现了制丸、干燥、包装的自动化与联动化，使丸剂的生产效率得到大幅提高，质量可控性进一步增强。

（二）特点

将药物制备成丸剂主要有以下几方面的特点。

1. 延长药效

相较于传统的汤剂、散剂，部分中药丸剂在胃肠道的溶解较缓，作用持久，多用于慢性病药、滋补性药物的制备。正如李东垣所说："丸者缓也，不能速去病，舒缓而治之也。"

2. 发挥速效作用

部分新型丸剂可迅速溶解，奏效快，如速效救心丸、苏冰滴丸、复方丹参滴丸、麝香保心丸等，其制备时以水溶性材料为基质利于药物的溶化，可用于急救。

3. 缓和毒性

对于一些毒性和刺激性药物，选用适宜的赋形剂制备成糊丸、蜡丸等，可延缓其吸收、降低毒性、减少不良反应。如妇科调经蜡丸。

4. 减慢挥发或掩味

通过泛制法制备的丸剂，可将具有芳香性或特殊气味的药物包裹在丸剂的中心层，减慢其挥发。固体、半固体、液体药物均可制备成，应用范围广。

5. 丸剂的缺点

除滴丸外，丸剂多以药物的原粉入药，剂量大，含量高，对药物有一定的选择性。丸剂对婴幼儿而言，服用困难。在生产过程中，易出现微生物超标的情况。

二、丸剂的分类

1. 根据赋形剂分类可分为水丸、蜜丸、水蜜丸、浓缩丸、糊丸、蜡丸等。

2. 根据制法分类可分为泛制丸、塑制丸、滴制丸等。

此外，还有直径小于2.5mm微丸，呈圆球状实体，对其进行包衣后压制成片剂或装入胶囊。微丸粒径小，比表面积大，药物溶出快，作用迅速。

三、丸剂的制法

（一）泛制法

泛制法系在制丸机中，交替加入药粉与相应辅料，使药粉在制丸机中不断翻滚，使之润湿黏结成粒，逐渐变大至一定粒径大小的制丸方法。本法主要用于水丸、水蜜丸、糊丸、浓缩丸、微丸等的制备。

（二）塑制法

塑制法系将药材细粉与黏合剂混合均匀，制成软硬适宜、可塑性大的丸块，再依次制丸条、分粒、搓圆成粒的一种制丸方法。本法主要用于蜜丸、水蜜丸、水丸、浓缩丸、糊丸、蜡丸、微丸的制备。

（三）滴制法

滴制法系将药材提取物或从药材中得到的有效成分与基质加热熔融混匀，滴入与之不相混溶的冷凝介质中，冷凝成丸的一种制丸方法。本法主要用于滴丸剂的制备。

以上三种方法是丸剂的主要制备方法。近年一些新的制丸方法也应用于生产实践，如采用离心造丸法、挤出滚圆成丸法、流化床喷涂制丸法等制备微丸，压制法制丸技术制备复方丹参丸等。

第二节　水　　丸

一、水丸的特点与规格

水丸系以水或黄酒、醋、稀药汁、糖液等为黏合剂，与中药材细粉混合制成的丸剂。水丸的制备方法传统采用泛制法，现代工业化生产中主要采用塑制法。

（一）水丸的特点

1. 赋形剂为水或水性液体，服用后在体内易溶散、扩散、吸收，作用效果较蜜丸、糊丸、蜡丸快。且一般不另加其他固体赋形剂，含药量高。

2. 泛制法制丸时，可将易挥发、有刺激气味、性质不稳定的药物泛入内层，降低刺激性，提高稳定性。也可分层泛制速释药（外层）、缓释药（内层），或将药物包衣以达到缓控释或靶向释放的目的。

3. 水丸的粒径小，表面光滑，便于吞服且不易吸潮，利于贮藏。

4. 相比泛制法工时长、靠经验、规格和溶散时限难控制的缺点，塑制法生产效率高，生产过程易把握，丸形圆整、溶散快，因此在工业化生产中应用广泛。

（二）水丸的规格

水丸的规格常与实物相比拟，如芥子大、梧桐子大、赤小豆大等。现代统一用重量衡量，如灵宝护心丹每 10 丸重 0.08g，竹沥达痰丸每 50 丸重 3g，麝香保心丹每丸重 22.5mg。

二、赋形剂的种类与应用

制备水丸使用赋形剂的目的是使药物细粉润湿产生黏性，利于后期滚圆成型。有些赋形剂如酒、醋、药汁等还起到协同和改变药物性能的作用。水丸的常用赋形剂主要有以下几种。

1. 水

水（纯化水或冷沸水）是广泛应用的一种润湿剂。本身无黏性，但与药物粉末或辅料混合后，能使药材中的某些成分如黏液质、糖类、胶质等产生黏性。

用水作润湿剂制成的丸剂，易去除水，无残留。能用水作为药物赋形剂的优先选择水。但是在制备过程中因为有水的参与，若干燥不及时或不彻底，容易导致霉变，影响药物质量。

2. 酒

常用白酒和黄酒。含醇量为 12%～15% 的黄酒和 50%～70% 的白酒较为常用。一定浓度的酒能发挥引药上行、祛风散寒、活血通络、散瘀消肿、祛腥除臭等作用，因此舒筋活血类药丸常用酒作赋形剂。此外，一定浓度的乙醇溶液还能润湿药粉中的树脂、油树脂等成分而产生黏性，是一种较好的润湿剂。但高浓度乙醇溶液不能溶解蛋白质、多糖等成分，因此在制备水丸时要选择合适浓度的乙醇溶液。如六神丸的制备，单以水为润湿剂，黏合力太强，不利于制丸，用酒替代可解决此问题。

3. 醋

药用赋形剂所用醋常指含乙酸 3%～5% 的米醋。醋性温，味酸、苦，具有引药入肝、理气止痛、行水消肿、解毒杀虫、矫味等作用，故散瘀止痛类的水丸常以醋作赋形剂。此外，醋既能作润湿剂，又能使药材中的生物碱成盐，可增加生物碱类成分的溶出，提高疗效。

4. 水蜜

水蜜系指蜂蜜经炼制过滤后，一般以水：蜜 =3：1 的比例进行稀释而得的混合物。水蜜润湿、黏合效果较好，以水蜜为润湿剂制成的丸剂称为水蜜丸。相比纯蜜丸，水蜜丸可降低成本，简化工艺流程。

5. 药汁

通过对处方中某些药物提取或压制，得药汁，再与其他成分制丸，此药汁既起到了润湿的作用，又较好地保存了药物的药性，提高了药物的浓度。适用于富含纤维、质地坚硬、黏性大且难以制粉的药材。可将药材煎汁制丸，如大腹皮、千年健等；生姜、大葱等则可压汁制丸；树脂类、浸膏类、可溶性盐类，以及液体药物（如乳汁、牛胆汁）可加水溶化后泛丸。

三、水丸对药粉的要求

在制备水丸工艺中，各制备环节对药粉的粒度和黏性要求不尽相同。用于起模的药粉，通常过五号筛，黏性应适中。供加大成型的药粉，除另有规定外，应用细粉（过五号筛）或最细粉（过六号筛）。盖面时，应用最细粉，或根据处方规定选用方中特定药材的最细粉。药粉的粗细对丸剂的成型、质量等影响较大，药粉过细会影响溶散时限，过粗则会使丸粒表面粗糙，出现花斑和纤维毛等现象，甚至会导致外观质量不合格。

四、水丸的制法

泛制法制备水丸的工艺流程如图 15-1 所示。

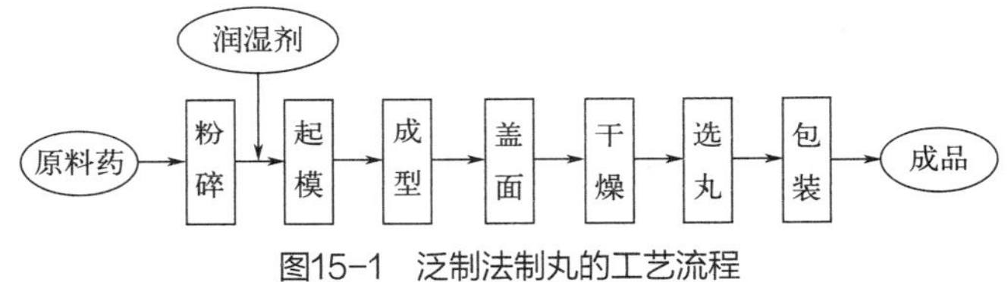

图15-1　泛制法制丸的工艺流程

（一）原料的准备

在制丸前须对药材和辅料进行前处理。药材饮片应进行洗涤、干燥、灭菌。除另有规定外，通常将药物粉碎，过六号筛，备用。起模和盖面工序一般用过七号筛的细粉，或根据处方而定。成型工序可用过五、六号筛的药粉。对于富含纤维成分或黏性过强的药物（如大腹皮、丝瓜络、灯芯草、红枣、桂圆等），不易粉碎或不宜直接泛丸时，须先将其加水煎煮，用煎汁作润湿剂，以供泛丸；动物胶类药材如阿胶、龟甲胶等，可先加热熔化后加水稀释泛丸；树脂类药物如乳香、没药、阿魏、安息香等，可用适量黄酒润湿泛丸。此外，如用水作润湿剂，必须是 8 小时以内的新鲜开水或蒸馏水，以防污染；泛丸用的工具必须充分清洁、干燥。

（二）起模

起模系指制备丸粒基本母核的操作。丸模是泛丸成型的基础，其机理是利用水的润湿作用使药粉间相互黏附，逐渐形成直径约 1mm 的球形粒子。起模的方法主要有以下两种。

1. 手工起模

用刷子蘸取少量清水，于药匾内约 1/4 处均匀刷水，润湿匾面，此区域习称水区，然后筛取适量过 80 目筛的药粉于水区上，双手持匾旋转摇动，使药粉均匀地黏附于匾上，倾斜药匾，用干刷子将多余药粉扫至药匾的另一侧，再加少量水湿润，摇动药匾。刷水、撒粉，如此反复多次，颗粒逐渐增大，直至泛制成直径为0.5～1mm的均匀圆球形小颗粒，筛去过大、过小部分，即成丸模。

手工起模过程中须注意：①药匾要保持清洁，涂水、撒粉位置要固定。②每次用水及用粉量宜少。在开始时，先上水两次再上粉一次为宜。③因吸水过多而黏结成饼的药粉，应及时用刷子搓碎。④泛丸动作（团、揉、撞、翻）应交替使用，随时撞去模子上的棱角，使成圆形。

2. 机械起模

其原理同手工起模，只是采用包衣锅代替药匾，提高工作效率，降低劳动强度，缩短生产周期，提高产量和质量，减少微生物污染。工业化生产均用机械起模。常见以下两种起模方法。

（1）粉末直接起模　即在泛丸锅或泛丸匾中，喷刷少量水，使泛丸锅或泛丸匾湿润，撒布少量药粉，转动泛丸锅或匾，刷下附着的粉末，再喷水湿润，撒粉吸附，反复多次，泛制期间配合揉、撞、翻等操作，使丸模逐渐增大成为直径0.5～1.0mm的球形小颗粒，筛去过大或过小以及异形的丸模，即得。

（2）湿粉制粒起模　其操作是将药粉用水润湿、混匀，制成软材，过二号筛，将此颗粒再放入泛丸锅内，经旋转、碰撞、摩擦成丸粒，取出过筛分等，即得丸模。

起模是泛丸成型的基础，是制备水丸的关键。模子形状直接影响成品的圆整度，模子的大小和数目也影响筛选的次数和丸粒的规格以及药物含量的均匀度。起模应选用方中黏性适中的药物细粉。药粉黏性过大，加入液体时，易分布不均，造成成团现象，如半夏、天麻、阿胶、熟地黄等。无黏性的药粉则不宜用于起模，如磁石、朱砂、雄黄等。因处方中各药物的性质不同，吸水性不一致，对于质地轻松的药粉，起模用药量宜少；对于质地黏韧的药粉，起模用粉量宜多。需成品丸粒大，用粉量少；反之，则用粉量多。以往起模的用粉量多凭经验，现根据从生产中总结出的经验，起模用粉量可按以下公式计算得出：

$$C:0.625=D:X$$

$$X=\frac{0.625\times D}{C}$$

式中，C为成品水丸100粒干重（g），D为药粉总量（kg），X为一般起模用粉量（kg），0.625为标准模子100粒重量（g）。

例：现有500kg气管炎丸原料粉，要求制成3000粒重0.5g的水丸，求起模的用粉量。

解：先求100粒水丸的重量C。

$$3000:100=500:C$$

$$C=16.67\text{（g）}$$

再求起模用粉量X。

$$16.67:0.625=500:X$$

$$X=18.74\text{（kg）}$$

说明：由上述公式可知，C为100粒成品丸药的干重，0.625g为标准模子100粒的湿重，内含30%～35%的水分，药粉总量D和起模用粉量X皆是干重，故计算出来的量比实际用粉量多30%～35%，因为在实际操作中会有一定量的损耗。

（三）成型

成型系指将已经筛选均匀的丸模，逐渐加大至成品规格的操作。

手工操作过程中，每次加水加粉量应逐渐增加。在加大过程中要注意质量，保持丸粒的硬度和圆整度。加水加粉，应分布均匀，且用量适中。增加团、撞、揉、翻的频率，可提高丸粒的均匀度。及时筛选不均匀的丸粒。若丸粒数目不够时，可将小丸加大，以补足数目。在起模和加大过程中产生的歪粒，粉粒，过大、过小的丸粒或多余的模子，应随时用水调成糊状（俗称浆头）泛在丸粒上。若处方中有挥发性或刺激性的药物，宜将此类药物泛于丸粒中层，避免挥发或掩味。

机械泛丸时，丸粒加大过程中需注意：①加水加粉要均匀，用量适中，并不断搓碎粉块、叠丸、翻拌，使丸粒均匀增大。由于机器的转动使颗粒分布不均，大粒集于锅口，小粒集于锅底，因此加药粉应加在锅底附近，使小丸充分黏附药粉，缩小粒度差；②对黏度过大的品种，要注意丸粒的圆整度，防止打滑、结饼；③泛丸时间应适宜，过短丸粒松散，在贮存过程中易破碎、吸潮、发霉，过长则丸粒过于紧实，体内难于溶散；④含忌铜的药物如朱砂、硫黄，以及含酸性成分等的丸剂，不能用钢制包衣锅起模与泛丸，以免因化学反应使丸粒变色或引入有害物质，此类品种可用不锈钢制的包衣锅制作。

（四）盖面

盖面系指将已接近成品规格、筛选均匀的丸粒，用药材余粉或特制的盖面用粉等继续在泛丸锅内滚动，使达到规定的成品粒径标准的操作。此乃泛丸成型的最后一个环节。盖面使丸粒表面致密、光洁、色泽一致。根据材料不同，分为干粉盖面、清水盖面、浆头盖面、清浆盖面四种方式。

将已经增大、筛选均匀的丸粒用余粉或特制的盖面用粉等加大到粉料用尽的过程，是泛丸成型的最后一个环节。其作用是使整批投产成型的丸粒大小均匀，色泽一致，并提高其圆整度和光洁度。常用的盖面方法如下。

1. 干粉盖面

本法指先从药粉中用 100 目筛筛取极细粉供盖面用，或根据处方规定，选用方中特定的药物细粉盖面。在盖面前，丸粒应充分湿润，丸面光滑，再均匀地将盖面用粉撒于丸面，快速转动至粉全部黏附于丸面，当丸面呈湿时，即可取出。干粉盖面的丸面色泽较其他盖面浅，接近于干粉本色。

2. 清水盖面

操作方法与干粉盖面相同，但最后不需留有干粉，而以冷开水充分润湿打光，并迅速取出，立即干燥，否则易出现干燥后的成丸色泽不一。成品色泽仅次于干粉盖面的丸粒。

3. 浆头盖面

操作方法与清水盖面相同，可用废丸溶成糊浆稀释使用。但仅适用于色泽要求不高的品种。

4. 清浆盖面

本法适用于对成丸色泽有一定要求，但干粉盖面和清水盖面都难达目的时可采用此法。“清浆”是用药粉或废丸粒加水制成的药液。本法与清水盖面相同，往盖面用水中加入适量干粉，调成粉浆进行盖面，待丸面充分润湿后迅速取出。

（五）干燥

泛制丸含水量大，易发霉，应及时干燥。《中国药典》2020年版规定水丸的含水量不得超过9%。干燥温度一般应在80℃以下，干燥含挥发性药材的水丸，温度应控制在50～60℃。可采用热风循环干燥、微波灭菌干燥、沸腾干燥、螺旋震动干燥等设备。采用沸腾干燥，床内温度控制在75～80℃，干燥速度快，水分可达2.5%以下。采用微波干燥，丸内外干湿度均匀，产生膨化作用利于溶散，且有低温灭菌的效果。

（六）选丸

为保证丸粒圆整、大小均匀、剂量准确，丸粒干燥后，可采用手摇筛、振动筛、滚筒筛、检丸器及连续成丸机组等筛选分离出不合格丸粒。

1. 滚筒筛

筛子为薄铁皮卷成的圆筒，筒上布满筛孔，分三段，筛孔由小到大，目的是使丸粒在随筛筒滚动时按不同大小分档，如图15-2所示。

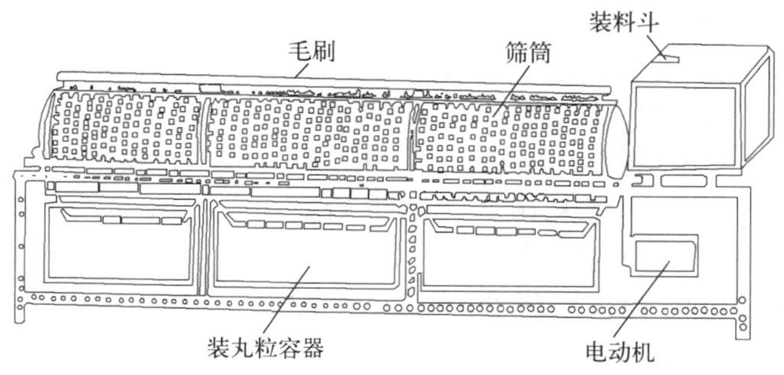

图15-2　滚筒筛基本结构示意图

2. 检丸器

分上下两层，每层装3块斜置玻璃板，且相隔一定距离。如图15-3所示。利用丸粒圆整度不同、滚动速度不同筛选，丸粒越圆，滚动越快，能越过全部间隙到达好粒容器，而畸形丸粒与之相反，不能越过间隙而漏于坏粒容器。该检丸器仅适用于体积小、质硬的丸剂。

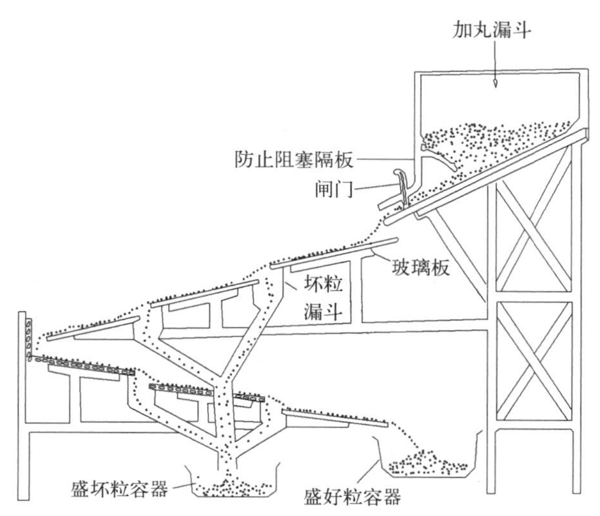

图15-3　检丸器基本结构示意图

3. 立式检丸器

本设备由薄的金属铁板制成，丸粒沿一螺旋形的斜面滚下，利用滚动时产生的离心力不同，将合格与畸形的丸粒分开。从螺旋板的外侧收集合格的丸粒，从螺旋板的内侧收集畸形的丸粒。

五、水丸举例

实例［杜仲补天素丸］

（1）处方　杜仲（盐水炒）31.25g，菟丝子（制）31.25g，肉苁蓉 31.25g，远志（制）31.25g，当归（酒制）31.25g，莲子 31.25g，泽泻 31.25g，牡丹皮 31.25g，白芍 31.25g，淫羊藿 28.125g，黄芪 62.5g，熟地黄 62.5g，山药 62.5g，茯苓 62.5g，白术 62.5g，陈皮 15.625g，砂仁 15.625g，女贞子 14.06g，金樱子 14.06g，山茱萸 3.125g，巴戟天 3.125g，柏子仁 3.125g，党参 62.5g，枸杞子 62.5g，甘草 31.25g。

（2）制法　以上二十五味，杜仲、当归、莲子、泽泻、牡丹皮、白芍、茯苓、山药、砂仁、山茱萸、巴戟天及部分甘草粉研成细粉，剩余甘草与菟丝子等十三味加水煎煮 2 次，每次 2 小时，合并煎液，浓缩至相对密度约 1.20，用药汁泛丸，制成 2500 粒，即得。

（3）性状　本品为黑褐色的水丸；气微，味酸、甜。

（4）功能与主治　温肾养心，壮腰安神。用于腰脊酸软，夜多小便，神经衰弱等症。

（5）用法与用量　口服。每次 10 粒，每日 3 次。

（6）注意　感冒伤风应暂时停服。

（7）规格　每瓶装 100 粒，净重 22g。

（8）贮藏　密闭，防潮。

（9）注解　本方收载于《中华人民共和国卫生部药品标准》中药成方制剂第十二册，杜仲是贵州的道地药材，具有补肝肾、强筋骨、安胎的功效，盐水炒制加强其补肝肾的作用。杜仲与菟丝子、肉苁蓉等联合使用，使本方补肝肾、强筋骨的作用进一步加强。本制备方法采用药汁与药粉混合制丸，此药汁既能润湿，又能较好的保存了药物的药性，提高了药物的浓度。

第三节　蜜　　丸

一、蜜丸的特点与规格

蜜丸（honeyed pills）系指饮片细粉以蜂蜜为黏合剂制成的丸剂。蜜丸剂的主要赋形剂是蜂蜜，其主要成分是葡萄糖和果糖，另含有少量蔗糖、有机酸、挥发油、维生素、酶类、无机盐等营养成分。蜂蜜具有补中、润燥、止痛的作用，与其他药物配伍还能起到解毒、缓和药性、矫味等作用。因此，蜜丸临床上多用镇咳祛痰药、补中益气药制备。蜂蜜具有较强的黏合能力，蜜丸不易硬化，可塑性强，丸粒光洁、滋润。蜜丸在胃肠道中溶散缓慢，作用持久。

蜜丸按丸重分为 2 种规格。每丸重量在 0.5g 以上（含 0.5g）的称大蜜丸，每丸重量在

0.5g 以下的称小蜜丸。

二、蜂蜜的选择与炼制

（一）蜂蜜的选择

蜂蜜来源不同，质量也不同。选择适宜的蜂蜜是为了保证蜜丸的质量，使制成的蜜丸柔软、光滑、滋润，且贮存期内不变质，因此选蜜是关键。纵观常见的蜂蜜，以白荆条花、刺槐花、荔枝花、椴树花粉酿的蜜为优质蜜，梨花、芝麻花粉酿的蜜也较好，但产量不多；苜蓿花、枣花、油菜花等花粉酿的蜜则次之；乌桕花蜜及杂花蜜被列为三等蜜，更次之；荞麦花蜜质量最次，列为等外品。蜂蜜的质量与地域也有关系，一般北方产的蜂蜜含水较少，南方产的则含水较多。

《中国药典》2020 年版里关于药用蜂蜜的质量作了以下规定：①性状为半透明、带光泽、浓稠的液体，白色至淡黄色或橘黄色至黄褐色，放久或遇冷渐有白色颗粒状结晶析出。气芳香，味极甜；② 25℃时相对密度在 1.349 以上；③水分不得超过 24.0%；④还原糖不少于 64.0%；⑤碘试液检查，应无淀粉、糊精；⑥酸度、5- 羟甲基糠醛检查应符合要求；⑦有香气，味道甜而不酸、不涩，清洁而无杂质。

蜂蜜的药用和食用价值使蜂蜜的需求量与日俱增，但影响蜂蜜质量的因素众多，因此，蜂蜜的质量极不稳定。为确保蜜丸剂质量的稳定性，现已有用果糖、葡萄糖浆代替蜂蜜生产蜜丸、糖浆剂、煎膏剂的研究报道。果糖、葡萄糖浆又称人造蜂蜜，由蔗糖水解或淀粉酶解而成，其外观和主要理化指标同蜂蜜基本相似，且质量可控，工业化生产有替代天然蜂蜜的趋势。

（二）蜂蜜的炼制

生产质量较好的蜜丸，除选择蜂蜜外，炼蜜也是关键环节。炼蜜是将蜂蜜加水稀释溶化，滤过，加热熬炼至一定程度的过程。蜂蜜含有 25% 左右的水分及杂质，如蜡质、淀粉类物质等，蜡质会浮于药丸表面，形成极薄的蜡质层，久贮会使蜜丸出现裂纹。含淀粉类物质较多时，制得的成品干硬。因此，需通过炼蜜去除蜂蜜中的杂质，降低水分含量，破坏酶，杀死微生物，适当减少水分，增加黏度。蜂蜜根据炼制程度，分为嫩蜜、中蜜、老蜜三种规格。规格不同，黏性不同，适用药材不同。

1. 嫩蜜

将蜂蜜加热至 105～115℃，含水量为 17%～20%，相对密度为 1.35 左右，稍有黏性，色泽无明显变化。此过程需用筛网（3～4 号）过滤，且不断去沫。嫩蜜适合含较多油脂、黏液质、胶质、糖、淀粉、动物组织等黏性较强的药材制丸。

2. 中蜜

中蜜由嫩蜜继续加热，温度达 116～118℃，蜜的含水量为 14%～16%，相对密度为 1.37 左右。当锅内出现翻腾的、色泽均匀的淡黄色细气泡，用手捻有黏性，当两手指分开时无白丝出现即可。中蜜适合制备中等黏性的药材制丸，蜜丸主要采用中蜜制丸。

3. 老蜜

将中蜜继续加热，温度达到 119～122℃，蜜的含水量在 10% 以下，相对密度为 1.40 左右。炼制时，蜂蜜出现红棕色有光泽的大气泡，手捻之甚黏，当两手指分开时出现长白丝，将其滴入水中成珠状（滴水成珠），老蜜的黏合力极强，适合黏性差的矿物性和纤维性药材制丸，改善其丸面粗糙、不滋润的情况。

蜂蜜类型的选择与药材性质、药粉含水量、温度等密切相关。一般冬季多用稍嫩蜜，夏季多用稍老蜜。传统炼蜜方法耗时耗力，真空炼蜜法可缩短炼蜜时间，改善炼蜜卫生环境，省时省力，且制得的蜂蜜澄明清亮，色泽橙红，气味芳香，含水量适中，适用于大部分蜜丸的制备。

三、蜜丸的制备

蜜丸的制备工艺流程如下图（15–4）所示。

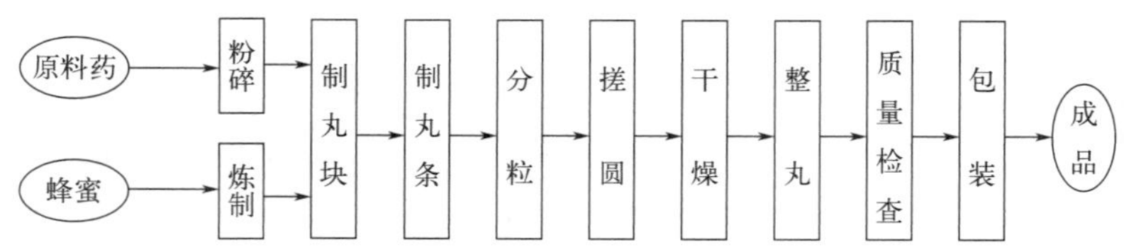

图15–4　蜜丸的制备工艺流程

（一）物料的准备

根据处方将药材进行挑选、清洁、炮制、称量、干燥、粉碎、过筛、混匀。如方中含有毒或贵重药材，宜单独粉碎后，再用等量递增法与其他药物细粉混合均匀。并根据中药材性质将蜂蜜炼制成适宜规格。所用制丸工具应清洁干净。为了防止药物与工具粘连，在制丸过程中还需加入适量的润滑剂，一般蜜丸所用的润滑剂是蜂蜡与麻油的融合物（油蜡配比通常为 7∶3），用量可随季节、温度等变化进行适当调整，滑石粉或石松子粉也可作为润滑剂。

（二）制丸块

制丸块又称和药、合坨。这是塑制法的关键工序。向已混合均匀的药材细粉中加入适量的炼蜜，用带有 S 形桨的捏合机（单桨或双桨）充分混匀，制成软硬适宜、具有一定可塑性的丸块。质量优良的丸块应能随意塑形而不开裂，手搓捏而不黏手，不黏附器壁。捏合机如图（15–5）所示。

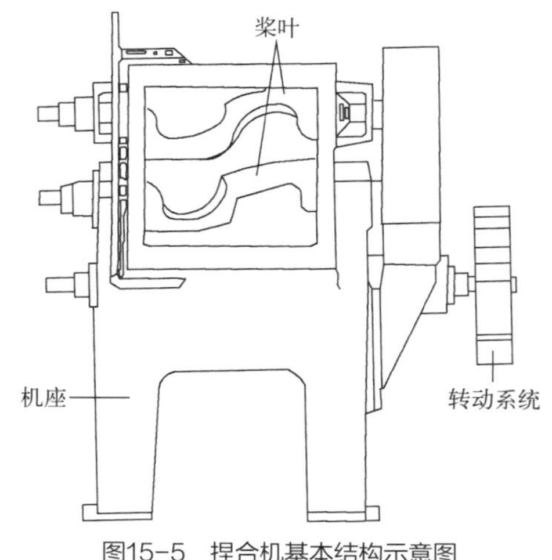

图15–5　捏合机基本结构示意图

影响丸块质量的因素主要有以下几方面。

1. 炼蜜程度

炼蜜的选择至关重要，蜜过嫩，黏性不强，与粉末黏合不好，丸粒搓不圆整；蜜过老，黏合过强，色泽较深，丸块发硬，难以搓丸。

2. 和药蜜温

一般处方用热蜜和药，即炼蜜应趁热加入药粉中，粉、蜜容易混合均匀。对于处方中含有大量树脂、胶质、糖、油脂类等具黏性的药材，因和药蜜温过高，此类物质易熔化，黏性增强，使丸块易粘连变软，不易成型，冷却后又变硬，不利制丸，服用后丸粒不易溶散，故此类药物的和药蜜温宜控制在 60～80℃。若处方中含有冰片、麝香等挥发性药物，也应采用温蜜。若处方中含有大量的叶、茎、全草或矿物性药材，粉末黏性很小，则须用老蜜，趁热加入。

3. 用蜜量

药粉与炼蜜的比例也是影响丸块质量的重要因素。常用比例为 1∶（1～1.5），具体比例需根据药材的性质、所含化学成分、季节、质地、和药方式等决定。

（三）制丸条、分粒与搓圆

蜜丸大生产中多采用机器制丸，随着自动化程度提高，制药机械亦不断地改革进步。

1. 滚筒制丸机

其主要由加料斗、有槽滚筒、牙齿板、滚筒及搓板等组成。将制好的丸块加入加料斗中，由于带有刮板的轴呈相对方向旋转，将丸块带下，填入有槽滚筒内，继由牙齿板将槽内的丸块剔出，使之附于牙齿板的牙齿上，当牙齿板转下与圆形滚筒接触时，将牙齿上的丸块刮下，使落于圆形滚筒上，将搓板水平反复抖动，使丸块搓成圆形丸粒落下。该机可直接将丸块制成丸粒。

2. 光电自控制丸机

生产上常用 HZY-14C 型制丸机（图 15-6）、PW-1 型蜜丸机，采用光电信号系统控制出条、切丸等工序。由光电信号限位控制，各部动作协调。其操作过程是将已混合、搅拌均匀的蜜丸药坨，间断投入机器的进料口中，在螺旋推进器的连续推进下，挤出药条，通过跟随切药刀的滚轮，经过渡传送带到达翻转传送带，当药条碰到第一个光电讯号，切刀立即切断药条。被切断药条继续向前碰上第二个光电信号时，翻转传送带翻转，将药条送入碾辊滚压，输出成品。

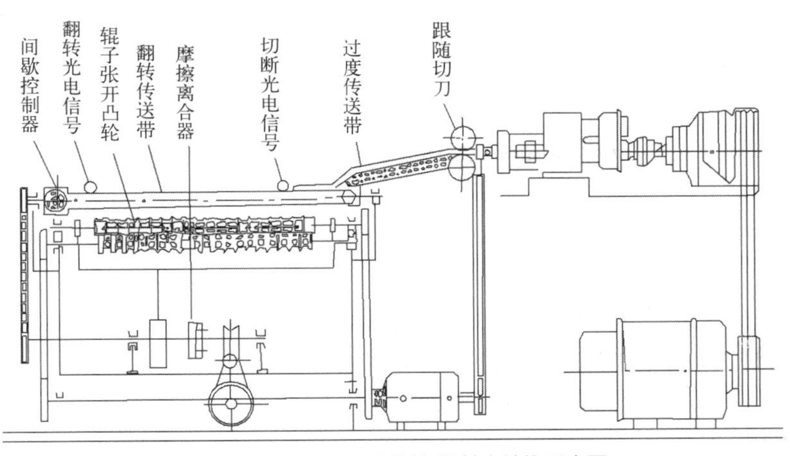

图15-6 HZY-14C型制丸机基本结构示意图

另有中药自动制丸机，可制备蜜丸、水蜜丸、浓缩丸、水丸，实现一机多用。

（四）干燥

蜜丸成丸后应立即分装，以维持丸药的滋润状态。为防止蜜丸霉变，成丸也常进行干燥，采用微波干燥、远红外辐射干燥，可达到干燥和灭菌的双重效果。

四、塑制法制蜜丸常见问题与解决措施

（一）表面粗糙

表面粗糙的主要原因有以下几方面：

1. 药粉过粗。
2. 蜜量过少且混合不均匀。
3. 润滑剂用量不足。
4. 药料含纤维多。
5. 矿物类或贝壳类药量过大。

针对以上问题，可将药物进一步粉碎，提高粉碎度；加大用蜜量或用较老的炼蜜；在制丸机传送带与切刀部位充分涂抹润滑剂；将富含纤维类药材或矿物类药材提取浓缩成稠膏兑入炼蜜中等方法解决。

（二）空心

蜜丸空心即将蜜丸掰开时，在中心有小空隙，常有饴糖状物质析出。其原因主要是丸块揉搓不够。在生产中应注意控制好和药及制丸操作。若药材油性过大，蜂蜜黏合不好，可用嫩蜜和药。

（三）丸粒过硬

蜜丸在存放过程中变得坚硬的原因主要有以下几方面：

1. 炼蜜过老。
2. 和药蜜温过低。
3. 用蜜量不足。
4. 含胶类药材比例大，和药时蜜温过高使其烊化后又凝固。
5. 蜂蜜质量差或不合格。

针对以上原因，可通过控制好炼蜜程度、和药蜜温、调整用蜜量、使用合格蜂蜜等措施解决。

（四）皱皮

蜜丸皱皮系指蜜丸贮存一定时间后，其表面呈现皱褶现象。主要原因：

1. 炼蜜较嫩，含水量过多，水分蒸发后导致蜜丸萎缩。
2. 包装不严，蜜丸在湿热季节吸湿而干燥季节失水。
3. 润滑剂使用不当。

以上问题可通过将蜜炼至适宜程度，控制适当的含水量，加强包装使之严密来解决。

（五）返砂

返砂系指蜜丸在一定时间后，有糖等结晶析出的现象。主要原因：

1. 蜂蜜质量欠佳，含果糖少。

2. 合坨不均匀。

3. 蜂蜜炼制不到程度。

解决返砂可通过改善蜂蜜质量，合坨充分，控制炼蜜程度来解决。

（六）微生物限度超标

微生物限度超标指蜜丸在存放过程中发生发霉、虫蛀、生螨等，或其他卫生学指标不合格的情况。主要原因：

1. 药料处理不干净，残留微生物或虫卵等。

2. 药料在粉碎、过筛、合坨、制丸及包装等操作中污染。

3. 包装不严密，在贮存中污染。

以上问题可通过对药材进行充分清洗，采用更合适的灭菌方法，控制含水量以及加入一定量的防腐剂来解决。

五、水蜜丸的制法

水蜜丸系指将炼蜜用沸水稀释后作黏合剂，与饮片细粉混合制成的丸剂。水蜜丸具有丸粒小，光滑圆整，易于吞服的特点。同蜜丸相比，蜂蜜用量少，成本降低并利于贮存。水蜜丸可采用塑制法和泛制法制备。

采用塑制法制备时，黏性中等的药材，每100g细粉用炼蜜40g左右。如含糖、淀粉、黏液质、胶质类较多的药材，炼蜜用量减少，每100g药粉用炼蜜10～15g；如含纤维和矿物质较多的药材，炼蜜用量增大，每100g药粉用炼蜜50g左右。炼蜜与水的比例为1∶（2.5～3.0）。将炼蜜加水，搅匀，煮沸，滤过，即可。

采用泛制法制备时，应注意起模时须用水，以免黏结。加大成型时为使水蜜丸的丸粒光滑圆整。蜜水加入的方式应按低浓度、高浓度、低浓度的顺序依次加入。低浓度的蜜水是为了使丸粒加大，待逐步成型时，用浓度稍高的蜜水，已成型后，再改用浓度低的蜜水撞光。避免因蜜水浓度过高，丸粒黏结。成丸后应及时干燥，防止霉变。

六、蜜丸举例

实例1 ［百花定喘丸］

（1）处方　款冬花44g，陈皮88g，麦冬88g，天花粉88g，北沙参44g，石膏44g，五味子44g，桔梗88g，牡丹皮88g，薄荷88g，天冬88g，苦杏仁88g，前胡88g，黄芩88g，百合88g，麻黄88g，紫菀88g。

（2）制法　以上十七味，粉碎成细粉，过筛，混匀。每100g粉末加炼蜜120～130g制成大蜜丸，即得。

（3）性状　本品为棕褐色至黑褐色的大蜜丸；味甜、微苦。

（4）功能与主治　清热化痰，止嗽定喘。用于痰热咳喘，呼吸困难，胸闷不畅，咽干口渴。

（5）用法与用量　口服。每次1丸，每日2次。

（6）规格　每丸重9g。

（7）贮藏　密闭，防潮。

（8）注解　①配料：按处方将药物称量配齐。苦杏仁、天冬、麦冬、五味子单放。②粉碎与混合：将款冬花等其他十三味药材粉碎成粗粉，取部分粗粉与天冬、麦冬、五味子轧碎或捣烂，晒干或低温干燥，将其余粗粉粉碎成细粉，再将杏仁轧碎，陆续掺入细粉轧细，和匀过 80～100 目筛。③制丸：以每药粉十两（500g），约用炼蜜（110℃）十两的比例取炼蜜，与药粉搅拌均匀（和药蜜温 100℃），成滋润团块，分坨，搓条，制丸。

实例 2 ［石斛夜光丸］

（1）处方　石斛 30g，人参 120g，山药 45g，茯苓 120g，甘草 30g，肉苁蓉 30g，枸杞子 45g，菟丝子 45g，生地黄 60g，熟地黄 60g，五味子 30g，天冬 120g，麦冬 60g，苦杏仁 45g，防风 30g，川芎 30g，枳壳（炒）30g，黄连 30g，牛膝 45g，菊花 45g，蒺藜（盐炒）30g，青葙子 30g，决明子 45g，水牛角浓缩粉 60g，羚羊角 30g。

（2）制法　以上二十五味，除水牛角浓缩粉外，羚羊角锉研成细粉；其余石斛等二十三味粉碎成细粉；将水牛角浓缩粉研细，与上述粉末配研，过筛，混匀。每 100g 粉末用炼蜜 35～50g 加适量的水泛丸，干燥，制成水蜜丸；或加炼蜜 100～120g 制成小蜜丸或大蜜丸，即得。

（3）性状　本品为棕色的水蜜丸、棕黑色的小蜜丸或大蜜丸；味甜而苦。

（4）功能与主治　滋阴补肾，清肝明目。用于肝肾两亏，阴虚火旺，内障目暗，视物昏花。

（5）用法与用量　口服。水蜜丸每次 6g，小蜜丸每次 9g，大蜜丸每次 1 丸，每日 2 次。

（6）规格　大蜜丸每丸重 9g。

（7）贮藏　密封。

（8）注解　①配料：按处方将药物称量配齐。枸杞子、天冬、麦冬、牛膝、地黄、熟地黄、五味子、杏仁、羚羊角、犀角单放。②粉碎：先将羚羊角、犀角分别锉研为细粉，将石斛等十五味药材共轧粗末，再与枸杞子等八味药材同捣烂，晒干或低温干燥，再共轧为细粉，和匀过 80～100 目筛。③混合：取羚羊角、犀角细粉置容器内，与石斛等细粉陆续配研均匀。④制丸：以每药粉十两（500g），约用炼蜜（112℃）十二两（600g）的比例取炼蜜，与药粉搅拌均匀（和药蜜温 100℃），成滋润团块，分坨，搓条，制丸。

第四节　浓 缩 丸

一、浓缩丸的特点

浓缩丸（concentrated pills）系药材或部分药材提取的清膏或浸膏，与处方中其余药材细粉或适宜的赋形剂制成的丸剂。根据所用黏合剂的不同，分为浓缩水丸、浓缩蜜丸和浓缩水蜜丸。目前生产的浓缩丸主要是浓缩水丸。

浓缩丸又称药膏丸、浸膏丸。早在晋代葛洪所著的《肘后方》中就有记载。浓缩丸是将全部药物或部分药物经过提取浓缩后制得，体积减小，便于服用与携带，同时利于贮藏，不易霉变。但是，浓缩丸的药材在提取、浓缩和干燥等工序中受热时间长，对热不稳定的药物不宜制备成浓缩丸，由于受热时间长，药用成分可能会受到影响，药效降低。

二、药材处理的原则

根据处方的功效和药物的性质，确定各药材的处理方法。质地坚硬、黏性大、体积大、富含纤维的药材，宜采用取提制膏。贵重药材、体积小、淀粉多的药材，宜粉碎成细粉。通过实验研究确定提取药材与制粉药材的比例，结合出膏率、出粉率、制丸工艺等情况，控制服用剂量在一个合理可行的范围。

三、浓缩丸的制法

浓缩丸的制备方法有泛制法、塑制法和压制法。目前比较常用的是塑制法。塑制法制备浓缩丸的工艺流程如图 15-7 所示。

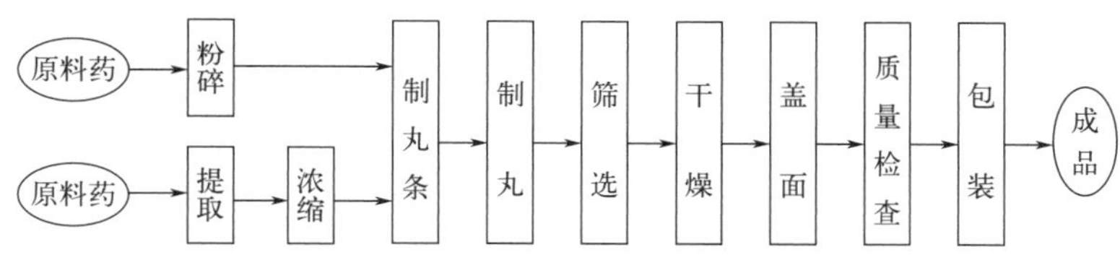

图15-7 塑制法制备浓缩丸的工艺流程图

1. 泛制法

取处方中部分药材提取浓缩成膏，作黏合剂，其余药材粉碎成细粉用于泛丸。或用稠膏与细粉混合，干燥后粉碎成细粉，用水或不同浓度的乙醇为润湿剂泛制成丸。具体操作同水丸。处方中膏少粉多时，宜用本法。

2. 塑制法

取处方中部分药材提取浓缩成膏做黏合剂，其余药材粉碎成细粉，混合均匀，制丸块，再经制丸条，分粒，搓圆，选丸，干燥，再用适宜浓度的乙醇溶液、药材细粉或辅料盖面打光，即得。处方中膏多粉少时，宜用本法。在制备过程中，药材的提取、粉碎比例，一般以稠膏与药粉混合可制成适宜丸块为宜，必要时可加适量的细粉或炼蜜进行调节。喷洒乙醇的目的是防止丸粒粘连。成丸后应及时干燥，一般干燥温度控制在 80℃以下，含挥发性成分或淀粉较多的丸剂应在 60℃以下或采用其他干燥方法。药丸崩解过于迟缓时，可加适量崩解剂以改善。

3. 压制法

将药材饮片提取、粉碎，流化床干燥制粒，整粒，总混，用圆形深凹异型冲模和冲头压制成丸，包薄膜衣，即得。压制法按照片剂制造工艺制丸，此法具有生产效率高，成本低，劳动强度小，粉尘污染小，质量可控，成品硬度高，溶散快，丸重差异小等优点。

四、浓缩丸举例

实例［妇科再造丸］

（1）处方 当归（酒炙）65.14g，白芍 43.43g，熟地黄 21.71g，香附（醋炙）65.14g，阿胶 10.86g，茯苓 65.14g，龟甲（醋炙）32.57g，党参 21.71g，黄芪 21.71g，女贞子（酒

蒸）43.43g，白术 16.28g，山药 32.57g，杜仲（盐炙）21.71g，山茱萸 21.71g，续断 21.71g，肉苁蓉 10.86g，覆盆子 16.28g，鹿角霜 5.43g，川芎 43.43g，丹参 21.71g，牛膝 16.28g，三七（油酥）5.43g，益母草 21.71g，延胡索 16.28g，艾叶（醋炙）43.43g，小茴香 21.71g，藁本 21.71g，地榆（酒炙）32.57g，海螵蛸 32.57g，益智 10.86g，荷叶（醋炙）16.28g，泽泻 21.71g，秦艽 21.71g，地骨皮 21.71g，白薇 43.43g，椿皮 32.57g，黄芩（酒炙）32.57g，琥珀 5.43g，酸枣仁 10.86g，远志（制）16.28g，陈皮 32.57g，甘草 21.71g，制成 1000g。

（2）制法　以上四十二味，黄芪、杜仲、熟地黄、续断、秦艽、肉苁蓉、牛膝、地骨皮加水煎煮 2 次，每次 2 小时，合并煎液，滤过，滤液浓缩；另取阿胶加适量水烊化，与上述浓缩液合并，浓缩至相对密度为 1.10（80℃）的清膏。其余当归等三十三味粉碎成细粉，过筛，混匀；用上述清膏泛丸，制成浓缩丸，60～80℃干燥，包糖衣，打光，即得。

（3）性状　本品为糖衣浓缩丸，除去糖衣显棕黄色至棕褐色；味微苦、略麻。

（4）功能与主治　养血调经，补益肝肾，暖宫止痛。用于月经先后不定期，带经日久，淋漓出血，痛经，带下等症。

（5）用法用量　口服。每次 10 丸，每日 2 次，1 个月经周期为 1 个疗程，经前 1 周开始服用；或遵医嘱。

（6）注意事项　感冒伤风应暂时停服。

（7）规格　每 10 丸重 2.6g。

（8）贮藏　密封。

（9）注解　①本方收载于国家药品监督管理局 2002 年颁布的《国家中成药标准汇编外科妇科分册》。②黏合剂的制备：取甘油于容器中，加入可药用的羧甲基纤维素盐，搅匀，密封，加热至羧甲基纤维素盐完全溶胀，制得黏合剂，备用。③丸剂的制备：在膏粉混合物中加入占制成药物总量 20%～50% 比例的黏合剂，混合均匀，制丸，即得。

第五节　糊丸与蜡丸

一、糊丸与蜡丸的含义及特点

（一）糊丸

1. 含义

糊丸（flour and water paste pill）系指药材细粉以米糊或面糊等为黏合剂制成的丸剂。

2. 特点

糊丸以米糊、面糊为黏合剂，干燥后较坚硬，古有论述“稠面糊为丸，取其迟化”。现代研究表明，糊丸在胃内溶散迟缓，释药缓慢，有延长药效的作用，与论述相吻合。糊丸能减少药物对胃肠道的刺激，适用于有毒或刺激性较强的药物制丸。但若黏合剂稠度太大，易出现丸剂溶散时间超限和霉败现象。

（二）蜡丸

1. 含义

蜡丸（wax pill）系药材细粉以蜂蜡为黏合剂制成的丸剂。

2. 特点

蜂蜡主要含脂肪酸、游离脂肪醇等成分，极性小，不溶于水。古云："蜡丸取其难化而旋旋取效或毒药不伤脾胃。"现代研究表明，蜡丸在体内外均不溶散，药物通过微孔或蜂蜡逐步溶蚀等方式缓慢持久地释放，药效时间极长，能有效防止药物中毒和刺激胃肠道。蜂蜡是现代骨架型缓释制剂中的缓控释材料之一。目前，蜡丸品种不多，主要原因是无法掌控其释药速度。

二、糊丸与蜡丸的制法

（一）糊丸的制备

糊丸可用泛制法与塑制法制备。泛制法制备的糊丸溶散较快，更常用。

糯米粉、黍米粉、面粉和神曲粉皆可用来制糊。其中，糯米粉的黏合力最强，面粉的黏合力适中，使用最广。

1. 制糊方法

（1）冲糊法　将糊粉加少量温水调匀成浆，冲入沸水，不断搅拌成半透明糊状。此法应用最多，方便快捷。

（2）煮糊法　将糊粉加适量水混合均匀制成块状，置沸水中煮熟，呈半透明状。

（3）蒸糊法　将糊粉加适量水混合均匀制成块状，置蒸笼中蒸熟后使用。

2. 糊丸的制法

（1）泛制法　制备过程中需注意：①因为面糊、米糊黏性大，起模时必须以水起模，在加大成型过程中，再逐步将稀糊泛入；②糊均匀分布，去除糊中的块状物以防泛丸时粘连；③需控制糊粉的用量，糊粉量及稀稠度直接影响糊丸的质量。一般糊粉量只需药粉总量的 5%～10%，用量过少、糊稀，达不到缓释的目的，反之，丸粒过于坚实，难以溶散。多余糊粉，可炒熟或生粉直接掺入药粉中泛丸。

（2）塑制法　塑制法与小蜜丸的制法相似，以糊代替炼蜜。将制好的糊，稍凉倾入药材细粉中，充分搅拌，揉搓成丸块，再制丸条，分粒，搓圆，干燥，即成。须注意以下几点：①保持丸块的润湿，糊丸的丸块极易变硬，致丸粒表面粗糙，甚至出现裂缝。因此，应尽量缩短制丸时间，手工制丸时常以湿布覆盖丸块，或适量补水以维持润湿；②塑制法制丸，糊粉的用量一般为药粉总量的 30%～35%，可以根据处方中糊粉量选择制糊法，多余的糊粉可炒熟后掺入药粉中制丸；③控制糊丸干燥温度，一般在 60℃以下，切忌高温烘烤导致丸粒外干内湿软，或出现裂隙、崩碎现象。

（二）糊丸举例

实例 ［小金丸］

（1）处方　人工麝香 30g，木鳖子（去壳去油）150g，制草乌 150g，枫香脂 150g，地龙 150g，乳香（制）75g，没药（制）75g，五灵脂（醋炒）150g，酒当归 75g，香墨 12g。

（2）制法　以上十味，除人工麝香外，其余木鳖子等九味粉碎成细粉；将人工麝香研细，与上述粉末配研，过筛，每 100g 粉末加淀粉 25g，混匀；另用淀粉 5g 制稀糊，泛丸，低温干燥，即得。

（3）功能与主治　散结消肿，化瘀止痛。用于阴病初起，皮色不变，肿硬作痛，多发性脓肿，瘿瘤，瘰疬，乳岩，乳癖。

（4）用法与用量　打碎后口服。每次 1.2～3g，每日 2 次；小儿酌减。

（5）注意　孕妇禁用。

（6）规格　每 100 丸重 3g，每 100 丸重 6g，每 10 丸重 6g。

（7）贮藏　密封。

（8）注解　本方中药味组成复杂，性质差异大，乳香、没药、枫香有较强脂黏性，木鳖子、当归含大量油性成分，易致粉体发黏结块、泛油成团，五灵脂、地龙、制草乌、香墨，质地不同，粉碎后粒径、密度差异较大，从而在生产过程中，小金丸粉体易因混合不均，导致色泽不均，气味差异明显等问题，因此混匀是关键。方中草乌有毒，乳香、没药等对胃有刺激性，故选用淀粉制糊丸，使药物缓慢释放。

（三）蜡丸的制备

蜡丸常采用塑制法制备。将精制的蜂蜡，加热熔化，冷却至 60℃左右，待蜡液开始凝固，表面有结膜时，加入药粉，迅速搅拌至混合均匀，趁热制丸条，分粒，搓圆。蜡丸制备前需对蜂蜡进行精制，将蜂蜡加适量水加热熔化，搅拌使杂质下沉，静置，冷后取出上层蜡块，刮去底面杂质，反复几次，即可。制备时应控制好温度，当蜡丸接近凝固时具有一定的可塑性，在此状态下制丸。温度过高、过低，都易使药粉与蜡分层，无法混匀。蜡的熔点为 62～67℃，因此，整个制丸过程须保持在 60℃。一般药粉与蜂蜡比例为 1∶（0.5～1）。若药粉黏性小，用蜡量可适当增加；含结晶水的矿物药（如白矾、硼砂等）多，则用蜡量应适当减少。

（四）蜡丸举例

实例 ［妇科通经丸］

（1）处方　巴豆（制）80g，干漆（炭）160g，醋香附 200g，红花 225g，大黄（醋炙）60g，沉香 163g，木香 225g，醋莪术 163g，醋三棱 163g，郁金 163g，黄芩 163g，艾叶（炭）75g，醋鳖甲 163g，硇砂（醋制）100g，醋山甲 163g。

（2）制法　以上十五味，除巴豆外，其余醋香附等十四味粉碎成细粉，过筛，与巴豆细粉混匀。每 100g 粉末加黄蜡 100g 制丸。每 500g 蜡丸用朱砂粉 7.8g 包衣，打光，即得。

（3）功能与主治　破瘀通经，软坚散结。用于气血瘀滞所致的闭经、痛经、癥瘕。

（4）用法与用量　每早空腹，小米汤或黄酒送服。每次 3g，每日 1 次。

（5）规格　每 10 丸重 1g。

（6）贮藏　密封。

（7）注解　巴豆有大毒，经炮制后虽然毒性有一定的降低，但仍需采用黄蜡制丸，以保证其在体内缓慢释放，避免严重泻下等不良反应。

第六节 滴 丸

一、滴丸的含义与特点

(一) 含义

滴丸(dripping pill)系指药材饮片经提取、纯化后与适宜的基质加热熔融混匀后，滴入不相混溶的冷凝液中制成的球形或类球形制剂。滴制法始于1933年的丹麦药厂，用以制备维生素A、维生素D丸。国内研究始于1958年，1977年滴丸剂型收载于《中国药典》。随后复方丹参滴丸、速效救心丸等滴丸剂相继问世，并广泛应用于临床。

(二) 特点

1. 起效快

滴丸是用熔融法制成的固体分散体，药物在基质中以分子、胶体或微晶形式高度分散，用水溶性基质又可提高药物的溶解性，加快药物的溶出速度和吸收，生物利用度高。

2. 缓释、长效作用

以非水溶性基质制成的滴丸，属骨架型缓释制剂，药物释放缓慢，起长效作用。

3. 洁净、高效

生产车间无粉尘污染，有利于操作人员的健康。设备简单，操作方便，工序少，周期短，生产效率高。

4. 剂量准确，质量稳定

制备工艺易于控制，能更好地把握剂量，增加质量的稳定性。

5. 防止药物挥发

滴丸与空气等外界因素接触面积小，易氧化和具有挥发性的药物分散于基质中，可增加其稳定性。

6. 液体药物固体化

滴丸可使液体药物固体化，如芸香油滴丸、牡荆油滴丸、大蒜油滴丸等，其中芸香油滴丸的含油量达83.5%。

7. 多部位用药

滴丸的丸重可从5mg到600mg。滴丸既可口服，也可在耳、鼻、口腔等局部给药。

8. 载药量较小

滴丸含药量低，服药剂量大。此特点限制了中药滴丸品种的应用。

二、滴丸基质的要求与选用

滴丸中主药以外的附加剂称为基质。滴丸基质应具备以下条件：①不与主药发生任何化学反应，不影响主药的疗效与检测；②熔点较低，无须过高温度即可熔化成液体，遇骤冷能凝固，室温下保持固体状态；③对人体无害。

滴丸的基质可分为水溶性和非水溶性两大类。水溶性基质有聚乙二醇类、聚氧乙烯单硬脂酸酯、硬脂酸钠、甘油明胶、尿素、泊洛沙姆等。非水溶性基质有硬脂酸、单硬脂酸甘油酯、虫蜡、氢化植物油、十八醇（硬脂醇）、十六醇（鲸蜡醇）等。生产时常选用混合基质，可增加药物的溶解量。

三、滴丸冷却剂的要求与选用

冷却剂系指使冷却滴出的液滴冷凝成固体丸剂的液体。冷却剂应符合以下要求：①安全无害，与主药和基质不相混溶，不发生化学反应；②有适宜的相对密度和黏度，使滴液在冷却剂中缓缓下沉或上浮，使其能充分凝固，保证成型完好。

冷却剂分两类：水溶性冷却剂和非水溶性冷却剂。水溶性冷却剂适用于非水溶性基质的滴丸，常用水或不同浓度的乙醇溶液等。非水溶性冷却剂适用于水溶性基质的滴丸，常用液状石蜡、二甲硅油、植物油、汽油或它们的混合物等。

四、滴丸的制法与设备

（一）制备

滴丸的制备工艺流程如下图（15-8）所示。

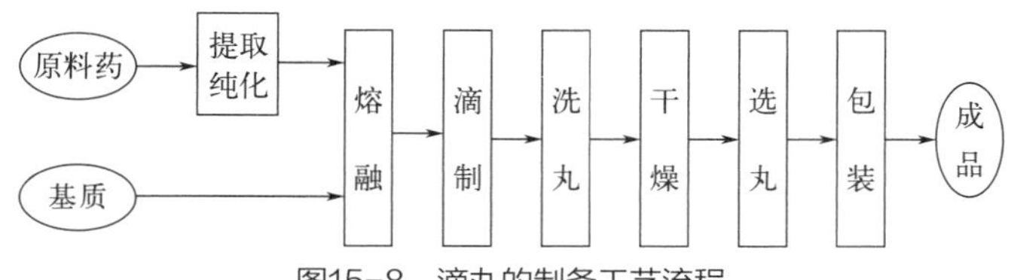

图15-8　滴丸的制备工艺流程

1. 原料的处理

滴丸载药量较小，应根据有效成分的性质，选用适宜的方法将药材进行提取、纯化，制成有效成分或有效部位的提取物。

2. 制备成型

将药物溶解、混悬或乳化在熔融基质中，保持恒定的温度（80～100℃），经过一定大小管径的滴头，匀速滴入冷却剂中，丸粒凝固，缓慢下沉于器底，或浮于冷凝液表面，取出，去除冷却剂，干燥，即成滴丸。

（二）设备

制备滴丸的设备主要由滴瓶、冷却柱、恒温箱三部分组成。实验室用的设备如图 15-9 所示。滴瓶有调节滴出速度的活塞，有保持液面一定高度的溢出口、虹吸管或浮球，它可在不断滴制与补充药液的情况下保持滴速不变。恒温箱包围滴瓶及贮液瓶等，使药液在滴出前保持一定温度不凝固，箱底开孔，药液由滴瓶口（滴头）滴出。冷却柱的高度和外围是否用水、冰冷凝，应根据各品种的具体情况而定。冷却柱的一般高度为 40～140cm，温度维持在 10～15℃，药液的密度如小于冷凝液，选用装置 a，反之选用装置 b。据报道，中药滴丸制备工艺及设备改进后，可采用室温冷却，模具定型，能降低能耗，提高成品收率。目前，已开发出机械设备 MZW 型模具定型自动滴丸机，适用于批量生产。该机主要由带自动恒温夹套的不锈钢滴制罐和能做节拍式周期旋转的不锈钢群模圆盘组成，模盘转速和滴制罐温度能调节控制。小型机的产率约每小时 7200 粒，中型机每小时数万粒。

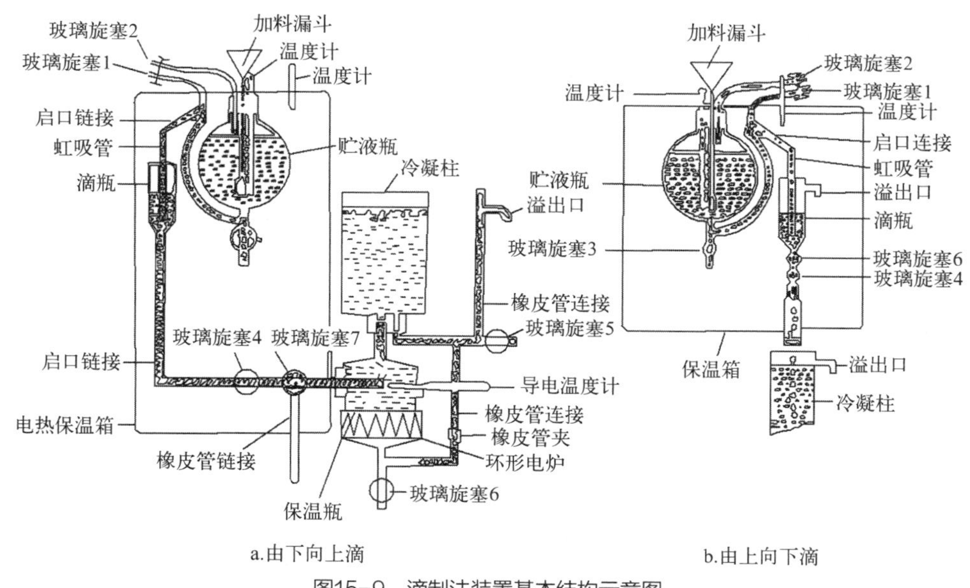

图15-9 滴制法装置基本结构示意图

五、制备滴丸常见问题与解决措施

滴丸成型的影响因素包括基质和药物的性质、比例，药物与基质混合物的熔融温度，固化成型的冷凝温度，滴管内外径，滴距，滴速，冷凝剂的密度、黏度、表面张力等。制备工艺参数需根据滴丸圆整度、硬度、拖尾、丸重差异、沉降情况、耐热性、流动性、成型率、溶散时限等来确定。处方与工艺参数控制不当，常出现以下问题。

（一）丸重差异超限

丸重差异超限主要原因：①基质与药物未完全熔融、混合不均。②滴制压力不均衡。③滴制液温度不恒定。④滴速控制不当。丸重大时滴速快，反之，滴速慢。⑤滴头与冷却液面距离过大，造成液滴溅落、破碎等。以上问题可通过充分搅拌，维持配料罐、滴液罐和滴头的温度恒定，往滴液罐内通入压缩空气，使滴制液所受压力恒定，调节滴距，及时冷却等方法解决。

（二）圆整度差

圆整度差主要原因：①冷凝液未控制好温度梯度。滴出的液滴到冷却剂之间有一定的距离，易带进空气，若冷凝液上部温度过低，液滴提前凝固，未收缩成丸，导致滴丸不圆整，丸内空气未逸出，形成空洞、拖尾。②冷却剂选择不当。液滴与冷凝液的相对密度差较大，或冷凝液的黏度小，使液滴在冷却剂中移动的速度过快，成型较差。以上问题可通过调节制冷系统参数，形成温度梯度，确保液滴有收缩和释放气泡的时间以及更换合适的冷凝液等方法解决。

（三）滴头堵塞

滴头堵塞主要由滴罐和滴头温度过低，滴液凝固所致。此外，也可因药物与基质的密度差过大产生沉淀，或彼此间发生反应生成细小颗粒引起堵塞。解决措施：维持滴液罐和滴头温度恒定，搅拌药液，调整处方等。

（四）药丸破损

药丸破损因集丸离心机转速过高所致。可重新设置转速。

（五）滴丸不够干燥

冷却液残留较多，干燥不充分。解决措施：保证离心机脱冷却剂 85% 以上，提高干燥强度和时间。

六、滴丸举例

实例 1 ［银丹心泰滴丸］

（1）处方　银杏叶 35g，滇丹参 45g，绞股蓝 25g，天然冰片 5g，聚乙二醇 6000 22g，制成 1000 丸。

（2）制法　以上四味药材，银杏叶以 70% 乙醇溶液回流提取 2 次，每次 2 小时，滤过，滤液回收乙醇，浓缩至相对密度为 1.20～1.25（20℃）的清膏喷雾干燥，得干燥粉末；滇丹参加水煎煮 3 次，第一次 3 小时，第二次 2 小时，第三次 1 小时，滤过，合并滤液，浓缩至相对密度为 1.2（40℃），加乙醇使含醇量达 75%，搅拌使沉淀，取上清液回收乙醇，浓缩至相对密度为 1.20～1.25（20℃）的清膏，喷雾干燥得干燥粉末；绞股蓝以 75% 乙醇溶液回流提取 2 次，每次 2 小时，滤过，滤液回收乙醇，浓缩至相对密度为 1.20～1.25（20℃）的清膏喷雾干燥得干燥粉末；将艾片粉碎成细粉，与上述粉末混合，加入已熔融的聚乙二醇 6000 中，搅匀，将药液置于滴丸机贮料缸中，保温（90℃），以 30 转 / 分钟滴入冷却至 5～10℃甲基硅油中，取出滴丸，吸除冷却剂，干燥，即得。

（3）性状　本品为浅棕色或深棕色的圆珠形滴丸或薄膜衣滴丸，气香，味微苦。

（4）功能与主治　活血化瘀，通脉止痛。用于瘀血闭阻引起的胸痹，症见胸闷、胸痛、心悸；冠心病，心绞痛属上述证候者。

（5）用法与用量　口服或舌下含服。每次 10 丸，每日 3 次，疗程 4 周；或遵医嘱。

（6）规格　每 10 丸重 0.35g。

（7）贮藏　密封。

（8）注解　①苗医：维象烊丢象，赊细挡孟。陡：片尖蒙，蒙修。阶：摆冲休，蒙给，来修底。②苗名：银杏叶（真巴沟豆）、滇丹参（红根）、绞股蓝（窝杠底）、冰片（加窝凯）。

实例 2 ［银盏心脉滴丸］

（1）处方　灯盏细辛 14g，丹参 25g，银杏叶 7g，天然冰片 5g，聚乙二醇 6000 16g，制成 1000 粒。

（2）制法　以上四味药材，灯盏细辛、银杏叶用 70% 乙醇溶液提取 2 次，每次 2 小时，滤过，滤液回收乙醇，浓缩至相对密度为 1.15～1.17（40℃）的清膏；丹参加水煎煮 3 次，第一次 3 小时，第二次 2 小时，第三次 1 小时，滤过，合并滤液，浓缩至相对密度 1.20

（40℃）的清膏，加乙醇搅拌使含醇量为60%，放置过夜，取上清液回收乙醇，浓缩至相对密度为1.20（40℃）的清膏，再加乙醇使含醇量为80%，放置过夜，取上清液回收乙醇，浓缩液相对密度为1.15～1.17（40℃）的清膏，喷雾干燥，细粉备用；将艾片粉碎成细粉，与上述灯盏细辛银杏叶及丹参提取物细粉混匀，加入熔融的聚乙二醇6000中，搅匀，滴入甲基硅油中，取出，滴丸吸除冷凝液，干燥，即得。

（3）性状　本品为浅棕色至深棕色的滴丸；气香，味苦。

（4）功能与主治　活血化瘀，通脉止痛。用于瘀血闭阻引起的冠心病心绞痛，症见胸闷，胸痛，心悸，气短等。

（5）用法与用量　口服或舌下含服，每次10粒，每日3次；或遵医嘱。

（6）规格　每粒重25mg。

（7）贮藏　密封。

（8）注解　苗医：转呼西蒙，蒙柯；蒙修，纳英，洗抡给，娘埋对运罗。

实例3 ［理气活血滴丸］

（1）处方　大果木姜子4500g，艾片（左旋龙脑）90g，川芎3600g，薤白360g。

（2）制法　以上四味药，大果木姜子加3倍量水，水蒸气蒸馏法提取挥发油，蒸馏16小时，收集挥发油，备用。川芎破碎，加乙醇回流提取2次，第一次加6倍量，浸渍2小时，提取3小时，第二次加4倍量，提取2小时，滤过，合并滤液，减压回收乙醇并浓缩至相对密度为1.05～1.15（55～60℃），静置让其分为三层，取中层液减压浓缩至相对密度为1.10～1.20（55～60℃），用浓氯水调节pH至9～10，用三氯甲烷提取3次，第一次3倍量，第二次2倍量，第三次1倍量，合并三次三氯甲烷提取液，减压回收三氯甲烷并浓缩，回收浓缩至15分钟后，加入492mL乙醇，浓缩至相对密度为1.01～1.05（55～60℃），得川芎浸膏。薤白破碎，用适量乙醇浸渍过夜，加乙醇回流提取2次，每次加3倍量，提取1小时，滤过，合并滤液，减压回收乙醇并浓缩至相对密度1.10～1.18（55～60℃），得薤白浸膏。取川芎浸膏、薤白浸膏和艾片研匀，加入熔融的聚乙醇（420g聚乙二醇4000，280g聚乙二醇6000）中，再加入大果木姜子挥发油，混匀，滴制成1000g，即得。

（3）性状　本品为黄棕色的滴丸：有特异香气，味微苦。

（4）功能与主治　温阳宽胸，理气活血。用于冠心病稳定型劳累性心绞痛Ⅰ、Ⅱ级，心阳不足、心血瘀阻证，症见胸闷，疼痛、心悸、气短、形寒，舌质淡或暗，舌苔白，脉沉细。

（5）用法与用量　口服。每次10丸，每日3次。疗程4周。

（6）注意　偶见头痛头晕，皮疹，上腹部不适。

（7）规格　每丸重25g。

（8）贮藏　密封。

（9）注解　滴丸制剂属于固态分子分散体系，药物呈分子状态分散，其能达到最快的溶出速率，克服了传统中药起效速度慢的不足。但是现有技术制备川芎总生物碱浸膏需要用三氯甲烷萃取，三氯甲烷为有毒有机溶剂，虽然在产品制备过程中会减压回收除去氯仿，但存在一定的残留的风险。

第七节　丸剂的包衣

一、丸剂包衣的目的

在丸剂的表面包裹一层物质，使药物与外界隔绝的工艺称为包衣。包衣后的丸剂称为包衣丸剂。丸剂包衣的主要目的：①掩味；②使丸面平滑、美观，便于吞服；③防止药物挥发、氧化或变质；④防潮、防虫蛀；⑤将处方中的部分药物作为包衣材料包于丸剂表面，便于此类药物药效的发挥；⑥包肠溶衣后，可使丸剂避开消化道的侵蚀，达到肠溶缓释的效果。

二、丸剂包衣的类型

丸剂包衣的种类众多，以药物衣、保护衣、肠溶衣三类为主。

（一）药物衣

包衣材料是丸剂处方的组成成分，具有药理作用，将其用于包衣既可发挥药效，又可保护其他药用成分，还可增加美观。中药丸剂包衣多属此类。常见的有以下几种。

1. 朱砂衣

朱砂具有镇静安神的作用，制备镇静安神、补心类丸剂可用此包衣。朱砂衣是中成药丸剂最常用的一类包衣。其用量一般为干丸重量的5%～17%，如七珍丸、梅花点舌丸、惊风抱龙丸等。但是朱砂的主要成分是硫化汞，用其包衣，长期服用，是否会引起汞中毒是现代人关注的焦点。

2. 黄柏衣

黄柏有清热燥湿的作用，可用于渗水利湿。常用于清下焦湿热丸剂的包衣。黄柏粉的用量约为干丸重的10%，如四妙丸。

3. 雄黄衣

雄黄具有解毒、杀虫的功效，可用于解毒、杀虫类丸剂的包衣。其用量为干丸重量的6%～7%，如化虫丸。

4. 青黛衣

青黛能清热解毒、凉血消斑、泻火定惊。可用于清热解毒类丸剂的包衣。用量约为干丸重量的4%，如千金止带丸、当归芦荟丸。

5. 百草霜衣

百草霜具有清热作用，可用于清热解毒类丸剂的包衣。用量为干丸重量的5%～20%。如六神丸、牛黄消炎丸。

此外，还有红曲衣（消食健脾），赭石衣（降气、止逆、平肝止血），礞石衣（降气、行滞、祛痰），银衣（重镇、安神），金箔衣等，可依处方需要而选用。

（二）保护衣

选取处方以外不具明显药理作用且性质稳定的物质作为包衣材料，主要起到使主药与外界隔绝的作用。常见包衣物料有糖衣，如木瓜丸、安神补心丸等；薄膜衣，如香附丸、补肾固齿丸等。

（三）肠溶衣

选用肠溶材料将丸剂包衣，使药物在胃液中不溶散而在肠液中溶散。主要材料有虫胶、邻苯二甲酸醋酸纤维素（CAP）等。

三、丸剂包衣的方法

（一）包衣原材料的准备

将所用包衣材料粉碎成极细粉，除蜜丸外，被包衣的丸粒须充分干燥，使之有一定的硬度，避免包衣因丸粒长时间碰撞而碎裂变形，或在包衣干燥时，包衣层出现皱缩或脱壳。丸粒包衣时需用适宜的黏合剂，如 10%～20% 的阿拉伯胶浆、10%～20% 的糯米粉糊、单糖浆或胶糖混合浆等。蜜丸因表面具有一定的黏性，能使包衣粉滚转黏附于丸粒表面，因此无须干燥。

（二）包衣方法

包药物衣一般采用泛制法，如水丸包朱砂衣。包衣时将干燥的丸粒置于包衣锅中，加适量黏合剂转动、摇摆、撞击，当丸粒表面均匀润湿后，缓慢撒入朱砂极细粉。如此反复 5～6 次，直至将规定量的朱砂全部包于丸粒表面为止。取出药丸低温干燥，再用虫蜡粉打光，即得。包水蜜丸、浓缩丸及糊丸的药物衣可参照上法进行制作。糖衣、薄膜衣、肠溶衣的包衣方法参见片剂包衣。

第八节　丸剂的质量检查

一、性状

丸剂外观应圆整均匀、色泽一致。大蜜丸和小蜜丸应细腻滋润，软硬适中。蜡丸表面应光滑无裂纹，丸内不得有蜡点和颗粒。滴丸应大小均匀，色泽一致，无粘连现象，表面无冷凝液介质黏附。

二、水分

照《中国药典》2020 年版四部水分测定法（通则 0832）测定。除另有规定外，蜜丸和浓缩蜜丸中所含水分不得过 15.0%，水蜜丸和浓缩水蜜丸不得过 12.0%，水丸、糊丸、浓缩水丸不得过 9.0%。蜡丸不检查水分。

三、重量差异

1. 除另有规定外，滴丸剂照下述方法检查，应符合规定。

取供试品 20 丸，精密称定总重量，求得平均丸重后，再分别精密称定每丸的重量。每丸重量与标示丸重相比较（无标示丸重的，与平均丸重比较），参照表 15-1 中的规定，超出重量差异限度的不得多于 2 丸，并不得有 1 丸超出限度 1 倍。

表15-1 滴丸重量差异限度

标示丸重或平均丸重	重量差异限度	标示丸重或平均丸重	重量差异限度
0.03g及0.03g以下	±15%	0.1g以上至0.3g	±10%
0.03g以上至0.1g	±12%	0.3g以上	±7.5%

2. 除另有规定外，糖丸剂照下述方法检查，应符合规定。

取供试品 20 丸，精密称定总重量，求得平均丸重后，再分别精密称定每丸的重量。每丸重量与标示丸重相比较（无标示丸重的，与平均丸重比较），参照表 15-2 中的规定，超出重量差异限度的不得多于 2 丸，并不得有 1 丸超出限度 1 倍。

表15-2 糖丸重量差异限度

标示丸重或平均丸重	重量差异限度	标示丸重或平均丸重	重量差异限度
0.03g及0.03g以下	±15%	0.30g以上	±7.5%
0.03g以上至0.30g	±10%		

3. 除另有规定外，其他丸剂照下述方法检查，应符合规定。

以 10 丸为 1 份（丸重 1.5g 及 1.5g 以上的以 1 丸为 1 份），取供试品 10 份，分别称定重量，再与每份标示重量（每丸标示量 × 称取丸数）相比较（无标示重量的丸剂，与平均重量比较），参照表 15-3 中的规定，超出重量差异限度的不得多于 2 份，并不得有 1 份超出限度 1 倍。

表15-3 其他丸剂重量差异限度

标示丸重或平均丸重	重量差异限度	标示丸重或平均丸重	重量差异限度
0.05g及0.05g以下	±12%	1.5g以上至3g	±8%
0.05g以上至0.1g	±11%	3g以上至6g	±7%
0.1g以上至0.3g	±10%	6g以上至9g	±6%
0.3g以上至1.5g	±9%	9g以上	±5%

包糖衣丸剂应检查丸芯的重量差异并符合规定，包糖衣后不再检查重量差异，其他包衣丸剂应在包衣后检查重量差异并符合规定；凡进行装量差异检查的单剂量包装丸剂及进行含量均匀度检查的丸剂，一般不再进行重量差异检查。

四、装量差异

除糖丸外，单剂量包装的丸剂，照下述方法检查应符合规定。

取供试品 10 袋（瓶），分别称定每袋（瓶）内容物的重量，每袋（瓶）装量与标示装量相比较，参照表 15-4 中的规定，超出装量差异限度的不得多于 2 袋（瓶），并不得有 1 袋（瓶）超出限度 1 倍。

表15-4 单剂量丸剂装量差异限度

标示装量	装量差异限度	标示装量	装量差异限度
0.5g及0.5g以下	± 12%	3g以上至6g	± 6%
0.5g以上至1g	± 11%	6g以上至9g	± 5%
1g以上至2g	± 10%	9g以上	± 4%
2g以上至3g	± 8%		

五、装量

装量以重量标示的多剂量包装丸剂，照《中国药典》最低装量检查法（通则 0942）检查，应符合规定。以丸数标示的多剂量包装丸剂，不检查装量。

六、溶散时限

除另有规定外，取供试品 6 丸，选择适当孔径筛网的吊篮（丸剂直径在 2.5mm 以下的用孔径约 0.42mm 的筛网，在 2.5～3.5mm 的用孔径 1.0mm 的筛网，在 3.5mm 以上的用孔径约 2.0mm 的筛网），照《中国药典》崩解时限检查法（通则 0921）片剂项下的方法加挡板进行检查。小蜜丸、水蜜丸和水丸应在 1 小时内全部溶散；浓缩丸和糊丸应在 2 小时内全部溶散。滴丸剂不加挡板检查，应在 30 分钟内全部溶散，包衣滴丸应在 1 小时内全部溶散。操作过程中，如供试品黏附挡板而妨碍检查时，应另取供试品 6 丸，以不加挡板进行检查。上述检查，应在规定时间内全部通过筛网。如有细小颗粒状物未通过筛网，但已软化且无硬心者可按符合规定论。

蜡丸照《中国药典》崩解时限检查法（通则 0921）片剂项下的肠溶衣片检查法检查，应符合规定。除另有规定外，大蜜丸及研碎、嚼碎后或用开水、黄酒等分散后服用的丸剂不检查溶散时限。

七、微生物限度

以动物、植物、矿物质来源的非单体成分制成的丸剂，生物制品丸剂，照《中国药典》非无菌产品微生物限度检查：微生物计数法（通则 1105）和控制菌检查法（通则 1106）及非无菌药品微生物限度标准（通则 1107）检查，应符合规定。生物制品规定检查杂菌的，可不进行微生物限度检查。

第九节 丸剂可能出现的问题与解决措施

中药丸剂在生产中主要有染菌和溶散超时限的问题。

一、丸剂染菌途径与防菌灭菌措施

（一）丸剂染菌途径

1. 药材本身

植物药材和动物药材大都带有大量杂菌、虫卵、泥土等，在采集、运输等过程中易受到二次污染，是丸剂污染的首要环节。

2. 贮存

药材含有的糖类、油脂、蛋白质及盐类等营养成分，贮存在一定的温度和湿度环境下易滋生细菌。

3. 原药粉直接入药

由于原料药材携带大量细菌，未经处理或处理不彻底就对药材进行粉碎、制丸等，微生物即带入丸中。

4. 制备过程

在生产过程中，辅料、制药设备、操作人员及车间环境等方面造成染菌。

5. 包装过程

包装材料未经消毒或灭菌处理，操作人员本身带菌操作等，也会造成污染。

（二）丸剂的防菌灭菌措施

1. 原药材处理

（1）耐热原药材　可通过抢水洗、流通蒸汽灭菌、高温干燥等进行灭菌处理。水洗的除菌率可达 50%，同时可去除泥沙、附于表面的微生物及虫卵。亦可采用干热灭菌法、热压灭菌法等。

（2）热敏原药材　可采取乙醇喷洒灭菌法灭菌，如贵重药材麝香、天然牛黄，用 80%～85% 乙醇溶液喷洒在细粉上，密闭放置 24 小时，即可灭菌，虽效果好，但成本较高。多数药材采用环氧乙烷灭菌法，灭菌前后药材外观、色泽、有效成分的含量基本不受影响，且环氧乙烷残留 3 日后即可消失。也可采取 60Co-γ 射线灭菌法、远红外线干燥灭菌法等。

2. 控制生产过程

每一个操作环节均可导致污染的发生。各种生产设备均须用前清洗干净，再用 75% 乙醇溶液擦拭消毒。所用辅料也须灭菌处理后再使用。操作人员要按规范操作，尽可能避免污染，保证药品质量。

3. 包装材料、成品灭菌

采用适宜的方法对包装材料和成品进行灭菌，如环氧乙烷灭菌法、60Co-γ 射线灭菌法、远红外线干燥灭菌法等。

二、克服丸剂溶散超时限的措施

（一）溶散过程

影响丸剂的溶散、释药过程的因素众多，如丸粒的药物性质、辅料、制备工艺、膨胀作用、溶化作用等。丸剂的类型不同，释药过程亦不同。如水丸采用泛制法制备时，在丸粒内部形成无数个毛细管道及孔隙，这是干燥时水分排出的通道，也是溶散时水分渗入丸内的主要通道。这些孔隙、毛细管道具有虹吸作用，使水分迅速吸入丸心，使丸中淀粉、纤维等吸水膨胀，从而溶散。浓缩丸、水蜜丸则是因为丸粒表面的浸膏等黏性物质逐渐溶化，由外至内逐层溶化分散。

（二）溶散超时限的原因与措施

1. 药材性质

当处方中含有较多黏性成分时，在润湿剂的诱发和泛丸的碰撞下，药物黏性逐渐增大，干燥温度过高，易形成胶壳样屏障，阻碍水分进入丸内，溶散时限延长。若处方中含较多疏水性成分，同样会阻碍水分进入丸内，溶散超限。可加入适量崩解剂，缩短溶散时间。

2. 药粉粒径

药粉的粗细影响丸粒毛细管的数量和孔径的形成，泛丸所用的药粉过五号筛或六号筛即可。若药粉过细，粉粒相互堆集，细粉易嵌于孔隙中，影响水分进入。

3. 泛制时间

泛制时间过长，丸粒过于结实，水分难以进入丸内，溶散时间延长。可通过增加每次的加粉量，缩短滚动时间，加速溶散。

4. 含水量

丸剂的含水量低，溶散时间长，反之，则溶散时间短。丸剂在干燥时，干燥方法不同、温度不同均会影响丸剂的溶散时间。

5. 赋形剂

丸剂中黏合剂的黏性越大、用量越多，丸粒越难溶散。可加入适当崩解剂，或用低浓度乙醇溶液起模以加快溶散。

第十节 丸剂的包装与贮藏

一、丸剂常用包装材料与包装方法

各类丸剂的性质不同，包装材料和包装方法亦不相同。小丸常用玻璃瓶、塑料瓶、瓷瓶等包装。为防止运输时冲击，常用棉花、纸填塞瓶内空隙，并以铝塑薄膜封口，或用软木塞浸蜡、塑料内衬浸蜡为内盖再外盖密封。大蜜丸、小蜜丸多用纸盒、蜡壳、塑料小圆盒、铝塑泡罩等材料包装。

蜜丸用纸盒、塑料小圆盒包装时，蜜丸先用蜡纸包裹，装于蜡浸过的纸盒内，封盖后再浸蜡，密封防潮。或将药丸装于两个螺口相嵌形成的塑料小圆球内，外面蘸取一层蜡衣，将接口封严。

目前，丸剂基本上实现了机械化包装。如气动式丸剂包装机、中药蜡壳蜜丸包装机、蜜丸铝塑泡罩包装机等，大幅度减少了微生物的污染。

二、蜡壳包装

蜡壳包装系指先将蜡制成一个圆形空壳，割开两个相连的半球形蜡壳，装入丸剂，再密封而成。蜡壳通透气差，可隔绝空气、水分、光线，防止丸剂吸潮、虫蛀、氧化，同时能保证有效成分不挥发。适用于含有芳香性药物或含贵重药材的丸剂。

1. 组成

一般用蜂蜡与石蜡的混合物，并用石蜡调节蜡壳的硬度。蜡壳以软不变形、硬不裂口（切口时不产生裂缝）为佳。通过实验筛选机制蜡壳配方。采用 LW–1500 型蜡壳包装机制蜡壳所用配方：食用石蜡 2.95kg，聚乙烯 125g，松香 550g，钙化松香 550g，凡士林 250g，蓖麻油 150g。所制蜡壳可塑性和柔韧性均较好。

2. 制备

将原料置于锅内加热熔化，温度控制在 65～74℃以保持熔融状态，取用水浸湿的木球，除去表面水分后插在铁签上，立即浸入熔融蜡液中 1～2 秒，取出，使剩余的蜡液滴尽后，再同法浸入，如此重复操作数次，至蜡壳厚薄适中，再浸于 18～25℃冷水中使凝固取出，取下蜡球，水滴用布吸干，将蜡壳割成两个相连的半球，取出木球，即得蜡壳，置阴凉通风处干燥。

3. 装丸

将两个半球形蜡壳掰开，装入药丸后使两个半球形蜡壳吻合，用封口钳将切口烫严，于铁签上浸一次蜡，使切割处熔封，整丸成一圆球，插铁签的小孔用封口钳或小铬铁烫严。在封口的蜡壳较厚处印刻丸名即可。

三、丸剂的贮藏

丸剂应密封贮藏，蜡丸应密封并置阴凉干燥处贮藏。滴丸剂宜密封贮存，防止受潮、发霉、变质。

第十六章 颗粒剂

第一节 概　述

一、颗粒剂的含义与特点

颗粒剂系指药物粉末或药材提取物与适宜的辅料制成的具有一定粒度的干燥颗粒状制剂。中药颗粒剂是在汤剂、酒剂、糖浆剂的基础上发展起来的一种中药剂型，始于20世纪70年代，被称作冲剂。2000年版《中国药典》将之更名为颗粒剂，2020年版《中国药典》已收载了中药颗粒剂226个品种，现已成为中药固体制剂的主要剂型之一。随着中药提取技术、药用辅料、制药设备的发展，国内外颗粒剂得到迅速发展，一些新型颗粒剂如细粒剂在临床中的应用越来越多，中药提取制成的配方颗粒，粒度似细粒剂的范畴，我国将无糖颗粒剂也常制成细粒剂。苗药颗粒剂是在中药颗粒剂的基础上发展起来的，先后开发了16种制剂，广泛应用于各种疾病的治疗。

颗粒剂是在汤剂、酒剂、糖浆剂的基础上发展起来的。具有以下特点：①与其他固体剂型相比，吸收快，显效迅速；②与汤剂相比，剂量小，口感好；③生产设备简单，易操作；④克服了汤剂的煎煮不便、服用量大以及液体制剂易霉变等缺点；⑤便于服用、携带、运输和贮藏等；⑥在制剂生产中，制粒可以改善粉体的流动性，减少粉尘飞扬和粉体的吸湿、团聚结块的缺点。不足之处：①成本相对较高；②含中药浸膏或以糖为主要赋形剂的颗粒易吸潮结块、潮解。

二、颗粒剂的分类

根据颗粒剂的溶解性能和溶解状态，可分为可溶颗粒、混悬颗粒和泡腾颗粒三类。

1. 可溶颗粒

可溶颗粒又分为水溶颗粒和酒溶颗粒。水溶颗粒是指加水冲服，药液呈澄清状的颗粒，如泌淋颗粒、痹克颗粒等。酒溶颗粒指在服用前用一定量的白酒将颗粒溶解，制成药酒饮用的颗粒，如养血愈风酒颗粒、木瓜酒颗粒等。

2. 混悬颗粒

混悬颗粒指颗粒中含有水不溶性原料药粉末或中药材细粉，加水冲服时溶液呈混悬状。如头孢克洛颗粒、阿奇霉素颗粒等化学原料药制剂，中药制剂如复脉颗粒、橘红颗粒等，苗药制剂如小儿消食开胃颗粒等。

3. 泡腾颗粒

泡腾颗粒指利用酸和碱遇水产生二氧化碳的原理，将颗粒置于水中时产气使药液呈泡腾状态的颗粒剂类型。常作泡腾崩解剂的酸类有枸橼酸、酒石酸，弱碱有碳酸氢钠。泡腾颗粒崩解速度快，具速溶性特点，二氧化碳溶于水后使药液呈弱酸性。如阿胶泡腾颗粒、山楂泡腾颗粒。

若将单剂量颗粒用机压法或模压法压制成块状，又称为块状颗粒，如板蓝根块状颗粒。

第二节　颗粒剂的制备

一、水溶性颗粒的制备

（一）工艺流程图（图16-1）

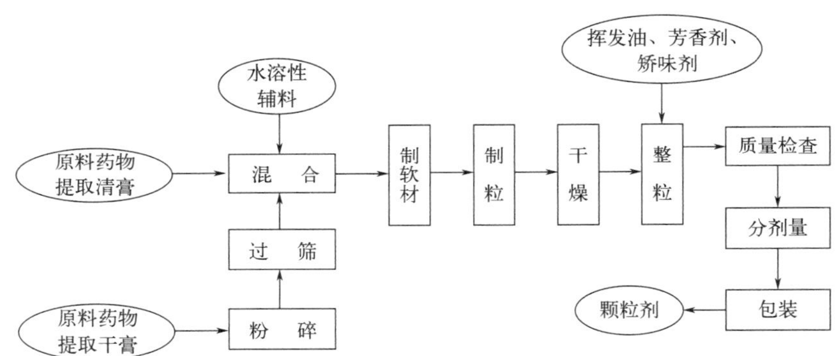

图16-1　水溶性颗粒制备工艺流程

（二）制法

1. 中药的提取

不同的有效成分须采用不同的提取方法。中药饮片可按实际情况进行提取、纯化、浓缩。水溶颗粒提取有效成分的方法一般采用煎煮法，也可采用渗漉法、浸渍法、回流法等，也可多法联用综合提取。含挥发油的药材多采用双提法。对热敏性和挥发油含量高的药材，可采用超临界萃取法、连续逆流提取法等浸提新方法。

2. 精制

水提醇沉是纯化中药水提物最常见的方法。将水煎液浓缩至一定浓度，再加入1～3倍量乙醇至含醇量达40%～70%，充分混合均匀，静置冷藏12小时以上，过滤回收乙醇，再继续浓缩至清膏［相对密度为1.30～1.35（测定温度为50～60℃）］，或继续干燥成浸膏备用。现也采用高速离心、微孔滤膜滤过、大孔树脂吸附、澄清剂絮凝沉淀等方法除去杂质。精制后的液体也可采用喷雾干燥后再湿法或干法制粒。根据药材成分、性质的不同亦可采用其他的方法进行提纯精制。

3. 辅料的选择

水溶性颗粒常用的辅料为蔗糖和糊精。蔗糖是可溶性颗粒的优良稀释剂，并有矫味及黏合作用，使用时经低温（60℃）干燥后粉碎成过80～100目筛的细粉，糖粉易吸湿结块，应注意密封保存。糊精系淀粉的水解产物，使用前应低温干燥，过筛。其他赋形剂还有乳糖、可溶性淀粉、甘露醇、羟丙基淀粉（HPS）等。另外，还可添加适宜的矫味剂，芳香挥发性成分（如挥发油）可用少量乙醇溶解后喷于颗粒中，混匀密闭，使之均匀渗透于颗粒中；或制成β-环糊精（CD）包合物，再与其他药粉或辅料混匀后制成颗粒，可提高挥发性成分的稳定性。应注意的是，经过β-CD包合后重量增加较多，服用剂量增大，挥发油被包合后的包封率及溶出情况也应重视。

4. 制软材

制软材是湿法制粒的关键工序，即将辅料与药物清膏（或干膏粉）搅拌混匀，加一定量浓度的乙醇调节湿度，制成“手捏成团、轻按即散”的软材的过程。软材的黏性强弱决定颗粒的硬度大小，因此，润湿剂和黏合剂的种类、用量至关重要。常用的润湿剂有水和一定浓度的乙醇溶液，黏合剂有一定浓度的糖浆、聚维酮（PVP）-K30、聚维酮（PVP）-K90、羟丙基甲基纤维素等。混悬型颗粒剂还可用低浓度淀粉浆增加黏度。制软材时，辅料的用量可根据清膏的相对密度、黏性进行调整，一般清膏、糖粉、糊精的比例为1∶3∶1，也可单用糖粉为辅料，辅料总用量一般不宜超过清膏量的5倍。若采用干膏细粉制粒，辅料的用量一般不超过其重量的2倍。

5. 制粒

可采用湿法或干法制粒，生产中以湿法制粒为主。一般小量制粒可通过不同目数的筛网制得不同粒径的颗粒（常用10～14目筛）。大型制粒须依据药物的性质、各制粒设备的优缺点进行筛选，选择适宜的方法和设备，制粒方法和设备详见第五章。根据药物的需要，可在制粒前后加入矫味剂、稳定剂、缓冲剂、着色剂、抗氧剂等辅料，增加产品的色、香、味和药物稳定性。

6. 干燥

湿颗粒制成后，应及时干燥。否则久置易结块变形。干燥温度一般以60～80℃为宜。干燥时应逐渐升温，避免因表面干燥过快结壳而内部水分未蒸发完全，导致颗粒干燥不均匀。若颗粒中含糖类成分，骤遇高温会熔化，使颗粒变硬；当糖分与柠檬酸共存时，升温使之更易黏结成块。颗粒的干燥程度应适宜，含水量一般控制在2%以内。生产中常用的颗粒剂干燥设备有沸腾干燥机、隧道式干燥设备、烘箱、烘房等。使用烘箱应注意颗粒的厚度，及时翻动，以免颗粒间受压结块。

7. 整粒

湿颗粒干燥后，可能会有部分结块、粘连。因此，颗粒干燥冷却后须过筛。一般通过一号筛除去粗大颗粒，通过四号筛除去细粉，使颗粒粒度均匀。筛下的细粉与未过筛的粗粒可重新粉碎制粒，或并入下次同一批号药粉中混匀制粒。若颗粒剂处方中含芳香挥发性成分，一般宜将其溶于适量乙醇中，均匀喷洒在干燥的颗粒上，密封放置一定时间，待颗粒将之吸收完全后再进行后续操作。

8. 包装

整粒后的干燥颗粒应及时密封，经过质量检查合格后包装。选择包装材料以不透气、不透湿为前提，如复合铝塑袋、铝箔袋或不透气的塑料瓶等。置于低温、干燥处贮存，防止受潮。

二、酒溶颗粒的制备

酒溶颗粒是由酒剂发展而来的，将液体制剂改进成固体制剂后，服用、运输、保存等更便利，稳定性也更高。药物和辅料需溶于白酒，以确保药效的发挥。为了掩盖其浓烈的味道，通常加入一定的矫味剂。该剂型是在服用前用白酒冲服，可替代药酒服用。酒剂的提取，除另有规定外，一般采用渗漉法、浸渍法或回流法，以 60% 左右浓度的乙醇溶液或相当于此浓度的白酒为溶剂进行提取，提取液浓缩至稠膏状，备用。其制粒、干燥、整粒、包装等操作同水溶颗粒。

三、混悬颗粒的制备

（一）工艺流程图（图 16-2）

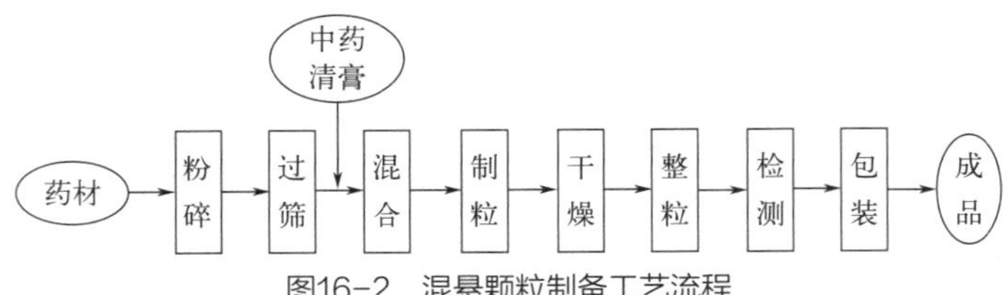

图16-2　混悬颗粒制备工艺流程

（二）制法

中药混悬颗粒是由中药提取的清膏加饮片细粉制成的颗粒剂，用水冲服不能全部溶解而呈混悬状液体。此类剂型因外观和口感不佳，应用较少。当处方中的主要药物含大量挥发性、热敏性成分时，将这部分药材粉碎成极细粉与其他成分制备成混悬颗粒，可增加药物的疗效。而这部分粉末又可充当赋形剂，降低制药成本。其制备过程：将含挥发性、热敏性或淀粉较多的药材粉碎成细粉，过六号筛（100 目）备用；一般性药材，加水煎煮提取，煎煮液浓缩至稠膏备用；将稠膏与药材细粉及糖粉适量混匀，制成软材，然后制成湿颗粒，60℃以下干燥，干颗粒再通过一号筛整粒，分装，即得。

四、泡腾颗粒的制备

（一）工艺流程图（图 16-3）

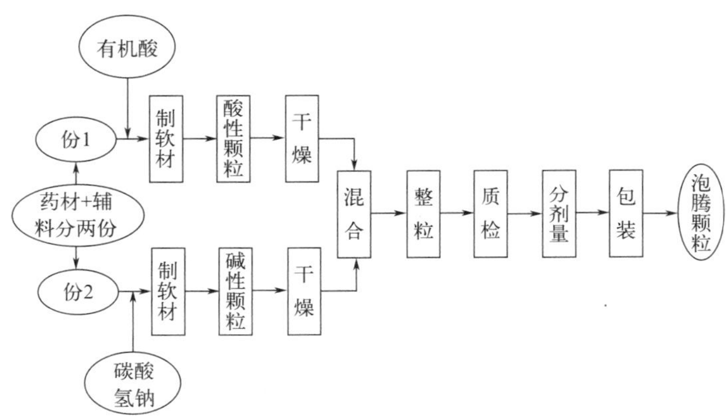

图16-3　泡腾颗粒制备工艺流程

（二）制法

泡腾颗粒剂是利用有机酸与弱碱遇水产生二氧化碳从而使药液产生气泡呈泡腾状态的一种颗粒剂。其制备流程：将处方药材按水溶颗粒提取、纯化得到清膏或干膏细粉，分成两份。一份加入有机酸及其他辅料制成酸性颗粒，干燥备用；另一份加入弱碱及其他辅料制成碱性颗粒，干燥备用。再将两种颗粒混合均匀，整粒，包装即得。在制备过程中须严格控制干燥颗粒中的水分，避免在服用前就发生酸碱反应，且对包装、贮存等要求较高，防止因吸潮导致的质量受损。为改善这一情况，可用 PEG6000 等对碳酸氢钠进行混合分散和表面包裹，有效隔离碳酸氢钠与柠檬酸的直接接触，增加泡腾颗粒的贮存稳定性。

（三）注意事项

应严格控制干燥颗粒的水分，以免服用前酸碱发生反应。控制好包装、贮存的条件，防止颗粒吸潮进行酸碱反应而达不到颗粒冲服时泡腾崩解的质量要求。

五、块状颗粒剂的制备

块状颗粒的制法有两种，模压法和机压法。模压法是用模具将制好的颗粒压制成块，干燥即得。机压法为干颗粒中加水溶性润滑剂后，采用压力较大的花篮式单冲压块机冲压成块。块状颗粒因药物总表面积减少，稳定性增加。但应注意，颗粒剂经压制后药物较坚实，密度增加，延缓崩解。

第三节 颗粒剂的质量要求与讨论

一、颗粒剂的质量要求与检查

《中国药典》2020 年版四部通则 0104 收载了颗粒剂的质量检查项目，主要如下。

1. 粒度

除另有规定外，照粒度和粒度分布测定法（通则 0982 第二法双筛分法）测定。取供试品，称定重量，置规定的药筛中，保持水平状态过筛，左右往返，边筛边轻叩 3 分钟。不能通过一号筛与能通过五号筛的总和不得超过 15%。

2. 水分

中药颗粒剂照水分测定法（通则 0832）测定，除另有规定外，水分不得超过 8.0%。

3. 溶化性

除另有规定外，颗粒剂照下述方法检查，溶化性应符合规定。

（1）可溶颗粒检查法　取供试品 1 袋（多剂量包装取 10g），加热水 200mL，搅拌 5 分钟，立即观察，可溶颗粒应全部溶化，允许有轻微浑浊。

（2）泡腾颗粒检查法　取供试品 3 袋，将内容物分别转移至盛有 200mL 水的烧杯中，水温为 15～25℃，应迅速产生气体而呈泡腾状，5 分钟内颗粒均应完全分散或溶解在水中。

颗粒剂按上述方法检查，均不得有异物，中药颗粒还不得有焦屑。混悬颗粒以及已规定检查溶出度或释放度的颗粒剂可不进行溶化性检查。

4. 装量差异

单剂量包装的颗粒剂按下述方法检查，应符合规定。

取供试品10袋（瓶），除去包装，分别精密称定每袋（瓶）内容物的重量，求出每袋（瓶）内容物的装量与平均装量。每袋（瓶）装量与平均装量相比较［凡无含量测定的颗粒剂或有标示装量的颗粒剂，每袋（瓶）装量应与标示装量比较］，超出装量差异限度的颗粒剂不得多于2袋（瓶），并不得有1袋（瓶）超出装量差异限度1倍。（表16–1）

表16–1　颗粒剂装量差异限度

平均装量或标示装量	装量差异限度	平均装量或标示装量	装量差异限度
1.0g及1.0g以下	± 10%	1.5g以上至6.0g	± 7%
1.0g以上至1.5g	± 8%	6.0g以上	± 5%

凡规定检查含量均匀度的颗粒剂，一般不再进行装量差异检查。

5. 装量

多剂量包装的颗粒剂，照《中国药典》2020年版四部通则最低装量检查法检查，应符合规定。

6. 微生物限度

以动物、植物、矿物质来源的非单体成分制成的颗粒剂，生物制品颗粒剂，照《中国药典》2020年版四部通则检查，微生物计数法和控制菌检查及非无菌药品微生物限度标准检查，应符合规定。规定检查杂菌的生物制品颗粒剂，可不进行微生物限度检查。

二、颗粒剂有关质量问题与讨论

1. 制颗粒易出现的问题

稠浸膏制粒操作步骤少，制得的颗粒较坚硬整齐，但稠膏的黏性较大时，难以制粒，损坏筛网严重，且易出现颗粒色泽不均匀现象。干浸膏制粒，操作较容易，颗粒质量好，且色泽均匀，但提取物制得干浸膏，烘干时间太长，且增加干燥、粉碎工序。随着薄膜蒸发、喷雾干燥、沸腾制粒等制药机械设备的应用，上述问题得以解决。

2. 颗粒剂的防潮问题

颗粒剂吸潮，应封装在密闭容器中，贮藏在干燥处。

第四节　颗粒剂举例

实例1［花栀清肝颗粒］

（1）处方　小花清风藤1333g，栀子167g，蔗糖818g，制成1000g。

（2）制法　以上两味药材，加水煎煮2次，第一次3.5小时，第二次1.5小时，合并煎液，滤过，滤液浓缩至相对密度为1.07～1.12（80℃）的清膏，加蔗糖粉，制成颗粒，喷雾干燥，即得。

（3）性状 本品为棕褐色或黄褐色的颗粒，味甜、微苦。

（4）功能与主治 苗医：旭嘎帜沣内，旭嘎汕沣胗；夫热觉蒙。中医：清热利湿，疏肝利胆。用于肝胆湿热所致黄疸性肝炎引起的肌肤发黄，食欲不振，胁痛等症。

（5）用法与用量 开水冲服，每次12g，每日3次。

（6）注意事项 糖尿病患者慎用；脾虚者不宜长期服用；超剂量服用可出现恶心、呕吐、腹泻等。

（7）规格 每袋装12g。

（8）贮藏 密封。

（9）有效期 1.5年。

（10）注解 本品为水溶性颗粒剂，采用喷雾干燥制粒法，在浓缩液中加入矫味剂蔗糖，喷雾干燥制粒而成。

实例2 ［热淋清颗粒］

（1）处方 头花蓼1250g，可溶性淀粉或蔗糖适量，制成500g（无蔗糖）或1000g（含蔗糖）。

（2）制法 取头花蓼，加水煎煮2次，每次1.5小时，煎液滤过，滤液合并，浓缩至适量，滤过，喷雾干燥，与适量的可溶性淀粉混匀，制成颗粒，干燥，制成500g；或与适量的蔗糖混匀，制成颗粒，干燥，制成1000g，即得。

（3）性状 本品为灰褐色至深褐色的颗粒；气香，味微涩（无蔗糖）；或味甜、微涩。

（4）功能与主治 清热泻火，利尿通淋。用于下焦湿热所致的热淋，症见尿频、尿急、尿痛；尿路感染、肾盂肾炎见上述证候者。

（5）用法与用量 开水冲服。每次1～2袋，每日3次。

（6）注意事项 尚不明确。

（7）规格 每袋装4g（无蔗糖）；每袋装8g。

（8）贮藏 密封。

（9）有效期 2年。

（10）注解 本品的生产有两种不同工艺：一种是以可溶性淀粉为辅料经喷雾干燥后制成的无糖颗粒，辅料用量小，服用剂量小；另一种是提取液经浓缩后，以蔗糖为主要辅料制成的颗粒剂，辅料用量大。故有两种规格。

实例3 ［小儿消食开胃颗粒］

（1）处方 隔山消400g，马兰草200g，刺梨叶100g，蔗糖880g，香精1g，制成1000g。

（2）制法 以上三味药材，取隔山消40g，粉碎成细粉；其余粉碎成粗粉，与另两味药材加水煎煮2次，每次2小时，合并煎液，滤过，滤液浓缩至相对密度为1.30～1.35（60℃）的稠膏，与上述细粉和蔗糖混合，制成颗粒，干燥，喷加香精水溶液，混匀，整粒，过筛，即得。

（3）性状 本品为棕褐色的颗粒；味甜、微苦。

（4）功能与主治 苗医：怡窝布西，麦靓麦韦迄，洗侬；久代纳嘎索，胎索，弄干阿罗。中医：健胃消食导滞。用于食滞胃肠引起的小儿厌食、积食饱胀。

（5）用法与用量 开水冲服，五周岁以内每次 2.5g，五周岁以上每次 5g，每日 3 次。

（6）注意事项 ①忌食生冷油腻及不易消化食物。②婴儿应在医师指导下服用。③感冒时不宜服用。④长期厌食，体弱消瘦者，以及腹胀重、腹泻次数增多者应去医院就诊。⑤服药 7 日症状无缓解，应去医院就诊。⑥对本品过敏者禁用，过敏体质者慎用。⑦本品性状发生改变时禁止使用。⑧儿童必须在成人监护下使用。⑨请将本品放在儿童不能接触的地方。⑩如正在使用其他药品，使用本品前请咨询医师或药师。

（7）规格 每袋装 5g。

（8）贮藏 密封。

（9）有效期 3 年。

（10）注解 本品为混悬型颗粒剂，方中将部分隔山消粉碎成细粉与蔗糖粉混合作为制粒辅料，既体现了“药辅合一”的优势，同时也为了更好地发挥疗效。

实例 4 ［欣力康颗粒剂］

（1）处方 半枝莲 208g，龙葵 167g，蛇莓 96g，轮环藤根 83g，黄芪 208g，红参 75g，雪莲花 208g，当归 67g，郁金 75g，丹参 71g，蔗糖 614g 或糊精 153g，甜菊素 3g 或糊精 264g，制成 1000g（含蔗糖）或 500g（无蔗糖）。

（2）制法 以上十味药材，丹参、雪莲花两味，用 75% 的乙醇溶液加热回流提取 2 次，每次 2 小时，合并醇提液，滤过，滤液回收乙醇并浓缩至相对密度为 1.10～1.20（60～70℃）的清膏，备用；醇提后的药渣再加水煎煮 2 次，第一次 2 小时，第二次 1 小时，合并煎液，滤过，滤液备用，其余八味，加水煎煮 3 次，第一次 2 小时，第二次 1.5 小时，第三次 1 小时，合并煎液，滤过，与上述煎液合并，浓缩至相对密度为 1.15～1.20（60～70℃）的清膏，用 80% 的乙醇溶液醇沉 2 次，每次 24 小时，取上清液，滤过，滤液浓缩至相对密度为 1.10～1.20（60～70℃）的清膏，与上述浸膏合并混匀后，取 70% 清膏喷雾干燥，备用，余下浸膏与喷雾粉和蔗糖、糊精，制成颗粒，干燥，即得（含蔗糖）；或余下浸膏与喷雾粉和糊精、甜菊素，制成颗粒，干燥，即得（无蔗糖）。

（3）性状 本品性状应为棕褐色颗粒，气香，味微苦甜。

（4）功能与主治 苗医：布苯怡象，维象样丢象，泱窍沓痂。中医：补气养血，化瘀解毒。用于癌症放化疗的辅助治疗。

（5）用法与用量 口服。每日 3 次，每次 1 包，开水送服（不可冲服），饭后服。每 3 个月为 1 个疗程。

（6）注意事项 尚不明确。

（7）规格 每袋装 6g（无蔗糖）；每袋装 12g。

（8）贮藏 密封。

（9）有效期 1.5 年。

（10）注解 ①方中丹参、雪莲花采用乙醇回流提取法提取醇溶性有效成分，醇提后药渣与其他药材采用水煎煮提取水溶性成分，再采用醇沉法除去杂质，醇沉液浓缩至清膏，应注意浓缩前应回收乙醇。②本品生产有两种不同成型工艺：一种是部分清膏经喷雾干燥成浸膏粉后，与余下浸膏和蔗糖、糊精制成颗粒，为含糖型颗粒，其辅料用量大；另一种是部分清膏经喷雾干燥成浸膏粉后，与余下浸膏和糊精、甜菊素制成颗粒，干燥，即得无蔗糖颗粒，无蔗糖型颗粒辅料用量小，服用剂量小。故有两种规格。

实例 5 ［阿胶泡腾颗粒］

（1）处方　阿胶 375g，蔗糖 97g，碳酸氢钠 15g，枸橼酸 30g，制成 1000g。

（2）制法　将处方中阿胶及蔗糖粉碎过筛，分成两等份，一份加入碳酸氢钠混匀制成碱性颗粒，干燥，另一份加入枸橼酸混匀制成酸性颗粒，干燥。将两种干燥颗粒混匀，喷入香精、甜菊素乙醇溶液适量，密封一定时间后，分装，即得。

（3）性状　本品为棕褐色的颗粒，味甜、微苦。

（4）功能与主治　补血滋阴，润燥，止血。用于血虚萎黄，眩晕心悸，肌痿无力，心烦不眠，虚风内动，肺燥咳嗽，劳嗽咯血，吐血尿血，便血崩漏，妊娠胎漏。

（5）用法与用量　开水冲服。每次 1 袋，每日 3 次或遵医嘱。

（6）注意事项　尚不明确。

（7）规格　每袋装 6.0g。

（8）规格　贮藏 密封。

（9）有效期　2 年。

（10）注解　①阿胶具有特殊气味，制成泡腾颗粒可以矫味，改善口感；②生产中应严格控制干燥颗粒的水分，以免服用前酸碱发生反应。控制好包装、贮存的条件，防止颗粒吸潮进行酸碱反应而达不到颗粒冲服时泡腾崩解的质量要求。

第十七章

片　剂

第一节　概　述

一、片剂的含义

片剂系指将药材提取物、药材提取物加药材细粉、药材细粉与适宜的辅料混匀压制或用其他适宜方法制成的圆片状或异形片状的固体制剂。中药和苗药片剂按原料处理方法可分为提纯片、浸膏片、半浸膏片和全粉末片。

片剂始创于19世纪40年代。19世纪末，随着压片机械的出现和不断改进，片剂的生产和应用得到了迅速的发展。随着科学技术的进步，片剂生产技术、机械设备和质量控制等方面均有了较大的发展，如流化喷雾制粒、高速搅拌制粒、全粉末直接压片、自动化高速压片、薄膜包衣、全自动程序控制包衣、铝塑热封包装以及生产工序联动化和新型辅料的研究开发等，对提高生产条件、提高片剂质量和生物利用度等均起到了重要的作用。中药片剂的研究和生产始于20世纪50年代，除一般的压制片、糖衣片外，还有微囊片、口含片、外用片及泡腾片等。在生产工艺方面，一套适用于中药片剂生产的工艺条件逐渐被摸索出来，如对含脂肪油及挥发油片剂的制备，提高中药片剂的硬度、改善崩解度、适合中药片剂的包衣工艺等。此外，对中药片剂中药物的溶出速率和生物利用度等方面的研究已逐步开展，涌现出越来越多的中药片剂新剂型，如分散片、缓释片、口崩片等。目前，《中国药典》2020年版收载的中药片剂品种323个，中药片剂已成为品种多、产量大、用途广、服务与贮存方便、质量稳定的主要剂型。苗药片剂的生产工艺、质量评价同于中药片剂。

二、片剂的特点

1. 主要优点

①剂量准确，片剂内药物均匀、含量差异小，患者按片服用。②质量稳定，片剂为干燥固体，某些易氧化变质或潮解的药物，可借助包衣或包合作用加以保护。③卫生条件容易控制，生产效率高、成本低，这与片剂生产机械化、自动化程度高及产量大有关。④服用、携带、运输和贮存等比较方便。⑤品种丰富，能满足医疗、预防用药的不同需求，如速效（口腔崩解片）、长效（缓释片）、口腔局部用药（口含片）、阴道局部用药（阴道片）等。

2. 主要缺点

①制备或贮藏不当会影响片剂的崩解和吸收。②某些中药片剂易引湿受潮；含挥发性成分的片剂，久贮其成分含量下降。③药物的溶出度和生物利用度较散剂及胶囊剂差，这与片剂中需加入若干辅料，并经过压缩成型有关。④儿童和昏迷患者不易吞服。

三、片剂的分类

片剂按用途与制法不同常分为以下几类。

（一）按用途分类

1. 口服片剂

口服片剂系供口服，在胃肠道内崩解、吸收而发挥疗效的片剂，是应用最广泛的一类。

（1）普通压制片　即素片，系将药物与辅料混合，经压制而成的普通片剂。一般不包衣的片剂均属此类，应用广泛。如中药片剂安胃片、参茸片等。

（2）包衣片　系指在压制片（常称片芯）外包有衣膜的片剂。按照包衣物料或作用的不同，可分为以下 3 种：①糖衣片，主要对药物起保护作用或掩盖不良气味，如小檗碱糖衣片；②薄膜衣片，以高分子成膜材料包衣，其作用主要是保护和掩味；③肠溶衣片，包衣材料为肠溶性高分子材料，该种片剂在胃液中不溶，在肠液中溶解，如苗药片剂半枝莲片、仙灵骨葆片等。

（3）多层片　系由两层或多层组成的片剂。各层含不同药物，或各层药物相同而辅料不同。这类片剂有两种：一种分上下两层或多层；另一种是先将一种颗粒压成片芯，再将另一种颗粒包压在片芯之外，形成片中有片的结构。制成多层片的目的是避免复方制剂中不同药物之间的配伍变化；制成缓释和速释组合的双层片，一层由速释颗粒制成，另一层由缓释颗粒制成，如胃仙 –U 双层片、马来酸曲美布汀多层片；改善片剂的外观。

（4）长效片　系能使药物缓慢释放而延长作用时间的片剂。

（5）咀嚼片　系在口腔内嚼碎后咽下的片剂。通常加入蔗糖、甘露醇、山梨醇、薄荷等以调节口味，如碳酸钙咀嚼片；生产一般用湿法制粒，不需加入崩解剂，多用于治疗胃部疾患，亦适用于小儿或吞咽困难的患者。如氢氧化铝凝胶片、干酵母片等。

（6）分散片　系遇水能迅速崩解形成均匀分散的片剂。服用方法既可像普通片那样吞服，又可放入水中迅速分散后服用，还可咀嚼或含吮。其具有服用方便、吸收快、生物利用度高和不良反应少等优点，如独一味分散片。分散片中的药物应是难溶性的，分散后呈混悬状态。如罗红霉素分散片，分散片中加入助悬剂；如瓜尔胶，在分散后可增加混悬液的黏度或稠度以维持混悬状态。分散片应进行溶出度、分散均匀性检查。

（7）泡腾片　系含有泡腾崩解剂的片剂。泡腾片通常含有碳酸氢钠和有机酸，遇水可产生二氧化碳气体而使片剂快速崩解。泡腾片中所有药物一般是水溶性的，有机酸可选择枸橼酸、酒石酸。这种片剂特别适用于儿童、老年人和不能吞服固体制剂的患者，如大山楂泡腾片、维生素 C 泡腾片等；又可以溶液形式服用，药物奏效迅速，生物利用度高，比液体制剂携带方便，如清开灵泡腾片。

2. 口腔用片剂

（1）口含片　又称含片，系含在口腔内缓缓溶化产生局部或全身作用的片剂。口含片多的药物是易溶性的，主要起局部消炎、杀菌、收敛、止痛或局部麻醉作用，用于治疗口腔及咽喉疾患。口含片硬度一般比内服片大，味道适口。如西瓜霜润喉片、复方草玉梅含片等。口含片按崩解试验检查，10 分钟内不应全部崩解或溶化。

（2）舌下片 系置于舌下被唾液徐徐溶解，通过黏膜快速吸收后呈现速效作用的片剂。其可防止胃肠液 pH 及酶对药物的不良影响，也可避免药物的肝脏首过效应，主要用于急症的治疗。如硝酸甘油片、喘息定片等。此外，还有一种唇颊片，即将药片放在上唇与门齿牙龈一侧之间的高处，药物通过颊黏膜被吸收，既有速效作用又有长效作用。如硝酸甘油唇颊片。

（3）口腔贴片 系贴于口腔黏膜或口腔内患处，有足够黏着力长时间固定在黏膜处释药的片剂。其贴于口腔黏膜吸收快，可迅速达到治疗浓度，避开肝脏的首过作用；用作局部治疗时剂量小，不良反应少，维持药效时间长，又便于中止给药。如硝酸甘油贴片、冰硼贴片等。口腔贴片应检查溶出度或释放度。

3. 外用片剂

（1）外用溶液片 系加一定量的缓冲溶液或水溶解后，使成一定浓度的溶液，供外用的片剂。如供滴眼用的白内停片（吡诺克辛钠滴眼液）、利福平片，供漱口用的复方硼砂漱口片等。外用溶液片的组成成分必须均为可溶物。若溶液片中的药物口服有毒，应加鲜明标记或制成异形片，以引起使用者的注意，如供消毒用的升汞片等。

（2）阴道用片 系直接用于阴道内产生局部作用的片剂。主要起局部消炎、杀菌、杀精子及收敛等作用，也可用于性激素类药物，如鱼腥草素泡腾片、甲硝唑阴道泡腾片等。具有局部刺激的药物不得制成阴道片。阴道片应进行融变时限的检查，阴道泡腾片还应进行发泡量的检查。

4. 其他片剂

（1）植入片 系植入体内，药物徐徐溶解并吸收的片剂。植入片是药物制成的无菌制剂，遇水不崩解，起长效作用。

（2）微囊片 系固体或液体药物利用微囊化工艺制成干燥的微囊，再经压制而成的片剂。如牡荆油微囊片、羚羊感冒微囊片等。

（二）按制法分类

1. 全粉末片

全粉末片系将处方中全部药材粉碎成细粉作为原料，加适宜的辅料制成的片剂。如参茸片、安胃片等。

2. 半浸膏片

半浸膏片系将处方中部分药材的细粉与部分药材提取的稠浸膏混合制成的片剂。如仙灵骨葆片、银龙清肝片等。

3. 全浸膏片

全浸膏片系将处方中全部药材用适宜的溶媒和方法提取制得浸膏，以全量浸膏制成的片剂。如咳康含片、穿心莲片等。

4. 提纯片

提纯片系将处方中药材经过提取，得到单体或有效部位，以此提纯物细粉作为原料，加适宜的辅料制成的片剂。如半枝莲片等。

四、片剂在生产与贮存期间应符合的要求

1. 用于制片的药粉（膏）与辅料应混合均匀。含药量小的或含有毒性药物的片剂，应根据药物的性质用适宜的方法使药物分散均匀。

2. 凡属挥发性或遇热不稳定的药物，在制片过程中应避免受热损失。

3. 压片前的颗粒应控制水分，以适应制片工艺的需要，并防止片剂在贮存期间发霉、变质。

4. 片剂根据需要，可加入甜味剂、芳香剂和着色剂等附加剂。

5. 为增加稳定性、掩盖药物的不良气味和改善药物外观等，可对制成的药片包糖衣或薄膜衣。对一些遇胃液易破坏、刺激胃黏膜或需要在肠道内释放的口服药片，制成片剂后可包肠溶衣。必要时，薄膜包衣片剂应检查残留溶剂。

6. 片剂外观应完整光洁、色泽均匀，有适宜的硬度，以免在包装、贮运过程中发生磨损或破碎。

7. 除另有规定外，片剂应密封贮存。

第二节　片剂的辅料

片剂由药物和辅料组成。药物要压制成质量符合要求的片剂，必须具有良好的流动性和可压性，有一定的剂量和黏着性，润滑性好，不黏冲头和冲模，遇体液能迅速崩解、溶解、吸收而产生应有的疗效。但实际上，很少有药物完全具备这些性能，所以常需另加辅料或适当处理使之达到上述要求，以利于制片。辅料为片剂中除主药之外一切物质的总称，为非治疗性物质，也可称为赋形剂。

制片时加用辅料的目的是确保压片物料的流动性、润滑性、可压性及其成品的崩解性等。辅料选用不当或用量不适，不仅能影响制片过程，而且对片剂的质量、稳定性及其疗效的发挥有一定甚至重要影响。片剂的辅料必须具有较高的物理和化学稳定性，不与主药发生反应，不影响主药的释放、吸收和含量测定，对人体无害，且来源广，成本低。

片剂的辅料按其用途一般分为稀释剂、吸收剂、润湿剂、黏合剂、崩解剂及润滑剂等。

一、稀释剂与吸收剂

（一）稀释剂

稀释剂和吸收剂统称为填充剂。稀释剂主要适用于主药剂量小于 0.1g，中药片剂中含浸膏量多，或浸膏黏性太大而制片困难者。当原料药中含有较多挥发油、脂肪油或其他液体时，需加入吸收剂。稀释剂与吸收剂的加入可保证片剂的体积一定，使片剂含药量均匀，能改善药物可压性。常用的有以下几种，有些兼有黏合和崩解作用。

1. 淀粉

本品为白色细腻的粉末，主要由支链淀粉和直链淀粉组成。淀粉的类型有玉米淀粉、

马铃薯淀粉等，其中常用的是玉米淀粉。淀粉在空气中很稳定，可与大多数药物配伍，含水量一般为12%～15%，不溶于冷水及乙醇，但在水中加热到62～72℃可糊化。淀粉吸湿而不潮解，遇水膨胀，遇酸或碱在潮湿或加热情况下可逐渐水解而失去膨胀作用。其水解产物为还原糖，在用还原法测定主药含量时对测定结果有干扰作用。

淀粉是片剂最常用的稀释剂、吸收剂和崩解剂。淀粉的可压性不好，用作稀释剂时，使用量不宜太多，以免压成的药片松散，必要时与适量糊精、糖粉等混合使用，改善其可压性。此外，含淀粉较多的中药，如葛根、天花粉、山药、贝母等，粉碎成细粉后可作为稀释剂，兼具吸收剂和崩解剂的作用。

2. 糊精

本品是淀粉水解的中间产物，除糊精外，还含有可溶性淀粉及葡萄糖，性状为白色或类白色、无定形、细腻的粉末，不溶于醇，微溶于水，能溶于沸水成黏胶状溶液，黏性较强，并呈弱酸性。

糊精因水解程度不同而有若干规格，其黏度各不相同。糊精常与淀粉配合一起作为片剂的填充剂，兼有黏合剂作用。如用量超过50%时，不宜再用淀粉浆作黏合剂，可用40%～50%稀乙醇为润湿剂，即能制得硬度适宜的颗粒。对主药含量极少的片剂使用淀粉、糊精作填充剂，会影响主药提取，对含量测定有干扰。此外，本品不宜用作速溶片的填充剂。

3. 糖粉

本品是由结晶性蔗糖经低温干燥后粉碎制成的白色粉末，味甜，易溶于水，暴露于空气中易受潮结块。

糖粉是片剂优良的稀释剂，兼有矫味和黏合作用。多用于口含片、咀嚼片及中药片剂，原料纤维性强或质地疏松的药物压片。糖粉具有一定的黏性，能增加片剂的硬度，并能使片剂表面光洁。除含片或可溶片外，糖粉一般不单独使用，常与淀粉、糊精配合使用。但其具有引湿性，用量过大会使制粒、压片困难，久贮使片剂硬度增加，造成片剂崩解或药物溶出困难。酸性或强碱性药物能促使蔗糖转化，增加其引湿性，故不宜配伍使用。

4. 乳糖

本品为白色结晶性粉末，略带甜味，能溶于水，难溶于醇，无吸湿性，具有良好的流动性、可压性。性质稳定，可与大多数药物配伍而不起化学反应。

乳糖是一种优良的片剂稀释剂，制成的片剂光洁美观，不影响药物的溶出，对主药的含量测定影响较小，久贮不延长片剂的崩解时限，尤其适用于引湿性药物。乳糖是从动物乳中提取制成的，有多种规格。普通乳糖由结晶法制成，结晶多呈楔形，喷雾干燥乳糖多呈球形，流动性、可压性好，可供粉末直接压片。国内乳糖的产量较少，价格贵。国内一般用淀粉7份、糊精1份、糖粉1份的混合物代替乳糖，其可压性尚好，制成的片剂有一定的硬度，表面光洁，并能很快崩解，但片剂的外观、片剂中的药物溶出性不及用乳糖的好。

5. 甘露醇

本品为白色结晶性粉末，在口腔中有凉爽和甜味感，易溶于水，无引湿性，是咀嚼片、口含片的主要稀释剂和矫味剂。

6. 其他

白陶土、碳酸钙、轻质氧化镁及中药处方中某些药材粉末等亦可作为片剂的稀释剂。

（二）吸收剂

吸收剂主要适用于原料药中含有较多挥发油、脂肪油或其他液体，需制片者，多为一些无机钙盐。

1. 硫酸钙二水物

本品为白色或微黄色粉末，不溶于水，无引湿性，性质稳定，可与大多数药物配伍。对油类有较强的吸收能力，并能降低药物的引湿性，常作为挥发油的吸收剂。亦常作片剂的稀释剂。硫酸钙半水物遇水易固化硬结，不宜选用。使用二水物用湿颗粒法制片时，湿粒干燥温度应控制在 70℃以下，以免温度过高失去 1 个分子以上的结晶水后，遇水硬结。

2. 磷酸氢钙

本品为白色细微粉末或晶体，呈微酸性，具良好的稳定性和流动性。磷酸钙与其性状相似，两者均为中药浸出物、油类及含油浸膏的良好吸收剂，并有减轻药物引湿性的作用，压成的片剂较坚硬。

3. 其他

氧化镁、碳酸钙、碳酸镁均可作为吸收剂，尤适于含挥发油和脂肪油较多的中药制片。其用量应视药料中的含油量而定，一般为 10% 左右。三者碱性较强，应注意不适用酸性药物。

二、润湿剂和黏合剂

润湿剂和黏合剂在片剂中具有使固体粉末黏结成型的作用。

（一）润湿剂

润湿剂是指本身无黏性，但能润湿并诱发药粉黏性以利于制成颗粒的液体，适用于具有一定黏性的药料制粒压片。常用的润湿剂有以下几种。

1. 水

一般多用蒸馏水或去离子水。凡药物本身具有一定黏性，如中药半浸膏粉或其他黏性物质，用水润湿即能黏结制粒。但用水作润湿剂时，因干燥温度较高，故不耐热、遇水易变质或易溶于水的药物不宜应用。另外，由于水易被物料迅速吸收，难以分散均匀，造成结块、溶解等现象，制成的颗粒松紧不匀，而影响片剂的质量。因此很少单独使用，往往采用低浓度的淀粉浆或不同浓度的乙醇溶液代替。

2. 乙醇

凡药物具有黏性，但遇水后黏性过强而不易制粒，或遇水受热易变质，或药物易溶于水难以制粒，或干燥后颗粒过硬，影响片剂质量者，均宜采用不同浓度的乙醇溶液作为润湿剂。中药浸膏粉、半浸膏粉等制粒常采用乙醇作润湿剂，用大量淀粉、糊精或糖粉作赋形剂者亦常用乙醇作润湿剂。乙醇溶液的浓度视药物和辅料的性质、气温高低而定，一般浓度为 30%～70%。药物水溶性大、黏性大、气温高，乙醇溶液的浓度应高些；反之，则浓度可稍低。乙醇溶液的浓度越高，粉料被润湿后黏性越小。用乙醇作润湿剂时应迅速搅拌，并应立即制粒，迅速干燥，以免乙醇挥发。乙醇易燃易爆，使用时应注意安全生产。

（二）黏合剂

黏合剂是指本身具有黏性，能增加药粉间的黏合力的作用，适用于没有黏性或黏性不足的中药提取物或原药粉制粒压片。黏合剂有固体和液体型两类，一般液体型黏合剂的黏合作用较大，固体型黏合剂（也称干燥黏合剂）往往兼有稀释剂的作用。应根据主药性质、用途和制片方法选用黏合剂。黏合剂的用量要恰当，如果其黏性不足，用量太少，则压成的片剂疏松易碎；如果黏性过强或用量太多，则片剂过于坚硬，不易崩解，因此，必须通过实践摸索调整。常用的黏合剂有以下几种。

1. 淀粉浆

淀粉浆俗称淀粉糊，为最常用的黏合剂，系由淀粉加水在70℃左右糊化而成的稠厚胶体，放冷后呈胶冻样。使用浓度一般为8%～15%，以10%最为常用，若物料的可压性较差，浓度可适当提高。淀粉浆适用于对湿热较稳定、药物本身又不太松散的品种。其制法有煮浆法和冲浆法2种：①煮浆法，将淀粉混悬于冷水中，置夹层容器内加热糊化，这种将所有淀粉粒几乎都糊化，故黏性较强。此法不宜用直火加热，以免底部焦化混入黑点影响片剂外观，在生产中已少用。②冲浆法，淀粉加少量（1～1.5倍）冷水，搅匀，再冲入全量沸水，不断搅拌至半透明糊状。该法有一部分淀粉未能完全糊化，因此，黏性不如煮浆强，但此法操作方便，适用于大生产，故目前药厂多采用此法。

2. 糊精

糊精主要作为干燥黏合剂，亦有配成10%糊精浆与10%淀粉浆合用。糊精浆黏性介于淀粉浆与糖浆之间，其主要使粉粒表面黏合，故不适用于纤维性大及弹性强的中药制片。

3. 糖粉与糖浆

糖粉为一种干燥黏合剂，糖浆为蔗糖的水溶液，其黏合力强，适用于纤维性强，弹性大以及质地疏松的药物。糖浆使用浓度多为50%～70%，常与淀粉浆或胶浆混合使用。本品不宜用于酸性或碱性较强的药物，以免产生转化糖而增加引湿性，不利制片。

4. 胶浆类

常用阿拉伯胶浆、明胶浆，两者的黏合力均大，压成的片剂硬度大，适用于易松散药物或要求硬度大的片剂，如口含片。常用浓度为10%～20%。使用时必须注意浓度与用量，若浓度太大，用量过多，会影响片剂的崩解度。另一多功能黏合剂聚乙烯吡咯烷酮（PVP）胶浆，其水溶液适用于咀嚼片；其干粉为直接压片的干燥黏合剂，能增加疏水性药物的亲水性，有利于片剂崩解；其无水乙醇溶液可用于泡腾片的制粒；而5%～10% PVP水溶液是喷雾干燥制粒时的良好黏合剂。

5. 纤维素衍生物

纤维素衍生物系将天然纤维素经处理后制成的各种纤维素衍生物，常用的有甲基纤维素、羧甲基纤维素钠、低取代羟丙基纤维素、羟丙基甲基纤维素等均可用作黏合剂，可用其溶液，也可用其干燥粉末，加水润湿后制粒，它们的溶液常用浓度为5%左右。乙基纤维素溶于乙醇而不溶于水，可用作对水敏感的药物的黏合剂，但对片剂的崩解和药物的释放有阻碍作用，有时用作缓释制剂的辅料。

6. 微晶纤维素

本品为纤维素部分水解而制得的晶体粉末，为白色或稍带黄色、无臭、无味的粉末，不溶于水，有良好的可压性，且兼具黏合、助流、崩解等作用，为粉末直接压片的干燥黏合剂和良好的稀释剂。根据粒径和含水量不同有若干规格。商品名为 Avicel，规格有 PH101、PH102、PH201、PH301 等。广泛用作片剂辅料的为 PH101 和 PH102 两种规格。微晶纤维素价格较淀粉、糊精、糖粉等高，故不单独用作稀释剂，而作为稀释－黏合－助流－崩解多功能的赋形剂使用。微晶纤维素在加压过程中呈塑性变形，加之毛细管作用，极易引水入内破坏粒子之间的结合力，使药片崩解。微晶纤维素的摩擦系数小，当药物或其他辅料的含量不超过 20% 时，压片时一般不需要加润滑剂。微晶纤维素对药物的容纳量较大，受压缩时，粒子间借氢键而结合，压成的药片硬度较大。当微晶纤维素含水量超过 3% 时，在混合和压片过程中易产生静电，出现分离和条痕现象，可预先干燥除去部分水分。本品有吸湿性，故不适用于包衣片及某些对水敏感的药物，并应贮放于干燥处。

7. 其他

海藻酸钠、聚乙二醇及硅酸铝镁等，也可作为片剂的黏合剂。

三、崩解剂

崩解剂系指加入片剂中能促使片剂在胃肠液中迅速崩解成小颗粒的辅料。要使片剂中的药物被人体胃肠道吸收，药物必须从片剂中释放出来，而片剂的崩解则是药物释放的第一步。药物经较大压力压成片剂后，孔隙率很小，结合力很强，崩解常需要一定的时间。为使片剂能迅速发挥药效，除需要药物缓慢释放的口含片、舌下片、植入片、长效片等外，一般均需加入崩解剂。中药全粉末片、半浸膏片因含有药材细粉，其本身遇水后能缓缓崩解，故一般不需另加崩解剂。

（一）片剂的崩解机理

片剂的崩解机理与所用崩解剂及片剂所用原辅料的性质有关，一般认为有以下几种。

1. 毛细管作用

片剂经加压成型后，其内部存在许多毛细管和孔隙，与水接触后水即从这些亲水性通道进入片剂内部，促使崩解。淀粉及其衍生物和纤维素类衍生物的崩解作用多与此相关。这类崩解剂的加入方法，一般认为最好采用内外加法，外加有利于片剂迅速崩解成颗粒，内加则有利于颗粒做更细小的分散。

2. 膨胀作用

崩解剂吸水后充分膨胀，自身体积显著增大，使片剂的黏结力瓦解而崩散。如淀粉衍生物羧甲基淀粉钠的崩解作用主要在于其吸水后强大的膨胀作用。这种膨胀作用还包括由润湿热所致的片剂中残存空气的膨胀作用。

3. 产气作用

泡腾崩解剂遇水产生气体，借气体的膨胀而使片剂崩解。如常用泡腾崩解剂枸橼酸或酒石酸加碳酸钠或碳酸氢钠，遇水产生二氧化碳气体，借助气体膨胀而使片剂崩解。

其他机理：辅料中加用了相应的酶，酶解作用有利于崩解；可溶性原料、辅料遇水溶解使片剂崩解或蚀解；表面活性剂因能改善颗粒的润湿性，而促进崩解等。常用的黏合及其相应作用的酶有淀粉与淀粉酶、纤维素类与纤维素酶、树胶与半纤维素酶、明胶与蛋白酶、蔗糖与转化酶、海藻酸盐类与角叉菜胶酶等。

（二）常用崩解剂

1. 干燥淀粉

干燥淀粉是一种常用的崩解剂，在片剂中起崩解作用主要由于其毛细管的吸水作用和本身吸水膨胀。目前主要用玉米淀粉，使用前应以 100～105℃干燥 1 小时，用量一般为配方总量的 5%～20%。本品对易溶性药物的片剂作用较差，适用于水不溶性或微溶性药物的片剂。淀粉用作片剂崩解剂有以下不足：淀粉的可压性不好，用量多时可影响片剂的硬度；淀粉的流动性不好，淀粉过多会影响颗粒的流动性。

2. 羧甲基淀粉钠（CMS–Na）

本品为白色粉末，不溶于乙醇，吸水膨胀性强，具有良好的流动性和可压性。遇水后，体积可膨胀 200～300 倍，是一种优良的崩解剂。适用于可溶性和不溶性药物，亦可作为粉末直接压片的干燥黏合剂和崩解剂。浓度一般为 2%～6%。全浸膏片用 3% 的 CMS–Na，疏水性半浸膏片用 1.5% 的 CMS–Na，能明显缩短崩解时限，增加素片硬度。

3. 低取代羟丙基纤维素（L–HPC）

本品为白色或类白色结晶性粉末，在水中不易溶解，但有很好的吸水性，这种性质大大增加了它的膨胀度，在 37℃条件下，1 分钟内吸湿后的膨胀度较淀粉大 4.5 倍，在胃液和肠液中的膨胀度几乎相同，是一种良好的片剂崩解剂。另外，它的毛糙结构与药粉和颗粒之间有较大的镶嵌作用，使黏性强度增加，可提高片剂的硬度和光洁度。浓度一般为 2%～5%。L–HPC 具有崩解黏结双重作用，用于崩解差的丸剂、片剂，可加速其崩解和增加崩解后粉粒的细度；对不易成型的药物，可促进其成型，提高药片的硬度。根据粒径与取代度，有多种型号，如 LH–11、LH–21、LH–31 等。LH–11 粒径最大，可作粉末直接压片。

4. 泡腾崩解剂

泡腾崩解剂为一种遇水能产生二氧化碳气体达到崩解作用的酸碱系统，最常用的是碳酸氢钠和枸橼酸或酒石酸。泡腾崩解剂的崩解作用很强，在生产和贮存过程中要严格控制水分，密闭包装，避免受潮造成崩解剂失效。

5. 表面活性剂

表面活性剂为崩解辅助剂，单独使用崩解效果不好，常与干燥淀粉等混合使用。能增加药物的润湿性，促进水分透入，使片剂容易崩解。一般疏水性或不溶性药物对水缺乏亲和力，水分不易透入片剂孔隙中，若加入适量表面活性剂则能较好地解决。常用的表面活性剂如吐温 –80、十二烷基硫酸钠、硬脂醇磺酸钠等，用量一般为 0.2% 左右。表面活性剂的使用方法：溶解于黏合剂内；与崩解剂混合后加入干颗粒中；制成醇溶液喷在颗粒上，缩短崩解时间。

（三）崩解剂的加入方法

1. 内加法

崩解剂与处方粉料混合在一起制成颗粒。本法为崩解剂包于颗粒内，与水接触较迟缓，且在制粒过程中已接触湿和热，崩解作用较弱，但崩解作用自颗粒内部开始，可使片剂全部崩解成细粒。

2. 外加法

崩解剂与已干燥的颗粒混合后压片。本法片剂的崩解速度较快，但其崩解作用主要发生在颗粒与颗粒之间，崩解后药物往往呈粗颗粒状态而不是细粒，溶出稍差。

3. 内外加法

将崩解剂分为两份，一份与处方粉料混合在一起制成颗粒，另一份加入已干燥的颗粒中，混匀压片。本法可克服上述两种方法的缺点，是较为理想的方法。内加与外加崩解剂的用量，可按具体品种而定，一般为内加 50%～75%，外加 25%～50%。

4. 特殊加入法

①泡腾崩解剂的酸、碱组分一般应分别与处方药料或其他赋形剂制成干燥颗粒后，再行混合。压片颗粒或成品均应妥善贮藏、包装，避免受潮而造成崩解剂失效。②表面活性剂被一般制成醇溶液喷在干颗粒上，或溶解于黏合剂内，或与崩解剂混合后加入干颗粒中。

四、润滑剂

压片时为了能保证顺利加料和出片，并减少黏冲，降低颗粒与颗粒、药片与模孔壁之间的摩擦力，使片剂光滑美观，在压片前一般均须在颗粒（或结晶）中加入适宜的润滑剂。润滑剂按作用不同，可分为以下三类：①助流剂：主要能改善颗粒表面粗糙性，增加颗粒流动性，保证颗粒顺利通过加料斗，进入模孔，便于均匀压片、减少重量差异。②抗黏剂：主要用于减轻原料对冲模的黏附性，防止压片物料黏着于冲模表面，以保证冲模表面和片剂表面的光洁度。③润滑剂：主要用于降低压片和推出片时颗粒间以及颗粒与冲头、模孔壁间的摩擦力，保证压片时力的均匀分布，增加颗粒的滑动性，防止裂片。

在实际生产中，很难找到仅具一方面作用的辅料，一般将具有上述任何一种作用的辅料都统称为润滑剂。润滑剂可以分为以下三类。

（一）疏水性及水不溶性润滑剂

1. 硬脂酸镁

硬脂酸镁为白色、细滑、轻松的粉末，有良好的附着性，能明显减小颗粒与冲模之间的摩擦力，与颗粒混合后分布均匀而不易分离，仅用少量即能显示出良好的润滑作用，且片面光滑美观，为广泛应用的润滑剂。硬脂酸镁有弱碱性，故遇碱不稳定的药物不宜使用。由于硬脂酸镁为疏水性物质，如用量过大，片剂会影响片剂润湿，影响崩解或产生裂片，一般用量比例为 0.3%～1%。此外，硬脂酸钙、硬脂酸也是良好的润滑剂，其性质与硬脂酸镁大致相似。

2. 滑石粉

滑石粉的成分为含水硅酸镁，白色结晶性粉末，有较好的润滑性，用后可减少压片物料黏附于冲头表面的倾向，且能增加颗粒的润滑性和流动性。本品不溶于水，但有亲水性，对片剂的崩解作用影响不大。本品颗粒细而比重大，附着力较差，在压片过程中可因振动而与颗粒分离并沉在颗粒底部，出现上冲黏冲现象。由于滑石粉在颗粒中往往分布不匀，片剂的色泽和含量容易出现较大差异，故现已较少单独使用。但它有亲水的优点，为改善疏水性润滑剂如硬脂酸镁等对片剂崩解的不良影响，常联合应用。其一般用量比例为

0.1%～3%。

3. 氢化植物油

本品系由氢化植物油经过精制、漂白、脱色及除臭后，以喷雾干燥法制得的粉末。本品的润滑性能好，为良好的润滑剂。应用时，将本品溶于热轻质液状石蜡或己烷中，然后喷于颗粒上，以利于分布均匀。己烷可在减压条件下除去。凡不宜用碱性润滑剂的品种，都可用本品取代。常用量比例为 1%～6%。

（二）水溶性润滑剂

1. 聚乙二醇（PEG）

一般用聚乙二醇 4000 或 6000，它们的分子量分别为 3000～3700、6000～7500。本品为水溶性，溶解后可得到澄明溶液，适用于需完全溶解的片剂，如溶液片、泡腾片。与其他润滑剂相比粉粒较小，用 50μm 以下的颗粒压片时可达到良好的润滑效果。其一般用量比例为 1%～5%。

2. 十二烷基硫酸镁

本品为水溶性表面活性剂，具有良好的润滑作用。本品能增强片剂的机械强度，并能促进片剂的崩解和药物的溶出作用。片剂中加入硬脂酸镁，往往使崩解时间延长，但加入适量十二烷基硫酸镁，不但不阻碍崩解，反而可加速其崩解。如果用量过多，因过分降低介质的表面张力，反而不利于崩解。其一般用量比例为 1%～3%。十二烷基硫酸钠具有相同的作用。

（三）助流剂

助流剂可黏附在颗粒与粉末表面，将粗糙表面的凹陷处填满，将颗粒隔开，降低颗粒间的摩擦力，改善物料的流动。特别是在全粉末直接压片时，因粉末流动性差，冲模中不易填满物料，引起片重差异，所以尤其需要选用助流剂。

1. 微粉硅胶

本品为轻质的白色粉末，无臭无味，不溶于水，化学性质稳定，与绝大多数药物不发生反应。微粉硅胶的比表面积大，特别适宜于油类和浸膏类药物，与 1～2 倍的油混合仍呈粉状。本品有良好的流动性，对药物有较大的吸附力，其亲水性能强，用量在 1% 以上时可加速片剂的崩解，有利于药物的吸收。可用于粉末直接压片，一般用量比例仅为 0.1%～1%。

2. 氢氧化铝凝胶

本品为极轻的凝胶粉末，在显微镜下观察其形状为极细小的球状聚合体，表面积大，有良好的可压性，常用作粉末直接压片的助流剂和干燥黏合剂。

此外，滑石粉具有良好的润滑性和流动性，与硬脂酸镁合用兼具助流抗黏作用。氧化镁也可用作某些片剂的助流剂，用量比例为 1%～2%。

从上可以看出，不少片剂辅料往往兼有几种作用，这更有利于片剂的制备。例如，药用淀粉可用为稀释剂或吸收剂，同时干燥淀粉也是良好的崩解剂，淀粉加水加热糊化后又可用作黏合剂；糊精、糖粉可用作稀释剂，也是良好的黏合剂。中药片剂的原料药物，既可起治疗作用，有时也兼起辅料的作用，例如，含淀粉较多的药物细粉可用作稀释剂和崩解剂；药物的稠膏也可用作黏合剂。因此，必须掌握各类辅料和原料药物的特点，在设计片剂处方时灵活运用，这样既可节省辅料，又能提高片剂的质量。

第三节 片剂的制备

片剂的制备方法一般分为制粒压片法和直接压片法两种。前者可分为湿法制颗粒压片法和干法制颗粒压片法，后者可分为药物粉末直接压片法和药物结晶直接压片法。片剂制备方法的选择应根据药物和辅料的性质来确定。若药物对湿、热比较稳定，一般常选用湿法制颗粒压片法；若药物粉末遇湿、热易变质，又不易直接压片者，可选用干法制颗粒压片法；若药物粉末流动性虽差，但可压性好，加助流剂后可直接压片，或可压性也差者，再加干黏合剂后也可直接压片者，可选择粉末直接压片法；若结晶药物晶型适宜，流动性和可压性好，可选用药物结晶直接压片法。从实际生产来看，药物受到流动性和可压性等的限制，能以干法制颗粒压片或直接压片者为数较少，许多药物主要以湿法制颗粒后进行压片。本节重点介绍湿法制颗粒压片法，同时简单介绍干法制颗粒压片法和粉末直接压片法。

一、湿法制颗粒压片法

苗药片剂的原料药经处理后多为流浸膏、浸膏或药材细粉，在制备过程中，为保证原料具有良好的流动性和可压性，且药物不能直接压片，遇湿、热不起变化，一般多采用湿法制颗粒压片。其一般生产工艺流程如下图（图 17-1）。

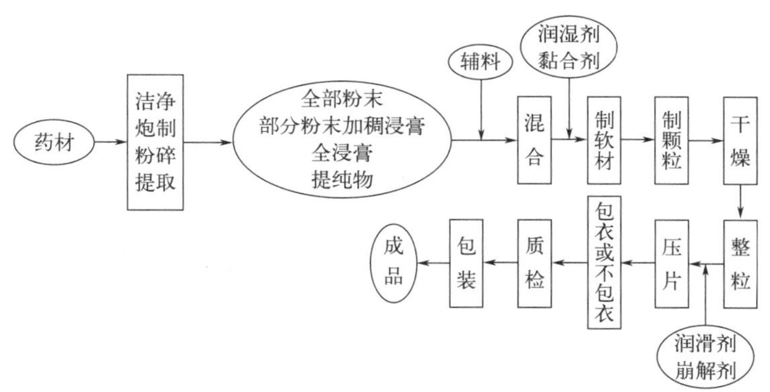

图17-1 湿法制颗粒压片工艺流程

（一）原料处理

1. 药材的处理

苗药原料的处理目的：①去粗取精，缩小体积，减少服用量。苗药药材除含有效成分外，还含有大量的无效物质，须经过浸提、分离、精制处理，尽量除去无效物质，保留有效成分。②有选择地保留少量非有效物质和成分，起辅料的作用。如含有多量淀粉的药材细粉可作为稀释剂和崩解剂，药物的稠浸膏黏性很强可作为黏合剂等。③方便操作，便于生产。

根据苗药原料的性质，其处理的一般原则如下：

（1）按处方选用合格的药材，并进行洁净、灭菌、炮制和干燥处理，制成净药材。

（2）含淀粉较多的药材如天花粉，用量极少的贵重药或毒性药如草乌，某些非植物组织芳香药物，或含有少量芳香挥发性成分药材如艾片，以及某些矿物药，宜粉碎成细粉，过五、六号筛，备用。

（3）含已知有效成分者，可根据有效成分的性质，选择适当溶媒和方法提取有效成分。

（4）含挥发性成分较多的药材，一般采用双提法，先用水蒸气蒸馏法提取挥发性成分另存，药渣加水煎煮或与他药共煎，或将蒸馏后剩余药液制成稠膏或干浸膏粉，如鹅不食草等。

（5）含醇溶性成分，可用适宜浓度、适宜的提取方法用乙醇提取，提取液回收乙醇后再浓缩成稠膏。如五香血藤等。

（6）含纤维较多、黏性较大、质地疏松或坚硬的药材，以及苗医临床可入汤剂的药材，可用水煎煮，浓缩成稠膏或制成干浸膏。必要时可加乙醇去除杂质后再制成稠膏或干浸膏。

苗药片剂中的稠膏，一般可浓缩至相对密度 1.2～1.3，有时可达 1.4，根据处方中药粉量而定。或将稠膏浓缩到密度 1.1 左右，喷雾干燥或减压干燥成干浸膏。

2. 化学药品原、辅料的处理

湿法制颗粒压片用的化学药品原料及辅料，在混合前一般均须经过检验、粉碎、过筛或干燥等加工处理。其细度以通过五、六号筛比较适宜。毒性药，贵重药及有色的原、辅料宜更细一些，以利于混合均匀，含量准确，并可避免压片时产生裂片、黏冲和花斑等现象。有些原、辅料贮藏时易受潮发生结块，必须经过干燥处理后再粉碎、过筛。药物与辅料的混合应按等量递增法操作。

（二）制颗粒

1. 制颗粒的目的

制颗粒主要为了改善压片物料的流动性和可压性，片剂绝大多数需要先制成颗粒后才能进行压片。颗粒的制备是湿颗粒法制片的关键性操作，关系到压片能否顺利进行和片剂质量的好坏。具体来说，药物制成颗粒有如下目的。

（1）增加物料的流动性　细粉流动性差，不易从饲料斗中顺利地流入模孔，时多时少，增加片剂的重量差异或出现松片、叠片，也影响片剂的含量。药物粉末的休止角一般为 65° 左右，而颗粒的休止角一般为 45° 左右，制成颗粒后可增加流动性。

（2）改善可压性　细粉比表面积大，吸附和容存的空气多，当冲头加压时，粉末中部分空气不能及时逸出而被压在片剂内，当压力移去后，片剂内部空气膨胀，以致产生松片、顶裂等现象。

（3）避免粉末分层　处方中有数种原、辅料粉末，相对密度不一，在压片过程中，由于饲料斗的振动，常使质重者下沉，轻者上浮，产生分层现象，以致含量不准。

（4）避免细粉飞扬　细粉压片粉尘多，并常黏附于冲头表面或模壁造成黏冲、拉模等现象。

2. 苗药原料制颗粒的类型

苗药原料制颗粒主要分为药材全粉制粒（全粉末片）、药材细粉与稠浸膏混合制粒（半浸膏片）、全浸膏制粒（全浸膏片）及提纯物制粒（提纯片）等。

（1）药材全粉制粒　将全部药材细粉混匀，加适量的润湿剂或黏合剂制成适宜的软材，挤压过筛制粒。润湿剂或黏合剂需根据药粉性质选择：①若药粉中含有较多黏性成分，可选用水、适宜浓度的乙醇溶液作润湿剂。②若药粉中含有较多矿物质、纤维性及疏水性成分，应选用黏合力较强的黏合剂，如糖浆、炼蜜等，或与淀粉浆合用。

此法适用于剂量小的贵重细料药、毒性药及几乎不具有纤维性的药材细粉制片，如中药片剂参茸片、安胃片等，而苗药片剂目前没有用该法制备的片剂。一般性质药材不宜全粉制粒，否则服用量太大。此法具有简便、快速而经济的优点，但必须注意药材全粉的净化和灭菌，使片剂符合卫生标准。

（2）部分药材细粉与稠浸膏混合制粒　将处方中部分药材粉碎成细粉，另一部分药材提取制成稠浸膏，两者混合后经适当处理制成软材，制颗粒。生产上有以下几种情况：①若两者混合后黏性适中，可直接混合制粒。此法可根据药材性质及出膏率而决定粉碎的药材量，还应考虑为使片剂能快速崩解，应力求使稠浸膏与药材细粉混合后能制成好的软材。目前多以处方量的10%～30%药材打粉，其余制稠浸膏。②若两者混合后黏性不足，则须另加适量的黏合剂或润湿剂制软材，制颗粒。③若两者混合后黏性太大难以制粒，或制成的颗粒试压时出现花斑、麻点，须将稠浸膏与药材细粉混匀，烘干，粉碎成细粉，再加适宜浓度的乙醇溶液作润湿剂制软材，制颗粒。此法应用较广，适用于大多数苗药片剂的制备，如仙灵骨葆片、银龙清肝片等。此法的最大优点是，稠浸膏与药材细粉除具有治疗作用外，稠浸膏起黏合剂作用，药粉大多具有崩解作用并兼作稀释剂，既节省辅料，操作也简便。

（3）全浸膏制粒　系将处方中全部药材提取制成浸膏再制粒的方法。目前生产上有以下两种方法：①将干浸膏直接粉碎成颗粒。干浸膏如黏性适中，吸湿性不强时，可直接粉碎成通过二、三号筛（40目左右）的颗粒。此法颗粒宜粉碎细些，避免压片时产生花斑、麻点。采用真空干燥法所得浸膏疏松易碎，直接过颗粒筛即可。②用浸膏粉制粒。干浸膏先粉碎成细粉，加润湿剂，制软材，制颗粒。此法适用于干浸膏直接粉碎成颗粒时颗粒太硬，改用通过五至六号筛的细粉，用适宜浓度的乙醇溶液润湿制粒，所用乙醇浓度应视浸膏粉黏性而定，黏性越大，乙醇浓度应越高。乙醇最好以喷雾法加入，分布较均匀。浸膏粉制粒法所得颗粒质量较好，压出的药片外观光滑，色泽均匀一致，硬度也易控制，但工序复杂，费工时。全浸膏片不含药材细粉，服用量少，易达到卫生标准。近年来，有将中药水煎液浓缩后，用喷雾干燥法制得浸膏颗粒，或得到浸膏细粉再用滚转制粒法制粒。这些方法可大大提高生产效率，防止杂菌污染，提高片剂质量。

（4）提纯物制粒　将药材提纯物细粉（有效成分或有效部位）与适量稀释剂、崩解剂等混匀后，加入黏合剂或润湿剂，制软材，制颗粒。如北山豆根片、盐酸黄连素片等。

3. 制颗粒方法

主要有挤出制粒法、滚转制粒法、喷雾干燥制粒法、流化喷雾制粒法等，这些制粒方法参见第五章制粒技术相关内容。

（三）湿颗粒的干燥

制备好的湿颗粒应及时干燥，以免结块或受压变形。干燥温度一般为 60～80℃，温度过高可使颗粒中含有的淀粉粒糊化，延长片剂的崩解，并可使含浸膏的颗粒软化结块。含挥发性及苷类成分的中药颗粒应控制在 60℃以下干燥，否则易使有效成分散失或破坏。对热稳定的药物，干燥温度可提高到 80～100℃，以缩短干燥的时间。干燥温度应逐步上升，以防颗粒表面的水分迅速蒸发形成干燥硬壳，影响颗粒内部水分散发。沸腾干燥法为湿粒干燥的较理想方法，目前生产上较常用。颗粒干燥的程度因品种不同而有所差别，含水量以 3%～5% 为宜，一般凭经验掌握。含水量过高会产生黏冲现象，含水量过低则易出现裂片的现象。

（四）干颗粒的质量要求

干颗粒除必须具有适宜的流动性和可压性外，还须符合以下要求。

（1）干颗粒在压片前应进行含量测定，主药含量应符合该品种的要求。

（2）含水量应均匀、适中。中药片剂干颗粒的含水量一般为 3%～5%，品种不同，要求不同，应进行试验确定各品种的最佳含水标准。化学药品片剂干颗粒的含水量一般为 1%～3%，但亦有品种例外，如四环素片的含水量在 12%～14%。目前，生产上常用红外线快速水分测定仪测定，或应用隧道式水分测定仪测定。

（3）颗粒大小适当。颗粒大小应根据片重及药片直径选用，大片可用较大的颗粒或小颗粒进行压片；但对小片来说，必须用小颗粒，若小片用大颗粒，则片重差异较大。中药片剂一般选用通过二号筛或更细的颗粒。同时，干颗粒中应有一定比例的细颗粒，在压片时，细粒填于大粒间，使片重和含量准确。但细粉和细粒不宜过多，否则压片时易产生裂片、松片、边角毛缺及黏冲等现象。

（4）颗粒松紧适宜。干颗粒的松紧与片剂的物理外观有关，硬颗粒在压片时易产生麻面，松颗粒则易产生松片现象。一般经验认为，以颗粒用手捻能捻碎并有粗糙感为宜。干颗粒应由粗细不同的颗粒组成，一般干颗粒中 20～30 目的粉粒以 20%～40% 为宜，且无通过六号筛的细粉。若粗粒过多，压成的片剂重量差异大；而细粉过多，则可能产生松片、裂片、边角毛缺及黏冲的现象。

（五）干颗粒压片前的处理

1. 整粒

在干燥过程中，有部分颗粒互相黏结成团块状，也有部分从颗粒机上落下时就呈条状，干燥后需要再通过一次筛网使之分散成均匀的干颗粒。整粒过筛一般用摇摆式制粒机，此时应选用质硬的金属筛网，常用筛网一般为二号筛。一些坚硬的大块和残料可用旋转式制粒机过筛或用其他机械磨碎，这时所用筛网的孔径与制湿粒时相同或稍小些，因为颗粒干燥后体积缩小。但在选用时也应考虑干颗粒的松紧情况，如颗粒较疏松，宜选用孔径较大的筛网，以免破坏颗粒和增加细粉；若颗粒较粗硬，应用孔径较小的筛网，以免颗粒过于粗硬。

2. 加润滑剂与崩解剂

润滑剂常在整粒后用细筛筛入干颗粒中混匀。有些品种如需加崩解剂，则需要将崩解剂先干燥过筛，在整粒时加入干颗粒中，充分混匀。也可将润滑剂与崩解剂与干颗粒一起加入混合器中进行总混合。混匀后移入容器内密闭，抽样检验合格后压片。

3. 加挥发油或挥发性药物

某些片剂处方中含有挥发油如薄荷油、桂皮油、八角茴香油等，最好与干颗粒混匀后筛出部分细粒，然后加入润滑剂，混匀后，再与全部干颗粒混匀，以免混合不匀或产生花斑。此种现象在有色片剂中更应注意。此外，亦可用五号筛，从干颗粒中筛出适量细粉，用以吸收挥发油，再加至干颗粒中混匀。若所加的挥发性药物为固体，如薄荷脑等，可先用少量乙醇溶解后，或与其他成分研磨共熔后喷入干颗粒中。以上各法最后均应放置桶内密闭贮存数小时，使挥发性成分在颗粒中渗透均匀，否则由于挥发油吸附于颗粒表面，压片时易产生裂片等现象。若挥发油含量较多时，常需要加适量吸收剂把油吸收后，再混合压片。近年来，挥发油微囊化和包合技术亦已越来越多地被用于片剂生产中。

（六）压片

1. 片重的计算

中药片剂试制过程中，若药料的片数与片重未定时，可先称出颗粒的总重量，除以服用的总次数，求出单次服用的颗粒重量，再根据单次服用的颗粒重量及每次服用的片数，求得每片重量。可按式 17–1 及式 17–2 计算：

$$\text{单服颗粒重}=\frac{\text{干颗粒总重量（g）}}{\text{服用总次数}} \tag{17–1}$$

$$\text{片重}=\frac{\text{单服颗粒重（g）}}{\text{单服片数}} \tag{17–2}$$

若处方中规定了每批药料应制的片数及每片重量时，则所得的干颗粒重应等于片数与片重之积，即干颗粒总重量（主药加辅料）等于片数乘片重，当干颗粒总重量小于片数乘片重时，应补加淀粉等使两者相等。可按式 17–3 计算：

$$\text{片重}=\frac{\text{干颗粒重}+\text{压片前加入的辅料量}}{\text{应压片数}} \tag{17–3}$$

若已知每片主药含量时，可先测定颗粒的主药含量，再计算片重。可按式 17–4 计算：

$$\text{片重}=\frac{\text{每片含主药量}}{\text{干颗粒的主药百分含量}} \tag{17–4}$$

2. 压片机与压片流程

将各种颗粒状或粉状物料置于模孔中，用冲头压制成片剂的机器称为压片机。冲模的基本结构由上、下冲头和模圈组成，如图 17–2 所示。

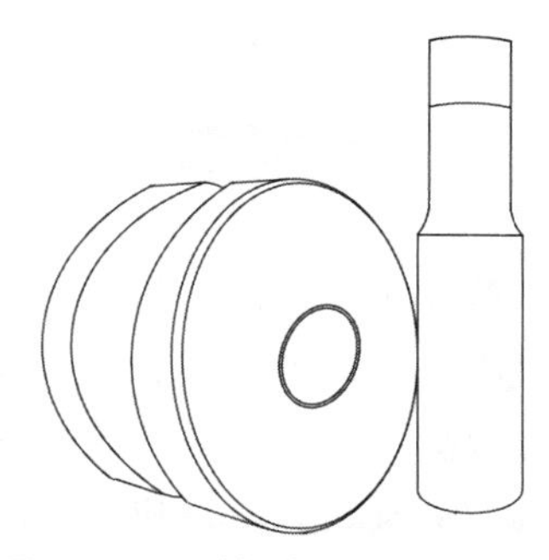

图17–2　压片机冲头和模圈组合图

冲头的端面形状可以是平面，也可以是浅凹形或深凹形（深凹形片剂一般用于包衣片），也可以在端面上刻有文字、数字、字母、线条等，以表明产品的名称、规格、商标等。线条便于一分为二或一分为四服用。冲头和模孔截面的形状可以是圆形，也可以是三角形、长圆形等异形形状，圆片的直径一般在 5.5～14mm。

压片机主要有单冲压片机和旋转式（多冲）压片机，

压片过程基本相同。在此基础上，根据不同的特殊要求还有二次（三次）压缩压片机、多层压片机、压制包衣机等。

（1）单冲压片机 单冲压片机一般为手动和电动兼用，主要由转动轮、冲模系统、三个调节器（压力、片重、出片）、加料斗及一个能左右移动的饲粒器四部分组成，其基本结构如图 17-3 所示。冲模系统包括上、下两个冲头和一个模圈，是压片机的压片部分，模圈嵌入模台上，上、下冲头固定于上、下冲杆上。上冲连接一个压力调节器，调节上冲在模圈内的位置，下降的位置越低，压力越大，所得的片剂越硬越薄。下冲连接一个出片调节器和一个片重调节器。出片调节器用以调节下冲上升的高度，使其刚好与模圈的上缘相平，便于将药片推出；片重调节器用以调节下冲下降的深度，借以调节模孔的容积而调节片重；压力调节器的用途是调节上冲下降的距离，上冲下降多，上、下冲间的距离近，则压力大，反之则压力小。单冲压片机有多种型号，其基本结构相似，仅压力调节及片重调节等的具体结构有差异。此外，还有花篮式压片机，其压片过程与单冲压片机相似。

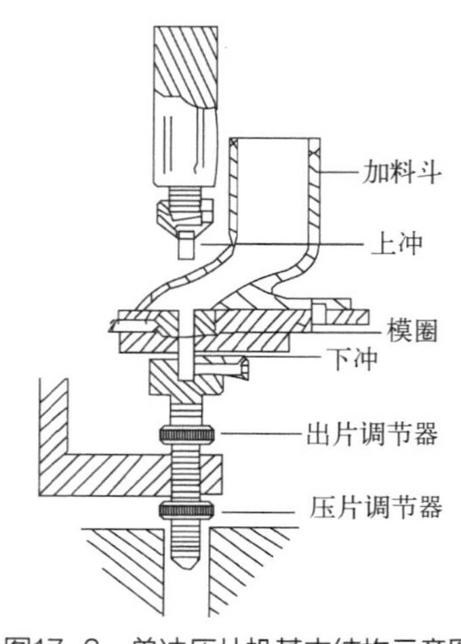

图17-3 单冲压片机基本结构示意图

单冲压片机的压片流程如图 17-4 所示。①上冲抬起，饲粒器移动到模孔之上。②下冲下降到适宜的深度（根据片重调节，使可容纳的颗粒重等于片重），饲粒器在模孔上面摆动，颗粒填满模孔。③饲粒器由模孔上移开，使模孔中的颗粒与模孔的上缘相平。④上冲下降并将颗粒压缩成片。⑤上冲抬起，下冲随之上升到与模孔上缘相平时，饲粒器再移到模孔之上，将压成的药片推开，并进行第二次饲粒，如此反复进行。

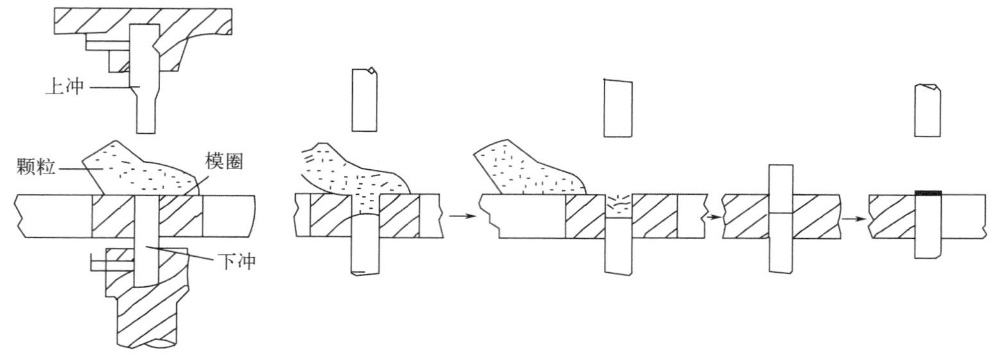

图17-4 单冲压片机压片流程图

单冲压片机的产量一般为每分钟 80 片，主要用于新产品的试制或小量生产；因单冲压片机由一副冲模组成，压片时下冲固定不动，仅上冲运动加压，这种单侧施压的压片方式，压力分布不均匀，易产生松片、裂片等问题，且噪声较大。

（2）旋转式压片机 旋转式压片机是目前生产中广泛使用的压片机。主要由动力部分、传动部分及工作部分组成。

旋转式压片机的主要工作部分以及压片过程如图 17-5 所示，包括绕轴而旋转的机台、上冲模、下冲模、压轮、片重调节器、压力调节器、加料斗、饲粉器、吸尘器等部件。机台分为三层，机台的上层装有若干上冲，中层装模圈，下层的对应位置装着下冲。机器转动时，上冲与下冲各自随机台转动并沿着固定的上、下冲轨道有规律地进行升降运动；当上冲和下冲分别经过彼此对应的上、下压轮时，上冲向下、下冲向上运动并对模孔中的颗粒加压；机台中层装有一个固定的饲粉器，颗粒由处于饲粉器上方的加料斗不断地通过饲粉器流入模孔；压力调节器装在下压轮的下方，通过调节下压轮的高低位置，改变上、下冲头在模圈中的相对距离，当下压轮升高时，上、下冲头间的距离缩短，压力加大，反之压力减小。片重调节器装在下冲轨道上，用来调节下冲经过刮粉器时的高度，以调节模孔的容积而改变片重。

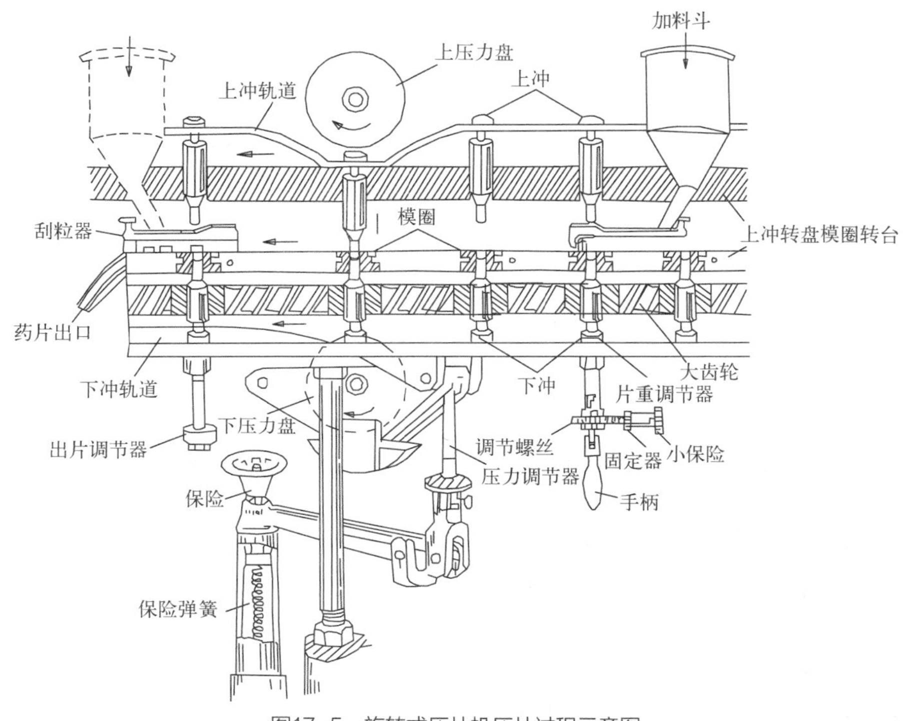

图17-5 旋转式压片机压片过程示意图

旋转式压片机的压片流程如下：①充填：下冲转到饲粉器之下时，颗粒填入模孔，当下冲转动到片重调节器上面时，再上升到适宜高度，经刮粉器将多余的颗粒刮去。②压片：当下冲转动至下压轮的上面，上冲转动到上压轮的下面时，两冲之间的距离最小，将颗粒压缩成片。③推片：压片后，上、下冲分别沿轨道上升和下降，当下冲转动至推片调节器的上方时，下冲抬起并与转台中层的上缘相平，药片被刮粉器推出模孔导入容器中，如此反复进行。

旋转式压片机有多种型号，按冲数来说有 16 冲、19 冲、27 冲、33 冲、35 冲、55 冲等。按流程来说有单流程及双流程等，单流程的仅有一套压力盘（上、下压力盘各一个）；双流程的有两套压力盘，每一副冲（上、下冲各一个）旋转一圈可压两个药片；双流程压片机的能量利用更合理、生产能力较高，较适合生产中药片剂的机器为 ZP19、ZP33 和 ZP35 型压片机。旋转式压片机的饲粉方式相对合理，片重差异较小，由上、下冲相对加压，压力分布均匀，生产效率较高，最大产量 8 万～10 万片 / 小时。

此外，目前已有高速压片机用于生产中，高速压片机有 24 冲、28 冲、55 冲等多种型号，具有精度高、全封闭、防粉尘、压力大、噪声低、自动程序控制、生产效率高等特点，最大生产能力可达 50 万片 / 小时。该类压片机在传动、加压、充填、加料、冲头导轨、控制系统等方面都明显优于普通压片机。尤其是能自动调节片重及厚度、剔除片重不合格的药片，在压片过程中能自动取样、计数、计量和记录且无人操作。

二、干法制颗粒压片法

干法制颗粒压片法系药料不用润湿剂或液态黏合剂而制成颗粒进行压片的方法。制备中，物料不经过湿和热的处理，可提高不稳定药物的产品质量，节省工时。其一般生产工艺流程（图 17-6）：

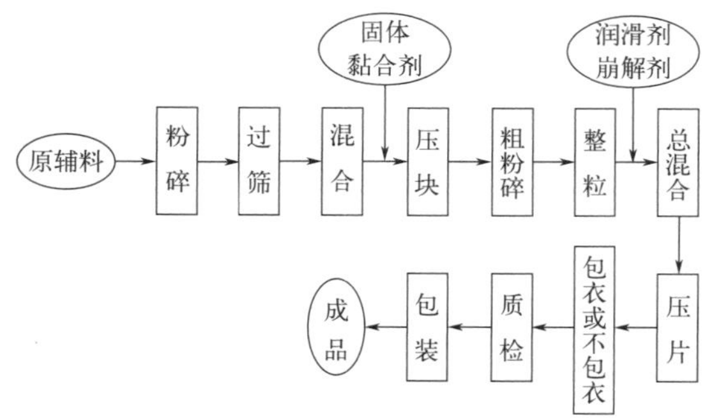

图17-6　干法制颗粒压片工艺流程

前面提到的中药干浸膏直接粉碎成颗粒，进行压片，是本法的一种类型；另外，某些药物可直接筛选大小适宜的结晶或颗粒，必要时再进行干燥，即可直接压片，如氯化物、溴化物等。干法制粒需用特殊设备，各物料的性质不一，给干法制粒带来的困难。目前，中药片剂生产中，除干浸膏直接粉碎成颗粒应用稍多外，能采用这种方法来制颗粒的药物为数很少。干颗粒法制片与湿颗粒法制片不同之处主要在于前者用干法制粒，而后者用湿法制粒。至于压片工艺则是相同的。常用的干法制粒方法主要包括滚压法制粒和重压法制粒（参见第五章制粒技术）。

凡药物对湿、热不稳定，有吸湿性或采用粉末直接压片法流动性差的情况下，多采用干法制颗粒压片法。但本法存在需特殊重压设备以形成大片，粉尘飞扬严重以致增加交叉污染机会等不足。

三、粉末直接压片法

粉末直接压片系指将药物的粉末与适宜的辅料混合后，不经过制颗粒而直接压片的方法。其一般生产工艺流程（图 17-7）：

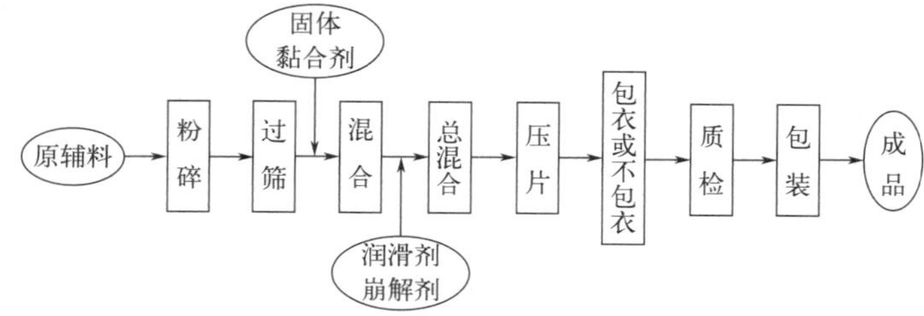

图17-7　粉末直接压片工艺流程

粉末制成颗粒后再压片的主要目的是增大流动性，改善可压性，减少片重差异等。药物粉末如能达到上述目的，可以采用粉末直接压片。达到上述目的主要从以下几方面入手：①改善压片物料的性能。一般当药物粉末具有良好的流动性和可压性，并且主药在处方中占比例较大时，才可直接压片。另外，粉末直接压片的重要条件之一是选用具有良好流动性和可压性的辅料。目前，常用的辅料有微粉硅胶等助流剂、微晶纤维素等干燥黏合剂、羧甲基纤维素钠等崩解剂。②改进压片机械的性能。粉末直接压片时，加料斗内粉末常出现空洞或流动时快时慢的现象，以致片重差异较大，生产上一般采用振荡器或电磁振荡器来克服，即利用上冲转动时产生的动能来撞击物料，使粉末均匀流入模孔。由于粉末中存在的空气较颗粒多，压片时容易产生顶裂，可以通过适当加大压力，改进设备，增加预压过程（分次加压的压片机），减慢车速，使受压时间延长等方法来克服。漏粉现象可安装吸粉器加以回收，也可安装自动密闭加料设备以克服药粉飞扬。

粉末直接压片可省去制粒、干燥等工序，有工艺简单，省时节能，有利于自动化连续生产；药物不遇水，不受热，适用于对湿、热不稳定药物；崩解后可成为药物的原始粒子，比表面积大，有利于药物溶出、提高药效等。但辅料价格较贵；生产中粉尘较多；片剂的外观稍差；当各成分的粒径或密度差异较大时，在加工过程中出现易分层等缺点，影响了该法在国内的推广应用。

四、压片时可能发生的问题及解决的办法

在压片过程中有时会产生松片、黏冲、崩解迟缓、裂片、叠片、片重差异超限、变色或表面有斑点、引湿受潮等情况，必须及时找出问题，并针对原因进行解决，才能继续压片，保证质量。这些问题产生的原因，归纳起来主要可从三个方面去考虑：①颗粒是否过硬、过松、过湿、过干、大小悬殊、细粉过多等。②空气中的湿度是否太高。③压片机是否不正常，如压力大小、车速过快和冲模是否有磨损等。然后再根据具体情况进行具体分析和解决。

（一）松片

片剂压成后置中指和示指之间，用拇指轻轻加压就碎裂，这种现象称为松片。松片的产生原因及解决办法如下。

1. 药材细粉过多，或其中含纤维较多，或含动物角质类、皮类量较大，缺乏黏性，又有弹性，致使颗粒松散不易压片；原料中含矿石类药量较多，黏性差；颗粒质地疏松，流动性差，使颗粒填入模孔量不足而产生松片。以上情况可将原料粉碎成能通过六号筛的细粉，再加适量润湿剂或选用黏性较强的黏合剂如明胶、糖浆等重新制粒。

2. 片剂原料中含有较多的挥发油、脂肪油等，易引起松片。如这些油属有效成分，可加适当的吸收剂，如磷酸氢钙、碳酸钙等来吸收；亦可采用微囊化或制成包合物等方法。如这些油为无效成分，可用压榨法或石蜡脱脂减少油的含量。随着油量减少，可提高硬度。

3. 颗粒中含水量过少或过多。含水量过少的颗粒有较大的弹性变形，所压成的药片硬度较差；如含水量过多，亦能降低硬度。故每一种颗粒应控制最适宜的含水量。

4. 制片的生产工艺中，润滑剂和黏合剂选择不当，制粒时乙醇浓度过高，浓缩浸膏时

温度控制不好，致使部分浸膏炭化，降低了黏性；浸膏粉碎不细，表面积小，则黏性小等。解决方法除针对原因解决外，稠膏、黏合剂趁热与粉料混合，并充分混合均匀以增加软材、颗粒的黏性，增加片剂的硬度。

5. 冲头长短不齐，片剂所受压力不同，受压过小者产生松片；压力不够或车速过快，受压时间太短；当下冲塞模时，下冲不能灵活下降，模孔中颗粒填充不足亦会产生松片。应调换冲头，适当增加压力，减慢车速，增加受压时间，用小的冲模压较厚的药片比压大而薄的药片硬度好，凸片硬度好。

6. 片剂压好后，露置空气中过久，吸水膨胀也会产生松片，应注意保存。

（二）黏冲

压片时，冲头和模圈上常有细粉黏着，使片剂表面不光、不平或有凹痕。黏冲产生的原因及解决办法如下：

1. 颗粒太潮，中药片剂尤其是浸膏片，由于浸膏中含有易引湿的成分，以及室内温度、湿度过高等，均易产生黏冲。处理方法：颗粒重新干燥或适当增加润滑剂，室内保持干燥等。

2. 润滑剂用量不足或分布不均匀，应增加用量并充分混合。

3. 冲模表面粗糙或有缺损，冲头刻字（线）太深或冲头表面不洁净。应调换冲头或擦净冲头表面。

（三）崩解迟缓

崩解迟缓指片剂崩解时间超过《中国药典》规定时限。其产生的原因及解决办法如下。

1. 崩解剂的品种、用量和加入方法不当或干燥程度不够。应调整崩解剂的品种或用量，并改进加入方法；干燥淀粉作崩解剂应干燥至含水量达到要求。

2. 黏合剂的黏性太强，用量过多；或疏水性润滑剂的用量过大。应选用适宜的黏合剂或润滑剂，并调整其用量或适当增加崩解剂用量。

3. 颗粒粗硬或压力过大，致使片剂坚硬，崩解迟缓。应将颗粒适当破碎或适当减少压力。

4. 含胶、糖或浸膏的药片贮存温度较高或引湿后，崩解时间亦会延长。应注意贮存条件。

（四）裂片

片剂受到振动或经放置后，从腰间开裂或顶部脱落一层称裂片。检查方法：取数片置于小瓶中轻轻振摇或自高处投入硬板地面，应不产生裂片；或取 20～30 片置于手掌中，两手相合，用力振摇数次，检查是否有裂片现象。裂片产生的原因及解决办法如下。

1. 制粒时，黏合剂或润湿剂选择不当或用量不足，或细粉过多，或颗粒过粗过细，可加入干燥黏合剂，或另选适宜的黏合剂重新制粒再压片。

2. 颗粒中的油类成分较多，减弱了颗粒间的黏合力；或纤维性成分较多，使片剂富有弹性而引起裂片，此时可加入吸收剂或糖粉加以解决。

3. 颗粒过分干燥引起裂片，可喷入适量的乙醇，亦可加入含水量较多的颗粒，或在地面洒水使颗粒从空气中吸收适当水分。

4. 压力过大或车速过快，使空气来不及逸出而引起裂片，可调整压力减慢车速。

5. 冲模不合要求。冲模使用日久，逐渐磨损，以致上冲与模圈不吻合；冲头向内卷边，压力不均匀，使片剂部分受压过大而造成顶裂；模圈使用日久，模孔中间因摩擦而变大，致使中间直径大于口部直径，这样在片剂顶出时亦会裂片，可调换冲模解决。

（五）叠片

叠片指两片压在一起，其产生的原因及解决办法如下。

1. 压片时，因黏冲或上冲卷边等原因致片剂黏在上冲上，再继续压入已装满颗粒的模孔中即成叠片。

2. 下冲上升的位置太低，压好的片不能顺利出片，而又将颗粒加于模孔中，重复加压成叠片。

出现叠片如不及时处理，因压力过大，易损坏机器，应立即停机检修，或调换冲头调节机器解决。

（六）片重差异超限

片剂重量差异超过《中国药典》规定的限度。其产生的原因及解决办法如下。

1. 压片颗粒粗细相差悬殊，或颗粒流动性差，致模孔中颗粒填充量不均等，使片重差异增大。应筛去过多的细粉，并掌握好颗粒的干湿度或重新制粒。

2. 润滑剂用量不足或混合不匀，导致压片加料时颗粒的流速不一，使填充量不均等，片重差异变大。应适当增加润滑剂用量，并充分混匀。

3. 两侧加料器安装高度不同，或加料器堵塞，使填充颗粒的速度不一，或下冲头不灵活，致颗粒填充量不一。应停机检查，调整后再压片。

（七）变色或表面有斑点

产生变色或表面有斑点的原因及解决办法如下。

1. 浸膏制成的颗粒过硬，或所用润滑剂未经过筛混匀，常出现花斑，需返工处理。所用润滑剂需经细筛筛过，并与颗粒充分混匀即可改善。

2. 压片时，上冲润滑油过多，随着上冲移动而滴于颗粒中产生油点。可在上冲头上装一橡皮圈以防油垢滴入颗粒中，并应经常擦拭冲头和橡皮圈以克服之。

（八）引湿受潮

苗药片剂引湿是浸膏中含有容易引湿的成分如糖、树胶、蛋白质、鞣质、无机盐等引起的。尤其是浸膏片在制备过程及压成片剂后，如果包装不严，容易引湿受潮和黏结，甚至霉坏变质。解决办法如下：

1. 在干浸膏中加入适量辅料，如磷酸氢钙、淀粉、糊精等。

2. 加入部分中药细粉，一般为原药总量的 10%～20%。

3. 提取时加乙醇沉淀，除去部分非有效成分如糖类、树脂、树胶、蛋白质等引湿性成分。

4. 用 5%～15% 的玉米朊乙醇溶液、聚乙烯醇溶液喷雾或混匀于浸膏颗粒中，待干后进行压片。

5. 片剂包衣或改进包装。片剂经包糖衣、薄膜衣后，可大大减少引湿性。

第四节　片剂的包衣

一、片剂包衣的目的、种类与要求

片剂包衣指在有些压制片的表面包裹上适宜材料，使片中的药物与外界隔离，以进一步保证片剂质量和便于服用。被包裹上的这层材料称为“衣”或“衣料”，被包的压制片称为片芯，包成的片剂称为包衣片。

（一）包衣的目的

1. 增加药物的稳定性。有些药物与空气中的氧气、二氧化碳、湿气等长期接触，特别是在有光线照射时容易起变化；中药浸膏片在空气中极易吸潮，而包衣后可防潮、避光、隔绝空气，提高药物的稳定性。

2. 掩盖药物的不良气味，提高患者的顺应性。

3. 控制药物的释放部位。如对胃有刺激作用的药物、能被胃液中酸或酶破坏的药物，或者必须在肠道中吸收的药物都应包肠溶衣。

4. 防止有配伍禁忌的药物发生变化。可将一种药物制成片芯，片芯外包隔离层，再将另一种药物加于包衣材料中包于隔离层外，避免两药直接接触。

5. 改善片剂的外观，使患者乐于服用，同时便于识别。

（二）包衣的种类

目前主要分为糖衣、薄膜衣、半薄膜衣和肠溶衣四种。

（三）包衣片剂的质量要求

1. 片芯要求

除符合一般片剂质量要求外，片芯外形必须具有适宜的弧度，一般选用深弧度片，该片形棱角小，有利于包裹严密；片芯硬度要比一般片剂大，脆性要小，以承受包衣过程中的滚动、碰撞与摩擦。此外，在包衣前需将破碎片或片粉筛去。

2. 衣层要求

衣层应均匀牢固；与片芯不起作用；崩解度应符合治疗要求；在较长的贮藏时间内保持光亮美观，颜色一致，无裂纹、脱壳现象等。

二、片剂包衣的方法与设备

目前，片剂常用的包衣方法有滚转包衣法、悬浮包衣法及压制包衣法等。

（一）滚转包衣法

滚转包衣法也称锅包衣法，包括普通滚转包衣法、埋管包衣法及高效包衣法，是最常用的包衣方法。

1. 普通滚转包衣法

采用设备如图 17-8 所示，其主要构造包括包衣锅、动力部分、加热鼓风及吸粉装置等。包衣锅是用紫铜或不锈钢等化学活性较低、传热较快的金属制成的。包衣锅有两种形式，一种为荸荠形，另一种为球形（莲蓬形）。球形锅的容量比较大，但片剂在荸荠形锅中滚动快，相互摩擦的机会比较多，而且容易用手搅拌，包衣片加蜡后也容易打光，因而生产上，包衣锅常选用荸荠形。各种包衣锅大小不一，常根据实际情况选用。包衣锅的转轴是倾斜的，一般与水平成 30º～45º，这样在转动时能使锅内片剂得到最大幅度的上下、前后翻动，锅体直径大则角度应小，锅体直径小则角度宜大些。包衣锅的转速根据锅的大小与包衣物的性质而定，大锅比小锅转速慢。调节转速的目的在于使片剂在锅内能被带至高处，成弧线运动而落下，做均匀而有效地翻转，避免转速过快或过慢导致片剂贴于锅壁而失去翻转作用及仅在锅底滑动。目前，改进型的包衣锅采用在锅的内部加挡板的方法来改善药片的运动状态。

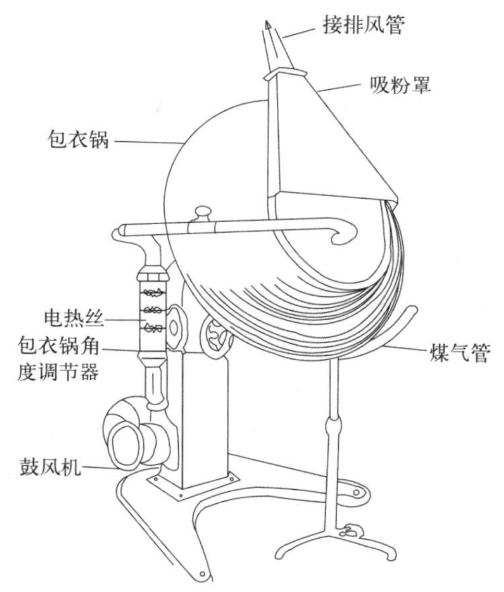

图17-8　普通滚转包衣锅

包衣机的包衣锅下面装有电热装置，一般由 3～4 根电热丝组成，并装有 3～4 只开关以调节温度高低。操作时，因常有粉尘落在电热丝上，引起燃烧，故应经常清理，并须防止触电事故。

包衣机的鼓风装置，通常有两种：一种吹冷风，另一种吹热风。吹风干燥大都用鼓风机，空气通过热源可成为热风。冷热吹风可加速衣层的干燥。温度与风量视需要调节。

在包衣过程中，特别是在包粉衣层的时候，粉尘很大，所以生产中一般都装有除尘设备，即在包衣锅上方安置一除尘罩，上接排风管道，把粉尘吸走。现有很多工厂，把包衣锅安装在技术夹层内，使包衣锅的锅口与技术夹层面相平，工人在技术夹层外操作，通过玻璃小窗口进行加料、搅拌，操作完毕后立即关上玻璃窗，包衣过程中产生的粉尘从技术夹层风道内排出，这样就能更好地保持车间的劳动卫生，保证工人的身体健康。

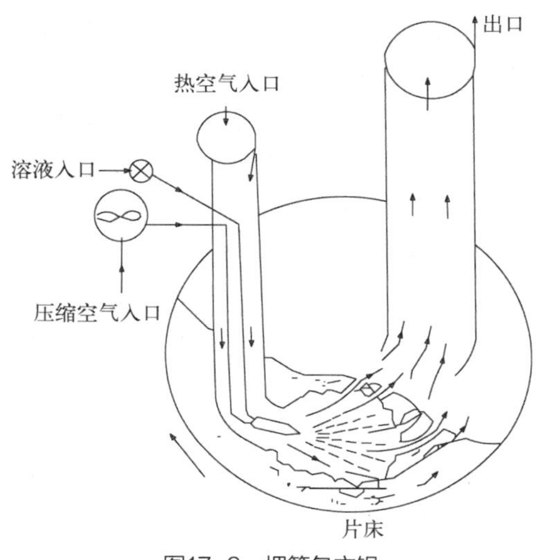

图17-9　埋管包衣锅

2. 埋管包衣法

设备如图 17-9 所示。本法是在普通包衣锅内采用埋管装置的方法。气流式喷头装在埋管内，插入包衣锅中翻动的片床内，包衣液通过喷头直接喷在片剂上，同时干热空气从埋管吹出穿透整个片床，湿空气从排出口引出，经集尘过滤器滤过后排出。由于雾化过程是连续进行的，故包衣时间缩短，且可避免包衣时粉尘飞扬，提高了生产效率。

3. 高效包衣法

高效包衣法是一种全封闭的喷雾包衣法，如图 17-10 所示。高效包衣机的结构、原理与传统的敞口式包衣机完全不同，其干燥时，热风穿过片芯间隙，并与表面的水分或有机溶剂进行热交换。这样，热源得到充分利用，干燥效率很高。包衣锅为短圆柱形并沿水平轴旋转，锅壁为多孔壁，壁内装有带动颗粒向上运动的挡板，喷雾器装于颗粒层斜面上方，热风从转锅前面的空气入口引入，透过颗粒层从锅的夹层排出。该方法尤其适用于包制薄膜衣和肠溶衣。

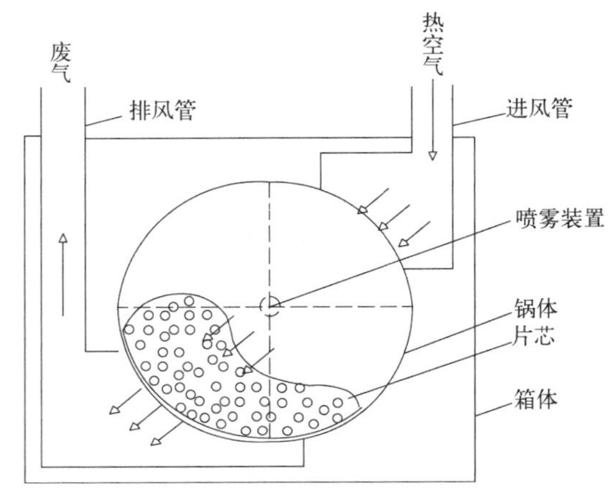

图17-10　网孔式高效包衣机工作原理示意图

（二）悬浮包衣法

悬浮包衣法又称流化床包衣法，其原理与流化喷雾制粒相似：借快速上升的空气气流使片剂悬浮于空中，上下翻腾处于流化（沸腾）状态，同时将包衣液以雾状喷入流化床，使片芯的表面黏附一层包衣材料，继续通入热空气使干燥，从而在片剂的表面留下薄膜状的衣层。按此法包制若干层，即可制得薄膜衣片剂。悬浮包衣装置如图 17-11 所示。

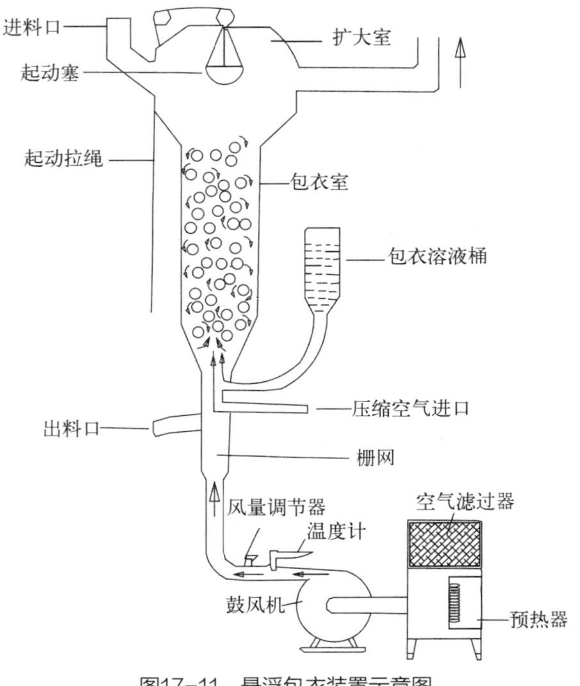

图17-11　悬浮包衣装置示意图

具体的操作方法如下：①由进料口装入一定数量的片剂，关闭进料口，开启鼓风机，调节风量，使片剂在包衣室内呈现有规律的悬浮运动状态。②开启包衣溶液桶的活塞，使包衣溶液流入喷嘴，同时通入喷嘴的压缩空气使包衣溶液呈雾状喷入包衣室，附着于片剂表面。③关闭包衣溶液的进口，开启空气预热管，吹入加热的空气，使包衣室内达到 50～60℃，片剂被迅速干燥，然后再包第二层、第三层，直到合格为止。在实际工作中，由进气和排气的温差可以判断和控制溶剂的蒸发速度，从而合理地调节包衣溶液的喷入量。如果排气温度过低，说明包衣室内溶剂量过大，应减少包衣溶液的喷入量；反之，表示喷入量不足。采用悬浮包衣法包衣时，要求片芯的硬度稍大一些，以免在沸腾状态时造成缺损。该法具有包衣速率高，工序少，自动化程度高，包衣容器密闭，无粉尘，用料少等优点，但制得的包衣片通常因包衣层太薄，在包衣过程中，药片悬浮运动相互碰撞造成破损。该方法尤适合小粒子的包衣。

（三）压制包衣法

压制包衣法亦称干压包衣法，系将包衣材料制成干颗粒，利用特殊的压制包衣机，把包衣材料的干颗粒压在片芯的外面，形成一层干燥衣的方法。压制包衣设备（图 17-12）有两种类型：一种是压片与包衣在不同机器中进行；另一种是二者在同一机器上进行（联合式压制包衣机），两台压片机以特制的传动器连接配套使用，压片机压出的片芯自模孔抛出时立即送至包衣机包衣。

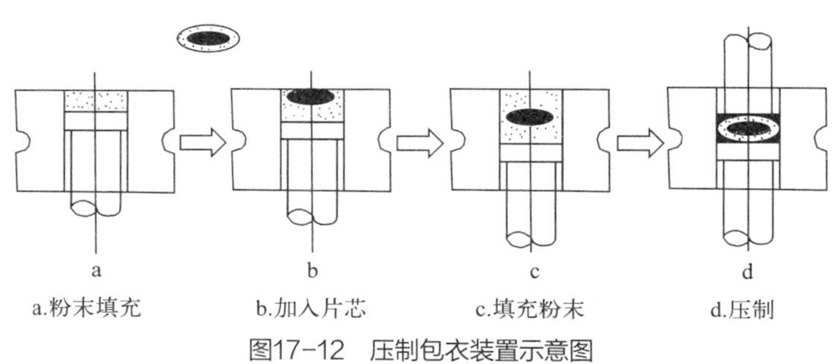

图17-12 压制包衣装置示意图

此设备适用于包糖衣，肠溶衣或含有药物的衣层。该法可以避免水分和温度对药物的影响；包衣物料也可为各种药物成分，适用于有配伍禁忌的药物，或需延效的药物压制成多层片；该法生产包衣的流程短，劳动条件好，能量损耗低。但对机器设备的精度要求高，应用时须根据实际情况合理选用。

三、片剂包衣物料与包衣工艺

（一）糖衣

糖衣系指在片芯之外包一层以蔗糖为主要包衣材料的衣层。糖衣层可迅速溶解，对片剂崩解影响不大，是最早应用的包衣类型，亦是目前广泛应用的一种包衣方法。

1. 包糖衣物料

包糖衣物料主要有胶浆、糖浆、有色糖浆、滑石粉与白蜡等。

（1）胶浆　多用于包隔离层，可增加黏性和塑性，提高衣层的牢固性，对含有酸性、易溶或吸潮成分的片芯起到保护作用。常用 10%～15% 明胶浆、30%～35% 阿拉伯胶浆、4% 白及胶浆及 10% 玉米朊乙醇溶液等。

（2）糖浆　用作粉衣层的黏结和包糖衣层。本品由干燥粒状蔗糖制成，浓度为 65%～75%（g/g），因其浓度高，衣层能很快地析出蔗糖的结晶，致密地黏附在片剂表面。本品宜新鲜配制，保温使用。

（3）有色糖浆　用于包有色糖衣。制法是在糖浆中加入可溶性食用色素，配成有色糖浆。食用色素的用量一般为 0.3% 左右。目前，我国允许使用的食用合成色素有柠檬黄、日落黄、胭脂红、苋菜红、姜黄、亮蓝和靛蓝等。红、黄、蓝为原色，用适当比例混合可调成很多颜色。此外，还有用 0.1% 以上炭黑或氧化铁作着色衣，也可加入二氧化钛作蔽光剂。

（4）滑石粉　用作粉衣料，包隔离层和粉衣层。包衣用的滑石粉应为白色或微黄色的细粉，用前通过六号筛。有时为了增加片剂的洁白度和对油类的吸收，可在滑石粉中加入 10%～20% 的碳酸钙、碳酸镁（酸性药物不能用）或适量的淀粉。

（5）白蜡　一般指四川产的白色米心蜡，又名川蜡、虫蜡。用于包衣后打光，能增加片衣的亮度，防止片衣吸潮。使用前应预先处理，即以 80～100℃加热，通过六号筛以除去悬浮杂质，并掺入约 2% 的二甲硅油，冷却后备用。使用时粉碎，通过五号筛。蜡粉的用量一般以每 1 万片不超过 3～5g 为宜。

2. 糖衣的一般包衣方法

用包衣机包糖衣的方法一般分 5 步，依次为隔离层→粉衣层→糖衣层→有色糖衣层→打光。根据具体品种的需要，有的工序可以省略或合并。

（1）隔离层　有些药片含酸性成分，能促使蔗糖转化；有些药片极易吸潮或药物本身是易溶性的，就需用一层胶状物把药物与包粉衣层时的糖浆隔离，防止糖浆中的水分渗入片芯，引起片芯膨胀而使片衣裂开或使糖衣变色，这种以胶状物为主体的部分称为隔离层。隔离层还有增加片剂硬度的作用。对于一般片剂，大多数不需包隔离层。包隔离层的物料大多用胶浆，或用胶糖浆，另加少量滑石粉。

操作时，将药片置于包衣锅中滚转，加入少量胶浆或其他包隔离层的液体，使之均匀黏附于片芯上，加入少量滑石粉至恰好不粘连为止，吹风干燥。重复数次至达到规定厚度，一般包 4～5 层，使药片全部包严包牢。操作时注意：①每层充分干燥后再包下一层。②干燥温度控制在 35～50℃为宜。③干燥与否主要凭经验，听锅内药片运动的响声，以及用指甲在片剂表面刮，以有坚硬感和不易刮下为准。

（2）粉衣层　又称粉底层。包粉衣层的目的是使衣层迅速增厚，药片原有棱角消失，片面平滑，为包好糖衣层打基础。物料为糖浆与滑石粉。不需包隔离层的片剂可直接包粉衣层。

操作时，药片在包衣锅中滚转，加入糖浆使表面均匀润湿后，加入滑石粉适量，使之黏着在片剂表面，继续滚转加热并吹风干燥，重复数次，至片芯的棱角全部消失、圆整、平滑为止。一般需包 15～18 层。操作时注意：①一定要层层干燥。②干燥温度控制在 35～50℃。开始时温度逐渐升高，到基本包平后开始下降。③要掌握糖浆和滑石粉的用量。最初几次滑石粉量随糖浆量逐步增加，到基本包平时，糖浆量相对固定，而滑石粉的用量大幅度减少，以便过渡到糖衣层。中药片剂表面较粗糙，因此在开始几层，糖浆与滑石粉量均应相对增加。④要把握加滑石粉的时机。一般包第 1 至第 4 层时，糖浆加入后，刚搅拌均匀便将滑石粉加入，以防止水分渗入片芯，增加干燥难度，包完 4 层后可适当放慢。

（3）糖衣层　包糖衣层的目的是使糖浆在片剂表面缓缓干燥，蔗糖晶体连结成坚实、细腻的薄膜，增加衣层的牢固性和美观。具体操作与包粉衣层基本相同，只是物料用糖浆而不用滑石粉。操作时每次加入糖浆后，待片剂表面略干后再加热吹风，温度控制在 40℃左右。一般包 10～15 层。

（4）有色糖衣层　亦称色层或色衣。具体操作与包糖衣层基本相同，唯物料用有色糖浆，且先用浅色的糖浆，然后颜色逐渐加深。其目的是使片衣有一定的颜色，以便于区别不同品种；遇光易分解破坏的药物包深色糖衣层有保护作用。一般包 8～15 层。

（5）打光　打光是在包衣表面打上极薄的一层白蜡。其目的是使片衣表面光亮美观，同时有防止吸潮作用。操作在室温下进行，在加完最后一次有色糖浆快要干燥时，停止包衣锅的转动，锅口加盖并定时翻转数次，使剩余微量的水分慢慢散失而析出微小结晶。然后再将锅开动，把所需蜡粉的 2/3 量撒入片中，转动摩擦即产生光亮表面，再慢慢加入剩余的蜡粉，转动锅体直至衣面极为光亮，将片剂取出，移至石灰干燥橱或硅胶干燥器内，吸湿干燥 10 小时左右，即可包装。

3. 糖衣的混合浆包衣方法

混合浆包衣是片剂包衣的新工艺，系指将单糖浆、胶浆和滑石粉三种包衣材料混合，形成一种白色的液状物，并可根据需要加入着色剂，应用数控喷雾包衣机包衣。该工艺的特点：①能程序控制，实现自动化生产。②全密闭包衣，减少对环境的污染，符合 GMP 要求。③工艺简单易掌握，可缩短操作时间，减轻工人劳动强度，提高片剂质量。混合浆包衣方法如下。

（1）混合浆配比　糖浆的浓度为 65% 左右，糖浆与滑石粉的比例为 1：（0.1～0.8）。还可根据需要加入着色剂和黏合剂等。黏合剂可用明胶、阿拉伯胶和凝胶状 L-HPC 等。黏合剂配比，混合浆与明胶的比例为 1：（0.015～0.020），或混合浆与凝胶状 L-HPC 比例为 1：（0.1～0.5）。

（2）混合浆的制备　首先按比例将黏合剂和糖浆投入带有搅拌装置的夹层锅内加热，搅拌，再按比例慢慢加入滑石粉搅拌均匀，至无小团块、细腻即可使用。混合浆配好后仍置夹层锅内保温、搅拌，以防结块。

（3）混合浆包衣的工序　①将片芯投入包衣锅内，吹热风使温度达 40～45℃，加入定量的混合浆使均匀黏附在每粒药片的表面，待药片散开后 2～3 分钟吹热风，使充分干燥，一般干燥后表面有亮光，方可包第二层。②需包隔离层的药片，一般先包 3～5 层混合浆后，吹热风使充分干燥，锅内温度达 45℃左右，可包隔离层，使充分干燥。如用凝胶状 L-HPC 作黏合剂的混合浆，一般可不包隔离层。③包混合浆，在干燥状态下，包衣层重量占素片重量的 25%～35% 时，可包糖浆与滑石粉的混合浆，两者比例为 1：（0.1～0.2），并加入着色剂，直至在干燥状态下包衣层重量占素片重量的 35%～45% 时，即可包有色糖衣层，最后按一般包衣工艺加蜡打光，即得。

（4）混合浆的用量　无论药片大小，均可按干物计算，按占素片重量的 35%～55% 配制。

4. 包糖衣过程中可能发生的问题与解决办法

（1）糖浆不粘锅　可能与锅壁上的蜡未除尽有关。应洗净锅壁，或在壁上涂一层糖浆，再撒一层滑石粉干燥后再用。

（2）花斑或色泽不匀　可能由于片面粗糙不平，粉衣层和糖衣层未包匀；有色糖浆用量过少，又未搅均匀，致使药片未均匀着色，各锅之间所包色衣层不同；药片过潮就加蜡打光，使片面产生斑状薄膜；中药片受潮变色；包糖衣或色衣时，温度太高，干燥过快，糖浆在片面析出粗晶，使片面粗糙，或糖浆放置久了析出结晶，未处理好就使用也会使片面粗糙。解决办法：操作时针对发生花斑的原因进行预防；对于已发生花斑、浅色的品种，用有色糖浆多包几次，并控制温度；对于深色品种或花斑严重者，洗去蜡料及部分糖衣，重新包糖衣及色衣。

（3）片面裂纹　可能由于糖浆与滑石粉的用量不当；片芯太松；温度太高，干燥太快，析出糖的粗晶使片面留有裂缝。解决办法：控制糖浆与滑石粉的用量；操作时控制干燥温度与干燥程度。

（4）脱壳　可能由于片芯不干；隔离层或粉衣层未充分干燥，水分进入片芯，片剂膨胀而致包衣时或包衣后部分衣层脱掉。解决办法：注意层层干燥，控制胶浆及糖浆的用量。

（5）露边　可能由于衣料用量不当，温度过高或吹风过早所致。解决办法：注意糖浆与滑石粉的用量，糖浆以均匀润湿片芯为度，滑石粉以能在片面均匀黏附一层为宜；片面不见水分或产生光亮时再吹风。

（6）黏锅　可能由于加糖浆过多，黏性大，搅拌不匀。解决办法：糖浆的含量应恒定，一次用量不宜过多，锅温不宜过低。

（二）薄膜衣

薄膜衣系在片芯之外包一层比较稳定的高分子聚合物作为衣膜。由于该衣膜比糖衣薄得多，所以称薄膜衣，又称保护衣。与糖衣相比，薄膜衣具有节省物料、操作简单、衣层牢固光滑、衣层增重少、对片剂崩解影响小等优点。但也存在操作时有机溶剂不能回收、不能完全掩盖片剂原有色泽、不如糖衣美观等缺点。

1. 包薄膜衣物料

（1）成膜材料　薄膜衣成膜材料必须具备的性能：能充分溶解于适当的溶剂或均匀混悬于介质中，易于包衣操作；必须在要求的pH条件下溶解或崩裂；能形成坚韧连续的薄膜，且美观光洁，对光线、热、湿均稳定；无毒，无不良的气味；能与色素及其他材料混合使用；价廉易得，来源广泛。

常用的成膜材料：①羟丙基甲基纤维素（HPMC）：本品是应用最广泛、效果较好的薄膜包衣材料，能溶解于任何pH的胃肠液内，以及70%以下的乙醇、丙酮、异丙醇或异丙醇和二氯甲烷的混合溶剂中，不溶于热水及60%以上的糖浆；其具有优良的成膜性能，膜透明坚韧，包衣时没有黏结现象。本品有多种黏度规格，生产中常用较低浓度的HPMC进行薄膜包衣。②羟丙基纤维素（HPC）：其溶解性能与羟丙基甲基纤维素相似，用2%的水溶液包衣，但在包衣时易发黏，不易控制，常与其他薄膜衣料混合使用或加入少量滑石粉改善。③丙烯酸树脂类聚合物：用作薄膜包衣材料虽较纤维素类衍生物晚，但发展极快。此类产品有多种型号，其溶解性能各不相同，有胃溶型、肠溶型和不溶型等。其中，胃溶型E30和国内研制的Ⅳ号丙烯酸树脂，是目前较理想的胃溶型薄膜材料。其他如聚乙二醇4000～6000、聚维酮（又名聚乙烯吡咯烷酮，PVP）、聚乙烯缩乙醛二乙胺基醋酸酯、α-乙烯吡啶苯乙烯共聚物及玉米朊等都可用作薄膜衣材料。

（2）溶剂　溶解或分散成膜材料的溶剂常用乙醇、丙酮等有机溶剂，制成的溶液黏度低，展性好，且易挥发除去。但由于使用量大，有一定的毒性和易燃等缺点，近年国内外在以水为溶剂的薄膜包衣的配方、工艺和设备等方面积极进行研究开发，并已取得了一些成果。

（3）增塑剂　系指能增加成膜材料可塑性的材料。常用的水溶性增塑剂有甘油、聚乙二醇、丙二醇等；水不溶性增塑剂有甘油三醋酸酯、蓖麻油、乙酰化甘油酸酯、邻苯二甲酸酯等。

（4）着色剂和掩蔽剂　包薄膜衣时加入着色剂和掩蔽剂的目的是：有利于识别不同类型的片剂及改善产品外观；掩盖某些有色斑的片芯和不同批号的片芯色泽差异。常用着色剂有水溶性、水不溶性和色淀（由吸附剂吸附色素而制成）三类；避光剂则常用二氧化钛（钛白粉）。

2. 薄膜衣的包衣方法

薄膜衣常用滚转包衣法。其包衣过程：①包衣材料溶液或混悬液的制备。②包衣溶液用喷枪雾化。③雾滴从喷枪喷入滚动的片剂中。④雾滴在片芯表面上润湿、铺展及聚结。⑤热风使溶剂（或分散介质）蒸发，成膜材料黏结成膜。常根据需要重复数次，包衣锅应有良好的排气装置，以防有毒、易燃的有机溶剂产生危害。

当以水为分散介质时，可采用埋管包衣锅以加速水分的蒸发。有些包衣锅有夹层，内壁有很多小孔，热空气由夹层通过小孔进入包衣锅内，可加快干燥速度。

此外，尚有用悬浮包衣法包薄膜衣，其步骤与一般包衣相似。

3. 包薄膜衣过程中可能发生的问题与解决的办法

（1）碎片粘连和剥落　衣料选择不当或两次包衣间的加料间隔过短，使片剂相互粘连，重新分离时从一个片面上剥下衣膜碎片粘在另一片面上。轻者为小片，称碎片粘连；重者为大片，称剥落。解决办法：发现个别粘连时即须纠正，将粘连者剔除后继续包衣，否则需洗除剥落、干燥后重包；更换衣料，调节间隔时间，调节干燥温度和适当降低包衣液的浓度。

（2）起皱　主要由干燥不当引起，衣膜尚未铺展均匀，已被干燥。解决办法：出现这些现象或先兆时，应立即控制蒸发速度，并且在前一层包衣的衣层完全干燥前继续添加适量的包衣溶液，可以消除这种现象。若由成膜材料的性质引起，则改换材料。

（3）起泡和桥接　表面的气泡或刻字片衣膜使标志模糊，表明膜材料与片芯表面之间的附着力下降，留有空间，前者称为起泡，后者称为桥接。解决办法：改进包衣浆配方、增加片芯表面的粗糙度或在片芯内添加一些能与衣膜内某些成分形成氢键的物质，如微晶纤维素等，以提高衣膜与片芯表面的黏着力；在衣膜中添加某些增塑剂以提高衣膜的塑性；在操作中，降低干燥温度，延长干燥时间。

（4）色斑和起霜　色斑是指可溶性着色剂在干燥过程中迁到表面分布不均匀引起的斑纹。起霜是指有些增塑剂或组成中的有色物质在干燥过程中迁移到包衣表面，使包衣呈灰暗色且不均匀的现象。此外，有色物料在包衣浆内分布不匀，也会显示色斑现象。解决办法：在配料时，注意着色剂或增塑剂与成膜材料间的亲和性及在溶剂中的互溶性，并缓慢干燥。

（三）肠溶衣

肠溶衣片系指在胃中保持完整而在肠道内崩解或溶解的包衣片剂。片剂是否包肠溶衣是由药物的性质和使用的目的决定的，下列药物常需包肠溶衣：①遇胃液变质的药物，如胰酶片。②对胃黏膜有较强刺激性的药物，如口服锑剂。③作用于肠道的驱虫药、肠道消毒药。④需要其在肠道保持较久的时间以延长作用的药物。

1. 包肠溶衣物料

肠溶衣物料具有在不同 pH 条件下溶解度不相同的特性。在酸性胃液中不溶，而在弱碱性小肠液中能迅速溶解。目前常用的肠溶衣物料有以下几种。

（1）邻苯二甲酸醋酸纤维素（CAP）　为白色纤维状粉末，不溶于水和乙醇，但能溶于丙酮或乙醇与丙酮的混合溶剂中。包衣时一般用 8%～12% 的乙醇和丙酮混合液溶解 CAP 形成包衣浆，成膜性能好，操作方便，包衣后的片剂不溶于酸性溶液，在肠中的溶解性能较好。

（2）丙烯酸树脂类聚合物　本类材料由丙烯酸、丙烯酸甲酯、甲基丙烯酸及甲基丙烯酸甲酯等共聚而成。其中，甲基丙烯酸－甲基丙烯酸甲酯的共聚物可对抗胃液的酸性，由于聚合组成比例不同分为两种规格，国内产品称Ⅱ号、Ⅲ号丙烯酸树脂，它们在 pH 低于 5 的缓冲溶液中不溶，但可溶于 pH 高于 6 的缓冲溶液中，有良好的成膜性。其中，Ⅱ号树脂在人体肠液中的溶解时间比较容易控制，Ⅲ号树脂成膜性能较好、外观细腻，光泽较Ⅱ号树脂为优。因此，采用Ⅱ号、Ⅲ号树脂混合使用可起到互补作用，很多中药片剂以Ⅱ号、Ⅲ号树脂混合包肠溶衣，取得了较满意的效果。

2. 肠溶衣的包衣方法

可先将片芯用包糖衣法包到无棱角，再加入肠溶衣溶液包肠溶衣到适宜厚度，最后再包数层粉衣层及糖衣层。也可直接在片芯上包肠溶性全薄膜衣。

第五节　片剂的质量检查

片剂质量直接影响药效和用药的安全性。因此，在片剂的生产过程中，除要对生产处方、原辅料的选用、生产工艺的制订、包装和贮存条件的确定等方面采取适宜的技术措施外，还必须按有关质量标准的规定，进行检查，经检查合格后方可供临床使用。片剂的质量检查主要分以下几个方面。

一、外观检查

片剂外观应完整光洁，色泽均匀，无色斑，无异物，并在规定的有效期内保持不变。

二、重量差异

片剂的重量差异又叫片重差异。检查方法：取药片 20 片，精密称定总重量，求得平均片重后，再分别精密称定每片的重量，每片重量与标示片重相比较（凡无标示片重的片剂，与平均片重相比较），超出重量差异限度的药片不得多于 2 片，并不得有 1 片超出限度的一倍。《中国药典》2020 年版一部片剂重量差异限度见表 17–1。

表17–1　片剂重量差异限度

标示片重或平均片重	重量差异限度
0.3g 以下	± 7.5%
0.3g 及 0.3g 以上	± 5%

糖衣片的片芯应检查重量差异并符合规定，包糖衣后不再检查重量差异。除另有规定外，其他包衣片应在包衣后检查重量差异并符合规定。

三、崩解时限

一般内服片剂都应在规定的条件和时间内，在规定介质中崩解。即片剂崩解成能通过直径 2.0mm 筛孔的颗粒或粉末。《中国药典》2020 年版四部通则崩解时限检查法，规定了崩解仪的结构、实验方法和标准。除规定检查溶出度或释放度以及供含化、咀嚼的片剂不进行崩解时限检查外，各类片剂都应作崩解时限的检查。

仪器装置，采用升降式崩解仪，主要结构为能升降的金属支架与下端镶有筛网的吊篮，并附有挡板。

检查方法：将吊篮通过上端的不锈钢轴悬挂于金属支架上，浸入 1000mL 烧杯中，杯内盛有温度为 37±1℃的恒温水，调节水位高度，使吊篮上升时筛网在水面下 15mm 处，下降时筛网距烧杯底部 25mm 处。

除另有规定外，取药片 6 片，分别置于吊篮的玻璃管中，每管各加 1 片，加挡板，按上述方法检查，药材原粉片各片均应在 30 分钟内全部崩解成碎粒，并通过筛网。糖衣片、浸膏（半浸膏）片各片应在 1 小时内全部崩解。如有 1 片不能完全崩解，应另取 6 片复试，均应符合规定。如果药片黏附挡板，应另取 6 片，不加挡板按上述方法检查，应符合规定。

薄膜衣片，按上述装置与方法检查，可改在盐酸溶液（9 → 1000）中进行检查，应在 1 小时内全部崩解。如有 1 片不能完全崩解，应另取 6 片复试，均应符合规定。

肠溶衣片，按上述装置与方法不加挡板进行检查，先在盐酸溶液（9 → 1000）中检查 2 小时，每片均不得有裂缝、软化或崩解现象；将吊篮取出，用少量水洗涤后，每管各加入挡板 1 块，再按上述方法在磷酸盐缓冲液（pH6.8）中进行检查，1 小时内应全部崩解并通过筛网。如有 1 片不能全部崩解，应另取 6 片复试，均应符合规定。

泡腾片，取 1 片置于 250mL 烧杯中，烧杯内盛水 200mL，水温为 15～25℃，有许多气泡放出，当片剂或碎片周围的气体停止逸出时，片剂应崩解、溶解或分散于水中，无聚集的颗粒残留。除另有规定外，同法检查 6 片，各片均应在 5 分钟内崩解。如有 1 片不能全部崩解，应另取 6 片复试，均应符合规定。

凡含有药材浸膏、树脂、油脂或大量糊化淀粉的片剂，如有小部分颗粒状物通过筛网，但已软化无硬心者可作符合规定论。

此外，阴道片照《中国药典》2020 年版融变时限检查法检查，应符合规定。

四、硬度与脆碎度

片剂应有足够的硬度，以免在包装、运输等过程中破碎或被磨损，以保证剂量准确。此外，硬度与片剂的崩解、溶出也有密切关系。硬度虽然是片剂的重要质量指标，但迄今各国药典中都未规定标准和测定方法。生产中除采用经验检查法外，一般用孟山都硬度测定器（图 17-13）测定片剂的硬度或片剂四用测定仪进行测定，中药压制片硬度在 2～3kg，化学药物压制片小片 2～3kg，大片 3～10kg。

《中国药典》2020年版四部检查法规定了片剂脆碎度检查法，常采用片剂脆碎度检查仪（图17-14）测定，片重≤0.65g者取若干片，片重>0.65g者取10片。除去片表面脱落粉末，精密称重，将一定量的药片放入振荡器中振荡，至规定时间取出药片，精密称重，减失重量不得超过1%，且观察有无碎片、缺角、磨毛、松片现象。本试验一般仅作1次，如减失重量超过1%时，应复检2次，3次的平均减失重量不得过1%，并不得检出断裂、龟裂及粉碎的片。

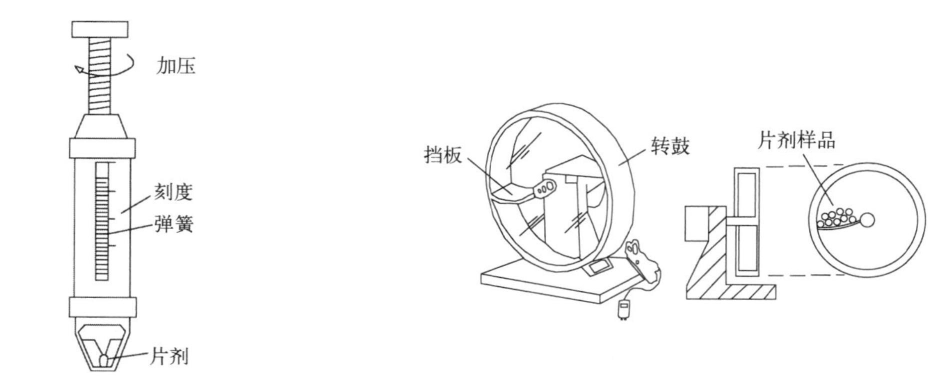

图17-13　孟山都硬度测定器

图17-14　脆碎度检查仪

五、溶出度

溶出度系指药物在规定介质中从片剂里溶出的速度和程度。具体方法按《中国药典》2020年版收载的溶出度检查方法有转篮法（第一法）、桨法（第二法）、小杯法（第三法）、桨碟法（第四法）、转筒法（第五法）、流池法（第六法）和往复筒法（第七法）。溶出度检查是测定固体制剂中有效成分溶出的一种体外的理化测定方法。片剂服用后，有效成分被胃肠道吸收，才能达到治疗疾病的目的。其疗效虽然可以通过临床观察，或测定体内血药浓度、尿内药物及其代谢物浓度来评定，但以此作为产品的质量控制是有实际困难的。目前，国内外已有许多事例证明，片剂服用后崩解快者，其有效成分未必都能很快溶出。因此，一般片剂规定测定崩解时限，而有下列情况的片剂，《中国药典》规定检查其溶出度以控制或评定质量：①含有在消化液中难溶的药物；②与其他成分容易相互作用的药物；③在久贮后易变为难溶性的药物；④剂量小，药效强，不良反应大的药物。凡检查溶出度的片剂，不再进行崩解时限的检查。

六、定性鉴别

抽取一定数量的中药片剂，采用灵敏度高、专属性强的薄层色谱法对处方中的君药与臣药，贵重药与毒性药进行鉴别，以确定处方中各药物及其指标成分的存在。

七、含量测定

抽取10～20片样品合并研细，选择处方中的君药（主药）、贵重药、毒性药依法测定每片的平均含量，即代表片剂内主要药物的含量，应在规定限度以内。若有些中药片剂的主要药物成分不明确，含量测定的方法还未确定，可不作含量测定，需进一步研究解决。

八、含量均匀度

含量均匀度系指单剂量片剂中每片含量偏离标示量的程度。按《中国药典》2020 年版含量均匀度测定法测定，应符合规定。每一个单剂标示量小于 25mg 或主药含量小于单剂重量 25% 者均应检查含量均匀度。凡检查含量均匀度的片剂，不再检查重量差异。

九、微生物限度

按《中国药典》2020 年版四部通则附录微生物限度检查法中的微生物计数法、控制菌检查法及非无菌药品微生物限定标准检查，应符合规定。

第六节 片剂的包装与贮藏

一、片剂的包装

片剂完成生产工序及质量检查合格后，要及时妥善地包装。包装的目的是使成品便于分发、应用和贮藏，既能保证质量，又美观牢固，能耐受运输时的撞击震动等。片剂包装的原则是密封、防潮、隔气、必要时遮光，毒性药品应有安全防偷换和儿童安全包装措施。

目前，常用的片剂包装容器多由玻璃、塑料、纸塑、铝塑或铝箔等材料制成，应根据药物的性质，结合给药剂量、途径和方法等选择与应用。

片剂包装按剂量可分为多剂量和单剂量包装两种形式：①多剂量包装指几十、几百片合装在一个容器中。常用的容器有玻璃瓶（管），塑料瓶（盒），由软性薄膜、纸塑复合膜、金属箔复合膜等制成的药袋。②单剂量包装指片剂每片独立包装。有以下几种类型：泡罩式，即用底层材料（无毒铝箔）和热成型塑料薄板（无毒聚氯乙烯硬片），经热压形成的水泡状包装，罩泡透明，坚硬，美观；窄条式，是由两层膜片（铝塑复合膜、双纸铝塑复合膜等）经黏合或加压形成的带状包装。单剂量包装提高了对产品的保护作用，使用方便，外形美观，成本也略低。

此外，片剂包装时还采用防盗瓶盖、内部密封箔、安全帽盖、高韧性塑料薄膜的带状包装等方式提高药品储运和使用的安全性。目前，国外已应用光电控制的自动数片机和铝塑热封包装机，大大提高了包装质量和工作效率。国内也正日益重视对包装新材料、新技术和新设备的研究与引进。

二、片剂的贮藏

《中国药典》规定片剂应密封贮藏，防止受潮、发霉、变质。除另有规定外，一般应将包装好的片剂放在阴凉（20℃以下）、通风、干燥处贮藏。对光敏感的片剂，应避光保存；受潮后易分解变质的片剂，应在包装容器内放入干燥剂（如干燥硅胶等）。

糖衣片受到光和空气的影响，易变色，在高温、高湿环境中易发生软化、熔化和粘连，所以在包装容器中，应尽量减少空气的残留量，贮存时一般应避光、密封，放置在干燥阴凉处。

第七节　片剂举例

实例 1 ［半枝莲片］

（1）处方　半枝莲 1500g，硬脂酸镁 1.5g，制成 1000 片。

（2）制法　取半枝莲 167g，粉碎成细粉备用；剩余药材，加水煎煮 2 次，第一次 1.5 小时，第二次 1 小时，合并煎液，滤过，滤液浓缩至相对密度为 1.34（80℃）的稠膏，加入上述细粉混匀，干燥，粉碎，用适当浓度的乙醇溶液制成颗粒，干燥，加入硬脂酸镁，压片，包糖衣或薄膜衣，即得。

（3）性状　本品为糖衣片或薄膜衣片，除去包衣显灰褐色；味微咸而苦。

（4）功能与主治　苗医：阿凯，阿蒙抡。稿加俄告吉里打，豪加蒙宫宁，封勒普。榜康洛，康鳖。凯俄蒙嘎抡。中医：清热解毒。用于急性咽炎，急性支气管炎；亦可用于支气管肺炎，急性肺脓疡的辅助治疗。

（5）用法与用量　口服，每次 5 片，每日 3 次；或遵医嘱。

（6）注意事项　①忌烟酒、辛辣、鱼腥食物。②不宜在服药期间同时服用温补性中药。③儿童应在医师指导下服用。④脾虚便溏者慎用。⑤属风寒感冒咽痛者，症见恶寒发热、无汗、鼻流清涕者慎用。⑥服药 3 天症状无缓解者，应去医院就诊。⑦对本品过敏者禁用，过敏体质者慎用。⑧本品性状发生改变时禁止使用。⑨儿童必须在成人监护下使用。⑩请将本品放在儿童不能接触的地方。⑪如正在使用其他药品，使用本品前请咨询医师或药师。

（7）规格　薄膜衣片每片重 0.31g。

（8）贮藏　密封保存。

（9）有效期　2 年。

（10）注解　①本制剂为半浸膏片，采用部分药材直接打粉入药，药粉既保留有效成分又代替辅料的作用，实现“药辅合一”，部分药材经水煎煮后浓缩成稠浸膏与药粉混合制粒压片，一方面减少服用剂量，另一方面也有黏合剂的作用。②本片剂有糖衣和薄膜衣两种，可根据需要适当地选择。

实例 2 ［复方草玉梅含片］

（1）处方　草玉梅 100g，两面针 60g，射干 50g，百合 30g，地黄 40g，玄参 40g，岗梅 75g，甘草 50g，薄荷脑 2g，薄荷素油 6mL，磷酸氢钙 1.8g，香兰素 1.3g，甜蜜素 5g，硬脂酸镁 20.4g，制成 1000 片。

（2）制法　以上十味药材，除薄荷脑、薄荷油外，其余草玉梅等八味药材，加水煎煮 3 次，第一次 2 小时，第二、三次各为 1.5 小时，合并煎液，滤过，滤液浓缩至相对密度

1.30～1.34（50℃）的稠膏，制成颗粒、干燥，筛出细粉，按等量递增法加入磷酸氢钙，混匀，备用；将薄荷脑、薄荷素油、香兰素加到 150mL 乙醇中，待完全溶解后，加入细粉，混匀，筛入干颗粒中，混匀，压片，即得。

（3）性状 本品为土灰色的片；味微苦、甜，具清凉感。

（4）功能与主治 苗医：抬赊抬蒙；宋宫症，勒嘎里品，刚把学症。中医：清热解毒，消肿止痛，生津止渴，化痰利咽。用于急喉痹、急乳蛾、牙痛（急性咽炎、急性扁桃体炎、牙龈炎）等所致的咽痛，口干，牙龈肿痛等。

（5）用法与用量 口含服，每 2 小时 1 次，每次 1 片，重症加倍；或遵医嘱。

（6）注意事项 ①忌烟酒、辛辣、鱼腥食物。②不宜在服药期间同时服用温补性中药。③孕妇慎用。糖尿病患者、儿童应在医师指导下服用。④脾虚便溏者慎用。⑤属风寒感冒咽痛，症见恶寒发热、无汗、鼻流清涕者慎用。⑥扁桃体有化脓及全身高热者应去医院就诊。⑦服药 3 天症状无缓解，应去医院就诊。⑧对本品过敏者禁用，过敏体质者慎用。⑨本品性状发生改变时禁止使用。⑩儿童必须在成人监护下使用。⑪请将本品放在儿童不能接触的地方。⑫如正在使用其他药品，使用本品前请咨询医师或药师。

（7）规格 每片重 1.4g。

（8）贮藏 密封，置阴凉处。

（9）有效期 2 年。

（10）注解 本制剂为口含片，为了改善口感，加入了芳香矫味剂薄荷脑、薄荷素油和香兰素，方中磷酸氢钙为吸收剂，制备时将矫味剂用乙醇溶解，以制粒过程中产生的细粉和磷酸氢钙混合物吸收后与干颗粒混匀压片，混合时需保证混合均匀。

实例 3 ［仙灵骨葆片］

（1）处方 淫羊藿 1167g，续断 167g，丹参 83g，知母 83g，补骨脂 83g，地黄 83g，制成 1000 片。

（2）制法 以上六味，丹参粉碎成细粉，过筛，备用；其余淫羊藿、续断、知母、补骨脂粉碎为粗粉，地黄切成薄片，加水煎煮 3 次，第一次 3 小时，第二次 2 小时，第三次 1 小时，合并煎液，滤过，滤液浓缩至相对密度为 1.20（50℃）的清膏，加入丹参细粉，混匀，制成颗粒，干燥，压片，包薄膜衣，即得。

（3）性状 本品为薄膜衣片，除去薄膜衣显黑褐色；味微苦。

（4）功能与主治 补肾壮骨。用于肝肾不足，瘀血阻络所致的骨质疏松症。

（5）用法与用量 口服，每次 3 片，每日 2 次；4～6 周为 1 个疗程；或遵医嘱。

（6）注意事项 ①对本品过敏者禁用，过敏体质者慎用。②重症感冒期间不宜服用。③用药期间应定期监测肝脏的生化指标。④出现肝脏的生化指标异常或全身乏力、食欲不振、厌油、恶心、上腹胀痛、尿黄、目黄、皮肤黄染等可能与肝损伤有关的临床表现时，应立即停药并到医院就诊。⑤本品应避免与有肝毒性的药物联合用药。⑥患有多种慢性病的老年患者，合并用药时应在医师指导下服用。

（7）规格 每片重 0.3g。

（8）贮藏 密封。

（9）有效期 2年。

（10）注解 ①由于丹参中含有的有效成分丹参酮、丹参酚、丹参素等的稳定性差，为了减少损失，将丹参粉碎成细粉加入，同时也可以发挥辅料的作用。其他药物采用水煎煮法提取浓度成清膏后与丹参药粉混匀制粒，可以减少服用剂量。②在制软材时，根据需要可加入适量的辅料以便成型。

实例4 [银龙清肝片]

（1）处方 积雪草480g，金银花480g，茵陈480g，龙胆50g，硬脂酸镁0.9g，淀粉15g，制成1000片。

（2）制法 以上四味药材，取龙胆粉碎成细粉；其余积雪草等三味加水煎煮3次，第一、二次各2小时，第三次1小时，合并煎液，滤过，滤液浓缩至相对密度为1.30～1.40（50℃）的稠膏，加入龙胆细粉、淀粉，混匀，于80～85℃烘干，粉碎成细粉，制粒，加入硬脂酸镁，混匀，压片，包糖衣，即得。

（3）性状 本品为糖衣片，除去糖衣显棕色；味微苦、咸。

（4）功能与主治 苗医：旭嘎帜沓痂，通洼涺；夫热觉蒙。中医：清热利湿，疏肝利胆。用于肝胆湿热所致的急性黄疸性肝炎。

（5）用法与用量 口服，每次6～10片，每日3次，20日为1个疗程。

（6）注意事项 尚不明确。

（7）规格 基片重0.3g。

（8）贮藏 密封。

（9）有效期 2年。

（10）注解 ①龙胆主要有效成分为环烯醚萜、裂环环烯醚萜类，为保留挥发性成分，故以细粉加入稠膏制粒；其他药物采用水煎煮法提取浓度成清膏后与药粉混匀制粒，可以减少服用剂量。②因龙胆粉量较少，在制软材时根据需要可加入适量的淀粉以便成型。

实例5 [大山楂泡腾片]

（1）处方 山楂540g，麦芽81g，六神曲81g，碳酸氢钠、柠檬酸、富马酸、甜蜜素、聚乙二醇、乳糖适量，制成1000片。

（2）制法 ①取山楂、麦芽、六神曲加水提取两次，合并煎液，滤过，浓缩成稠膏，加乳糖，制成软材，干燥，粉碎成细粉（Ⅰ）。②聚乙二醇加乙醇溶解，加入碳酸氢钠，得碳酸氢钠、聚乙二醇、乙醇混合液（Ⅱ）。③将Ⅱ经喷雾器喷于盛装Ⅰ的旋转包衣锅内制粒，过二号筛整粒成（Ⅲ）。④将柠檬酸、甜蜜素过二号筛成颗粒与Ⅲ及富马酸细粉（过七号筛）一起混匀，压片，每片重1g，压片时，填料口处用红外线照射。

（3）性状 本品为浅棕色片剂，味酸甜。

（4）功能与主治 开胃消食。用于食欲不振，消化不良，脘腹胀满。

（5）用法与用量 温开水冲服。每次1～2片，每日2～3次。

（6）注意事项 ①饮食宜清淡，忌烟、酒及辛辣、生冷、油腻食物。②不宜在服药期间同时服用滋补性中药。③有高血压、心脏病、肝病、糖尿病、肾病等慢性病严重者，应在医师指导下服用。④服药7天症状未缓解者，应去医院就诊。⑤孕妇、哺乳期妇女慎用；

儿童、年老体弱者应在医师指导下服用。⑥对本品过敏者禁用，过敏体质者慎用。⑦本品性状发生改变时禁止使用。⑧儿童必须在成人的监护下使用。⑨请将本品放在儿童不能接触的地方。⑩如正在使用其他药品，使用本品前请咨询医师或药师。

（7）规格 每片重 0.4g。

（8）贮藏 密封。

（9）有效期 1.5 年。

（10）注解 ①生产中应严格控制干燥颗粒中的水分，以免服用前酸碱发生反应。控制好包装、贮存的条件，防止颗粒吸潮进行酸碱反应而达不到颗粒冲服时泡腾崩解的质量要求。②用聚乙二醇对碳酸氢钠进行混合分散和表面包裹，可有效隔离碳酸氢钠与柠檬酸的直接接触，增加泡腾片的贮存稳定性。

第十八章

气体制剂

第一节　概　　述

一、气体制剂的含义

气体制剂系指药物以特殊装置给药，内容物呈雾状喷出或以挥发形式散出，经呼吸道深部、腔道、黏膜或皮肤等吸收，发挥局部或全身作用的制剂。此类制剂具有直达吸收部位，起效迅速；避免胃肠道首过效应，不良反应小，生物利用度高；使用、携带方便等优点。

二、气体制剂的类型

常用的类型有气雾剂、喷雾剂、粉雾剂等。近年来，该剂型的研究越来越活跃，研究的产品也越来越多，除了治疗呼吸道疾病的药物，多肽和蛋白类药物的呼吸道缓释系统给药研究也逐年增多，已上市的产品有降钙素鼻腔喷雾剂等。此外，新技术的应用及涉及的理论较多也促进了该剂型的发展，如新型给药装置使吸入给药更为方便，其制作工艺涉及如流体力学、粉体工程学、空气动力学及微粉化工艺等理论。

传统的气体制剂有烟剂、烟熏剂、香囊剂，在古代就已经用于呼吸道疾病的治疗。现代研究表明，烟剂具有止咳平喘的作用，对冠心病、心绞痛也有一定的缓解作用，烟熏剂具有杀菌消炎、改善微循环的作用，香囊剂具有调节免疫，抑制细菌、病毒的作用。烟熏剂在防治蔬菜病、虫害，提升肉制品色泽和风味，消毒空气等方面得到广泛应用。

第二节　气 雾 剂

一、概述

（一）气雾剂的含义

气雾剂系指原料药物或原料药物和附加剂与适宜的抛射剂共同装封于具有特制阀门系统的耐压容器中，使用时借助抛射剂的压力使内容物呈雾状物喷至腔道黏膜或皮肤的制剂。

药用气雾剂始于20世纪40年代。早在古代，我国就将蒸汽剂、烟熏剂、香囊剂等熏吸疗法用于治疗各种呼吸道疾病。如吸入香树脂、桉叶油等燃烧时产生的气体治病，将胡荽加酒煮沸以其香气治疗痘疹，将莨菪和热水共置瓶中，嘴含瓶口以其气治疗牙病等记载，实际上就是原始的气雾剂。自20世纪60年代以来，我国在定量吸入、全身治疗等方面的研究逐渐深入。特别是近年来，中药气雾剂的新品种不断增加，并以速效、高效为特色，应用于呼吸系统、心血管系统、外科出血、烧伤、腔道等方面疾病的治疗，如用于上呼吸道感染的双黄连气雾剂，用于心绞痛的丹参气雾剂，用于外科跌打损伤的云南白药气雾剂，用于治疗鼻炎和中耳炎的鼻炎气雾剂、耳用气雾剂。目前临床应用的苗药气雾剂品种较少，已上市的有复方栀子气雾剂、万金香气雾剂。原因在于气雾剂要求药物活性强、剂量小、抛射剂品种少、生产操作技术高，而苗药组方药味多，剂量大，活性成分复杂，提取分离困难，药液色泽深、味道苦，制备气雾剂的难度大。因此，苗药气雾剂的研究必须把重点放在配方和工艺优选上。

各类气雾剂在临床治疗中应用最多的是吸入气雾剂，其吸收速度不亚于静脉注射剂。吸入气雾剂通过呼吸道吸入，主要靠肺部吸收发挥治疗作用。与普通口服制剂相比，吸入药物可直接达到吸收部位，吸收快，可避免肝脏首过效应、生物利用度高；与注射剂相比，也具携带和使用方便而提高患者依从性等特点，同时可避免或减轻部分药物的不良反应。

（二）气雾剂的特点

1. 优点

（1）速效定位，可直接到达作用（或吸收）部位，局部浓度高，显效快。

（2）稳定性好，药物封于不透明的容器内，避免与光线、空气、水分接触，不易被微生物污染，提高了药物的稳定性。

（3）剂量准确，可通过阀门控制剂量，喷出的雾粒微小，药物分布均匀，给药剂量准确。

（4）使用方便，可避免胃肠道的不良反应，减少局部涂药的疼痛与感染。

（5）可避免肝脏首过效应，生物利用度高。

2. 缺点

（1）气雾剂包装须有耐压容器、阀门系统及特殊的生产设备，故成本相对较高。

（2）气雾剂借抛射剂蒸气压力给药，遇热或经撞击后易发生爆炸，并且可因封装不严导致泄漏而失效。

（3）吸入型气雾剂由于干扰因素较多，在肺部吸收时往往不完全。

（4）抛射剂具有制冷效应，并有一定的刺激性，反复使用可引起不适。

（三）气雾剂的分类

1. 按相的组成分类

（1）二相气雾剂（气相与液相）　由抛射剂的气相和药物与抛射剂混溶的液相组成。

（2）三相气雾（气相、液相、固相或液相）　可分为三种：一是由抛射剂气相、药物水溶液（或水性溶液）相和液化抛射剂相组成的气雾剂，药物溶液在上层，抛射剂在下层；二是混悬型气雾剂，内容物包括抛射剂气相、液化抛射剂相和固相药物微粉；三是乳剂型气雾剂，内容物包括抛射剂气相、乳浊液的内相及外相。乳浊液多制成O/W型（抛射剂为内相），也有W/O型（抛射剂为外相）。

2. 按分散系统分类

（1）溶液型气雾剂　指药物溶解于抛射剂中，或在潜溶剂的作用下与抛射剂混溶而成的均相分散体系。

（2）混悬液型气雾剂　指固体药物以微粒状态分散在抛射剂中形成的非均相分散体系，此类气雾剂称为粉末气雾剂。

（3）乳剂型气雾剂　指药物水溶液与抛射剂在乳化剂的作用下制成的O/W或W/O型乳剂，O/W型称泡沫气雾剂。

3. 按医疗用途分类

按医疗用途分为吸入气雾剂和非吸入气雾剂。

4. 按给药定量与否分类

按给药定量与否分为定量气雾剂和非定量气雾剂。

二、气雾剂经肺吸收的机理

（一）吸收途径

吸入气雾剂主要靠肺部吸收发挥治疗作用。肺由各级支气管、肺泡、血管及淋巴管等组成。肺泡是主要吸收部位，人体肺泡的数目估计达3亿～4亿个，总面积可达200m^2，超过体表面积的25倍。肺泡呈薄膜囊状，与分布于肺部的毛细血管紧密相连，且接触面积达100m^2。肺的血液循环量最大，自心脏输出的血液几乎全部通过肺。因而当气雾剂以极细的微粒进入肺泡，瞬间即可转运到血液，具有惊人的速效性。药物经肺吸收的途径：口腔－气管－支气管－肺泡管－肺泡。如图18–1所示。

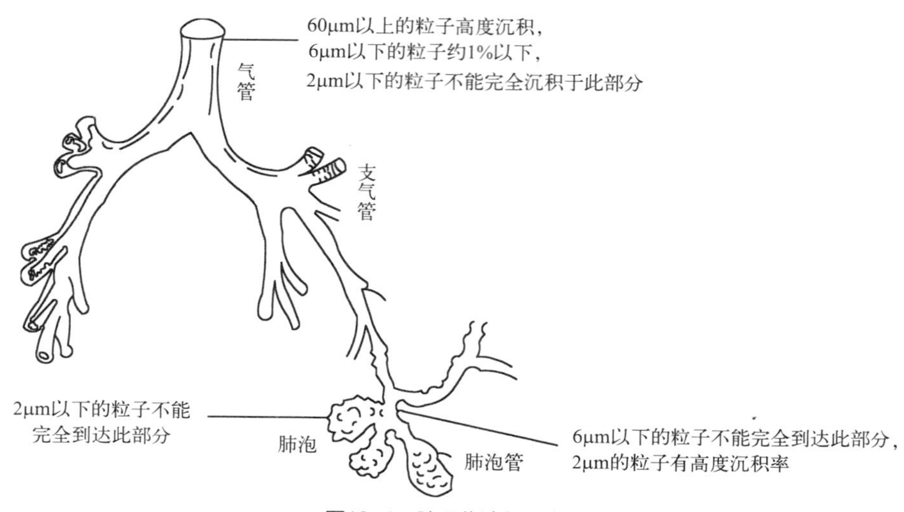

图18–1　肺吸收途径示意图

（二）影响吸收的因素

主要包括雾粒大小、药物性质及呼吸情况等。

1. 雾粒大小

粒子大小是影响药物能否深入肺泡的关键因素。较粗的微粒（直径＞10μm）主要沉积在上呼吸道黏膜上，吸收缓慢；微粒太细（直径＜0.5μm），进入肺囊泡后大部分随呼气排出，在肺部的沉积率很低。通常吸入气雾剂的微粒大小以0.5～5μm最适宜。《中国药典》2020年版四部气雾剂项下规定，吸入气雾剂的雾滴（粒）大小应控制在10μm以下，其中大多数应为5μm以下，一般不使用饮片细粉。粒径3～10μm者多沉积于支气管，2μm以下的雾化粒子方能到达肺泡。

2. 药物性质

呼吸道的上皮细胞为类脂膜。一般认为，药物在肺部的吸收是被动吸收，吸收速度与药物的分子量，脂溶性有关。分子量小于1000的药物易通过肺泡囊表面细胞壁的小孔，吸收快；油/水分配系数大的药物经脂质双分子膜扩散吸收，吸收速度也快。即药物在肺部的吸收速度，与药物的脂溶性成正比，与药物的分子量成反比。吸入的药物若不能溶解于呼吸道的分泌液中，将被视为异物，一般会对呼吸道产生刺激。

3. 呼吸情况

呼吸道的支气管以上部分的气流常呈湍流状态，较大的药粒易沉积于支气管；支气管以下部分的气流呈层流状态，气流速度逐渐减慢，易使药物细粒沉积。粒子的沉积量与呼吸量成正比，与呼吸频率成反比。

4. 制剂的性质

制剂的处方组成、给药装置的结构直接影响药物的雾滴大小、性质以及粒子的喷出速度，粒子喷出的初速度对药物粒子的停留部位影响很大。应当选择适宜的抛射剂和用量，加入适宜附加剂，设计合理的给药装置。

三、气雾剂的组成

气雾剂由药物与附加剂、抛射剂、耐压容器和阀门系统四部分组成。

（一）药物与附加剂

1. 药物

用于制备药材气雾剂，除另有规定外，药物一般均应按规定的方法提取、纯化、浓缩、制成处方规定量的药液。如提取挥发油、药材的单一有效成分或总有效成分等。目前应用较多的是呼吸系统用药、心血管系统用药、解痉药及烧伤药等。

2. 附加剂

除以抛射剂作主要赋形剂的辅料外，附加剂应对呼吸道、皮肤或黏膜应无刺激性，常根据气雾剂类型加入附加剂。

（1）溶液型气雾剂　一般除抛射剂本身可作为溶剂外，常常加入适量乙醇、丙二醇、PEG作潜溶剂，与抛射剂混溶，使药物形成溶液型气雾剂。

（2）混悬型气雾剂　有时需加入固体润湿剂，如滑石粉、胶体二氧化硅，一般需加入表面活性剂，如司盘类、吐温类，对混悬型气雾剂起润湿、分散和润滑等作用，防止药物聚集和重结晶，并增加阀门系统的润滑性和封闭性。

（3）乳剂型气雾剂　需加入乳化剂，适宜乳化剂的加入，对乳剂型气雾剂的雾滴大小、泡沫干湿、泡沫量及渗透性都有影响。

（4）其他附加剂　为提高气雾剂的质量，还可加入助悬剂、抗氧剂、防腐剂、矫味剂等。

（二）抛射剂

抛射剂主要是一些低沸点的液化气体，是气雾剂喷射药物的动力，也常作为药物的溶剂和稀释剂。抛射剂的沸点应低于室温，常温下，蒸气压大于大气压。因此，当阀门开放时，容器内的压力突然降低，抛射剂急剧气化，克服了液体分子间的引力，将药物分散成微粒，通过阀门系统喷射成雾状到达作用部位或吸收部位。

理想的抛射剂应具有以下特点：常温下，抛射剂的蒸气压大于大气压；无毒，无致敏反应和刺激性；惰性，不与药物发生反应；不易燃，不易爆炸；无色，无臭，无味；价廉易得。

1. 常用抛射剂类型

（1）氢氟烷烃类（hydrofluoroalkane，HFA）　分子中不含氯，臭氧耗损潜能几乎为零，温室效应潜能也大大低于氟利昂类（CFC），是 CFC 的主要替代品。目前用于气雾剂抛射剂的主要有四氟乙烷（HFA-134a）、七氟丙烷（HFA-227ea）及二氟乙烷（HFA-152a）。四氟乙烷与七氟丙烷在人体内残留少，毒性小，二者合用常作为定量吸入用气雾剂（MDIs）氟氯化碳类抛射剂的主要替代品。

（2）碳氢化合物类　该类抛射剂性质稳定，不会消耗臭氧层，也不会产生温室效应，毒性低，具有较好的溶解性且来源广泛，价格低廉，普遍用于非吸入气雾剂中。如丙烷、丁烷、异丁烷或其混合物等。但由于其是挥发性有机物质且易燃易爆，生产或使用中存在较大危险。

（3）其他类　①压缩气体，如 CO_2、N_2O、N_2 等，化学性质稳定，不与药物发生反应，不燃烧，但液化后沸点特别低，常温时蒸气压过高，对容器的耐压性能要求高。②二甲醚（dimethoxyethane，DME）是一种无色气体，具有水溶性和较好的溶剂性能，且易压缩、冷凝、气化。但是其易燃，故没得到美国 FDA 的批准。

目前，有报道新型抛射剂反式 -1,3,3,3- 四氟丙 -1- 烯［HFO-1234ze（E）］可替代原有的氢氟碳化合物（HFCs）抛射剂，且替代后的气雾剂与替代前质量一致。该抛射剂作为 HFCs 制冷剂的替代品在国外的初步评估已经进行，但由于该制冷剂的高成本以及开发和部署新产品的重大投资要求，新一代制冷剂的推广困难重重。

2. 抛射剂用量

气雾剂的喷射能力的强弱取决于抛射剂的用量和自身蒸气压。一般情况，用量大，蒸气压高，则喷射能力强，反之则弱。有时，单一的抛射剂不能满足需要，如蒸气压可能偏高或偏低，溶解性或稳定性可能偏差，此时可选用适当比例的混合抛射剂予以调节和改善。根据 Raoult（拉乌尔）定律，在一定温度下，溶质的加入导致溶剂蒸气压下降，蒸气压下降与溶液中的溶质摩尔分数成正比；根据 Dalton（道尔顿）气体分压定律，系统的总蒸气压等于系统中不同组分的分压之和。由此可计算混合抛射剂的蒸气压，其数学表达式如式 18-1、式 18-2、式 18-3。

$$\text{系统的总蒸气压} P_{\text{总}} = P_a + P_b \tag{18-1}$$

$$抛射剂 a 的分压：P_a = N_a \times P_a^0 = \frac{n_a}{n_a + n_b} \times P_a^0 \tag{18-2}$$

$$计算抛射剂 b 的分压：P_b = N_b \times P_b^0 = \frac{n_b}{n_a + n_b} \times P_b^0 \tag{18-3}$$

式中，n_a、n_b 分别是抛射剂 a 和 b 的摩尔数，N_a、N_b 分别是抛射剂 a 和 b 在混合物中的摩尔分数，P_a^0 和 P_b^0 分别是抛射剂 a 和 b 在该温度下具有的蒸气压，$P_{总}$ 代表系统的总蒸气压。

另外，抛射剂的选择与用量，还应根据喷出雾状粒子的大小来决定。用量的变化往往直接影响雾粒的大小和状态。溶液型气雾剂抛射剂的种类及用量比会直接影响雾滴大小，抛射剂在处方中的用量比一般为 20%～70%（g/g），所占比例大者，雾滴粒径小。发挥全身治疗作用的吸入气雾剂，雾滴要求较细，抛射剂用量较多；皮肤用气雾剂的雾滴可粗些，抛射剂用量较少。混悬型气雾剂除主药必须微粉化（<2μm）外，抛射剂的用量较高；腔道给药的气雾剂，抛射剂的用量为 30%～45%（g/g）；吸入给药的气雾剂，抛射剂的用量高达 99%（g/g），以确保喷雾时药物微粉能均匀地分散，抛射剂与混悬的固体药物的密度应尽量相近，常以混合抛射剂调节抛射剂的密度。乳剂型气雾剂的抛射剂用量一般为 8%～10%（g/g），若喷出孔直径小于 0.5mm 时，用量为 30%～40%（g/g）。例如二相气雾剂中，抛射剂的用量为 80%（g/g），此时蒸气压高，喷雾时，抛射剂迅速蒸发与膨胀，可得直径为 1～50μm 的雾粒。若抛射剂使用量为 6%～10%（g/g），蒸气压低，所得雾粒的直径为 50～200μm。

（三）耐压容器

气雾剂的容器要求应是对内容物稳定，能耐受工作压力；并有一定的耐压安全系数和冲击耐力。理想的容器应具有以下特点：耐腐蚀，不易破碎，性质稳定，不与药物和抛射剂反应，物美价廉。目前，常用的容器为玻璃容器、金属容器和塑料容器。

1. 玻璃容器

化学性质稳定，但耐压和耐撞击性差，一般用于压力和容积不大的气雾剂。外壁应搪以适当厚度的塑料防护层，搪塑液为聚氯乙烯树脂、苯二甲酸二丁酯、硬脂酸钙、硬脂酸、色素配成的黏稠浆液，以减轻因碰撞、震动造成的影响。

2. 金属容器

耐压性强，质地较轻，携带运输方便，但易与药液起作用，须内涂聚乙烯或环氧树脂等保护层，以增强金属的耐腐蚀性能，或镀锡、银，但价格较贵。必须保证涂层无毒，并不能变软、溶解和脱落。

3. 塑料容器

塑料容器具有良好的耐压性、抗撞击性和耐腐蚀性，且质轻牢固，便于携带。但塑料有较高的渗透性和特殊气味，会影响药物的稳定性。热塑性聚丁烯对苯二甲酸酯树脂和乙缩醛共聚树脂是常用的塑料容器。

（四）阀门系统

阀门系统是气雾剂装置的重要组成部分，其基本功能是在密封条件下控制药物喷射的剂量。阀门系统是否结构稳定、坚固及耐用，直接影响制剂的质量。气雾剂中的雾粒大小、充填速率、剂量重现性和产品效果都取决于阀门的结构。阀门材料应不与内容物发生反应，且加工精密。目前使用最多的装置形式为一般阀门系统和定量阀门系统两种。

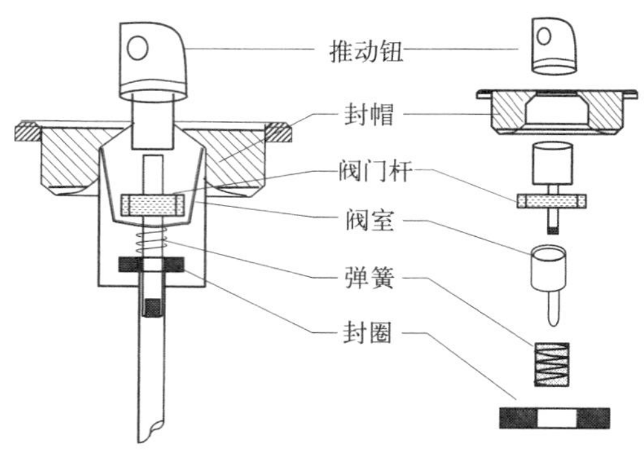

图18-2　气雾剂的一般阀门示意图

1. 一般阀门系统

一般阀门系统由封帽、封圈、阀门杆、弹簧、推动钮、浸入管等部件组成。如图 18-2 所示。

（1）封帽　为铝质，必要时涂环氧树脂等薄膜防锈，其作用是将阀门封闭在容器上。

（2）阀门杆（简称阀杆）　阀杆是阀门的轴芯，由塑料或不锈钢制成，上端有内孔和膨胀室，下端有一细槽（引液槽），供药液进入定量室。内孔是阀门沟通容器内外的极细小孔，位于阀门杆之侧，平常被弹性橡胶封闭，当揿动推动钮时，内孔进入到定量室，容器内容物即随之由内孔进入定量室，再经喷嘴喷出。膨胀室位于内孔的上阀门杆内。容器内容物由内孔进入此室时骤然膨胀，使部分抛射剂沸腾气化，将药物分散，喷出时可增加粒子的细度。

（3）封圈　其作用是封闭或打开阀门内孔，通常由丁腈橡胶、氯丁胶、丁基胶制成。

（4）弹簧　位于阀门杆（或定量室）的下部，由质量稳定的不锈钢制成，以免引起药液变色。

（5）推动钮　用塑料制成，位于阀门杆顶端，是开启或关闭气雾剂的装置，具有各种形状，上有一个小孔与喷嘴相连。使用时揿动推动钮，药液喷出。小孔的大小与喷射率或粒子大小有关。

（6）浸入管　由聚乙烯或聚丙烯制成，其作用是将容器内容物送到阀门系统内。

2. 定量阀门系统

除具有一般阀门系统各部件外，还有一个塑料或金属制的定量室（杯），它的容量即为气雾剂每揿一次给出的剂量（一般为 0.05～0.2mL）。定量室下端伸入容器内的部分有两个小孔，用橡胶垫圈封住，橡胶垫圈受弹簧控制。灌装抛射剂时，因灌装系统的压力大，抛射剂可经过此小孔注入容器内，抛射剂灌装后，小孔仍被橡胶垫圈封住，使内容物不能外漏。本系统适用于剂量小、作用强或含毒性药物的吸入气雾剂。如图 18-3 所示。

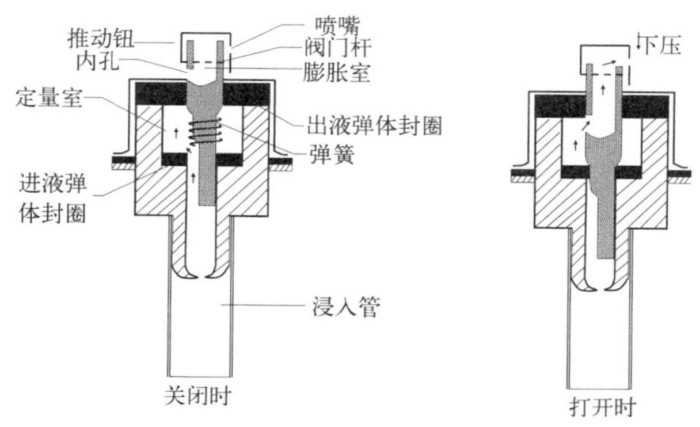

图18-3　有浸入管的定量阀门示意图

无浸入管的吸入气雾剂在使用时将容器倒置，药液通过引液槽进入阀门系统，喷射时按下揿钮，在其压下阀杆顶入，弹簧受压，内孔进入出液橡胶封圈内，药液随之进入膨胀室，部分汽化后自喷嘴喷出，如图 18-4 所示。同时引液槽全部进入瓶内，进液橡胶封圈封闭，药液无法进入定量室。当揿钮压力去除后，弹簧的作用使阀杆复原，药液再次进入定量室。如此往复，每按推动钮一次就可喷出定量的药液。

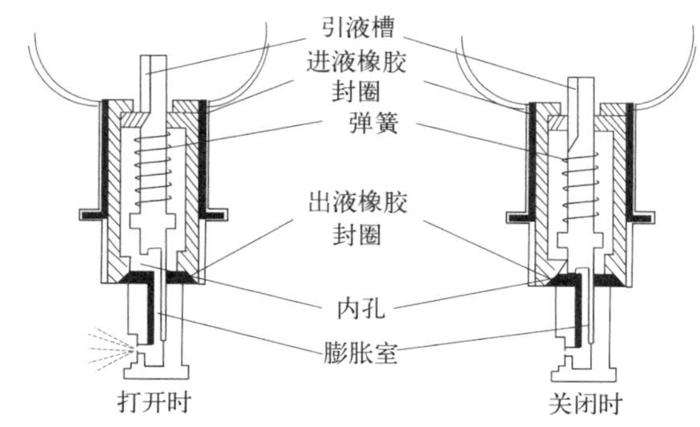

图18-4　无浸入管的定量阀门示意图

四、气雾剂的制备

气雾剂按分散系统分为溶液型、混悬型及乳剂型。溶液型气雾剂的主药浓度应达到用药剂量要求，该类气雾剂处方的物理稳定性好，但化学稳定性可能会降低，雾粒大小主要取决于处方蒸气压和驱动器的喷孔大小。目前主要用于吸入治疗，是最常用的气雾剂类型。若药物在醇中溶解性好，可直接溶于乙醇或抛射剂；若成分复杂，有效成分不明确，主药溶解度达不到用药剂量要求时，可选择适合的潜溶剂，调整恰当的比例，增大溶解度或者选择制备成混悬型气雾剂，主药的化学稳定性优于溶液型，但物理稳定性较低，体系中的物理微粒会聚集，微粒大小取决于主药固体颗粒大小及其在处方中的浓度。

气雾剂应在避菌环境下配制，各种用具、容器等须用适宜的方法清洁，灭菌，在整个操作过程中应注意防止微生物的污染。

（一）制备工艺流程图（图 18-5）

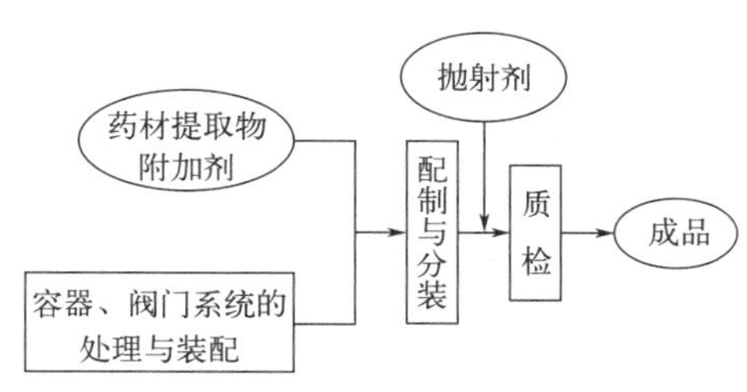

图18-5　气雾剂制备工艺流程

（二）容器与阀门系统的处理与装配

目前，国内多用外壁搪塑的玻璃瓶包装气雾剂。搪塑液为聚氯乙烯树脂、苯二甲酸二丁酯、硬脂酸钙、硬脂酸、色素配成的黏稠浆液。

1. 容器的处理

玻璃瓶洗净烘干并预热至 120～130℃，浸入搪塑液中，使瓶颈以下黏附一层浆液，倒置，于 150～170℃烘干，备用。

2. 阀门零件的处理与装配

橡胶制品在 75% 乙醇溶液中浸泡 24 小时，以除去色泽并消毒，干燥备用。塑料及尼龙零件可用95%乙醇溶液浸泡、烘干。弹簧需要在1%～3%的碱液中煮沸10～30分钟，用水洗涤数次后用蒸馏水洗2～3次，直至无油腻，浸泡于95%乙醇溶液中，备用。将定量杯与橡胶垫圈套合，阀门杆装上弹簧，与橡胶垫圈及封帽等按阀门结构组合装配。

（三）药材的提取、配制和分装

采用适当的溶剂和提取方法将药材中的有效成分提取出来并精制，加入附加剂，进行配制。

1. 溶液型气雾剂

将中药提取物与附加剂溶解于溶剂中，制成澄清、均匀的溶液。

2. 混悬型气雾剂

将粉碎至粒径10μm以下的药物微粒和附加剂在胶体磨中充分混合研匀，严格控制水分含量在0.03%以下，防止药物微粉吸附水分。

3. 乳剂型气雾剂

按一般制备乳剂的方法，制成合格、稳定的药物乳剂。目前应用较多的为O/W型。

将上述配制好的药液，分别经过质量检查，定量分装在备用容器内，安装阀门，轧紧封帽铝盖。

（四）抛射剂的填充

填充抛射剂是气雾剂制备工艺过程中最关键的部分，填充方法主要有压灌法和冷灌法。

1. 压灌法

先将阀门安装在罐上，轧紧，再将药液和抛射剂在常温高压下配制成溶液或混悬液，通过阀门灌入容器中（图18-6）。采用该法罐装药液前，去除容器中的空气，避免药物在贮存期的氧化降解。罐内空气排除可用以下方法：充进少量液化气体（如抛射剂）使之汽化，或直接导入其他气体，使罐内剩余的空气排出，然后将阀门系统（去掉推动钮）装上并旋紧，通过阀门注入定量的抛射剂于气雾剂罐内，再将推动钮安上即可。另一个方法是将阀门系统（除去推动钮）装上，抽空，将定量的抛射剂通过阀门注入，再按上推动钮即可。

压灌法的特点：设备简单，不需低温操作，抛射剂损耗较少。缺点：抛射剂须经阀门进入容器，生产速度稍慢；且进入容器后，同体积的空气无法排出，使成品压力较高。国外生产气雾剂主要采用高速旋转压装抛射剂的工艺，该方法融容器输入、分装药液、驱赶空气、加轧阀门、压装抛射剂、产品包装输出于一体，生产设备系用真空抽除容器内的空气，可定量压入抛射剂，因而产品质量稳定，生产效率大为提高。

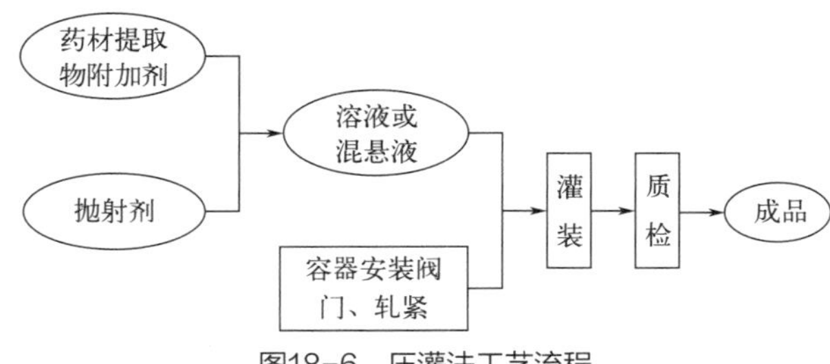

图18-6　压灌法工艺流程

2. 冷灌法

在室温或低温下先将药物和辅料配制成浓配液，借助冷却装置冷却至 -20℃以下，抛射剂冷却至沸点以下至少 5℃。先将冷却的浓配液灌入容器中，再在常压下加入抛射剂（也可两者同时加入），立即装上阀门并轧紧（图 18-7）。操作必须迅速完成，以减少抛射剂的损失。

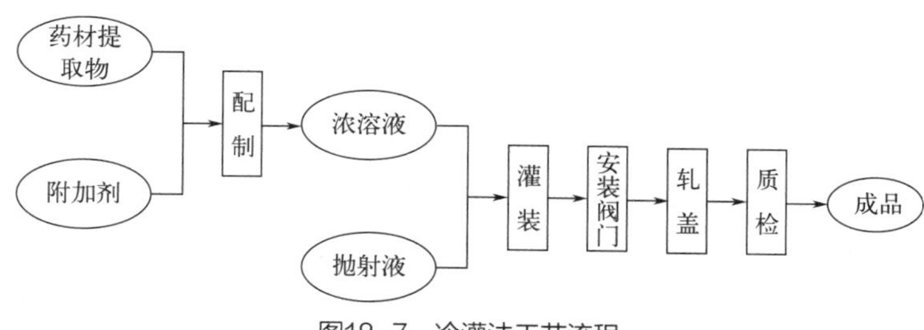

图18-7　冷灌法工艺流程

本法的主要优点在于简单，抛射剂直接灌入容器，速度快，空气易于排出，对阀门无影响，成品压力较稳定。缺点是需制冷设备及低温操作，高耗能；抛射剂蒸发可能造成装量不一；湿气冷凝构成污染，含水产品的制剂不宜采用此法充填抛射剂。

（五）制备过程注意事项

1. 主药的性质

配制气雾剂，尤其是混悬型气雾剂时应注意主药的溶解度、微晶颗粒大小及形状、密度、多晶型等药物的固态物性。

2. 药物的微粉化

制备混悬型气雾剂时，必须事先对药物进行微粉化处理，要求药物的粒径在 5μm 左右，不超过 10μm。

3. 物理稳定性和蒸气压

处方筛选中，混悬型 MDIs 需着重研究药物的聚集；通过复配抛射剂，或加入短链醇（如乙醇）等潜溶剂的方法，以获得适宜的蒸气压；结合质量和临床研究结果，分析剂量损失的原因。

4. 表面活性剂

表面活性剂有助于混悬和润滑阀门，保证剂量的准确，增加体系的物理稳定性，常用的是非离子型表面活性剂，*HLB* 值应小于 10，最好是在 1～5 的混合表面活性剂。但葛兰紫公司（CSK）采用了特有的专利技术，生产的制剂中不含有表面活性剂和潜溶剂，使用了特殊的阀门，并对压力罐内壁进行了特殊的涂层处理以避免药物吸附，使得产品沙丁胺醇气雾剂上市。

5. 水分和环境湿度的控制

抛射剂具亲水性，易将水分带入成品中。而处方中的水分含量较高可能对气雾剂性能（例如化学稳定性、物理稳定性、可吸入性）有潜在影响。混悬剂水分应控制在 0.03% 以下，否则储存过程会使药物相互凝聚及粘壁，影响剂量的准确性。产品中水分的来源主要有：原料和辅料中带入，生产环境引入，容器和生产用具带入。所以在处方筛选过程中，应严格控制原料和辅料中的水分，也要避免生产环境以及生产用具、容器中水分的带进，以最大限度地避免水分带来的影响。

此外，在配制过程式中，要注意主药及附加剂成分的添加顺序、主药含量的稳定性、停产间隔时间的优化、车间的温度和湿度。

五、气雾剂的质量检查

（一）质量要求

1. 根据需要可加入溶剂、助溶剂、抗氧剂、抑菌剂、表面活性剂等附加剂，除另有规定外，在制剂确定处方时，该处方的抑菌效力应符合《中国药典》2020 年版抑菌效力检查法（通则 1121）的规定。气雾剂中所有附加剂均应对皮肤或黏膜无刺激性。

2. 二相气雾剂应按处方制得澄清的溶液后，按规定量分装。三相气雾剂应将微粉化（或乳化）原料药物和附加剂充分混合制得混悬液或乳状液，如有必要，抽样检查，符合要求后分装。在制备过程中，必要时应严格控制水分，防止水分混入。吸入气雾剂的有关规定见吸入制剂。

3. 气雾剂常用的抛射剂为适宜的低沸点液体。根据气雾剂所需压力，可将两种或几种抛射剂以适宜比例混合使用。

4. 气雾剂的容器，应能耐受气雾剂所需的压力，各组成部件均不得与原料药物或附加剂发生理化作用，其尺寸精度与溶胀性必须符合要求。

5. 定量气雾剂释出的主药含量应准确、均一，喷出的雾滴（粒）应均匀。

6. 制成的气雾剂应进行泄漏检查，确保使用安全。

7. 气雾剂应置阴凉处贮存，并避免暴晒、受热、敲打、撞击。

8. 定量气雾剂应标明：①每罐总揿次；②每揿主药含量或递送剂量。

9. 用于治疗烧伤的气雾剂如为非无菌制剂，应在标签上标明“非无菌制剂”；产品说明书中应注明“本品为非无菌制剂”，同时在适应证下应明确“用于程度较轻的烧伤（Ⅰ度或浅Ⅱ度）”；注意事项下规定“应遵医嘱使用”。

（二）质量检查

1. 每罐总揿次

定量气雾剂照《中国药典》2020 年版吸入制剂（通则 0111）相关项下方法检查，每罐总揿次应符合规定。

2. 递送剂量均一性

除另有规定外，定量气雾剂照吸入制剂（通则 0111）相关项下方法检查，递送剂量的均一性应符合规定。

3. 每揿主药含量

取供试品 1 罐，充分振摇，除去帽盖，按产品说明书规定，弃去若干揿次，用溶剂洗净套口，充分干燥后，倒入已加入一定量吸收液的适宜烧杯中，将套口浸入吸收液液面下（至少 25mm），喷射 10 次或 20 次（注意每次喷射间隔 5 秒并缓缓振摇），取出供试品，用吸收液洗净套口内外，合并吸收液，转移至适宜量瓶中并稀释至刻度后，按各品种含量测定项下的方法测定，所得结果除以取样喷射次数，即为平均每揿主药含量。每揿主药含量应为每揿主药含量标示量的 80%～120%。

凡规定测定递送剂量均一性的气雾剂，一般不再进行每揿主药含量的测定。

4. 喷射速率

非定量气雾剂照下述方法检查，喷射速率应符合规定。

取供试品 4 罐，除去帽盖，分别喷射数秒后，擦净，精密称定，将其浸入恒温（25±1℃）水浴中 30 分钟，取出，擦干，除另有规定外，连续喷射 5 秒钟，擦净，分别精密称重，然后放入恒温（25±1℃）水浴中，按上法重复操作 3 次，计算每罐的平均喷射速率（g/s），均应符合各品种项下的规定。

5. 喷出总量

非定量气雾剂照下述方法检查，喷出总量应符合规定。

取供试品 4 罐，除去帽盖，精密称定，在通风橱内，分别连续喷射于已加入适量吸收液的容器中，直至喷尽，擦净，分别精密称定，每罐喷出量均不得少于标示装量的 85%。

6. 每揿喷量

定量气雾剂照下述方法检查，应符合规定。

取供试品 1 罐，振摇 5 秒，按产品说明书规定，弃去若干揿次，擦净，精密称定，揿压阀门喷射 1 次，擦净，再精密称定。前后两次重量之差为 1 个喷量。按上法连续测定 3 个喷量；揿压阀门连续喷射，每次间隔 5 秒，弃去，至 n/2 次（n 为标示总喷次）；再按上法连续测定 4 个喷量；继续揿压阀门连续喷射，弃去，再按上法测定最后 3 个喷量。计算每罐 10 个喷量的平均值。再重复测定 3 罐。除另有规定外，测定值均应为标示喷量的 80%～120%。

凡进行每揿递送剂量均一性检查的气雾剂，不再进行每揿喷量检查。

7. 粒度

除另有规定外，混悬型气雾剂应作粒度检查。

取供试品 1 罐，充分振摇，除去帽盖，试喷数次，擦干，取清洁干燥的载玻片 1 块，置于距喷嘴垂直方向 5cm 处喷射 1 次，用约 2mL 四氯化碳或其他适宜溶剂小心冲洗载玻片上的喷射物，吸干多余的四氯化碳，待干燥，盖上盖玻片，移至具有测微尺的 400 倍或以上倍数的显微镜下检视，上下左右移动，检查 25 个视野，计数，结果应符合各品种项下规定。

8. 装量

非定量气雾剂照《中国药典》2020 年版最低装量检查法（通则 0942）检查，应符合规定。

六、举例

实例［复方栀子气雾剂］

（1）处方　苦参 166.7g，栀子 83.3g，紫草 83.3g，地榆 83.3g，花椒 8.3g，冰片 8.3g，大黄 83.3g，黄连 83.3g，槐花 83.3g，细辛 83.3g，聚乙烯醇缩丁醛 40g。

（2）制法　以上十味药材，除冰片（天然冰片）外，取紫草、细辛、花椒、黄连加 85% 乙醇溶液回流提取 2 次，每次 2 小时，合并提取液，滤过，滤液备用。其余苦参等五味加水煎煮3次，第一次2.5小时，第二次1.5小时，第三次1小时，合并煎液，滤过，滤液浓缩至相对密度为1.20（80℃）的清膏，放冷，加乙醇使含醇量为70%，搅匀，静置24小时，滤过，滤液加入上述滤液减压回收乙醇，浓缩成相对密度为1.15～1.25（80℃）的清膏，加入冰片，混匀，加乙醇使含醇量为75%，静置24小时，滤过，滤液中加入聚乙烯醇缩丁醛，混匀，静置48小时，滤过，制成规定量，分装，压灌抛射剂，即得。

（3）性状　本品为气雾剂，药液为红棕色；气清香，喷于皮肤形成药膜。

（4）功能与主治　苗医：旭嘎怡沓痂，苣敛挡象，泱交挡孟，扯阴略里，蒋底嘎熊。中医：清热解毒，收敛止血，消肿止痛。用于皮肤浅表切割伤、疖疮。

（5）用法与用量　外用，用前振摇，直立揿压阀门，使药液喷于患处，覆盖为度。

（6）注解　①本品为溶液型气雾剂，采用压罐法填充抛射剂，使成品压力较高，要注意其稳定性。②处方中紫草、细辛、花椒、黄连所含的主要有效成分在乙醇中均有良好的溶解性，故以85%乙醇溶液为提取溶剂。③用薄层色谱法鉴别大黄、黄连、苦参，高效液相色谱法测定大黄素、大黄酚。本品每1mL含大黄以大黄素（$C_{15}H_{10}O_5$）和大黄酚（$C_{15}H_{10}O_4$）总量计，不得少于0.15mg。④药品标准来源于《国家中成药标准汇编外科妇科分册》。

第三节　喷雾剂

一、概述

（一）喷雾剂的含义

喷雾剂（sprays）系指原料药物或与适宜辅料填充于特制的装置中，使用时借助手动泵的压力、高压气体、超声振动或其他方法使内容物呈雾状物释出，直接喷至腔道黏膜或皮肤等的制剂。

喷雾剂以其独特的给药形式，极大地方便了患者的口腔、皮肤及腔道黏膜用药，在治疗局部、全身性疾病等方面有着广泛的临床应用。苗药喷雾剂将传统医药和现代制剂工艺、技术相结合，在近些年发展迅速。已经上市的品种有金喉健喷雾剂、开喉健喷雾剂、口鼻清喷雾剂等，较气雾剂品种多，但研究开发仍处于薄弱环节，产品的技术水平不高，总体生产规模小，在处方设计、质量控制等方面存在诸多问题。需要制定更精确、更科学的标准，以提高其生产工艺和质量控制。

（二）喷雾剂的分类

1. 按分散系统分类

按分散系统可分为溶液型、乳剂型和混悬型喷雾剂。

2. 按给药定量与否分类

按给药定量与否可分为定量喷雾剂和非定量喷雾剂。

3. 按雾化原理分类

按雾化原理可分为喷射喷雾剂、超临界 CO_2 辅助喷雾剂和超声波喷雾剂。喷射喷雾剂又分为以手动泵为动力和压缩气体为动力两种。

4. 按给药途径分类

按给药途径可分为呼吸道吸入给药、皮肤给药、鼻腔给药等。

（三）喷雾剂的特点

1. 药物直达患处，起效迅速，可避免首过效应。
2. 靶向给药。
3. 给药方便，不良反应小，方便携带。
4. 局部治疗为主，雾粒较大。
5. 常见以鼻腔、体表喷雾给药。

与气雾剂相比，喷雾剂具有以下特点：不含抛射剂，可避免污染空气，且减少了抛射剂对机体的不良反应与刺激性，提高生产安全性。简化处方与生产设备，不需要耐压容器，生产技术和成本要求低。因此，喷雾剂可在一定范围内作为气雾剂的替代形式，具有很好的应用前景。传统的喷雾剂借助手动泵压力喷射药物，有喷出雾滴粒径大、喷出剂量小等缺点，不适于肺部吸入，适用于皮肤、黏膜、舌下、鼻腔等局部给药。近年出现的超临界 CO_2 辅助喷雾剂与超声波喷雾剂，可有效克服传统喷雾剂的不足。超临界 CO_2 辅助喷雾剂中，几乎所有雾化粒子的粒径均小于 3μm，经空气稀释后可直接用于肺部给药。超声波喷雾剂采用高振动强度和低通风水平能有效地将药物送入肺深部，使用耦合液传导超声振动至溶液，溶液温度不升高，尤适用于热敏性药物。

另外，喷雾剂在使用过程中，压缩的气体随内容物的减少而减少，容器内压力随之下降，使得喷射雾滴大小及喷射量难以维持恒定，因此，使用受到限制。

二、喷雾剂的装置

喷雾装置是喷雾剂的重要组成部分，决定药液的喷量、喷雾次数，且对雾滴形态、喷雾模式等喷雾特性产生直接影响。雾化装置可分为喷气型喷雾器和超声波型喷雾器。前者由压缩气源生成的高速喷气经排气孔喷出，同时产生气溶胶；后者由高频电源产生振荡从而在喷雾器内部形成气溶胶，然后由气体带出。但使用该装置给药时，药物易喷到咽喉后壁而造成剂量损失，且体积较大，不利于携带，而患者吸气的强度和吸入的气体量对药物的吸收会产生较大的影响。因此，近年来，雾化装置正朝着设计简单、携带方便、药物等化效果提高、雾滴颗粒显著减小的方向发展，如 Omron 电动携带型喷雾器、OnQ™ 气溶胶及气雾发生器和 AERx 雾化溶液给药系统等。

目前，常用的喷雾剂是利用机械或电子装置制成的手动泵进行喷雾给药的。这些喷雾给药装置一般由手动泵和容器两部分组成。手动泵是借助手压触动器产生压力，将喷雾器内药液以雾滴、乳滴或凝胶等形式释放的装置。手动泵喷雾剂由于雾滴粒径较大，一般不适用于肺部给药，可用于舌下、鼻部和皮肤给药，一般由药物、溶剂、助溶剂、表面活性剂组成。有时根据药物理化性质的不同加入稳定剂。该装置使用方便，适用范围广，仅需很小的触动力即可达到全喷量。该装置中的各组成部件均应采用无毒、无刺激性、性质稳定、与药物不起反应的惰性材料制造。

以压缩气体为动力的喷雾剂，装置由容器与阀门系统组成。一般选用金属容器，如不锈钢容器或马口铁制的容器。后者内壁涂以聚乙烯树脂作底层、环氧树脂作外层的复合防护膜，可大大提高其耐腐蚀性。并对容器逐个进行耐压试验，以确保使用安全。其阀门系统与气雾剂相同，但阀杆的内孔一般有 3 个，且比较大，以便于物质的流动。阀门系统的处理与安装方法与气雾剂相同。

用于肺部给药的喷雾剂仅指采用超声雾化吸入或雾化吸入进行给药的制剂，制剂内容物以无菌溶液的形式存在，其质量要求和配制与注射液相同，使用时经超声雾化装置将液体药物变成细小的雾粒，然后通过面具或吸入器供患者吸入，故称为吸入溶液。该剂型被较多地应用于医院和家庭中，可用于治疗哮喘、慢性阻塞性肺疾病等，能提高患者的舒适度，较好地控制病情，提高患者的自信心。

三、喷雾剂的组成

处方组成与气雾剂相比，除没有抛射剂外，其他组成基本一致，需借助手动泵的压力、高压气体或超声波等方法将物料以雾状形式喷出。

四、喷雾剂的制备

（一）药物的处理

根据处方中药物性质，采用适当方法对中药饮片进行提取、纯化、浓缩。中药提取物经过纯化处理，可减少喷雾剂在贮存过程中杂质的析出，从而增加制剂的稳定性，并避免沉淀物堵塞喷嘴影响药液的喷出。对于难溶性药物，则需要应用超微粉碎等技术将药物制成直径 5μm 或 10μm 以下的微粉，供配制混悬液型喷雾剂用。

（二）压缩气体的选择

常用的压缩气体有 CO_2、N_2O、N_2，有关物理性质见表 18-1。

表18-1　压缩气体的物理性质

化学名	分子式	分子量	沸点（℃）	蒸气压（kPa，21.1℃）	可燃性
二氧化碳	CO_2	44.0	−78.3	5767	无
一氧化二氮	N_2O	44.0	−88.3	4961	无
氮气	N_2	28.0	−195.6	3287	无

制备喷雾剂时，要施加较压缩气体高的压力，一般在 61.8～686.5kPa 表压的内压，以保证内容物能全部用完，因此对容器的牢固性要求较高，必须能抵抗 1029.7kPa 表压的内压。

内服的喷雾剂大都采用氮或二氧化碳等压缩气体为喷射药液动力。其中，氮的溶解度小，化学性质稳定，无异臭。二氧化碳虽溶解度高，但能改变药液的 pH，故应用受到限制。

压缩气体在使用前应经过净化处理，方法可参照注射剂中填充气体的净化工序。

（三）药液的配制与灌封

药液应在洁净度符合要求的环境配制并及时灌封于灭菌的洁净干燥容器中。烧伤、创伤用喷雾剂应采用无菌操作或灭菌。

1. 药液的配制

喷雾剂的内容物根据药物性质及临床需要，配成溶液、乳浊液、混悬液等不同类型。配制时可添加适宜附加剂，如增溶剂、助溶剂、抗氧剂、防腐剂、助悬剂、乳化剂、防腐剂及 pH 调节剂等，有些皮肤给药的喷雾剂可加入适宜的透皮促进剂（如氮酮）。所加附加剂均应符合药用规格，对呼吸道、皮肤、黏膜等无刺激性，无毒性。

2. 药液的灌封

药液配好后，经过质量检查，灌封于灭菌的洁净干燥容器中，装上阀门系统（雾化装置）和帽盖。目前的工业生产中，喷雾剂的灌封常用全自动喷雾剂灌装生产线，适用于 15～120mL 铝罐、塑料罐、玻璃瓶的灌装，各工位能实现有瓶工作、无瓶停机的全部功能。使用压缩气体的喷雾剂，安装阀门，轧紧封帽，压入压缩气体，即得。

（四）制备工艺流程图（图 18-8）

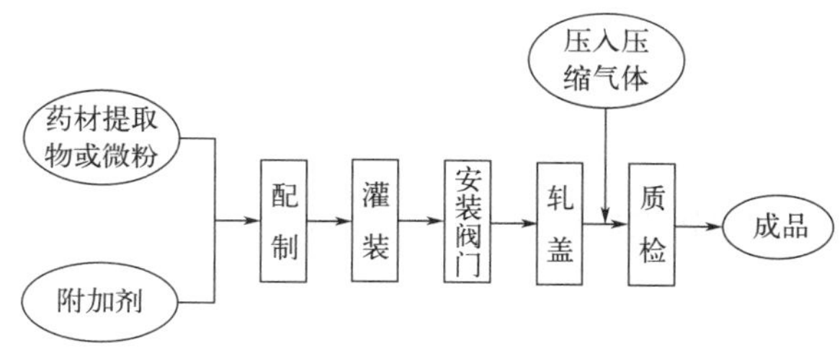

图18-8　喷雾剂制备工艺流程

五、喷雾剂的质量检查

（一）质量要求

1. 喷雾剂应在相关品种要求的环境配制，如一定的洁净度、灭菌条件和低温环境等。

2. 根据需要可加入溶剂、助溶剂、抗氧剂、抑菌剂、表面活性剂等附加剂。除另有规定外，在制剂确定处方时，该处方的抑菌效力应符合《中国药典》2020 年版抑菌效力检查法（通则 1121）的规定。所加附加剂对皮肤或黏膜应无刺激性。

3. 喷雾剂装置中，各组成部件均应采用无毒、无刺激性、性质稳定、与原料药物不起作用的材料制备。

4. 溶液型喷雾剂的药液应澄清；乳状液型喷雾剂的液滴在液体介质中应分散均匀；混悬型喷雾剂应将原料药物细粉和附加剂充分混匀、研细，制成稳定的混悬液。吸入喷雾剂的有关规定见吸入制剂项下。

5. 除另有规定外，喷雾剂应避光密封贮存。喷雾剂用于烧伤治疗如为非无菌制剂者，应在标签上标明“非无菌制剂”；产品说明书中应注明“本品为非无菌制剂”，同时在适应证下应明确“用于程度较轻的烧伤（Ⅰ度或浅Ⅱ度）”；注意事项下规定“应遵医嘱使用”。

6. 装量照《中国药典》2020年版（通则0942）最低装量检查法检查，应符合规定。

（二）质量检查

1. 每瓶总喷次

多剂量定量喷雾剂照下述方法检查，应符合规定。

取供试品4瓶，除去帽盖，充分振摇，照使用说明书操作，释放内容物至收集容器内，按压喷雾泵（注意每次喷射间隔5秒并缓缓振摇），直至喷尽为止，分别计算喷射次数，每瓶总喷次均不得少于其标示总喷次。

2. 每喷喷量

除另有规定外，定量喷雾剂照下述方法检查，应符合规定。

取供试品1瓶，按产品说明书规定，弃去若干喷次，擦净，精密称定，喷射1次，擦净，再精密称定。前后两次重量之差为1个喷量。分别测定标示喷次前（初始3喷量），喷次中（n/2喷起4个喷量，n为标示总喷次），喷次后（最后3个喷量），共10个喷量。计算上述10个喷量的平均值。再重复测试3瓶。除另有规定外，喷次均应为标示喷量的80%～120%。

凡规定测定每喷主药含量或递送剂量均一性的喷雾剂，不再进行每喷喷量的测定。

3. 每喷主药含量

除另有规定外，定量喷雾剂照下述方法检查，每喷主药含量应符合规定。

取供试品1瓶，按产品说明书规定，弃去若干喷次，用溶剂洗净喷口，充分干燥后，喷射10次或20次（注意喷射每次间隔5秒并缓缓振摇），收集于一定量的吸收溶剂中，转移至适宜量瓶中并稀释至刻度，摇匀，测定。所得结果除以10或20，即为平均每喷主药含量，每喷主药含量应为标示含量的80%～120%。

凡规定测定递送剂量均一性的喷雾剂，一般不再进行每喷主药含量的测定。

4. 递送剂量均一性

除另有规定外，混悬型和乳状液型定量鼻用喷雾剂应检查递送剂量均一性，照《中国药典》2020年版吸入制剂（通则0111）或鼻用制剂（通则0106）相关项下方法检查，结果应符合规定。

5. 装量差异

除另有规定外，单剂量喷雾剂照下述方法检查，应符合规定。

除另有规定外，取供试品20个，照各品种项下规定的方法，求出每个内容物的装量与平均装量。每个的装量与平均装量相比较，超出装量差异限度的不得多于2个，并不得有1个超出限度1倍（见表18-2）。

表18-2　喷雾剂的装量差异限度

平均装量	装量差异限度
0.30g以下	±10%
0.30g及0.30g以上	±7.5%

凡规定检查递送剂量均一性的单剂量喷雾剂，一般不再进行装量差异的检查。

6. 装量

非定量喷雾剂照《中国药典》2020 年版最低装量检查法（通则 0942）检查，结果应符合规定。

六、举例

实例［金喉健喷雾剂］

（1）处方　艾纳香油 20g，大果木姜子油 5g，薄荷脑 5.75g，甘草酸单铵盐 4.92g，乙醇 780mL，制成 1000mL。

（2）制法　以上四味，除甘草酸单铵盐外，其余艾纳香油等三味，加乙醇 780mL 使溶解，另取甘草酸单铵盐，加水适量使溶解，与上述乙醇溶液合并，搅匀，加水至规定量，搅匀，灌装，即得。

（3）性状　本品为喷雾剂，容器中的药液为淡黄色的澄清液体，气芳香。

（4）功能与主治　苗医：宋宫证。蒙嘎宫昂，来罗拉米。中医：祛风解毒，消肿止痛，清咽利喉。用于风热所致咽痛、咽干、咽喉红肿、牙龈肿痛、口腔溃疡等症。

（5）用法与用量　喷患处，每次适量，每日数次。

（6）注解　①本品为苗族验方，苗药名为嘎宫。本品原方在贵州省黔南布依族苗族自治州和黔西南布依族苗族自治州的苗族、布依族群众中常用于治疗急、慢性咽炎，扁桃体炎所致的咽喉肿痛。原使用方法是将大果木姜子（当地称“米稿”）研细粉后，加入艾粉（即以艾纳香提取的天然冰片，又称“艾片”）混匀后，涂于咽喉患处。20 世纪 70 年代，此验方为县医院常备制剂。金喉健喷雾剂是在此基础上精制而成的。②本品中的艾纳香油、大果木姜子油、薄荷脑易溶于乙醇，甘草酸单胺盐易溶于水，故分别用乙醇和水使其充分溶解。③采用气相色谱法测定成品中龙脑、薄荷脑的含量，本品每 1mL 含龙脑（$C_{10}H_{18}O$）不得少于 1mg，薄荷脑（$C_{10}H_{20}O$）不得少于 2mg。④药品标准来源于《国家中成药标准汇编眼科耳鼻喉科皮肤科分册》。

第四节　其他气体制剂

一、香囊（袋）剂

1. 概述

香囊（袋）剂（aromatic bag formula）系将含挥发成分的药物，装入布制囊（袋）中，敷于患处或接触机体，成分被机体吸入或渗入皮肤、黏膜或刺激穴位而起外用内治作用的制剂。

香囊（袋剂）的历史源远流长，早在周朝民间就有佩戴香囊、沐浴兰汤的防病习俗。湖南长沙马王堆一号汉墓出土了药枕和香囊，药枕内填塞香草，有祛秽保健之用；香囊内装茅香、辛夷等中药和香料具有祛秽保健作用，说明汉代人已经擅长使用香囊防病。唐代孙思邈的《备急千金要方・伤寒上》中，各种辟瘟药方所选的药物均以芳香药为主，并且许多药方采用佩戴香囊的方式使用。东晋葛洪的《肘后备急方・治瘴气疫疠温毒诸方》中记载了太乙流金方、虎头杀鬼方等多个香囊辟瘟处方，方法是将药物打成散，装在香囊中悬挂，以起到辟秽的作用。随着历史发展，香囊（袋）剂广泛用于避邪除秽、调摄养生和预防疾病。现代药理研究证明，香囊具有抑制细菌、病毒和调节免疫的作用。香囊（袋）剂根据使用部位可以分为药枕，保健床褥，护背、护腰、护肩、护膝香囊（袋）剂及荷包样香袋等。

苗医运用佩戴法治疗疾病时亦常使用香囊（袋）剂。把选定的药材加工成适当的细度后装入特制的布袋或香囊中，并佩戴于胸前，数天后更换。或将药物装入特制的小儿肚兜中或缝装在小儿的帽檐上，如预防感冒通常用艾叶、白芷、姜、藿香等药；防治小儿"半天症"，则常用铁线缝在小儿帽子前沿；治疗小儿惊骇，用仙人架桥马蹄草、夜关门加上几粒米来佩戴；用山慈菇、蜘蛛香等治疗腹痛；用雄黄治疗钢蛇症；用菖蒲治疗心痛症等。使药物气味通过口鼻吸收来防治疾病。亦可用于预防感冒，治疗小儿惊骇、小儿腹痛、小儿疳积等多种疾病。

2. 制法

香囊（袋）剂的制法简单，将饮片粉碎成适宜粒度，分装在布制的囊（袋）中。制备时应注意：一般药枕中的药物填充物被粉碎成粗粉，而香袋中的药物填充物被研成细粉，目的是使所含挥发性成分易于挥发；制备囊（袋）的棉布或棉绸要透气性好、细密、柔软且不漏药粉。

3. 举例

实例 1 ［苗药防感香囊］

（1）处方　由莴嘎勒、榜莴芜、佳莴姣米等 11 味苗药组成。

（2）制法　将以上药味共碾碎成适度粒度，装于布制的囊（袋）中，即得。

（3）用法与用量　佩戴于胸前（接触皮肤），每日至少佩戴 10 小时，每 10～15 日更换 1 次，持续 45～60 日。

（4）功能与主治　清热解毒，祛风散寒，芳香辟秽化浊，增强免疫力。预防季节性感冒、流感及其他呼吸道疾病。

（5）注解　①药物不可太细，以防药粉外漏。②孕妇禁用，哮喘患者慎用。过敏性体质者或有药物或食物、花粉过敏史，以及心、肝、肾功能不全者，免疫功能异常者如病毒性肝炎、血液系统疾病、自身免疫性疾病患者禁用。

实例 2 ［辟瘟囊］

（1）处方　羌活、大黄、柴胡、苍术、细辛、吴茱萸各等份。

（2）制法　以上诸药洁净、干燥、粉碎（注意不要做成太细的粉末），分别以同等量装入香囊内胆中，总量约 20g，即得。

（3）用法与用量　将香囊佩戴身旁，每日嗅吸至少 3 次。

（4）功能与主治　驱散秽浊，防御疫病。

（5）注解　该囊出自清代名医吴尚先《理瀹骈文》。其中，羌活、柴胡主表主升，吴茱萸、大黄主降，苍术、细辛主里又主表。六味药物配合，可通调六经，使气机调畅，邪不内生，湿、寒、热、瘀可散，能针对新型冠状病毒感染的核心病机"湿、热、毒、瘀、虚"发挥作用。尤其适用于尚未感受邪气的易感人群。

二、烟熏剂与烟剂

（一）烟熏剂

1. 概述

烟熏剂（smoke fumigant）系借助某些易燃物质经燃烧产生的烟雾达到杀虫、灭菌及预防与治疗疾病的目的，或利用穴位灸燃产生的温热来治疗疾病的制剂。如艾条、艾炷。

我国现存最早的医方书《五十二病方》中收载熏剂、浴剂等剂型，用干艾、柳蕈熏治“朐养”（肛门部瘙痒）的记载。民间人们常用烟熏苍术、艾叶的方法以“辟秽驱邪、祛病防虫”。现今，我国许多中医医院仍采用传统的苍艾熏蒸消毒方法，对手术室、病房等进行消毒灭菌，并且达到了理想的效果。现代研究表明，通过药烟的温热，透皮吸收增加，药物直达病所，起到杀菌消炎止痒、改善微循环的作用；中药燃烧后形成的烟油，能保护创面，改善局部环境，并增加药物与体表的接触时间，促进血供，改善代谢，有利于病变吸收，从而有利于促进皮肤屏障的恢复。烟熏剂主要由药物、燃料、助燃物质等组成，可分为杀虫型、灭菌型和熏香型。

2. 烟熏剂的制法

灭菌消毒、杀虫烟熏剂的制法：本类烟熏剂除选用具有灭菌杀虫功效的中药外，可酌情添加木屑、纸屑等燃料，以及氯酸盐、硝酸盐、过氯酸盐等助燃剂。为了制成能低温燃烧、不冒火焰的烟熏剂，还需加入硅藻土、硅胶、氧化镁等稀释剂，以及氯化铵、碳酸盐等冷却剂，混合均匀后插入导火索制成，现已少用。

燃香烟熏剂的制法：制作燃香烟熏剂需要的原料有以下几种。①木粉：如松木粉、杉木粉、柏木粉等。②药物：常用含有挥发性成分的药物，如艾叶、桂枝、香薷等。③黏合剂：常用桃胶、羧甲基纤维素等。④助燃剂：常用氯酸盐、硝酸盐等。⑤其他附加剂：香料色素等。

燃香的制备一般包括：①药物的处理，包括净选、洗涤、干燥、粉碎成细粉；②各物料加黏合剂制成软材；③软材机械压制成盘卷状或直条状；④干燥；⑤严密包装，即得。

3. 举例

实例 ［苗药验方］

（1）处方　雄黄 3g，朱砂 3g，血竭 3g，没药 3g，麝香 0.5g。

（2）制法　取上药共研为细末，临用时以棉纸裹药末，捻为 3.3cm（1 寸）长短的细药条，每根药条捻入药物 1～2g，以麻油浸透备用。

（3）用法与用量　取药条点燃，距患处 1.65cm（半寸）处由外向内圈式缓缓运行以熏照，使疮毒被药气驱散而不至内攻和扩散。初用 3 条，逐渐增至 5～7 条，疮势缓和后再逐渐减量。每日照 1 次，当腐尽新生即可，重者不过 6～7 次。可外贴膏药，内服托里药物以充分发挥效果。

（4）功能与主治　主要适用于痈疽发背，麻疹不透，疥疮；对口疮、乳癀、乳岩及各种无名肿毒，不论脓已成或未成，已溃或未溃者均可，对于头面部难用艾灸及阴疮不能起发等情况更为适合。

（5）注解　①药捻须以油浸透，点燃时保持一定的光亮度，照射的距离要适当，以有熏热感为宜，以便药力直达病灶。太近易灼伤局部皮肤。②药条要适当捻紧，过松则药粉易掉。③治疗时容易产生烟雾，应注意室内空气流通。

（二）烟剂

1. 概述

烟剂（smoke formula）系将原料药物掺入烟丝中，卷制成香烟形，供点燃吸入用的制剂，也称药烟，主要用于呼吸道疾病的治疗。如止喘药烟、洋金花药烟、罗布麻药烟等。

唐代《备急千金要方》首载吸入烟剂，明代《外科十三方考》载有止咳喷烟。《中国药典》2020 年版一部载洋金花亦可作卷烟分次燃吸（一日量不超过 1.5g）。烟剂分全中药烟剂与含中药烟剂两类。

2. 烟剂的制法

（1）全药烟剂的制法　将饮片切成烟丝状，均匀混入一定量的助燃物质如硝酸钾（钠）等，按卷烟方式制备，供点燃吸入用。如洋金花药烟。

（2）含药烟剂的制法　将药物饮片选取适当的方法提取，提取物按一定比例均匀喷洒在基质烟丝中，或用烟丝吸附，低温干燥后按卷烟工艺制成卷烟，分剂量，包装即得。如华山参药烟。

3. 举例

实例 1 ［华山参药烟］

（1）处方　华山参提取物（以莨菪碱 $C_{17}H_{23}NO_3$，计算）150mg，甜料适量，烟丝适量。

（2）制法　取华山参粗粉，采用酸性乙醇渗流法制备提取物，加入甜料，均匀喷入烟丝中，混匀，导入卷烟机，制成药烟。

（3）功能与主治　定喘，用于喘息型气管炎。

（4）用法与用量　哮喘发作时，抽吸 1 支，每日吸量不超过 10 支。

（5）注解　可根据需要掺入一定量助燃物质。

实例 2 ［辛夷药烟］

（1）处方　辛夷适量（约 0.1g）。

（2）制法　将辛夷去梗捣碎如绒状备用，使用时取适量 （约 0.1g）用白纸卷成喇叭状或装入烟斗。

（3）功能与主治　用于治疗鼻炎。

（4）用法与用量　点燃吸之，烟雾应尽量从鼻腔排出。每日 3～6 支不等，以能耐受为度。每吸 1～2 支（斗）配合穴位按摩 1 次，即右手大拇指与中指在鼻翼两侧的迎香穴按揉 60 次，大约 1 分钟，好转后，每天再坚持按摩 1～2 次。

第十九章

其他制剂

第一节 膜　　剂

一、概述

膜剂系将药物溶解或均匀分散在适宜的成膜材料内，或包裹于成膜材料隔室内，经加工制成的膜状制剂。厚度为 0.1～1mm。可供内服（如口服、口含、舌下）、外用（如皮肤、黏膜）、腔道（如阴道、子宫腔）、植入及眼用等多种给药途径应用。

国内的膜剂研究始于 20 世纪 70 年代避孕药膜的研制。1985 年版《中国药典》收录有膜剂品种，1990 年版《中国药典》收载膜剂通则。2012 年《欧洲药典》7.4 版收录了膜剂，包括口溶膜（orodispersible films，ODFs）和颊黏膜黏附膜（mucoadhesive buccal films，MBFs）。近几年，国内也有一些中药膜剂产品，如复方青黛散膜、丹皮酚口腔药膜、万年青苷膜等。2020 年版《中国药典》收录有壬苯醇醚膜、复方炔诺酮膜、克霉唑药膜和克霉唑口腔药膜。

二、膜剂的特点与类型

（一）膜剂的特点

1. 制备工艺简单，成膜材料用量小，成本低。
2. 药物含量准确，质量稳定，疗效好。
3. 采用不同成膜材料可制成不同释药速度的膜剂。
4. 多层复合膜剂可避免药物间的配伍禁忌和药物成分的相互干扰。
5. 重量轻，体积小，便于携带、运输和贮存。
6. 制备过程中无粉尘飞扬，便于劳动保护。
7. 主要缺点是载药量小，只适于剂量较小的药物。

（二）膜剂的分类

1. 按剂型特点分为单层膜剂、多层膜剂（又称复合膜剂）、夹心膜剂等。
2. 按给药途径分为口服膜剂、口腔膜剂、眼用膜剂、阴道用膜剂、皮肤用膜剂等。

三、膜剂原辅料的要求与准备

（一）原料的要求与准备

膜剂原料的质量规格必须符合药用标准规格。药物如为水溶性，应与成膜材料制成具有一定黏度的溶液；药物如为水不溶性，应粉碎成极细粉，并与成膜材料等混合均匀。处方中用量较大的中药材应选用水提醇沉法、渗漉法等方法提取与纯化，再浓缩成稠膏或制成干粉后备用；含芳香性成分的药材一般采用双提法提取。

（二）辅料的要求与准备

成膜材料是膜剂重要的组成部分，较好的成膜材料应符合以下要求：

1. 无毒，无刺激性，无不良臭味，性质稳定，与药物不发生化学反应。

2. 用于皮肤、黏膜、创伤、溃疡或炎症部位，应不妨碍组织愈合，吸收后不影响机体正常的生理功能，在体内能被代谢或排泄，不影响药效。长期使用无致癌、致畸、致突变等不良反应。

3. 成膜性和脱膜性良好，成膜后具有足够的强度和柔软性。

4. 价格低廉，来源丰富，使用方便。

5. 用于口服、腔道、眼用膜剂的成膜材料应具有良好的水溶性，能逐渐降解、吸收或排泄；外用膜剂应能迅速、完全地释放药物。

四、膜剂的制法

（一）膜剂的处方组成

膜剂一般由主药、成膜材料和附加剂三部分组成。其中，附加剂又分为增塑剂和其他辅料（如着色剂、遮光剂、矫味剂、填充剂、表面活性剂等）。

1. 常用成膜材料

目前，常用的成膜材料为一些高分子物质，按其来源不同可分为两类：一类是天然高分子物质，如明胶、阿拉伯胶、琼脂、淀粉、糊精等，其中多数可降解或溶解，但成膜、脱膜性能较差，故常与其他成膜材料合用；另一类是合成高分子物质，如聚乙烯醇类化合物、丙烯酸类共聚物、纤维素衍生物等，这类成膜材料的成膜性能优良，成膜后，强度与柔韧性均较好。常用的有聚乙烯醇（PVA）05-88、聚乙烯醇（PVA）17-88、乙烯-醋酸乙烯共聚物（EVA）、甲基丙烯酸酯-甲基丙烯酸共聚物、羟丙基纤维素、羟丙基甲基纤维素等。

实验研究证明，在成膜性能及膜的抗拉强度、柔韧性、吸湿性和水溶性等方面，均以 PVA 最好，常用于制备溶蚀型膜剂。水不溶性的 EVA 则常用于制备非溶蚀型膜剂。聚乙烯醇在使用前必须先经纯化处理，方法是将聚乙烯醇置于 85% 乙醇溶液中浸泡过夜，滤过并压干，再处理一次后烘干备用。如果采用白及胶等作为成膜材料，则需加入甘油、山梨醇等增塑剂，以增加其柔软性和弹性。此外，还需加入表面活性剂、着色剂、填充剂等。

2. 增塑剂

常用的有甘油、三醋酸甘油酯、山梨醇等。能使制得的膜柔软并具有一定的抗拉强度。

3. 其他辅料

其他辅料还有着色剂、遮光剂、矫味剂、填充剂、表面活性剂等。

（1）着色剂　常用食用色素。

（2）遮光剂　常用二氧化钛（TiO_2）。

（3）矫味剂　蔗糖、甜叶菊糖苷等。

（4）填充剂　碳酸钙（$CaCO_3$）、二氧化硅（SiO_2）、淀粉等。

（5）表面活性剂　聚山梨酯-80、十二烷基硫酸钠、豆磷脂等。

（二）膜剂的制备工艺流程

膜剂的制备方法国内主要采用涂膜法，其工艺流程如图 19-1。

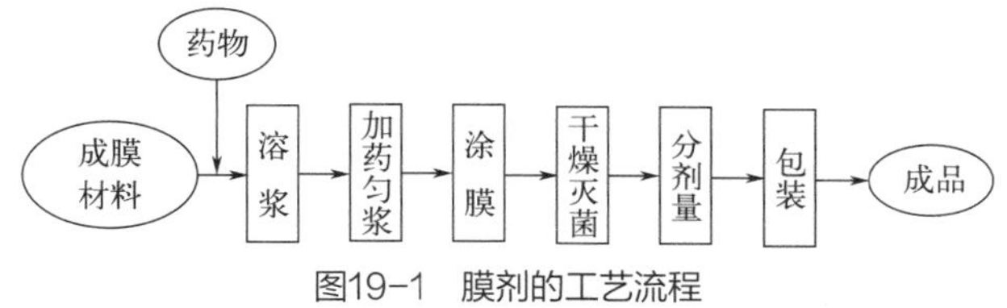

图19-1　膜剂的工艺流程

少量制备膜剂时，取已处理好的聚乙烯醇加蒸馏水适量，水浴加热使其溶解，滤过。将药物加入滤液中，充分搅拌均匀，使其溶解或均匀分散在成膜材料的胶状溶液中，然后倒在已涂有脱膜剂（一般为液体石蜡或聚山梨酯-80）的平板玻璃上，涂成宽度一定、厚度均匀一致的薄层，用热风吹干或真空干燥。最后测定每平方厘米的含药量，根据含量和剂量的需要切成小块，用铝箔和铝塑包装，即得。

大量制备膜剂一般采用吸附法或匀浆法。前者系将成膜材料先加工制成干燥的空白薄膜，再用浸渍、喷雾或涂抹方法定量添加药物。后者是将成膜材料制成黏稠溶液，然后加入药物，搅拌均匀，通过制膜机（图 19-2）的流液嘴，以一定的宽度和恒定的流速涂于不锈钢传送带上，经热风（80～100℃）干燥使迅速成膜，经含量测定分析后，计算出单剂量分格的面积，热烫划痕，包装，即得。

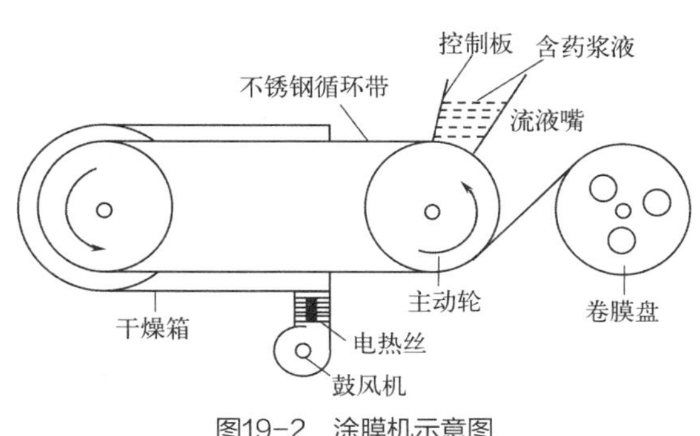

图19-2　涂膜机示意图

五、膜剂的质量评定

1. 外观

膜剂外观应完整光洁、厚度一致、色泽均匀、无明显气泡。多剂量的膜剂，分格压痕应均匀清晰，并能按压痕撕开。

2. 重量差异

照下述方法检查，应符合规定。

除另有规定外，取供试品 20 片，精密称定总重量，求得平均重量，再分别精密称定各片的重量。每片重量与平均重量相比较，按表中的规定，超出重量差异限度的不得多于 2 片，并不得有 1 片超出限度的 1 倍，见表 19-1。

表19-1　膜剂重量差异限度

平均重量	重量差异限度
0.02g及0.02g以下	± 15%
0.02g以上至0.20g以下	± 10%
0.20g以上	± 7.5%

凡进行含量均匀度检查的膜剂，一般不再进行重量差异检查。

3. 微生物限度

除另有规定外，按照《中国药典》2020 年版四部通则非无菌产品微生物限度检查：微生物计数法（通则 1105）和控制菌检查法（通则 1106）及非无菌药品微生物限度标准（通则 1107）检查，应符合规定。

4. 包装

膜剂所用的包装材料应无毒性，能够防止污染，方便使用，并不能与原料药物或成膜材料发生理化作用。

5. 储藏

除另有规定外，膜剂应密封贮存，防止受潮、发霉和变质。

六、举例

实例［博性康药膜］

（1）处方　苦参 600g，西南黄芩 400g，天花粉 400g，蛇床子 400g，杨柳枝 400g，土大黄 200g，委陵菜 200g，黄栀子 200g，茵陈 200g，蒲公英 200g，聚乙烯醇 210g，聚山梨酯 -80 11mL，山梨醇 16.8g，甘油 6mL，对羟基苯甲酸乙酯 0.7g。

（2）制法　以上十味药材，苦参加水煎煮 3 次，第一次 1 小时，第二、三次各 0.5 小时，合并煎液，滤过，滤液备用；蛇床子加乙醇浸泡 3 次，第一次 48 小时，第二、三次各 24 小时，合并醇浸液，滤过，滤液备用；土大黄加水煎煮 3 次，第一次 1 小时，第二、三次各 0.2 小时，合并煎液，滤过，滤液加蛋清或明胶（100：1）搅匀，静置 12 小时，滤过，滤液备用；其余西南黄芩等七味药材，加水煎煮 3 次，第一次 2 小时，第二、三次各 0.5 小时，合并煎液，滤过，滤液与上述苦参溶液和土大黄去除鞣质的滤液合并，浓缩至相对密度为 1.32～1.36（50℃）的稠膏，加乙醇使含醇量达 70%，搅匀，静置 12 小时，滤过，滤液与蛇床子的醇浸液合并，回收乙醇，并浓缩至相对密度为 1.44～1.47（50℃）的清膏；另取聚乙烯醇精制后，加水和其他辅料，置水浴上搅拌溶解成胶浆，加入上述浸膏，制成药膜胶浆，制膜，切膜，包装，灭菌，即得。

（3）功能与主治　清热解毒，燥湿杀虫，祛风止痒。用于带下病（滴虫性阴道炎，霉菌性阴道炎，急、慢性宫颈炎）。

（4）用法与用量　外用，1 次 2 片，1 日 2 次；从层纸中取出药膜揉成松软小团，用食指或中指推入阴道深处。

（5）注解　①根据处方药物有效成分的溶解性，制法中分别采用乙醇、水为提取溶剂。②聚乙烯醇为合成高分子材料，使用前需采用适当溶剂充分溶胀。

第二节　胶　　剂

一、胶剂的概述

胶剂系将动物的皮、骨、角、甲用水煎取胶质，浓缩成稠胶状，经干燥后制成的固体块状内服制剂。其主要成分为动物胶原蛋白及其水解产物，含多种微量元素。制备时，加入一定量的糖、油、黄酒等辅料。一般切制成长方块或小方块。胶剂多供内服，有补血、止血、祛风、调经、滋补强壮等作用。常用于治疗虚劳羸瘦、吐血、衄血、崩漏、腰酸腿软等症。

胶剂是传统剂型之一，我国应用胶剂治疗疾病历史悠久，早在《五十二病方》中，就有胶作为药物治疗疾病的记载："以水一斗煮葵种一斗，浚取其汁，以其汁煮胶一延（梃）半，为汁一参。"文中所载胶是中药胶，加入方剂中使用形成的制剂形态为胶状，后世定义为胶剂。《五十二病方》的成书年代在秦汉之前，说明了先秦时期已经有胶之药用；至汉，胶已是常用药物，西汉刘安的《淮南子》中记载了"阿胶一寸，不能止黄河之浊"，这也反映了这一时期胶的应用广泛。公元 2 世纪的《神农本草经》载有"白胶"和"阿胶"，在群众中享有盛誉，至今仍在广泛使用。

二、胶剂的分类和原辅料的选择

（一）胶剂的分类

常用的胶剂按原料来源不同，大致可分为以下几类：

1. 皮胶类

皮胶类以动物皮为原料经提取浓缩制成。现将用驴皮制成的胶称为阿胶，牛皮制成的胶称为黄明胶，猪皮制成的胶称为新阿胶。新阿胶是 20 世纪 70 年代因驴皮紧缺，阿胶供不应求的情况下研制投产的。

2. 角胶类

角胶类主要指鹿角胶。其原料为雄鹿骨化的角，鹿角胶应呈黄棕色或红棕色，半透明，有的上部有黄白色泡沫层。若制备鹿角胶时掺入部分阿胶，则成品颜色加深。

3. 骨胶类

骨胶类是用动物的骨骼提取浓缩制成的。有豹骨胶、狗骨胶及鱼骨胶等。

4. 甲胶类

甲胶类是以龟科动物乌龟的背甲及腹甲，或鳖科动物鳖的背甲为原料，经提取浓缩制成的。前者称为龟甲胶，后者称为鳖甲胶。

5. 其他胶类

凡含有蛋白质的动物药材，经水煎提取浓缩，一般均可制成胶剂。例如，霞天胶是以牛肉制成的；龟鹿二仙胶是以龟甲和鹿角为原料，经提取浓缩而成的混合胶剂，也可用龟甲胶和鹿角胶混合制作。

（二）原料的选择

原料的优势直接影响产品的质量和出胶率，各种原料均应取自健康强壮的动物。

1. 皮类

驴皮以张大，毛色黑，质地肥厚，伤少无病者良。冬季宰杀剥好的驴皮称“冬板”，质量最佳；春秋季剥取的驴皮称“春秋板”，质量次之；夏季剥取的驴皮称“伏板”，质量最差。黄明胶所用的黄牛皮以毛色黄、皮张厚大、无病的北方黄牛的皮为佳。制新阿胶的猪皮，以质地肥厚、新鲜者为佳。

2. 角类

鹿角分砍角与脱角两种，“砍角”质重，表面呈灰黄色或灰褐色，质地坚硬，有光泽，角中含有血质，将角尖对光照视，呈粉红色者为佳；春季鹿自脱之角称“脱角”，质轻，表面灰色，无光泽，砍角质优脱角质次；野外自然脱落之角，经受风霜侵蚀，质白有裂纹者习称“霜脱角”，其质最差，不堪采用。

3. 龟甲与鳖甲

龟甲为乌龟的背甲及腹甲，其腹甲习称“龟板”。板大质厚，颜色鲜明者称“血板”，其质佳；产于洞庭湖一带者最为著名，俗称“汉板”，对光照之微呈透明，色粉红，又称“血片”。鳖甲也以个大、质厚、未经水煮者为佳。

4. 豹骨与狗骨

以骨骼粗大，质地坚实者为优；从外观看，一般以质润色黄之新品为佳，陈久者产胶量低。

（三）辅料的选择

为了矫味、沉淀杂质、辅助成型，胶剂在制备过程中常加入糖、油、酒、明矾等辅料。

1. 冰糖

以色白洁净无杂质者为佳。加入冰糖可使胶剂的透明度和硬度增加，并有矫味作用。如无冰糖，也可用白糖代替。

2. 油类

制胶剂所用油的品种有花生油、豆油、麻油三种。质量以纯净无杂质的新制油为佳，酸败者禁用。加油的目的是降低胶的黏度，便于切胶；且在浓缩收胶时，锅内气泡也容易逸散。

3. 酒类

制胶用酒以黄酒为主，又以绍兴酒为佳。无黄酒时，也可用白酒代替。加酒的主要目的是矫味。同时，胶液经浓缩至出胶前，在搅拌下喷入黄酒，有利于气泡逸散，成品胶不致有气泡，影响外观质量，也能改善胶剂的气味。

4. 明矾

以色白洁净者为佳。加用明矾的目的主要是沉淀胶液中的泥沙杂质，以保证成品胶洁净，提高透明度。

5. 阿胶

某些胶剂在浓缩收胶时，常加入少量阿胶，使之黏度增加，易于凝固成型，在药理上也可发挥相加作用。

6. 水

选用去离子水或低硬度的淡水。

三、胶剂的制备与举例

（一）胶剂的制备（图19-3）

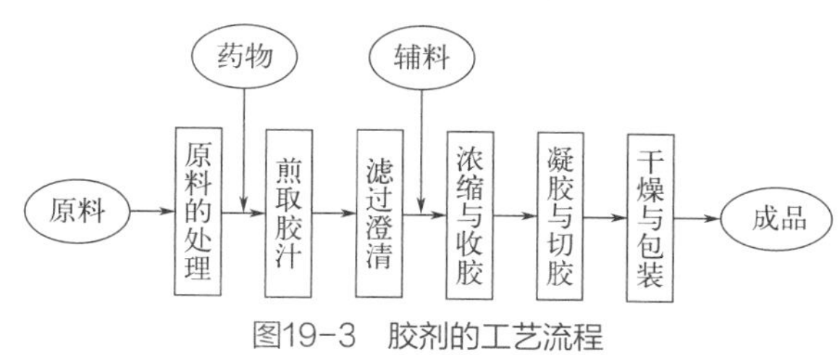

图19-3　胶剂的工艺流程

1. 原料的处理

胶剂的原料，如动物的皮、骨、甲、角、肉等，常附着一些毛、脂肪、筋、膜、血及其他不洁之物，必须处理除去，才能用于熬胶。

（1）皮类　首先须用水浸泡数日（夏季 3 日，冬季 6 日，春秋季 4～5 日），每日换水 1 次。待皮质柔软后，用刀刮去腐肉、脂肪、筋膜及皮毛。工厂大量生产可用蛋白分解酶除毛。将皮切成 20cm 左右的小方块，置于滚筒式洗皮机中，加水旋转洗涤适当时间，用清水冲洗去泥沙，再置于蒸球中，加 2% 碳酸钠水溶液或 2% 皂角水，用量约为投皮量的 3 倍，加热至皮皱缩卷起，用水冲洗至中性。

（2）骨角类原料　可用水浸泡数日（夏季 20 日，春秋季 30 日，冬季 45 日），除去腐肉筋膜，每日换水 1 次，取出后亦可用皂角水或碱水洗除油脂，再以水反复冲洗干净。豹骨等因附筋肉较多，可先将其放入沸水中稍煮捞出，用刀刮净筋肉。角中常有血质，应用水反复冲洗干净。

2. 煎取胶汁（熬胶）

煎取胶汁有两种方法，一种是传统的直火煎煮法，另一种是蒸球加压煎煮法。前者生产工具简单，劳动强度大，卫生条件差，生产周期长，目前很少应用。蒸球加压煎煮法的主要设备是球形煎煮罐。在煎煮过程中，球罐不停地转动，起到翻转搅拌的作用。

蒸球加压提取工艺的操作关键是控制适宜的压力、时间和水量。一般以 0.08MPa 蒸气压力（表压）为佳，加水量应浸没原料，煎提 8～48 小时，反复 3～7 次，至煎出液中胶质甚少为止，最后一次可将原料残渣压榨，收集全部煎液。操作过程中应注意定期减压排气，以减少挥发性碱性总氮的含量。例如用蒸球加压煎煮驴皮应每隔 60 分钟排气 1 次。

3. 过滤澄清

每次煎出胶汁，应趁热用六号筛过滤，否则冷却后，凝胶黏度增大而滤过困难。粗滤后的胶汁还含有不少杂质，可加入明矾助沉进行沉淀处理，即加入 0.05%～0.1% 的明矾（先用水将其溶解后加入），搅拌静置数小时，待细小杂质沉降后，分取上层澄清胶汁，再用板框压滤机滤过，滤汁即可进行浓缩。也可不加明矾采取自然沉降。

4. 浓缩收胶

取所得澄清胶汁，先用薄膜蒸发除去大部分水分，再移至蒸汽夹层锅中，继续浓缩。浓缩时应不断搅拌，直至胶液不透纸（将胶液滴于桑皮纸上，四周不显水迹），含水量为26%～30%，相对密度为1.25左右时，加入豆油，搅匀，再加入糖，搅拌至全部溶解。继续浓缩至“挂旗”（挑起胶汁，则黏附棒上呈片状而不坠落时），在强力搅拌下加入黄酒，此时，锅底产生大馒头状气泡，俗称“发锅”，待胶液无水蒸气逸出即可出锅。

各种胶剂的浓缩程度不同，如鹿角胶要嫩些，过老则成品色泽不够光亮，且易碎裂；龟甲胶则要求老些，否则不宜凝成胶块。还应注意，若浓缩程度不够，含水分过多，成品在干燥过程中常出现四周高、中间低的“塌顶”现象。

5. 凝胶、切胶

胶液浓缩至适宜程度后，趁热倾入涂有少量麻油的凝胶盘内，置于空调室，室温调至8～12℃左右，静置12～24小时，胶液即可凝固成块，此过程称为胶凝，所得的固体胶称为凝胶，俗称“胶坨”。

切胶是将凝固的胶块按需要切成一定规格和重量的小片，俗称“开片”。大量生产时，用自动切胶机切胶；若用手工切胶，要求刀口平，一刀切过，且剂量准确。

6. 干燥包装

胶片切成后，置于有空调防尘设备的晾胶室内，摊放在晾胶床上或分层放在竹帘上，令其在微风阴凉的条件下干燥。通常每48小时或3～5日将胶片翻面1次，使两面的水分均匀散发，以免成品发生弯曲变形。数日之后，待胶面干燥至一定程度，装入木箱内，密闭闷之，使胶片内部的水分向外扩散，称为“闷胶”或“伏胶”。2～3日后，将胶片取出，然后放到竹帘上晾之。数日之后，将胶片置于木箱中闷胶2～3日，如此反复操作2～3次，至胶片充分干燥。晾胶车间采用空调制冷技术，不仅可改变高温季节不能正常生产的状况，而且可使胶片的干燥时间缩短1/2左右，胶剂的外形和洁净度也有很大改善。将胶片用纸包好，置于石灰干燥箱中也可以适当缩短干燥时间。此外，也有厂家用烘房设备通风晾胶。

胶片充分干燥后，在紫外线灭菌车间包装。包装前，用酒精或新沸过晾至60℃左右水微湿的布拭胶片表面，使之光泽。然后再晾至表面干燥，用紫外线消毒，再用朱砂或金箔印上品名装盒。

胶剂应密闭贮于阴凉干燥处，防止受潮、受热、发霉、黏结、软化及变质等，但也不能过分干燥，以免胶片碎裂。

（二）举例

实例1 ［阿胶（驴皮胶）］

（1）处方 驴皮50kg，冰糖3.3kg，豆油1.7kg，黄酒1kg。

（2）制法

①原料处理：将整张的驴皮置水池中，浸泡2～3日，每日换水1～2次。浸透后取出，用刀铲除所附肉及毛，然后切成20cm左右的方块，置于洗皮机中洗去泥沙，再放入蒸球中，加投料量1.5%～2.5%的碳酸钙、2.7倍量的水，焯皮加热75分钟左右至皮皱缩卷起，然后用水冲洗至中性，备煎胶用。

②煎取胶汁：上述蒸球中的驴皮经过处理后，加入驴皮量 1 倍的水，以 0.08～0.15MPa 蒸气压力（表压）煎提 24 小时，每隔 1 小时排气 1 次，放出煎液。再如法煎提 3～5 次，每次煎提时间可逐渐缩短，直至充分煎出胶汁为止。

③滤过澄清：将各次煎取的胶汁，用细筛趁热过滤，并将每次所得的滤液加明矾沉淀处理，明矾用量为滤液量的 0.1% 左右，先将明矾用水溶解后加入，搅拌均匀，静置数小时，待沉淀后，分取上层胶汁，再用板框压滤机滤过。

④浓缩收胶：将澄清的胶汁先用薄膜蒸发除去部分水分，再移至蒸汽夹层锅中，继续浓缩，不断搅拌，防止焦煳，随时打去浮沫，至胶液不透纸，相对密度为 1.25 左右时，加入豆油、冰糖，混合均匀，使不显油花，继续浓缩至"挂旗"，加入黄酒，搅拌，发锅，无水气溢出时，倾入凝胶盘内，在 5～10℃下放置，自然冷凝成胶坨。

⑤切胶及晾干：取出已凝固的胶坨，用切胶机切成 45～60g 重的长方块或小方块，晾干，包装。

（3）性状　本品为长方形或方形块，黑褐色，有光泽；质硬而脆，断面光亮，碎片对光照视呈棕色半透明；气微，味微甘。

（4）功能与主治　补血滋阴，润燥，止血。用于血虚萎黄，眩晕心悸，肌痿无力，心烦不眠，虚风内动，肺燥咳嗽，劳嗽咯血，吐血尿血，便血崩漏，妊娠胎漏。

（5）用法与用量　烊化兑服，每次 3～9g。

（6）贮藏　密闭，置阴凉干燥处。

实例 2 ［鹿角胶］

（1）处方　鹿角 50kg，冰糖 2.5kg，花生油 0.75kg，黄酒 1.5kg。

（2）制法

①原料处理：将鹿角置于水池中，浸泡 3～5 日，每日换水 1 次，浸泡后用刀刮去茸毛，锯成 5～10cm 的短节，竖起装入筐中，喷水淋洗，除去血质及其他附着物，否则收胶时由于血质凝固易产生沉淀。

②煎取胶汁：将处理洁净的鹿角段置于蒸球中，加入适量的水，以 0.08MPa 蒸气压力（表压）煎提 18～24 小时，每隔 1 小时放气 1 次，放出煎液。再如法煎提 5～7 次，每次的煎提时间可逐渐缩短，直至鹿角汁充分煎出，鹿角已成酥枯状态为度。将角渣取出晾干，即为鹿角霜。

③滤过澄清：每次所得胶汁趁热用 70～100 目细筛滤过。胶液加明矾沉淀处理，明矾的用量为胶液量的 0.1% 左右，先将明矾用水溶解后加入，搅拌均匀，静置沉淀除去杂质。

其他步骤与阿胶相同。但浓缩程度要小于阿胶，防止过老，否则不美观且易碎裂。收胶后可注入较浅的贮胶槽中，另取一部分胶汁用力搅打成沫，倾入胶槽内，用酒喷平，冷凝后即出现一层黄白色物质，成品即"带白边"。

（3）性状　成品呈黄棕色或红棕色，半透明，有的上部有黄白色泡沫层；质脆易碎，断面光亮；气微，味微甜。

（4）功能与主治　温补肝肾，益精养血。用于阳痿滑精，腰膝酸冷，虚劳羸瘦，崩漏下血，便血尿血，阴疽肿痛。

（5）用法与用量　烊化兑服，每次 3～9g。

（6）贮藏 置阴凉干燥处，密闭保存。

四、胶剂的质量要求与检查

1. 性状

胶剂应为色泽均匀，无异常臭味的半透明固体。溶于热水后应无异物。

2. 水分

取供试品 1g，置于扁形称量瓶中，精密称定，加水 2mL，置水浴上加热使溶解后再干燥，使厚度不超过 2mm，照《中国药典》2020 年版四部水分测定法（通则 0832 第二法）测定，不得过 15.0%。

3. 总灰分

照《中国药典》2020 年版四部灰分测定法（通则 2302）测定，应符合各胶剂项下规定。

4. 重金属

照《中国药典》2020 年版四部重金属检查法（通则 0821 第二法）检查，应符合各胶剂项下规定。

5. 砷盐

照《中国药典》2020 年版四部砷盐检查法（通则 0822 第二法）检查，应符合各胶剂项下规定。

6. 微生物限度

照《中国药典》2020 年版非无菌产品微生物限度检查：微生物计数法（通则 1105）和控制菌检查法（通则 1106）及非无菌药品微生物限度标准（通则 1107）检查，应符合规定。

第三节 丹　药

一、丹药的概述

丹药系用汞及某些矿物药在高温条件下经烧炼制成的不同结晶形状的无机化合物。但古籍中对多种制剂也冠以“丹”，以示疗效好，犹如“灵丹妙药”，一直沿用至今，如丸剂大活络丹、锭剂玉枢丹、液体制剂化癖丹等。本节丹剂专指无机汞化合物。

丹药是古代中医外科常用制剂之一，用于治疗痈疽疮面，具有杀菌、祛腐、平胬等作用。丹药在我国有两千多年的历史，起源于道教的炼丹术，炼丹术出现于春秋战国以前，是在冶炼技术的基础上发展而来的。东汉末年，炼丹术与新兴的道教合流，为丹药的流行建立了社会基础。隋唐时，丹药开始具备治病功能，但其主要用于医用是在宋代，从此成为中医外科的特色用药。明清时期创造的红升丹、白降丹，为中医外治增添了有效途径，丹药的应用在此时达到鼎盛时期，标志着外丹的临床应用趋于成熟。炼丹术在近代被贴上了“迷信”的标签，并受到西医发展的冲击，但由于丹药疗效突出、稳定，故至今仍然存在。如用红升丹、白降丹等丹剂治疗疮疖、痈疽、疔、瘘等症，用量少，疗效确切。但丹剂毒性较大，一般不可内服，使用时要注意剂量和应用部位，以免引起重金属中毒。氧化汞的成人中毒量为 0.1～0.2g，致死量为 0.3～0.5g，氯化亚汞中毒量为 1～3g。

二、丹药的特点与分类

1. 特点

丹药具有用量少、药效确切、用法多样化的特点。但丹药为汞盐，毒性较大，使用不当易导致重金属中毒，且炼制过程产生大量有毒或刺激性气体，易污染环境，故现有品种越来越少，许多丹药的制法与经验已经失传。

2. 分类

丹药按其制备方法不同分为升丹和降丹。升丹中最常用的是红升丹，又称三仙丹、红粉等，为红色氧化汞，是较高温度下炼制的产品。成品为黄色者称为黄升丹，化学成分为黄色氧化汞，是较低温度下炼制的产品。降丹中常用的是白降丹，又称降药、白灵药、水火丹等。

丹药按其色泽又分为红丹与白丹两大类。红丹的主要成分为汞的氧化物，白丹的主要成分为汞的氯化物。其中，白升丹又称轻粉，主要成分为氯化亚汞；白降丹的主要成分为氯化汞。

三、丹剂的制备与举例

丹剂的传统制备方法为烧炼法，主要分为升法、降法等，各种丹剂的处方与药物用量及烧炼方法因地而异，本节主要介绍升法与降法制备丹剂。

（一）升法

升法系指药物经高温反应，生成物上升，凝附在上覆盖物内侧，得到结晶化合物的烧制法。

实例［**红升丹（红粉、三仙丹）**］

（1）处方　水银 30g，火硝 30g，白矾 30g。

（2）制法

①配料：按处方量准确称取药料，除水银外，其他分别粉碎成粗粉。

②坐胎：分冷胎法和热胎法，操作时可任取一种。冷胎法：先将火硝、明矾粗粉置于研钵内，加入水银，共研至不见水银珠为度，铺于锅底，用瓷碗（或硬质烧杯）覆盖，碗口与锅要严密吻合。或将火硝、明矾的粗粉混匀，放在锅中央摊平，再将水银均匀洒布在药料上面，覆盖瓷碗。热胎法：将火硝、明矾置于研钵内研细，移入锅中央摊平，微火加热至有水逸出，待其表面呈现蜂窝状时，将锅取下，放冷，再将水银均匀洒布于表面（或采用竹笺穿若干小孔，将水银注入孔中），然后用瓷碗覆盖。

③封口：盖碗后要及时封口。取约 4cm 宽的牛皮纸条用盐水润湿后，将锅与碗接触的缝隙封 2～3 层，以严密为准。再将盐泥涂于纸上厚约 6cm，按平压紧至无缝隙，再用干沙壅至碗的 2/3 部位，使与锅口齐平，或以湿赤石脂封口。碗底中放大米粒，以观察火候（亦可用温度计监控）。碗底压以重物，以避免烧炼时因气体作用而浮动。

④烧炼：将装置完毕的铁锅移至火焰上加热。先用文火烧炼约 1 小时，再逐渐加大火力，以武火烧炼至大米呈老黄色，后以文火继续烧炼至大米呈黑色，共需烧炼 5～10 小时，停火。

⑤收丹：待丹锅自然冷却后，轻轻除去封口物，将碗小心取出，刮下碗内壁的红色升

华物即为丹药（HgO）。

⑥去火毒：目的是去除丹剂炼制过程中产生的杂质，减少不良反应。常用的方法：将丹药用细布包扎好，投入沸水中煮4小时，取出沥干水分，低温干燥，研细备用；将丹药以盘、碗装好入甑内，蒸6小时，取出低温干燥，研细备用；将丹药用油纸或细布包好，置于潮湿地上，露放3个昼夜，再低温干燥，研细备用。在水中微溶的丹剂，宜用露置法去火毒。

（3）功能与主治　拔毒，除脓，去腐，生肌。用于痈疽疔疮，梅毒下疳，一切恶疮，肉暗紫黑，腐肉不去，窦道瘘管，脓水淋漓，久不收口。

（4）用法与用量　外用适量，研极细粉单用或与其他药物配成散剂或制成药捻。或遵医嘱使用。

（5）注解　红升丹（HgO）的反应机制：

$$2[KAl(SO_4)_2 \cdot 12H_2O] \xrightarrow{200\sim250℃} K_2SO_4+Al_2O_3+3SO_3\uparrow+24H_2O$$

$$SO_3+H_2O \longrightarrow H_2SO_4$$

$$2KNO_3+H_2SO_4 \xrightarrow{\Delta} HNO_3+K_2SO_4$$

$$4HNO_3 \xrightarrow{\Delta} 4NO_2+O_2+2H_2O$$

$$2Hg+O_2 \xrightarrow{\Delta} 2HgO$$

$$Hg+2H_2SO_4 \xrightarrow{\Delta} HgSO_4+SO_2\uparrow+2H_2O$$

$$HgSO_4 \xrightarrow{230℃} HgO+SO_3\uparrow$$

红升丹HgO的纯度不得低于99%，色泽鲜红或橙红，有光泽，呈片状（习称红升丹）或粉末（习称红粉）状结晶，凡色黑、紫黑、黄色及水银上碗者，均需返工。炼制升丹残存在锅底的渣滓叫升底（丹底），其主要成分为硫酸铝、硫酸钾等，可用于牲畜皮肤病的治疗。本品有毒，只供外用，不可内服，外用也不宜长期大量使用。

（二）降法

降法系指药料经高温反应，生成物降至下方接收器中，冷却析出结晶状化合物的炼制法。

实例［白降丹］

（1）处方　水银30g，火硝45g，皂矾45g，硼砂15g，食盐45g，雄黄6g，朱砂6g。

（2）制法

①配料：以上七味，按处方准确称取药料，除水银外，其余分别粉碎成细粉，过筛。先将火硝、皂矾、食盐三味细粉与水银共研至不见水银珠为度。再将朱砂、雄黄、硼砂按套色法混合均匀，再与上述火硝等混匀。

②结胎：将研匀的药料装入瓦罐内，用文火加热熔融。用抱钳夹住罐颈使之转动，让熔融物均匀黏附于罐下部的1/3～1/2壁上，称为溜胎。注意底部不能太厚。将药罐于小火上缓缓干燥，直至胎子里外皆坚硬而且颜色由黄绿色变至全红黄为度，称为烤胎。烤胎是降丹制备的关键。胎子的干燥程度应恰当，以罐底朝上不掉落为度。否则胎嫩则下流，胎老则脱落，都会影响丹药的质量和产量。

③封口及烧炼：将已经结胎的罐子倒覆于另一罐上，罐与罐的连接处用湿桑皮纸封固，卡在带孔的瓷盆中间，罐与盆之间用泥固定连接，然后壅砂至罐口上 4cm 处，下罐置于冷水碗中，水淹至下罐高度的 2/3。在上罐四周架上燃炭，逐渐加至上罐底，加热 3～5 小时（罐底应烧红）后停火，待次日卸下装置，取丹（$HgCl_2$），去火毒，置棕色瓶内密封保存。

本品为白色针状结晶，有光泽。若呈黄色、黑色及出现落胎及水银析出等情况下不能供药用，均需重新炼制。

（3）功能与主治　拔毒消肿。用于痈疽发背及疔毒等症，或将起而未化脓者及已成脓而未溃者。

（4）用法与用量　用时研成粉末，每次 0.09～0.15g，撒于疮面上，或制成其他剂型外用。

（5）注解　白降丹主要成分为升汞（$HgCl_2$），其反应机制如下：

$$Hg+2NaCl+4KNO_3+4FeSO_4 \xrightarrow{\Delta} HgCl_2+2K_2SO_4+Na_2SO_4+2Fe_2O_3+4NO_2\uparrow+SO_2\uparrow$$

四、丹剂生产过程中的防护措施

生产丹剂的原料含有水银，生产过程中必须认真注意环境保护，采取有效的防护措施。

1. 烧炼的容器不得有裂缝，封口必须十分严密，以免烧炼时毒气逸出，引起中毒，同时原料损耗大，收丹率低。

2. 烧炼丹剂的关键在于火力，烧炼时火力应均匀，并严格掌握加热的温度和时间。

3. 烧炼丹剂时会产生大量有毒或刺激性气体。为此，生产丹剂的厂房应设立在市区外的非居民区，生产车间应有良好的排风设备，烧炼过程应密闭进行，应附有毒气净化回收装置，车间空气要实行常规监测，以免操作人员发生蓄积性汞中毒或造成环境污染。同时，生产工人必须定期进行身体检查。

第四节　其他中药传统剂型

一、灸剂

灸剂系将艾叶捣碾成绒状，或另加其他药料捻制成卷烟状或其他形状，供熏灼穴位或其他患部的外用药剂。灸剂最早见于《黄帝内经》，是我国发明很早的利用“温热刺激”的一种物理疗法。《灵枢·寿夭刚柔》有“生桑炭炙巾以熨寒痹所刺之处”的记载；清代《医宗金鉴》有神灯照法，此属烤灸。灸制按形状可分为艾头、艾柱、艾条三种，均以艾绒为原料所制得的。此外，尚有桑枝灸、烟草灸、油捻灸、硫黄灸和火筷灸等。

二、熨剂

熨剂系指将煅制铁砂与药汁、米醋拌匀，晾干而制成的外用固体制剂。熨法为我国民间习用的一种理疗与药疗相结合的方法，最早见于《黄帝内经》。后在《史记·扁鹊仓公列传》里有“扁鹊以熨法治虢太子尸阙案”的记载，书中提道“以八减之齐和煮之，以更熨两胁”。至东晋时期，熨剂的使用就更为普遍了，《肘后方》中就屡次使用熨剂来治疗尸阙及心腹俱痛等多种疾病。熨剂主要利用铁屑与醋酸发生化学反应产生的热刺激及一些治疗风寒湿痹药物的蒸气透入达到治疗疾病的目的，使用简单，有无创伤、无痛苦、方便操作的特点，尤其适合小孩及老人使用。如主要由当归、川芎、铁屑、米醋等制成的坎离砂，具有祛风散寒、活血止痛作用，主要用于治疗风湿痹痛、四肢麻木、关节疼痛和脘腹冷痛等。

三、锭剂

锭剂系指饮片细粉与适宜黏合剂（或利用饮片细粉本身的黏性）加工制成的不同形状的固体制剂。锭剂最早见于东晋《肘后备急方》，谓之“挺”。锭剂有长方形、纺锤形、圆柱形、圆锥形、圆片形等多种形状。锭剂的制备方法有模制法或捏搓法等，锭剂也可以包衣或打光。

四、糕剂

糕剂系指原料药物与米粉、蔗糖蒸制而成的块状制剂。糕剂始载于明代《外科正宗》，味甜可口，常用于小儿脾胃虚弱、面黄肌瘦等慢性消化不良性疾病。如由党参、茯苓、粳米粉、白糖等制成的八珍糕，具有养胃健脾、益气和中作用，主要用于治疗脾胃虚热、食少腹胀、面黄肌瘦、便溏泄泻。

五、钉剂

钉剂系指原料药物与糯米粉混匀，加水加热制成软材，分剂量后搓制成细长而两端大又尖锐如钉（或锥形）的外用固体制剂。钉剂始载于宋代《魏氏家藏方》，主要插入病灶起局部治疗作用。如由明矾、砒石煅制粉、雄黄、糯米粉等制成的枯痔钉，具有枯痔、消炎作用，主要用于治疗内、外痔疮。

六、线剂

线剂系指将丝线或棉线，置药液中先浸后煮，经干燥制成的一种外用制剂。线剂始载于清代《医宗金鉴》，常用于中医外科的引流及止血、抗炎等。如由芫花、巴豆仁、丝线等制成的芫花线剂，具有抗菌、消炎和腐蚀作用，可用于结扎痔蒂或放置于瘘管中起引流作用。

七、条剂

条剂系将原料药物黏附于桑皮纸上捻成细条的一种外用制剂，又称纸捻。条剂载于清代《医宗金鉴》，常用于中医外科的引流、拔毒、去腐生肌与敛口等，一般由医生自制。根据黏合剂不同，条剂可以分为软、硬条剂，近年也有用高分子化合物制备条剂的。如由红升丹、凡士林、桑皮纸等制成的红升丹软条剂，具有拔毒、去腐生肌作用，主要用于治疗疖、痈、痔疮诸症。

八、棒剂

棒剂系将药物制成小棒状的外用固体制剂，常用于眼科，也可用于皮肤、黏膜或牙周袋内，起腐蚀、收敛等作用。如主要由海螵蛸、黄连等制成的海螵蛸棒，具有抗菌收敛作用，主要用于治疗沙眼。

第五节　苗药剂型及其特色制法

苗药的剂型多种多样，大多保持传统剂型特色。苗药临床用剂型大致可分为外用和内服两大类，外用多用生药，内服可用鲜药或干药。苗医根据病性、药性、条件等而选用剂型，有的一种剂型可以有多种用法，但仍以简便易行、随取随用为原则。苗药常用的剂型有水煎剂、酒浸剂、水酒共煎剂、煎膏剂、油浸剂、散剂、丸剂、灸剂、熏蒸剂及“弩药针剂”等。如酒浸剂，即可供内服或外用的药酒，为苗医广泛应用的一种剂型，尤以治疗风湿、跌打、劳伤的药酒种类最多。特别是“弩药针剂”，系苗医常用的一种古老而特殊的剂型，其由多种具有止痛、祛风、消肿等功效的苗药加工制成稠膏，配针刺法治疗风湿疼痛等疾患，以供苗医“弩药针疗法”使用。

随着科学技术的进步、医药事业的发展，剂型随之改进和创新。现代生产的苗药成方制剂有颗粒剂、片剂、胶囊剂、丸剂、喷雾剂、软膏剂、贴剂、糖浆剂等多种剂型，还出现了缓释制剂、透皮给药制剂、靶向给药制剂、冻干制剂等新剂型，可供消化、呼吸、泌尿、神经系统疾病，皮肤病，外伤等多种疾病用药，以及作为强壮滋补、保健康复等用药。

一、弩药针法

（一）简介

弩药针（又名糖药针）法是苗医外治法中使用极其广泛的一种，该疗法由针具和药物两部分配合组成。弩药针法源于古代苗族人民猎杀大型动物在弓弩上涂搽适量特殊配制的剧毒药物，以起到见血封喉快速猎杀效果。所涂药物为“弩药”，后来发现小剂量使用弩药有良好的祛风止痛作用，经过反复实践进行减毒，改进工艺，弩药针法成为治疗顽疾的有效治疗方法。为了减轻药物毒性，一些地区的苗医在药物中加入蜂蜜，称为“糖药针”。弩药的配制药物多是具有祛风止痛等功效的草乌、黑骨藤、透骨草等。现代研究表明，这些药物中的有效成分提取物大多具有镇痛、抗炎、镇静等作用。本法的核心在于利用弩药针多针对机体皮肤浅层进行针刺，排出机体“毒素”的同时打开皮肤通道，以利于外用药物的吸收，从而达到治疗局部或全身疾病的目的。

（二）弩药针法的特色

1. 针具的制备

苗族人民在长期的生产实践中，仿照安装在狩猎所用“弩”上的“箭”，制作出用于治疗疾病的“弩针”。传统制作方法：用竹筷或木棍一支，折至长约15cm，将竹筷或木棍的一端从中间劈开2～3cm，插入一根或数根缝衣针的针尾，留露针尖长1～1.5mm（可视病变部位的不同，调节针头长短），然后用棉线将劈开的竹筷端扎紧即可。因民间制作材料的限制，短针较粗，数量偏少，叩刺时不易控制深度和频率，用于较大面积病灶时费时费力，且不易消毒保存。现代治疗运用相同的原理，如在皮肤表面施治的多针浅刺法，针具用皮肤滚针、电动微针、梅花针等代替。

2. 弩药的制备

供治病用的弩药配方，主要由蜂毒（俗称马蜂尿）、蟾酥、蜈蚣、滚山珠等动物药，加上草乌、大苋、天南星及芸香科、夹竹桃科、木兰科等中的一些具有麻醉、解痉、止痛作用的植物药所组成。有的处方为适应临床特殊需要，加入具有疏风、通络、活血的药物。临床常用弩药配方（表19-2）制成弩药液（不同配方各异），一般为酒剂。弩药液因高温熬制者，其疗效远不及用冷浸法与压榨法所配制的药液。现用弩药液制法一般为浸渍法：以50度白酒浸泡药物7日后滤出弩药液，或浓缩成流浸膏备用。

3. 使用方法

临床运用时，可单独使用弩药液，也可将弩药针与弩药液配合使用，或先药后针，或先针后药，使用时视病变部位不同，针刺一到数针不等，治疗后可加拔火罐或药罐。弩药针的操作疗程多为隔日1次，10次为1个疗程，疗程期间间隔5日。

表19-2　临床常用弩药方药物组成

编号	临床常用弩药方药物组成
1号方	草乌20g，透骨香50g，黑骨藤30g，八角枫15g，大血藤50g
2号方	草乌、南星、半夏、半截烂、魔芋、老虎芋、大马蜂各3g
3号方	草乌、川乌、三分三、独钉子、小霸王、土牛膝、雪上一枝蒿、红花蛇(头呈扁形、红色，见人时竖起)等12味药物各500g，麝香适量
4号方	草乌、川乌、天南星、三分三、白龙须、独脚莲、蜈蚣、滚山珠、独钉子、小霸王、土牛膝、雪上一枝蒿、红花蛇各500g，麝香适量
5号方	草乌20g，白龙须15g，黑骨藤30g，大血藤50g，透骨香15g
6号方	草乌31g，生万年31g，露蜂房16g，蜂蜜63g，半截烂16g

（三）举例

实例1［弩药方一］

（1）处方　三分三、川乌、草乌、独钉子、小霸王、土牛膝、雪上一枝蒿、红花蛇等12味药物各500g，蜂毒、麝香适量。

（2）制法　取除蜂毒、麝香以外的方中诸药捣绒。置于一罐中，加水将药淹没，液面高出药物5cm左右，搅拌半小时后倾出混悬液，静置待其完全沉淀后用细布过滤，滤取的药物细粉置一罐中加酒淹没，日晒夜露49日，在此过程中，酒干后就加酒，蜂毒、麝香于后期加酒时加入，直至形成很浓的黑色药膏，收存于竹筒中，用时加酒适量稀释，然后用针具蘸药液刺患处，视患处大小而定针刺的次数。

实例 2 ［弩药方二］

（1）处方　川乌、草乌、南星、雪上一枝蒿、半夏、半截烂、断肠草等 30 多种药。

（2）制法　取以上诸药鲜药汁，将药汁放于阴凉通风处，浓缩成膏状，然后收存于瓷瓶内备用。用时以竹签挑出黄豆大小的药膏，用 500mL 酒或冷开水稀释，并加入适量的虎尿、蜂毒，然后用做好的针具蘸药液刺患处，视患处大小而定针刺的次数。

实例 3 ［弩药方三］

（1）处方　生草乌 20g，白龙须 15g，黑骨藤 30g，大血藤 50g，透骨香 15g。

（2）弩药液制备　取以上各药饮片加入米酒 1000mL（酒精含量为 50% 的米酒）中，常温下浸渍 10 日后，使用渗漉法，存储瓶收集渗滤液，当收集渗滤液达全量的 3/4 时，停止渗滤，压榨药渣，压榨液与渗滤液合并，然后添加米酒使总量达 1000mL，搅拌溶解。密封、避光、常温下保存备用。

（3）弩药针制备　弩药针根据苗族弩药针的制法改进而成，即用直径 1cm、长 10cm 的木棍，一端劈开 2～3cm，将去掉针柄的不锈钢针 3～4 枚置入木棍内，露出针尖 1cm，用手术丝线捆扎即可，备数枚，消毒备用，为一次性使用。

（4）功用与主治　祛风除湿，通络止痛，通气散血。

（5）用法与用量　①体位及器物准备：以舒适耐受为原则，采取仰卧位或坐位；备弩药液、弩药针、火罐、酒精；②用量杯倒取 5mL 弩药液，将消毒好的弩药针浸入其中；③膝关节局部、穴区常规消毒；④持弩药针对准穴区反复点刺，使其出少许血液或渗液；⑤每次每穴或疼痛部位操作 4～5 次（每次施术前均蘸取适量弩药液），力度以患者能耐受为度；针刺结束于针刺部位拔罐；⑥每穴每次用弩药液量在 0.5～1mL，单侧膝关节每次用药总量不超过 5mL 为宜；⑦每 2 日施术 1 次，10 次为 1 个疗程，疗程间隔 5 日，共治疗 2 个疗程。

（6）注解　①年老体弱者和小儿要慎用；②注意进针深度和时间；③准确掌握弩药的毒性，以防中毒；④注意治疗部位的消毒及护理，防止感染；⑤治疗部位交替进行，为治疗部位留足恢复时间。

二、外敷剂

（一）简介

外敷剂是用鲜药捣烂（或嚼绒）后包敷患部，或用干药粉以适当的黏合剂混匀包敷患部的剂型。本剂型往往能就地取材，随手用药，且疗效良好。多用于各种意外伤害、疔疮、出血等局部疾患。本剂型常为苗医所用，其具有不经过消化道吸收、无胃肠道反应、无肝脏的首过效应的优点，药物直接接触病灶或通过筋脉气血传导以治疗疾病。外敷药的赋形剂有多种，多对药物有协同作用。用醋调，取其散瘀解毒之功；以酒调，可以助行药力；以葱、姜、蒜、韭捣汁调，可以辛香散邪；用菊花、丝瓜汁调可以清热解毒；用鸡蛋清、蜂蜜调，可以润泽肌肤、缓和刺激等。

（二）特色制法和用法

1. 制法

根据病情的需要选定药物，若是生鲜药物，捣烂后即可包敷于选定部位。若为干药，则需将药物粉碎，然后加适量的赋形剂调和，比如鸡蛋清、酒、醋、姜、蒜、韭汁等，调成糊状后包敷。根据病情的不同，选用药性和功能不同的药物，还需根据药性和功能的不同选用不同的赋形剂。

2. 包敷的方法

当外疡初起时，宜敷满整个病变部位；当毒已结聚或溃后余肿未消，宜敷于患处四周，不要完全包敷。

（三）举例

实例 1 ［类风湿关节炎外敷方］

（1）处方　雷公藤（嘎坝篙互）、草乌（包家利幼）、豨莶草（莴比哈）、威灵仙（佳豆给棕）、桑寄生（豆窝给加菲幼）、飞龙掌血（龚布梭学嘎八）、虎杖（窝巩料）、鸡血藤（仰嗟嘎）、川育（窝香芹）、透骨香（豆珍空）各 30g，五加皮、淫羊藿各 20g。

（2）制法　将所有药物装入纱布袋中，药包放于锅内，加入黄酒、食醋适量煮 30 分钟。

（3）功能与主治　治疗类风湿关节炎。

（4）用法与用量　将纱布用毛巾包裹好，以患者能耐受的温度为宜，置于患处外敷。每日 1 次，每次 30 分钟。

实例 2 ［痛风外敷方］

（1）处方　观音草、杨柳枝、薄荷、鱼腥草、蒲公英各 100g。

（2）制法　取以上诸药晾干，药材研粉适量调酒以清洁纱布包裹。

（3）功能与主治　外敷治疗痛风急性发作。

（4）用法与用量　外敷患处，外敷保留 2～3 小时更换 1 次，每日更换 3～5 次，1～3 日即有明显消肿止痛效果，亦可用上述新鲜药材等量捣烂外敷患处，换药方式同上。

三、熏蒸剂

（一）简介

熏蒸剂是将药物燃烧来熏蒸局部，或进行煎煮，利用其蒸汽对患者进行熏蒸，以治疗局部或全身病变的剂型。

熏蒸疗法最早见于汉代长沙马王堆汉墓出土的《五十二病方》，其中已经记载用韭和酒煮沸，以其热气熏蒸，治疗伤科疾病。《黄帝内经》记录了用椒、姜、桂和酒煮，熏治关节肿胀、疼痛、伸屈不利等痹证。其后历代相传习用，熏蒸治疗范围不断扩大。至清代，吴尚先在《理瀹骈文》中收录 20 余首熏蒸方。钱秀昌在《伤科补要》中更为详细地记载了熏蒸疗法的具体操作方法。

熏蒸剂在苗医中主要用于熏蒸疗法，本法在东部苗语中被称为“喔台嘎雄吉”，指将具有活血化瘀、通经散寒等功效的药物制成药液，用药液的蒸汽来熏患病部位，根据病情可分全身熏蒸法和局部熏蒸法。熏蒸疗法是热力与药力协同作战的治法，热力使毛孔舒张、血液循环加快，便于药液从皮肤和黏膜的渗入，能更快更好地达到治疗效果，且它的治疗途径可以避免药物经过胃肠道吸收的首过效应，从而降低了药物对人体的损害。现今在民间使用亦广，凡属皮肤、肌肉、关节、筋骨及上呼吸道的一些疾病都可运用。

（二）特色制法和用法

1. 全身熏蒸

在土坎上挖一个深洞，洞上架几根木棍，木棍下面置一口锅，锅内放入药物，加水适量，锅底烧火；木棍的上面放许多松树枝，患者坐在松枝上，四周用席或布遮挡，头露于外。加热药液，使之产生大量蒸气熏蒸，直至患者全身发汗为止。

2. 局部熏蒸

用药罐将药煎好后从火上取下，视局部病情，或直接将药罐口对准患部，或连药水带药渣全部倒入小盆中，以药水热气熏蒸患处。一些呼吸系统的疾病还可直接以口鼻对着药罐口吸取药气。

（三）举例

实例 1 ［苗药熏蒸方一］

（1）处方　透骨香 40g，飞龙掌血 20g，黑骨藤 20g，大风藤 20g，艾叶 10g，白沧酒 30mL。

（2）制法　将以上诸药用清水泡 30 分钟后，放入砂锅内煎煮，煎煮成浓度为 70% 药液备用。

（3）功能与主治　清热利湿、活血化瘀、解毒、疏经通络，治疗早期膝骨关节炎。

（4）用法与用量　置于自制的恒温熏洗箱内，用 40～45℃苗药液先熏后洗各 10 分钟，每日 1 次，10 日为 1 个疗程，疗程间间隔 1 日，共治疗 2 个疗程。

实例 2 ［苗药熏蒸方二］

（1）处方　黑骨藤、大血藤、小血藤、鸡血藤、飞龙掌血、蜘蛛香、透骨香、狗脊等各 15g。

（2）制法　取以上诸药加水浸泡 1 小时后煎煮、过滤，制成苗医熏蒸液。

（3）功能与主治　治疗早期股骨头坏死。

（4）用法与用量　将患处置于熏蒸装置中，每次 30 分钟，每日 1 次，1 个月为 1 个疗程，共治疗 3 个疗程。

（5）注解　局部熏蒸时，患部与药液之间要保持一定的距离，以温热舒适为度，以防烫伤。

四、硫黄针法

（一）简介

硫黄针法是苗族民间常用的针疗方法之一，在我国西部苗医中使用较多，治疗风湿疼痛，特别是冷毒、湿毒为主的冷骨风、麻木风等有较好疗效。因其简单、经济、方便，故医者乐用，患者喜爱。

硫黄针法是使用适当的针具配上硫黄在选定部位进行针刺的方法，通过针的刺激和硫黄的温热作用以刺激四大筋脉，排除毒素，促进人体生灵能的护卫性和营缮性的发挥，进而祛除冷毒、湿毒、风毒而达到治疗相应疾病的目的。硫黄性热，走中、里两关，长于治风毒、逐冷毒，其熔融状态药性更强且能融合其他药物。

（二）特殊制法与用法

1. 器具制备

取缝衣针 1 枚，将针尾插入筷子头内，仅留出长 1.5mm 左右的针尖扎紧备用。取硫黄适量，放在一粗瓷碗内燃烧，待其熔融即可（也可以根据病情需要加入一些其他药物）。

2. 用法

先用白酒或酒精消毒患部，然后用针尖蘸熔融状态的热硫黄点刺患处或选定的穴位，所选穴位一般多为阿是穴，视患处大小点刺数针至数十针不等，治疗后消毒即可。每日 1 次，7 日为 1 个疗程。

3. 主治

主要用于治疗偏瘫、风湿麻木、关节疼痛、外伤肿痛等偏于冷毒、湿毒所致的各种关节疼痛。

（三）注意事项

1. 掌握好深度和时间，对于年老体弱者和重要穴位要慎用。
2. 注意消毒，防止感染。
3. 在皮肤疾患处不宜用此法。
4. 严格掌握适应证。

第三部分

新制剂、新剂型、新技术篇

第二十章 药物制剂的稳定性

第一节 概　　述

一、药物制剂稳定性研究的含义

药物制剂的稳定性是指制剂从生产到使用的过程中，物理、化学、生物学和微生物学特性发生变化的速度与程度。通过稳定性试验，考察在不同环境条件（如温度、湿度、光照等）下，药物制剂特性随时间变化的规律，为制剂的生产、包装、贮存和运输条件及有效期的确定提供科学依据。

安全性、有效性、稳定性是对药物制剂的基本要求，而稳定性又是保证安全性和有效性的基础。因此，稳定性研究作为评价药品质量的重要内容，对保证用药的安全性、有效性，避免药品变质、损失，合理组方，设计工艺及推动药物制剂的整体提高有重要意义，在药品的研究、开发和注册管理中占有重要地位。稳定性研究根据不同目的具有阶段性特点，一般始于临床前研究，贯穿于制剂研究、开发、上市后的全过程。

研究药物制剂稳定性的任务，就是探讨影响药物制剂稳定性的因素与提高制剂稳定化的措施，同时研究药物制剂稳定性的试验方法，制定药物制剂的有效期，保证药物制剂的质量，为新产品提供稳定性依据。

二、药物制剂稳定性的评价内容

根据制剂稳定性的实质，药物制剂稳定性的评价一般包括化学、物理学和生物学三个方面。化学变化指药物由于水解、氧化等化学降解反应，使药物含量（或效价）降低、色泽产生变化。物理学变化指制剂的物理性质发生变化的状况，如散剂中药物结块、潮解，混悬剂中药物颗粒结晶生长、沉淀、结块，乳剂分层、破裂等。生物学变化指制剂由于受微生物污染，发生腐败、霉变、变质现象。药物制剂的各种变化可单独发生，也可同时发生；一种变化可能成为诱因，引起另一种变化。

三、药物制剂稳定性的研究现状

国内药物制剂的稳定性研究是从液体制剂开始的。最先报道的是 1981 年对威灵仙注射液中原白头翁素稳定性的研究。1985 年，卫生部颁布施行《新药审批办法》，把中药制剂稳定性试验作为新药申报资料项目之一。在《中国药典》中，包含“原料药与制剂稳定性试验指导原则（9001）”与“生物制品稳定性试验指导原则（9402）”等制剂稳定性相关内容。近年来，有关药物制剂稳定性的研究报告逐渐增多，几乎涵盖所有剂型。稳定性评价围绕化学、物理学和生物学三个方面系统开展，采用的试验方法有影响因素试验、长期试验和加速试验。为保证制剂的质量与临床疗效，选择能够表征制剂效应和全面反映制剂稳定性的评价指标已成为该领域研究的难点和热点。

虽然我国药物制剂稳定性研究取得了长足的进步，但在研究的深度和广度上还有待进一步加强。须充分了解药物制剂的特点，吸收国内外先进的技术手段与研究方法，通过系统的理论探讨和实验研究，不断推进我国药物制剂稳定性的研究水平。

第二节　影响制剂稳定性的因素及稳定化方法

一、影响药物制剂稳定性的因素

影响药物制剂稳定性的因素包括处方因素和外界因素。处方因素主要指成分化学结构、pH、溶剂、离子强度、赋形剂与附加剂等；外界因素主要包括制剂工艺、水分、空气（氧）、温度、光线、金属离子、包装材料等。这些因素对于药物制剂处方的设计、剂型的选择、生产工艺和贮存条件的确定，以及其包装的设计等都是十分重要的。现将主要的影响因素讨论如下。

（一）水分的影响

水分对固体制剂稳定性的影响特别重要，水分是许多化学反应的媒介，当制剂吸附水分以后，能在表面形成一层水膜，降解反应就在膜中进行。微量的水分可加速许多药物成分的水解、氧化等降解反应。固体制剂吸附空气中的水分后，含水量增加，可引起潮解、结块、流动性降低，同时水分也是引起发霉变质的重要条件。固体制剂是否容易吸湿，取决于其临界相对湿度（CRH）的大小，CRH 越小，制剂越易吸湿。为保证制剂的稳定性，通常采用控制生产环境相对湿度、包衣、防湿包装、在干燥环境下贮藏等方法。

（二）空气（氧）的影响

氧化也是最常见的药物降解反应，而空气中的氧是引起制剂氧化变质的重要因素。将氧引入制剂中主要有两条途径：一是由水带入，氧在水中有一定的溶解度，在平衡状态下，0℃其溶解度为 10.19ml/L，25℃为 5.75ml/L，50℃为 3.85ml/L，100℃几乎为 0；二是制剂的容器内留存空气中的氧。对于易氧化的制剂，药物氧化不仅使其含量降低，而且可能改变颜色或出现沉淀，甚至产生有害物质，严重影响制剂的质量。因此，除去氧是防止氧化的根本措施。

（三）温度的影响

一般来说，温度升高，反应速度加快。根据 Van’t Hoff 经验规则，温度每升高 10℃，反应速度增加 2～4 倍，不同反应增加的倍数可能不同。温度对于反应速度常数的影响，可用 Arrhenius 指数定律表示（式 20–1）：

$$K=Ae^{-E/RT} \tag{20–1}$$

式中，K 是反应速度常数，A 是频率因子，E 为活化能，R 为气体常数，T 是绝对温度。该方程定量地描述了温度与反应速度之间的关系，是预测药物稳定性的主要理论依据。

（四）pH 的影响

药物制剂中酯类、酰胺类、苷类等有效成分常受 H^+ 或 OH^- 催化水解，这种催化作用称为专属酸碱催化或特殊酸碱催化，其水解速度主要由 pH 决定，pH 对速度常数 K 的影响可用式 20–2 表示：

$$K=K_0+K_{H^+}[H^+]+K_{OH^-}[OH^-] \tag{20–2}$$

上式中，K_0 表示参与反应的水分子的催化速度常数，K_{H^+} 和 K_{OH^-} 分别表示 H^+ 或 OH^- 离子的催化速度常数。在 pH 很低时，主要是酸催化，式 20–3 可表示：

$$\lg K=\lg K_{OH^-}-pH \tag{20–3}$$

以 $\lg K$ 对 pH 作图得一直线，斜率为 –1。设 K_w 为水的离子积即 $K_w=[H^+][OH^-]$，故在 pH 较高时主要是碱催化，式 20–4 可表示：

$$\lg K=\lg K_{OH^-}+\lg K_w+pH \tag{20–4}$$

以 $\lg K$ 对 pH 作图得一直线（图 20–1），斜率为 1。那么，根据上述动力学方程可以得到反应速度常数的对数与 pH 关系的图形，称为 pH– 速度图。如图 20–1 所示，pH– 速度曲线最低点所对应的横坐标，即为最稳定 pH，以 pH_m 表示。

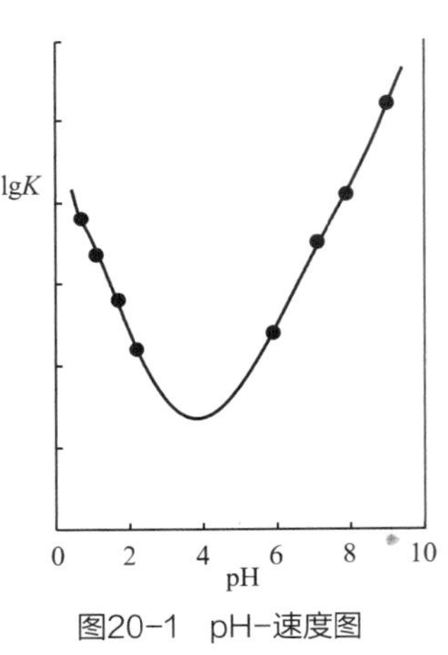

图20–1　pH–速度图

（五）光线的影响

药物制剂成分的某些化学变化，如氧化、水解、聚合等常可因光线照射而发生。光是一种辐射能，其能量的大小与波长成反比，故紫外线更易激发化学反应。由于受光线的辐射作用，药物分子活化而产生的分解反应称为光化降解。药物对光是否敏感，主要与其分子的化学结构有关。具有酚类结构或具有不饱和双键的化合物等，在光照的影响下较易分解。很多药物如挥发油的自氧化反应可由光照而引发。在光照下，牛黄中胆红素的颜色变化，莪术油静脉注射液的浓度降低等均为光化降解反应。很多药物的光化反应机理，至今尚未完全阐明。因此，含光敏性成分的药物制剂，制备过程中要避光操作。在胶囊剂的胶囊壳、片剂的包衣材料中加入遮光剂等可减少药物的光化降解，在药物制剂的贮存过程中，采用棕色玻璃瓶包装或在容器内衬垫黑纸及避光贮藏也是重要措施。

（六）制剂工艺的影响

药物制剂的制备过程包括提取、分离、浓缩、干燥和成型等阶段。多数过程须经水、醇和热的处理，各阶段都可能发生一些物理、化学变化，导致制剂中的有效成分降解和损失。

在提取分离阶段，当采用水煎煮提取时，在湿热的作用下，常可导致某些有效成分的降解和损失。某些成分的降解在提取时就已经开始，并延续至浓缩干燥过程。如大黄久煎，蒽醌苷水解；柴胡随着煎煮时间的延长，其中的柴胡皂苷 a、b 含量降低直至损失殆尽；特别是挥发性成分，在经煎煮、提取、浓缩、干燥等过程后损失殆尽。

在成型工艺中，提取物或药材原粉若接触湿热，同样可以引起上述的物理、化学变化，如滴制法制备理气活血滴丸，在药物与基质熔融混匀过程中，须进行加热，导致药材中挥发油含量下降。

（七）包装材料的影响

包装材料与制剂稳定性的关系也十分密切，特别是直接接触药品的包装材料。包装设计既要考虑外界环境因素，也要考虑包装材料与制剂成分的相互作用对制剂稳定性的影响，包装容器材料通常使用的有玻璃、塑料、橡胶及金属等。

（八）溶剂的影响

溶剂对稳定性的影响比较复杂。以酯类（包括内酯）、酰胺类（包括内酰胺）、苷类结构为有效成分的制剂，当以水为提取溶剂或配制溶液时，有效成分易水解，如饮片所含苷类常与能使之水解的酶共存于细胞中。因此，应先用适宜的方法杀酶或采用非水溶剂以降低水解程度。

二、药物制剂稳定化的措施

（一）延缓水解的方法

1. 调节适宜 pH

药物的氧化作用受 H^+ 或 OH^- 的催化，一般药物在适宜 pH 时较稳定。对于易氧化分解的药物可采用酸（碱）或适当的缓冲剂调节，使药液保持在稳定的 pH 范围。

考察 pH 对药物成分稳定性的影响，可以采用简单加速试验法。将不同 pH 的样品溶液在高温（如 100℃或 95℃）下加热一定时间，取出，放冷后测定各样品中药物的含量变化，变化最小的样品的 pH，即为该药物成分最稳定的 pH，以 pH_m 表示。用该法测得 100℃时，健脑灵口服液中人参总皂苷的 pH_m 为 5.6。通过留样观察比较，也可以测得液体制剂的 pH_m。如通过考察 pH 对蛇胆川贝液澄明度的影响，测得该制剂的 pH_m 为 6.0。

药物的 pH_m 随温度变化而变化，如人参皂苷在 40℃、50℃、60℃、70℃和 80℃的 pH_m 分别为 5.98、5.78、5.75、5.60 和 5.52。利用加速试验数据测算出 25℃时，其 pH_m 为 6.03。

pH 的调节除了要考虑制剂的稳定性，还要考虑药物的溶解度和人体适应性。

2. 降低温度

药物的水解和其他化学反应一样，温度升高，反应速度加快，所以降低温度可以使水解反应减慢。对于热敏感的药物，在热处理如灭菌、提取、浓缩、干燥等工艺过程中应尽量降低受热温度和减少受热时间。如血府逐瘀汤提取物，采用 85℃进行干燥时，其中芍药苷剩余量为 55%；采用 60℃进行干燥时，芍药苷剩余量为 87%；采用减压干燥时，芍药苷剩余量为 92%。如牛磺胆酸钠是蛇胆的主要有效成分，其结构中具酰胺基团，易水解，其水溶液在热压（115℃，30 分钟）灭菌时，平均损失率可达 3.13%。

3. 改变溶剂

在水中不稳定的药物，可采用极性较小，介电常数较低的溶剂，如乙醇、丙二醇、甘油等，或在水溶液中加入适量的非水溶剂可延缓药物的水解。如牛磺胆酸钠在人工胃液中的半衰期为 11.37 天，在 25℃的乙醇中的半衰期为 60.57 天。如穿心莲内酯在水中易发生水解、氧化和聚合等降解反应，以 95% 乙醇溶液从穿心莲中提取穿心莲内酯，得到的穿心莲内酯量为水提法的 6 倍，且采用水提法，提取后的药渣中不再含有可提取的穿心莲内酯，提示该成分会在水中受热而降解。

4. 制成干燥固体

对于极易水解的药物，无法制成稳定的、可以长期贮存的水性液体制剂时，可将其制成固体制剂增加稳定性。如粉针剂、颗粒剂等。但在制备工艺过程中应尽量避免与水分接触。

（二）防止氧化的方法

1. 降低温度

降低温度可使药物氧化降解的速度减慢。药物制剂在制备过程中，往往需要加热提取、浓缩、干燥、灭菌等操作，这时应注意温度对有效成分的影响，制定合理的工艺条件。对于含有易氧化有效成分的药材，应避免在较高温度下长时间的前处理过程，其成品需灭菌者在保证完全灭菌的情况下，可适当降低灭菌温度或缩短时间。对于含有热敏性成分的药物，可根据实际情况选用不经高温过程的前处理及灭菌工艺，如冷冻干燥法、超临界 CO_2 萃取技术和滤过除菌法、辐射灭菌法等。

2. 避免光线

光化反应可伴随氧化反应，氧化反应也可由光照引发。光敏感的药物制剂，在制备过程中要避光操作，将药物制成包合物或胶囊是很好的避光方法，包装应采用棕色玻璃或避光铝塑复合的包装材料，避光贮存。

3. 去除氧气

大气中的氧是制剂中氧气的主要来源，一方面是因为氧在水中有一定的溶解度，另一方面是因为容器中的空气含有一定量的氧，各种药物制剂几乎都有与氧接触的机会。因此，去除氧气是防止药物氧化的根本措施，可采用排氧、添加抗氧剂和金属离子络合剂等方法。

排氧的措施主要包括：①煮沸排氧，由于氧气在水中的溶解度随温度升高而减少，因此将蒸馏水剧烈煮沸 5 分钟，可完全除去溶解的氧气，但冷却后，空气中的氧仍可溶入，所以应煮沸后立即使用，或贮存于密闭容器中，防止氧气再溶解。②通入惰性气体，二氧化碳或氮气可以置换药液和容器中的氧。③采用真空包装以排除容器空间内留存的氧。

4. 添加抗氧剂

如前所述，药物氧化降解常为自动氧化，制剂中只要有少量氧存在，就可引起这类反应，因此常需加入抗氧剂。抗氧剂有两种作用类型：一种为抗氧剂本身是强还原剂，它首先被氧化，从而保护主药免遭氧化，在此过程中，抗氧剂逐渐被消耗（如亚硫酸盐类）。另一种抗氧剂是链反应的阻化剂，能与游离基结合，使自氧化的链反应中断，在此过程中，抗氧剂本身不被消耗（如油溶性抗氧剂）。此外，还有一些物质能显著增强抗氧剂的效果，通常称为协同剂，如枸橼酸和酒石酸等。

5. 控制微量金属离子

微量的金属离子对自氧化反应有显著的催化作用，如 2×10^{-4}mol/L 的铜，能使维生素 C 的氧化速度增大 10000 倍。为消除这种催化作用，可加入金属离子络合剂依地酸盐、枸橼酸和酒石酸等络合剂。依地酸二钠的常用量为药量的 0.005%～0.05%。

6. 调节 pH

药物的氧化作用也受 H^+ 或 OH^- 的催化。对于易氧化分解的药物，一定要用酸（碱）或适当的缓冲剂调节，使药液保持在最稳定的 pH 范围。

（三）其他稳定化方法

1. 制备稳定的衍生物

有效成分的化学结构是决定药物制剂稳定性的内因，不同的化学结构具有不同的稳定性。对不稳定的成分进行结构改造或修饰，如制成盐类、酯类、酰胺类或高熔点衍生物，可以提高制剂的稳定性。如阿托品的硫酸盐比其游离碱的稳定性高。化学结构是决定药物有效性和安全性的基础，因此，为提高制剂稳定性而对药物的化学结构进行的改造应建立在药剂学、药动学、药效学和毒理学等实验及临床研究的基础之上。

将有效成分制成前体药物，是提高其稳定性的一种方法。前体药物是将具有药理活性的母体药物，引入一种载体基团（或与另一母体药物结合）形成一种新的化合物。这种化合物在体内经生物转化，释放出母体药物而发挥疗效。制备前体药物的目的包括提高药物的溶解度和稳定性，改变药物的体内过程，降低毒性与刺激性等。

例如鱼腥草素（化学名称为癸酰乙醛）具有抗菌活性，但其化学性质不稳定，易发生双分子聚合。为提高制剂的稳定性，通过加成反应将鱼腥草素制成癸酰乙醛亚硫酸氢钠加成物（称为加成鱼腥草素），加成鱼腥草素不会产生聚合，进入体内经生物转化，释放出鱼腥草素，发挥其原有的疗效。

2. 制成微囊或包合物

为防止药物因受环境中的氧气、湿气、光线的影响而降解，或因挥发性药物挥发而造成损失，可采用微囊和包合技术增加其稳定性。如阿魏油的 β- 环糊精包合物，经 40℃过氧化氢加速氧化和光加速试验表明，其稳定性优于阿魏油与 β- 环糊精的混合物。大蒜油经 β- 环糊精包合后，抗光解作用及热稳定性均较混合物有明显提高，且挥发性降低。

3. 制成固体剂型

某些在水溶液中不稳定的药物，可考虑制成固体制剂。如毒蛋白为天花粉引产的活性成分，对光、热均不稳定，极易失活，采用冷冻干燥法将天花粉蛋白制为粉针剂，可防止其变性而失去活性。口服药物不稳定者，可以制成片剂、胶囊剂或颗粒剂等固体剂型。但应注意固体化工艺过程中有效成分的稳定性，尽可能采用低温，或快速的干燥方法。

制成固体制剂虽可提高药物在贮存时的稳定性，但在制备工艺过程中，提取、浓缩、干燥等工序造成的有效成分降解也不可低估。如骨康制剂，制备时在浸膏干燥粉化过程中，补骨脂素下降 15%，异补骨脂素下降 38%；若采用水提醇沉法制成口服液，有效成分含量较原临床上应用的颗粒剂提高 2.5 倍。因此，剂型的选择应根据临床需要、药效成分的性质、制备工艺条件等多方面的因素，权衡利弊，综合考虑，不应盲目追求制剂的固体化。

4. 改进工艺条件

在药物制剂提取、分离、浓缩、干燥和成型等工艺过程中，某些有效成分会因与湿热接触而降解。因此，对于湿热不稳定的有效成分，在制剂生产上应尽量减少与湿热接触的时间，或采用不接触湿热的工艺条件。如大黄提取液采用喷雾干燥技术进行干燥，穿心莲采用以乙醇为溶剂的渗漉法进行提取，丹参的提取采用超临界 CO_2 萃取技术等，均可在一定程度上避免有效成分的降解。

在成型工艺过程中，一些对湿热不稳定的药物，可以采用直接压片或干法制粒。包衣也是解决片剂、丸剂等固体制剂稳定性的常规方法之一。目前，包薄膜衣的方法已在中药固体制剂的包衣中广泛地应用。薄膜衣与传统的糖衣相比具有抗潮性好、不易开裂和不易变质等优点。

第三节　制剂稳定性考察方法

药物制剂稳定性试验的目的是考察影响制剂稳定性的因素，探究药物制剂在生产、贮存等过程中的质量变化规律，为选择剂型及拟定制剂处方、制备工艺、包装与贮存条件等提供科学依据，同时通过考察，确定药物制剂的有效期。

制剂稳定性的考察方法包括影响因素试验、加速试验和长期试验。制剂中易发生变化的药物成分是稳定性考察的重点对象。由于制剂中成分的多样性及复杂性，所发生的稳定性变化也复杂多样，且有些药物制剂的有效成分尚不明确，因此，建立科学的稳定性评价指标体系，探索灵敏、专一的含量分析方法，是药物制剂稳定性研究的首要任务。

一、化学动力学简介

药物制剂稳定性加速试验方法的理论依据是化学动力学，在此将其与药物制剂稳定性有关的内容进行简要介绍。

（一）反应速度常数

研究药物降解的化学反应速度，须了解药物浓度对反应速度的影响。根据质量作用定律，反应速度与反应物浓度之间的关系如式 20–5：

$$-\frac{\mathrm{d}C}{\mathrm{d}t}=KC^{n} \qquad (20\text{–}5)$$

式中，C 为反应物浓度；t 为反应时间；$-\mathrm{d}C/\mathrm{d}t$ 为反应瞬时速度，由于反应速度随着反应物浓度的减少而减慢，所以前面以负号表示；K 为反应速度常数；n 为反应级数。K 和 n 为两个动力学参数。

反应速度常数 K 表示在反应中，反应物浓度等于 1moL 浓度时的反应速度。K 值与反应物的浓度无关，而与温度、溶剂、反应物的性质等有关。不同的化学反应具有不同的反应速度常数，同一反应也因温度不同而有不同的反应速度常数，反应速度常数可反映在指定温度、溶剂等条件下化学反应的难易程度。K 值越大，其反应速度就愈快。

（二）反应级数

反应级数 n 可以用来阐明药物浓度对反应速度的影响。当 n=1 时为一级反应，n=2 时为二级反应，n=0 时为零级反应。此外，尚有伪一级反应与分数级反应。在药物制剂的降解反应中，尽管有些反应机制相当复杂，但多数可按零级、一级或伪一级反应处理。

反应速度方程式 20–5 的零级、一级、二级反应的积分式分别为

$$C=-Kt+C_0 \quad（零级反应）$$

$$\lg C=-\frac{Kt}{2.303}+\lg C_0 \quad（一级反应）$$

$$\frac{1}{C}=Kt+\frac{1}{C_0} \quad（二级反应）$$

式中，C_0 为 t=0 时反应物的浓度，C 为 t 时反应物的浓度。在药物降解反应中，常将药物在室温下降解 10% 所需的时间（$t_{0.9}$）作为有效期（式 20–6，式 20–7）。

$$零级反应：t_{0.9}=\frac{0.1C_0}{K} \tag{20–6}$$

$$一级反应：t_{0.9}=\frac{0.1054}{K} \tag{20–7}$$

同样，可以推导出药物降解 50% 所需时间（即 $t_{1/2}$，药物反应半衰期）的计算公式（式 20–8，式 20–9）。

$$零级反应：t_{1/2}=\frac{C_0}{2K} \tag{20–8}$$

$$一级反应：t_{1/2}=\frac{0.693}{K} \tag{20–9}$$

从式 20–7、式 20–9 可知，一级反应的有效期和半衰期与制剂中药物的初浓度无关，而与速度常数 K 值成反比。即 K 值愈大，$t_{0.9}$ 和 $t_{1/2}$ 愈小，制剂的稳定性越差。

（三）反应级数的测定

不同的化学反应，可以有完全不同的速度方程。预测药物的稳定性，必须了解其降解反应级数，才能求出反应速度常数 K 值，进而确定速度方程。

药物降解的反应级数须通过实验来测定。常用的方法是图解法，即根据不同级数的反应所特有的线性关系，利用实验测得的药物浓度和时间数据作图来确定药物反应级数的方法。在较高的温度下进行恒温加速试验，每隔一定时间取样，测定反应物（或生成物）的浓度，然后作图解析。若以 $\lg C$ 对 t 作图，得一直线，则为一级反应；以 $1/C$ 对 t 作图，得一直线，则为二级反应；以 C 对 t 作图，得一直线，则为零级反应。此法简便，但仅限于只有一种反应物或两种反应物的初浓度相同的情况，不适于复杂反应。

二、稳定性考察项目

药物制剂稳定性的考察项目因剂型不同而异。主要剂型的重点考察项目见表 20–1，表

中未列入的考察项目及剂型，可根据剂型及品种的特点制订。缓控释制剂、肠溶制剂等应考察释放度等，微粒制剂应考察粒径、包封率、泄漏率等。

表20-1　药物制剂稳定性重点考察项目参考表

剂型	稳定性重点考察项目
片剂	性状、含量、有关物质、崩解时限或溶出度或释放度
胶囊剂	性状、含量、有关物质、崩解时限或溶出度或释放度、水分，软胶囊要检查内容物有无沉淀
注射剂	性状、含量、pH、可见异物、不溶性微粒、有关物质，应考察无菌
栓剂	性状、含量、融变时限、有关物质
软膏剂	性状、均匀性、含量、粒度、有关物质
乳膏剂	性状、均匀性、含量、粒度、有关物质、分层现象
糊剂	性状、均匀性、含量、粒度、有关物质
凝胶剂	性状、均匀性、含量、有关物质、粒度，乳胶剂应检查分层现象
眼用制剂	如为溶液，应考察性状、可见异物、含量、pH、有关物质；如为混悬液，还应考察粒度、再分散性；洗眼剂还应考察无菌；眼丸剂应考察粒度与无菌
丸剂	性状、含量、有关物质、溶散时限
糖浆剂	性状、含量、澄清度、相对密度、有关物质、pH
口服溶液剂	性状、含量、澄清度、有关物质
口服乳剂	性状、含量、分层现象、有关物质
口服混悬剂	性状、含量、沉降体积比、有关物质、再分散性
散剂	性状、含量、粒度、有关物质、外观均匀度
气雾剂(非定量)	不同放置方位(正、倒、水平)有关物质、揿射速率、揿出总量、泄漏率
气雾剂(定量)	不同放置方位(正、倒、水平)有关物质、递送剂量均一性、泄漏率
喷雾剂	不同放置方位(正、倒、水平)有关物质、每喷主药含量、递送剂量均一性(混悬型和乳液型定量鼻用喷雾剂)
吸入气雾剂	不同放置方位(正、倒、水平)有关物质、微细粒子剂量、递送剂量均一性、泄漏率
吸入喷雾剂	不同放置方位(正、倒、水平)有关物质、微细粒子剂量、递送剂量均一性、pH、应考察无菌
吸入粉雾剂	有关物质、微细粒子剂量、递送剂量均一性、水分
吸入液体制剂	有关物质、微细粒子剂量、递送速率及递送总量、pH、含量、应考察无菌
颗粒剂	性状、含量、粒度、有关物质、溶化性或溶出度或释放度
贴剂(透皮贴剂)	性状、含量、有关物质、释放度、黏附力
冲洗剂、洗剂、灌肠剂	性状、含量、有关物质、分层现象(乳状型)、分散性(混悬型)，冲洗剂应考察无菌
搽剂、涂剂、涂膜剂	性状、含量、有关物质、分层现象(乳状型)、分散性(混悬型)，涂膜剂还应考察成膜性
耳用制剂	性状、含量、有关物质，耳用散剂、喷雾剂与半固体制剂分别按相关剂型要求检查
鼻用制剂	性状、pH、含量、有关物质、鼻用散剂、喷雾剂与半固体制剂分别按相关剂型要求检查

注：有关物质（含降解产物及其他变化所生成的产物）应说明其生成产物的数目及量的变化，如有可能，应说明有关物质中何者为原料中的中间体，或者为降解产物，稳定性试验重点考察降解产物。

三、药物制剂稳定性考察方法

（一）稳定性试验的基本要求

1. 稳定性试验包括影响因素试验、加速试验与长期试验。影响因素试验用 1 批制剂进行，如果试验结果不明确，则应加试 2 个批次的样品，生物制品应直接使用 3 个批次。加速试验与长期试验要求用 3 批供试品进行。

2. 药物制剂供试品的作用应是放大试验的产品，其处方与工艺应与大生产一致。每批放大试验的规模，至少是中试规模。大体积包装的制剂，如静脉输液等，每批放大规模的数量通常应为各项试验所需总量的 10 倍。特殊品种、特殊剂型所需数量，根据情况另定。

3. 加速试验与长期试验所用供试品的包装应与拟上市产品一致。

4. 研究药物稳定性，要采用专属性强、准确、精密、灵敏的药物分析方法与有关物质（含降解产物及其他变化所生成的产物）的检查方法，并对方法进行验证，以保证药物稳定性的试验结果的可靠性。在稳定性试验中，应重视降解产物的检查。

5. 若放大试验比规模生产的数量要小，故申报者应承诺在获得批准后，从放大试验转入规模生产时，对最初通过生产验证的 3 批规模生产的产品仍需进行加速试验与长期稳定性试验。

6. 对包装在有通透性容器内的药物制剂应当考虑药物的湿敏感性或可能的溶剂损失。

7. 制剂质量的“显著变化”通常定义为：①含量与初始值相差 5%，或采用生物或免疫法测定时，效价不符合规定。②降解产物超过标准限度要求。③外观、物理常数、功能试验（如颜色、相分离、再分散性、黏结、硬度、每揿剂量）等不符合标准要求。④ pH 不符合规定。⑤ 12 个制剂单位的溶出度不符合标准的规定。

（二）影响因素试验

此项试验在比加速试验更激烈的条件下进行。其目的是探讨药物的固有稳定性、了解影响其稳定性的因素及可能的降解途径与降解产物，为制剂生产工艺、包装、贮存条件和建立降解产物的分析方法提供科学依据。将供试品置于适宜的开口容器中（如称量瓶或培养皿），分散放置，厚度不超过 3mm（疏松原料药可略厚）。当试验结果发现降解产物有明显的变化，应考虑其潜在的危害性，必要时应对降解产物进行定性或定量分析。

1. 高温试验

供试品开口，置于适宜的恒温设备中，设置温度一般高于加速试验温度 10℃ 以上，考察时间点应基于药物本身的稳定性及影响因素试验条件下稳定性的变化趋势设置。通常可设定为 0 天、5 天、10 天、30 天等取样，按稳定性重点考察项目进行检测。若供试品质量有明显变化，则适当降低温度试验。

2. 高湿试验

供试品开口，置于恒湿密闭容器中，在 25℃于相对湿度 90% ± 5% 条件下放置 10 天，于第 5 天和第 10 天取样，按稳定性重点考察项目要求检测，同时准确称量试验前后供试品的重量，以考察供试品的吸湿潮解性能。若吸湿增重 5% 以上，则在相对湿度 75% ± 5% 条件下，同法进行试验；若吸湿增重 5% 以下，其他考察项目符合要求，则不再进行此项试验。恒湿条件可在密闭容器中实现，如干燥器下部放置饱和盐溶液，根据不同相对湿度的要求，可以选择 NaCl 饱和溶液（相对湿度 75% ± 1%，15.5～60℃），KNO_3 饱和溶液（相对湿度 92.5%，25℃）。

3. 强光照射试验

供试品开口，放在光照箱或其他适宜的光照装置内，可选择输出相似于 D65/ID65 发射标准的光源，或同时暴露于冷白荧光灯和近紫外灯下，在照度为 4500lx ± 500lx 的条件下，且光源总照度应不低于 1.2×10^6lux・hr，近紫外灯能量不低于 200W・hr/m^2，于适宜时间取样，按稳定性重点考察项目进行检测，特别要注意供试品的外观变化。

关于光照装置，建议采用定型设备"可调光照箱"，也可用光橱，在箱中安装相应光源使达到规定照度。箱中供试品台的高度可以调节，箱上方安装抽风机以排除可能产生的热量，箱上配有照度计，可随时监测箱内照度，光照箱应不受自然光的干扰，并保持照度恒定，同时防止尘埃进入光照箱内。

此外，根据药物的性质，必要时可设计试验，原料药在溶液或混悬液状态时，或在较宽 pH 范围探讨 pH 与氧及其他条件对药物稳定性的影响，并研究分解产物的分析方法。创新药物应对分解产物的性质进行必要的分析。冷冻保存的原料药物，应验证其在多次反复冻融条件下产品质量的变化情况。在加速或长期放置条件下已证明某些降解产物并不形成，则可不必再做降解产物检查。

（三）加速试验

此项试验在加速条件下进行，其目的是通过加速药物制剂的化学或物理变化，探讨药物制剂的稳定性，为处方设计、工艺改进、质量研究、包装改进、运输、贮存提供必要的资料。

1. 常规试验法

取市售包装的制剂 3 批，在温度 40 ± 2℃、相对湿度 75% ± 5% 的条件下放置 6 个月。所用设备应能控制温度 ± 2℃、相对湿度 ± 5%，并能对真实温度与湿度进行监测。在至少包括初始和末次等的 3 个时间点（如 0、3、6 个月）取样，按稳定性考察项目检测。如在 25 ± 2℃、相对湿度 60% ± 5%，条件下进行长期试验，当加速试验 6 个月中任何时间点的质量发生了显著变化，则应进行中间条件试验。中间条件为 30 ± 2℃、相对湿度 65% ± 5%，建议考察时间为 12 个月，应包括所有的稳定性重点考察项目，检测至少包括初始和末次等的 4 个时间点（如 0、6、9、12 个月）。溶液剂、混悬剂、乳剂、注射液等含有水性介质的制剂可不要求相对湿度。试验所用设备与原料药物相同。

对温度特别敏感的药物制剂，预计只能在冰箱（5 ± 3℃）内保存使用，此类药物制剂的加速试验，可在温度 25 ± 2℃、相对湿度 60% ± 5% 的条件下进行，时间为 6 个月。

对拟冷冻贮藏的制剂，应对一批样品在 5 ± 3℃或 25 ± 2℃条件下放置适当的时间进行试验，以了解短期偏离标签贮藏条件（如运输或搬运时）对制剂的影响。

乳剂、混悬剂、软膏剂、乳膏剂、糊剂、凝胶剂、眼膏剂、栓剂、气雾剂、泡腾片及泡腾颗粒宜直接采用温度 30 ± 2℃、相对湿度 65% ± 5% 的条件进行试验，其他要求与上述相同。

对于包装在半透性容器中的药物制剂，例如低密度聚乙烯制备的输液袋、塑料安瓿、眼用制剂容器等，则应在温度 40 ± 2℃、相对湿度 25% ± 5% 的条件进行试验。

2. 经典恒温法

经典恒温法的理论依据是前述的 Arrhenius 指数定律，其对数形式如式 20–10：

$$\lg K=-\frac{E}{2.303RT}+\lg A \tag{20–10}$$

以 lg$K$ 对 1/T 作图得一直线，称 Arrhenius 图，如图 20–2 所示，直线斜率 =–E/(2.303R)，由此可计算出活化能 E。若将直线外推至室温，就可以得出室温时的速度常数 $K_{25℃}$，由 $K_{25℃}$ 可求出分解 10% 所需的时间 $t_{0.9}$，或 25℃贮存一定时间以后未降解的药物浓度。

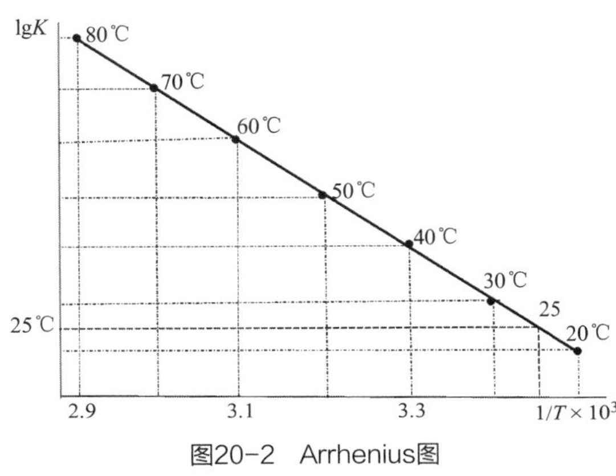

图20–2　Arrhenius图

具体实验内容包括：①通过预试验确定指标成分和含量或效价测定方法。②选定 4～5 个试验加速温度和间隔取样时间，测定不同条件下、不同取样中指标成分的含量。以药物浓度或浓度的其他函数对时间作图，以判断反应级数，若经 lg$C$–t 图解确定为一级反应，进行线性回归，求算各温度条件下反应速度常数。③经 lg$K$ 对 1/T 作图，将直线外推至室温，求出 $K_{25℃}$。④计算 25℃时药物分解 10% 的时间。

实例 1 ［戊己胃漂浮缓释片稳定性预测］

戊己胃漂浮缓释片由黄连、吴茱萸、白芍三味药组成。其中含吴茱萸次碱等有效成分。采用经典恒温法预测吴茱萸次碱的室温有效期。

（1）含量测定方法　采用高效液相色谱法测定样品中茱萸次碱的含量。

（2）稳定性试验设计　试验选定 4 个加速温度（60℃、70℃、80℃、90℃），每个温度取样 5 次（包括 t=0 时的初浓度）。茱萸次碱的加速试验测定数据及整理结果，见表 20–2、表 20–3。

表20–2　戊己胃漂浮缓释片中茱萸次碱加速试验结果

实验温度（℃）	取样时间 t (h)	原含量的百分数 C(%)	lg$C$	回归结果
60	0	100.00	2.0000	K=3.455 × 10^{-4}/h
	4	99.83	1.9993	
	8	99.65	1.9985	
	16	99.37	1.9973	
	24	99.17	1.9964	

续表

实验温度（℃）	取样时间t (h)	原含量的百分数 C(%)	lg$C$	回归结果
70	0	100.00	2.0000	K=1.244 × 10^{-3}/h
	2	99.66	1.9985	
	4	99.25	1.9967	
	8	99.01	1.9957	
	12	98.43	1.9931	
80	0	100.00	2.0000	K=4.468 × 10^{-3}/h
	1	99.20	1.9965	
	2	98.02	1.9913	
	4	97.83	1.9905	
	6	97.17	1.9875	
90	0	100.00	2.0000	K=9.995 × 10^{-3}/h
	1	98.03	1.9914	
	2	97.69	1.9899	
	3	96.61	1.9850	
	4	95.82	1.9815	

表20-3　各实验温度下的反应速度常数K值

$T(K)$	$\frac{1}{T}(K^{-1})$	$K(\mathrm{h}^{-1})$	lg$K$
60+273	3.003 × 10^{-2}	3.455 × 10^{-4}	−3.4616
70+273	2.915 × 10^{-3}	1.244 × 10^{-3}	−2.9053
80+273	2.833 × 10^{-3}	4.468 × 10^{-3}	−2.3499
90+273	2.755 × 10^{-3}	9.995 × 10^{-3}	−2.0002

根据 Arrhenius 定律以 lg$K$ 对 $1/T$ 作线性回归，得回归方程：

$$\lg K = -5982.21/T + 14.529 \qquad (r = 0.9969)$$

求 25℃（T=298K）时的 $K_{25℃}$

$$\lg K_{25℃} = -5982.21/298 + 14.529$$

$$K_{25℃} = 2.8475 \times 10^{-6}/\mathrm{h}$$

$$t_{0.9} = 0.1054/K_{25℃} = 0.1054/(2.8475 \times 10^{-6}) \approx 4.2\ (年)$$

即戊己胃漂浮缓释片中茱萸次碱为含量测定指标，加速试验研究确定其室温有效期为4.2 年。

以上是按统计学方法预测制剂的有效期。在实际工作中，回归方程可以用于预测，但回归预测不能用于任意外推。在实际问题中，仅知道预测值是不够的，还须知道预测值的变动范围，用统计分析的方法作出一个区间估计，在核定有效期时更有参考价值。为了判定测定结果的精确度，应该在一定的置信水平上，算出预测结果的置信区间。在一元线性回归中，一般用剩余标准差 S 来描述回归直线的精度，并由此算出有效期 $t_{0.9}$ 的置信区间。

3. 简化法

鉴于经典恒温法实验及数据处理工作量大、费时等缺点，出现了一些简化的方法，其理论仍基于化学动力学原理和 Arrhenius 指数定律。如减少加速试验温度数的方法（温度系数法、温度指数法），或减少取样次数的方法（初均速法、单测点法），或简化数据处理的方法（$t_{0.9}$ 法，活化能估算法）等。尽管简化法的准确性可能有不同程度的降低，但其预测结果仍有一定的参考价值。

（1）$t_{0.9}$ 法　经典恒温试验所得数据，也可以用 $t_{0.9}$ 法处理。由于不同温度下的 K 值与 $t_{0.9}$ 成反比关系，根据 Arrhenius 指数定律，若测得各温度下药物分解 10% 所需的时间，用 $\lg t_{0.9}$ 代替 $\lg K$ 对 $1/T$ 作图或进行线性回归亦应得一直线，直线外推至室温，即可以求出室温下的 $t_{0.9}$。用图解法则不用求出 K 值，可在各加速试验温度的 $\lg C$ 对 t 所作直线上，在 lg90=1.9542 处作 t 轴的平行线，该平行线与各温度下 $\lg C$–t 直线交点所对应的 t 值就分别为各温度下的 $t_{0.9}$ 值。本方法的实验工作量并未减少，只是数据处理相对简化。若药物分解在 10% 以内时，用 $\lg C$–t 直线规律或 C–t 直线规律处理差别不大，这种情况下，不知反应级数也可用 $t_{0.9}$ 法。

实例 2 ［雷公藤甲素注射液有效期预测］

雷公藤甲素注射液在 65℃、75℃、85℃、95℃四个温度下进行稳定性加速试验，求出各温度下雷公藤甲素降解的 K 值与 $t_{0.9}$。见表 20–4。

表20–4　热力学温度与雷公藤甲素 $t_{0.9}$ 之间的关系

$T(K)$	$1/T(K^{-1})$	$K(h^{-1})$	$t_{0.9}(h)$	$\lg t_{0.9}$
338	2.958×10^{-3}	1.723×10^{-3}	61.17	1.79
348	2.873×10^{-3}	4.077×10^{-3}	25.85	1.41
358	2.793×10^{-3}	8.714×10^{-3}	12.10	1.08
368	2.717×10^{-3}	1.879×10^{-2}	5.61	0.75

以 $\lg t_{0.9}$ 对 $1/T$ 作线性回归，得回归方程：

$$\lg t_{0.9}=\frac{4297.25}{T}-10.93 \qquad (r=0.9999)$$

将 T=273.2+25 代入上述直线方程，得

$$t_{0.9}=3050.4\text{ 小时}\approx127\text{ 天}$$

将数据采用经典恒温法处理，计算 $t_{0.9}$，为 3016.53 小时（约 126 天），与上述结果相近。

（2）温度指数法　选用两个较高的温度 T_1 和 T_2 进行加速试验，分别求出各试验温度下药物贮存期，进一步计算室温 T_0 时的有效期（式 20–11）。

$$t_0=t_1\left(\frac{t_1}{t_2}\right)^{\alpha} \qquad (20\text{–}11)$$

式中，t_1 和 t_2 分别为温度 T_1 和 T_2 时的贮存期。α 为温度指数，由式 20–12 求出：

$$\alpha=\frac{T_2(T_1-T_0)}{T_0(T_2-T_1)} \qquad (20\text{–}12)$$

为使 α 等于整数，可按表 20–5 选择加速温度 T_1 和 T_2。

表20-5　温度指数法的选用温度表（T_0=25℃）

T_2(℃)	T_1(℃)	温度指数 α	T_2(℃)	T_1(℃)	温度指数 α
100	82.1	4	70	45.9	1
90	71.2	3	60	41.5	1
80	59.5	2			

实例 3 ［毛果芸香碱滴眼剂有效期测定］

将毛果芸香碱滴眼剂分别在 100℃和 82.1℃进行加速试验，测得不同时间的药物浓度，以 lg$C$ 对 t 作线性回归，算出 t_2=2.29 小时，t_1=7.16 小时，求室温 25℃和 4℃时的有效期。

查表 20-5 可知，α 为 4。代入式 20-11，得

$$t_{0.9}^{25℃}=t_1(t_1/t_2)^{\alpha}=7.16\times(7.16/2.29)^4=684（小时）\approx 28（天）$$

求 4℃时的有效期，将 T_0、T_1、T_2 代入公式：

$$\alpha=\frac{T_2(T_1-T_0)}{T_0(T_2-T_1)}=\frac{373\times(355-277)}{277\times(373-355)}=5.85$$

$$t_{0.9}^{4℃}=t_1(t_1/t_2)^{\alpha}=7.16\times(7.16/2.29)^{5.85}=5768（小时）\approx 240（天）$$

（3）初均速法　该法是以反应初速度 V_0 代替反应速度常数 K，按 Arrhenius 定律外推得室温有效期。其表达式如式 20-13：

$$\lg V_{0i}=-\frac{E}{2.303RT_i}+\lg A' \quad (20-13)$$

式中，V_{0i} 为温度 T_i 时，药物分解的初均速度。

实验选取数个加速温度 T_i，在各温度下加热样品至一定时间 t 后测定药物浓度 C_i，将浓度和时间数据代入式 20-14，求出各温度下药物分解的初均速度 V_{0i}。

$$V_{0i}=\frac{C_0-C_i}{T_i} \quad (20-14)$$

式中，C_0 为药物的初始浓度；C_i 为药物在温度 T_i 时，经历时间 t_i 后的剩余浓度；i=1，2，…，n。

然后以 lgV_{0i} 对 1/T_i 做线性回归，得直线方程，由直线方程可计算出反应活化能和室温下的有效期。用本法进行稳定性实验时，温度至少取 7 个，每个温度取样 1 次，避免造成较大误差。

实例 4 ［中药复方注射液中丹参素稳定性的预测］

按表 20-6 的温度及加速试验时间安排实验，按时取出，冰水浴冷却，分别测定样品中丹参素的含量，以初始含量为 100%，计算其分解的初均速度。结果见表 20-6。

以 lgV_{0i} 对 $1/T_i$ 做线性回归，得回归方程：

$$lgV_{0i}=\frac{-4948.233}{T_i}+11.4256 \quad (r=0.9497)$$

$$E=-(-4948.233\times 2.303\times 8.319)=94801.50\ (\text{J/moL})=94.80\ (\text{kJ/moL})$$

表20-6　中药复方注射液中丹参素的加速试验结果

温度（℃）	$1/T$	t	C_i	V_{0i}	$\lg V_{0i}$
95	2.7163×10^{-3}	4	96.51	8.73×10^{-3}	−2.0592
90	2.7461×10^{-3}	7	93.82	8.83×10^{-3}	−2.0540
85	2.7766×10^{-3}	8	97.46	2.82×10^{-3}	−2.5494
80	2.8078×10^{-3}	12	93.66	5.28×10^{-3}	−2.2711
75	2.8723×10^{-3}	35	93.66	1.81×10^{-3}	−2.7420
70	2.9057×10^{-3}	66	93.50	0.985×10^{-3}	−3.0066
65	2.9399×10^{-3}	96	93.03	0.726×10^{-3}	−3.1390

由回归方程计算 25℃时的 $t_{0.9}$。将 T=298 代入上述方程，得

$$\lg\frac{100\%-90\%}{t_{0.9}}=-4948.233\times\frac{1}{298}+11.4256$$

$$t_{0.9}=629.5\ （天）\approx 1.73\ （年）$$

（四）长期试验

长期试验是在接近药品的实际贮存条件下进行的，其目的是为制订药物制剂的有效期提供依据。取供试品 3 批，市售包装，在温度 25 ± 2℃、相对湿度 60% ± 5% 的条件下放置 12 个月，或在温度 30 ± 2℃、相对湿度 65% ± 5% 的条件下放置 12 个月。至于上述两种条件选择哪一种，由研究者确定。每 3 个月取样一次，分别于 0 个月、3 个月、6 个月、9 个月、12 个月取样，按稳定性重点考察项目进行检测。12 个月以后，仍需继续考察的，分别于 18 个月、24 个月、36 个月取样进行检测。将结果与 0 个月比较，以确定药品的有效期。由于实测数据的分散性，一般应按 95% 可信限进行统计分析，得出合理的有效期。如 3 批统计分析结果差别较小，则取其平均值为有效期限。若差别较大，则取其最短的为有效期。数据表明很稳定的药品，不进行统计分析。

对温度特别敏感的药品，长期试验可在温度 5 ± 3℃的条件下放置 12 个月，按上述时间要求进行检测，12 个月以后，仍需按规定继续考察，制订在低温贮存条件下的有效期。

对拟冷冻贮藏的制剂，长期试验可在温度 −20 ± 5℃的条件下至少放置 12 个月，货架期应根据长期试验放置条件下的实际时间数据而定。

对于包装在半透性容器中的药物制剂，则应在温度 25 ± 2℃、相对湿度 40% ± 5%，或 30 ± 2℃、相对湿度 35% ± 5% 的条件进行试验，至于上述两种条件选择哪一种由研究者确定。

对于所有制剂，应充分考虑运输路线、交通工具、距离、时间、条件（温度、湿度、振动情况等）、产品包装（外包装、内包装等）、产品放置和温度监控情况（监控器的数量、位置等）等对产品质量的影响。

此外，有些药物制剂还应考察临用时配制和使用过程中的稳定性。例如，应对配制或稀释后使用、在特殊环境（如高原低压、海洋高盐雾等环境）中使用的制剂开展相应的稳定性研究，同时还应对药物的配伍稳定性进行研究，为说明书 / 标签上的配制、贮藏条件

和配制或稀释后的使用期限提供依据。

四、药物制剂稳定性试验应注意的问题

（一）正确选择稳定性考核指标

药物制剂稳定性考察应选择能反映一定治疗活性的，特别是其中不稳定的成分作为考核指标，如蛇胆川贝液中的胆酸和贝母碱、养血止痛丸中的丹参酮、咽喉清水蜜丸中的橙皮苷和冰片等。在复方制剂中测定两种或两种以上成分的，应选择其中较不稳定的有效成分作为制定有效期的依据，如银黄微型灌肠剂按绿原酸和黄芩苷计，有效期分别为 1.99 年和 3.82 年，确定其有效期为 2 年。

（二）选择专属性强、灵敏度高的测定方法

若质量标准规定的含量测定方法，由于降解产物的干扰不能准确测定有效成分的含量变化时，应考虑选择其他灵敏度高、专属性强的含量分析方法。如何首乌中的二苯乙烯苷，在 310nm 波长处有最大吸收，但其降解物在该波长处的吸收不仅不降，而且随加热时间呈线性增加，因此，以分光光度法难以考察二苯乙烯苷的降解情况，宜采用高效液相色谱法。

（三）注意适用范围

以 Arrhenius 指数定律为基础的加速试验法，只适用于活化能在 41.84～125.52kJ/moL 的热分解反应。由于光化反应的活化能只有 8.37～12.55kJ/moL，温度对反应速度的影响不大，不宜用热加速反应。某些多羟基药物，活化能高至 209～292.6kJ/moL，温度升高反应速度急剧增加，用热加速试验预测室温的稳定性没有实际意义。

（四）稳定性加速试验

要求加速过程中，反应级数和反应机理均不改变。Arrhenius 指数定律是假设活化能不随温度而变化提出的，实验中只考虑温度对反应速度的影响，因此其他条件应保持恒定。同时，加速试验预测只能用于所研究的制剂，不能任意推广到同一药物的其他制剂。

（五）加速试验预测

加速试验预测的有效期，应与留样观察的结果对照，才能确定产品的实际有效期。

（六）加速试验方法的应用

加速试验方法用于均相系统一般能得出比较满意的结果。而对于非均相系统，如乳状液、混悬液等，在升温后可能改变物理状态，不宜运用 Arrhenius 定律。

应该引起注意的是，复方制剂的质量难以用一两个成分的含量来客观反映制剂的内在质量，稳定性评价中所测定的成分在许多情况下并不一定是在临床治疗起主要作用的有效成分，仅在原料、工艺等质量控制中起着质量指标的作用，不能全面反映制剂质量稳定性的真实情况，在制定有效期时仅可作为参考。同时，也有用加速试验考察制剂药效学指标变化来判断复方制剂稳定性的。

第四节　固体制剂的稳定性

一、概述

影响药物制剂稳定性的因素及稳定性考核方法，一般也适用于固体制剂。但由于固体制剂多属于多相的非均匀系统，其稳定性具有一定的特殊性。

固体药物剂型的主要特点：①分解比较缓慢，且表里变化不一，这就需要较长时间的观察和较精确的分析方法。②系统不均匀，如片剂、丸剂等，片与片或丸与丸之间的含量不一定完全相同，以致分析结果难以重现。③固体剂型是多相系统，常包括气相（空气和水汽）、液相（吸附的水分）和固相，稳定性试验过程中，这些相的组成和状态会发生变化。特别是水分的存在，对实验造成了很大的困难。固体制剂除了发生化学变化，还可发生物理变化。固体制剂在这些变化中，受温度、湿度（水分）及光线的影响较大。温度加速试验法在前已述及，这里主要介绍湿度加速试验法和光加速试验法。

二、湿度加速试验

吸湿是固体制剂经常发生的现象。吸湿不但引起固体制剂的物理变化，而且常常是引发化学变化的前提条件。为考察固体制剂及其在包装条件下的吸湿性能，应进行湿度加速试验、引湿试验。也可以在各种湿度条件下测定平衡吸湿量。

（一）高湿度试验

参考《中国药典》2020 年版四部 9001 原料药与制剂稳定性试验指导原则中高湿试验。

（二）药物引湿性试验

药物的引湿性是指在一定温度及湿度条件下，该物质吸收水分的能力或程度的特性。此法仅作为表述药品引湿性的一种指征，适用于《中国药典》收载且满足该品种正文项下干燥失重或水分限度要求的药品。试验结果可作为选择适宜的药品包装和贮存条件的参考。具体试验方法参考《中国药典》2020 年版四部 9103 药物引湿性试验指导原则，具体操作如下。

（1）取干燥的具塞玻璃称量瓶（外径为 50mm，高为 15mm），于试验前一天置于适宜的 25±1℃恒温干燥器（下部放置氯化铵或硫酸铵饱和溶液）或人工气候箱（设定温度为 25±1℃，相对湿度为 80%±2%）内，精密称定重量（m_1）。

（2）取供试品适量，平铺于上述称量瓶中，供试品厚度一般约为 1mm，精密称定重量（m_2）。

（3）将称量瓶敞口，并与瓶盖同置于上述恒温恒湿条件下 24 小时。

（4）盖好称量瓶盖子，精密称定重量（m_3）。（式 20–15）

$$\text{增重百分率}=\frac{m_3-m_2}{m_2-m_1}\times 100\% \quad (20\text{–}15)$$

（5）引湿性特征描述与引湿性增重的界定：①潮解：吸收足量水分形成液体。②极具引湿性：引湿增重不小于 15%。③有引湿性：引湿增重小于 15% 但不小于 2%。④略有引湿性：引湿增重小于 2% 但不小于 0.2%。⑤无或几乎无引湿性：引湿增重小于 0.2%。

（三）平衡吸湿量与 *CRH* 的测定

精密称取供试品于 2～3 个敞口的、已称重编号的称量瓶中，然后放入盛有一定相对湿度的盐酸饱和溶液的干燥器中，于 25℃放置 7 天，即达到平衡状态，再精密称取供试品重量，即得该相对湿度下的平衡吸湿量。同法，将供试品分别置于 7～9 个不同相对湿度的密闭干燥器中，相对湿度范围取 10%～100% 即得各相对湿度下的平衡吸湿量。以吸湿量为纵坐标，相对湿度为横坐标作图，得吸湿平衡曲线。将吸湿平衡曲线陡直部分延长与横坐标相交，即得样品的临界相对湿度（*CRH*）。药物是否容易吸湿，取决于其 *CRH* 的大小。该试验可以定量研究湿度对药物的影响，为制定产品的处方及工艺条件提供依据，产品的生产和贮存环境必须控制在 *CRH* 以下。

为了获得一定温度下不同的相对湿度条件，应配制一些盐类的饱和水溶液，置于湿度加速试验的密闭容器中。这些盐类的饱和水溶液又称为恒湿溶液。常用的恒湿溶液见表 20-7。

表20-7　恒湿溶液

盐类	相对湿度(RH)%		
	20℃	25℃	37℃
CH_3COOK	20		20.4
$CaCl_2·6H_2O$	32.3		
$MgCl_2·6H_2O$		33	31.9
$Zn(NO_3)_2·6H_2O$	42		
$K_2CO_3·2H_2O$		42.8	
$Na_2Cr_2O_7·2H_2O$	52		50.0
$NaBr·2H_2O$	58	59.7	
$(CH_3COO)_2Mg·4H_2O$	65		
$NaNO_3$		73.8	
NaCl		75.3	75.1
NH_4Cl	79.5	79.3	
$(NH_4)_2SO_4$	81	81	
KCl		84.3	82.3
$KHSO_4$	86	87	
$ZnSO_4·7H_2O$	90		91.0
KNO_2		92.5	
$Na_2SO_4·10H_2O$	95		
$CuSO_4·5H_2O$	98		
H_2O	100	100	100

除了盐类的饱和水溶液，还可以应用不同浓度的硫酸。

由图 20–3 可知，每一种颗粒剂的吸湿平衡曲线，均由下端平缓部分及上端几乎与纵坐标平行的陡直部分组成，当提高相对湿度至某一值时，吸湿量迅速增加，此时的相对湿度即为 *CRH*。*CRH* 是亲水药物吸湿与否的临界值。不同亲水性的药物各有其相应的 *CRH* 值，可用 *CRH* 值作为吸湿性大小的指标，即 *CRH* 值越大，越不易吸湿，*CRH* 值越小，越易吸湿。

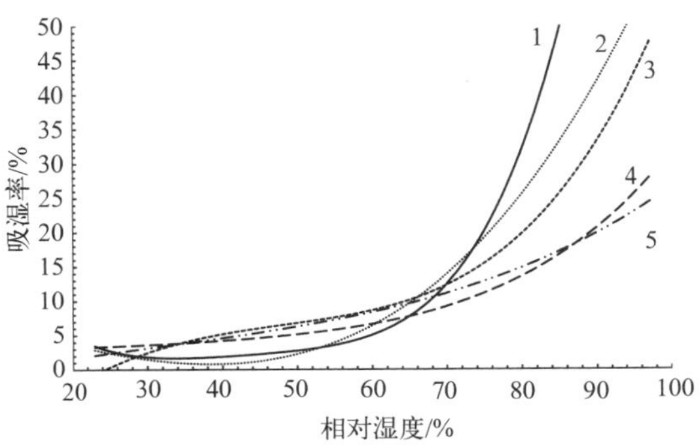

1.运脾颗粒；2.化胃舒颗粒；3.无糖型益气补血颗粒；4.归芪多糖颗粒；5.扶正救肺颗粒

图20–3　5种颗粒剂吸湿平衡图

吸湿是含干浸膏固体制剂的特性。应针对具体制剂，选择适宜的防湿措施。以下几种防湿措施可供参考：①减少制剂原料，特别是干浸膏中的水溶性杂质。如采用水提醇沉法除去胶质、黏液质、蛋白质、淀粉等，常可降低吸湿性。②加入适宜的辅料（如吸收剂），对降低吸湿有一定的效果。组方前可通过湿度加速试验筛选制剂的辅料，如乳糖可降低丹参颗粒剂的吸湿百分率，将生脉成骨胶囊原料用微晶纤维素制成颗粒也可降低吸湿性。③采用防湿包衣和防湿包装。

三、光加速试验

光线不仅会引起一些制剂产生颜色变化，还会激发一些化学反应，加速药物的分解。对于在制备、贮存过程中易受光线影响而降解、变色的固体制剂，可采用强光照射试验，以考察其降解速度。试验方法参考《中国药典》2020 年版四部 9001 原料药与制剂稳定性试验指导原则中的强光照射试验。

固体制剂的光加速试验中，药物光解后的含量变化可采用相应的化学分析方法测定。但某些固体制剂在贮存或光加速试验过程中，往往颜色变化已超出规定范围，而含量变化用常规的方法却无法区别。测定固体制剂颜色变化以往常采用目测法或吸收度法。这些方法的不足在于缺乏客观指标，不能正确反映实际变色情况。近年推荐使用漫反射光谱法（diffuse reflectance spectroscopy，DRS）测定固体制剂表面颜色的变化。此法提供了一个客观、准确的检验指标，它可对固体制剂直接测定，不破坏固体制剂原来的形态。

下面简要介绍漫反射光谱法在测定固体制剂颜色变化中的应用。

当光照射到固体制剂表面时，将产生漫反射。以硫酸钡、碳酸镁或氧化镁作为白色的参比标准，可测定其相对反射率（简称反射率）。有色物质的浓度越高，即颜色越深，反射越小。与反射率有关的 Remission 函数与有色物质的浓度呈线性关系。Remission 函数 θ 的定义式见式 20–16。

$$\theta = \frac{(1-r)^2}{2r} \tag{20–16}$$

通过反射率 r 的测定，即可求出 Remission 函数 θ。

θ 值与有色物质的浓度 C 成正比，见式 20–17。

$$\theta = A \cdot C \tag{20–17}$$

式中，A 为比例常数。θ 值可直接反映制剂的变色程度，θ 值越大，颜色越深。

在光加速试验中，颜料的褪色反应常为一级反应，θ 值的对数与光照度 I 及时间 t 的关系如式 20–18 所示。

$$\lg\theta_t = -\frac{K}{2.303}It + \lg\theta_0 \qquad (20\text{–}18)$$

式中，θ_t 与 θ_0 分别为 t 时和零时的 θ 值，K 为反应速度常数，It 为光照强度与时间的乘积。

实例

某黄色糖衣片进行光加速试验。光强度约 1.0×10^5Lx（定时测定光照度），温度 21 ± 1℃。经光照后糖衣片颜色逐渐褪至白色。在光照过程中，间隔一定时间在 430nm 处分别取样测试反射率 r_t，并计算 θ 和 $\lg\theta_t$，数据如表 20–8 所示。

表20–8　黄色糖衣片光照实验数据

T(h)	1	2	4	7	11	15	19
It($\times10^{-4}$Lx·h)	12.4	23.3	45.5	78.2	112.1	163.2	204.5
r_t(%, 6片平均值)	22.10	28.00	35.90	39.55	55.60	65.20	72.05
θ_t	1.373	0.926	0.572	0.462	0.177	0.098	0.054
$\lg\theta_t$	0.138	−0.034	−0.024	−0.335	−0.751	−1.032	−1.226

以 $\lg\theta_t$ 为纵坐标，It 乘积为横坐标作图，得一直线，其回归方程为

$$\lg\theta_t = -7.134\times10^{-7}It + 0.158 \qquad (r=0.9942)$$

由此可知，此包衣颜料褪色反应为一级动力学过程，其 K 值为 1.643×10^{-6}（Lx/h）。由此 K 值可推算在指定光照条件下，达到样品不合格 θ 限度值的时间。如果确定了样品 θ 限度值，还可由光加速条件下的贮存期推算室内光照条件下的有效期。

光加速试验照度为 14×10^4Lx，照射 21 小时样品变色成为不合格品，求算室内光照度条件下有效期（假定每日光照时间为 9 小时，室内光照度平均为 300Lx）。则：

$$14\times10^4\text{Lx}\times21\text{h}=300\text{Lx}\times t$$

$$t=9800\text{h}$$

室内光照条件下有效期 t=9800/9/365≈3 年

第五节　包装材料对制剂稳定性的影响

一、玻璃

玻璃的化学性质比较稳定，不易与药物或空气中的氧气、二氧化碳等发生反应。但玻璃有两个主要缺点：①会释放出碱性物质。②可能会有不溶性玻璃片脱落于药液中。若减少玻璃中碳酸钠含量，提高二氧化硅、三氧化二硼等氧化物的含量，即制成硼硅酸盐玻璃，则可减少上述现象的产生。

玻璃容器中充满水和稀盐酸后，蒸煮适当时间，可改善玻璃的表面性质，减少溶出的碱性物质及脱片现象。但蒸煮条件过分剧烈，如酸性太强、温度过高、时间过久，又会破坏玻璃表面原有的致密结构。若用水蒸气加热时，用二氧化硫处理，则玻璃表面的抵抗性能可明显提高，碱性水溶物可显著减少。

脱片现象主要由玻璃的类型决定。非硼硅酸盐玻璃经热压灭菌后，立即产生脱片，而硼硅酸盐玻璃却要在比通常热压灭菌更高的温度下才会出现脱片现象。脱片现象也与盛装的药液有关，磷酸钠、枸橼酸钠、酒石酸钠及其他钠盐溶液易使玻璃容器脱片。

棕色玻璃能阻挡波长小于 470nm 的光线透过，适宜盛装对光线敏感的制剂，但应关注其中的氧化铁易脱落进入制剂的情况。玻璃易碎、质重、冻干炸裂等问题也需给予考虑。

二、塑料

塑料是一大类高分子聚合物，系聚氯乙烯、聚苯乙烯、聚乙烯、聚丙烯等的总称，其中往往含有增塑剂、防老剂等附加剂。选用前应进行有关试验评价塑料及其附加剂对制剂的影响。塑料包装由于材质轻、可塑性强、有一定韧性、不易破碎、便于运输等特点，广泛用于输液、注射液、胶囊剂、丸剂等剂型。但塑料容器由于具有一定的透过性，存在泄漏与吸附现象，有时还可能与制剂发生理化反应而影响制剂的稳定性，在选用时应进行充分考察。

三、橡胶

橡胶广泛用于制瓶塞、垫圈、滴头等，在生产输液剂时，橡胶塞用量大。橡胶塞的质量直接影响输液的质量。橡胶硫化时，如硫黄的用量太多或硫化不完全，残存的部分未结合的硫黄可进入药液中。若橡胶制备的工艺不当，橡胶中的填充料如碳酸钙、氧化锌等，也可能进入药液中。橡胶中的防老剂、过氧化物（DCP）也有类似现象。这些都是药液中出现“小白点”的原因。DCP 溶于水中有特殊臭气。

如将玻璃瓶中灌装注射用水，用橡胶塞塞紧，经 115℃热压灭菌 30 分钟后，橡胶中的成分可被水浸出而溶解于水中。橡胶的浸出物可干扰溶液中主药成分的化学分析，也可能增加药液的不良反应。

橡胶会吸附药液中的主药和抑菌剂，若橡胶以环氧树脂涂层，可明显减少上述现象，但仍不能彻底消除吸附现象，可预先将洗净的橡胶塞浸于比使用浓度更高的抑菌剂溶液中使其吸附至饱和，即能克服上述缺点。

四、金属

锡管、铝管或搪锡的铅管可作为软膏剂、眼膏剂的包装材料。但为确保制剂的稳定性，首先要求镀层（或搪层、涂层）金属与产品不产生化学反应，同时要求完全、牢固地覆盖下层金属，不得有微孔和裂隙，不应产生脆裂等现象。

锡的化学性质较稳定，但可被氯化物或酸性物质腐蚀。在锡的表面涂乙烯或纤维素漆薄层，可增加锡的抗腐蚀性能，但汞化物对锡有强烈的腐蚀作用。锡管如包装 pH6.5～8.0 的制剂时，要求其表面涂环氧树脂以增加其抗腐蚀性。

铝箔在药品包装中的使用越来越广泛，形式繁多。铝箔具有良好的防湿、遮光、隔气等保护功能，但铝价格较贵，成本较高，目前普遍使用的铝塑复合膜则可取长补短，属较理想的包装材料。

各种包装材料的性质见表20-9。

表20-9　包装材料的性质比较

材料	平均密度	水蒸气穿透性	气体穿透性(O_2)	与产品潜在的反应性
聚乙烯(低密度)	0.92	高	低	低
聚乙烯(高密度)	0.96	低	低	低
聚丙烯	0.90	中等	低	低
聚氯乙烯(软的)	1.20	高	低	中等
聚氯乙烯(硬的)	1.40	高	低	低
聚碳酸酯	1.20	高	低	低
聚酰胺(尼龙)	1.10	高	低	高
聚苯乙烯	1.05	高	高	中等
聚四氟乙烯	2.25	低	低	无
钠钙玻璃	2.48	不	不	高
硼硅酸盐玻璃	2.23	不	不	低
丁基橡胶	1.30	低	中等	中等
天然橡胶	1.50	中等	中等	高
氯丁橡胶	1.40	中等	中等	高
聚异戊二烯橡胶	1.30	中等	中等	中等
硅酮橡胶	1.40	很高	很高	低

鉴于包装材料与药物制剂稳定性的关系较大，因此，在包装设计产品试制过程中，要进行“装样试验”，对各种不同的包装材料进行认真的选择。

第六节　制剂稳定性结果评价及贮存与保管要求

一、制剂稳定性结果评价

制剂稳定性的评价是对加速试验、长期试验的结果进行的系统分析和判断，相关检测结果不应有明显变化。

（一）生产条件的确定

主要是制剂车间温度和湿度对制剂尤其是对固体制剂的影响，一般温度控制在20～30℃。生产过程中，控制车间相对湿度低于临界相对湿度，湿度可通过带包装或去包装湿度加速试验，确定制剂临界相对湿度。

（二）贮存条件的确定

新药研究应综合加速试验和长期试验的结果，结合药品在流通过程中可能遇到的情况进行综合分析。选定的贮存条件应按照规范术语表述，已有国家标准药品的贮存条件，应根据所进行的稳定性研究结果，并参考已上市同品种的国家标准确定。

（三）包装材料、容器的确定

一般先根据影响因素试验结果，初步确定包装材料或容器，结合稳定性研究结果，进一步验证采用的包装材料和容器的合理性。

（四）有效期的确定

药品的有效期应根据加速试验和长期试验的结果分析确定，一般情况下，以长期试验的结果为依据，取长期试验中与 0 个月数据相比无明显改变的最长时间点为有效期。

二、制剂贮存与保管的要求

制剂除在生产、包装环节有较多的稳定性影响因素外，贮存、运输条件不当也会对其稳定性产生影响。《中国药典》2020 年版四部凡例中规定了药品贮存与保管的基本要求，主要方式有以下几种。

（1）遮光　系用不透光的容器包装，例如棕色容器或黑色包装材料包裹的无色透明、半透明容器。

（2）避光　系指避免日光直射。

（3）密闭　系指将容器密闭，以防止尘土及异物进入。

（4）密封　系指将容器密封，以防止风化、吸潮、挥发或异物进入。

（5）熔封或严封　系指将容器熔封或用适宜的材料严封，以防止空气与水分的侵入并防止污染。

（6）阴凉处　系指不超过 20℃。

（7）凉暗处　系指避光并不超过 20℃。

（8）冷处　系指 2～10℃。

（9）常温（室温）　系指 10～30℃。

除另有规定外，贮藏项下未规定贮藏温度的一般系指常温。

第二十一章 制剂的生物有效性

第一节 概 述

药物制剂的基本要求是安全、有效、稳定和可控。其中，有效性是制剂研究和应用的目的。本章重点介绍了影响苗药制剂药效的因素和研究方法。

一、制剂生物有效性的概念

（一）生物药剂学的含义

生物药剂学是研究药物及其制剂在体内的吸收、分布、代谢、排泄等过程，阐明药物的剂型因素、生物机体因素与药效之间关系的一门科学。这些研究为科学制药、正确评价药品质量、指导临床合理用药提供了科学依据。其定量方式主要表现为生物利用度。

（二）制剂的生物有效性

药物是由三个要素组成的系统：物质、生物活性和适用性。药剂学的主要任务是将已被证明具有生物活性的物质制成合适的剂型。在其临床应用时，剂型中的药物在机体的特定部位表现出治疗效果，这就是制剂的生物有效性。

制剂的生物有效性是研究制剂进入人体后的量变规律，以及影响这些规律的因素，然后阐明药物及其制剂与治疗效应的关系。

制剂生物有效性的评价指标是生物利用度（bioavailability，BA）。

生物利用度是指制剂中的药物被吸收进入体循环的速度与程度。生物利用度对药剂的有效性、安全性起着重要作用，如果血药浓度超过最小中毒浓度就会发生危险，血药浓度未达到最低有效浓度，则不会显示疗效。由此可见，掌握生物利用度是制备理想制剂的基础。

由于体内试验的困难和许多干扰因素，有必要寻找一种能够反映制剂生物利用度的体外测定方法。溶出度系指在规定溶出介质中，片剂或胶囊剂等固体制剂中药物溶出的速度和程度。药物的溶出度直接影响药物在体内的吸收速度和程度。如果药物在体内的溶解速度过慢，可能会限制其吸收，从而影响生物利用度。因此，溶出度可以作为预测生物利用度的一个关键参数。目前，溶出度的测定方法简便易行，已被各国药典收录。

研究苗药制剂的生物有效性，有助于阐明苗药理论，促进苗药制剂的发展，为优化合理剂型、改进制剂工艺、发挥疗效、减少不良反应、指导临床合理用药提供科学依据，指导苗药制剂的开发和研究。

（三）药物的体内过程

药物在体内的吸收、分布、代谢和排泄的整个过程即为药物在体内的转运过程，代谢与排泄过程又总称为消除过程。

1. 药物的吸收

药物的吸收是指药物从用药部位通过生物膜进入血液循环系统的过程，药物通过生物膜的途径包括被动扩散、主动转运、促进扩散、胞饮与吞噬等。

2. 药物的分布

药物的分布系指药物被吸收进入血液后，向体内各组织、器官转运的过程。

（1）隔室模型　药物分布通常用“隔室模型”理论来描述。即将体内血药浓度相同的分布区域视为同一个隔室，同一隔室中的药物处于动态平衡，不同隔室之间的运输和分配持续进行；研究血药浓度随时间的变化规律，可以通过模型辨识了解药物的分布。根据药物在各种组织和器官中的运输和分布，药物的分布可分为“单室模型”“双室模型”和“多室模型”，见图 21-1。

给药后，药物立即分配到全身的体液和组织中，并迅速在体内达到动态平衡。此时，整个机体可以看作一个隔室，称为单室模型或一室模型。

给药后，药物首先迅速输布到血流充裕的中央室，瞬间达到动态平衡，然后分布到血流较少的外周室。这种体内过程称为双室模型。

有两个以上隔室的模型称为多室模型。它将机体视为一个系统，由多个具有不同药物转运速率的单元组成。一般来说，内部隔室的数量不应超过 3 个。

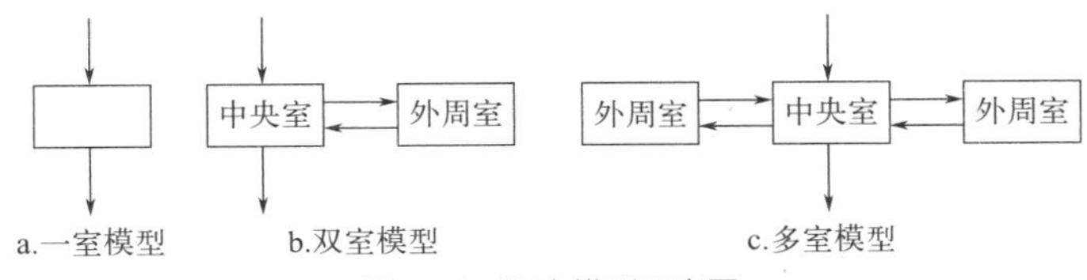

图21-1　隔室模型示意图

（2）表观分布容积（V_d）　是指当药物在体内达到动态平衡时，药物剂量与血药浓度的比值。

$$V_d = X / C$$

其中，V_d 为表观分布容积（L），X 为给药剂量，C 为血药浓度。

V_d 在生理学和解剖学上没有实际意义，它不是药物在体内的实际分布容积，但可以大致反映药物在体内的分布趋势。V_d 大，表明药物主要分布在组织和器官中。

3. 药物的代谢

药物的代谢是指药物在体内通过药物代谢酶的作用发生化学变化的过程。大多数药物在代谢后失活，少数药物在代谢后比母体药物更有效，这种代谢过程可以称为活化过程。药物代谢主要在肝脏，其次在胃肠道黏膜等。

4. 药物的排泄

药物的排泄是指被吸收到体内的药物及其代谢产物从体内排出的过程。排泄药物的主要器官是肾，也可以通过胆汁、乳汁、唾液、呼气、汗液等排泄。

二、制剂生物有效性研究的现状与意义

苗药制剂成分复杂。为了更科学地反映苗药制剂的疗效，现已运用药代动力学和药效动力学的理论和技术，对苗药制剂的生物有效性进行了研究，为苗药制剂的生产和临床应用提供了重要参考。

（一）制剂生物有效性研究的现状

在研究苗药制剂的生物有效性时，要参考中药制剂的生物有效性研究，既要借鉴现代制剂研究的技术和方法，又要保证在苗医药理论的指导下，设计出反映苗医药特点的制剂的生物有效性的研究方法。目前，关于各种苗药制剂生物有效性的研究很少。总而言之，有以下两种情况：一是根据研究化学药物制剂的生物有效性的一般方法，可以在有效成分清晰、可用于定量检测和分析的苗药制剂中进行。例如，苗药对坐叶具有治疗肝炎、痢疾、腹泻的功效，是因为所含的有效成分熊果酸、齐墩果酸具有抗菌抗炎的药理活性；灯盏细辛能活血通络止痛，治疗高血压等，是因为其中含有灯盏乙素。二是成分比较复杂，但可以选择一种或一类反映苗药制剂功效的化学成分作为检测指标，研究制剂的生物有效性，例如心脑联通胶囊中的葛根素；仙灵骨葆胶囊中的朝藿定 C、淫羊藿苷、川续断皂苷Ⅵ、丹酚酸 B 及补骨脂素，都曾被用作制剂生物有效性的研究。

目前对于组方复杂，有效成分不明确，或未建立灵敏、专一、定量检测方法的苗药制剂，尚无关于其生物有效性研究的报道。这类苗药制剂可以参照传统中药制剂，从苗医的三位一体观、事物演进观和破坏均衡观的角度，选择合适的生物效应指标，定量反映体内过程。

必须指出的是，苗药制剂通常含有多种成分，并发挥着综合作用。因此，仅通过测量一种成分的血药浓度获得的动力学参数可能无法真实反映苗药制剂的体内过程。苗药制剂生物有效性的研究方法有待进一步研究。

（二）制剂生物有效性研究的意义

苗药制剂生物有效性研究对苗药制剂的开发和提高具有以下影响。

1. 优化药物剂型，为剂型改革提供依据

在明确处方和用药目的的前提下，优化合适的剂型非常重要。在研究过程中，可以将同一处方的药物制成几种不同的剂型，用于体外溶出度和体内生物利用度的测定，并可优先选择生物利用度高、溶出度符合用药目的和要求的剂型。

2. 评价制剂的内在质量，分析影响疗效的因素

来自不同生产来源的同一配方的主要成分含量相等的同一剂型的制剂，疗效也不一定完全相同。因为制剂的生产工艺条件、辅料的种类、规格和用量，甚至操作程序和方法等都可能影响药效的发挥。对制剂的体外溶出度和体内生物利用度进行研究，不仅可以客观评价制剂的内在质量，而且可以及时发现存在的问题。如仙灵骨葆胶囊的原工艺中，以丹参、补骨脂、续断为原粉入药，有效成分溶出缓慢，可能会影响药物的吸收，难以更好地发挥药效。新工艺中，根据六种药物的药理作用和理化性质分组提取。测定结果表明，各有效成分的溶出度均有明显提高，更有利于有效成分的吸收。

3. 制订用药计划，指导临床合理用药

临床使用后，在药物治疗的安全范围内，并在一定时间内保持相对稳定的波动，该制剂不仅可以充分发挥其药效，而且可以避免不良反应和毒性反应。不同的药物有不同的治疗安全范围，一些毒性较大的药物的治疗窗很窄，有必要根据特定药物的性质制订有针对性的给药方案。因此，我们应该研究药物在体内的吸收、分布、代谢和排泄，计算出主要药物的药动学参数，如吸收速率常数（K_a）、消除速率常数（K_e）、生物半衰期（$t_{1/2}$）、表观分布容积（V_d）、达峰时间（t_{max}）、最大峰值（C_{max}）等，绘制血药经时曲线，计算曲线下面积（AUC），计算生物利用度，确定隔室模型，推导相应的数学方程，制订合理的给药方案，包括给药总剂量、给药速度、给药方式和给药间隔时间，以确保临床应用的安全性和有效性。

第二节　影响制剂生物有效性的因素

20 世纪 60 年代以来，随着医药科学技术的发展，人们对药物制剂的质量和功效有了新的认识。药物的剂型已不再只是赋予一定的形状。人们普遍认为，药物制剂的疗效不仅与药物的剂量和化学结构有关，还受到各种剂型因素和生物因素的影响。药物的剂型因素和机体的生物因素对药物疗效的发挥也起着重要作用。

一、机体因素对制剂生物有效性的影响

（一）生理条件

不同性别对药物有不同的反应。在各种动物实验中，已证实大鼠肝微粒体中的药酶活性存在性别差异。

不同种族和同一种族的不同个体对药物的反应不同，这与药酶活性的差异有关。如果给定药物具有药理活性，而其代谢产物没有药理活性，则具有高药物代谢的种族或个体产生药物不良反应的可能性较小。如果药物代谢异常低，相同剂量可能会引起强烈反应。

人类疾病对药物代谢有影响。如肝功能不全患者，在急性传染性肝炎阶段，葡萄糖醛酸的形成减慢，药物与葡萄糖醛酸的结合减少，所以代谢速度低于健康人。因此，药物的疗效存在差异。

简而言之，服药者的性别、年龄、个体差异、饮食和病理状态等都会导致药物疗效的差异。

（二）胃排空速度

胃内容物从胃幽门排到十二指肠的速度称为胃排空速率（gastric emptying rate）。排出时间与胃蠕动有关，大多数药物在小肠的吸收速度最高。药物在肠道而非胃中被吸收的疗效，其出现的时间取决于药物离开胃进入十二指肠的速度。对于一些受胃酸和胃酶活性影响而不稳定的药物，以及肠溶制剂等，在胃内的保留时间长短将直接影响药物出现药效的时间和制剂的有效性。一般来说，胃排空快，药物吸收就快。然而，快速胃排空并不利于

所有药物的吸收。例如，通过主动转运机制吸收的维生素 B_2 在小肠上部有一个特定的吸收部位。如果胃排空缓慢，药物逐渐进入小肠并被较完全吸收；如果空腹口服，药物会很快从胃中排出，同时间大量维生素 B_2 流入十二指肠，导致其生物利用度差。

（三）血液循环

如果吸收部位血液循环快，则容易吸收。血流会影响药物在胃中的吸收。饮酒后，胃的血液循环显著加快，因此饮酒可以促进胃对药物的吸收，而小肠对一般药物的吸收几乎没有影响，因为有足够的血流量。至于淋巴系统的吸收，所占比例很小，血流的变化对注射部位的吸收有很大影响。当注射剂被吸收时，药物在吸收部位组织中扩散到血管并进入血液，并被血流转运至各脏器组织。当血液流动缓慢时，血流是限速过程；当血液流动较快时，在吸收部位组织中扩散是限速过程。注射后的运动和注射部位的揉擦按摩可以扩张血管，加速血液流动。因此，这些处理方法在药物吸收中起重要作用。当药物与肾上腺素合并注射时，由于肾上腺素会收缩局部外周血管，因此药物吸收会减慢。

（四）胃肠分泌物与黏膜内代谢

胃肠道黏膜上覆盖着黏液。除了水，它的主要成分是糖蛋白，糖蛋白对某些药物的吸收有影响。靠近黏液表面的黏液层与非搅拌水层（unstirred water layers，UWL）的影响一致。由于其亲水性、黏性、不流动性以及药物与黏液成分之间可能的相互作用，因此它是药物，尤其是高脂溶性药物扩散和吸收的屏障。此外，水分的吸收可以促进药物的跨膜转运，这被称为溶媒牵引效应（solvent drag effect）。

胃肠液中含有酶类、胆盐和其他物质，这些物质对药物的吸收有不同的影响。胃肠道黏膜中存在多种消化酶和肠道菌群产生的酶，在药物被吸收前会引起代谢反应而失活。通常，药物在肠道停留的时间越长，发生这种代谢反应的可能性就越大。药物的胃肠道代谢也是一种首过代谢，对药物的疗效有一定甚至很大的影响。胆汁中含有胆酸盐，胆酸盐是一种表面活性剂，可以增加难溶性药物的溶解度，从而提高此类药物的吸收率和程度；胆酸盐还可以与某些药物形成不溶性盐，从而减少药物的吸收。例如，新霉素和制霉菌素等口服不能吸收，可治疗肠道疾病。

（五）饮食

食物对饭后服用药物的吸收有各种影响。食物通常会减缓药物从胃中排出的速度，因此会延迟主要在小肠吸收的药物的吸收；消化食物时，吸收水分，将减少消化道中的液体，延缓制剂的崩解和药物的溶解；内容物的黏度增加，阻碍药物向消化管壁扩散，减缓吸收。低蛋白食品或无蛋白食品使体内药酶活性降低，很容易导致代谢活性降低。然而，当食物含有较多脂肪时，它可以促进胆汁分泌，而胆汁中胆酸盐离子具有表面活性，能促进难溶性药物的溶解而促进其吸收。

二、药物因素对制剂生物有效性的影响

影响制剂生物有效性的药物因素很多，主要是指药物的化学和物理性质。

（一）解离度与脂溶性

大多数药物是有机弱酸或弱碱，在溶液中以解离和非解离形式的混合物存在。药物通过生物膜的转运速率通常与药物的脂溶性有关。脂溶性大的药物容易穿透生物膜，且未解离的分子形式药物比离子形式药物更容易穿透生物膜。非解离药物的脂溶性对吸收的影响很大。药物的脂溶性越大，就越容易被吸收。非解离形式的数量取决于该药物的解离常数（以 p*K*a 表示）和环境的 pH。

为了提高脂溶性，对于难以从消化道吸收的药物，可以将药物制成前体药物，即先制备为具有高脂溶性、易吸收的衍生物，服用后将该衍生物在体内转化为原母体药物，发挥其功效。

（二）溶解速度与溶解度

在大多数情况下，药物必须以单分子（或离子）状态与生物膜接触，然后才能被吸收到体循环中。药物的吸收通常从溶液开始。当药物以固体剂型口服，或注射混悬剂注入及植入片植入时，吸收过程往往受药物溶出速度的限制，即溶出是吸收的限制过程。在这种情况下，溶出速率会直接影响药物的起效时间、药效强度和持续时间。一般认为，当药物的溶出度小于 1mg/mL 时，药物的吸收很容易受溶出速率的限制。

使用药物的盐可以加快药物的溶出速度，从而提高生物利用度。例如，阿司匹林制成钠盐后，阿司匹林在水中的溶解度大大增加，溶出速度加快，能更快地被吸收进入血液循环。这提高了生物利用度，有利于药物更快地发挥解热、镇痛和抗炎等作用。

（三）粒径

口服制剂一般需要溶解在胃肠液中才能被吸收和发挥作用。因此，药物的溶出速度越快，口服后的吸收速度越快，吸收量越大。药物的溶出速率随着药物溶出面积的增加而增加。药物颗粒越小，比表面积越大。因此，难溶性药物的粒径是影响药物溶出和吸收的重要因素。采用微粉化或固体分散技术来减小难溶性药物的粒径，可以加速药物的吸收，有效提高药物的生物利用度。然而，对于胃液中的一些不稳定药物，减小颗粒大小可以加速其降解，反而会降低疗效。一些粒径减小、刺激性增加的刺激性药物会导致更大的不良反应。因此，应根据具体情况确定粉碎的粒度。

（四）晶型

虽然许多药物具有相同的化学结构，但由于结晶条件不同，可以得到不同的晶型，这种现象被称为多晶型现象（polymorphism）。1/3 的有机化合物具有多晶型现象。由于晶型不同，它们的物理和化学性质（如密度、熔点和溶解度）可能不同。由于溶解度不同，多晶型之间的溶出速率也不同。一般稳定型熔点高，溶解度低，溶出速度慢；无定型溶出最快，但很容易转变为稳定型；亚稳定型结晶介于两者之间，熔点较低，溶解度较高，溶出速率较快，它也可以逐渐转变为稳定型，但这种转变速度相对较慢，在室温下比较稳定，这有利于制剂的制备。不同的晶型会导致药物吸收率的差异，进而影响药物的生物利用度。一般来说，亚稳定型药物的生物利用度较高，而稳定型药物的生物利用度较低甚至无效。利用这些特点，选择亚稳定型结晶作为制备原料，能制备出具有较好吸收性能的制剂。亚稳定型最终可能转化为稳定型。为了确保制剂的生物有效性，需要采取措施防止亚稳定晶型的转变。表面活性剂吐温 -80 等和其他高黏度聚合物材料，如聚维酮（PVP）、羧甲基纤维素钠（CMC-Na）和阿拉伯胶等，可以延迟晶型转变，这可能与减慢扩散有关。

三、剂型因素对制剂生物有效性的影响

从广义上讲，药物的剂型因素不仅指制剂的种类和相应的给药方法，还包括制剂的工艺流程和操作条件、赋形剂和附加剂的性质和用量等。

（一）剂型

不同类型和成分的剂型对药物释放的速度和程度有不同的影响。即使是同一种药物，由于剂型、处方组成和工艺操作的不同，同一剂量的特定药物在胃肠道的吸收速度和吸收量也存在显著差异。

1. 注射液体剂型

在各种剂型中，注射尤其是静脉注射起效最快。因为在静脉注射时，药物直接进入血液，而皮下和肌内注射只有在组织吸收后才能到达血液，所以起效稍慢，但仍比其他口服液体剂型（如酒剂、汤剂和合剂）快。

肌内注射和皮下注射时，从注射部位扩散并输送到血液是其吸收的限速过程。肌内注射后，药物在肌肉组织中的有效扩散总面积越大，注射液分布越广，吸收速度越快。因此，在注射部位按摩确实有利于药物溶液的扩散和吸收。肌肉组织比皮下组织有更多的血管，所以通常吸收更快。

药物油、水溶液可在 10～30 分钟从肌内注射部位扩散到结缔组织，并通过毛细血管壁流入血液。一般来说，药物的分子量越大，吸收越慢。对于分子量较大的药物，很难通过毛细血管壁的孔隙，因此淋巴系统成为主要的吸收途径。小分子药物或抗肿瘤药物与高分子物质的结合，使得药物的分子量增大，可以使药物定向分布到作用部位或淋巴系统，从而减少不良反应，增强和延长疗效。

在肌内注射部位，亲脂性药物可直接穿透毛细血管上皮细胞膜，有利于吸收；非脂溶性药物流入血管主要取决于通过上皮细胞膜上的细孔扩散到毛细血管，这些膜孔的面积仅占毛细血管总面积的 1%。因此，非脂溶性药物的吸收速度慢于亲脂性药物。

混悬型注射剂中，药物的溶出过程是吸收的限速过程，它还受粒径、结晶状态等因素的影响。因此，混悬型注射剂可用于起长效的制剂。

油性溶剂对组织有很大的亲和力，因此，油性注射剂在注射部位扩散缓慢且较少，并可在肌肉中形成贮库，延迟药物的吸收。

乳剂（O/W 或 W/O 型）用作注射剂时，由于淋巴转运的特点，有利于抗癌药物的转运。近年来，许多研究将 O/W 静脉乳剂用作一种特殊的体内定向分布给药系统，因为静脉乳剂的内相液滴小于 1μm，可以作为异物储存在网状内皮系统丰富的器官（如肝、肺、脾等）中，从而使药物在病变处获得更高的浓度，起到定向分布的作用，具有剂量小、疗效高、作用时间长的特点。抗肿瘤药物鸦胆子油静脉乳剂是一种由鸦胆子油制成的 O/W 型乳剂静脉注射剂。

因此，注射剂中药物释放的速度：水溶液＞水混悬液＞油溶液＞ O/W 型乳液＞ W/O 型乳液＞油混悬液。

2. 口服液体剂型

（1）溶液型　溶液是药物以分子或离子的形式分散在液体中的体系。一般来说，吸收速度快且完全。当口服采用混合溶剂或添加助溶剂、增溶剂的溶液时，由于体液（胃肠液或细胞间液）的稀释或胃酸的影响，药物可能会出现沉淀。如果沉淀粒子很细，它们仍然可以很快溶解；当沉淀粒子较大时，药物的吸收可能会延迟。药物在与水混溶的非水溶液中的吸收速度比固体制剂快。适量的乙醇可以提高血流速度，促进药物在胃内的吸收。在与水不相溶的溶剂（如植物油）中，药物在口服后从油相转移到胃肠液，然后通过黏膜吸收。因此，药物从油相到水相的分配，往往成为吸收的限速过程，其吸收比水溶液差。

（2）混悬型　混悬剂中的药物颗粒必须溶解才能被吸收。一般来说，混悬剂的生物利用度仅次于水溶液剂，但优于固体制剂。影响混悬剂生物利用度的因素包括药物颗粒的大小、晶型、附加剂、分散介质的类型、黏度及组分之间的相互作用等。混悬型中的药物是一种难溶于水的固体颗粒，其吸收速度受溶出度的限制。为了增加药物的溶出度，通常将原料微粉化（粒径一般为 10μm 以下）。

（3）乳剂　口服乳剂的生物利用度较高，这可能是因为其分散性好，有效面积大，有利于药物的释放和吸收；亚油酸由油脂消化产生，可抑制胃肠道蠕动；食用油脂能促使胆汁分泌较多，有利于药物的溶解和吸收；油脂性药物可以通过淋巴系统运输和吸收。

3. 口服型固体剂型

固体剂型口服后，药物与胃肠液将不会马上直接接触、吸收。在胃液中，它必须经历崩解（或溶散）–溶出–（通过生物膜）吸收等过程。

在固体制剂到达生物膜表面并被吸收之前，它必须首先崩解，即分散成细颗粒。然后，药物从小颗粒中释放出来，溶解在胃肠液中，并通过生物膜进入血液循环而起疗效。这个过程决定了药物在体内吸收的速度和程度。当药物微粒与体液有较大的接触面时，药物的溶出速度和吸收速度会加快。

（1）散剂　散剂的粒度影响生物利用度，稀释剂也影响散剂的生物利用度。有些稀释剂会与药物相互作用，有些稀释剂可能会吸附药物，使药物不能迅速溶出和吸收。

（2）胶囊剂　胶囊剂通常在胃中迅速崩解。胶囊壳破碎后，药粉可迅速分散。因此，药物释放和溶出迅速，吸收良好，生物利用度高。胶囊中药物的粒径、分散状态和附加剂会影响药物的释放和吸收。硬胶囊中的疏水性稀释剂可能会阻碍水性体液对药物的润湿，而不溶性稀释剂可能会吸附药物，阻碍药物释放和吸收。

（3）片剂　片剂是生物利用度问题较多的剂型之一。主要原因是压片后，药物的有效溶出面积减小，从而减缓药物从片剂到胃肠液的释放和溶出。在片剂释放药物的过程中，它们被崩解，然后分散成细颗粒。细颗粒溶解后，才可被人体吸收。因此，尽管某些药物（尤其是难溶性药物）片剂的崩解时限符合《中国药典》的规定，但其生物利用度可能非常差。

（4）丸剂　丸剂的种类很多，丸剂的溶散和释放过程比较复杂。影响丸剂生物有效性的主要因素是赋形剂和药粉。古人云："水丸取其易化，蜜丸取其缓化，糊丸取其迟化，蜡丸取其难化。"说明"易、缓、迟、难"的区别主要受赋形剂的影响。药物在包衣制剂中的吸收，开始于包衣层的溶解。包衣材料的物理化学性质、包衣层厚度和包衣层中的微孔都会影响制剂的崩解、释放、溶解和吸收。大多数包衣材料都是可以解离的高分子物质，它们在胃和肠道中的停留时间受胃和肠道液体 pH 的影响很大。由于胃液的 pH 变化很大，所以个体之间，甚至同一个体的血药浓度的变化也很大。

因此，口服剂型中药物的吸收速度：溶液剂＞混悬剂、乳剂＞散剂＞胶囊剂＞片剂＞丸剂。

4. 直肠给药剂型

直肠给药的栓剂或灌肠剂，用于局部治疗或起全身疗效。灌肠剂的特点是保留时间长，药物以溶液状态使用，有利于吸收。直肠灌肠的药物吸收优于栓剂。如果添加少量增稠剂，将有助于延长药物在肠道中的停留时间并增加其吸收。

栓剂作为直肠给药剂型可以产生全身疗效。药物在栓剂中的吸收过程可能有两种形式：一种是在直肠分泌液中溶解和扩散吸收，另一种是通过油脂基质直接到达直肠黏膜而被吸收。因此，有许多因素影响药物从直肠的吸收，包括药物的溶解度、解离度和脂溶性等。

5. 眼用剂型

（1）滴眼水溶液　水溶液与角膜接触时间短，因此吸收时间也短。亲水性聚合物如甲基纤维素（MC）和聚乙烯醇（PVA）等的加入可以增加水溶液的黏度，延长药物与角膜的接触时间，降低药物的流失速度，有利于药物的吸收。

（2）混悬型滴眼液　混悬型滴眼液中的药物颗粒可以保留在结膜囊中，并持续穿透角膜。药物颗粒的大小会影响生物利用度。如果颗粒太大，不仅作用表面积小，还会引起眼睛刺激和药物流失，从而降低生物利用度。

（3）眼膏及油滴眼剂　眼膏和油滴眼剂与角膜的接触时间都较长。使用脂溶性非离子药物有助于穿透角膜上皮层。然而，油脂性基质不容易与泪液混合，这可能会限制药物的渗透。

（4）眼用膜剂　眼用膜剂通常以聚乙烯醇（PVA）为成膜材料。使用后，膜剂被泪液逐渐溶解在眼睛中，形成黏稠液体，不容易从鼻泪管中流失。它还能黏附在角膜上，增加接触时间，延长疗效，减少用药次数。长效眼用制剂包括膜控释的恒释药膜和吸附药物的软接触镜。

6. 皮肤用剂型

皮肤用剂型主要用于皮肤表面起局部作用。当病患部位位于表皮角质层以下时，要求药物制剂具有一定的渗透性，能通过角质层发挥药效。

总之，剂型不同，给药途径不同，吸收速度与程度也就不同。不同给药途径药物吸收按快慢顺序排列：静脉注射＞吸入给药＞肌内注射＞皮下注射＞直肠或舌下给药＞口服给药＞皮肤给药。

（二）赋形剂与附加剂

赋形剂与附加剂广泛应用于制剂生产过程，尤其是固体制剂的成型过程，如散剂中的稀释剂，丸剂中的黏合剂，片剂中的崩解剂、润滑剂等。过去在选择赋形剂时，大多数人只注意对生产工艺和制剂外观性状的影响，如硬度、黏度、颜色等方面，而没有充分注意赋形剂改变制剂生物有效性的可能性。事实上，无活性的赋形剂并不存在。例如，乳糖曾经被认为是无活性的，现已经被证明可以加速某些药物的吸收，也可以阻止某些药物的吸收。由于乳糖的使用量不同，即使是同一种药物也会产生不同的效果。

赋形剂与附加剂不仅可以改变药物和制剂的物理和化学性质，还直接影响药物释放和吸收的速度和数量。赋形剂以不同的方式作用于药物，如络合物的形成、吸附作用的产生、药物颗粒表面性质的变化、溶出速率的变化、黏度的变化等，可能会增强或削弱制剂的生物有效性。

1. 亲水性赋形剂

对于制剂中的难溶性药物，可以通过减小粒径和增加比表面积来改善溶出度。然而，对于疏水性强的药物，粒径减小后，整个制剂的疏水性反而增强，溶解介质难以穿透，导致溶出速度缓慢。因此，减小粒径的方法不能提高疏水性药物的生物利用度。如果疏水性药物与亲水性赋形剂（如乳糖、淀粉等）混合，或疏水性药物包裹亲水性薄膜（如阿拉伯胶、羟丙基纤维素等），接触角减小，可改善润湿性和亲水性，增加溶出度。如聚乙烯醇17–88（PVA）、醋酸纤维素（AC）和乙基纤维素（EC）制成的药物膜，PVA 膜的释药速度最快，EC 膜的释药速度最慢，AC 膜介于两者之间。这是因为 PVA 含有大量亲水性 –OH 基团，因此，水很容易渗透到膜中释放药物；AC 膜的亲水性介于 PVA 膜和 EC 膜之间，因此药物释放速率也介于两者之间。

2. 疏水性赋形剂

疏水性赋形剂（硬脂酸镁等）会增加整个制剂的疏水性和接触角，甚至不能被水润湿，影响制剂的崩解和药物溶出。中药蜡丸“取其难化”，缓释效果好，生物利用度低。释放速度慢而均衡，说明其具有长效的作用。除药物因素外，主要是作为蜡丸黏合剂的蜂蜡极性小，疏水性强，限制了药物的溶出。符合中医对蜡丸使用的要求。

3. 表面活性剂

表面活性剂（如月桂醇硫酸钠、吐温 –20）一般可以改善疏水性药物的溶出度。其可能机制：提高润湿性，防止凝聚，增溶作用。表面活性剂常用作制剂中的增溶剂、乳化剂、分散剂等。低浓度的表面活性剂不仅能增加体液对药物颗粒表面的润湿性，改善药物的溶出度，还能溶解消化道上皮细胞膜的脂质，改变上皮细胞的通透性，增加被动扩散吸收困难的药物的吸收并提高其生物利用度，但应注意，长期重复使用大剂量表面活性剂可能会使黏膜细胞结构受损。

（1）增加药物的吸收　这是因为表面活性剂的浓度低于临界胶束浓度（CMC）时，可以降低溶液的表面张力，使药物溶液与黏膜接触，提高肠黏膜的可渗透性。

（2）降低药物的吸收　这是因为表面活性剂形成胶束，药物进入胶束屏障，聚集的胶束不能通过黏膜，进入胶束的药物分子不能被机体吸收。

4. 黏合剂

黏合剂的类型和用量会影响丸剂和片剂中药物成分的溶出度。常用于丸剂的黏合剂是炼蜜，常用于片剂的黏合剂是淀粉浆。根据药料的性质，控制炼蜜的程度和淀粉浆浓度，掌握黏合剂用量，所制的丸剂和片剂基本符合要求。

一些纤维素衍生物（如羟丙基甲基纤维素）也可用作黏合剂，可显著提高某些制剂的溶出度。用作片剂黏合剂的明胶溶液也可以提高药物成分的溶出度，但应注意其浓度不宜过高，否则溶出度会变差。

浸膏片剂中经常出现因浸膏黏性而影响水渗透到片剂中的现象。浸膏一般以水为溶剂制成，通常含有大量易溶于水的黏性物质。虽然制粒后压片有许多孔隙或大孔隙，但一旦水进入孔隙，黏性物质就会迅速溶解，增加介质的黏度，导致透入速度降低，甚至非常缓慢。出现表面层是润湿的，黏性很强，而片剂内部仍处于干燥状态。此时，片剂仅从外层逐渐溶蚀，导致溶出缓慢。

（三）制剂工艺

制剂工艺不仅影响制剂的成型和稳定性，还会改变制剂中药物的溶出速率和生物利用度，从而影响制剂的疗效。

苗药的提取和精制是制备苗药制剂的基础。药材中含有多种有效成分，如皂苷、黄酮类和生物碱等，具有不同的性质。因此，使用不同的提取方法和溶剂，从苗药中提取的有效成分的数量、质量和其效用可能会有所不同。即使是同一种分子，由于基团的空间位置不同，其生物活性也会大不相同。例如，L- 山莨菪碱的散瞳效果是 D- 山莨菪碱的 100 倍。如果这些结构在提取过程中发生变化，并且无法获得预期的成分，则无法保证制剂的质量。

固体苗药制剂的制备包括粉碎、混合、制粒、制剂成型等多个步骤。在制粒操作中，也有许多因素会影响片剂的崩解、溶出和吸收，如黏合剂的类型和用量、粒径和紧密度、制粒方法等。当使用湿法制粒时，混合的强度和时间会影响颗粒的硬度以及片剂的硬度和崩解时间。将苗药浸膏细粉与适当的辅料混合均匀，润湿剂乙醇或水以雾状在旋转中喷入，使其湿润并黏结成颗粒，制备的片剂崩解度和溶出度良好。

片剂制备过程中的压力，片剂储存过程中的温度和湿度等因素都会影响溶出度。在片剂成型过程中，压力使材料聚结成片剂，增加密度并减小颗粒的总表面积。压力对溶出度的影响是复杂的。一般来说，随着压力的增加，颗粒可以更紧密地结合，导致减缓溶出速度。另外，在较高的压力下，颗粒也可能被粉碎成更小的颗粒，导致表面积和溶出度增加；有时，随着压力的增加，上述两种情况也可能综合发生。

其他新的制剂技术也会影响药物的溶出，从而影响制剂的疗效。例如，将难溶性药物与水溶性高分子材料制成固体分散体，可提高药物的溶出速率，有效提高药物的生物利用度。采用包合技术制备难溶性药物的 β- 环糊精包合物也是提高难溶性药物生物利用度的有效方法。

第三节　评价制剂有效性的方法

一、制剂生物有效性研究方法

1. 通过对体内过程的研究，阐明某些成分的分布特征与药效和不良反应之间的关系。
2. 根据药物动力学研究，阐明某些成分的剂量 – 效应和剂量 – 时间关系。
3. 根据药物在体内的化学结构转化，阐明某些成分与生物活性的关系。

二、生物利用度

生物利用度指制剂中的主药被吸收进入血循环的速度和程度。生物利用度是制剂生物有效性的评价指标，也是保证药物制剂内在质量的重要指标。

总吸收量通常根据血药浓度－时间曲线下的面积（AUC）计算。口服试验制剂的 AUC 与其静脉注射的 AUC 之比为绝对生物利用度；口服试验制剂的 AUC 与口服标准参比制剂的 AUC 之比为相对生物利用度。标准参比制剂必须安全有效。生物利用度包括以下两个方面。

1. 生物利用的程度（EBA）

EBA 系指与标准制剂比较，供试制剂中被吸收的药物总量的相对比值。可用式 21–1 表示：

$$\mathrm{EBA}=\frac{\text{试验制剂中主药吸收总量}}{\text{标准参比制剂中主药吸收总量}}\times 100\% \qquad (21\text{–}1)$$

一般用血药浓度－时间曲线下的面积（AUC）计算吸收的总量。相对利用度及绝对生物利用度，可用式 21–2、式 21–3 表示：

$$\text{相对生物利用度 } F=\frac{\mathrm{AUC}_T}{\mathrm{AUC}_R}\times 100\% \qquad (21\text{–}2)$$

$$\text{绝对生物利用度 } F=\frac{\mathrm{AUC}_T}{\mathrm{AUC}_{iv}}\times 100\% \qquad (21\text{–}3)$$

上述两式中，脚注 T 与 R 分别代表试验制剂与参比制剂，iv 代表静脉注射剂。

2. 生物利用的速度（RBA）

RBA 系指与标准制剂比较，供试制剂药物被吸收速度的相对比值。可用式 21–4 表示：

$$\mathrm{RBA}=\frac{\text{试验制剂中主药吸收速度}}{\text{标准参比制剂中主药吸收速度}}\times 100\% \qquad (21\text{–}4)$$

一般用血药浓度达到峰值的时间（$t_{\max}$）表示。

3. 生物利用度的指标

图 21–2 是血管外途径给药的血药浓度（C）－时间（t）曲线，包括常用的口服、肌内注射及皮下注射等有吸收过程的用药途径。在该曲线中，峰左侧曲线称为吸收相，在此过程中，药物在给药部位不断被吸收，药物的吸收速率大于消除速率，血药浓度持续上升，曲线呈上升状态，反映了药物的吸收情况；当吸收与消除达到平衡时，血药浓度为峰浓度。峰的右侧称为消除相，药物的消除速率大于吸收速率，血药浓度不断降低，在一定程度上反映了药物的消除情况。在描述血药浓度－时间曲线时，有 3 项参数对评价制剂生物利用度具有重要意义。

（1）峰浓度（$C_{\max}$）　峰浓度是指血管外给药后，体内可达到的最高血药浓度，又称峰值。峰浓度是与疗效和毒性水平有关的参数。

（2）达峰时间（$t_{\max}$）　达峰时间是指血药浓度达到峰值的时间。达峰时间是反映药物起效速度的参数。

（3）血药浓度—时间曲线下面积（AUC）　血药浓度—时间曲线下面积与药物吸收总量成正比，是代表药物吸收程度的参数。在比较 AUC 时，应注明 AUC 的时间上下限，例如

$AUC_{0\to12}$，$AUC_{0\to8}$ 等。

除此之外，还有达到最小有效血药浓度（MEC）的时间和维持 MEC 以上的药物浓度的时间这两个参数。这些参数中，尤以 AUC、C_{max}、t_{max} 最为重要，是具有吸收过程的制剂的生物利用度的三项基本参数。固体制剂，特别是缓释制剂，还常以滞后时间 t_{lag} 作为另一个参数。如果条件许可，还可得到半衰期 $t_{1/2}$、吸收速率常数 k_a、消除速率常数 K 等动力学参数。

4. 生物利用度与临床疗效的关系

药物的疗效不仅与药物吸收的程度有关，还与药物吸收的速度有关。如果药物的吸收速度太慢，无法在体内产生足够高的治疗浓度，即使所有药物都被吸收，也无法达到治疗效果。在图 21-3 中，三种制剂 a、b 和 c 的 AUC 相同，但制剂 a 吸收快，达峰时间短，峰浓度大，超过了最低毒性浓度（TC）。因此，临床上可能会发生毒性反应。制剂 b 的达峰略慢于制剂 a，血药浓度长时间处于最小毒性浓度和最小有效浓度之间，可获得较好的疗效。制剂 c 的血药浓度一直低于最小有效浓度，临床上可能无效。因此，该制剂的生物利用度应通过 C_{max}、t_{max} 和 AUC 三个指标进行综合评价。这三个指标是评价制剂生物有效性的重要参数。

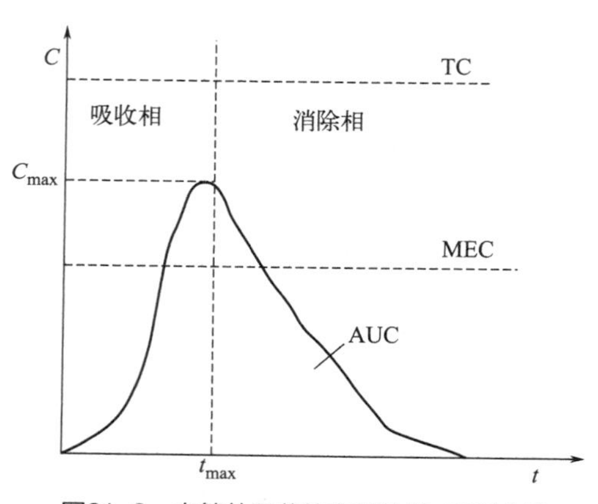

图21-2　血管外用药的血药浓度-时间曲线

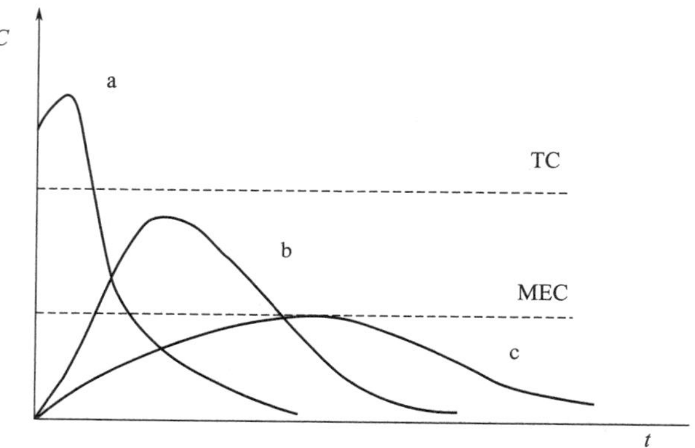

图21-3　三种制剂的浓度时间曲线比较

（一）生物利用度的测定设计

1. 受试对象

生物利用度检测可在动物或人体内进行。由于动物和人在生理状况上的巨大差异，从动物实验中获得的数据只能作为参考。在人体生物利用度研究中，一般选择 18～24 例健康男性，年龄 19～40 岁，特殊情况下应说明原因。同一批受试者的年龄差异不应超过 10 岁。经体检，符合规定要求。人体生物利用度研究必须符合《药品临床试验管理规范》，研究计划经伦理委员会批准后，受试者应签署知情同意书。实验前 2 周至实验期间，受试者未服用任何其他药物，实验期间禁止吸烟、饮酒和饮用含咖啡因饮料。研究计划中应记录以下项目：①受试者的性别、年龄和体重。②受试者的临床参数，包括临床化学和血液检查。

2. 标准参比制剂

用于制剂生物利用度研究的标准参比制剂必须安全有效，并通过质量检验。在进行绝对生物利用度研究时，必须选择静脉注射剂作为标准参比制剂。在进行相对生物利用度研究时，首先应考虑选择疗效确切的、国内外上市相同剂型的主导制剂作为标准参比制剂。只有当国内外没有相应的制剂时，其他类似制剂才可作为参比制剂。

3. 试验制剂

试验制剂应为经过安全性、质量和稳定性研究的中试产品。同时提供药物溶出度、体外稳定性、含量等数据，个别药物还须提供其他相关资料。

4. 给药方案

可采用单次给药或重复多次给药使达到稳态后测定两种方法。给药方案应明确规定，受试者至少在 2 周前停止服用其他药物，以消除可能被药物诱导的肝脏药物酶系统的影响。为了克服个体差异的影响，常要求同一受试者在不同时期分别服用受试制剂和标准参比制剂，并采用双周期交叉试验设计，以抵消实验周期对实验结果可能产生的影响。也就是说，受试者被随机分为两组（注意体重、年龄的一致性等），一组先服用试验制剂，然后服用标准参比制剂；另一组先服用标准参比制剂，然后服用试验制剂。两个测试周期之间的间隔时间或交叉试验中各次用药之间的时间间隔称为洗净期（washout period）。试验中设定洗净期是为了避免前一次试验中使用的药物对后一次试验的影响。在生物利用度试验期间，洗净期由受试药物的消除半衰期决定。洗净期应足以确保所有受试者在第二个周期开始时的药物浓度低于生物分析定量下限。一般来说，应间隔活性物的 7～10 个半衰期，半衰期小的药物通常为一周。对于 3 种制剂，即两种试验制剂和一种标准参比制剂，应使用三制剂、三周期的 3×3 拉丁方试验设计，见表 21-1。同样，每个周期应间隔 7～10 个药物半衰期，通常为 1 周。该试验是在禁食条件下进行的。一般来说，应禁食 10 小时以上，早上吃药，同时喝 200mL 水。4 小时后，受试者统一进食标准餐。受试者在服药后避免剧烈活动。除特殊情况（如眩晕等）外，不要卧位。

表21-1　3×3拉丁方设计试验

受试者分组	周期		
	Ⅰ	Ⅱ	Ⅲ
1	试验制剂A	试验制剂B	参比制剂
2	试验制剂B	参比制剂	试验制剂A
3	参比制剂	试验制剂A	试验制剂B

5. 服药剂量的确定

进行生物利用度研究时，药物剂量通常应与临床药物剂量相同。有时，由于血药物浓度检测方法的灵敏度有限，可以适当增加剂量。在安全的前提下，设计剂量不得超过临床最大剂量，以防止受试者发生不良反应。受试制剂和标准参比制剂应用等剂量为最佳。如果不能使用等剂量，应说明原因，并在计算生物利用度时进行剂量调整。当普通制剂是标准参比制剂时，尤其是心血管类药物，剂量设计应谨慎，不一定必须与研究中的制剂剂量相同。

6. 分析用体液的选择

血液是最佳选择，因为大多数药物的血药浓度与疗效之间存在平行关系，血药浓度值是治疗效果的有价值数据。尿液也可以使用。在少数情况下，还可以分析唾液、汗液、精液和脑脊液等样品。

7. 取样点

应采集足够的样品，以充分描述血药浓度－时间曲线。完整的血药浓度－时间曲线应包括吸收相、平衡相和消除相。吸收相指随着药物由给药部位不断被吸收，血药浓度持续上升的阶段，这一阶段吸收大于消除。平衡相指吸收与消除达到平衡，血药浓度为峰值的阶段。消除相指消除大于吸收，血药浓度持续降低的阶段。

服药前应采集空白血样，每个时相内应有取样点，总取样点不少于 11 点。一般情况下，吸收相和平衡相各应有 2～3 个采样点，消除相内应有 6～8 个采样点，也就是主要在曲线首尾及峰值附近或浓度变化较大处取样（图 21-4）表示在峰浓度时取样点不足，阴影部分面积有可能丢失，使 *AUC* 的测定出现低估。对于血药浓度－时间曲线变化规律不明显的制剂，如缓释制剂，应增加采样点。整个采样周期应为 3～5 个半衰期。如果半衰期未知，则应继续采样，直到血药浓度为 C_{max} 的 1/10～1/20。血样（血浆、血清或全血）应立即测量或冷冻以准备检测。

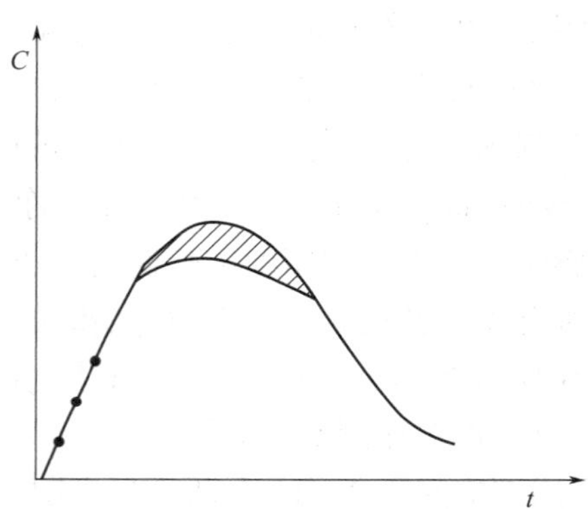

图21-4　取点少时，AUC可能被低估示意图

采用尿药法时，尿液收集时间应大于消除半衰期的 3 倍。尿液样本采集时间不要超过 72 小时。如须进一步获取药物排出速度的相关数据，应分段收集尿液，并分别测量药量。尿液收集时间应为药物半衰期的 7～10 倍（此时，尿液排泄量已达到 99.9%）。

采样量主要取决于分析方法的灵敏度和准确性，以及实验对象提供样品的可能性。

8. 血样测定

根据所确定的指标成分和建立的分析方法测定血样中的药物浓度，得到血药浓度－时间曲线（*C–t* 曲线）。

（二）生物利用度的血药浓度法的参数提取

峰浓度 C_{max} 和达峰时间 t_{max} 的提取

（1）直接提取　从血药浓度－时间曲线中可以直接提取达峰时间和血药峰浓度。只要在血药浓度曲线的上升测试点有足够的数据，曲线就平滑完整。曲线最高点的纵坐标为血药浓度峰值，横坐标为达峰时间。通过这种方法获得的数据可能是粗略的值，有一定的误差，但由于其是较直观和简单的方法，可以在要求不一定非常精确时使用。

（2）抛物线拟合　还可以通过计算法得出达峰时间和血药峰浓度。根据实验数据绘制的血药浓度－时间曲线，有一个峰，通过峰顶点周围三点（包括顶点）的曲线部分，可用抛物线拟合，即三点的实验数据（t_1，c_1），（t_2，c_2），（t_3，c_3）被代入抛物线方程 21-5：

$$C=a+bt+ct^2 \tag{21-5}$$

可得出三个方程式：

$$C_1 = \mathrm{a} + \mathrm{b}t_1 + \mathrm{c}t_1^2$$

$$C_2 = \mathrm{a} + \mathrm{b}t_2 + \mathrm{c}t_2^2$$

$$C_3 = \mathrm{a} + \mathrm{b}t_3 + \mathrm{c}t_3^2$$

解此三联方程，求出 a、b、c 的值，再代入上述抛物线方程，将该方程取一阶导数，因为抛物线顶点切线是水平线，其斜率为零，即$\frac{\mathrm{d}C}{\mathrm{d}t} I_{\mathrm{t}}=t_{\max}=0$，因此得到式 21-6：

$$\mathrm{b}+2\mathrm{c}t_{\max}=0 \tag{21-6}$$

所以得到式 21-7：

$$t_{\max} = -\frac{\mathrm{b}}{2\mathrm{c}} \tag{21-7}$$

此时抛物线方程可写为　$C_{\max} = \mathrm{a} + \mathrm{b}t_{\max} + \mathrm{c}t_{\max}^2$

已知　$t_{\max} = -\frac{\mathrm{b}}{3\mathrm{c}}$

所以得到式 21-8：

$$C_{\max} = \frac{4\mathrm{ac} - \mathrm{b}^2}{4\mathrm{c}} \tag{21-8}$$

（3）动力学方程　如果已知药物的吸收速率常数 K_{a} 和消除速率常数 k，也可以通过动力学方程计算。见式 21-9，式 21-10，式 21-11。

$$t_{\max} = \frac{2.303}{k_{\mathrm{a}} - k} \cdot \log \frac{k_{\mathrm{a}}}{k} \tag{21-9}$$

$$C_{\max} = C_0 \cdot \frac{F \cdot k_{\mathrm{a}}}{k_{\mathrm{a}} - k}(e^{-kt_{\max}} - e^{-t_{\max}k_a}) \tag{21-10}$$

$$C_{\max} = C_0 \cdot F \cdot e^{-kt_{\max}} \tag{21-11}$$

（三）血药浓度法生物利用度的求算

1. 血药浓度时间曲线下面积（*AUC*）

血药浓度时间曲线下面积 $AUC_{0\rightarrow\infty}$，即单剂量给药后，从时间零到无限长时间曲线下的全面积，可表示为式 21-12：

$$AUC_{0\rightarrow\infty} = \int_0^{t_n} C\mathrm{d}t + \int_{t_n}^{\infty} C\mathrm{d}t \tag{21-12}$$

式中，t_{n} 代表最后一次取血样时间。

$\int_0^{tn} Cdt$，实际上都用梯形面积法求得。

现介绍梯形面积法如下（图 21-5）。

设 C_1、C_2、$C_3 \cdots C_n$ 为在时间 t_1、t_2、$t_3 \cdots t_n$ 测得的血药浓度，其血药浓度—时间曲线如图 21-5 所示，其面积可视为若干个梯形面积与三角形面积的和。按梯形面积 =1/2（上底 + 下底）× 高求算，其算式如式 21-13 所示：

$$AUC_{0\to t_n}=\frac{1}{2}C_1t_1+\frac{1}{2}(C_2+C_1)(t_2-t_1)+\frac{1}{2}(C_3+C_2)(t_3-t_2)+\cdots+\frac{1}{2}(C_n+C_{n-1})(t_n-t_{n-1})$$

（21–13）

梯形法求 AUC 的通式如式 21–14：

$$AUC=\sum_{i=1}^{n}\frac{C_i+C_{i-1}}{2}(t_i-t_{i-1})$$（21–14）

在通常的单剂量实验中，测量生物样品液中不含药的时间需要几个半衰期。事实上，一般的血液采样通常是提前完成的，即在获得完整的血药浓度 – 时间曲线之前就停止了血液采样。如图 21–6 为口服单剂量后的血药浓度 – 时间图和半对数图。最后一次血液样本采集时间应该是血药浓度低到可以忽略的时候，之后，我们需要继续外推曲线尾段至能计算出曲线下的剩余面积。外推方法如下：

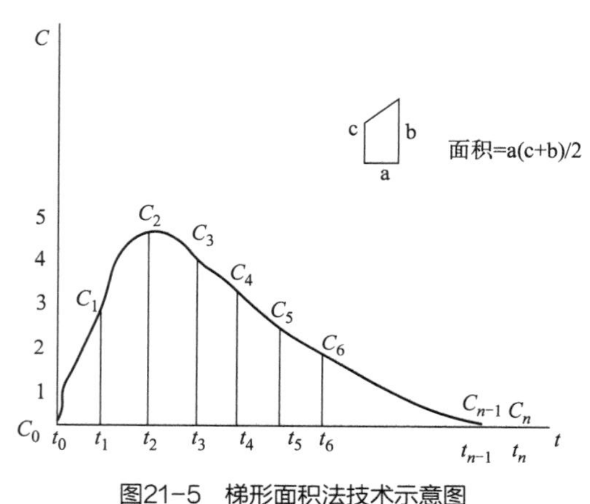

图21–5　梯形面积法技术示意图

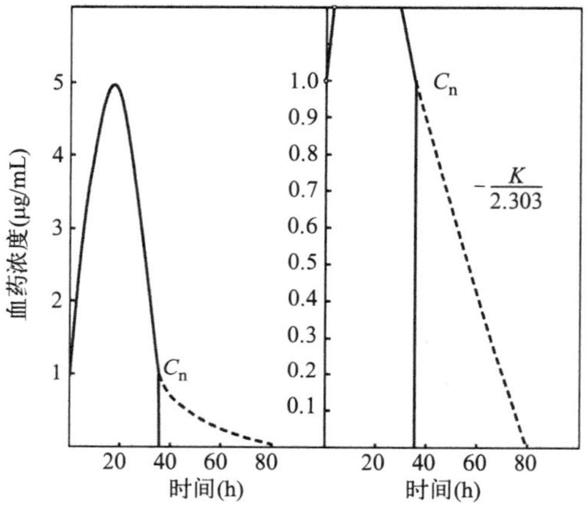

图21–6　C–t曲线尾段外推示意图

从上图可求证$\frac{C_n}{K}=AUC_{t\to\infty}$如式 21–15，结果见式 21–16：

$$\int_{t_n}^{\infty}C\cdot \mathrm{d}t=\int_{t_n}^{\infty}C_o\cdot e^{-kt}\cdot \mathrm{d}t$$（21–15）

$$=C_0\left[-\frac{e^{-kt}}{K}\right]_{t_n}^{\infty}$$

$$=\frac{C_0}{K}e^{-kt_n}$$

$$=\frac{C_n}{K}$$（21–16）

式中，C_n为最后一点的血药浓度；K 为末端消除速率常数，可由对数血药浓度 – 时间曲线末端直线部分的斜率求得。

$$斜率=-\frac{K}{2.303}$$

K 为消除速率常数。消除速率常数 K 可从实验所得的曲线求算。

单剂量给药后，血药浓度曲线下的全面积如式 21–17 所示：

$$AUC_{0\to\infty} = AUC_{0\to t} + AUC_{t\to\infty} \tag{21-17}$$

式中，$AUC_{0\to t}$为 0 → t 时的血药浓度曲线下面积。

$AUC_{t\to\infty}$为 t 到无穷大时的血药浓度曲线下面积。

AUC 的单位是浓度 × 时间。

除了上述梯形面积法，AUC 还可以通过其他简单的方法进行估算，如作图法，但精密度稍差。

可用积分法，则如一室模型，可用公式 21-18：

$$AUC = A\left(\frac{1}{K} - \frac{1}{K_a}\right) \tag{21-18}$$

式中 A 为吸收表面积。

AUC 和生物利用度之间的比率是基于消除速度保持不变的假设。因此，消除速率常数 K 值的任何偏差都可能导致 AUC 的显著差异，如图 21-7 所示。通过根据各组数据计算消除常数，可以校正这种差异。方法：$AUC_{校正}=AUC_{表观}\cdot(K)$。假设药物很快被消除，$K$ 很大，如果不纠正，AUC 的表现可能会被低估。

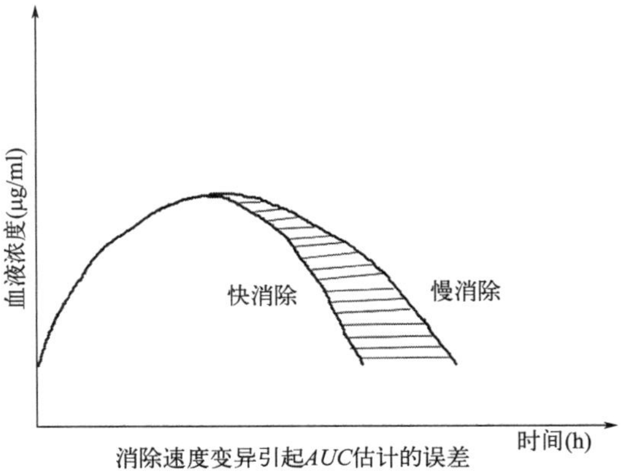

下面是血药浓度法生物利用度计算举例。

消除速度变异引起AUC估计的误差

图21-7　消除速度变异引起AUC估算的误差

实例 1

10 名健康受试者，单剂量口服药物 2g（分别交叉服用溶液剂和片剂）。每名受试者至少间隔一周进行溶液剂和片剂的交叉试验。定期采集血液样本，结果见表 21-2 及图 21-8。

表21-2　血药浓度

抽血时间(h)	口服后血药浓度(μg/mL)			
	溶液剂		片剂	
	C	$\log(10\times C)$	C	$\log(10\times C)$
0.5	1.00		0.91	
1.0	3.76		3.48	
1.5	4.67		4.13	
2.0	3.05	1.4843	3.35	1.5250
3.0	2.12	1.3263	1.69	1.2279
4.0	0.97	0.9868	0.86	0.9345
5.0	0.75	0.8751	0.42	0.6232
6.0	0.33	0.5185	0.25	0.3979

将图 21-8 中血药浓度曲线尾段化直，可求算总消除速率常数 K。方法是将尾段血

药浓度数据取其对数，然后根据表 21-2 中 2～6 小时的 log（10×C）对 t 作图，根据斜率 $=-\dfrac{K}{2.303}$

溶液剂：斜率 $=\dfrac{1.4843-0.5185}{2-6}=-0.2415$

$-0.2415=-\dfrac{K}{2.303}$

K（溶液剂）=0.5562

片剂：斜率 $=\dfrac{1.5250-0.3979}{2-6}=-0.2818$

$-0.2818=-\dfrac{K}{2.303}$

K（片剂）=0.6490

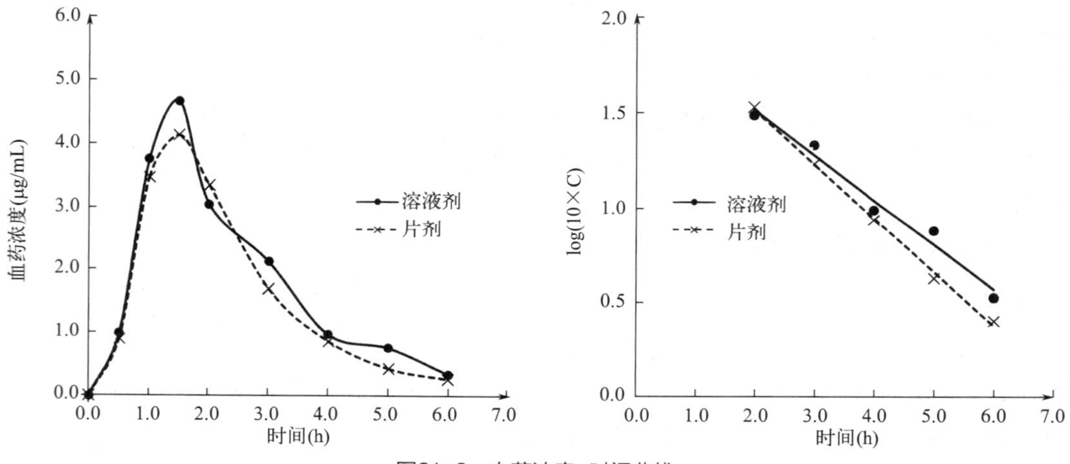

图21-8　血药浓度-时间曲线

应用公式与表 21-2 的数据计算$AUC_{0\to\infty}$：

$$AUC_{0\to\infty}（溶液剂）=\frac{1.00}{2}\times0.5+\frac{1.00+3.76}{2}\times(1-0.5)+\frac{3.76+4.67}{2}\times(1.5-1)+\frac{4.67+3.05}{2}\times(2-1.5)+\frac{3.05+2.12}{2}\times(3-2)+\frac{2.12+0.97}{2}\times(4-3)+\frac{0.97+0.75}{2}\times(5-4)+\frac{0.75+0.33}{2}\times(6-5)+\frac{0.33}{0.5562}=11.60（\mu g\cdot h/mL）$$

$$AUC_{0\to\infty}（片剂）=\frac{0.91}{2}\times0.5+\frac{0.91+3.48}{2}\times(1-0.5)+\frac{3.48+4.13}{2}\times(1.5-1)+\frac{4.13+3.35}{2}\times(2-1.5)+\frac{3.35+1.69}{2}\times(3-2)+\frac{1.69+0.86}{2}\times(4-3)+\frac{0.86+0.42}{2}\times(5-4)+\frac{0.42+0.25}{2}\times(6-5)+\frac{0.25}{0.6490}=10.2527（\mu g\cdot h/mL）$$

$$EBA_{ret}=\frac{AUC_{片剂}}{AUC_{溶液剂}}=\frac{10.2527}{11.60}=0.8839$$

相对生物利用度（*EBA*）为 88.39%。相应研究数据见表 21-3。

表21-3　相对生物利用度的研究数据

	溶液剂	片剂
C_{max}(μg/mL)	4.67	4.13
t_{max}(h)	1.5	1.5
$AUC_{0\to\infty}$(μg·h/mL)	11.60	10.2527
EBA_{ret}	按100%计	88.39%

（四）累积尿药法生物利用度的求算

吸收到血液中的药物主要由尿液以其原始形式（或代谢物）或按比例排出。若药物在血液（全血、血浆和血清）中的浓度无法测量，或不适合长期采集一系列血样（如患者和儿童）时，可测量药物的尿液总排泄量，以直观地反映药物的吸收程度，并可根据累积尿药量计算生物利用度。

与血液采集相比，尿液采集更容易被受试者接受。同时，尿液中干扰测定的物质相对较少，样品更容易处理。要注意的是，通过尿药浓度法测定生物利用度，需要从尿液中排出相对恒定量的药物，尿液样本的收集应完整，且尿液中的药物总量与吸收总量相关。

一般药物的排泄方式有很多，如尿中排泄、胆汁排泄、粪中排泄等。因此，不能仅依靠药物在尿液中的总排泄量来代表药物的总吸收量，绝对生物利用度在这里缺乏实际意义。然而，标准制剂与试验制剂的尿排泄总量之比可作为试验制剂的相对生物利用度（式 21-19）。

$$相对生物利用度=\frac{x_u^{\infty}(试)}{x_u^{\infty}(标)}\times 100\% \qquad (21\text{-}19)$$

式中，x_u^{∞} 为药物随尿排泄的累积总量。

单剂量给药后，在无限时间内，在尿中排泄的原形药量 $x_u^{\infty}=f\cdot F\cdot D$

其中，D 为剂量，F 为吸收入血液的剂量分数，f 为血中的 F 在尿中的排泄分数。

同种药物在体内的肾排泄类型基本一致，若标准制剂 A 和供试制剂 B 以相等剂量给予同一受试者，即 $D_A=D_B$，则可假定 $f_A=f_B$，因此式 21-20 成立：

$$\frac{(x_u^{\infty})\ B}{(x_u^{\infty})\ A}=\frac{f_B\cdot F_B\cdot D_B}{f_A\cdot F_A\cdot D_A}=\frac{F_B}{F_A} \qquad (21\text{-}20)$$

假设标准制剂 A 的 F_A=1（100% 吸收入血），则得到式 21-21：

$$F_B(\%)=\frac{(x_u^{\infty})\ B}{(x_u^{\infty})\ A}\times 100\% \qquad (21\text{-}21)$$

实例 2

已知某药物绝大多数都是从尿液中以原型排出的，一组健康人分别交叉服用 300mg

溶液和 300mg 片剂，在不同时间收集尿液，并测量每份尿液中的药物含量，平均值见表 21-4：

表21-4　尿中药物含量

时间(h)	尿中药物含量		时间(h)	尿中药物含量	
	溶液剂(mg)	片剂(mg)		溶液剂(mg)	片剂(mg)
1	26.73	15.46	7	184.75	142.83
3	90.28	51.35	10	210.62	169.91
5	143.61	102.74	24	247.39	188.67

求相对生物利用度

$$F_r = \frac{x_u^{24}(\text{溶液剂})}{x_u^{24}(\text{片剂})} = \frac{188.67}{247.39} = 0.76$$

即相对生物利用度为 76%。

在精确的计算中，应考虑 24 小时尿中的药量，应按

$$x_u^{\infty} = x_u^{24} + (\Delta x_u / \Delta t)_{24} / k$$

求出x_u^{∞}，然后计算F_r。

式中，$(\Delta x_u / \Delta t)_{24}$为 24 小时内原型药物排泄的平均速度。

若以多剂量给药，则在稳态期的剂量间隔期测定原型药（或代谢物）的尿排泄总量，计算生物利用度的方法是将x_u^{∞}项换成$x_u^{t_2-t_1}$，代表稳态期中二次剂量间尿药排泄的量。

通常，尿药数据提供的信息不如血药浓度的数据有价值，原因如下。

（1）受机体排泄生理的限制，无法频繁采集尿液，不能精密分析药物在体内的动态变化。

（2）增加了肾排泄的环节，以及由此产生的生理波动和个体差异等影响因素。

（3）尿的数据解析只能提供各种速度参数，而不能直接提供分布容积等参数。

因此，应尽可能多地测量血药浓度，最好同时测量血药和尿药浓度，可以更全面地反映药物的体内动态。

上述血药浓度法和尿药浓度法通常用于研究药物制剂的生物利用度。然而，在某些情况下，当分析方法精密度不足、重现性差或其他原因而无法测定血药浓度和尿药浓度时，可以使用药理效应法或同位素标记法。药理效应法是选择合适的药理作用作为评价药物生物利用度的测量指标，估算药物的生物利用度。同位素标记法通过测量给实验动物服用同位素标记药物后，血浆或尿液中的总放射性数据来估计药物的生物利用度。这种方法不能区分药物和代谢物，也不能反映吸收过程中肠道或肝脏的首过代谢，不仅可以检测原型药物和代谢药物的总量，因此生物利用度的估值会偏高。

三、溶出度

溶出度系指制剂中某主药有效成分在规定介质中溶出的速度和程度，在缓释制剂、控释制剂、肠溶制剂及透皮贴剂等制剂中也称释放度。它是评价药物制剂质量的一个内在指标。这是一种体外试验方法，用于模拟口服固体制剂在胃肠道中的崩解和溶出。检查溶出度的制剂不再检查崩解时限。

研究表明，某些固体制剂的溶出度与生物利用度存在相关性，有些则无相关性。如果建立起体外溶出度和体内生物利用度的相关关系，就可以用体外实验代替复杂的体内实验，以简单易行的方法，使制剂的生物有效性得到合理评价，保证产品在体内外性能的一致性。因此，可以测定溶出度来合理评价制剂的生物有效性。

（一）测定的原理

药物粒子与溶出介质接触后，药物在介质中溶解，并在固－液界面之间形成溶解层，称为扩散层或静流层（图 21-9）。当扩散层中药物的饱和浓度 C_s 与总介质中的浓度 C 形成浓度差时，溶解的药物继续扩散到总介质中，导致溶出。溶出速率可用传统的 Noyes-Whitney 方程（式 21-22）表示。

$$\frac{dC}{dt}=\frac{D}{h}S(C_s-C) \qquad (21\text{-}22)$$

式中，为药物的溶出速率，D 为溶解药物的扩散系数，S 为固体药物的表面积，h 为扩散层厚度，C_s 为饱和溶液浓度，C 为任一时间溶液浓度。

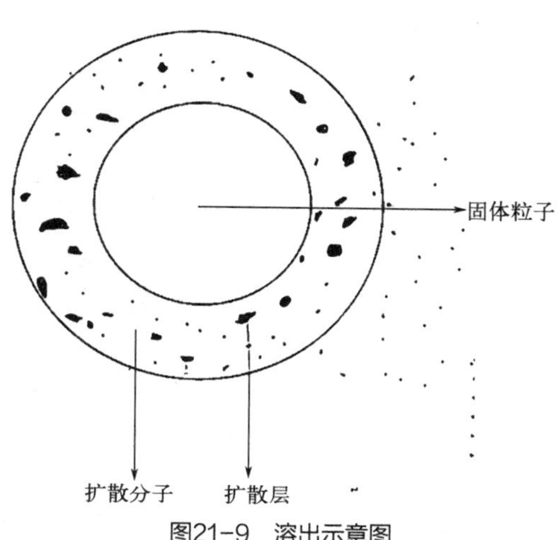

图21-9　溶出示意图

（二）测定的范围

需要测定溶出度的苗药制剂如下。

1. 生物利用度较低的制剂

如主药成分不易从制剂中释放；在消化液中缓慢溶解；或在长期储存后转变成难溶物；与其他成分共存，易发生化学变化等。

2. 可能产生明显不良反应的制剂

如药理作用强、安全系数低、剂量曲线陡峭；溶出速度过快，服用后血液中药物浓度突然升高的制剂。

（三）测定的目的

1. 研究苗药原料不同提取方法、共存组分、粉末粒度与溶出度的关系。
2. 考察制剂中的辅料和制备工艺对主要药物成分溶出度的影响。
3. 比较不同固体剂型中苗药成分的溶出度，建立苗药制剂的质量控制指标。
4. 研究苗药制剂体外溶出度与体内生物利用度的关系。
5. 找出苗药制剂在临床上无效或效果不好的原因。

（四）测定的方法

1. 对实验装置的要求

尽管有许多用于测定溶出度的实验装置，但一般要求如下。

（1）反映体内环境　尽可能反映药物在体内的溶解—吸收过程。体外测量的环境模拟体内生理条件和胃肠蠕动，在恒温和动态的条件下进行。

（2）高灵敏度　该仪器能灵敏区分不同规格、不同批次制剂的溶出度差异，实验结果重现性好。

（3）结构简单、使用方便，部件易于标准化。

溶出度测定仪的特点主要由容器、溶出介质、盛样器具、取样分析方法、搅拌方式、转速等因素决定。《中国药典》2020年版第四部详细规定了该装置的结构和要求。

2. 测定方法

《中国药典》中的溶出度测定方法有转篮法、桨法、小杯法和桨碟法等。其中，转篮法是各国药典的法定方法，于1970年首次被美国药典（USPXVⅢ/NFXⅢ）收录。后来，许多欧洲国家的药典和日本药局方也纳入了此法。

具体操作方法是量取规定量经脱气处理的溶剂，注入每个操作容器中，加热至溶剂温度保持在37±0.5℃，调节转速使其稳定。取供试品6片（个），分别放入6个转篮中，将转篮放入容器中，立即开始计时（除非另有规定外），至规定的取样时间（实际取样时间与规定时间之差异不得超过±2%），在规定的取样点抽取适量溶液，立即用适当的微孔滤膜过滤，自取样至过滤应在30秒内完成。取滤液，按各药品项下的方法测定，计算每片（个）的溶出量。

桨法的详细要求与转篮法相似，只是将转篮更换成了桨叶。其他法定溶出度测定方法见《中国药典》。

3. 溶出度测定判断标准

普通制剂符合下述条件之一者，可判为符合规定。

（1）6片（粒、袋）中，每片（粒、袋）的溶出量按标示量计算，均不低于规定限度（Q）。

（2）6片（粒、袋）中，如有1～2片（粒、袋）低于Q，但不低于Q–10%，且其平均溶出量不低Q。

（3）6片（粒、袋）中，有1～2片（粒、袋）低于Q，其中仅有1片（粒、袋）低于Q–10%，但不低于Q–20%，且其平均溶出量不低于Q时，应另取6片（粒、袋）复试；初、复试的12片（粒、袋）中有1～3片（粒、袋）低于Q，其中仅有1片（粒、袋）低于Q–10%，但不低于Q–20%，且其平均溶出量不低于Q。

以上结果判断中所示的10%、20%是指相对于标示量的百分率（%）。

缓释制剂、控释制剂及肠溶制剂的溶出度测定判断标准见《中国药典》2020年版第四部。

4. 溶出度测定实验设计中的注意事项

（1）溶解介质的组成和pH　溶出度测定的溶剂为溶解介质，除非另有规定，一般为900mL室温下不含空气的新鲜蒸馏水。根据主药活性成分的性质，也可使用稀盐酸、缓冲溶液或少量表面活性剂。当需要调整pH时，一般调节pH至规定pH±0.05。还可以模拟胃肠液，如果使用人工胃液作为溶剂，首先酸度应该类似胃液，其次考虑是否添加胃酶。如果使用人工肠液，pH应接近肠液，并考虑是否添加胰酶。

（2）样品的放置与取样方法　转篮或桨叶的放置位置应为转篮或桨叶底部至溶出杯内底25±2mm。放置样品时，不得与溶出试验装置剧烈碰撞和摩擦，溶出试验装置的其他部件不得限制溶剂与样品之间的接触。放置样品后应立即计算时间，并在指定时间、指定位置取样。

取样时，取样位置应从转篮或桨叶顶部至液面的中点，距离溶出杯内壁 10mm 处。多次取样时，量取的溶出介质体积总和应在溶出介质的 1% 以内，如果超过总体积的 1%，应及时补充相同体积和温度的溶出介质，或在计算时进行校正。

（3）搅拌速度和方式　搅拌是模拟胃肠道的蠕动，药物的溶出速度受到搅拌速度的影响。电动机转速可在每分钟 50～200 转选择，转速误差不超过规定转速的 4%。应控制搅拌速度，能代表胃肠蠕动，不宜过快。搅拌速度还与搅拌模式有关。转篮摆动幅度一般不超过规定幅度 ±1.0mm，在旋转时搅拌桨摆动幅度一般不超过规定幅度 ±0.5mm。如果运转振幅较大，则速度应较低。如果使用崩解仪测量溶出度，则上升和下降的次数不得超过每分钟 20 次。

控制测定温度 37±0.5℃，和建立快速、准确的主药有效成分定量分析方法也很重要。如果溶出度试验可以与药物检测装置结合使用，即溶出部分与紫外分光光度计连接，溶液由离心泵输送，并通过微孔膜过滤至比色池，药物浓度可在试验期间的任何时间测量。测量完成后，比色池中的溶液仍会返回溶出槽中，这不会影响原始的容量，也不需要终止溶出操作，较为理想。

（4）溶出仪的适用性和性能确认试验　因为检测仪器自身和操作技术等因素的影响，试验中经常会出现一些误差。溶出度校正片可以校验仪器，以及促进操作技术的标准化。一般情况下，新安装的溶出仪应使用校正片，使用过的仪器也应定期用校正片进行校正。使用溶出度标准片进行仪器性能确认试验时，应按照标准片的说明进行操作，试验结果应符合标准片的规定。

除非另有规定，颗粒剂或干混悬剂在放样时应分散在溶出介质表面，以避免集中放样。

如果胶囊外壳干扰分析，则至少取 6 粒胶囊，在去除内容物后将其放入一个溶出杯中，按照《中国药典》该品种项下规定的分析方法测量空胶囊的平均值，并进行必要的校正。如果校正值大于标示量的 25%，则试验无效。如果校正值不超过标记数量的 2%，则可以忽略。

（五）参数的提取

1. 溶出度参数的意义

（1）溶出度参数用于描述药物制剂在体外和体内的溶出或释放规律。

（2）比较了不同原料、处方、工艺流程、剂型与制剂质量的关系。

（3）寻找与体内参数相关的体外参数作为标准，以规定制剂的质量。

（4）根据溶出度实验结果绘制的溶出度曲线可以直接提取参数。该方法简单易行，无须数学处理就能反映实际情况。

2. 溶出度常用参数

（1）累积溶出最大量 Y_{∞}，这是有效成分、指标成分或有效成分和指标成分在长期溶出操作后的累积溶出的最大量，通常为 100% 或接近 100%。

（2）达到累积溶出百分比最高的时间 T_{max}。

（3）溶出 50% 的时间 $t_{0.5}$ 或 $t_{50\%}$。

（4）溶出某百分比的时间 t_x，如 $t_{0.1}$（$t_{10\%}$）或 $t_{0.9}$（$t_{90\%}$）分别是对应溶出 10% 或 90% 的时间，t_d 用于表示溶出 63.2% 的时间。

（5）累积溶出百分比—时间曲线下的面积 AUC。

单指数模型、对数正态分布模型、威布尔（Weibull）分布模型等拟合方程，也可以得到上述溶出度参数。

（六）举例

实例［新型仙灵骨葆胶囊与仙灵骨葆胶囊溶出度对比研究］

仙灵骨葆胶囊是国家已批准上市的治疗骨质疏松的苗药制剂，由淫羊藿、丹参、补骨脂等 6 味药组成。原工艺由于部分原粉入药，制成的制剂存在服用量较大、不利于溶出等问题。因此，对原工艺进行了改进，采用新工艺制备了新型仙灵骨葆胶囊，并对新、旧工艺制备的仙灵骨葆胶囊中有效成分的溶出情况进行了比较。

经溶出实验从 3 种溶出介质，0.1mol/L 盐酸溶液，pH6.8 的磷酸盐缓冲液（取 0.2mol/L 磷酸二氢钾溶液 250mL 与 0.2mol/L 氢氧化钠溶液 118mL，加新沸过的冷水稀释至 1000mL，摇匀，用酸度计校正）及蒸馏水，选择 pH6.8 的磷酸盐缓冲液为溶出介质。采用《中国药典》2020 年版第四部 0931 小杯法测定。不同时间点取样 1mL，经 0.45μm 微孔滤膜滤过，每次取样后补加同体积同温度的溶出介质，HPLC 测定溶出介质中补骨脂素、异补骨脂素、丹酚酸 B、淫羊藿苷、朝藿定 C、川续断皂苷Ⅵ 6 种有效成分的峰面积，计算各有效成分的累积溶出百分率。

采取相似因子法对各溶出曲线进行分析，相似因子 f_2 的数学表达式：

$$f_2 = 50\log_{10}\left\{\left[1+\frac{1}{n}\sum_{t=1}^{n}W_t(\overline{R_t}-\overline{T_t})^2\right]^{-0.5}\times 100\right\}$$

式中，f_2 为相似因子，R_t 为 t 时间参比制剂累积溶出百分率，T_t 为 t 时间受试制剂累积溶出百分率，n 为取点数目。f_2 值越接近 100，相似程度就越高；f_2 值越接近 0，相似度越低。一般认为，当 f_2 值在 50～100 时，两制剂的溶出行为无显著性差异。

以新型仙灵骨葆胶囊为参比制剂，由相似因子计算结果可知，新、旧工艺之间 f_2 值均小于 50，说明不同工艺制备的仙灵骨葆胶囊产品中有效成分的溶出度差异较大。新型仙灵骨葆胶囊中各有效成分的累计溶出百分率较高，更有利于有效成分的吸收。

运用 SAS 统计软件，分别以零级动力学方程、一级动力学方程、Higuchi 模型、对数正态分布模型及威布尔（Weibull）分布模型对新、旧工艺制备的仙灵骨葆胶囊有效成分的累积溶出度数据进行拟合。拟合结果可以看出，各有效成分溶出曲线更符合威布尔分布模型，因此，选择威布尔分布模型进行各有效成分溶出参数的计算。运用威布尔（Weibull）分布模型对新、旧工艺制备的仙灵骨葆胶囊有效成分的累积溶出度数据进行拟合，得出溶出参数。结果新、旧工艺制备仙灵骨葆胶囊有效成分的溶出参数 T_d（溶出 63.2% 所需时间）有明显差异，新工艺药材经过提取，有效成分溶出明显增快。原工艺制备仙灵骨葆胶囊的 6 种有效成分在 90 分钟的溶出率均没有达到 70%，而新型仙灵骨葆胶囊的有效成分溶出率均≥70%，因此，在溶出速度和溶出程度上，新型仙灵骨葆胶囊均优于原工艺制备的仙灵骨葆胶囊。

四、溶出度与生物利用度的相关关系

（一）体内外相关性

制剂的体内生物利用度试验能客观地反映制剂的生物有效性，但该试验复杂、耗时、费事、消耗较贵，不适合作为每批产品的常规测定。体外溶出试验是一种相对简单易行的方法。如果实验表明，制剂的体内生物利用度和体外溶出度之间存在良好的相关性，则可以通过测定溶出度来合理评价制剂的生物有效性。

研究表明，并不是任何制剂都能够建立这种良好的相关性，因为药物的体内吸收也受到许多因素的影响，体外溶出度很难反映体内吸收的整体情况，只能模拟体内吸收的方法。体内和体外相关性研究积累的数据表明，如将口服固体制剂后的吸收过程分为两大阶段：一是药物从制剂中释放出来，二是药物吸收进入血液。如果第一阶段缓慢，则制剂的生物利用度与体外溶出度之间可能存在良好的相关性；如果第二阶段进展缓慢，则相关性很小。一般规律是，速释药物的生物利用度（血液和尿液浓度）与溶出度数据之间没有相关性。只有当药物的溶出速度等于或低于药物在体内的吸收速度，且溶出速度成为吸收速度限制因素时，两者之间才可能存在一定的相关性。

建立苗药制剂的生物利用度参数与溶出度参数之间的相关性，同时建立一个简单可靠的体外溶出度试验方法，以较准确地预测制剂的生物利用度，是目前苗药制剂质量控制的重要内容之一。

（二）相关数据处理法

有几种方法可以处理溶出度试验和生物利用度试验数据，并判断它们是否相关。以下是两种常见的方法。

1. 溶出 50% 时间（$t_{50\%}$）与体内峰浓度（C_{max}）、峰时（t_{max}）、血药浓度 – 时间曲线下的面积（AUC）之间的相关性

$t_{50\%}$ 是溶出度试验的主要参数，对药物溶出的累积百分数 – 时间作图，用图解法得到。C_{max}、t_{max} 和 AUC 是生物利用度的三个重要参数，可根据相关药动学公式或绘制血药浓度 – 时间曲线，从体内药物浓度的动态变化值计算得到。对 $t_{50\%}$–C_{max}、$t_{50\%}$–t_{max} 和 $t_{50\%}$–AUC 三组数据分别进行回归，得到各自的两两相关系数，在此基础上进行具体分析，并利用相关系数值判断是否存在相关性。例如表 21–5、表 21–6、表 21–7。

表21–5　某片剂溶出试验数据（5次平均值）

试　样	A	B	C	D
$t_{50\%}$(min)	3.5	15.7	46.2	87.5

表21–6　健康受试者口服该片剂生物利用度参数（8人平均值）

试　样	C_{max}(μg/mL)	t_{max}(min)	AUC[μg/(mL·min)]
A	14.8	82.9	2812
B	13.1	76.2	2825
C	11.7	111.8	2548
D	11.2	133.7	2569

分别将 $t_{50\%}$–C_{max}、$t_{50\%}$–t_{max} 及 $t_{50\%}$–AUC 三组数据进行回归，求得两两相关系数（表 21–7）。

表21-7　体内实验参数与溶出实验参数的相关系数

体内实验参数	溶出实验参数	相关系数r
C_{max}	$t_{50\%}$	0.903
t_{max}	$t_{50\%}$	0.964
AUC	$t_{50\%}$	0.851

数据处理结果表明，该片A、B、C和D的溶出度试验参数$t_{50\%}$可以反映该片剂的生物利用度。A、B、C、D试验片剂的溶出度依次减慢，口服后血药浓度依次降低，达峰时间依次延迟。$t_{50\%}$–C_{max}、$t_{50\%}$–t_{max}之间存在良好的相关性。$t_{50\%}$–AUC相关性较差，因为制剂在体内的过程比体外试验复杂得多，所以溶出度试验不能完全取代体内试验来测定药物的生物利用度。

2. 药物溶出百分比与药物吸收百分数的相关性

（1）药物吸收百分数的求算　应用下列公式计算某时间（t）体内吸收药物的分数。

$$F_a=\frac{(X_A)_t}{(X_A)_\infty}=\frac{C_t+K\cdot\int_0^t C\mathrm{d}t}{K\cdot\int_0^\infty C\mathrm{d}t}\times 100\% \tag{21-23}$$

式中，F_a为药物吸收百分数；$(X_A)_t$为t时吸收的药量；$(X_A)_\infty$为无穷大时吸收的药量；C_t为t时的血药浓度；K为消除速度常数；$\int_0^t C\mathrm{d}t$为0到t时的药–时曲线下面积；$\int_0^\infty C\mathrm{d}t$为0到无穷大时的药–时曲线下面积，等于$\int_0^t C\mathrm{d}t+\frac{C_t}{K}$。

（2）药物溶出百分比与吸收百分数的相关性　计算药物溶出的百分数和药物吸收的百分数，对两组数据进行回归，根据相关系数判断是否存在相关性。

已知某些片剂t时的累积溶出百分比（F_d）和口服吸收百分数（F_a）见表21-8。

表21-8　药物的累积溶出百分比（F_d）和口服吸收百分数（F_a）

t(h)	1	2	3	4	6	8	10	12
F_d(%)	33.68	49.16	65.02	76.39	88.26	92.57	96.53	98.84
F_a(%)	29.14	44.37	63.81	74.05	80.15	86.98	91.21	98.06

对F_d–F_a回归处理得$|r|$=0.9946。也就是说，F_d–F_a相关性非常好。数据处理结果表明，该片剂的体外溶出百分比可以替代体内药物吸收百分数，体外溶出度可以反映片剂的生物利用度。

（三）举例

实例［灯盏花素固体分散体缓释胶囊的研究］

灯盏细辛为菊科植物短葶飞蓬 *Erigeron breviscapus*（Vant.）Hand.-Mazz. 的新鲜或干燥全草。其收载于《中国药典》2020年版第一部及2003年版《贵州省中药材、民族药材》，亦为贵州省少数民族用药。灯盏花素是灯盏细辛中提取的黄酮类成分，具有散寒解表止痛、舒筋活血、治瘫等功效，在治疗心脑血管疾病方面疗效独特，但口服生物半衰期短。本研究将灯盏花素制成固体分散体后制成缓释胶囊，并考察了其体外释放及在犬体内的吸收情况。采用《中国药典》2005 年版附录 *XC* 第二法装置，释放介质为 1% SDS 溶液 900mL，转速 100r/min，温度 37 ± 0.5℃。取缓释胶囊 6 粒进行试验，分别于第 1、2、4、8、12 小时取样 5mL（同时补充等量同温介质），用 0.8mm 微孔滤膜过滤，取续滤液（必要时稀释）在 335nm 波长处测吸收度。由标准曲线计算释放度。体外释放数据分别用零级、一级、Higuchi 方程拟合，结果 Higuchi 方程对缓释胶囊的体外释药情况拟合较好。从犬体内吸收实验数据中提取缓释胶囊的最高血药浓度 C_{max}、达峰时间 t_{max}，并采用梯形法计算 AUC。对缓释胶囊的体外释放度（Q）与体内实验口服后不同时间点的吸收分数（f）进行相关性检验，结果 AUC 与吸收分数 f 相关系数 r=0.9808，有良好的相关性，并建立相关方程：

$$f = 0.8227Q+24.483$$

利用该相关方程，可以通过体外释放度推算体内吸收分数。因此，缓释胶囊的体外溶出百分比可以代替体内药物百分数，体外溶出度可以反映缓释胶囊的生物利用度。

第二十二章 药物制剂的配伍变化

第一节 概　　述

药物配伍变化是药物配伍应用后在理化性质或生理效应方面产生的变化。在一定条件下产生的不利于生产、应用和治疗的药物配伍变化，称为药物配伍禁忌。

一、药物制剂配伍用药的目的

在药剂的制备和临床应用中，经常需要配伍制药或用药。药物制剂的合理配伍能达到以下目的：①药物间产生协同作用而增强疗效。②药物配伍后在提高疗效的同时，减少了不良反应。③利用相反的药性或药物间的拮抗作用，克服药物的偏性或不良反应。④减少或延缓耐药性的发生。

药物制剂配伍后，由于物理、化学或药理性质相互影响而产生的变化称为配伍变化。不合理的配伍可能引起药物作用的减弱或消失，甚至不良反应增强，因此应该尽量避免。

二、药物制剂配伍变化的类型

按药物的特点及临床用药情况不同，药物制剂的配伍变化可分为中药学配伍变化、药理学配伍变化和药剂学配伍变化。另外，民族医药学中还有苗医药学配伍变化。

1. 中药学配伍变化

根据病情需要和药物性能，在中医药理论指导下，有选择地将两种或两种以上的药物配合在一起运用的配伍方法，其药物配伍会出现一定的相互作用关系，称为中药学配伍变化。中药的“君、臣、佐、使”组方原则和“七情配伍”理论（包括单行、相须、相使、相畏、相杀、相恶和相反）是中医药的主要配伍理论。中药配伍禁忌包括“十八反”“十九畏”，指在一般情况下不宜相互配合使用的药物。此外，尚有妊娠用药禁忌，服药时的饮食禁忌等。

2. 药理学的配伍变化

药理学的配伍变化指药物合并使用后，发生协同作用、拮抗作用或不良反应。协同作用系指两种以上药物合并使用后，药物作用增加；拮抗作用系指两种以上药物合并使用后，使作用减弱或消失。此外，还可能产生不良反应，则属于药理学的配伍禁忌。

3. 药剂学的配伍变化

药剂学的配伍变化指药物在制备、贮藏和使用过程中发生的物理或化学方面的配伍变化。物理配伍变化是指药物相互配伍后产生物理性质的改变，如物理状态如溶解性能、分散状态等变化，出现溶解度的改变、润湿与潮解、液化和结块等现象，影响制剂的外观和内在质量。化学配伍变化是指药物之间发生了化学反应（氧化、还原、分解、水解、取代、聚合等）而导致药物成分的改变，产生沉淀、变色、产气、发生爆炸等现象，以致影响药物制剂的外观、质量和疗效。

4. 苗医药学配伍变化

苗医在用药时，很注意药物之间的配伍，认为药性相反，配伍则毒性增大或药效降低，总结了不少的配伍禁忌。如贵州镇宁苗医有“甘草不能配鸡鱼，川芎不能见乌兜（即草乌），独脚莲、草乌服用时不能兑酒（见酒毒性增大）”的歌诀。黔西北地区还有“二十九畏毒反歌”，如“石韦不合排头草，内服外用非平常；蜈蚣怕合地风虫，诸蛇休见灶马子”等。比较有代表性的是苗药十四反歌：草药龙盘反五加，红藤贯藤互相反；细辛又反垂盆草，八仙不敌乌头高；血竭又怕爬山虎，三虎又被桐木欺；要知草药十四反，细辛怕敌斑蝥鱼。

第二节　药理学的配伍变化

药理学的配伍变化又称疗效学的配伍变化。药物合并使用后，药理作用的性质和强度发生变化。药物的这些相互作用有的有利于治疗，有的则不利于治疗。

药理学的配伍变化包括以下几个方面。

一、协同作用

协同作用系指两种以上药物合并使用后，使药物作用增加。协同作用又可分为相加作用和增强作用。相加作用为两药合用的作用，等于两药作用之和。增强作用又称为相乘作用，表现为两药合用的作用大于两药作用之和。药物的协同作用在临床上具有重要意义。

例如，红花与当归、川芎，三者均为理气、活血、祛瘀药，中医临床常相须配伍应用。现代药理研究表明，红花可降低心肌耗氧量、扩张冠状动脉及增加冠状动脉血流量（对抗 α- 受体作用）。当归、川芎都含有阿魏酸，可抑制血小板聚集、降低 5- 羟色胺释放和减少前列腺素的合成，故配伍应用后可增强抗凝作用，提高对血栓性疾病的治疗效果。复方红花当归注射液、当归川芎注射液的扩张冠状动脉和增加冠状动脉血流量作用均强于各药单用的效果。

黄连单方与复方抗药性难易的比较实验证明，单方抗药性高于复方。黄连与黄连解毒汤在同样条件下接种细菌培养实验表明，黄连接种细菌为原实验度接种细菌培养的 32 倍，而黄连解毒汤为 4 倍，说明黄连单方的抗药性大于黄连解毒汤，而复方的抗菌作用比黄连单方增强了 8 倍。

含钙中药与某些西药如红霉素联合应用，可避免红霉素被胃酸破坏，从而提高红霉素的抗菌作用。含钙中药与维生素 D 同用，有利于钙的吸收。

二、拮抗作用

拮抗作用指两种以上药物合并使用后，使作用减弱或消失。

例如含钙类的制酸中药与阿司匹林、水杨酸、胃蛋白酶合剂等酸性药物联合应用时，能够发生中和作用，使两者作用都受影响。

牛黄解毒片中的大黄具有解毒泻火的作用，已证实其有较强的抑菌作用，是起治疗作用的主要成分，当与核黄素同服时，大黄的抑菌作用会大大减弱，从而使中药的药效下降。

具有中枢兴奋作用的麻黄碱可对抗催眠药巴比妥类药物的作用，但巴比妥类药物可减轻麻黄碱的中枢兴奋作用，故治疗哮喘时，二者经常合用。

三、增加毒性和不良反应

某些药物配伍后，能增加毒性或不良反应，则不宜配伍使用或慎用。

例如鹤草酚与植物油同用，因为鹤草酚可溶于植物油中，易被机体吸收，故可增加鹤草酚的毒性，如服酒也使鹤草酚的毒性明显增加，故服用鹤草酚驱虫时，应避免用蓖麻油导泻，并禁用大量油、酒类食物。

甘草的主要成分为甘草酸，水解后生成甘草次酸，具有糖皮质激素样作用，与某些西药联用可导致疗效降低或产生不良反应。如与洋地黄强心苷长期同用时，因甘草具有去氧皮质酮样作用，能“保钠排钾”，使体内钾离子减少，导致心脏对强心苷的敏感性增加而引起中毒；与速尿及噻嗪类利尿剂合用时，因为甘草具有水钠潴留作用，可减弱利尿剂的利尿效果，引起低血钾症。

川乌、草乌、附子及含有生物碱的中成药，如小活络丹、元胡止痛片、黄连素等与链霉素、庆大霉素及卡那霉素等氨基糖苷类药物合用时，可能会增加对听神经的毒性，产生耳鸣、耳聋等不良反应。

四、制剂在体内发生的相互作用

药物制剂在体内发生的相互作用，主要表现在体内吸收及分布、代谢与排泄过程所发生的协同作用、拮抗作用或不良反应。

（一）吸收过程的相互作用

药剂在吸收部位发生物理化学反应，包括由于温度、pH、水分、金属离子等作用引起的结构性质改变，以及由于药物的溶解度、解离度、胃肠道蠕动的变化，影响药物制剂的崩解时间、溶出速度、吸收速度和程度等。

例如四季青片含有大量鞣质，如果患者同时服用地高辛，可导致地高辛的疗效降低，原因是四季青在胃肠道中与洋地黄强心苷结合形成不溶性沉淀物，不易被胃肠道吸收。

元胡止痛片中含有生物碱，与强心苷类同时服用时，前者可使胃排空延迟，胃肠蠕动减慢，增加了强心苷的吸收。

黄连在胃肠道中具有很强的抑菌作用，可导致肠道内菌群发生改变，当同时服用强心苷时，强心苷因肠道内菌群的改变代谢减少，血中强心苷的浓度升高，从而导致强心苷中毒。

（二）分布过程的相互作用

药物吸收进入血液循环后，大多数与血浆蛋白或组织蛋白结合，而药物只有在游离状态下才具有药理活性，结合了蛋白的药物会暂时失去活性。药物与蛋白的结合是个可逆的过程，随着体内药物不断被消除，结合药物又被释放出来，发挥疗效。而药剂配伍对分布的影响，最常见的是对药物与蛋白结合的影响，称为置换作用，即一种药物减少了，而另一种药物与蛋白的结合。当两种药物在蛋白质某一结合位置上进行竞争时，亲和力强的药物将亲和力弱的药物置换出来，被置换出来的药物的游离型浓度显著增加。

（三）代谢过程的相互作用

药物在体内受药酶的作用发生的配伍变化，分为酶促作用和酶抑作用。当药物重复使用或与其他药物合并应用时，药物代谢被加快的现象，称为酶促作用，反之则称为酶抑作用。例如中药的醑剂、酊剂、流浸膏剂中均含有不同浓度的乙醇，乙醇具有酶促作用，当与苯巴比妥、安乃近等合用时，可使上述药物代谢速度加快，药物作用降低。酶抑作用使代谢作用减缓，因而使该药物的药理作用增强或毒性增加。如双香豆素抑制甲磺丁脲在肝脏内发生羟基化反应的酶的作用，使甲磺丁脲的羟化反应不能顺利进行，在体内停留时间延长。

（四）排泄过程的相互作用

药物一般以原型药物或代谢物通过肾脏、肝胆系统、呼吸系统及皮肤汗腺分泌等途径排出体外，并以肾脏排泄为主。一些弱酸或弱碱类药物均可在肾小管分泌时产生相互竞争而发生变化。例如，山楂、乌梅等能酸化尿液，使利福平、阿司匹林等酸性药物吸收增加，加重肾脏的毒性反应；而与四环素、大环内酯类等碱性药物合用时，使碱性药物排泄增加，疗效降低。

此外，药物在作用部位或作用环节也可能产生相互竞争，而使其中某一种药物的疗效增强或减弱。例如，麻黄碱与氨茶碱均是平喘药，但两者的作用环节却不同。麻黄碱增加支气管组织细胞中的环磷酸腺苷（cAMP）含量的机制是激活细胞膜上的腺苷酸环化酶、催化三磷酸腺苷（ATP）形成；而氨茶碱则通过抑制细胞内破坏 cAMP 的磷酸二酯酶的活性，从而提高细胞内 cAMP 的含量。临床使用观察表明，两药并用的效果反而不及单独应用好，且毒性增加 2～3 倍，可出现头昏头痛、心律失常等不良反应，因此两药不宜配伍使用。

总之，药物之间相互作用的机制是非常复杂的，有些目前尚不清楚，有待进一步研究。在目前的临床应用中，中药制剂之间以及中药制剂与西药制剂之间的配伍越来越多，在应用时应根据病情需要酌情处理，并注意避免因配伍引起的不良反应及毒性作用。

第三节　药剂学的配伍变化

药剂学的配伍变化指在药品用于人体之前发生的物理或化学的配伍变化。造成使用不便或对治疗有害的变化，则属于药剂学的配伍禁忌。

一、物理的配伍变化

物理的配伍变化，指药物在配伍制备、贮存过程中，发生分散状态或物理性质的改变，影响制剂的外观或内在质量。

（一）溶解度的改变

1. 煎煮过程

不同组方中的石膏煎煮后，石膏的溶解度表现不同。石膏主要成分为硫酸钙，常温下每 100g 水可溶解硫酸钙 0.21g，42℃时硫酸钙的溶解度最大。测定 7 个含石膏汤剂的钙含量的实验研究结果表明：大青龙汤中钙的含量最高，为 50.5%（mg/g），木防己汤中钙的含量最低，为 18.6%（mg/g），前者是后者的 2.7 倍。

2. 药渣吸附

甘草与不同药物配伍时，甘草酸的含量受药渣吸附的影响。甘草与 44 种中药配伍的实验表明，由于药渣吸附的影响，甘草与黄芩、麻黄、芒硝、黄连共煎时，甘草酸的含量较甘草单煎下降约 60%。

3. 增溶作用

糊化淀粉对酚性药物会产生增溶作用。例如，芦丁在 1% 糊化淀粉溶液的溶解度为纯水中的 3.8 倍，在同样条件下，槲皮素的溶解度为纯水中的 6.5 倍。糊化淀粉增加芦丁的溶解度，是由于形成了淀粉 – 芦丁的复合体。此外，党参、茯苓、白术与甘草配伍时，甘草可使这些药物的浸出物增加，也与甘草皂苷的增溶作用有关。

4. 溶剂影响

不同溶剂的制剂配合在一起，常会析出沉淀。例如，含树脂的醇性制剂，或薄荷脑、尼泊金等醇溶液，与水性制剂配伍时可能产生沉淀。含盐类的水溶液加入乙醇时，同样可能产生沉淀。

5. 贮藏过程

溶液环境条件的改变会影响很多中药有效成分的溶解度。例如，温度升高能增大其溶解度，而放冷后往往析出沉淀。例如，药酒采用热浸法制备，贮藏温度低于生产温度时易析出沉淀。药液中有效成分或杂质为高分子物质时，放置过程中受空气、光线等影响，胶体“陈化”而析出沉淀。又如药酒、酊剂、流浸膏等制剂贮存一段时间后会析出沉淀。向高分子化合物水溶液中加入脱水剂（如乙醇、丙酮或氯化钠、硫酸铵等），均可破坏胶体，析出沉淀。

（二）吸湿、潮解、液化与结块

1. 吸湿与潮解

吸湿性很强的药物如中药的干浸膏、颗粒、无机盐类等含结晶水的药物相互配伍时，药物易发生吸湿潮解。吸湿性强的辅料也易使遇水不稳定的药物分解或降低效价。

2. 软化或液化

能形成低共熔混合物的药物配伍，可发生软化或液化而影响制剂的配制。但根据剂型及治疗需要，制备中也有利用处方中低共熔混合物的液化现象，如樟脑、冰片与薄荷脑混合时产生的液化。

3. 结块

粉体制剂如散剂、颗粒剂由于药物配伍后吸湿性增加而结块，同时也可能导致药物分解而失效。

（三）粒径或分散状态的改变

粒径或分散状态的改变可直接影响制剂的内在质量。例如，乳剂、混悬剂中分散相的粒径可因与其他药物配伍而变粗，分散相聚结、凝聚或分层，导致使用不便或分剂量不准，甚至影响药物在体内的吸收。胶体溶液可因加入电解质或其他脱水剂出现胶体分散状态破坏而产生沉淀。某些保护胶体中加入浓度较高的亲水物质如糖、乙醇或强电解质会使保护胶失去作用。吸附性较强的物质如活性炭、白陶土、碳酸钙等，当与剂量较小的生物碱配伍时，能使后者被吸附而在机体中释放不完全。

二、化学的配伍变化

化学的配伍变化是指药物成分之间发生化学反应而导致药物成分的改变，以致影响药物制剂的外观、质量和疗效的配伍变化。

（一）产生浑浊或沉淀

中药液体药剂在配制和贮藏过程中有化学成分相互作用，可能产生浑浊或沉淀。

1. 生物碱与苷类

苷类与生物碱结合，会产生沉淀。如甘草与含生物碱的黄连、黄柏、吴茱萸、延胡索、槟榔、马钱子共煎可发生沉淀或浑浊。已经证实两分子的小檗碱可与甘草皂苷的葡萄糖醛酸的两个羧基结合而沉淀。该沉淀在人工胃液中难溶，而在人工肠液中易溶，其溶解度随 pH 的升高而明显增大。葛根黄酮、黄芩苷等羟基黄酮衍生物及大黄酸、大黄素等羟基蒽醌衍生物在溶液中也能与小檗碱生成沉淀。

2. 有机酸与生物碱

金银花中含有绿原酸和异绿原酸，茵陈中含有绿原酸及咖啡酸，两药与小檗碱、延胡索乙素等多种生物碱配伍均可生成难溶性的生物碱有机酸盐，该沉淀在肠中分解后，方可缓慢地呈现生物碱的作用。

3. 无机离子的影响

石膏中的钙离子可与甘草酸、绿原酸、黄芩苷等生成难溶于水的钙盐，以硬水作为提取溶剂时，含有的钙、镁离子能与一些大分子酸性成分生成沉淀。

4. 鞣质和生物碱

除少数特殊生物碱外，大多数生物碱能与鞣质反应生成难溶性的沉淀。如大黄与黄连配伍，汤液苦味消失，而且形成黄褐色的胶状沉淀，该沉淀在人工胃液和人工肠液中均难溶。含鞣质的中药较多，因此在中药复方制剂制备时，应防止生物碱的损失。

5. 鞣质和其他成分结合

鞣质能和皂苷结合生成沉淀。如含柴胡皂苷的中药与拳参等含鞣质的中药提取液配伍时可生成沉淀。鞣质还可与蛋白质、白及胶生成沉淀，使酶类制剂疗效降低或失效。含鞣质的中药制剂如五倍子、大黄、地榆等，与抗生素如红霉素、灰黄霉素、氨苄青霉素等配伍，可生成鞣酸盐沉淀物，不易被吸收，降低各自的生物利用度；与含金属离子的药物如钙剂、铁剂、生物碱配伍易产生沉淀。

（二）产生有毒物质

含朱砂的中药制剂如朱砂安神丸、七厘散、冠心苏合丸等，不宜与还原性药物如溴化钾、溴化钠、碘化钾、碘化钠、硫酸亚铁等配伍，否则会产生溴化汞或碘化汞沉淀，导致胃肠道出血或发生严重的药源性肠炎，出现腹痛、腹泻和便血。

含朱砂的中药制剂还可与薄荷、冰片、丁香、砂仁、桂皮、木香、苯甲酸钠形成可溶性汞盐，禁忌配伍。

（三）变色

药物制剂配伍引起氧化、还原、聚合、分解等反应时，分子结构中含有酚羟基的药物可产生有色化合物，影响外观或药效；与铁盐相遇，使颜色变深。易氧化变色的药物遇 pH 较高的药物溶液时可发生变色现象，与某些固体制剂配伍也可能发生变色现象，如碳酸氢钠或氧化镁粉末能使大黄粉末变为粉红色，这种变色现象在光照、高温、高湿环境中反应更快。

一般而言，只发生外观变化，不影响疗效的可通过加入微量抗氧剂，调整 pH 延缓氧化，或单独制备、服用等方法，予以避免。产生有毒的变色反应，则属配伍禁忌。

（四）产气

药物配伍时出现的产气现象，一般由化学反应引起，如碳酸盐、碳酸氢钠与酸类药物配伍发生中和反应而产生二氧化碳。

（五）发生爆炸

发生爆炸的情况，大多由强氧化剂与强还原剂配伍而引起。如火硝与雄黄、高锰酸钾与甘油、氯酸钾与硫、强氧化剂与蔗糖或葡萄糖等药物混合研磨时，均可能发生爆炸。碘与白降汞混合研磨能产生碘化汞，如有乙醇存在可引起爆炸。

另外，某些辅料与一些药物配伍时也可发生化学配伍变化。因此，药剂在制备、配合使用时还应考虑到辅料与药物间的配伍变化。

三、注射液的配伍变化

（一）注射剂配伍变化的分类

由于治疗和抢救工作的需要，经常将几种注射液配伍使用。注射液的配伍变化同样可分为药理和药剂两个方面。药理学的配伍变化已在第二节论述，在此不再赘述。药剂的配伍变化，可分为可见的和不可见的两种变化现象。可见的配伍变化，即指一种注射剂与另一种注射剂混合或加入输液中后出现了浑浊、沉淀、结晶、变色或产气等变化现象，如15% 的硫喷妥钠水性注射液与非水溶媒制成的西兰注射液混合时可析出沉淀，枸橼酸小檗碱注射液与等渗氯化钠混合时则析出结晶等。不可见的配伍变化指肉眼观察不到的配伍变化，如某些药物的水解、抗生素的分解和效价下降等，可能影响疗效或出现毒性作用，带来潜在的危害性。

（二）注射剂产生配伍变化的因素

1. 溶剂组成的改变

①掌握药物制剂的组成及其溶剂的性质，对于防止配伍变化的产生具有十分重要的意义。当某些含非水溶剂的注射剂加入输液中时，溶剂组成的改变会使药物析出。如安定注射液含 40% 丙二醇、10% 乙醇，当与 5% 葡萄糖或 0.9% 氯化钠注射液配伍时，容易析出沉淀。由于注射液和输液剂多以水为溶剂，其中输液的容量较大，对 pH、离子强度和种类、浓度、澄明度等各种要求都很严格。对于不同溶剂注射液的相互配伍，尤其应该注意。②血液成分极为复杂，与含药物注射液混合容易引起溶血、血细胞凝聚等现象，故不宜与其他注射液配合使用。③甘露醇注射液一般含 20% 甘露醇，为过饱和溶液，当加入氯化钠、氯化钾溶液时，则容易析出甘露醇结晶。④静脉乳剂，因乳剂的稳定性受许多因素影响，加入药物往往能破坏乳剂的稳定性，产生乳剂破裂、油相合并或聚集等现象，故这类制品与其他注射液配伍应慎重。

2.pH 的改变

注射液的 pH 是其重要的稳定因素。由于 pH 的改变，有些药物会产生沉淀或加速分解。例如，注射液中含有的生物碱、有机酸、酚类等，在一定 pH 的溶液中比较稳定，当 pH 改变时，其溶解度也发生变化。含碱性有效成分的制剂不宜与酸性注射剂配伍，含酸性有效成分的制剂不宜与碱性注射剂配伍。例如，硫酸长春新碱注射液与碳酸氢钠、磺胺嘧啶钠等碱性注射液混合时，由于 pH 升高，生物碱游离而析出沉淀。黄芩注射液（pH7.5～8.0）、何首乌注射液（pH7.0～8.0）若与葡萄糖注射液（pH3.2～5.5）或葡萄糖盐水（pH3.5～5.5）等酸性注射液混合时，可因黄芩苷、蒽醌苷溶解度降低而析出沉淀。

输液本身的 pH 是直接影响混合后 pH 的主要因素之一。各种输液有不同的 pH 范围，一般规定的 pH 范围比较大。凡混合后超出该输液特定 pH 范围的药剂，则不能配伍使用。如青霉素 G 在混合后，pH 达 4.5 的溶液中，4 小时内损失 10% 的效价；而在 pH3.6 的溶合溶液中，4 小时内损失 40% 的效价。因此，不但要注意制剂的 pH，而且要注意配伍药液的 pH 范围。

3. 缓冲容量

许多注射液的 pH 由所含成分或加入的缓冲剂的缓冲能力决定，缓冲剂的 pH 可稳定在一定范围，从而使制剂稳定。缓冲剂抵抗 pH 变化能力的大小称缓冲容量。混合后的药液 pH 若超出其缓冲容量，仍可能出现沉淀。例如，有些注射液虽然含具有一定缓冲容量的有机阴离子乳酸根、醋酸根，但仍可使某些在酸性溶液中沉淀的药剂出现沉淀，如 5% 硫喷妥钠注射液 10mL 在氯化钠注射液中不发生变化，但加入含乳酸盐的葡萄糖注射液则会析出沉淀。

4. 原、辅料的纯度和盐析作用

注射液之间发生的配伍变化也可能由原、辅料的纯度引起。例如，氯化钠原料若含有微量的钙盐，当与 2.5% 枸橼酸注射液配合时，往往产生枸橼酸钙的悬浮微粒而出现混浊。甘草酸、绿原酸、黄芩苷等与钙离子也能生成难溶于水的钙盐，中药注射液中未除尽的高分子杂质在贮藏过程中，或与输液配伍时会出现浑浊或沉淀。

某些呈胶体分散体的注射液，如两性霉素 B 在含大量电解质的输液中会被盐析，使胶

体粒子凝聚而产生沉淀。

5. 成分之间的沉淀反应

某些药物可直接与注射液或另一种药物中的某种成分反应。例如，含黄酮类化合物的注射液遇 Ca^{2+} 能产生沉淀，含黄芩苷的注射液遇小檗碱也会发生反应而产生沉淀。有些药物在溶液中可能形成聚合物。

6. 混合浓度、顺序及其稳定性的影响

两种以上药物配伍后出现沉淀，与其浓度和放置时间有关。如红霉素乳糖酸盐与等渗氯化钠或复方氯化钠注射液各为 1% 浓度混合时，能保持澄明，但当后者浓度为 5% 时，则出现不同程度的浑浊。

改变混合顺序可避免有些药物混合后产生沉淀，如 1g 氨茶碱与 300mg 烟酸混合时，先将氨茶碱用输液稀释至 1000mL，再慢慢加入烟酸可得澄明溶液，如先将两种溶液混合则会析出沉淀，因此在配伍时，应采取先稀释后混合，逐步提高浓度的方法。

混合后还应注意放置时间的影响。许多药物在溶液中的反应有时很慢，个别注射液混合几小时后才出现沉淀，所以可以在短时间内使用。注射液与输液配伍应先做实验，若在数小时内无沉淀发生或分解量不超过规定范围，并不影响疗效，可在规定时间内输完。如输入量较大时，应分次输入，或临用前新配。

7. 附加剂的影响

注射液中加入的附加剂如缓冲剂、助溶剂、抗氧剂、稳定剂等，与药物之间可能出现配伍变化。如用吐温 –80 作增溶剂时，若遇药液中含有少量鞣质，鞣质可与吐温 –80 的聚氧乙烯基产生络合反应，若该络合物的溶解度较小或量较大时，药液就会出现浑浊或沉淀。

第四节　配伍变化的处理原则与方法

一、处理原则

为减少或避免药物制剂之间发生配伍变化，处理原则如下。

1. 审查处方，了解用药意图

审查处方如发现疑问应先与医师联系，了解用药意图，明确必需的给药途径。根据具体对象与条件，结合药物的物理、化学和药理等性质，确定剂型，判定或分析可能产生的不利因素和作用，对剂量和用法等加以审查，或确定解决方法，使药剂能更好地发挥疗效。

2. 制备工艺和贮藏条件的控制

控制温度、光线、氧气、痕量重金属是延缓水解和氧化反应的基本条件。对于挥发油、酚类、醛类、醚类等易氧化的药物，或酯类、酰胺类、皂苷类等易水解的药物，宜制成固体制剂增加其稳定性，并应注意控制水分含量，控制温度，避免湿法制粒等，如必须制备成注射液，可设法制成粉针剂，并注意附加剂和包装材料的影响。

无论口服制剂或注射液，都应注意药物之间，或药物与附加剂之间可能产生的物理、化学变化。

二、处理方法

1. 改变贮存条件

有些药物因环境如空气、光线等会加速沉淀、变色或分解，故应贮存在密闭及避光的条件下，可以贮于棕色瓶，瓶装的剂量不宜多。

2. 改变调配次序

改变调配次序往往能克服一些不应产生的配伍禁忌。

3. 改变溶媒或添加助溶剂

改变溶媒指改变溶媒容量或改变成混合溶媒。此法常用于防止或延缓溶液剂析出沉淀或分层，视情况有时也可添加助溶剂。

4. 调整溶液 pH

pH 的改变能影响很多微溶性药物溶液的稳定性，应将溶液调节在适宜的 pH 范围内。

5. 改变有效成分或改变剂型

在征得医师的同意后，可改换有效成分，但应力求与原成分的作用相类似，用法也尽量与原方一致。

总之，在药剂的生产、贮存和使用过程中，都可能发生药物制剂的配伍变化或配伍禁忌。为避免因药物制剂配伍不当而造成的内在质量问题，应制定合理的处方和制备工艺，一旦发生药物制剂的配伍变化或配伍禁忌，应认真分析原因，从制剂处方、剂型工艺和贮存条件等环节入手，寻找解决办法。

第五节　预测配伍变化的实验方法

药物制剂产生配伍变化的情况往往很复杂。判断两种药物之间是否产生配伍变化一般从两方面进行：一方面应根据药物的理化性质、药理性质及其配方、临床用药的对象、剂量、用药意图等，结合易产生配伍变化的因素进行分析；另一方面应通过实验观察作出合理的判断：①是否发生外观色泽变化，出现沉淀等。②有无肉眼观察不到的变化，作出稳定性预测。③对产生变化的原因及其影响因素进行分析。还应通过微生物学、药理学和药物动力学等实验研究结果分析抑菌效价、毒性、药理学和动力学参数的变化。

一、可见的配伍变化实验方法

常用的方法是将两种注射液混合，在一定时间内，肉眼观察有无浑浊、沉淀、结晶、变色、产生气体等现象。实验中要注意混合比例、观察时间、浓度与 pH 等，条件不同会出现不同结果。混合比例通常是 1∶1，也可采用 1∶2 或 1∶3。如果是输液量大，最好根据实际使用量，按比例缩小。观察时间可定为 2 小时、4 小时、24 小时等，根据给药方法（静脉推注或滴注时间）来确定。静脉滴注的观察时间一般定为 6 小时。粉末或安瓿中的冻干粉则按说明书指示的溶剂稀释后加入。有些制剂析出结晶或沉淀受条件影响，反应比较慢，或结晶比较细，则可利用微孔滤膜将配伍后的药液滤过，在显微镜或电子显微镜下观察析出的微粒或结晶的情况。

对产生沉淀或浑浊的配伍变化，应进一步分析原因，如采用该混合液中加酸或加碱，使其恢复到原来的 pH，或将沉淀滤出，采用适当的方法鉴别沉淀属于哪种物质，是否有新的物质生成等。

二、测定变化点的pH

如上所述，许多配伍变化是由 pH 改变引起的，所以可将测定注射液变化点的 pH 作为预测配伍变化的依据之一。其方法如下。

取 10mL 注射液，先测其 pH。主药是有机酸盐时，可用 0.1mol/L HCl（pH=1）测试；主药是有机碱盐时，则可用 0.1mol/L NaOH（pH=13）测试。将测试剂缓缓滴于注射液中，观察其间发生的变化（如浑浊、变色等）。当发现有显著变化时，测其 pH，此 pH 即为变化点的 pH。记录所用酸、碱的量。如果酸、碱的用量达 10mL 还未出现变化，则认为酸、碱对该注射液不引起变化。测定 pH 一般在室温下进行，并记录其 pH 移动的范围，如图 22-1 所示。

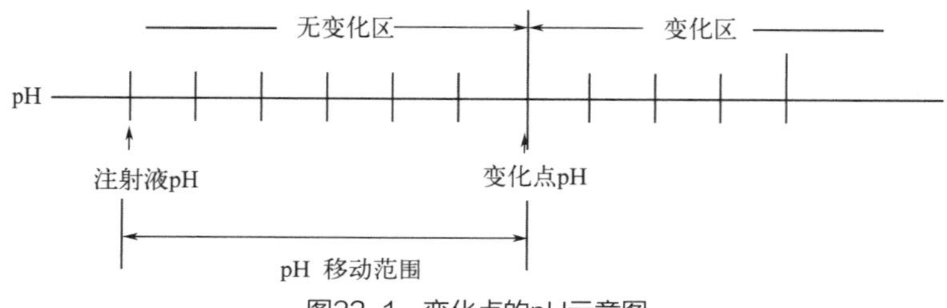

图22-1　变化点的pH示意图

若 pH 移动范围大，说明该注射液不易产生变化；如果 pH 移动范围小，则说明配伍容易产生 pH 变化。从酸或碱的消耗量来考虑，当加入大量的酸或碱而该溶液的 pH 移动范围仍很小，则说明有较大的缓冲容量。一般具有较大缓冲容量的注射液与其他注射液配伍时，溶液的 pH 偏近于前者。

如果两种注射液混合后的 pH 都不在两者的变化区内，一般预测不会发生配伍变化。如混合后的 pH 在一种注射液的变化区时，则有可能发生变化。

三、稳定性试验

因临床输液的时间较长，药物加入输液后受 pH、光线或含有催化作用的离子等影响，稳定性较差的药物若需添加到注射液中时，往往可使一些药物的效价降低。若在规定的时间内，药物效价或含量的降低不超过 10% 者，一般认为是稳定的。

实验方法如下：将注射液按实际使用量和浓度，加入注射液中（常用量在 100～500mL），或再加第二种、第三种注射液，混合均匀后，控制温度恒定，立即测定其中不稳定药物的含量或效价，并记录该混合液的 pH 与外观等。然后每隔一定时间，取出适量混合液进行定量或效价测定，并记录结果，以便了解药物在一定条件下的稳定性情况和测得下降或失效 10% 所需要的时间。实验时，应注意选择灵敏度高、不受混合液中其他成分干扰的合适的定量方法，也可用化学动力学的方法，了解药物的分解属于哪一级反应，求得反应速度常数后，分析各种因素（pH、温度、离子强度等）与药物配伍变化的关系。

第二十三章

制剂新技术与新剂型

随着科学技术的不断发展，制药新技术和新材料的应用，推动了我国药物制剂现代化的进程，从古代的膏、丹、丸、散，到现代的注射剂、片剂、胶囊剂、栓剂等，以及正在发展的新型给药系统，每一剂型的产生，都与制药新技术的发展密切相关。新的给药系统与普通剂型相比有许多特点，它们能在较长时间使体内维持有效的药物浓度，不需频繁给药，靶向制剂可使药物浓集于靶组织、靶器官、靶细胞，从而提高疗效，降低全身的不良反应。如包合、脂质体技术和固体分散技术，常用于挥发性成分或油状液体，以防止挥发性成分逸散，掩盖不良气味，使液体药物固体化。如大果木姜子油 β- 环糊精包合物、大蒜油 β- 环糊精包合物、盐酸川芎嗪 - 瓜环包合物等；脂质体制备技术是实现靶向给药的重要技术手段之一，如黄褐毛忍冬总皂苷脂质体、猪牙皂皂苷脂质体、顺铂脂质体等；固体分散技术，可利用不同性质的载体使药物在高度分散状态下达到不同的用药要求，增加难溶性药物的溶出速率，提高其生物利用度，如理气活血滴丸、复方丹参滴丸等，也可用难溶性高分子载体延缓药物释放，如灯盏花素固体分散体缓释片等。

第一节　环糊精包合技术

一、概述

（一）环糊精包合技术的含义

环糊精包合技术系采用适宜的方法，将某些小分子物质（又称为客分子）包藏于环糊精分子（又称为主分子）的空穴结构内，形成环糊精包合物（cyclodextrin inclusion compounds）的技术。该技术在药物制剂制备中，常以 β- 环糊精（β-CD）作为主分子，用于包合挥发性、难溶性成分或油状液体。

（二）环糊精的结构与性质

环糊精（cyclodextrin，CD）系淀粉用嗜碱性芽孢杆菌经培养得到的环糊精葡聚糖转位酶作用后形成的产物，是由 6～12 个 D- 葡萄糖分子以 1,4- 糖苷键连接的环状低聚糖化合物，为水溶性、非还原性白色结晶状粉末，常见的有α、β、γ三型，分别由6个、7个、8个葡萄糖分子构成。在三种环糊精中，以β-环糊精（β-CD）最为常用，它为7个葡萄糖分子以1,4-糖苷键连接而成，呈筒状结构，内壁内径为0.7～0.8nm。由于葡萄糖的羟基分布在筒的两端并在外部，糖苷键氧原子位于筒的中部并在筒内，β-环糊精的两端和外部为亲水性，而筒的内部为疏水性，可将一些大小和形状合适的药物分子包合于环状结构中，形成超微囊状包合物。β-CD的环状构型和立体结构，如图23-1a、图23-1b所示。

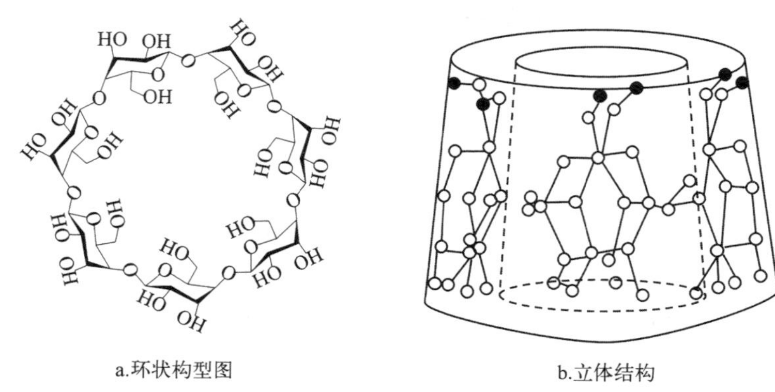

图23-1　β-CD环状构型图与立体结构

环糊精在碱、热条件和机械作用下都相当稳定，遇酸较不稳定，常发生水解反应而生成线性低聚糖，其开环速率随分子中空腔尺寸增大而增大，即α-CD＜β-CD＜γ-CD。在溶解性方面，β-CD在水中的溶解度最小，最易从水中析出结晶，其溶解性随水温的升高而增大。若水中含20%乙醇，常温下溶解度可增至5.5%。这些性质为β-CD包合物的制备提供了有利条件。环糊精可被α-淀粉酶降解，形成直链低聚糖。安全性试验证明，环糊精低毒，作为碳水化合物，能被人体吸收、利用，参与代谢，无积蓄作用。

（三）β-环糊精包合的作用

1. 增加药物的稳定性

易氧化、水解、挥发的药物制成包合物，则可防止其氧化、水解，减少挥发。因为药物分子的不稳定部分被包合在β-CD的空穴中，从而切断了药物分子与周围环境的接触，使药物分子得到保护，增加了稳定性。如采用饱和水溶液-超声细胞粉碎法制备缬草挥发油β-环糊精包合物，得到的粉末稳定性好，包合物得率达85%，挥发油的包合率达86.23%。以GC测定缬草挥发油和包合物中乙酸龙脑酯的含量，结果缬草挥发油在高温和光照环境中不稳定，易挥发，缬草挥发油-β-CD包合物的稳定性较好。

2. 增加药物溶解度

难溶性药物与β-CD混合可制成水溶性的包合物。如橙皮苷制成β-CD包合物，可增加其在水中的溶解度，防止产生沉淀。薄荷油、桉叶油的β-CD包合物，可使其溶解度增加约50倍。

3. 液体药物粉末化

液体药物进行包合制成固态粉末，便于加工成其他剂型，如片剂、胶囊、散剂、栓剂等。

4. 掩盖不良气味，减少刺激性及毒性作用

如将大蒜油制成β-CD包合物，可掩盖大蒜的不良气味。又如5-氟尿嘧啶用β-CD制

成分子胶囊，消化道吸收较好，使其血药浓度维持较长时间，刺激性小，基本上消除了食欲不振、恶心呕吐等不良反应。

5. 调节释药速度

挥发油等用β-CD进行包合后，可控制包合物内挥发油的释放。如将樟脑、薄荷脑、桉叶油用β-CD制成包合物，同时倒入沸水中，挥发性药物可以比较均匀地缓释出来。

6. 提高药物的生物利用度

如双香豆素-β-CD包合物，X-射线衍射表明包合物中双香豆素的结晶衍射峰消失了，说明双香豆素在包合物中不是以结晶状态存在。制成包合物增加了溶出速度，且增加β-环糊精的摩尔比，包合物中药物的溶出速度与溶解度也相应地增加。家兔口服双香豆素-β-CD包合物，血药浓度的峰值为口服单纯的双香豆素的1.7倍。0～48小时AUC（血药浓度-时间曲线下面积）也是口服单纯双香豆素的1.7倍。

二、β-环糊精包合物的制备

（一）饱和水溶液法

1. 工艺流程图（图23-2）

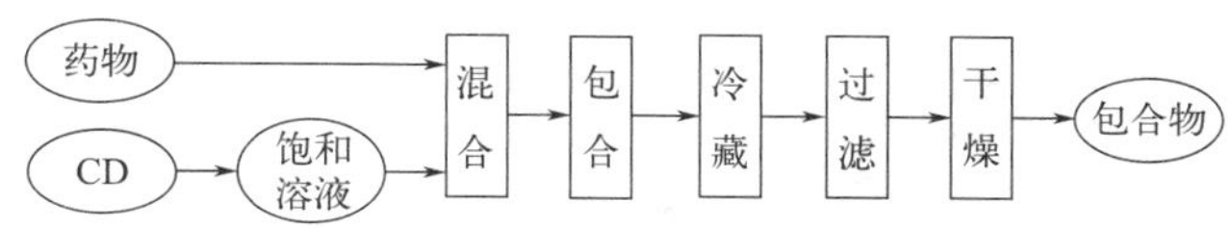

图23-2 饱和水溶液法制备CD包合物工艺流程

2. 制法

（1）配制CD饱和溶液 根据药物与CD的配比及CD的溶解度，取CD适量，加入一定量的水（使CD的浓度为4%～8%），加热使溶解并放冷至一定的温度，恒温备用。

（2）加入药物 在搅拌下加入药物，以便其迅速均匀地分散至水中与CD分子接触。可溶性药物可直接加入环糊精饱和溶液中；水难溶性药物，可先溶于少量有机溶剂（如乙醇），再注入环糊精饱和水溶液中。

（3）包合 使客分子进入主分子空穴内的过程。通常在药物加入后，通过搅拌混合一定时间来完成，也可采用超声处理来替代搅拌操作。

（4）冷藏与过滤 经包合处理的药物与CD混合液，先放冷至室温，然后置于4～10℃冷藏12～24小时，滤取析出的结晶或沉淀物。

（5）干燥 滤过所得结晶或沉淀物，一般控制在40～60℃进行干燥，研细，即得CD包合物。

3. 注意事项

（1）主分子与客分子的配比对药物包合率有较大的影响，应通过实验进行优化。

（2）包合温度与包合时间对包合率有一定的影响。一般认为，提高包合温度可增加包合率，但包合温度过高同时会影响药物的稳定性，并会使挥发油的挥发速率加快。包合温度要恒定，一般在30～60℃，包合时间一般在1～3小时。对于具体的药物，可通过实验确定其适宜的包合温度与时间。

（3）包合工艺的优化，常选用药物利用率（药物包合率）、包合物收得率、包合物含药率为评价指标，以确定最佳包合工艺。

$$包合物收得率=\frac{包合物实际重量}{（CD+投药量）}\times 100\%$$

$$药物利用率=\frac{包合物中实际含药量}{（投药量\times 空白回收率）}\times 100\%$$

$$包合物含药率=\frac{包合物中实际含药量}{（包合物实际重量）}\times 100\%$$

4. 研究实例

实例［大果木姜子油β-环糊精包合物］

（1）处方　大果木姜子油2mL，β-环糊精12g，蒸馏水适量，乙醇适量。

（2）制法　将12g的β-CD溶于水中（β-CD：水为1：20），在40℃下进行磁力搅拌，同时慢慢加入2mL大果木姜子油，搅拌75分钟，放入冰箱冷藏24小时，过滤，沉淀先用蒸馏水及乙醇洗涤，置于40 ℃真空干燥箱中干燥3小时，即得大果木姜子油β-环糊精包合物。该包合物提高了大果木姜子油在制剂过程中的稳定性。

（二）研磨法

1. 工艺流程图（图23-3）

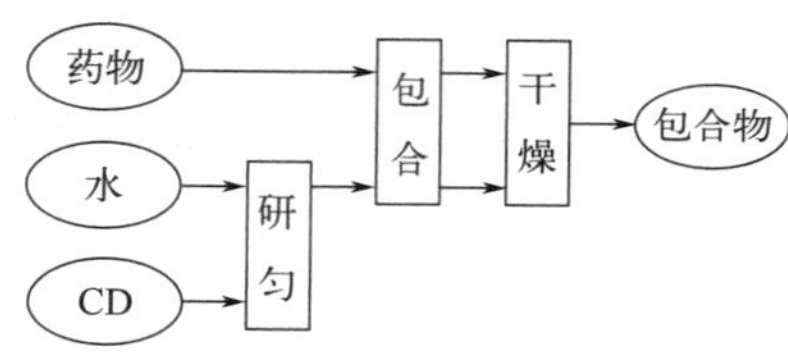

图23-3　研磨法制备CD包合物工艺流程

2. 制法

（1）配制CD匀浆　根据药物与CD的配比，取CD适量，加入2～5倍量的水研匀备用。

（2）加入药物　方法同饱和水溶液法（难溶性成分先溶于少量有机溶剂中）。

（3）包合　通常在药物加入后操作。研磨混合一定时间至成糊状，即可。

（4）滤过　一般采用抽滤或离心滤过法，尽可能除去糊状物中的水分，以便于干燥。

（5）干燥　滤过后所得沉淀物，分散于盘中，于40～60℃真空干燥，研细，即得CD包合物。

3. 注意事项

（1）应用研磨法制CD包合物，主分子与客分子的配比同样对药物包合率有较大的影响，应通过实验优化。

（2）研磨设备对包合效率的影响较大。采用研钵研磨一般需1～3小时；而采用胶体磨研磨可大大缩短研磨时间，仅须15～45分钟。

4. 研究实例

实例［苯甲醛-β-环糊精包合物］

（1）处方　苯甲醛5g，β-环糊精100g，蒸馏水适量。

（2）制法　取β-环糊精100g，加蒸馏水200mL，研匀后加苯甲醛5g，充分研磨，低温干燥即得。制成苯甲醛-β-环糊精包合物主要是为了降低挥发性，防止氧化，掩盖臭味。

（三）其他方法

1. 冷冻干燥法

将药物和环糊精混合于水中，搅拌，溶解或混悬，通过冷冻干燥除去溶剂（水），得粉末状包合物。本法得到的包合物，成品较疏松，溶解度好，尤其适用于在干燥时易分解或变色，但又要求得到干燥包合物的药物。

2. 喷雾干燥法

将CD配制成饱和水溶液，加入药物溶解，搅拌一定时间使药物被CD包合，然后用喷雾干燥设备进行干燥，即得。此法适用于遇热性质稳定的药物，所制得的包合物溶于水。

3. 超声波法

将CD配制成饱和水溶液。加入药物溶解后，在适当的强度（功率、频率）下超声处理一定时间使药物被CD包合，滤过，洗涤，干燥，即得。此法是利用超声波替代饱和水溶液法中的搅拌力来促进药物的包合。

此外，制备包合物的方法还有中和法、混合溶剂法、共沉淀法等。

三、包合物的质量评价

包合物的质量研究内容主要包括药物与环糊精是否形成包合物，包合物是否稳定，包合物药物溶解性能，包合率，收得率等。

（一）薄层色谱法

该法是最常用简便的包合验证方法，即将药物及其包合物分别用适当的同种溶剂处理制成供试液（要求选用的溶剂可溶解药物，但不溶解包合物），通过选择适当的溶剂系统，在同样的条件下进行薄层色谱展开。观察所得色谱图中药物对应的斑点位置，若药物与β-CD已形成包合物，则包合物色谱的相应位置不出现斑点。

（二）热分析法

热分析法包括差示热分析法（differential thermal analysis，DTA）和差示扫描量热法（differential scanning calorimetry，DSC），是鉴定药物和环糊精是否形成包合物的常用检测方法。

1. 差示热分析法

本法又称差热分析，是在程序控制温度下测定样品物理参数随温度变化的一种分析方法。通过比较环糊精、药物、包合物及物理（机械）混合物的DAT图谱的差异，可以判断是否包合成功。例如，采用DTA法对白术油-β-CD包合物进行分析（升温范围50～350℃，升温速度12℃/min，样品量约5mg）时，结果显示，β-CD在82.9℃和215.1℃有两个特征峰，分别为β-CD的脱水峰和熔融分解峰；物理混合物仍显示了β-CD

的特征峰，只是由于挥发油中低沸点挥发性成分的存在，使β–CD的脱水峰由82.9℃降低至76.7℃；在包合物中，β–CD的两个特征峰消失，并出现了新的特征峰，表明白术油–β–CD包合物是一种新物相，即包合成功。

2. 差示扫描量热法

本法又称差动分析，是在程序控制温度下测定输入参比物和样品的能量随温度变化的一种分析方法，具有反应灵敏、重现性好、分辨率高且准确的特点。通过比较环糊精、药物、包合物及物理（机械）混合物的DSC曲线的差异，即可判断包合是否成功。如采用DSC法对救心油（含苏合香、冰片、樟脑、木香挥发油等成分）的β–CD包合物进行分析时，以氧化铝（Al_2O_3）为参比，扫描速率20.0cm/min，结果显示救心油β–CD包合物的DSC曲线既不同于β–CD，也不同于救心油与β–CD的物理混合物，说明已形成新的物相。

（三）X–射线衍射法

X–射线衍射法是一种鉴定晶体化合物的常用技术，各晶体物质在相同的角度处具有不同的晶面间距，从而显示衍射峰。用X–射线衍射法作药物、CD、物理混合物和包合物粉末的衍射谱，然后比较包合前后、包合物与机械混合物的衍射谱图，如某些峰值明显消失、减弱或位移，说明晶格改变，从而判断包合是否成功。如在对救心油的β–CD包合物进行粉末X–射线衍射法分析中，可以看到救心油与β–CD混合物的基本峰同β–环糊精的基本峰类似，比如在扫描时角度为12.46°及20.64°处的β–CD基本特征峰同样也存在于混合物中，而救心油的β–CD包合物则与之不同，上述的β–CD特征峰消失，却在23.78°扫描角度处出现新的衍射峰，说明救心油的β–CD包合物为一种新物相。

（四）显微镜法

由于包合过程中晶体发生变化，故可通过分析包合物晶格变化及相态变化来判断包合是否成功。如采用显微镜成像法对干姜挥发油的β–CD包合物及空白包合物进行观察，结果显示，含油包合物为不规则的粉末，空白包合物为规则的β–CD板状结晶，表明干姜挥发油与β–CD已形成包合物。

（五）红外光谱法

红外光谱法主要用于含羰基药物的包合物检测。比较药物包合前后在红外区吸收的特征，根据吸收峰的变化情况，确认吸收峰的降低、位移或消失，证明药物与环糊精产生的包合作用，并可确定包合物的结构。

（六）核磁共振谱法

核磁共振谱法可从核磁共振谱上碳原子的化学位移大小，推断包合物的形成。根据药物的化学结构选择采用碳谱或氢谱，一般对含有芳香环的药物，可采用^{1}H–NMR技术，而对于不含有芳香环的药物可采用^{13}C–NMR技术。

（七）荧光光谱法

比较药物与包合物的荧光光谱，从曲线与吸收峰的位置和高度来判断是否形成包合物。

（八）圆二色谱法

有光学活性的药物，可分别作药物与包合物的 Cotton 效应曲线，即圆二色谱，从曲线形状可判断包合与否。

第二节　微囊与微球

一、概述

（一）微囊与微球的含义、特点与应用

微囊（microcapsules）系指利用载体材料（囊材）作为囊膜（membrane wall），将固体或液体药物（囊心物）包裹而成的微小胶囊。制备微囊的过程称为微型包囊工艺，即微囊化（microencapsulation）。微球（microspheres）系指药物分散或溶解在载体辅料中形成的骨架型微小球形或类球形实体。微囊与微球的粒径范围在 1～250μm，均属于微米级。

（二）微囊与微球的特点

微囊与微球的特点：①掩盖药物的不良气味及口味，如鱼肝油、大蒜素等药物。②提高药物的稳定性，如对于易氧化的 β- 胡萝卜素、易挥发的中药挥发油等通过微囊化可以改善其稳定性。③防止药物在胃内失活或减少对胃的刺激性，如酶、多肽等易在胃内失活，吲哚美辛等对胃有刺激性，可用微囊化克服这些缺点。④使液态药物固态化，便于贮存或再制成各种剂型，如将油类药物制成微囊，可提高物料的流动性与可压性。⑤减少复方药物的配伍变化，例如将难以配伍的阿司匹林与氯苯那敏分别包囊，再制成同一制剂。⑥使药物具有缓释或控释性能，如应用成膜材料、可生物降解材料、亲水性凝胶等作为囊材可达到药物控释或缓释的目的。⑦使药物具有靶向性，如将治疗指数低的药物或毒性大的药物制成微囊，使药物浓集于靶区，可提高药物的疗效，降低不良反应。⑧可将活细胞或活性生物材料包裹，从而使其具有很好的生物相容性与稳定性，如破伤风类毒素微囊等。⑨栓塞性微球直接经动脉管导入，阻塞在肿瘤血管，断绝肿瘤组织养分和抑杀癌细胞，为双重抗肿瘤药剂。

二、微囊与微球制剂的辅料

（一）囊心物与微球内容物

微囊的囊心物（core material）与微球的内容物可以是固体，也可以是液体，囊心物与内容物除主药外可以包括附加剂，如稳定剂、稀释剂以及控制释放速率的阻滞剂和促进剂等。

（二）囊材与载体材料

用于包裹所需要的材料称为囊材（coating material），用于制备微球所需要的材料称为载体材料。对囊材与载体材料的一般要求：①性质稳定。②能控制适宜的药物释放速率。

③无毒、无刺激性，注射用材料应具有生物相容性和可降解性。④能与药物配伍，不影响药物的药理作用。⑤成型性好，微囊囊材应能完全包封囊心物，微球载体材料应能比较完全地包裹药物与附加剂。

常用的囊材与载体材料可以分为下述三大类。

1. 天然高分子

天然高分子材料是最常用的囊材与载体材料，因其稳定、无毒、生物相容性好。

（1）明胶（gelatin）　明胶是胶原蛋白温和水解的产物，其平均分子量在15000～25000。根据水解条件不同，明胶分酸法明胶（A型）和碱法明胶（B型）。A型明胶与B型明胶的等电点分别为7.0～9.0、4.7～5.0，10g/L溶液（25℃）的pH分别为3.8～6.0、5.0～7.4。两者的成囊性或成球性无明显差别，溶液的黏度均在0.2～0.75cPa·s，可生物降解，几乎无抗原性。通常可根据药物对酸碱性的要求选用A型或B型，用于制备微囊的用量为20～100g/L，用作微球的量可达200g/L以上。

（2）阿拉伯胶（acacia）　阿拉伯胶为糖及半纤维素的复杂聚集体，其主要成分为阿拉伯酸的钙盐、镁盐、钾盐的混合物。阿拉伯胶不溶于乙醇，能溶解于甘油或丙二醇。水中溶解度为1∶2.7，5%水溶液的pH为4.5～5.0，溶液易霉变。一般常与明胶等量配合使用，作囊材时的用量为20～100g/L，亦可与白蛋白配合做复合材料。

（3）海藻酸盐（alginate）　海藻酸盐系多糖类化合物，为褐藻的细胞膜组成成分，一般以钙盐或镁盐存在。海藻酸钠可溶于不同温度的水中，不溶于乙醇、乙醚及其他有机溶剂及酸类（pH在3以下），其黏度因规格不同而有差异。也可与甲壳素或聚赖氨酸配合作复合材料。因海藻酸钙不溶于水，故海藻酸钠可用$CaCl_2$固化成囊。

（4）壳聚糖（chitosan）　壳聚糖是壳多糖在碱性条件下，脱乙酰基后制得的一种天然聚阳离子型多糖，可溶于酸或酸性水溶液，无毒，无抗原性，在体内能被溶菌酶等酶解，具有优良的生物降解性和成膜性，在体内可溶胀成水凝胶。

2. 半合成高分子

半合成高分子材料多为纤维素衍生物，其特点是毒性小、黏度大、成盐后溶解度增大，容易水解，须临用前配制。

（1）羧甲基纤维素盐　羧甲基纤维素盐属阴离子型的高分子电解质，如羧甲基纤维素钠（CMC-Na）常与明胶配合做复合囊材。CMC-Na遇水溶胀，体积可增大10倍，在酸性溶液中不溶。水溶液黏度大，有抗盐能力和一定的热稳定性，不会发酵，也可以制成铝盐CMC-Al单独作囊材。

（2）乙基纤维素　乙基纤维素（EC）化学稳定性高，不溶于水、甘油和丙二醇，可溶于乙醇、甲醇、丙酮和二氯甲烷等，遇强酸水解，故不适用于强酸性药物。

（3）醋酸纤维素酞酸酯　醋酸纤维素酞酸酯（CAP）不溶于乙醇，可溶于丙酮与丁酮及醚醇混合液；在强酸中不溶解，可溶于pH大于6的水溶液，分子中游离羧基的相对含量决定其水溶液的pH及能溶解CAP的溶液的最低pH。用作囊材时可单独使用，用量一般为30g/L，也可与明胶配合使用。

（4）甲基纤维素　甲基纤维素（MC）在冷水中可溶，不溶于热水、无水乙醇、氯仿、丙酮与乙醚。微囊囊材的用量为10～30g/L，亦可与明胶、CMC-Na、聚维酮（PVP）等配合做复合囊材。

（5）羟丙基甲基纤维素　羟丙基甲基纤维素（HPMC）能溶于冷水成为黏性溶液，不溶于热水、乙醇、乙醚及氯仿。配制 HPMC 水溶液时，宜将其先分散于热水中。水溶液长期贮存稳定，有表面活性，表面张力为（42～56）$\times 10^{-5}$N/cm。

3. 合成高分子

合成高分子材料可分为可生物降解和不可生物降解两类。近年来，可生物降解高分子囊材日益受到人们的重视，其主要优点是无毒、成膜性好、化学稳定性高，可用于注射或植入。目前已应用于研究或生产的有聚碳酯、聚氨基酸、聚乳酸（PLA）、丙交酯乙交酯共聚物（PLGA）、聚乳酸－聚乙二醇嵌段共聚物（PLA–PEG）等，其中，研究最多、应用最广的是聚酯类。它们基本上都是羟基酸或其内酯的聚合物。常用的羟基酸是乳酸（lactic acid）和羟基乙酸（glycolic acid）。由乳酸缩合得到的聚酯为 PLA，羟基乙酸缩合得到的聚酯为聚乙醇酸（PGA），由乳酸与羟基乙酸缩合得到的聚酯为乳酸－羟基乙酸共聚物，也称为丙交酯乙交酯共聚物，用 PLGA 表示。这类聚合物都具有降解溶蚀的特性。聚合比例与分子量是影响降解速率的两个因素。PLA 的平均分子量为 1 万～40 万时，降解时间为 2～12 个月，其中平均分子量为 9 万的熔点为 60℃，在体内 6 个月降解。消旋 PLGA 中，各单体比例不同，降解速率不同，丙交酯：乙交酯为75：25的共聚物在体内1个月可降解；比例为 85：15 的为囊材，在体内 3 个月可降解。FDA 批准的体内可降解材料有 PLA 和 PLGA，而且有产品上市。

三、微囊的制备方法

微囊的制备方法可分为物理化学法、物理机械法和化学法三大类。可根据药物和囊材的性质、微囊所需的粒径、释放及靶向要求，选择不同的制备方法。

（一）物理化学法

本法在液相中进行，通过改变条件使溶解状态的囊材从溶液中凝聚析出，并将囊心物包裹形成微囊。这一过程药物与囊材形成新相析出，故本法又称相分离法（phase separation）。目前，该法已成为药物微囊化的主要工艺之一，它所用设备简单，高分子材料来源广泛，可使多种类型的药物微囊化。

根据形成新相方法的不同，相分离法又分为单凝聚法（simple coacervation）、复凝聚法（complex coacervation）、溶剂－非溶剂法（solvent–nonsolvent），改变温度法和液中干燥法。下面介绍其中常用的两种方法，即单凝聚法与复凝聚法。

1. 单凝聚法

单凝聚法系将药物分散于高分子囊材的水溶液中，以电解质或强亲水性非电解质为凝聚剂，使囊材凝聚包封于药物表面而形成微囊，再采用适宜的方法使凝聚囊固化，即得不可逆的微囊。

（1）工艺流程图（图 23–4）

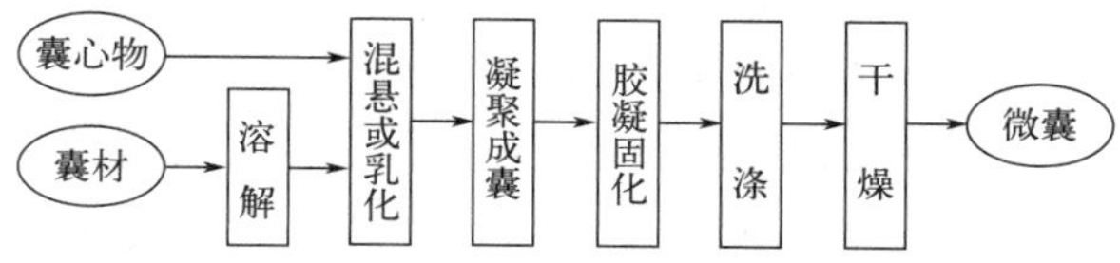

图23–4　单凝聚法制备微囊的工艺流程

（2）制法

①囊材与凝聚剂的选择：囊材常用明胶、CAP、MC、PVA 等。凝聚剂有两类：一类是强亲水性非电解质，如乙醇、异丙醇、叔丁醇、丙酮等；另一类是强亲水性电解质，如 Na_2SO_4、$(NH_4)_2SO_4$ 等，其中阴离子起主要作用。常见的阴离子胶凝作用次序为 SO_4^{2-}＞$C_6H_5O_7^{3-}$（枸橼酸离子）＞$C_4H_4O_6^{2-}$（酒石酸离子）＞CH_3COO^-＞Cl^-＞NO_3^-（硝酸根离子）＞Br^-＞I^-；阳离子也有胶凝作用，其电荷数越高，胶凝作用越强。

②配制囊材溶液：根据成囊系统各组分产生凝聚的比例范围，配制适宜浓度的囊材溶液。成囊系统的比例范围可用三元相图来确定。如图 23-5 为明胶 - 水 - 硫酸钠系统的单凝聚三元相图。

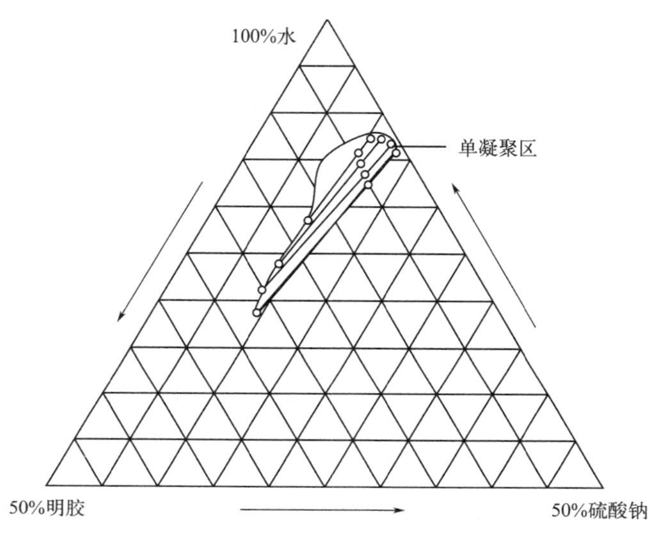

图23-5　明胶-水-硫酸钠三元相图

③药物混悬或乳化：单凝聚法在水中成囊，一般要求作为囊心物的药物难溶于水；若药物为固体，则将其微粉化、均匀分散于囊材溶液中制成混悬液；若为液体，则将其加入囊材溶液中通过乳化制成乳浊液。

④凝聚成囊：调节温度与 pH，于药物的混悬液（或乳浊液）中加入适宜的凝聚剂，使囊材凝聚包封于药物表面而形成微囊。成囊的好坏与成囊的温度、pH 及凝聚囊与水相间的界面张力等有关。如以 CAP 为囊材、用 Na_2SO_4 作凝聚剂，形成的凝聚囊与水相的界面张力较大，囊形不好，须适当升高温度并加入一定量的水以降低界面张力，才能改善囊形。再如用 A 型明胶制备微囊时，滴加少许醋酸，控制溶液的 pH 在 3.2～3.8，可使明胶分子中带有较多的 $-NH_3^+$ 离子，吸附较多的水分子，降低凝聚囊与水间的界面张力，得到体积更小的、流动性好的球形囊；若调节溶液的 pH 至碱性，因接近等电点（pH8.5），有大量黏稠块状物析出，则不能成囊。B 型明胶不调 pH 也能成囊。

⑤胶凝固化：为制得不变形的微囊，待凝聚囊形成后，需将其移至低温处（温度越低越易胶凝，常控制在 15℃以下）使囊材发生胶凝，并加入交联剂进一步固化。如以 CAP 为囊材，可利用 CAP 在强酸性介质中不溶的特性，在凝聚囊形成后，立即倾入强酸性介质中

进行固化。以明胶为囊材时，可加入甲醛作交联剂，通过胺醛缩合反应使明胶分子互相交联而固化。其交联反应式如下：

$$R-NH_2+HCHO+NH_2-R \rightarrow R-NH-CH_2-NH-R+H_2O$$

交联程度与甲醛的浓度、反应时间、介质 pH 等因素有关，最佳 pH 为 8～9。若交联不足，则微囊易粘连；若交联过度，则明胶微囊脆性太大。若囊心物在碱性环境中不稳定，可改用戊二醛替代甲醛在中性介质中完成明胶的交联固化。戊二醛对明胶的交联固化作用，可用席夫反应（Schiff's reaction）表示如下：

$$R-NH_2+OHC-(CH_2)_3-CHO+NH_2-R \rightarrow R-N=CH-(CH_2)_3-CH=N-R+2H_2O$$

⑥洗涤与干燥：微囊经固化处理后，滤过并用水洗去微囊表面的交联剂及碱性溶液，然后在 60℃左右干燥，即得。

（3）注意事项

①药物与囊材、水的亲和力大小可影响其微囊化。一般来说，药物同囊材的亲和力强时，易被微囊化。而药物与水的亲和力应适宜，若过分亲水则易被水包裹，只存在于水相中而不能混悬于凝聚相中成囊，如淀粉或硅胶作囊心物均因过分亲水而不能成囊；若药物过分疏水，因凝聚相中含大量的水，使药物既不能混悬于水相中，又不能混悬于凝聚相中，也不能成囊（仅可形成不含药物的空囊），此时可考虑加入适量的表面活性剂（如司盘 -20 等）增大药物的亲水性来解决其成囊问题。

②囊材的分子量不同，使用的凝聚剂不同，成囊 pH 也不同。如以明胶作囊材，采用乙醇作凝聚剂，当明胶分子量为 3 万时，其成囊 pH 为 6～10，当明胶分子量为 4 万～5 万时，其成囊 pH 为 6～8，当明胶分子量为 6 万时，其成囊 pH 为 8～12；用叔丁醇作凝聚剂，当明胶分子量为 3 万～5 万时，其成囊 pH 为 2～12，当明胶分子量为 6 万时，其成囊 pH 为 6～12；用硫酸钠作凝聚剂，当明胶分子量为 3 万～6 万时，其成囊 pH 为 2～12。

③凝聚过程具有可逆性，一旦解除促进凝聚的条件，如加水稀释，就可发生解凝聚，使微囊很快消失。这种性质在制备过程中可反复利用，直至凝聚微囊形状满意为止（可用显微镜观察）。最后再采取措施加以交联固化，使之成为不粘连、不可逆的球形微囊。

④囊材浓度与温度可影响胶凝过程。浓度增加可促进胶凝，浓度太低则不能胶凝，而温度升高不利于胶凝。浓度与温度的相互关系是浓度越高，可胶凝的温度上限越高。通常以明胶为囊材时，应在 37℃以上凝聚制备微囊，凝聚成囊后在较低的温度下胶凝。

⑤加入增塑剂可使制得的明胶微囊具有良好的可塑性、不粘连、分散性好的特点。在单凝聚法制备明胶微囊时加入增塑剂，可减少微囊聚集，降低囊壁厚度，且加入增塑剂的量同释药 $t_{1/2}$ 之间呈负相关。常用的增塑剂有山梨醇、聚乙二醇、丙二醇及甘油。

2. 复凝聚法

复凝聚法是利用两种具有相反电荷的高分子材料为囊材，将囊心物分散（混悬或乳化）在囊材的水溶液中，在一定条件下，相反电荷的高分子互相交联后，溶解度降低，自溶液中凝聚析出而成囊。本法操作方便，适合难溶性药物的微囊化。常用的复合材料主要有明胶与阿拉伯胶（或 CMC、CAP 等多糖）、海藻酸盐与聚赖氨酸、海藻酸盐与壳聚糖、海藻酸与白蛋白、白蛋白与阿拉伯胶等。下面以明胶 - 阿拉伯胶复合材料为例，说明复凝聚法制备微囊的工艺过程。

（1）工艺流程图（图 23-6）

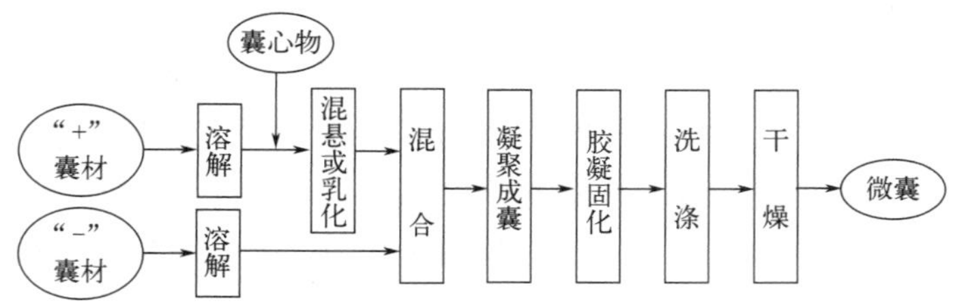

图23-6 复凝聚法制备微囊的工艺流程

（2）制法

①配制囊材溶液：囊材溶液仅在一定的浓度范围内可以成囊，常根据成囊系统的三元相图来确定囊材溶液的浓度。如图 23-7 所示，为明胶 - 阿拉伯胶 - 水的三元相图。

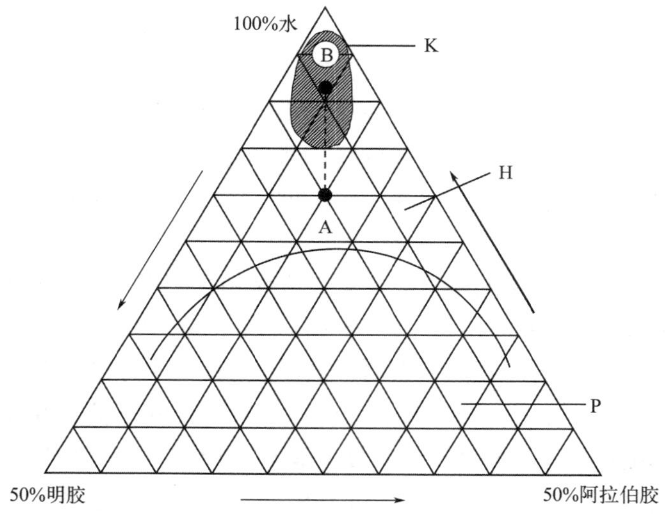

图23-7 明胶-阿拉伯胶-水的三元相图

图中 K 为复凝聚区，即可形成微囊的低浓度明胶和阿拉伯胶混合溶液；P 为曲线以下两相分离区，两胶溶液不能混溶亦不能形成微囊；H 为曲线以上两胶溶液可混溶形成均相的溶液区。A 点代表 10% 明胶、10% 阿拉伯胶和 80% 水的混合液，必须加水稀释，沿 A → B 虚线进入凝聚区 K 才能发生凝聚。一般来说，在复凝聚法中，明胶与阿拉伯胶常分别配成 3%～5% 的水溶液。

②药物混悬或乳化：难溶性液体药物（如挥发油）或固体药物，常通过乳化或混悬先分散于上述的一种囊材溶液（如阿拉伯胶溶液）中。

③混合：将明胶溶液与含药的阿拉伯胶溶液，在搅拌下混合均匀，并使混合液温度保持在 50℃左右。

④凝聚成囊：常用稀醋酸将溶液 pH 调至明胶的等电点（pH4.5）以下使之带正电（pH4.0～4.5 时明胶带的正电荷多），而阿拉伯胶带负电，由于电荷互相吸引交联形成正、负离子的络合物，溶解度降低而凝聚成囊。加适量温水稀释，有助于微囊充盈并避免黏结。

⑤胶凝固化：将微囊溶液在搅拌下先放冷至 30℃左右，然后在不断搅拌下急速降温至 10℃以下（5～6℃）使凝聚囊发生胶凝，再加入适量甲醛液搅拌一定时间进行交联固化，

最后用氢氧化钠液调 pH 至 8～9，搅拌一定时间使交联固化完全。

⑥洗涤与干燥：同单凝聚法。

（3）注意事项

①复凝聚法制备微囊时，也要求药物表面能被囊材凝聚相润湿，从而使药物能混悬或乳化于该凝聚相中，随凝聚相分散而成囊。因此，可根据药物的性质，适当加入润湿剂。

②应使凝聚相保持一定的流动性，如在成囊过程中，控制温度，避免溶液黏度过高或加水稀释等，这是保证囊形良好的必要条件。

（4）研究实例

实例 ［大蒜油微囊］

①处方　大蒜油 1g，阿拉伯胶粉 0.5g，3% 阿拉伯胶液 30mL，3% 明胶液 40mL，甲醛、淀粉各适量。

②制法

乳化：取阿拉伯胶粉 0.5g 置乳钵中，取大蒜油 1g，研匀，加蒸馏水 1mL 迅速研磨成初乳，并以 3% 阿拉伯胶液 30mL 稀释成乳剂。

包囊：将乳剂移至 250mL 烧杯中，边加热边搅拌，待温度升至 45℃时缓缓加入 3% 明胶液 40mL（预热至 45℃），胶液保持 43～45℃，继续搅拌。并用 10% 醋酸液调 pH 至 4.1～4.3。显微镜下可观察到乳滴外包有凝聚的膜层。

稀释：加入温度比其稍低的蒸馏水 150mL，继续搅拌，温度降至 30℃以下时，移至冰水浴继续搅拌。

固化：加入 2% 的甲醛液 1mL，搅拌使固化定形。用 5% 的氢氧化钠液调 pH 至 7.0～7.5，使凝胶的网孔结构孔隙缩小，再搅拌 30 分钟。

分散：加入 10% 生淀粉混悬液 4mL，使淀粉充分散开，在微囊间形成隔离层，10℃左右再搅拌 1 小时。

干燥：滤取微囊，洗涤，尽量除去水分，二号筛制粒，60℃干燥。

（二）物理机械法

本法是将固态或液态药物在气相中进行微囊化的方法，需要一定设备条件。该法又分为喷雾干燥法、空气悬浮法、喷雾凝结法、多孔离心法、锅包衣法、挤压法、静电结合法、粉末床法等。其中，常用的方法是喷雾干燥法和空气悬浮法。

1. 喷雾干燥法

本法先将囊心物分散在囊材的溶液中，再用喷雾法将此混合物喷入惰性热气流使液滴收缩成球形，进而干燥即得微囊。可用于固态或液态药物的微囊化，如囊心物不溶于囊材溶液，可得到微囊；如能溶解，则得微球。

（1）工艺流程图（图 23-8）

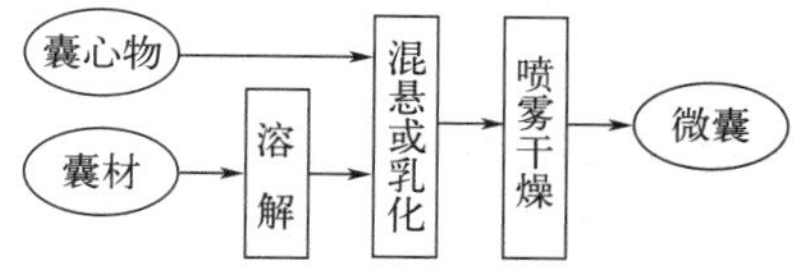

图23-8　喷雾干燥法制备微囊的工艺流程

（2）制法

①配制囊材溶液：可用水或有机溶剂溶解囊材，以水作溶剂更易达到环保要求，降低成本。

②药物混悬或乳化：若囊心物为固态药物，宜先微粉化，再均匀混悬于囊材溶液中；若为液态药物，则将其分散于囊材溶液中使形成乳化分散液，并且确保不出现破乳、过早固化或干燥等情况。

③喷雾干燥：将药物的混悬液或乳化液，通过雾化装置使其形成小液滴喷入干燥器中，由于雾粒比表面积很大，热交换迅速，其溶剂瞬间挥发，即得圆球状的微囊。

（3）注意事项

①囊心物所占的比例不能太大，以保证被囊膜包裹，如囊心物为液态。其在微囊中的含量一般不超过 30%。

②混合液的黏度与均匀性、药物及囊材的浓度、喷雾的速率、喷雾方法及干燥速率等工艺参数，均可影响成品的质量。

③微囊在干燥或贮存过程中常因静电而引起粘连，可从以下几个方面予以解决：囊材中加入聚乙二醇作抗黏剂；处方中使用水或水溶液；采用连续喷雾工艺；当包裹小粒径的囊心物时，在囊材溶液中加入抗黏剂；在微囊贮存、压片及装空心胶囊时，可再加入粉状抗黏剂以改善微囊的流动性，常用的粉状抗黏剂有二氧化硅、滑石粉与硬脂酸镁等。

④采用物理机械法制备微囊时，囊心物有一定损失且微囊有粘连。囊心物损失在 5% 左右，粘连在 10% 左右，生产中认为是合理的。

（4）研究实例

实例 ［莪术油微囊］

①处方　莪术油 12g，阿拉伯胶粉 20g，明胶 20g，PEG6000 5.8g，蒸馏水适量。

②制法　在烧杯中加入 20g 明胶和 231mL 蒸馏水，用磁力搅拌器（50～60℃）搅拌使之溶解，然后加入 20g 阿拉伯胶继续搅拌至溶解，再加入 5.8g PEG6000 使其溶解，继续水浴搅拌 15 分钟，取出稍冷，搅拌下加入莪术油 12g，用高速分散均质机以 10600r/min 乳化 9 分钟，得到乳化液，待其稳定后再进风温度 160℃，进料功率 6% 条件下进行喷雾干燥，即得莪术油微囊。

2. 空气悬浮法

空气悬浮法亦称为流化床包衣法（fluidized bed coating）。囊心物通常为固体粉末，利用垂直强气流使囊心物悬浮在包衣室中，将囊材溶液通过喷嘴喷射于囊心物表面，热气流将溶剂挥干，囊心物表面便形成囊材薄膜而成微囊。

（三）化学法

化学法系利用溶液中的单体或高分子物质，通过聚合反应或缩合反应产生囊膜而制成微囊的方法。本法的特点是不加凝聚剂，先制成 W/O 型乳状液，再利用化学反应或射线辐照交联固化。

1. 界面缩聚法（interface polycondensation）

界面缩聚法亦称界面聚合法，是在分散相（水相）与连续相（有机相）的界面上发生单体聚合反应的方法。例如，水相中含有 1,6- 己二胺和碱，有机相为含对苯二甲酰氯的环己烷、氯仿溶液，将上述两相混合搅拌，在水滴界面上发生缩聚反应，生成聚酰胺。由于缩合反应的速率超过 1,6- 己二胺向有机相扩散的速率，故反应生成的聚酰胺几乎完全沉积于乳滴界面成为囊材。淀粉衍生物（如羟乙基淀粉 HES 或羧甲基淀粉 CMS）用邻苯二甲酰氯发生界面交联反应亦可得微囊。

2. 辐射交联法（radiation crosslinking）

该法系将明胶在乳化状态下，经 γ 射线照射发生交联。再处理制得粉末状微囊。该工艺的特点是工艺简单，不在明胶中引入其他成分。

四、微球的制备

微球的制备原理与微囊基本相同。根据载体材料和药物的性质不同可采用不同的制备方法。几种常见的微球制备方法如下。

1. 明胶微球

通常以乳化交联法制备，即将药物溶解或分散在囊材的水溶液中，与含乳化剂的油混合，搅拌乳化，形成稳定的 W/O 型或 O/W 型乳状液，加入化学交联剂甲醛或戊二醛，可得粉末状微球。现已成功制备盐酸川芎嗪、莪术油等明胶微球。

亦可用两步法制备微球，即先采用本法（或其他方法）制备空白微球，再选择既能溶解药物又能浸入空白明胶微球的适当溶剂系统，用药物溶液浸泡空白微球后干燥即得。两步法适用于对水相和油相都有一定溶解度的药物。

2. 白蛋白微球

可用液中干燥法或喷雾干燥法制备。采用液中干燥法制备时，以加热交联代替化学交联，使用的加热交联温度不同（100～180℃），微球平均粒径不同，在中间温度（125～145℃）时粒径较小。

喷雾干燥法将药物与白蛋白的溶液经喷嘴喷入干燥室内，同时送入干燥室的热空气流使雾滴中的水分快速蒸发、干燥，即得微球。热变性后，白蛋白的溶解度降低，所以微球的释放速度亦相应降低，如将喷雾干燥得到的微球再进行热变性处理，可得到缓释微球。

3. 淀粉微球

淀粉微球系由淀粉水解再经乳化聚合制得的。淀粉微球制备中，可用甲苯、氯仿、液状石蜡为油相，以脂肪酸山梨坦 60 为乳化剂，将 20% 的碱性淀粉分散在油相中，形成 W/O 型乳状液，升温至 50～55 ℃，加入交联剂环氧丙烷适量，反应数小时后，去除油相，分别用乙醇、丙酮多次洗涤干燥，即得白色粉末状微球。

4. 聚酯类微球

常用液中干燥法制备，即以药物与聚酯材料组成挥发性有机相，加至含乳化剂的水相中搅拌乳化，形成稳定的 O/W 型乳状液，抽真空或加热挥发除去有机相，过滤，即得微球。

5. 磁性微球

磁性微球需同时包裹药物与磁流体，成型方法可依据囊材与药物性质不同加以选择，其制法的特殊之处在于磁流体的制备，一般通过共沉淀反应制得。

6. 研究实例

实例［三七总皂苷白蛋白微球］

（1）处方　三七总皂苷（PNS）25mg，牛血清白蛋白（BSA）300mL，蓖麻油 50mL，

司盘 -80 2mL，蒸馏水 1mL。

（2）制法 取 25mg PNS，溶于 1mL 蒸馏水中，加入 BSA 300mg 使溶解，然后逐滴加入 50mL 强力搅拌蓖麻油，加 2mL 司盘 -80，继续搅拌 5 分钟，超声 15 分钟均化，得初乳。另取蓖麻油 50mL，加热至 105℃，搅拌下将初乳加入，105℃恒温固化 20 分钟。冰水浴搅拌冷却，离心，倾去上层油液，再用适量乙醚洗涤 3 次，挥去乙醚，即得三七总皂苷白蛋白（PNS–BSA–MS）微球。

五、微囊与微球的质量评价

微囊、微球通常作为药物制剂的中间体，其质量评价通常包括下述内容。

（一）形态、粒径与粒径分布

微囊、微球的形态可通过光学显微镜或扫描电子显微镜、透射电子显微镜观察。其形态通常呈圆整球形或椭圆形，有的表面光滑，有的表面粗糙。

粒径及其分布的测定方法包括筛析法、电子显微镜法、光学显微镜法、超速离心法、沉降法、库尔特计数法、吸附法、空气透射法和激光衍射法等。这些方法测定的粒径范围各不相同，适用对象也不相同，可根据待测物的粒径大小选择方法。但同一样品采用不同测定方法时，结果往往有差异，应予注意。

粒径测定时，应测定不少于 500 个的粒径，由计算机软件或下式求得算术平均径 d_{av}。

$$d_{av}=\sum(nd)/\sum n=(n_1d_1+n_2d_2+\cdots+n_nd_n)/n_1+n_2+\cdots+n_n$$

式中，n_1、$n_2\cdots n_n$ 为具有粒径 d_1、$d_2\cdots d_n$ 的粒子数。

粒径分布数据，常用各粒径范围内的粒子数或百分率表示，或用粒径累积分布图和粒径分布图表示；也可用跨距（span）表示，跨距越小，分布越窄，即粒子大小越均匀。

$$跨距=(D_{90}-D_{10})/D_{50}$$

式中，D_{10}、D_{50}、D_{90} 分别指粒径累积分布图中 10%、50%、90% 处所对应的粒径。

作图时，将所测得的粒径分布数据，以粒径为横坐标，以频率（每一粒径范围的粒子个数除以粒子总数所得的百分率）为纵坐标，即得粒径分布直方图；以粒径为横坐标，以累积频率为纵坐标绘得的 S 形曲线，即为粒径累积分布图；以各粒径范围的频率对各粒径范围的平均值绘图，即得粒径分布曲线。

粒径分布还常用多分散指数（polydispersity index，PDI）表示：

$$PDI=SD/d$$

式中，d 为平均粒径，SD 为粒径的标准偏差，PDI 一般在 0.1～0.5，越小表示粒子大小越均匀，在 0.1 以下则是非常均匀，PDI 可用激光粒度分析仪测得。

（二）药物的含量

微囊、微球的药物含量测定，可采用消解法、溶解法与研磨提取法制备含药的供试液，然后根据药物的性质选用适宜的方法测定其药物含量。消解法适用于白蛋白微球与明胶微球；溶解法可用于聚乳酸微球与乙基纤维素微球；研磨提取法中，溶剂的选择是关键，应通过实验选择提取完全、对载体材料的溶解较小且本身不干扰的溶剂。

（三）载药量与包封率

对于粉末状微囊（球），先测定其含药量，再计算其载药量（drug loading）；对于混悬于液态介质中的微囊（球），先将其分离，分别测定液体介质和微囊（球）的含药量，再计算其载药量和包封率（entrapment rate）。

载药量＝［微囊（球）中含药量 / 微囊（球）的总重量］×100%

包封率＝［微囊（球）中含药量 / 微囊（球）和介质中的总药量］×100%

《中国药典》2020 年版规定，包封率一般不得低于 80%。

包封产率（drug yield）可用下式表示：

包封产率＝［微囊（球）中含药量 / 投药总量］×100%

包封产率即药物的收率，取决于所采用的制备工艺，如用喷雾干燥法制备微囊、微球的包封产率可达 95% 以上，而用相分离法制备的包封产率常为 20%～80%。包封产率通常用于评价工艺，但不作为质量评价指标。

（四）药物的释放速率

微囊（球）的药物释放速率测定，一般是将试样置于透析管内，用溶出度测定法中的桨法、转篮法或流通池法测定的。在释放试验中，微囊（球）表面吸附的药物会快速释放，称为突释效应。开始 0.5 小时内的释放量要求低于 40%。

（五）有害有机溶剂残留量

凡在制备中引入有害有机溶剂者，应按《中国药典》2020 年版四部残留溶剂测定法测定，不得超过所规定的限度。凡未规定限度者，可参考人用药品注册技术要求国际协调会（ICH），否则应制定有害有机溶剂残留量的测定方法与限度。

第三节　固体分散体技术

一、概述

（一）固体分散体的含义

固体分散体（solid dispersion，SD）是药物与载体混合制成的高度分散的固体分散物。药物在载体材料中以分子、胶态、微晶或无定形状态分散，这种技术称为固体分散技术。固体分散体作为制剂的中间体，根据需要可以进一步制成胶囊剂、片剂、软膏剂、栓剂等，也可以直接制成滴丸。

（二）固体分散体的特点

1. 可利用不同性质的载体达到速效、缓释、控释的目的，如选用水溶性载体，使药物形成分子分散状态，则可改善药物溶解性能，提高溶出速率，从而提高药物的生物利用度；如选用难溶性高分子载体制成缓释固体分散体；还可用肠溶性高分子载体控制药物在小肠释放。

2. 可增加药物的化学稳定性，因为载体材料对药物分子具有包蔽作用。

3. 可使液体药物固体化，有利于液体药物的广泛应用。

其缺点主要是载药量小、物理稳定性差（如储存过程中易出现老化、溶出速度变慢等现象）和工业化生产困难等。

（三）固体分散体的类型

1. 速释型固体分散体

速释型固体分散体指用亲水性载体制成固体分散体。它可改善难溶性药物的润湿性，从而加快溶出速度，提高其生物利用度。

2. 缓释、控释型固体分散体

缓释、控释型固体分散体指以水不溶性或脂溶性载体制成的固体分散体。其释药机制与缓释、控释制剂相同。

3. 肠溶性固体分散体

肠溶性固体分散体是指以肠溶性物质作载体，制成肠道释药的固体分散体。

（四）固体分散体中药物的分散状态

1. 低共熔混合物（eutectic mixture）

药物与载体按适当比例混合，在较低温度下熔融，骤冷固化形成固体分散体。药物仅以微晶状态分散于载体中，为物理混合物。

2. 固体溶液（solid solution）

药物溶解于熔融的载体中，呈分子状态分散，成为均相体系。

3. 玻璃溶液（glass solution）或玻璃混悬液（glass suspension）

药物溶于熔融的透明状的无定形载体中，骤然冷却，得到质脆透明状态的固体溶液。

4. 共沉淀物（coprecipitation）

又称共蒸发物（coevaporation），是固体药物与载体以适当比例形成的非结晶性无定形物（有时也称玻璃态固熔体，因其有如玻璃一样的质脆、透明及无确定熔点的特点）。常用载体为蔗糖、枸橼酸、PVP 等多羟基化合物。

药物在载体中的分散状态，并不一定以上述的某一种情况单独出现，往往是多种类型的混合体。

二、固体分散体的常用载体及特性

（一）水溶性载体

1. 聚乙二醇类

聚乙二醇类（PEG）最常用的是 PEG4000 和 PEG6000，它们的熔点低（55～60℃），毒性小，能显著地增加药物的溶出速率，提高其生物利用度。

2. 聚维酮类

聚维酮类（PVP）对热的稳定性好（但 150℃变色），易溶于水和多种有机溶剂，对有些药物有较强的抑晶作用，但成品对湿的稳定性差，易吸湿而析出药物结晶。

3. 表面活性剂类

作为载体的表面活性剂大多含聚氧乙烯基，其特点是溶于水或有机溶剂，载药量大，在蒸发过程中可阻滞药物产生结晶，是较理想的速效载体材料。常用的是泊洛沙姆 188（Poloxamer188），其为片状固体，毒性小，对黏膜的刺激性极小，可用于静脉注射，增加药物的溶出效果大于 PEG 载体。

4. 糖类与醇类

作为载体的糖类常用右旋糖酐、半乳糖和蔗糖等；醇类有甘露醇、山梨醇、木糖醇等。这些材料的特点是水溶性强，毒性小，分子中的多个羟基与药物以氢键结合而成固体分散体。

5. 有机酸类

可作为载体的有枸橼酸、酒石酸、琥珀酸、去氧胆酸等，均易溶于水而不溶于有机溶剂，但这些有机酸不适于对酸敏感的药物。

（二）水不溶性载体

1. 乙基纤维素

乙基纤维素（EC）无毒，无药理活性，能溶于有机溶剂，黏性较大，稳定性好，不易老化。

2. 含季铵基团的聚丙烯酸树脂类

此类产品在胃液中可溶胀，在肠液中不溶，不被吸收，对人体无害，可被用作缓释固体分散物的载体。

3. 脂质类

常用的有胆固醇、β- 谷甾醇、棕榈酸甘油酯、巴西棕榈蜡及蓖麻油蜡等，均可作为缓释固体分散体的载体材料。

（三）肠溶性载体

1. 纤维素类

常用的有醋酸纤维素酞酸酯（CAP），羟丙甲纤维素酞酸酯（HPMCP，其有两种规格：HP-50、HP-55），羧甲乙纤维素（CMEC），均能溶于肠液中，可用于制备在胃中不稳定或须在肠道释放和吸收的药物的固体分散体。

2. 聚丙烯酸树脂类

常用Ⅱ号或Ⅲ号聚丙烯酸树脂，前者在 pH 大于 6 的介质中溶解，后者在 pH 大于 7 的介质中溶解。将二者联合使用，可制得较理想的缓释固体分散体。

三、固体分散体的制备方法

（一）熔融法

1. 工艺流程图（图 23-9）

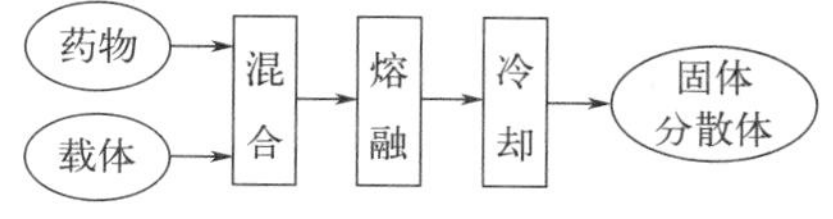

图23-9　熔融法制备固体分散体的工艺流程

2. 制法

（1）物料的选择与处理 该法需要加热至较高温度，主要适用于对热稳定的药物和载体。一般多选用熔点低、不溶于有机溶剂的载体材料，如 PEG 类、枸橼酸、糖类等。为便于药物与载体材料混合均匀，缩短熔融时间，可将药物与载体材料适当粉碎。

（2）混合与熔融 取药物与载体材料，混合均匀，然后在搅拌下加热至熔融。为缩短药物的受热时间，也可将载体材料先加热熔融后，再加入已粉碎的药物（过 60～80 目筛），搅拌使溶解或分散均匀。

（3）冷却 一般剧烈搅拌使熔融物迅速冷却成固体，或将熔融物倾倒在不锈钢板上形成薄层，用冷空气或冰水，使之骤冷成固体，即得。也可将熔融物滴入冷凝液中使之迅速收缩、凝固成丸，这样制成的固体分散体称为滴丸。

3. 注意事项

（1）本法的关键是由高温迅速冷却，以达到高饱和状态，使多个胶态晶核迅速形成，得到高度分散的药物，而不是析出粗晶。另外，在冷却过程中容易吸潮，故在制备过程中应采取防潮措施。

（2）大规模生产和实验室制备的固体分散体因加热和冷却速度的不同，其物理化学特性及稳定性也可能不同，如以 PEG6000 为载体大规模生产时，PEG6000 分子链可能会出现分裂现象。

（二）溶剂法

1. 工艺流程图（图 23-10）

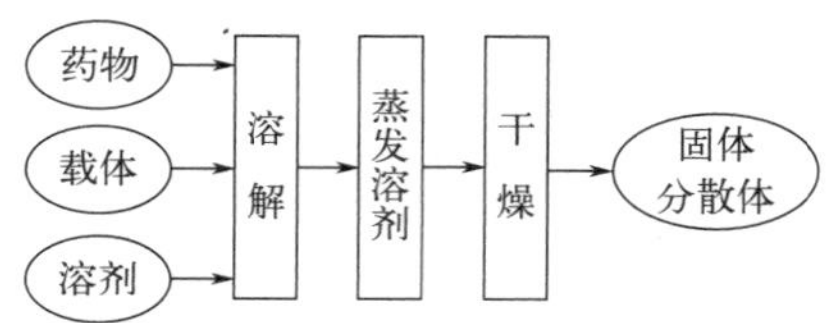

图23-10 溶剂法制备固体分散体的工艺流程

2. 制法

（1）物料的选择 该法的优点是避免了高温，适用于对热不稳定或易挥发的药物。可选用能溶于水、有机溶剂及熔点高、对热不稳定的载体材料，如 PVP 类（熔化时易分解）、甘露糖、半乳糖、胆酸类等。常用的有机溶剂有氯仿、无水乙醇、95% 乙醇、丙酮等。

（2）溶解 取药物与载体材料，置于适宜的容器中，加入适量有机溶剂，搅拌使溶解。

（3）蒸发溶剂与干燥 将含有药物与载体的溶液，用适宜的方法蒸去有机溶剂，使药物与载体材料同时析出，即可得到药物在载体材料中混合而成的共沉淀物，再经低温干燥，即得。

3. 注意事项

（1）此法使用的有机溶剂量较大，成本高，且有时难以将有机溶剂完全除去，残留的有机溶剂不但对人体有害，还易引起药物重结晶而降低药物的分散度。

（2）同一药物，采用不同的有机溶剂，可得到分散度不同的固体分散体，其溶出速度亦不相同。

（三）溶剂－熔融法

1. 工艺流程图（图 23-11）

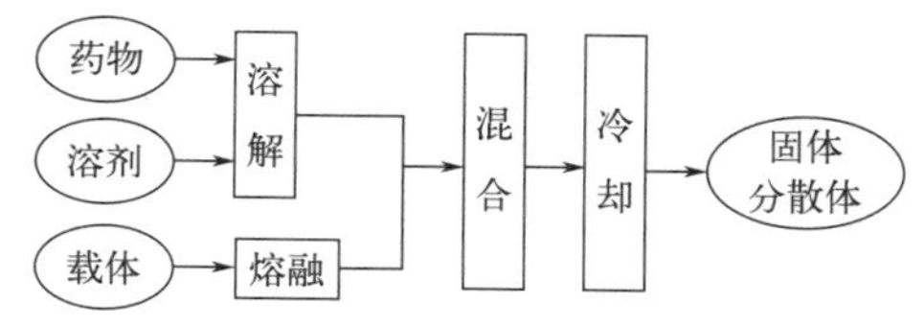

图23-11　溶剂-熔融法制备固体分散体的工艺流程

2. 制法

将药物先溶于少量有机溶剂中，然后加到已熔融的载体材料中搅拌混匀，再按熔融法冷却固化，即得。本法所用载体材料与熔融法相同，溶剂应选用毒性小、易与载体材料混合的溶剂，适用于液态药物（如鱼肝油等）或剂量小于 50mg 的固体药物。

3. 注意事项

（1）药物溶液在固体分散体中所占的量一般不得超过 10%（W/W），否则难以形成脆而易碎的固体。

（2）药物溶液与熔融载体材料混合时，必须搅拌均匀，以防固相析出。

（四）其他方法

1. 溶剂－喷雾（冷冻）干燥法

将药物与载体材料共同溶于溶剂中，经喷雾（冷冻）干燥除去溶剂，即得。载体材料常用 PVP 类、PEG 类、β- 环糊精、甘露醇、乳糖、水解明胶、纤维素类、聚丙烯酸树脂类等。溶剂－喷雾干燥法可连续生产，溶剂常用 C_1～C_4 的低级醇或其混合物。溶剂－喷雾（冷冻）干燥法适用于易分解、对热不稳定的药物（如双香豆素等），此法污染少，产品含水量可低于 0.5%。

2. 研磨法

将药物与较大比例的载体材料混合后，强力持久地研磨一定时间，即得。载体材料常用微晶纤维素、乳糖、PVP 类、PEG 类等。研磨时间的长短因药物而异。

3. 双螺旋挤压法

将药物与载体材料置于双螺旋挤压机内，经混合、捏制即得。本法可用两种以上的载体材料，制备温度可低于药物熔点和载体材料的软化点，故药物不易破坏，制得的固体分散体也稳定。

（五）研究实例

实例［理气活血滴丸］

（1）处方　大果木姜子 4500g，艾片（左旋龙脑）90g，川芎 3600g，薤白 360g。

（2）制法　以上四味，大果木姜子加 3 倍量水，水蒸气蒸馏法提取挥发油，蒸馏 16 小时，收集挥发油，备用。川芎破碎，加乙醇回流提取 2 次，第一次加 6 倍量，浸渍 2 小时，提取 3 小时，第二次加 4 倍量，提取 2 小时，滤过，合并滤液。减压回收乙醇并浓缩至相对密度为 1.05～1.15（55～60℃），静置让其分为 3 层，取中层液减压浓缩至相对密度为 1.10～1.20（55～60℃），用浓氨水调节 pH 至 9～10，用三氯甲烷提取 3 次，第一次 3 倍量，第二次2倍量，第三次1倍量，合并3次三氯甲烷提取液，减压回收三氯甲烷并浓缩，回收浓缩至15分钟后，加入492mL乙醇，浓缩至相对密度为1.01～1.05（55～60℃），得川芎浸膏。薤白破碎，用适量乙醇浸渍过夜，加乙醇回流提取2次，每次加3倍量，提取1小时，滤过，合并滤液。减压回收乙醇并浓缩至相对密度1.10～1.18（55～60℃），得薤白浸膏。取川芎浸膏、薤白浸膏和艾片研匀，加入熔融的聚乙二醇（420g聚乙二醇4000，280g聚乙二醇600）中，再加入大果木姜子挥发油，混匀，滴制成1000g，即得。

四、固体分散体的质量评价

固体分散体的质量评价，主要包括固体分散体中药物分散状态、固体分散体的稳定性，以及药物的溶解度与溶出速率等方面。

药物在固体分散体中呈分子状态、亚稳定及无定形状态、胶体状态、微晶或微粉状态。目前常用的检测方法有X–射线衍射法、红外光谱法、差示热分析法及核磁共振谱法等，较粗的分散体系也有用显微镜测试的。溶出速率的测定有多种方法，一般可根据《中国药典》2020年版收载的方法测定。固体分散体贮存时间过长，会出现硬度变大、药物溶出度降低等老化现象，所以需注意其稳定性。可以从改善贮存环境，采用联合载体，调整载体的理化性质等方面来提高固体分散体的稳定性。

齐墩果酸滴丸质量评价：利用红外光谱法、X–射线衍射法、差示热分析法对齐墩果酸滴丸分散状态进行检测。红外光谱结果显示，齐墩果酸滴丸与其物理混合物在指纹区及其他区的图谱基本相似，其与齐墩果酸的红外光谱图也基本一致，未发现齐墩果酸和载体PEG之间存在氢键以及其他键合作用，表明滴丸中齐墩果酸与PEG分子间未发生化学反应，仅为物理作用；X–射线衍射结果显示，齐墩果酸的特征衍射峰在滴丸中较物理混合物中要弱得多，表明滴丸中大部分齐墩果酸以分子状态分散，只有极少部分以微晶状态分散，药物在固体分散体中呈过饱和状态；差示热分析法结果显示，滴丸熔点为60.09℃，低于齐墩果酸和PEG物理混合物的熔点，表明滴丸形成了低共熔物或固溶体，齐墩果酸以比较均匀的微细晶体或分子状态分散在载体PEG中，起到低分子稀释剂的作用，导致滴丸比物理混合物的熔点更低。根据《中国药典》采用溶出度与释放度测定法中小杯法测定齐墩果酸滴丸溶出度，结果表明，该滴丸在60分钟内的溶出度＞85%。将其置于40℃、相对湿度75%进行加速稳定性试验，结果显示，滴丸仍为淡黄色丸状物，齐墩果酸含量＞97.8%，溶出度＞89.7%，表明该滴丸稳定可控。

第四节　脂质体的制备技术

一、概述

（一）脂质体的含义与特点

脂质体（liposomes）系将药物包封于类脂质双分子层内而形成的微小囊泡，也称为类脂球或液晶微囊。其粒径大小可从几十纳米到几十微米，双分子层的厚度约4nm。由于其结构类似生物膜，脂质体又被称为“人工生物膜”，可包封水溶性和脂溶性药物，并可根据临床需要制成供静脉注射、肌内注射、皮下注射及口服给药、眼内给药、肺部给药、外用（包括皮肤给药）以及鼻腔给药等不同给药途径的脂质体。

脂质体可以包封脂溶性或水溶性药物，药物被包封后其主要特点如下。

1. 靶向性和淋巴定向性

脂质体能选择性地分布于某些组织和器官，增加药物对淋巴系统的定向性，提高药物在靶部位的浓度。尤其对抗癌药物，能选择性地杀伤癌细胞或抑制癌细胞，对正常细胞则无损害作用。因此，以脂质体为载体的药物，能提高疗效，减少剂量，降低毒性。

2. 细胞亲和性与组织相容性

脂质体与生物膜结构相似，因此与细胞膜有较强的亲和性，可增加被包裹的药物透过细胞膜的能力，增强疗效。

3. 长效作用

药物包封成脂质体，可降低其消除速率，延长作用时间。

4. 降低药物毒性

药物被脂质体包封后，主要被网状内皮系统的吞噬细胞摄取，在肝、脾、骨髓等网状内皮细胞较丰富的器官中浓集，而药物在心脏和肾脏中的累积量比游离药物低得多，因此，将对心、肾有毒性的药物或对正常细胞有毒性的抗肿瘤药物，包封成脂质体可以降低其毒性。

5. 提高药物稳定性

某些不稳定的药物被包封后可受到脂质体双层膜的保护而提高稳定性。

（二）脂质体的组成与结构

脂质体是以类脂质（如磷脂和胆固醇）构成的双分子层为膜材包合而成的微粒。磷脂与胆固醇都是两亲性物质，磷脂类含有一个磷酸基团和一个含氮的碱基（季铵盐），均为亲水基团，还有两个较长的烃链为亲油基团。胆固醇的亲油性强于亲水性。用它们作脂质体的膜材时，须先将它们溶于有机溶剂中，然后蒸发除去有机溶剂，在器壁上形成均匀的类脂质薄膜，此薄膜系由磷脂与胆固醇混合分子相互间隔定向排列的双分子层组成。其中，磷脂分子的亲水基团呈弯曲的弧形，形如手杖，与胆固醇分子的亲水基团结合，在亲水基团的上边两侧上端各连接一个亲油基团，形如“U 形”结构（图 23–12），两组 U 形结构疏水链相对，形成双分子层结构的薄膜。薄膜形成后，加入磷酸盐缓冲液振荡或搅拌使磷脂膜水化，即可形成单室或多室的脂质体。在不断搅拌中，使水膜中容纳大量的水溶性药物，而脂溶性药物则容纳在双分子层的亲油基部分。在电镜下，脂质体常见的是球形或类球形。

（三）脂质体的分类

1. 按脂质体的结构和粒径分类

（1）单室脂质体　由一层类脂质双分子层构成。单室脂质体又分为大单室脂质体（large unilamellar vesicles，LUVs）和小单室脂质体（single unilamellar vesicles，SUVs），前者粒径为 0.1～1μm，后者粒径为 20～80nm（亦称纳米脂质体，nanoliposomes）。单室脂质体中，水溶性药物的溶液只被一层类脂质双分子层包封，脂溶性药物则分散于双分子层中。如图 23–13 所示。

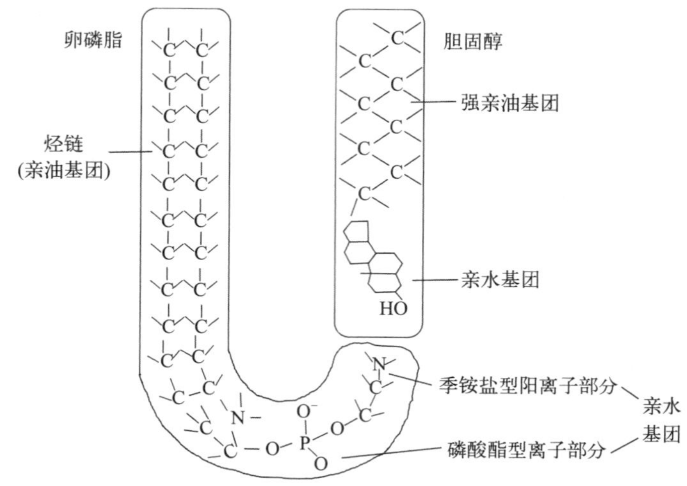

图23-12　卵磷脂与胆固醇在脂质体中的排列形式

（2）多室脂质体　由多层类脂质双分子层构成，其粒径为1～5μm。多室脂质体（multilamellar vesicles，MLVs）中，双分子层被含药物（水溶性药物）的水膜隔开，形成不均匀的聚合体，脂溶性药物则分散于多层双分子层中。如图 23-13 所示。

（3）大多孔脂质体　单层状，球径为（0.13 ± 0.06）μm，比单室脂质体可多包蔽约 10 倍的药物。

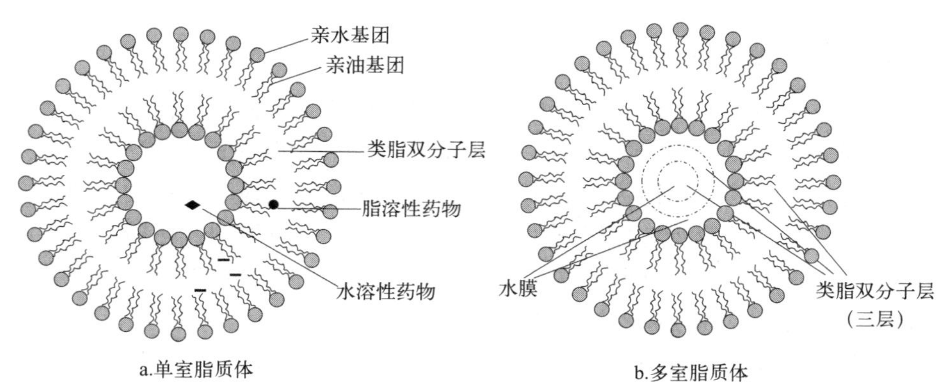

图23-13　单室和多室脂质体结构示意图

2. 按脂质体性能分类

（1）一般脂质体　包括上述单室脂质体、多室脂质体。

（2）特殊性能脂质体　包括：①热敏脂质体，为具有稍高于体温的相变温度的脂质体，其药物对热具有敏感性而易释放。② pH 敏感脂质体，指对 pH（特别是低 pH）敏感的脂质体。③多糖被复脂质体，为结合了天然或人工合成的糖脂的脂质体。④免疫脂质体，为类脂膜表面被抗体修饰的具有免疫活性的脂质体。另外还有超声波脂质体、光敏脂质体和磁性脂质体等。

3. 按脂质体荷电性分类

按脂质体荷电性可分为中性脂质体、负电荷脂质体、正电荷脂质体。

（四）脂质体的理化性质

1. 相变温度

脂质体的物理性质与介质温度有密切关系。当温度升高时，脂质体双分子层中的酰基侧键可从有序排列变为无序排列，从而引起一系列变化，如由胶晶态变为液晶态，膜的厚度减小、流动性增加等。转变时的温度称为相变温度（phase transition temperature），相变温度的高低取决于磷脂的种类。当达到相变温度时，由于膜的流动性增加，被包裹在脂质体内的药物释放速率变大，因而会直接影响脂质体的稳定性。

2. 电性

改变脂质体脂质材料种类，可使脂质体表面电荷改变。如含磷脂酸（PA）和磷脂酰丝氨酸（PS）等的酸性脂质的脂质体荷负电，含碱基（胺基）脂质如十八胺等的脂质体荷正电，不含离子的脂质体显电中性。脂质体表面的电性对其包封率、稳定性、靶器官分布及对靶细胞的作用均有影响。

3. 粒径和粒度分布

脂质体的粒径大小和分布均匀程度与其包封率和稳定性有关，直接影响脂质体在机体组织的行为和处置。

二、脂质体的膜材

脂质体的膜材主要由磷脂与胆固醇构成，它们是形成双分子层的基础物质。由它们形成的“人工生物膜”，易被机体消化分解。

1. 磷脂类

磷脂类包括天然的卵磷脂、脑磷脂、大豆磷脂以及合成磷脂。其中，合成磷脂分为饱和磷脂与不饱和磷脂，常用的饱和磷脂包括二硬脂酰磷脂酰胆碱（DSPC）、二棕榈酰磷脂酰乙醇胺（DPPE）等，不饱和磷脂包括二油酰磷脂酰胆碱（DOPC）等。饱和度影响脂膜排列的紧密度，因而影响脂质体的稳定性。就水溶性药物而言，饱和磷脂相对于不饱和磷脂排列更加紧密，所制备的脂质体更加稳定，药物泄漏更少。

2. 胆固醇类

胆固醇具有调节膜流动性的作用，故可称为“流动性缓冲剂”（fluidity buffer）。当低于相变温度时，胆固醇可使膜减少有序排列，而增加膜的流动性；高于相变温度时，胆固醇可增加膜的有序排列而减少膜的流动性。胆固醇的参与，可提高脂质体膜的稳定性和药物的包封率。

三、脂质体的制备方法

（一）制备方法

脂质体的制备方法很多，根据药物装载机理的不同，可分为主动载药与被动载药。主动载药是先制成空白脂质体，然后通过脂质体内外水相的不同离子或化合物梯度进行载药的方法，两亲性物质常采用这种方法。被动载药是首先把药物溶于水相（水溶性药物）或有机相（脂溶性药物）中，然后按所选择的脂质体制备方法制备含药脂质体的方法。本节介绍的 pH 梯度法属于主动载药，其他制备方法都属于被动载药。

1. 薄膜分散法

将磷脂及胆固醇等类脂质及脂溶性的药物溶于有机溶剂中，再将有机溶剂于玻璃瓶中旋转蒸发，使之在玻璃瓶的内壁上形成薄膜；然后将水溶性药物溶于磷酸盐缓冲液中，加入玻璃瓶后不断搅拌即得。工艺流程如图 23-14。

2. 注入法

将磷脂与胆固醇等类脂物质及脂溶性药物溶入有机溶剂中，该溶液经注射器缓缓注入加热至 50～60℃（并用磁力搅拌）的磷酸盐缓冲溶液（或含水溶性药物）中，不断搅拌至有机溶剂除尽为止，即得大多孔脂质体。其粒径较大，不宜静脉注射。再将脂质体混悬液通过高压乳匀机两次，所得成品大多为单室脂质体，少量为多室脂质体，粒径绝大多数在 2μm 以下。工艺流程如图 23-15。

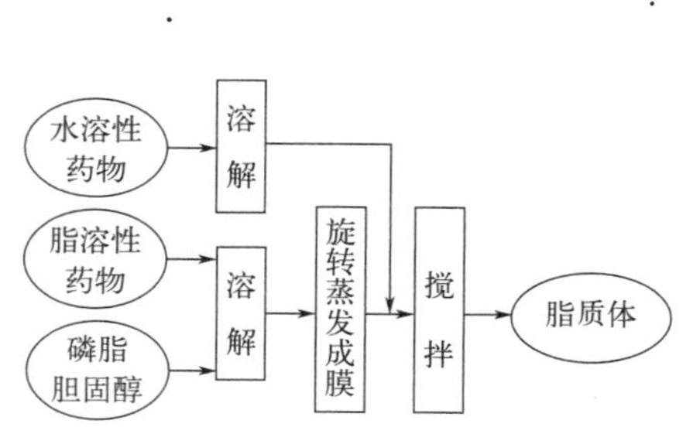

图23-14　薄膜分散法制备脂质体的工艺流程

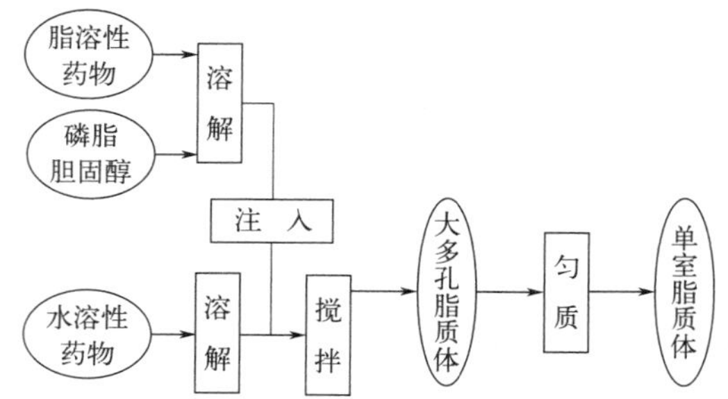

图23-15　注入法制备脂质体的工艺流程

3. 超声波分散法

水溶性药物溶于磷酸盐缓冲液，加入磷脂、胆固醇及脂溶性药物制成共溶于有机溶剂的溶液，搅拌蒸发除去有机溶剂，残留液经超声波处理，然后分离出脂质体。工艺流程如图 23-16 所示。

4. 冷冻干燥法

将磷脂经超声处理高度分散于缓冲盐溶液中，加入冻结保护剂（如甘露醇、葡萄糖、海藻酸等）冷冻干燥后，再将干燥物分散到含药的缓冲盐溶液或其他水性介质中，即形成脂质体。该法适合包封对热敏感的药物。工艺流程如图 23-17。

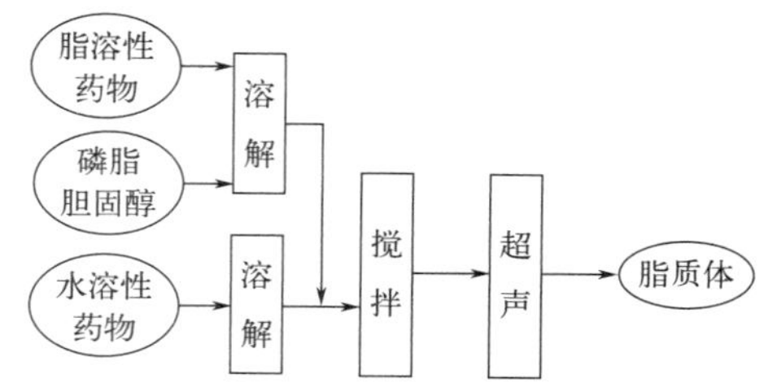

图23-16　超声波分散法制备脂质体的工艺流程

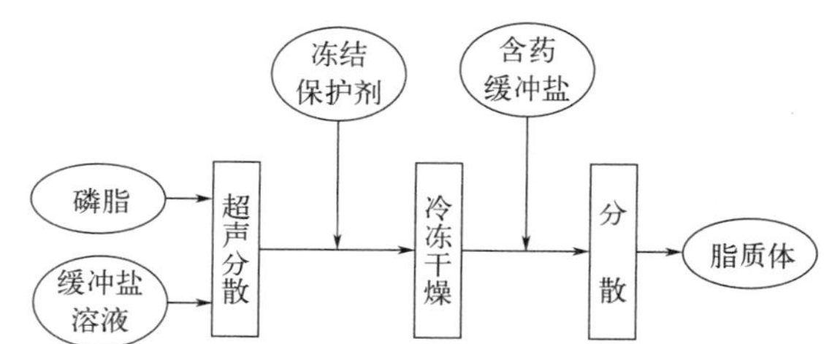

图23-17　冷冻干燥法制备脂质体的工艺流程

5. 逆相蒸发法

逆相蒸发法系将磷脂等膜材溶于有机溶剂中，加入待包封的药物水溶液进行短时超声，直至形成稳定的 W/O 型乳状液，然后减压蒸发除去有机溶剂，达到胶态后滴加缓冲液，旋转帮助器壁上的凝胶脱落。在减压下继续蒸发，制得水性混悬液，通过分离，除去未包入的游离药物，即得大单室脂质体。本法适合包裹水溶性药物及大分子生物活性物质。工艺流程如图 23–18。

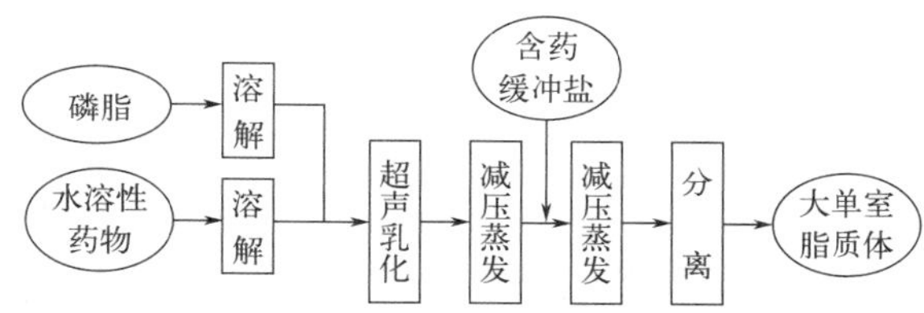

图23–18　逆相蒸发法制备脂质体的工艺流程

6. pH 梯度法

根据弱酸、弱碱药物在不同 pH 介质中的解离不同，控制脂质体膜内外 pH 梯度，可使药物以离子形式包封于脂质体的内水相中。该法的包封率特别高，可适应工业化生产。

（二）制备注意事项

1. 磷脂水化条件

应控制合适的磷脂水化条件。如水化温度、缓冲液的种类、浓度及 pH 等，使其充分水化，否则产品粒度不均匀，甚至有可能产生磷脂沉淀，严重影响产品质量。

2. 处方组成

药脂比、类脂质膜材料的投料比、类脂质的品种对于药物的包封率与载药量都有重要影响，如增加胆固醇含量，可提高水溶性药物的载药量。

3. 药物溶解度

极性药物在水中溶解度越大，在脂质体水层中的浓度就越高；非极性药物的脂溶性越大，体积包封率越高；水溶性与脂溶性都小的药物，体积包封率低。

4. 粒径大小与粒度分布

脂质体粒径大小与载药量有关，当类脂质的量不变，类脂质双分子层的空间体积越大。则载药量越多；水层空间越大，能包封的极性药物越多，多室脂质体的体积包封率远比单室脂质体的大。另外，脂质体的粒径可影响其在体内的行为，为了达到所需的粒度与分布，可选择适当的制备工艺或通过一些后处理操作（如高压均质、超声处理）来满足要求。

5. 工艺参数

工艺参数的控制会显著影响脂质体的质量。如冷冻干燥法制备过程中，冻干温度、速率及时间等因素对形成脂质体的包封率和稳定性都有影响。

6. 制备的容器

管状容器制备的多室脂质体比圆底容器制备的包封率高，梨形与圆底相同。

（三）研究实例

实例　［黄褐毛忍冬总皂苷脂质体］

（1）处方　黄褐毛忍冬总皂苷 1.5g，大豆卵磷脂 2.25g，胆固醇 0.75g。

（2）制法　将大豆卵磷脂、胆固醇用无水乙醇溶解完全，保持恒温 50℃备用，将黄褐毛忍冬总皂苷加入PBS（pH=6.8）缓冲液中，超声至溶解完全，置于恒温磁力搅拌器上加热至50℃并保持恒温，在不断搅拌下匀速注入大豆卵磷脂、胆固醇溶液，继续搅拌至无醇味，采用PBS（pH=6.8）缓冲液定容至100mL，在压力为1300bar的高压匀质机中匀质3次即得。

四、影响脂质体载药量的因素

脂质体内含药物的重量百分率称为载药量，也可用包封药物溶液体积的相对量表示，则称为体积包封率。应用上述几种工艺制备脂质体，其载药量或体积包封率不相同。

影响脂质体的载药量或体积包封率的因素如下。

1. 脂质体粒径大小

当类脂质的量不变，类脂质双分子层的空间体积越大，则载药量越多。

2. 类脂质膜材的投料比

增加胆固醇含量，可提高水溶性药物的载药量。

3. 脂质体的电荷

当相同电荷的药物包封于脂质体双层膜中，同电荷相斥使双层膜之间的距离增大，可包封更多亲水性药物。

4. 药物溶解度

极性药物在水中的溶解度越大，在脂质体水层中的浓度就越高。水层空间越大，能包封的极性药物越多，多室脂质体的体积包封率远比单室脂质体大；非极性药物的脂溶性越大，体积包封率越高；水溶性与脂溶性都小的药物，体积包封率低。

五、脂质体的质量评定

1. 粒径与形态

可用高倍光学显微镜观察脂质体的粒径大小与形态，小于2μm时须用扫描电镜或透射电镜。也可用库尔特法（Coulter）、激光散射法、离心沉降法等测定脂质体的粒径大小及其分布。

2. 包封率

测定脂质体中的总药量后，采用适当的方法（如葡聚糖凝胶滤过法、超速离心法、透析法、超滤膜滤过法等）分离脂质体，分别测定脂质体中包封的药量和介质中未包封的药量，按下述公式计算包封率（作为产品开发时，包封率不得低于80%）。

$$\text{包封率}=\left(1-\frac{\text{介质中未包封的药量}}{\text{脂质体中包封的药量}+\text{介质中未包封的药量}}\right)\times 100\%$$

$$\text{包封率}=\frac{\text{脂质体中包封的药量}}{\text{脂质体中包封的药量}+\text{介质中未包封的药量}}\times 100\%$$

3. 渗漏率

渗漏率表示脂质体产品在贮存期包封率的变化情况，是反映脂质体稳定性的主要指标。可根据给药途径的不同，将脂质体分散贮存在一定的介质中，保持一定的温度，于不同时间进行分离处理，测定介质中的药量，与贮藏前包封的药物量比较，计算渗漏率。

$$渗漏率 = \frac{贮存后渗漏到介质中的药量}{贮存前包封的药量} \times 100\%$$

4. 主药含量

可采用适当的方法提取、分离处理后测定脂质体中主药的含量。

5. 释放度

体外释放度是脂质体制剂的一项重要质量指标。通过测其体外释药速率可初步了解其通透性大小，以便适当调整释药速率，达到预期要求。

6. 药物体内分布的测定

将脂质体静注给药，测定动物不同时间的血药浓度，并定时将动物处死，取脏器组织，匀浆分离取样，以同剂量药物作对照，比较各组织的滞留量，并进行药动学统计处理，评价脂质体在动物体内的分布情况。

7. 磷脂的氧化程度

磷脂易被氧化，这是脂质体的突出问题。在含有不饱和脂肪酸的脂质混合物中，磷脂的氧化分 3 个阶段：单个双键的偶合、氧化产物的形成、乙醛的形成及键断裂。因为各阶段的产物不同，氧化程度很难用一种试验方法评价。《中国药典》2020 年版采用氧化指数为指标。

8. 有害有机溶剂残留量

生产过程中若使用了有害有机溶剂，应按《中国药典》2020 年版四部通则 0861 残留溶剂测定法检查，应符合规定。

第五节　纳米粒的制备技术

一、概述

1. 纳米粒的含义

纳米粒（nanoparticle）系指药物或与载体辅料经纳米化技术分散形成的粒径＜500nm 的固体粒子。仅由药物分子组成的纳米粒称为纳晶或纳米药物。本节主要介绍由药物与载体辅料形成的纳米粒，它又可分为骨架实体型的纳米球（nanosphere）和膜壳药库型的纳米囊（nanocapsule）。纳米粒既可作为理想的静脉注射的药物载体，又可供口服或其他途径给药。

20 世纪 90 年代又出现了一种新型纳米粒给药系统——固体脂质纳米粒（solid lipid nanoparticles，SLN），它以高熔点脂质材料为载体制成，其粒径在 50～1000nm。SLN 既具有纳米粒的物理稳定性高、药物泄漏少、缓释性好的特点，同时毒性低、易于大规模生产，且对亲脂药物载药量比较高，不用有机溶剂，因此是极有发展前途的新型给药系统的载体。

2. 纳米粒的特点

纳米粒作为药物的载体，其主要的特点包括：①可缓释药物，从而延长药物的作用时间，如一般滴眼液的半衰期仅 1～3 分钟，而纳米粒滴眼剂由于能黏附于结膜和角膜，则可大大延长药物的作用时间。②可达到靶向给药的目的，纳米粒经静脉注射，一般被巨噬细胞摄取，主要分布于肝（60%～90%）、脾（2%～10%）和肺（3%～10%），少量进入骨髓。③可提高生物利用度，减少给药剂量，从而减轻或避免不良反应。④保护药物，提高药物的稳定性，可避免多肽等药物在消化道的失活。

二、纳米粒的制备

纳米粒可采用单体或高分子材料制备。由单体制备，主要通过乳化聚合法制备。采用天然或合成高分子材料为载体材料制备时，所用材料与微囊、微球的制备材料基本相同，可通过天然高分子固化法、液中干燥法和自动乳化法等进行制备。制备得到的纳米粒混悬液，经过洗涤和分离（离心、冻干等），即得固态纳米粒。

1. 乳化聚合法

本法系将单体分散于水相乳化剂中的胶束内或乳滴中，遇 OH^- 或其他引发剂分子发生聚合，胶束及乳滴作为提供单体的仓库，乳化剂对相分离的纳米粒也起防止聚集的稳定作用。聚合反应终止后，经分离呈固态，即得。

制备过程中，应注意介质 pH 对载药的影响。如对聚氰基丙烯酸烷酯类纳米球，聚合时，介质的 pH 影响很大，因为以 OH^- 为催化剂，pH 太低时聚合难以进行，太高时反应太快形成凝块，而在 pH 为 2～5 可得到较好的纳米粒。另外，制备过程中的搅拌速度、温度等对纳米粒的粒径有影响，也可进一步影响载药量。

2. 天然高分子凝聚法

本法系由高分子材料通过化学交联、加热变性或盐析脱水等方法凝聚制得纳米粒。如制备白蛋白纳米粒，白蛋白与药物作为内水相可以经加热变性固化，也可以甲醛或戊二醛作为交联剂固化。制备明胶纳米粒时，将乳状液中的明胶乳滴冷却至胶凝点以下，再用甲醛交联固化。制备壳聚糖纳米粒时，由于壳聚糖分子中含 $-NH_2$，在酸性条件下带正电荷，可用负电荷丰富的离子交联剂（如三聚磷酸钠）使其凝聚成带负电荷的纳米粒。

3. 液中干燥法

本法又称溶剂蒸发（挥发）法，由含高分子材料和药物的油相，分散于有乳化剂的水相中，制成 O/W 型乳状液，油相中的有机溶剂被蒸发除去，原来的油滴逐渐变成纳米粒。

4. 自动乳化法

本法是在特定条件下，乳状液中的乳滴由于界面能降低和界面骚动而形成更小的纳米级乳滴，接着再交联固化、分离，即得纳米粒的方法。

三、固体脂质纳米粒的制备

固体脂质纳米粒的载体材料采用的是生物相容的高熔点脂质。常用的高熔点脂质材料有饱和脂肪酸（硬脂酸、癸酸、月桂酸、肉豆蔻酸、棕榈酸等）的甘油酯（三酯、双酯、单酯及其混合酯）、硬脂酸、癸酸、甾体（如胆固醇）等。乳化剂可用多种磷脂以及合成乳化剂等，以混合乳化剂的效果为佳。固体脂质纳米粒的制备，主要有如下方法。

1. 熔融 – 匀化法（melt-homogenization）

本法将熔融的高熔点脂质、磷脂和表面活性剂在 70℃以上高压匀化，冷却后即得粒径小（约 300nm）、分布窄的纳米粒。工艺流程如图 23–19。

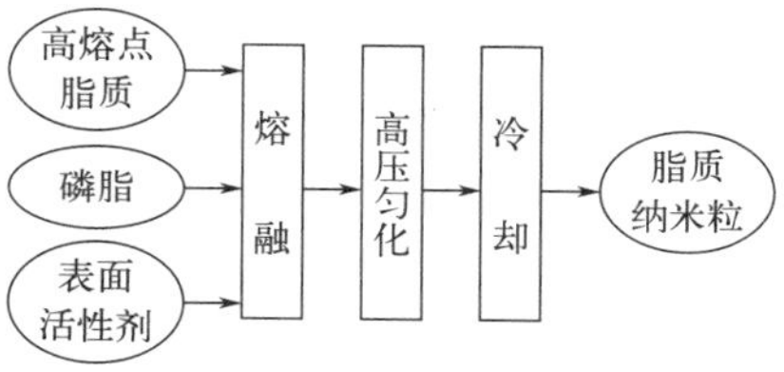

图23–19　熔融–匀化法制备脂质纳米粒的工艺流程

2. 冷却 – 匀化法（cold–homogenization）

本法将药物与高熔点脂质混合熔融并冷却后，与液氮或干冰混合研磨，然后和表面活性剂溶液在低于脂质熔点 5～10℃的温度进行多次高压匀化，即得。此法所得纳米粒的粒径较大，适用于对热不稳定的药物。工艺流程如图 23–20 所示。

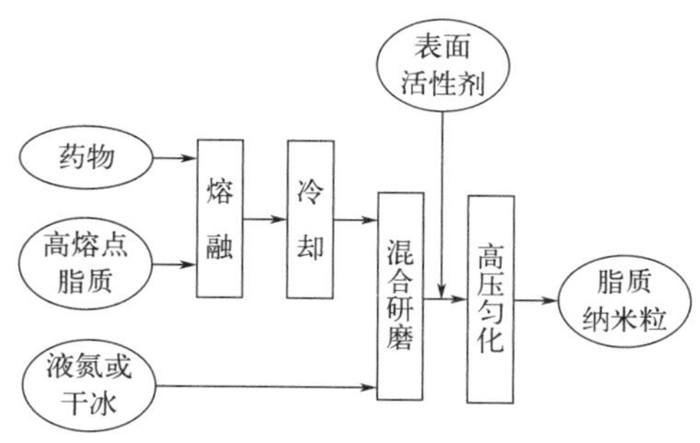

图23–20　冷却–匀化法制备脂质纳米粒的工艺流程

3. 纳米乳法（nanoemulsion）

本法先在熔融的高熔点脂质中加入磷脂、助乳化剂与水制成微乳，再倒入冰水中冷却，即得纳米粒。本法的关键是选用合适的助乳化剂。助乳化剂应为药用短链醇或非离子型表面活性剂，其分子长度通常约为乳化剂分子长度的一半。工艺流程如图 23–21 所示。

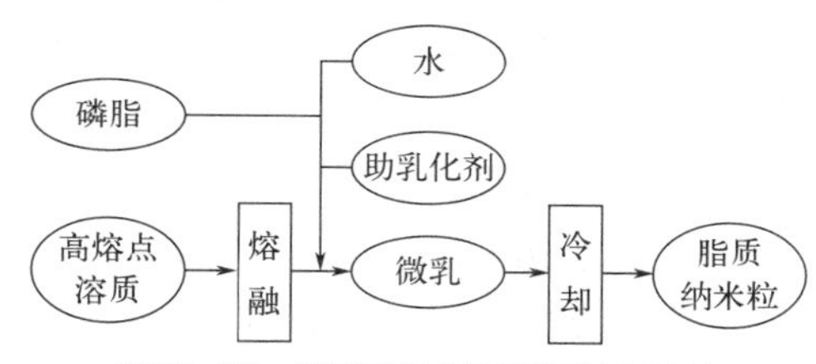

图23–21　纳米乳法制备脂质纳米粒的工艺流程

4. 研究实例

实例［雷公藤红素纳米粒］

（1）处方　雷公藤红素（CLT）3mg，聚乳酸 – 羟基乙酸共聚物（PLGA）10mg，二甲基亚砜（DMSO）1mL，泊洛沙姆 F127 适量。

（2）制法　将 3mg CLT 和 10mg PLGA 溶于 1mL DMSO 中，超声溶解后于搅拌下逐滴加至 3mL 0.1% F127 水溶液中，搅拌 1 小时后，转至透析袋除去 DMSO 和游离 CLT，即得橙黄色半透明的均一纳米粒胶体溶液 CLT–NP。

四、纳米粒的质量评价

一般根据纳米粒的粒径大小及其贮存和应用的特点，采用以下几项内容对其进行质量评价。

1. 形态、粒径及其分布

一般采用电镜观察其形态，应为球形或类球形，无粘连。粒径及其分布可采用激光散射粒度分析仪测定，或电镜照片经计算机软件分析，再绘制直方图或粒径分布图。粒径分布范围应狭窄，并符合其使用要求。

2. 再分散性

冻干品的外观应为细腻疏松块状物，色泽均匀，加一定量液体介质振摇，应立即分散成几乎澄清的均匀胶体溶液。再分散性可用分散有不同量纳米粒的介质的浊度变化表示，如浊度与一定量介质中分散的纳米粒数量基本上呈直线关系表示能再分散，直线回归的相关系数越接近 1 表示再分散性越好。

3. 包封率与渗漏率

冻干品应分散在液体介质中再测定。测定时，可采用透析、凝胶柱、低温超速离心等方法分离液体介质中的纳米粒，然后分别测定系统中的总药量和游离的药量，从而计算出包封率。纳米粒贮存一定时间后再测定包封率，计算贮存后的渗漏率。

4. 突释效应

纳米粒在开始 0.5 小时内的释药量应低于 40%。

5. 有害有机溶剂残留量

在制备纳米粒过程中，如果使用了有害有机溶剂，则须按《中国药典》2020 年版四部通则 0861 残留溶剂测定法检查，应符合规定。

第六节　纳米乳与亚微乳的制备技术

一、概述

（一）纳米乳

1. 纳米乳的含义

纳米乳（nanoemulsion）是粒径为 50～100nm 的液滴分散在另一种液体中形成的热力学稳定的胶体溶液。

纳米乳与普通乳剂相比，在乳滴形状和大小方面，纳米乳一般为球形，大小比较均匀，粒径为 50～100nm；而普通乳剂一般为球状，大小分布不均匀，粒径一般大于 100nm。在分散性质方面，纳米乳为具有各向同性、低黏度（与水接近）、透明或半透明的液体，而普通乳剂为不透明的液体，黏度远大于水。在组成方面，纳米乳的乳化剂用量大，为 5%～30%，且一般需加助乳化剂；而普通乳剂乳化剂用量多低于 10%，一般无须加助乳化剂。在热力学稳定性方面，纳米乳稳定，可热压灭菌，离心后不分层；而普通乳剂不稳定，不能热压灭菌，离心后分层。在与油、水混溶性方面，纳米乳在一定范围内既能与油相混匀又能与水相混匀，而普通乳剂只能与外相溶剂混溶。

近年来，纳米乳技术得到了飞速发展，并出现了自乳化药物传递系统（self emulsifying drug delivery system，SEDDS），即药物制剂口服后，遇体液，在 37℃和胃肠蠕动的条件下，可自发分散成 O/W 型纳米乳。另外，用聚乙二醇修饰的纳米乳，因增加了表面的亲水性，减少了被巨噬细胞的吞噬，从而明显延长在血液循环系统中滞留的时间，称为长循环纳米乳。

2. 纳米乳的特点

纳米乳作为极具潜力的新型药物载体，其主要的特点如下。

（1）可提高难溶性药物溶解度与生物利用度，并可经口服、注射或皮肤用药等多种途径给药。

（2）可根据需要达到缓释或靶向的目的，毒性小，安全性高。如油包水型纳米乳可延长水溶性药物的释放时间，起到缓释作用；纳米乳可改变某些药物的体内分布，具有一定的组织、器官靶向性，能降低药物在某些组织、器官的不良反应，且黏度低，注射时不会引起疼痛，不会引起变态反应和脂肪栓塞。

（3）稳定性好，易于制备和保存。对于易水解的药物制成油包水型纳米乳，还可起到保护作用。

3. 纳米乳的结构类型

纳米乳可分为油包水型（W/O 型）、水包油型（O/W 型）和油水双连续结构三种，结构模式如图 23-22 所示。极小的油滴分散于水相中，称为 O/W 型纳米乳（a）；极小的水滴分散于油相中，称为 W/O 型纳米乳（b）；水相和油相都是连续的，且相互交错，称为双连续结构（c），是 W/O 型与 O/W 型之间的过渡状态，又称为中相纳米乳，实际应用比较少。

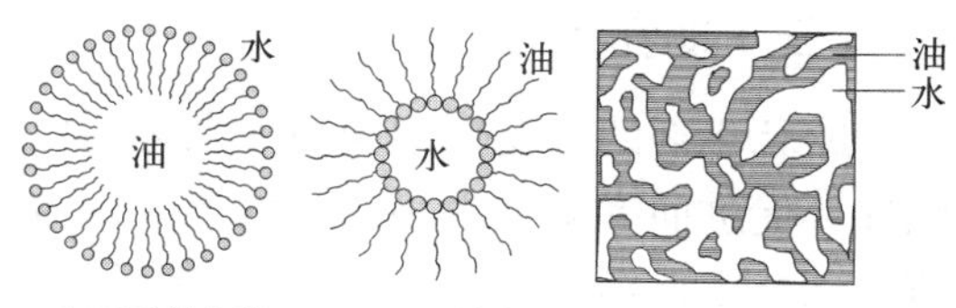

图23-22　纳米乳基本结构类型示意图

纳米乳的结构类型是由处方中各组分的结构、性质与比例决定的。无论何种类型，纳米乳各相间的界面张力均较低，并且纳米乳始终是一动态结构，表面活性物质分子构成的界面始终在自发地波动。

（二）亚微乳

1. 亚微乳的含义

亚微乳（submicroemulsion）系指将药物溶于脂肪油或植物油中经磷脂等乳化分散于水相中形成 100～600nm 粒径的 O/W 型微粒载药分散体系，通常由油相、水相、乳化剂和稳定剂组成。其外观不透明，呈浑浊或乳状，稳定性不如纳米乳，可热压灭菌，但加热时间太长或数次加热会分层。早期的亚微乳中不加入药物，仅作为脂肪乳剂用于高能量的胃肠外营养。近年来，亚微乳作为一种载药体系，已有一些产品上市。

2. 亚微乳的特点

亚微乳作为载药体系，其主要的特点包括：①提高药物稳定性。②增加难溶性药物溶解度。③使药物具有靶向性。④降低药物不良反应和刺激性。⑤提高药物体内经皮吸收率等。

二、常用的辅料

纳米乳和亚微乳作为药用载体对处方要求严格，不仅要求能在大范围内形成纳米乳和亚微乳，还要求药物载体无毒、无刺激、无不良药理作用，但须具有生物相容性，并对主药具有较大的增溶性，同时不影响主药的药效和稳定性。

（一）油相

要求油相的成分较纯，化学性质稳定，对药物有一定的溶解能力，形成的乳剂不良反应小，并能与乳化剂分子之间保持渗透和联系，以确保所制备的纳米乳能完全包封药物。以往多采用植物来源的长链甘油三酯，如麻油、棉籽油、豆油等，但油相分子链过长不易形成微乳，现多采用中链（C_8～C_{10}）甘油三酯（Captex355，Miglyol812 等）和长链甘油三酯合用作为油相。

（二）乳化剂

天然乳化剂常用的有阿拉伯胶、西黄蓍胶、明胶、白蛋白、酪蛋白、磷脂及胆固醇等。合成的乳化剂常用脂肪酸山梨坦、聚山梨酯、聚氧乙烯脂肪酸酯类、聚氧乙烯脂肪醇醚类、聚氧乙烯聚氧丙烯共聚物类等。静注最常用的乳化剂是卵磷脂和 Poloxamer188。

（三）助乳化剂

助乳化剂的主要作用为插入乳化剂界面膜中，形成复合凝聚膜。提高膜的牢固性和柔顺性，促进曲率半径很小的膜的形成，增大乳化剂的溶解度，降低界面张力，甚至出现负值，调节表面活性剂的 *HLB* 值。常用的有低级醇（正丁醇、乙醇、丙二醇、甘油）、有机胺、单双烷基酸甘油酯等。

（四）稳定剂

乳剂的界面膜常因加入脂溶性药物而改变，需要加入半亲油、半亲水、表面活性不高、能定位在界面膜内的稳定剂，以增大膜的强度，增大药物的溶解度，使亚微乳的 ζ 电位绝对值升高，增加亚微乳的稳定性。常用的稳定剂有油酸、油酸钠、胆酸、脱氧胆酸及其钠盐等。

三、纳米乳与亚微乳的制备

（一）纳米乳的制备

1. 纳米乳处方筛选

即确定纳米乳的处方组成及其配比的过程，是制备纳米乳的关键环节。通常，纳米乳形成所需的外加能量小，主要依靠体系中各组分的匹配，寻找这种匹配关系的主要办法有 *PIT*（相转换温度）、*HLB* 值（亲水 - 亲油平衡值法）和盐度扫描等方法。在制剂学中，研究纳米乳的常用方法是 *HLB* 值法。*HLB* 值是纳米乳处方设计的一个初步指标。一般而言，体系 *HLB* 值在 4～7 易形成 W/O 型纳米乳，在 8～18 易形成 O/W 型纳米乳。

纳米乳多由油、水、乳化剂和助乳化剂四个组分组成。处方筛选主要是选择适当的油相、乳化剂及助乳化剂的种类，并确定各组分的最佳比例，一般可通过实验对比并结合相图绘制来进行。

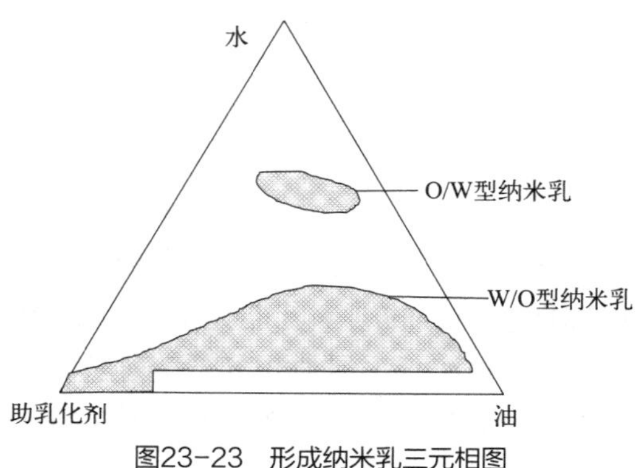

图23-23 形成纳米乳三元相图

绘制相图时，一般可将乳化剂及其用量固定，水、油、助乳化剂三个组分占正三角形的三个顶点，滴定法恒温制作相图（图 23-23）。即将一定组成的油、乳化剂、助乳化剂混合溶液用水滴定，每次加水后达到平衡时，用肉眼观察是透明的或是浑浊的，或是半固态凝胶。图 23-23 中，有两个纳米乳区，一个为 O/W 型纳米乳区，范围较小；另一个为 W/O 型纳米乳区，范围较大，形成纳米乳较为容易。

对于四组分和四组分以上的体系，也可

采用变量合并法，如固定两组分的配比，使实际变量不超过三个，从而仍可用三元相图来表示，这样所得的相图称为伪三元相图或拟三元相图。当研究如何制备含乳化剂量较少，且稳定的O/W型纳米乳时，常以乳化剂/助乳化剂、水、油为三组分绘制经典的三元相图，但必须先确定乳化剂/助乳化剂的比例（K_m）的最佳值。

2. 制备方法

常规制备纳米乳有两种方法：一种是把有机溶剂、水、乳化剂混合均匀，然后向该乳液中滴加醇，在某一时刻，体系会突然变为透明而形成纳米乳。另一种是把有机溶剂、醇、乳化剂混合为乳化体系，向该乳化液中加入水，体系也会在瞬间变为透明而形成纳米乳。但只要纳米乳处方选择适当，微乳的制备与各成分的加入顺序无关。

3. 注意事项

纳米乳制备中，最重要的是确定处方的组成及其比例。处方组成及比例不恰当，就不能形成纳米乳或可形成纳米乳的区域小，达不到增加难溶性药物的溶解度、提高药物稳定性及生物利用度的目的。

（二）亚微乳的制备

1. 工艺流程图（图23-24）

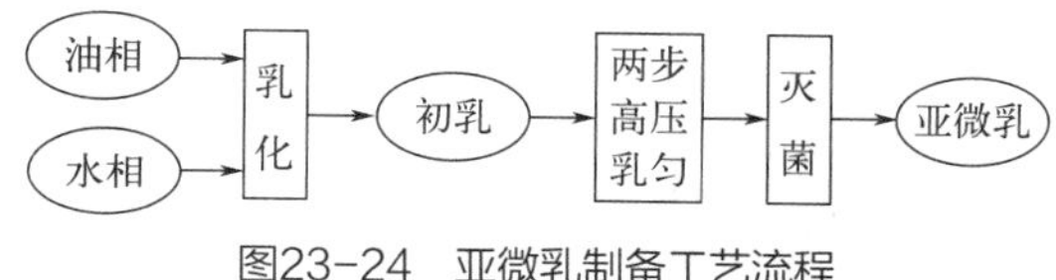

图23-24　亚微乳制备工艺流程

2. 制法

一般采用两步高压乳匀法制备亚微乳，即将药物与其他油溶性成分溶于油相中，将水溶性成分溶于水中，然后将油相和水相分别加热到一定温度，置于组织捣碎机或高剪切分散乳化机中混合，在一定温度下制成初乳。初乳迅速冷却，用两步高压乳匀机进一步乳化，滤去粗乳滴与碎片，调节pH，高压灭菌，即得。

3. 注意事项

（1）静脉用亚微乳的制备，关键是如何选择高效低毒的附加剂，并在确保亚微乳稳定的情况下，尽量减少附加剂用量。

（2）静脉用亚微乳的粒径，一般要求小于微血管内径，以避免造成毛细管阻塞。

（3）如药物或其他成分易于氧化，则制备的各步都应在氮气下进行。如药物对热不稳定，则采用无菌操作。

（三）研究实例

实例［弩药微乳］

（1）处方　黑骨藤30g，生草乌20g，大血藤50g，透骨香50g，白龙须15g，肉豆蔻酸异丙酯适量，聚氧乙烯醚蓖麻油适量，无水乙醇适量。

（2）制法　以上五味中药，加8倍量70%的乙醇溶液回流提取2次，每次1小时，滤过，合并滤液，减压回收乙醇并干燥，得弩药干浸膏；称取肉豆蔻酸异丙酯（油相）3%、聚氧乙烯蓖麻：无水乙醇 =16%：8%（混合乳化剂）24%，于旋涡震荡仪上混匀后，加入 3% 的弩药干浸膏，继续旋涡混匀，加入液体总量 73% 的水混匀，即得弩药微乳。

四、纳米乳和亚微乳的质量评价

1. 乳滴粒径及其分布

粒径及分布直接影响纳米乳制剂的质量，是纳米乳最重要的特征之一。测定乳滴粒径的方法有电镜法、激光衍射测定法、相关光谱法等。测定乳滴粒径及分布可用粒度分析测定仪等。

2. 药物的含量

纳米乳和亚微乳中药物含量的测定一般采用溶剂提取法。选择能最大限度溶解药物，最少溶解其他材料，本身不干扰测定的溶剂。

3. 稳定性

纳米乳通常是热力学稳定系统。亚微乳在热力学上仍是不稳定的，在制备及贮存过程中，乳滴有增大的倾向。目前还没有评价纳米乳稳定性完善的方法，实验中可以参照我国新药评审乳剂（普通乳剂）指导原则（乳剂稳定性重点考察项目为形状、分层速率、色谱检查降解产物及其含量等）对制备的纳米乳进行稳定性考察。

第七节　缓释制剂与控释制剂

一、缓释制剂、控释制剂的含义与特点

（一）缓释制剂

用药后能在较长时间内持续释放药物达到延长药效目的的一类制剂称为缓释制剂。其药物释放主要是一级速度过程。缓释制剂的主要特点如下。

1. 减少服药次数和用药总剂量

一般制剂常需每日给药数次，若制成缓释制剂能在较长时间内维持一定的血药浓度，因此可以每日 1 次或数日 1 次给药，特别适用于慢性疾病的给药。

2. 保持平稳的血药浓度，避免峰谷现象

在体内，药物的作用与药物在体内的浓度密切相关，体内浓度常以血中药物的浓度表示，称为血药浓度。血药浓度高于某一水平 C_{max}，将出现不良反应，低于某一水平 C_{min} 则无效。血药浓度在 C_{max} 和 C_{min} 之间为治疗的有效浓度。一般制剂为了维持有效的血药浓度，必须多次给药。第一次给药后，体内血药浓度逐渐上升，达到有效血药浓度后，由于药物在体内不断地被代谢、排泄，血药浓度逐渐降低，待第二次给药，血药浓度再次出现先升后降。通常，这种给药方法使血液中药物浓度起伏很大，有峰谷现象，如图 23–25 所示。药物浓度高时（峰），可能产生不良反应甚至中毒；低时（谷）会在治疗浓度以下，不能产生疗效。缓释制剂则可以克服这种峰谷现象，使血药浓度保持在比较平衡持久的有效范围内，如图 23–26 所示，提高了药物使用的安全性和有效性。

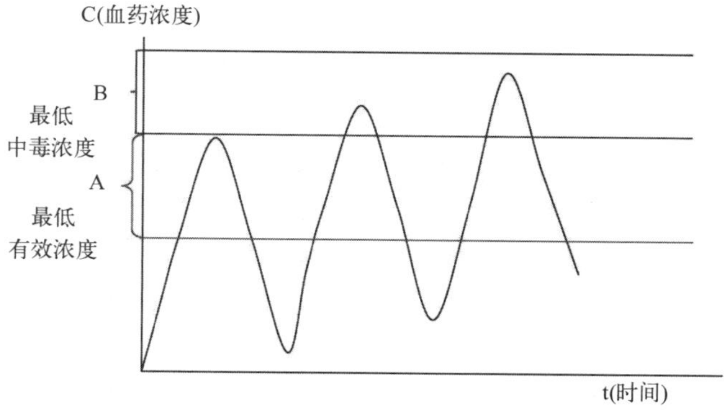

图23-25　每4小时服药血药浓度示意图

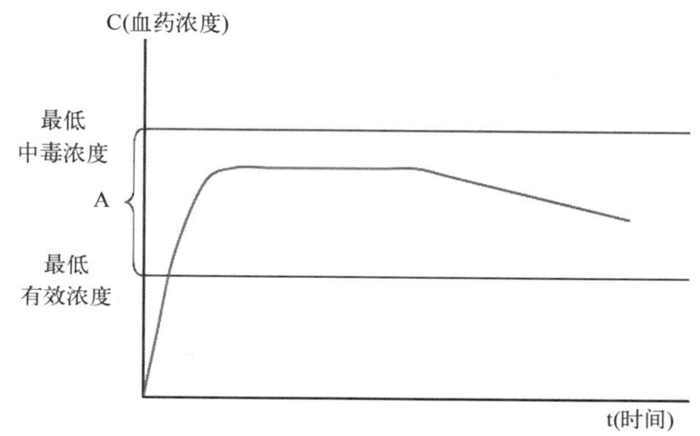

图23-26　长效制剂产生的血药浓度示意图

（二）控释制剂

控释制剂是指药物在预定的时间内以预定速度释放，使血药浓度长时间恒定维持在有效浓度范围内的制剂。控释制剂在释药速率方面比缓释制剂有更严格的要求，药物以零级或接近零级速率释放。控释制剂的主要特点如下。

1. 恒速释药，减少了服药次数

与常规剂型比较，控释制剂释药速度平衡，接近零级速度过程，从而使释药时间延长，通常可恒速释药 8～10 小时，减少了服药次数。

2. 保持稳态血药浓度，避免峰谷现象

体内有效血药浓度平稳，且常可维持 24 小时或更长时间，能克服普通制剂多剂量给药产生的峰谷现象。

3. 可避免某些药物引起中毒

对于治疗指数小、消除半衰期短的药物，制成控释制剂可避免频繁用药而引起中毒的危险。

二、缓释制剂与控释制剂的分类

（一）缓释制剂的类型

1. 按给药部位分类

（1）经胃肠道给药　片剂（包衣片、骨架片、多层片）、丸剂、胶囊剂（肠溶胶囊、药树脂胶囊、涂膜胶囊）等。

（2）不经胃肠道给药　注射剂、栓剂、膜剂、植入剂等。

2. 按制备工艺分类

（1）骨架缓释制剂　①水溶性骨架片，系用亲水性胶体物质如 CMC、HPMC、PVP 等为材料，加入其他赋形剂制成片剂。②脂溶性骨架片，系用脂肪、蜡类物质为骨架材料制成的片剂。③不溶性骨架片，系用不溶性无毒材料制成的片剂。

（2）薄膜包衣缓释制剂　片芯或小丸的表面包一层适宜的衣层，使其在一定条件下溶解或部分溶解而释出药物，达到缓释目的。

（3）缓释乳剂　水溶性药物可将其制成 W/O 型乳剂可达到缓释目的。

（4）缓释微囊　药物经微囊化，再制成散剂、胶囊剂、片剂、注射剂等。

（5）注射用缓释制剂　系指油溶液型和混悬液型注射剂，其原理基于减小药物的溶出速度或减少扩散速度而达到缓释目的。

（6）缓释膜剂　系指将药物包裹在多聚物薄膜隔室内，或溶解分散在多聚物膜片中而制成的缓释膜状制剂，可供内服、外用、植入及眼用。

（二）控释制剂的类型

1. 按给药途径分类

包括：①口服控释制剂；②透皮控释制剂；③眼内控释制剂；④直肠控释制剂；⑤子宫内和皮下植入控释制剂。

2. 按剂型分类

包括：①控释片剂；②控释胶囊剂；③控释微丸；④控释散剂；⑤控释栓剂；⑥控释透皮贴剂；⑦控释膜剂；⑧控释混悬液；⑨控释液体制剂；⑩控释微囊；⑪控释微球；⑫控释植入剂等。

三、缓释制剂与控释制剂的制备

1. 骨架型片剂

骨架型片剂是药物与一种或多种骨架材料及其他辅料制成的片状固体制剂。骨架呈多孔型或无孔型。多孔型骨架片药物通过微孔扩散而释放。影响释放的主要因素是药物的溶解度、骨架的孔隙率、孔径等。难溶性药物不宜制备这类骨架片。无孔型骨架片的释药是外层表面的磨蚀 – 分散 – 溶出过程。

2. 胃滞留型片剂

胃滞留型片剂是一类能滞留于胃液中，延长药物释放时间，改善药物的吸收，有利于提高生物利用度的片剂。它在胃内的滞留时间可达 5～6 小时。该片剂由药物与亲水胶体及其他辅料一起制成，其密度小于胃液，故可漂浮在胃液上，亦称胃漂浮片。

常用的亲水胶体有羟丙基甲基纤维素、羟丙基纤维素、羟乙基纤维素、羟甲基纤维素钠、甲基纤维素、乙基纤维素等。为了提高其胃内滞留时间，还须添加疏水性、相对密度小的脂类、脂肪醇类、蜡类。

3. 渗透泵型片剂

渗透泵型片剂是利用渗透压原理制成的能恒速释放药物的片剂，它由药物、半透膜材料、渗透压活性物质、推动剂等组成。半透膜材料最常用的是醋酸纤维素；渗透压活性物质常用的有乳糖、果糖、甘露醇、葡萄糖等的不同混合物；推动剂有分子量为 3 万～500 万的聚羟甲基丙烯酸烷基酯，分子量为 1 万～36 万的聚维酮（PVP）等。除上述物质外，尚可加助悬剂、黏合剂、润滑剂等。

渗透泵片有单室渗透泵片和双室渗透泵片，如图 23-27 所示。单室渗透泵片为药物与渗透促进剂、辅料压制成一固体片芯，外面包半渗透膜，然后在膜上打孔，口服后，胃肠道的水分通过半透膜进入片芯，药物和高渗透压的渗透促进剂溶解，膜内的溶液成高渗液，从而通过小孔持续泵出。双室渗透泵片剂，其片中间以一柔性聚合物膜隔成 2 个室，一室内含药物，遇水后成溶液或混悬液，另一室为盐或膨胀剂，片外再包半透膜；在含药室片面上打一释药小孔，水渗透进入另一室后，物料溶解膨胀产生压力，推动隔膜将上层药液挤出小孔。

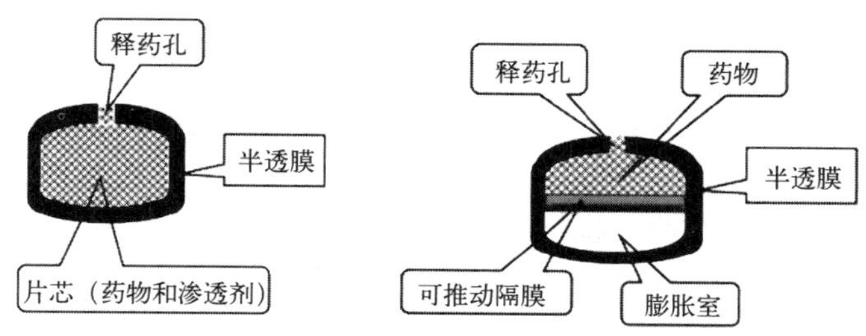

图23-27　单室渗透泵片和双室渗透泵片

4. 包衣缓释制剂

运用包衣制成固体缓释制剂，调节药物的释放速率。片剂、胶囊剂、颗粒、小丸甚至颗粒均可采用包衣方法，将药物包裹在一定厚度的衣膜内，达到缓释或控释目的。最常用的包衣材料有醋酸纤维素、乙基纤维素和甲基丙烯酸共聚物，此外，还有硅橡胶、肠溶材料等。为了形成具有一定渗透性、机械性能等的衣膜，包衣材料还须加增塑剂、致孔剂、抗黏剂等物质。其制备工艺可采用薄膜包衣常用方法进行，例如，用包衣锅滚转包衣法，悬浮床包衣法等。

5. 研究实例

实例［白头翁汤结肠缓释片］

（1）处方　白头翁 2175g，黄柏 1740g，黄连 870g，秦皮 1740g。

（2）制法　以上药材粉碎成粗粉，按照《中国药典》附录流浸膏与浸膏剂项下的渗漉法，用 80% 的乙醇溶液作溶剂，浸渍，以 7mL/(min·kg) 的流速渗漉，渗漉 8 倍量，收集漉液，漉液回收乙醇（60℃）后置 5～10℃下放置 24 小时，离心，用 300 目筛过滤，除去杂质，滤液减压浓缩、真空干燥（60℃）成干浸膏，粉碎成浸膏粉（过 100 目筛），一部分煎膏粉用适量的 95% 乙醇溶液制粒，过 16 目筛，低温（60℃）干燥，用 14 目筛整粒制成速释颗粒，另一部分煎膏粉，用聚丙烯酸树脂（加 95% 乙醇溶液溶解）胶体液进行制粒，过 16 目筛，低温（60℃）干燥，用 14 目筛整粒制成缓释颗粒，将速释颗粒和缓释颗粒混合，加入 0.2% 的滑石粉和 0.2% 的微晶纤维素，混匀，压制成 1000 片，包结肠衣，使衣层增重 10%，即得。

第八节　前体药物制剂

前体药物是指将一种具有药理活性的母体药物进行化学修饰（如导入另一种载体基团或与另一种作用相似的母体药物相结合），形成一种新的化合物，这种化合物进入机体后，经生物转化成母体药物呈现疗效，这种可逆的母体衍生物称为前体药物，前体药物目前多用在抗癌药、脑和结肠局部给药。

有些疗效良好的药物，因存在稳定性差、吸收不理想，或溶解度小而达不到有效浓度，刺激性强、具有不适臭味、不良反应大而无法用于临床，或需延长药物作用时间或延缓耐药性产生的时间，或需要制成靶向制剂等等不足，可以通过制成前体药物克服以上缺点或达到靶向等目的。

一、前体药物的作用特点

1. 产生协同作用，扩大临床应用范围。将两种母体药物结合成前体药物，给药后在体内分解成原来的两种母体药物，由于合并应用所出现的协同作用，往往疗效增强，临床应用范围也扩大。

2. 改善药物的溶解度和吸收，提高血药浓度，延长药物的作用时间，或使药物有靶向性，降低药物的不良反应。

3. 降低药物的刺激性，改善药物的不良嗅味，增加药物的稳定性。

二、前体药物的制法

1. 酸碱反应法

将游离的碱盐和酸盐分别溶于某溶剂中，产生中和反应制成。

2. 复分解反应法

将要结合成复盐的两种盐，在溶剂（水）中，产生复分解反应结合成复盐，然后加某种有机溶剂，使复盐析出而成固体制剂。

3. 钡盐沉淀法

先将有机酸制成钡盐，后与碱性药物的硫酸盐反应，析出硫酸钡沉淀，而酸性药物与碱性药物结合成复盐，滤除硫酸钡沉淀，滤液浓缩，加有机溶剂析出复盐，或冷冻干燥法制备成固体，即得。

4. 其他

如离子交换法和直接络合法均可制备符合要求的前体药物。

第九节　靶向制剂

一、靶向制剂的含义与特点

靶向制剂也称靶向给药系统，一般是指运用载体将药物有目的地浓集于某特定组织或部位的给药系统。

由于该类药物能集中于人体特定部位，因此可以提高药物的疗效，降低其不良反应。靶向制剂不仅要求药物到达靶组织、靶器官、靶细胞，而且应浓集于该部位且能保持一定时间，但载体不应产生不良反应。

二、靶向制剂的制备方法

靶向制剂可分为被动靶向制剂、主动靶向制剂、物理化学靶向制剂。被动靶向制剂指载药微粒被巨噬细胞摄取后转运到肝、脾等器官而发挥疗效，被动靶向制剂主要包括脂质体、乳剂、微球等。主动靶向制剂是指用修饰的药物载体，将药物定向运送到靶区浓集发挥药效的制剂。主动靶向制剂主要包括修饰的药物载体（修饰的脂质体、微乳、纳米囊、纳米球）和前体药物的制剂等，将药物定向地转运到靶区浓集而发挥药效。物理化学靶向制剂是指用物理化学方法使药物在某部位发挥药效的制剂，主要包括磁性靶向制剂（磁性微球、磁性微囊、磁性乳剂、磁性片剂、磁性胶囊等），栓塞靶向制剂（栓塞微球、栓塞复乳）和热敏靶向制剂、pH 依赖性靶向制剂等。下面介绍磁性制剂、毫微囊、靶向给药乳剂的制备方法。

（一）磁性制剂

磁性制剂系指将药物与铁磁性物质共包于或分散于载体中，应用于机体后，利用体外磁场的效应引导药物在体内定向移动和定位聚集的靶向给药制剂。主要用作抗癌药物的载体。

1. 磁性制剂的特点

（1）减少用药剂量，因为药物随着载体被吸引到靶区周围，使达到所需浓度而其他部位分布量相应减少，从而降低用药剂量。

（2）药物绝大部分在局部起作用，相对地减少了药物对人体正常组织的不良反应，特别是降低了对肝、脾、肾等系统的损害。

（3）可以运载放射性物质进行局部照射。由于铁磁性物质可以阻挡伦琴射线，因此，可利用这种制剂进行局部造影。

（4）用于阻塞肿瘤血管，使肿瘤坏死。

2. 磁性制剂的组成材料

磁性药物制剂主要由磁性材料、骨架材料及药物三部分组成。

（1）磁性材料　通常应用的磁性物质有纯铁粉、羰基铁、磁铁矿、正铁酸盐、铁钴合金等，尤以 Fe_3O_4 磁流体为铁性材料居多。

（2）骨架材料　通常分为氨基酸聚合物类、聚多糖类、其他骨架材料等。天然的氨基酸聚合物主要有白蛋白、明胶、球蛋白、酶类；合成的氨基酸聚合物主要是多肽，如聚赖氨酸，聚谷氨酸等，其中以白蛋白最常用。聚多糖骨架材料主要有淀粉、葡聚糖、聚甲壳糖、阿拉伯胶等。其他骨架材料有乙基纤维素、聚乙基亚胺、聚乙烯醇等。上述材料都具有一定的通透性，对人体无毒，大部分在人体组织内能被逐渐地溶解或消化，同时把包裹的药物按一定的速度逐渐释放。

（3）药物　磁性制剂的药物应有一定的水溶性，不与磁性材料和骨架材料起化学反应，临床上经常使用。现已制备磁性药物微球的药物有盐酸阿霉素、丝裂霉素 C、放射菌素 D、氟尿嘧啶、肝素等，最近研究最多的是盐酸阿霉素磁性微球。

3. 磁性制剂的制法

磁性制剂包括磁性微球、磁性微囊、磁性乳剂、磁性片剂，磁性胶囊等，其制法与各自对应的未加磁性材料的制剂相同。

（1）磁性微球的制法 有加热固化法和加交联剂固化法。加热固化法是将白蛋白、超微铁磁性粒子、药物加水制成混悬液加入棉籽油中，用超声波低温匀化，再滴加至110～165℃的棉籽油中，不断搅拌，离心分离即得。加交联剂固化法是在上法匀化后，混悬于乙醚中，加交联剂2,3-丁二酮或甲醛乙醚溶液后，离心分离即得。

（2）磁性微囊的制法 一般采用凝聚法制备，根据磁粉分布的情况，将磁粉吸附到囊膜表面的称为囊膜吸附法，而将磁粉包于囊膜内的方法称为内包囊法。

（3）磁性片剂的制法 将药物、磁性物质和添加剂混合压制成片芯，再包控释衣，即得。

（4）磁性胶囊的制法 将磁性物质装入胶囊内或把磁粉掺入胶囊壳中。

（二）毫微囊

1. 毫微囊的特点

毫微囊又称毫微型颗粒或毫微药丸，系利用天然高分子物质如明胶、白蛋白及纤维类制成的包封药物的微粒。它是一种固态胶体微粒，直径一般在10～1000nm。其特点如下。

（1）毫微囊的活性成分溶解，夹在或包在大分子物质中，或吸附与连接在大分子物质上构成的胶粒。毫微囊的结构类似微型胶囊，但粒径比后者小得多，分散在水中呈带乳光的分散体系，形似胶态离子的分子缔合物。

（2）毫微囊的大小，在电子显微镜下检视的粒径一般为50～500nm，大部分为200nm。由于毫微囊粒子极细，能很快分散于水中成透明的胶体分散体系，适宜配制注射剂，亦可供静脉注射。

（3）毫微囊也是比较理想的药物载体，也可以控制药物进入特定的靶器官或靶细胞。对大鼠或小鼠静脉给药后，药物很快被网状内皮系统所吞噬，分布于脾脏及肝脏。这种微粒易被癌细胞吞噬而增进药物的抗肿瘤等作用。

（4）毫微囊在贮存期间稳定，可制成冻干粉保存，应用前加注射用水振摇，即能恢复原分散状态。

2. 毫微囊的材料

制备毫微囊的材料有明胶，其他大分子物质如白蛋白、玉米朊、人血清蛋白、牛血清蛋白及乙基纤维素等都可用。聚山梨酯-20（吐温-20）能促使毫微囊与水接触时加快分散，并对药物有增溶作用。硫酸钠、硫酸铵、低分子醇类等都可用作水溶性高分子物质如明胶等的沉淀剂。

由于毫微囊供注射用，因此必须无菌、无热原反应。明胶及其他原料的选择十分重要，须符合注射要求，如明胶应不含热原及降压物质，明胶溶液要热压灭菌。但应注意，长时间的加热可引起分子降解。

3. 毫微囊的制法 其制备工艺与制备微囊所用的单凝聚法相似。包封药物的加入与制微囊不同，将药物配成溶液，在凝聚的细微颗粒（初生微粒）形成时加入，使吸附于空囊中。

（三）靶向给药乳剂

1. 概念及分类

靶向给药乳剂系以乳剂为载体，传递药物定位于靶部位的微粒分散系统。包括一级乳剂、二级乳剂（复合型乳剂，简称复乳）等。复乳系具有 2 种乳剂类型（W/O 及 O/W）的复合多相液体药剂，它的分散相不再是单一的相，而是以 W/O 或 O/W 的简单乳剂（亦称一级乳剂）为分散相，再进一步分散在油或水的连续相中而形成的乳剂（亦称二级乳剂），以 O/W/O 或 W/O/W 型表示。现在研究较多的是 W/O/W 型二级乳剂，各相依次叫内水相、油相和外水相。当内、外水相相同时称二组分二级乳，不同时称三组分二级乳。

2. 靶向给药乳剂的作用机理

其靶向性与乳滴大小、表面电荷、处方组成及给药途径有关。通常以水相为外相的乳剂，可通过静脉、皮下、肌肉、腹腔及口服给药，而以油相为外相的乳剂则仅能从除静脉以外的途径给药。

（1）O/W 型乳剂　静脉给药后，O/W 型乳剂主要指向的靶器官是网状内皮细胞丰富的脏器，肝、脾和肺。这种特性受粒子的平均粒径与表面电荷影响。静注 O/W 乳剂还有蓄积于炎症部位的特性，这可能是在炎症部位，乳剂粒子可以选择性地大量集中于网状内皮系统或巨噬细胞内的缘故。

（2）W/O 型乳剂　肌内或皮下、腹腔注射后，W/O 型乳剂主要聚集于邻近的淋巴器官。载有抗癌药物，对抑制癌细胞经淋巴管转移，或局部治疗淋巴系统肿瘤特别有用。

（3）复乳　肌内、皮下或腹腔注射给药，复乳在体内靶向分布与上述 W/O 型乳剂也相似。复乳是在普通乳剂的外相又覆盖了一层或多层膜，其乳滴直径通常在 10μm 以下。以 W/O/W 二级乳剂为例，其特点：①改变了分散相和连续相，中层油膜相当于半透膜，对内相药物释放起限速作用，因此可作为药物“缓慢释放体系”，且在体内对淋巴系统有定向性，可选择性地分布在肝、肺、肾、脾等脏器组织中，因而可作为癌症化疗的良好载体。②可用作药物超剂量或误服而中毒的解毒体系。③可避免在胃肠道失活，增加稳定性，提高药效等。

（四）研究实例

实例［西瑞香素纳米胶束］

（1）处方　甘草次酸 – 聚乙二醇 – 聚乳酸（GA–PEG–PLA）3mg，聚乙二醇 – 聚乳酸（PEG–PLA）10mg，西瑞香素（苗药了哥王的有效成分）3mg。

（2）制法

①精密称取 1mgGA–PEG–PLA 和 9mgPEG–PLA 放入西林瓶，加入体积比为 1∶1 的乙腈 – 二氯甲烷混合溶剂 5mL，于磁力搅拌器上搅拌溶解，再加入 1mg 西瑞香素，继续搅拌溶解完全，将混合溶液转移至圆底烧瓶，45℃减压旋蒸除去有机试剂，得透明蓝色薄膜。

②在透明蓝色薄膜中加入预热去离子水 10mL，65℃常压旋转水化 30 分钟后转移至烧杯中，室温搅拌 4 小时，以功率为 90w 的避光探头超声 6 分钟，再以 3000rpm/min 离心 5 分钟，取上清液过 0.45μm 微孔滤膜，得 GA–PEG–PLA/PEG–PLA–DAP 载药胶束溶液，即为西瑞香素胶束溶液。

③用冻干保护剂普朗尼克 PluronicF–68 与西瑞香素胶束溶液充分混合后于 –80℃冰箱中预冻 12 小时，置真空冷冻干燥机中干燥 36 小时，得到冻干后的西瑞香素胶束。

第二十四章

苗药新药的研制

第一节 概　　述

苗族是一个历史悠久、人口众多的民族，几千年来在与疾病不断斗争的过程中，积累了无数关于医药学的宝贵经验，素有“千年苗医，万年苗药”之说，传承至今，苗医药成为我国民族医药中的一朵奇葩。近年来，苗药的研究与开发方兴未艾，特别是苗药产业化的迅速崛起，以仙灵骨葆胶囊、咳速停糖浆、黑骨藤祛风活络胶囊等一批苗药为代表，使苗药的国内外影响加大，同时也推进了苗医药学科研究与开发的深入，加快了其现代化步伐。苗药的现代化进展主要表现为苗药研究技术的现代化，不少新技术新剂型的应用提高了苗药产品的科技含量。如薄层鉴别、含量测定、指纹图谱等各种色谱技术运用于苗药的质量控制，超临界提取、大孔树脂分离、冷冻干燥技术、超微粉技术，以及滴丸剂、气雾剂、巴布剂等应用于苗药的制剂工艺，研究与开发取得了显著的成绩。

一、新药含义的演变

新药是指未曾在中国境内外上市销售的药品。新药的定义从最初的“新药系指我国创制和仿制的药品”到“新药指我国未生产的药品”，再到“未在中国境内外上市销售的药品”，虽然时间漫长，却反映了我国对新药认识的不断深入，折射出了我国药品监管事业形成、起步、发展、成熟，不断满足公众用药安全有效的需求、适应促进药品产业发展、跻身国际先进行列的过程，体现了药品监管事业与祖国共命运、同发展的辉煌。

用“未在中国境内外上市销售的药品”定义新药，不仅是监管观念的转变和监管视野的拓展，更是监管需求、监管实力和监管自信的体现。新病种的不断出现与急需药品的不能满足，具有全球最新药品的国内市场需求；国家医疗保障体制和公众消费水平，具有使用全球最新药品的经济承受能力；我国药品产业的发展规模和发展水平，具有抵御产业入侵和参与国际竞争的基础；我国药品的监管能力和水平，具有迎接、拥抱、监管全球最新药品研究的实力。

二、药品的注册申请分类

《药品注册管理办法》（2020 年 7 月 1 日起施行）规定，药品注册按照中药、化学药和生物制品等进行分类注册管理。中药注册按照中药创新药、中药改良型新药、古代经典名方中药复方制剂、同名同方药等进行分类。化学药注册按照化学药创新药、化学药改良型新药、仿制药等进行分类。生物制品注册按照生物制品创新药、生物制品改良型新药、已上市生物制品（含生物类似药）等进行分类。

三、中药注册分类申请

中药注册分类主要包括以下几类。

1. 中药创新药

中药创新药指处方未在国家药品标准、药品注册标准及国家中医药管理局发布的《古代经典名方目录》中收载，具有临床价值，且未在境外上市的中药新处方制剂。一般包含以下情形。

（1）中药复方制剂，系指由多味饮片、提取物等在中医药理论指导下组方而成的制剂。

（2）从单一植物、动物、矿物等物质中提取得到的提取物及其制剂。若从植物、动物、矿物等物质中提取得到的天然的单一成分制成的制剂，其单一成分的含量应当占总提取物的 90% 以上；若提取的一类或数类成分组成的有效部位为原料制成的中药制剂，其有效部位含量应占提取物的 50% 以上。

（3）新药材及其制剂，即未被国家药品标准、药品注册标准及省、自治区、直辖市药材标准收载的药材及其制剂，以及具有上述标准药材的原动物、植物新的药用部位及其制剂。

2. 中药改良型新药

中药改良型新药指改变已上市中药的给药途径、剂型，且具有临床应用优势和特点，或增加功能主治等的制剂。一般包含以下情形。

（1）改变已上市中药给药途径的制剂，即不同给药途径或不同吸收部位之间相互改变的制剂。

（2）改变已上市中药剂型的制剂，即在给药途径不变的情况下改变剂型的制剂。

（3）中药增加功能主治。

（4）已上市中药生产工艺或辅料等改变引起药用物质基础或药物吸收、利用明显改变的制剂。

3. 古代经典名方中药复方制剂

古代经典名方是指符合《中华人民共和国中医药法》规定的，至今仍广泛应用、疗效确切、具有明显特色与优势的古代中医典籍所记载的方剂。古代经典名方中药复方制剂是指来源于古代经典名方的中药复方制剂。包含以下情形。

（1）按《古代经典名方目录》管理的中药复方制剂。

（2）其他来源于古代经典名方的中药复方制剂。包括未按《古代经典名方目录》管理的古代经典名方中药复方制剂和基于古代经典名方加减化裁的中药复方制剂。

4. 同名同方药

同名同方药指通用名称、处方、剂型、功能主治、用法及日用饮片量与已上市中药相同，且在安全性、有效性、质量可控性方面不低于该已上市中药的制剂。

四、苗药新药研究开发的现状

（一）在中成药品种方面

在2002年国家审评的民族药品种中，贵州共申报158种民族药（苗药），其中155种通过了医学审查，154种通过药学审查，上升国家标准创下全国六个第一（申报品种数量、申报品种评审通过率、品种剂型的数量、生产企业通过GMP认证数量、销售量、获得独立知识产权证书数量）。通过不懈努力，贵州苗药产业已发展成为具有一定科研能力和研发基础，拥有大量拳头产品的新兴产业，并逐渐成长为贵州省国民经济发展的支柱产业之一。在贵州省委、省政府对民族医药产业的高度重视和有关部门的大力支持下，各药品生产企业解放思想，转变观念，抓住机遇，以市场为导向，以经济效益为中心，立足本省地产资源优势，突出地域特色，加大对苗药中成药研究和开发。

（二）在苗药剂型方面

由于苗族风俗习惯、区域经济环境的诸多制约，在相当长的一段历史时期内，苗医药仅在民间流传，多数剂型为汤剂、散剂等。在国家和企业共同努力下，目前生产的苗药成方制剂有片剂、胶囊剂、颗粒剂、喷雾剂、滴丸剂，以及酊、水、糖浆等多种剂型，可供消化、呼吸、循环、泌尿、神经等多系统疾病用药，还有强壮滋补、保健康复等用品。总体上看，苗药剂型中的大部分仍属于第一代制剂，因此苗药现代化尚有较长的路要走。

（三）在生产技术设备方面

贵州省涉及苗药制剂生产的企业有几十家，苗药制剂若要进入国际市场，传统的制剂设备与生产工艺已经不符合现代制药的质量标准，其现代化势在必行。其中，制剂工艺与生产技术的现代化是相当关键的环节。近年，一些苗药制剂新技术及一些新技术在苗药制剂领域的应用大大加速了苗药现代化进程，如采用超临界流体萃取大果木姜子挥发油等。

（四）在质量控制方面

苗药制剂质量控制与中药制剂质量控制一致，质量控制模式正在从单一成分指标评价向活性成分、多成分、生物测定及指纹或特征图谱的基于复杂体系的整体质量控制模式转变。但目前仍存在着许多问题，主要有以下三个方面：①苗药检测指标单一，多以化学成分为主，且检测指标多以小分子成分为主，缺少对苗药含有的大分子如多糖等指标的研究。②苗药药效的物质基础研究薄弱，指标成分难以明确，成分表征不完全，割裂微观化学成分研究与宏观临床药效研究的关联性，量效关系研究薄弱，难以符合苗药质量控制整体性的原则。③苗药药效研究不具有代表性，苗药的作用机制复杂，多针对某一疾病或药效进行研究，存在一定局限性，且对于含效毒成分中药进行质量控制时，功效与毒性活性研究较为孤立，脱离临床实际应用。未来随着科学技术的进步及科研人员的共同努力，探索符合苗医药特色的质量标准体系将成为可能。

（五）在稳定性研究方面

稳定性是指物质受外界因素的影响或作用而不改变其固有性能的特性，苗药制剂的稳定性指苗药制剂的化学、物理、生物学特性发生变化的程度，稳定性是保证苗药制剂有效性与安全性的基础。稳定性研究是苗药新药研究中不可缺少的重要环节，是评价新药质量的重要指标之一，也是核定新药有效期的主要依据。

苗药所含成分复杂，大部分成分不清楚，有效成分的含量与制剂疗效之间的关系往往也并不呈线性，因此，稳定性研究的难度很大。目前，苗药制剂的稳定性研究还存在一定的问题，如未能深刻认识稳定性研究对药品质量控制的指导作用，仅将其当作一项质量检验工作去完成，研究方法模式化、机械套用。大部分复方制剂缺少影响因素试验的考察。新药无论属于哪一类别，其稳定性特征无从参考，只有通过相应的研究考察才能获知。稳定性研究考察项目的选择要体现中药的整体性和系统性，以起到全面考察样品稳定性的作用，应以质量标准以及《中国药典》制剂通则中与稳定性相关的指标为考察项目，根据具体品种的特点针对性地设置考察项目。苗药新药研究中对影响因素的考察是十分必要的，且长期稳定性试验中对放置条件的选择过于简单，缺乏深入论证，对日后产品储存、运输及使用过程中可能遇到的环境因素考虑不周。因此，苗药新药的稳定性研究，应结合研发阶段的特点，通过设计一系列的试验，从不同层面、不同角度，系统、全面考察药品的稳定性。

五、苗药新药研究开发的意义与指导思想

（一）苗药新药研究开发的意义

苗药资源丰富，苗医药特色突出，是苗族人民数千年来传承至今的宝贵文化财富，具有悠久的传承性、突出的民族性和地域性。近几年来，贵州省苗药经筛选、研究与再评价，已研究开发出上百种苗药药材及成方制剂，先后经批准予以生产并走向市场。贵州省苗药研究开发与再评价的这一过程，有力地推进了贵州省中药现代化的进程，打造与锻炼了贵州省医药行业，促进了贵州省医药产、学、研的发展，并使贵州省形成以苗药为特色的医药产业，获得了一大批具有独立自主知识产权、独家产品竞争优势和独家二次开发优势的无形资产及宝贵财富，为医药产业、贵州省社会经济和中药现代化的发展起到了重要作用。

（二）苗药新药研究开发的指导思想

1. 坚持苗医药理论为指导

苗药制剂是在苗医药理论指导下，经过反复临床实践形成的。苗药新药的研究开发必须在苗医药理论指导下进行，尊重传统经验和临床实践，深度挖掘苗药剂型、制药、施药理论的科学内涵，以保持苗医药的特色和优势，保证疗效。

2. 科学合理地吸收、利用现代科学技术

在人类长期与疾病斗争中不断发展起来的苗医药是新药研发的巨大宝库。同时，我们也要看到现代药学在制剂技术、药效评价、质量控制等方面的理念与技术对提高苗药的制

剂水平、科学内涵及其内在质量等方面具有非常重要的借鉴价值。

科学合理地吸收、利用现代科学技术是为了提高苗药新药的制剂、疗效和质控水平，创制更高质量的苗药新药，其前提是坚持苗医药理论的指导，绝不是完全按照化学药物的理论、方法、技术盲目研发源自苗医复方的单体药物，否则，开发的苗药新药将失去苗医药的特色与优势。

3. 创制“三效、三小、五方便”的苗药新药

苗药新药研发要以实现“高效、速效、长效”“剂量小、毒性小、不良反应小”“生产方便、储藏方便、运输方便、携带方便、服用方便”为目的，苗药制剂的剂型改革或“二次开发”，必须在“三效、三小、五方便”方面有所优化。

第二节　苗药新药的系统研究法

一、选定研究课题

（一）选题原则

民族药、民间药对我国的医药发展作出了巨大的贡献，是有待开发的重要宝库。在总结民族、民间用药的基础上，结合现代的科学研究手段，对其进行系统的研究分析和临床验证，以确定其物质基础、药效及不良反应等性质，并将其开发为新产品、新制剂，是一条值得借鉴的思路。

1. 一般原则

苗药新药研究选题可以参照中药选题原则，坚持需求性、创新性、科学性、先进性、可行性的选题原则。

（1）需求性　苗药新药立项首先要回答的问题应当是“为什么”，需求性是选题工作的首要原则。新药立项不能离开临床需要，否则，难以权衡其价值，也得不到社会的支持。市场是决定苗药新药生命力的裁判。因此，首先应进行市场调研。市场调研主要包括流行病学调研和同类产品的调研。

①流行病学调研：苗药新药的研究开发在一个相当长的时期内、应将研究重点放在具有防治优势的药物和市场容量大的常见病、多发病用药上，如心脑血管病、病毒性疾病、自身免疫性疾病、恶性肿瘤、糖尿病、功能紊乱性疾病、阿尔茨海默病等用药。其次是对某些小病种有特殊疗效的药物，如骨折、跌打损伤、刀枪伤、风湿病、结核病等的治疗药物。

②同类产品的调研：应全面地对同类产品进行对比研究。在对拟开发的苗药新药与已上市的药物进行比较时，应明确以下问题：疗效是否更好，不良反应是否更低，剂型和剂量是否更便于使用，包装是否更便于携带，价格是否更便宜等。一种新药较市售制剂必须有 2 条以上优势，才具有研究开发价值。

（2）创新性　创新性原则是指新药选题要新颖、有所发明、有所创造。苗药新药研究应立足于创新，即使以古方研制新药，也要有新的发展、新的提高，主要体现在组方、工艺、质量控制等方面，应在苗医药理论的指导下，采用药理、化学和制剂等现代科学技术进行研究，借鉴前人的理论观点、思维方法和研究成果，但又是前人没有开展或没有解决的问题。拟开发苗药新药应在“三效、三小、五方便”要求的一个或几个方面突破。对苗药新药的剂型、处方设计、制备工艺、质量控制等方面的新颖性加以考虑，否则就不能开发出有特色的新药，就没有竞争力。

（3）科学性　科学性的核心是实事求是，违背事实和客观规律就没有科学研究的意义。苗药新药研制的科学性主要体现在选题是否有科学依据，组方是否符合苗医药理论，制剂工艺是否合理等。对苗药新药研究的科学性来说，苗药处方来源及其疗效资料的可靠性，是否与现代科学研究成果相符合，有无可进行量化的研究指标，药源是否充足等问题应进行科学分析。在充分研究分析的基础上，慎重选题，防止以讹传讹、人云亦云等现象对新药选题的影响。

（4）先进性　坚持苗药新药选题的先进性原则，首先要明确报立新药项目已取得的进展。其次要把继承和创新结合起来，科学研究是在前人取得研究成果的基础上进行的，不继承前人的理论观点、思维方法和研究成果，就谈不上创造，也就无先进可言。而科学研究又总是在前人尚未问津，没有解决的问题上进行探索，不突破前人的观点、学说和方法，只是重复，就会无所作为。

（5）可行性　可行性原则是指在苗药新药立项选题时要考虑现实可能性。可行性原则体现了科学研究的“条件原则”。一个新药项目的选择，必须充分考虑研究者的主、客观条件，如果不具备必要条件，无论社会如何需要，如何先进，如何科学，都没有实现的可能。

坚持选题的可行性原则，要从研究方案、项目的组织、研究人员、研究必需的仪器和设备、拟报批投产工厂的设备条件、研究经费、主客观条件的相互结合与联系等方面进行综合评估。对苗药新药的研究开发来说，技术性论证应主要考虑以下几个方面。

①原、辅料方面：原、辅料是否均有标准，若属无标准的苗药，先要建立标准，这样工作量大，投入也很大；有无使用毒性苗药，这关系到新药的质量标准、毒理研究和临床研究的难易程度；有无受国家保护的药材，这关系到执行国家政策法规和新药能否大批量生产；原、辅料来源是否充裕，这关系到新药能否持续生产。

②药学研究方面：工艺研究设计是否坚持可行性、实用性与先进性相结合的原则，这关乎拟投产企业的机械设备等条件；质量控制方法、指标是否可行；新药所选用的剂型是否适宜，直接关系到疗效，影响市场营销和效益。

③药理毒理方面：主要药效学研究有无规范、公认的动物模型，若新建立动物模型难度很大，抗艾滋病、乙肝、禽流感等药物的药效学评价对研究场地的生物安全防护有特殊要求，这样的项目应慎重考虑。

④临床研究方面：临床用药方法、剂量、疗程、周期必须明确，临床研究方案是否可行，有无现成的方案，这牵涉研究开发时间的长短和经费的投入等问题。

⑤组织管理方面：研究单位是否有新药研究实力；项目负责人在该领域的地位，组织管理能力，是否有新药研究开发的经验。课题组成员的年龄、结构、水平、专业、素质搭

配要合理，要有较扎实的中医药知识和一定的现代科学知识与技能。

2. 苗医药优势领域原则

苗医在治疗许多常见病、多发病方面方法多样，疗效显著，尤其在一些疑难病的诊疗方面，如骨折、风湿病、跌打损伤、偏瘫、骨髓炎等有独特的疗效，并形成了独有民族特色的医疗风格。选择苗医药优势领域开发苗药新药易于成功，且容易取得较大社会效益和经济效益。

当然，苗药的优势领域是相对的，也是不断变化的，关键是要看原苗药处方与现有药物相比，其药效作用与特色是否明显，以判断开发价值。

3. 高效益原则

效益主要包括科学效益、社会效益和经济效益。所谓科学效益就是新药项目对学术发展的推动作用。科学效益是社会效益和经济效益的基础与保证。研制的苗药新药只有推向市场，转化为直接的生产力，才会带来可见的、现实的经济效益，即“实在经济效益”。苗药新药的研究，应以社会效益和经济效益作为衡量和验证选题正确的尺度与标准。片面地强调经济效益，而忽视社会效益是不对的。

（二）选题途径

1. 原始创新

（1）从单验秘方中选题　历史上，苗族医药曾为各族人民的身体健康和繁衍昌盛作过重要贡献。民间蕴藏着不少单方、验方和秘方，对其处方来源、药味组成和疗效进行详细地考证与审核，在确认其适应证、疗效、不良反应以及所用药材的基原、炮制加工方法等问题的前提下，是极好的选题途径。

（2）从苗医长期的临床实践中选题　对某些病证的治疗很有专长，选择疗效确凿的协定处方研究开发新药，风险小，成功率较高。

（3）从近年来挖掘整理的苗药著作中选题　由于苗族在历史上没有形成统一的本民族文字，苗医药文化是作为一种口碑文化在民间世代相传的，苗族医药正式独立出来是近几十年的事情。陆科闵主编了我国第一部苗族医药专著《苗族药物集》，介绍了黔东南地区160余种常用苗药的一些用药经验。1992年，陈德媛主编的《苗族医药学》从医史、医理、药物、验方等方面首次对苗族医药进行了比较全面的总结，向人们展示了苗族医药的全貌。1999年，为了配合贵州省苗药产业的发展，贵州省民族医药研究开发领导小组组织编写了《贵州苗族医药研究与开发》一书，对当时苗药的研究与开发状况进行了介绍。2002年，汪毅编著了《中国苗族药物彩色图集》，以照片的形式对常用苗药品种作了更加逼真形态体现。2005年，邱德文、杜江主编的《中华本草·苗药卷》《中华本草·苗药卷彩色图谱》相继问世，使苗药成为继藏、蒙、维吾尔、傣四大传统民族药之后又一进入代表国家最高本草水平的“中华本草”系列的民族医药。贵州省药监局主持编写的《贵州省中药材、民族药材质量标准》收载了许多苗药品种，这些工作对贵州省苗药产业的发展起到了积极的推动作用。2008年，邱德文、杜江主编的《贵州十大苗药研究》出版，该专著总结了他们多年来对十种常用苗药进行从基础研究到产品开发的过程，建立起一种比较科学的苗药研发模式，对于今后苗药的研究与开发具有重要的参考价值。

（4）从立项科研课题、学术会议、医药期刊、网络报纸上选题　从网上了解世界各国新药研究的动态是个低成本项目来源的渠道。从国家重大新药创制、国家中医药行业专项等科研课题的招标指南与立项信息中可以观察到中药新药研究的动态。医药期刊中有些论文本身就是新药阶段性研究成果的报道。从各种学术会议、信息发布中可以了解专家、科研人员讨论和交流的情况，也可以获得一些新药研究的信息，从中得到启迪。

2. 苗药产品二次开发

由于原创时期条件所限，相当一部分苗药品种存在剂量大、制剂工艺粗糙、药效物质基础与作用机理不清楚、质控水平低下、药效物质“控制窗”过宽、质量（企业间、批间）一致性差等问题，仍存在“粗”“大”“黑”现象。但是，其中不乏临床疗效确切、市场占有率较大的经典产品。

（1）修方改型　一些传统经典方剂因立方年代久远，病因、病证、病机有变，往往需要在原方基础上加减，组成新方，选择适宜的给药途径与剂型，按照苗药复方制剂的要求研究开发。

（2）剂型改进　如丸、散、膏、丹、汤等传统剂型的改革。由于丸、散等传统制剂大多以苗药原粉入药，剂量大，已经不能满足现今患者用药的要求。通过提取原方有效成分（部位）等药效物质基础进行工艺革新，为减少剂量而选择片剂、胶囊等适宜剂型进行剂型改进仍是苗药制剂二次开发的重点领域。

（3）增加适应证　根据临床应用的经验，从现有苗药制剂中，选择原适应证外、疗效较好的适应证，按有关要求，进行有效性评价等研究，以拓展临床应用范围。

二、设计制剂处方

（一）设计原则

确定苗药新药项目以后，必须根据传统苗医药理论和临床经验确定处方（方剂）。在苗医的组方原则上，各地苗医有一定的差异，主要有两分法和三分法之别。两分法把方中药物分为主药和辅药，三分法则把药分为领头药、铺底药和监护药。所谓主药即方中最重要的药物，在方中起关键性作用，针对疾病的主要原因和主要症状的药物，一般只有一味；辅药即辅助药，是方中处于次要地位的药物，在方中起次要作用，起到辅助主药或针对疾病的次要原因和次要症状的药物，辅药可有多味。在苗医药理论指导下，根据“症”“病”，找出对应的成方，以其为基本方，再结合临床上该证或该病的主要症状和病因、病机，进行分型、分期，对成方进行综合分析，并对方中每味药进行系统研究，理顺药物关系。选方时既要遵守原方，又不应拘泥于原方，但须提供符合苗医药理论的“方解”，要有实验说明组方的合理性。

（二）处方内容

1. 药味

处方药味应精选，尽可能地选用小复方。处方药味少，有利于制剂工艺的研究、剂型的选择和质量标准的制定。若对大复方做适当精简，必须通过实验研究确定。如果不进行实验研究，任意删减某味药，可能会导致全方的作用改变。

2. 用量

处方中，剂量与用药有效安全密切相关。安全是前提，达到治疗剂量才能呈现预期的疗效。有毒药物的用量，更应当慎重。还应注意的是，剂量变化有时可能出现功能转变。因此，处方中各药味的剂量与比例关系也是处方内容研究的重要方面，研发时应引起足够的重视。

三、选择适宜剂型

药物剂型的不同，可能导致药物作用效果的差异，从而关系到药物的临床疗效及不良反应。剂型的选择应主要考虑以下方面。

1. 给药途径

口服给药、皮肤给药、黏膜给药、静脉给药等给药途径各有特点，新药开发时，除考虑给药途径特点外，还应考虑病证与方药两方面因素，以选择适宜的剂型，实现制剂的高效、速效作用，达到快速治愈疾病的目的。

2. 临床需要

应考虑剂型对临床病证的适用性。临床病证多样，症状有缓急之分，病位也有表里的区别，给药途径与剂型不同，作用部位、作用持续时间和起效速度不同，应从临床治疗的角度选择适宜的给药途径和剂型。一般情况下，按起效速度快慢，不同给药途径排序为静脉注射＞吸入给药＞肌内注射＞皮下注射＞舌下或直肠给药＞口服；口服给药途径按剂型分，起效速度排序为口服溶液剂＞口服混悬剂＞口服散剂＞胶囊＞片剂。

因此，急症用药一般选择注射剂、气雾剂、舌下片等，或溶出、吸收速度相对较快、起效较为迅速的口服溶液剂、口崩片、滴丸剂等剂型；慢性病或需要长期用药者一般选用丸剂、缓释片剂、缓释胶囊等具有缓释特征的剂型；对于周期性节律性变化的疾病，如哮喘、心绞痛等常在夜间或凌晨发作的疾病可选择口服定时释药系统；对于皮肤疾患等局部病变部位的疾病，一般可用软膏、膏药、涂膜剂、糊剂及凝胶剂等。

3. 用药对象

剂型的选择需要考虑用药对象的顺应性和生理情况等。不同年龄和不同病理状态的患者对剂型的顺应性不同。如老人、儿童和昏迷患者常吞服困难，因此片剂、胶囊剂、丸剂等剂量较大的固体剂型不太合适，可考虑选用注射剂或透皮制剂；对于吞咽困难患者，若选择口服给药途径，液体剂型较固体剂型适宜，散剂、颗粒剂较片剂、胶囊剂合适。为解决老年、婴幼儿服药困难，战地伤员紧急服药而又缺水，以及癌症患者化疗后吞水即呕的痛苦等问题，近年来，药剂工作者设计了口腔崩解片，口腔崩解片见唾液即崩解或溶解，不用水而可直接吞服，也可置于水中崩解后送服，因而尤其适用于吞咽困难的患者及取水不便者。

4. 原料药性质

苗药原料药的来源多样、成分复杂，各成分溶解性、稳定性不同，在体内的吸收、分布、代谢、排泄过程各不相同，应根据药物的性质选择适宜的剂型。

苗药及其复方的疗效是其所含的多种成分综合效应的结果，苗药原料药的性质是苗药制剂设计的出发点，须依据药物的性质选择剂型、制剂处方和制备工艺。

苗药原料药的性质主要包括理化性质、制剂学性质、生物药剂学性质等内容，在选择剂型前应进行充分的处方前研究。

苗药原料药的理化性质是指与制剂的成型性、稳定性与有效性有关的性质，包括组成与结构、溶解度、油水分配系数、解离常数、酸碱性、外观、性状、粒子大小、晶型、密度、吸湿性、色香味、物理稳定性、化学稳定性、生物学稳定性等。由于苗药原料药通常为多类化合物的混合物，溶解度、分配系数等性质的研究较单一成分的化学药物要困难得多，其结果多具“表观性”的特征。应根据这些性质选择适宜的剂型。

用苗药原料药的制剂学性质主要是指与剂型成型性及制剂质量有关的性质。不同剂型所要研究的制剂学性质各异。液体剂型应重点研究苗药原料药的溶解性、油水分配系数及其影响因素，物理、化学、生物学稳定性及其影响因素，矫味特性等相关性质。固体剂型应研究苗药原料药的分散特性、溶出特性，与粒子大小及堆密度、流动性、吸湿性、可压性、可混合性等与制剂工艺相关的性质，苗药浸膏通常吸湿性强、流动性差，因此需要选择吸湿性差、流动性好的辅料以改善。

苗药原料药的生物药剂学性质一般指其在机体内的吸收、分布、代谢、排泄等特征，其与剂型的选择密切相关，如在肝脏或胃肠道中易代谢的药物不宜设计为口服制剂，抗肿瘤药物，宜选用纳米粒、脂质体等具靶向性的给药系统，以提高疗效，减少不良反应。

5. 剂量

选择剂型时，应考虑处方量、半成品量、临床用药剂量，以及不同剂型的载药量。苗药制剂通常剂量较大，因为丸剂等传统制剂一般不经过分离纯化等前处理过程；要经过分离纯化等前处理过程的制剂，其剂量主要根据原方药经前处理工艺后得到的浸膏量来确定，若浸膏量偏高，则日服用量较大，可考虑选用颗粒剂或合剂、糖浆剂等剂型，而不宜设计为片剂、胶囊剂等剂型，更难以制成载药量小的膜剂、微粒制剂等。

6. 药物的安全性

在选择剂型时，须充分考虑药物安全性。应在比较剂型因素产生的疗效增益的同时，参考以往用药经验和研究结果，关注可能产生的安全隐患（包括毒性和不良反应）。

四、研究制备工艺

制备工艺研究是苗药新药研究的重要阶段，关系到制剂的有效性、安全性、稳定性、适用性和经济技术的合理性，是苗药新药研究成败和水平高低的关键。

（一）药材的提取工艺研究

提取前原药材必须经过鉴定，符合有关规定与处方要求者方能使用。还应根据方剂对药性的要求，苗药质地、特性和不同提取方法的需要，对苗药进行净制、切制、炮制、粉碎等加工处理。凡需特殊加工处理的中药，应说明其目的与方法依据。提取工艺路线的设计，苗药制剂以复方居多，在提取时采用单味药提取、整方提取，或分类提取。是提取混合物，还是纯化到“纯品”。要根据方药的性质、功能主治、化学成分和药效资料，结合临床要求统筹考虑，不能千篇一律。方剂组成不同，提取方法亦不尽相同。

一般来说，口服制剂或外用制剂，如果药材中所含的有效成分是一类或几类化合物，而这些成分又有不同程度的药效，从生产实际考虑，制备时不一定提取纯度很高，可混合提取到适当纯度并无不良反应，便可供制剂制备。因为混合提取符合中医用药的特点，且比较经济。

但也有观点认为，单味药提取较复方混提优越。理由是单味药提取可以根据其所含有效成分的性质，选用适宜的溶剂和方法，提取相对较完全；可以测定有效成分的含量，使投料量准确，成品含量一致，可以进一步纯化，以缩小制剂体积；可防止方药混合提取时，某些溶出的成分相互作用，产生沉淀，若被滤过丢失，则影响疗效。

无论采用何种工艺，都应以其中主要药效成分的含量为指标，同时还应以方剂的主要药效作用为指标，进行优选。在工艺设计前应根据方剂的功能、主治，通过文献资料的再阅，分析每味中药的有效成分与药理作用，结合临床要求与新药类别要求，所含有效成分、有效部位及其理化性质，再根据预试验结果，选择适宜的提取方法，设计合理的工艺路线。

在提取工艺路线初步确定后，应充分考虑可能影响提取效果的因素，进行科学、合理的实验设计，采用准确、简便、具代表性、可量化的综合性评价指标与方法，优选合理的提取工艺条件。在有成熟的相同技术条件可借鉴时，可提供相关文献资料，作为选择工艺技术条件的依据。通常是对有关工艺的诸多因素，采用正交试验设计、均匀试验设计、星点设计效应面优化法等，筛选最佳工艺条件。目前，超临界流体萃取、微波萃取、超声提取等现代提取技术为苗药原料药的制备提供了更多选择。

（二）分离、纯化、浓缩与干燥工艺研究

一是根据粗提取物的性质，选择相应的分离方法与条件，以得到药效物质；二是采用各种净化、纯化的方法，将无效和有害组分除去，以得到有效成分或有效部位，为不同类别新药和剂型提供合格的原料或半成品。

应根据苗药的新药类别、剂型、给药途径、处方量及与质量有关的提取成分的理化性质等选择精制方法，设计针对性的试验，考察其各步骤的合理性及所测成分的保留率，提供纯化物含量指标及制订依据。对于新建立的方法，还应进行方法学考察，提供相应的研究资料。高速离心、膜分离、大孔树脂吸附纯化、分子蒸馏等分离纯化技术为中药制剂的现代化研究奠定了方法学基础。

浓缩、干燥工艺应主要依据物料的理化性质、制剂的要求，浓缩、干燥效果的影响因素，选择相应的工艺路线，使所得物的相对密度或含水量达到要求，以便于制剂成型。对含有热不稳定成分、易熔化物料的浓缩与干燥，尤其需要注意方法的选择，以保障浓缩物或干燥物的质量。

应根据具体品种的情况，结合工艺、设备等特点，选择相应的评价指标。对有效成分为挥发性、热敏性成分的物料，在浓缩、干燥时还应考察挥发性、热敏性成分的保留情况。

（三）制剂成型性研究

制剂成型工艺是按照确定的剂型与制剂处方，将原料药与辅料，采用客观、合理的评价指标进行筛选，确定适宜的制剂工艺和设备，制成一定的剂型并形成最终产品的过程。一般应根据原、辅料的物料特性，通过试验研究确定先进科学、合理的成型工艺路线。制剂成型工艺，应处理好与制剂处方设计间的关系，筛选各工序合理的物料加工方法与方式，选用适宜的内包装材料。通过制剂成型研究进一步改进和完善制剂处方设计，最终确定制剂处方、工艺和设备。提供详细的成型工艺流程，各工序技术条件的试验依据等资料。

制剂成型工艺包括制备方法及具体的制备工艺参数（如温度、搅拌速度、混合时间等）的选择。工艺设计时，可根据剂型特点、处方性质选择制备方法，如颗粒剂一般选用挤压

制粒，而胶囊剂或片剂用颗粒，常选用流化制粒。

一般情况下，须设计一系列处方或处方与工艺的组合方案，采用优化技术，通过实验筛选辅料种类与用量、工艺及工艺条件。常用的优化技术有正交设计、均匀设计、星点设计、混料设计等。这些方法均是按一定的数学规律进行设计的，根据实验结果，采用多因素数学分析手段，建立适宜的数学模型或应用现有数学模型对实验结果进行分析和比较，综合考虑各方面因素的影响后确定最优方案。

（四）中试研究

中试研究是对实验室工艺合理性的验证与完善，是保证工艺达到生产稳定性、可操作性的必经环节。完成苗药复方制剂生产工艺系列研究后，应采用与生产基本相符的条件进行工艺放大研究，为实现商业规模的生产工艺验证提供基础。中试研究应考虑与商业规模生产的衔接。

根据实验室提供的工艺路线和技术参数，选择符合 GMP 条件的车间，进行制剂处方量 10 倍以上规模的放大试验，进一步对实验室工艺的合理性进行验证和完善。考察工艺的稳定性和成熟程度，探索和积累工艺参数，修订、完善制备工艺，使其适应工业化生产的实际需求。

应提供至少 3 批中试数据，包括投料量、辅料用量、半成品量、质量指标、成品量及成品率等。提供制剂通则要求的一般质量检查、微生物限度检查和含量测定结果。临床前药理学、安全性评价、临床研究、质量标准，以及稳定性研究均需中试样品。

中试研究可发现工艺可行性、劳动保护、环保、生产成本等方面存在的问题，以减少药品研发的风险。

五、建立质量标准

质量是产品、过程或服务满足规定或潜在要求（或需要）的特征和特性总和。质量标准是控制或评价产品质量的技术标准。药品质量由设计赋予、生产过程保障、成品检验结果显示、使用结果体现。

药品质量标准是国家对药品质量及检验方法所做的技术规定，是药品生产、经营、使用、检验和监督管理部门共同遵循的法定依据，也是新药研究的重要组成部分。药品质量的控制应贯穿药品质量形成的全过程，目前主要有“检验控制质量”“生产控制质量”与“设计控制质量”等几种模式。药品质量标准不仅要体现“有效安全、技术先进、经济合理”的原则，而且对于指导生产、提高质量、保证用药有效安全等方面均具有非常重要的意义。

新药质量标准必须在处方（原辅料及其用量）固定和原料（饮片、提取物、油脂等）质量稳定，制备工艺相对固定的前提下，用“中试”产品研究制订，否则不能切实反映和控制最终产品质量。

制剂质量标准包括临床研究用药品的质量标准和生产用药品质量标准。临床研究用药品的质量标准，一般是在主要药效学与安全性评价完成之后，申报临床试验之前，就必须完成。临床试验用药品必须符合所制订质量标准的要求，保证批间产品质量的一致性，以保障临床研究的质量。生产用药品质量标准，是在临床用药品质量标准基础上，临床研究过程中同步进行，在申报制剂生产前完成。

质量标准是药品生产和管理的技术水平及先进程度的标志之一。药品的质量是生产出来的，而不是检查出来的，只有制剂的原、辅料质量可控，处方固定，生产工艺条件可控，才能保证成品质量。

（一）质量标准的内容

苗药新药质量标准一般包括药品名称、汉语拼音、处方、制法性状、鉴别、检查、浸出物、指纹或特征图谱、含量测定、生物活性测定、功能与主治、用法与用量、注意、规格、贮藏等。

（二）质量标准研究的方法

质量标准的研究主要是定性、定量方法的研究和标准制定。定性研究通常是根据“性状”和“鉴别”项等以判断药品的真伪性。定量研究是通过“含量测定”和“检查”以评价药品的优劣度。根据产品情况，探索建立指纹或特征图谱、生物活性检测等项目，开展安全性相关指标（如重金属及有害元素、农药残留、真菌毒素、二氧化硫等）的研究，视结果列入标准，以更好地控制产品质量。

（三）质量控制的主要环节

质量控制主要包括原辅料、半成品、成品质量标准和包装质量标准。只有严格抓好各个工序环节，才能保证制备出优质产品。

六、药品稳定性试验

稳定性是指物质受外界因素的影响或作用而不改变其固有的性能，苗药制剂的稳定性系指苗药制剂的化学、物理、生物学特性发生变化的程度，稳定性是保证苗药制剂有效性与安全性的基础。稳定性研究是苗药新药研究中不可缺少的重要环节，是评价新药质量的重要指标之一，也是核定新药有效期的主要依据。

（一）稳定性研究的意义

通过稳定性试验，考察苗药新药在不同环境条件（如温度、湿度、光线等）下药品特性随时间变化的规律，以认识和预测药品的稳定趋势，为药品生产、包装、贮存、运输条件和有效期的确定提供科学依据。稳定性研究是评价药品质量的主要内容之一，在药品的研究、开发和注册管理中占有重要地位。

（二）稳定性研究的内容

根据研究目的和条件的不同，稳定性研究可分为影响因素试验、加速试验和长期试验等。

1. 影响因素试验

在剧烈条件下探讨药物的稳定性，了解影响其稳定性的因素及所含成分的变化情况。影响因素试验一般包括高温、高湿、强光照射试验，主要为制剂处方设计、工艺筛选、包装材料和容器的选择、贮存条件的确定等提供依据。

2. 加速试验

加速试验目的是在较短时间内，了解原料或制剂的化学、物理和生物学方面的变化，为制剂设计、质量评价和包装、运输、贮存条件等提供实验依据，并初步预测样品的稳定性。

3. 长期试验

在接近药品的实际贮存条件下进行的稳定性试验，为制定药品的有效期提供依据。

4. 上市后的稳定性考察

苗药新药获准上市后，以实际生产药品留样考察稳定性，对包装、贮存条件进行确认或改进，并进一步确定有效期。

稳定性研究具有阶段性特点，不同阶段具有不同的目的。一般始于药品的临床前研究，贯穿药品研究与开发的全过程，在药品上市后还要继续进行稳定性研究。

七、临床前药效学研究

（一）主要药效学研究

主要药效学即药物效应动力学，主要研究药物对机体的作用及作用机制。药效学研究方法很多，概括讲可分为综合法和分析法。所谓综合法是指在整体动物身上进行，是在若干其他因素综合参与下考察药物作用，根据实验动物情况不同，可分为正常动物法和实验治疗法。所谓分析方法是采用离体脏器，例如离体肠管、离体心脏、血管、子宫及离体神经肌肉制备等，单一地考察药物对某一部分的作用。深入研究还包括细胞水平、分子水平的分析研究。

1. 试验方法

按“新药注册申请”的药品，应选择能充分证实其主要治疗作用，以及较重要的其他治疗作用为主要药效学试验。含杂质较少的新药，可在更高的技术水平上，通过体内、体外多种试验方法，论证新药的药效。按“新药管理注册申请”的药品，只选用两项（或多项）主要药效学试验，或提供详细的文献资料。已上市药品增加新的功能主治，只做新增病症的主要药效学试验；药效学试验应以整体动物体内试验为主，必要时配合体外试验，从不同层次证实其药效；有时药效不够明显或仅见有作用趋势，统计学处理无显著差异或量-效关系不明显，也应如实上报结果作为参考。

2. 观测指标

应选用特异性强、敏感性高、重现性好、客观、定量或半定量的指标观测。

3. 实验动物

根据各种试验的具体要求，合理选择动物，对其种属、性别、年龄、体重、健康状态、饲养条件及动物来源及合格证号等，应严格选择并有详细记录。

4. 受试药物

供临床前药效学研究用药品应处方固定、制备工艺及质量基本稳定，并与临床研究用药基本相同的剂型及质量标准；在注射给药或离体试验时应注意药物中的杂质、不溶物质、无机离子及酸碱度等因素对试验的干扰。

5. 给药剂量及途径

（1）各种试验至少应设 3 个剂量组，剂量选择合理，尽量反映量-效和（或）时-效关系。其中一个剂量可相当于临床剂量的 2～5 倍（小鼠可为 10～15 倍），大动物（猴、狗等）试验或特殊情况下，可适当减少剂量组。药效试验剂量不应高于长期毒性试验剂量。

（2）给药途径应与临床相同，如确有困难，也可选用其他给药途径进行试验，并应说明原因。

（3）溶解性好的药物，可注射给药（要注意排除异物反应）；粗制剂或溶解性差的药物，可仅用一种给药途径进行试验。

6. 给药方式

根据新药特点及试验要求，可以采用预防性给药或治疗性给药方式。所谓预防性给药即先给药若干天或若干次，使药物在动物体内达到有效浓度后再造模型；治疗性给药即先造成动物病理模型，然后给药。前者是观察药物的保护作用，后者是观察药物的治疗作用。各项试验（特别是核心试验）应尽量采用治疗性给药。

7. 设立对照组

主要药效研究应设对照组，包括正常动物空白对照组、模型动物对照组、阳性药物对照组。空白对照用正常及模型动物对照，可用生理盐水、蒸馏水、注射用水或食用水，若新制剂含有特殊溶剂或赋形剂则应作特殊溶剂或赋形剂对照。阳性对照药应具合法性和可比性，可选用药典收载、部颁药品标准或正式批准生产的中药或西药，应力求与新药的主治相同，功能相似，剂型及给药途径相同，根据需要可设一个或多个剂量组。改变剂型或改变给药途径的制剂应选其原剂型药物为阳性对照药。注射剂须与其口服给药途径比较作用强度和时效关系等。

（二）一般药理学研究

新药的一般药理学着重研究新药对整体动物神经系统、心血管系统和呼吸系统的影响，它和主要药效学及毒理学研究互为补充，以期全面评价新药的作用和毒性。按照申报要求，未在国内上市销售的从中药中提取的有效成分、有效部位及其制剂，应按要求逐步进行一般药理学研究，或根据受试药物自身特点和其他试验情况，在综合其他非临床和临床资料基础上，根据具体实际选择相应的研究项目。

（三）药代动力学研究

在苗药新药临床前研究中，药物代谢动力学研究是一项重要工作。其目的主要有阐明苗药复方组方的原理，为研制新药提供科学依据；指导苗药剂型改革，优选制备工艺；有利于阐明苗药功效及机制；指导制订临床用药方案；评价新药毒性作用。

新药申请中，有效成分明确的新制剂，可参照化学药品的药代动力学研究方法，研究其在体内的吸收、分布、代谢及排泄，测定并计算各项参数。

缓释、控释制剂，应进行人体药代动力学研究和临床试验。同时完成与普通制剂比较的单次与多次给药的药代动力学研究，以提示制剂特殊释放的特点。临床前研究可仅进行单次给药的动物药代动力学比较。

但必须指出，复方制剂的单体成分药动学参数，往往不能完全代替整个复方制剂的作用规律。近年来，以药理效应法、药物累积法和生物指标法等对复方制剂进行体内药物动力学研究，更能反映制剂的体内动态过程，体现中医理论体系的特点，在设计思路与方法上有突破。

八、临床前毒理学研究

（一）急性毒性试验

急性毒性试验又称单次给药急性毒性试验，是指在24小时内一次或多次给予动物受试物后，观察所产生的毒性反应的试验。急性毒性试验对初步阐明药物的毒性作用和了解其毒性靶器官具有重要意义，所获得的信息对长期毒性试验的剂量设计和某些药物临床试验起始剂量的选择具有重要参考价值，并能提供一些与人类药物过量所致急性中毒相关的信息。

急性毒性试验研究的目的是通过试验获得：①受试中药在临床拟用给药途径下对于受试动物的急性毒性剂量，与临床拟用剂量的倍数关系，或者出现毒性的最低剂量及剂量－毒性关系。②毒性反应的类型和程度，毒性的出现时间、持续时间及恢复时间。③死亡情况及原因（濒死动物症状、死亡时间、大体解剖及病理检查结果）。④观察期结束时的肉眼或病理变化情况等。

（二）长期毒性试验

长期毒性试验又称为重复给药毒性试验，是描述动物重复接受受试药物后的毒性特征，是非临床安全性评价的重要内容。苗药的长期毒性试验是苗药研发体系的有机组成部分，是苗药新药从实验室研究进入临床试验的重要环节。长期毒性试验研究的主要目的包括：①预测受试物可能引起的临床不良反应，包括不良反应的性质、程度、剂量－毒性和时间－毒性关系及可逆性等。②判断受试物重复给药的毒性靶器官或靶组织。③确定未观察到临床不良反应的剂量水平。④推测第一次临床试验的起始剂量，为后续临床试验提供安全剂量范围。⑤为临床不良反应监测及防治提供参考。

九、新药的临床研究

临床试验是指任何以人类（患者或健康志愿者）为对象的试验、研究，意在为发现或证实某种试验药物的临床医学、药理学和其他药效学作用所进行的系统性试验研究。以证实或揭示试验药物在人体的作用、不良反应和（或）试验药物的吸收、分布、代谢和排泄，以确定药物的疗效与安全性的试验研究。药物临床试验和药物临床研究在此意义等同。药物临床试验需要遵循两个基本原则：其一，要遵循伦理原则，保护受试者的权益和安全；其二，保证临床试验过程规范，数据和结果的科学性、真实性和可靠性。

根据《中华人民共和国药品管理法》《中华人民共和国药品管理法实施条例》规定，临床试验必须执行《药物临床试验质量管理规范》（good clinical practice，GCP）。GCP是临床试验全过程的标准规定，包括方案设计、组织实施、执行、监察、稽查、记录、分析、总结和报告。

（一）临床试验基本要求

1. 临床研究首先要填报新药临床研究申请表，在取得卫生行政部门批准后方可进行临床试验。

Ⅰ期、Ⅱ期、Ⅲ期临床试验必须在国家药品监督管理局确定的药品临床研究基地中，选择承担药物临床试验的机构，商定临床研究的负责单位、主要研究者及临床研究参加单位，并经国家药品监督管理局核准，如需增加承担单位或因特殊需要在药品临床研究基地以外的医疗机构进行临床研究，须按程序另行申请并要获得批准。Ⅳ期临床试验为新药上市后广泛的社会考察。新药试生产期间的临床试验单位不少于 30 个。

2. 申请人应与选定的临床研究负责和参加单位签订临床研究合同，参照有关技术指南完善申报的临床研究方案，起草受试者知情同意书和临床试验研究者手册等，并提请临床试验机构的伦理委员会对临床研究方案的科学性、涉及的伦理道德问题进行审查。

3. 申请人应向选定的临床研究负责和参加单位，免费提供临床研究用药物和对照用药品（Ⅳ期临床试验除外），并附样品检验报告书；承担临床研究所需的费用；共同完善临床研究方案。

4. 供临床研究用的药物，应在符合 GMP 条件的车间制备。试制过程应严格执行 GMP 的要求。在境外生产的供临床研究用药物，应符合上述要求，并提供生产单位符合 GMP 的有关证明文件。

省、自治区、直辖市药品监督管理局或国家药品监督管理局可根据审查需要派有关人员进行现场检查。

5. 供临床研究用的药物，由申请人或其代理注册的机构按国家药品监督管理局审定的药品标准自行检验；也可以委托中国药品生物制品检定所或者国家药品监督管理局指定的药品检验所进行检验，检验合格后方可用于临床研究。国家药品监督管理局可以指定药品检验所对临床研究用的药物进行抽查检验。

疫苗类制品、血液制品、国家药品监督管理局规定的其他生物制品及境外生产的临床研究用药物，必须经国家药品监督管理局指定的药品检验所检验，合格后方可用于临床研究。申请人对临床研究用药物的质量负有全部责任。

6. 申请人在正式实施临床研究前，应将已确定的临床研究方案和临床研究负责单位的主要研究者姓名、参加研究单位及其研究者名单、伦理委员会审核同意书、知情同意书样本等报送国家药品监督管理局备案，并报送临床研究单位所在地省、自治区、直辖市药品监督管理局。

7. 其他

受试者应以住院病例为主，若为门诊病例，要严格控制可变因素，保证不附加治疗方案范围以外的任何治疗因素，单纯使用试验药品。应注意加强对受试者进行依从性监督。

观察的疗程应根据病证的具体情况而定，凡有现行公认标准者，均按其规定执行。若无统一规定，应根据具体情况制定。对于某些疾病，应进行停药后的随访观察。

按新药管理的药品申请注册原则按原剂型的功能主治进行临床试验，主治范围不得随意扩大或缩小。如有特殊情况确需调整功能主治，应在申报临床时提出申请，说明理由，经国家药品监督管理局批准实行。

（二）临床试验的目的

Ⅰ期临床试验：初步的临床药理学及人体安全性评价试验。观察人体对于新药的耐受程度和药代动力学，为制订给药方案提供依据。

Ⅱ期临床试验：治疗作用初步评价阶段。其目的是初步评价药物对目标适应证患者的治疗作用和安全性，也包括为Ⅲ期临床试验研究设计和给药剂量方案的确定提供依据。此阶段的研究设计可以根据具体的研究目的，采用多种形式，包括随机盲法对照临床试验。

Ⅲ期临床试验：治疗作用确证阶段。其目的是进一步验证药物对目标适应证患者的治疗作用和安全性，评价利益与风险关系，最终为药物注册申请的审查提供充分的依据。试验一般应为具有足够样本量的随机盲法对照试验。

Ⅳ期临床试验：新药上市后应用研究阶段。其目的是考察在广泛使用条件下的药物的疗效和不良反应，评价在普通或者特殊人群中使用的利益与风险关系，以及改进给药剂量等。

（三）临床试验的管理

1. 申请人在获准进行药物临床研究后，须指定具有一定专业知识的人员遵循《药品临床试验管理规范》（简称 CCP）的有关要求，监察临床研究的进行，保证按照临床研究方案执行，检查试验数据的准确性和完整性，考察试验设备的正确使用，并须不断跟踪研究、分析试验药物的安全性和有效性，及时向临床研究单位和人员提供有关信息。

2. 申请人发现临床研究者有违反有关规定不执行临床研究方案的，应督促其改正；对情节严重的，可以要求暂停临床研究，或者终止临床研究，并应将情况抄报国家药品监督管理局和有关省、自治区、直辖市药品监督管理局。

3. 申请人完成每期临床试验后，均应向国家药品监督管理局和有关省、自治区、直辖市药品监督管理局提交临床研究和统计分析报告。

临床研究时间超过 1 年的，申请人应当自批准之日起按年度向国家药品监督管理局和有关省、自治区、直辖市药品监督管理局提交临床研究进展报告。

4. 药物临床研究被批准后应当在 2 年内实施。逾期未实施的，原批准证明文件自行废止；仍须进行临床研究的，应当重新申请。

5. 参加临床研究的单位及人员应当熟悉供临床试验用药物的性质、作用、疗效和安全性；明确临床研究者的责任和义务；试验开始前与受试者签署知情同意书；试验中应准确、真实、及时地做好临床研究记录。

6. 参加临床研究的单位及人员，对申请人违反《药物临床试验质量管理规范》或者要求改变试验数据、结论的，应当向所在地省、自治区、直辖市药品监督管理局和国家药品监督管理局报告。

7. 承担临床研究的单位和临床研究者，有义务采取必要的措施，保障受试者的安全。临床研究者应当密切注意临床研究用药物不良事件的发生，及时对受试者采取适当的处理措施，并记录在案。

临床研究过程中发生严重不良事件的，研究者应当在 24 小时内报告有关省、自治区、直辖市药品监督管理局和国家药品监督管理局及申请人，并及时向伦理委员会报告。

8. 对已批准的临床研究，国家药品监督管理局和省、自治区、直辖市药品监督管理局应当进行常规的或者有原因的现场考察或者数据稽查。

9. 临床研究期间发生下列情形之一的，国家药品监督管理局可以要求申请人修改临床研究方案，暂停或者终止临床研究：

（1）伦理委员会未履行职责的。

（2）不能有效保证受试者安全的。

（3）未按照规定时限报告严重不良事件的。

（4）未及时、如实报送临床研究进展报告的。

（5）已批准的临床研究超过原预定研究结束时间 2 年仍未取得可评价结果的。

（6）已有证据证明临床试验用药物无效的。

（7）临床试验用药物出现质量问题的。

（8）临床研究中弄虚作假的。

（9）违反《药物临床试验质量管理规范》其他情况的。

10. 国家药品监督管理局作出修改临床研究方案、责令暂停或者终止临床研究的决定，申请人或者临床研究单位必须执行。有异议的，可以在 10 日内提出意见并书面说明理由。

11. 临床研究中出现大范围、非预期的不良反应或者严重不良事件时，或者有证据证明临床研究所用药物存在严重质量问题时，国家药品监督管理局或者省、自治区、直辖市药品监督管理局可以采取紧急控制措施，责令暂停或者终止临床研究，申请人和临床研究单位必须立即停止临床研究。

12. 临床研究用药物的使用由临床研究者负责。研究者必须保证所有研究用药物仅用于该临床研究的受试者，其用法与用量应当符合研究方案。研究者不得把研究用药物转交给任何非临床研究参加者。临床研究用药物不得销售。

13. 境外申请人在中国进行国际多中心药物临床研究的，应当向国家药品监督管理局提出申请，并符合下列规定：

（1）临床研究用药物应当是已在境外注册的药品或者已进入Ⅱ期临床试验的药物；国家药品监督管理局不受理境外申请人提出的尚未在境外注册的预防用疫苗类新药的国际多个中心的药物临床研究申请。

（2）国家药品监督管理局在批准进行国际多中心药物临床研究的同时，可以根据需要，要求申请人在中国首先进行Ⅰ期临床试验。

（3）在中国进行国际多中心药物临床研究时，在任何国家发现与该药物有关的严重不良反应和非预期不良反应，申请人应当按照有关规定及时报告国家药品监督管理局。

（4）临床研究结束后，申请人应当将完整的临床研究报告报送国家药品监督管理局。

（5）国际多中心药物临床研究取得的数据，用于在中国进行药品注册申请的，必须符合中国《药品管理法》《药品管理法实施条例》及上述有关临床研究的规定，申请人必须提交多中心临床研究的全部研究资料。

（四）临床试验设计

试验设计由申请人和研究者共同商定，必须由有经验的合格的医师及相关学科的专业技术人员根据中医药理论，结合临床实际进行设计。

1. Ⅰ期临床试验

（1）受试对象　受试例数为 20～30 例。选择 18～50 岁的健康志愿者，特殊病证可选择志愿轻型患者。男女例数最好相等。健康检查除一般体格检查外，应进行血、尿、便常规化验和心、肝、肾功能检查均属正常者。并注意排除有药物、食物过敏史者。女性妊娠期、哺乳期、月经期及嗜烟、嗜酒者亦应除外。还应注意排除可能影响试验结果和试验对象健康的隐性传染病等。

（2）给药方案　剂量确定应当慎重，以保证受试者安全为原则。应当充分考虑中医药特点，将临床常用剂量或习惯用量作为主要依据。亦可参考动物实验剂量，制定出预测剂量。然后用其 1/5 量作为初试剂量；对动物有毒性反应的药物或注射剂的剂量，可取预测量的 1/10～1/5 量作为初试剂量。试验应事先规定最大剂量，可参照临床应用该类药物单次最大剂量设定。从初试起始量至最大量之间视药物的安全范围大小，应根据需要确定几个剂量级别，试验从低剂量至高剂量逐个剂量依次进行。如在剂量递增过程中出现不良反应，虽未达到规定的最大剂量，亦应终止试验。在达到最大剂量时，虽无不良反应亦应终止试验。一个受试者只能接受一个剂量的试验。先进行单次给药安全性考察。是否需要多次给药及给药次数应依据该药特性和疗程等因素确定。

（3）不良反应观察　对于试验中出现的不良反应要认真分析，仔细鉴别。必要时做相应的保护处理。在试验中出现的任何异常症状、体征、实验室检查结果或其他特殊检查结果都应随访，及时向当地省级药品监督管理部门和国家药品监督管理局报告。

若出现不良反应，可从以下几方面分析处理：①用药与出现不良反应的时间关系。②用药与出现不良反应是否具有量 – 效关系。③停药后，不良反应是否有所缓解。④在严密观察并确保安全的情况下，重复给药时，不良反应是否再次出现等。

（4）观察与记录　按照试验方案，制订周密的病例报告表，逐项详细记录。对于自觉症状的描述应当客观，切勿诱导或暗示。对于所规定的客观指标，应当按方案规定的时点和方法进行检查，若有异常应当重复检测再予确定。

（5）试验总结　根据试验结果，客观而详细地进行总结，对试验数据进行统计学处理，确定临床给药的安全范围。提出Ⅱ期临床试验给药方案的建议，并作出正式书面报告。

2. Ⅱ期临床试验

（1）受试例数　不少于 100 例，主要病证不少于 60 例。应采取多中心临床试验，每个中心所观察的例数不少于 20 例。试验组与对照组病例数均等。

对罕见或特殊病种，可说明具体情况，申请减少试验例数。避孕药要求受试例数不少于 100 对，每例观察时间不少于 6 个月经周期。保胎药与可能影响胎儿及子代发育的药进行临床试验，应对婴儿进行全面观察与随访，包括体格和智力发育等。

（2）病例选择　以中医病证、证候为研究对象时，应明确相应的西医疾病诊断；以西医病名为研究对象时，应明确相应的中医病证诊断。根据新药的功能制订严格的病名诊断、证候诊断标准，要突出中医辨证特色。

①病名诊断、证候诊断标准：应遵照现行公认标准执行，若无公认标准应当参照国内外文献制订。

②纳入标准：必须符合病名诊断和证候诊断标准，辨病与辨证相结合；受试者年龄范围一般为 18～65 岁，儿童或老年病用药另定；根据试验目的，可考虑病型、病期、病情程度、病程等因素具体制定。

③排除标准：根据试验目的，可考虑以下因素具体制定，如年龄、合并症、妇女特殊生理期、病因、病型、病期、病情程度、病程、既往病史、过敏史、生活史、治疗史、鉴别诊断等方面的要求。

④病例的剔除和脱落：纳入后发现不符合纳入标准的病例，需予剔除；受试者依从性差、发生严重不良事件、发生并发症或特殊生理变化不宜继续接受试验、盲法试验中被破盲的个别病例、自行退出者等均为脱落病例，统计分析时应结合实际情况处理，如发生不良反应者应计入不良反应的统计；因无效而自行脱落者应计入疗效分析；不能完成整个疗程者，是否判为脱落，应按试验方案中的规定处理。

（3）给药方案　临床试验的给药剂量、次数、疗程和有关合并用药等可根据药效试验及临床实际情况，或Ⅰ期临床试验结果，在保证安全的前提下，予以确定。若需要 2 个或 2 个以上给药方案时，临床试验例数须符合统计学要求。

（4）试验方法　临床试验设计应遵循对照、随机和盲法的原则。

①对照原则：对照用药采用已知有效药物对照，可按国家标准所收载的同类病证药择优选用。若用西医病名时，可选用已知有效中药或化学药对照。必要时可采用安慰剂对照。改变给药途径及改变剂型但不改变给药途径的药品，应以原剂型药为对照药，已上市药品增加适应证者应以同类有效药为对照药。

根据试验目的，选用适宜的对照方法。以随机平行分组对照为主，特殊病种例数较少或病情较重，可采用自身对照。其他如复合处理对照、复方（替代）对照等方法可根据情况选用。

②随机原则：试验组与对照组的分配，应采用随机分组的方法。随机的方法可采用分层随机、区组随机、完全随机等。

③盲法原则：在盲法试验时，应规定设盲的方法、破盲的条件、时间和程序等具体内容。Ⅱ期临床试验原则上实行双盲，若无法实行应陈述理由。

（5）疗效判断

①应按现行公认标准执行。若无公认标准，应制定合理的疗效标准，综合疗效评定一般分为临床控制、显效、进步、无效 4 级。主要判定“显效”以上的疗效。若为特殊病种可根据不同病种分别制定相应的疗效等级。若无临床痊愈可能，则分为临床控制、显效、进步、无效 4 级。抗肿瘤药，其近期疗效可分为完全缓解、部分缓解、稳定、进展 4 级，以完全缓解、部分缓解为有效。

②疗效评定标准须重视规定疗效评定指标参数。疗效评定应包括中医证候、客观检测指标等内容。

③对于受试的每个病例，都应严格地按照疗效标准，分别加以判定。在任何情况下都不能任意降低或提高标准。

（6）不良反应观察应结合药物成分特点，设计严密的不良反应观察方案（包括客观安全性指标）；试验中须密切观察和记录各种不良反应（包括症状、体征、实验室检查），分析原因，作出判断。统计不良反应发生率。对不良反应须认真处理并详细记录处理经过及结果，及时向当地省级药品监督管理部门和国家药品监督管理局报告。

（7）观察和记录与Ⅰ期临床试验要求相同。

3. Ⅲ期临床试验

（1）受试例数　一般不少于 300 例，主要病证不少于 100 例。应合理设置对照组，对照组例数不少于治疗组例数的 1/3。并应进行多中心临床试验，每个中心的病例数不得少于 20 例。

罕见或特殊病种可说明具体情况，申请减少试验例数。避孕药受试例数要求不少于1000例，每例观察时间不少于12个月经周期。对于保胎药与可能影响胎儿及子代发育的药进行临床试验，应对婴儿进行全面观察与随访，包括体格和智力发育等。

（2）病例选择　参照Ⅱ期临床试验设计，在原诊断标准的基础上，根据本期试验目的，视具体情况适当扩大受试对象（如年龄、病期、合并症、合并用药等）范围。扩大受试对象观察，应设计合理的方案，试验例数应符合统计学要求。

（3）给药方案　探索在不同人群中的给药方案，试验方案可设计不同的用药剂量、次数和疗程。临床试验的用药剂量可根据药效试验及临床实际情况；依据Ⅱ期临床试验结果，在保证安全的前提下，予以确定。

（4）试验方法　依据Ⅱ期临床试验结果，设计Ⅰ期临床试验方案。临床试验应遵循对照、随机的原则，视需要可采取盲法或开放试验。

（5）疗效判断、不良反应观察、观察和记录等与Ⅰ期临床试验的要求相同。

4. Ⅳ期临床试验

（1）新药试生产期间的临床试验，病例数不少于2000例。罕见或特殊病种，可说明具体情况，申请减少试验例数。

（2）本期的病例选择、疗效标准、临床总结等与Ⅲ期临床试验的要求基本相同。一般可不设对照组。

（3）对于疗效的观察，应包括考察新药远期疗效。

（4）对于不良反应、禁忌、注意等考察，应详细记录不良反应的表现（包括症状、体征、实验室检查等），并统计发生率。

（五）临床试验总结与评价

药物临床试验的报告是反映药物临床试验研究设计、实施过程，并对试验结果做出分析、评价的总结性文件，是正确评价药物是否具有临床实用价值（有效性和安全性）的重要依据，是药品注册所需的重要技术资料。

真实、完整地描述事实，科学、准确地分析数据，客观、全面地评价结果是撰写试验报告的基本准则。我国的《药物临床试验质量管理规范》（GCP）规定，临床试验总结报告内容应与试验方案要求一致，包括：①随机进入各组的实际病例数，脱落和剔除的病例及其理由。②不同组间的基线特征比较，以确定可比性。③所有疗效评价指标进行统计分析和临床意义分析，统计结果的解释应着重考虑其临床意义。④安全性评价应有临床不良事件和实验室指标合理的统计分析，对严重不良事件应详细描述和评价。⑤多中心试验评价疗效，应考虑中心间存在的差异及其影响。⑥对试验药物的疗效和安全性及风险和受益之间的关系做出简要概述和讨论。

1. 临床试验总结

临床试验结束后，各临床试验中心都应写出分总结报告，由临床负责单位写出总结报告。

临床试验总结必须突出中医药特色，客观、全面、准确地反映全部试验过程和结果。论据要充分，论证要有逻辑性，需经统计学分析，文字要简练，结论要准确。

总结报告的主要内容应包括题目、摘要、目的、病例选择、试验方法、疗效判断、一般资料、试验结果、典型病例，以及对剔除、脱落或发生严重不良反应病例的分析和说明、讨论、疗效和安全性结论。最后列出试验设计者、临床总结者、各临床负责人员的姓名、专业、职称及课题主要研究者签字、日期、各临床研究单位盖章等。

2. 综合评价

在总结报告的讨论中应当根据本次试验结果，对新药的功能主治、适应范围、给药方案、疗程、疗效、安全性、不良反应（包括处理方法）、禁忌、注意等作出结论。并根据其临床意义及数理统计结果，对新药的特点做出客观评价。

附录1

常见药用辅料

分类	辅料名称	英文名与商品名	分子式与分子量	主要性能特点	用途与常用量	备注
填充剂与吸收剂	淀粉	Star chamylum	$(C_6H_{10}O_5)_n$， 数十万	白色粉末，无臭、无味。在冷水或乙醇中不溶解	填充剂(用量在20%以上，常与糊精、糖粉合用，增加黏合性和片剂硬度)，崩解剂(干燥品，用量为干颗粒的5%～20%)，黏合剂(淀粉浆浓度8%～15%)。用于制备片剂、丸剂、胶囊剂、散剂、糊剂等	
	糊精	Dextrin	$(C_6H_{10}O_5)_n \cdot xH_2O$， 平均4500	白色或类白色的无定形粉末或颗粒，无臭，味微甜。在沸水中易溶，形成黏液，在冷水中缓慢溶解，在乙醇、丙醇或乙醚中不溶解	与淀粉合用作为片剂的填充剂，兼有黏合剂作用。本品用量大时，只需加稀醇即可润湿、黏合、制粒。另用作混悬液的增稠剂	
	蔗糖	Sucrose 白糖；砂糖	$C_{12}H_{22}O_{11}$， 342.3	无色结晶或白色结晶粉末，无臭且具有甜味。在空气中稳定，当相对湿度约85%时，吸湿而变潮，甚至溶化。易溶于水，能溶于乙醇和甲醇，微溶于甘油和吡啶，不溶于氯仿和乙醚。9.25%水溶液与血清等渗	甜味矫味剂、稀释剂、黏合剂、保湿剂、糖衣材料及助溶剂等。用于制备颗粒剂、干糖浆、片剂(口含片、咀嚼片)、膏滋、酒剂、糖浆剂及液体药剂等。湿法制粒黏合剂用50%～70%(g/g)糖浆，干颗粒法黏合剂用量2%～20%，内服液体以85%(g/mL)糖浆作矫味剂	
	预胶化淀粉	Pregelatinized starch α-淀粉，胶化淀粉；可压性淀粉	$(C_6H_{10}O_5)_n$， 4.8万～16万	白色的物理变性的粉末淀粉。含水量12%，堆密度0.62g/mL，具有一定的冷水可溶性和直接压片的流动性和黏合性	片剂、丸剂、颗粒剂等的填充剂，黏合剂(以干粉加入其他粉末中，用水润湿制粒)，也可用作直接压片的黏合剂、崩解剂	

续表

分类	辅料名称	英文名与商品名	分子式与分子量	主要性能特点	用途与常用量	备注
填充剂与吸收剂	α-乳糖	Lactose	$C_{12}H_{22}O_{11}\cdot H_2O$，360.31	白色结晶性颗粒或粉末。无臭，味微甜。在水中易溶，在乙醇、氯仿或乙醚中不溶解	稀释剂、填充剂、矫味剂、无菌粉末冻干剂辅料。用于制备片剂(亦用于粉末直接压片)、浸膏剂、粉针剂等	
	微晶纤维素	Microcrystalline cellulose acivel	$(C_{12}H_{20}O_{10})_n$，n约110，分子量约36000	白色或类白色、无臭、无味、细微的晶状易流动的粉末。不溶于水、稀酸和一般有机溶剂，在稀碱中部分溶解并膨胀，露置空气中仅吸收少量水分而无其他变化	具有赋形、黏合、吸水膨胀等作用，在药剂中主要用作直接压片的黏合剂、崩解剂和填充剂，糖浆剂和干糖浆剂的助悬剂。含水量超过3%时有产生静电倾向，出现分离和条痕现象	
	磷酸氢钙	Calcium hydrogen phosphate 磷酸氢钙二水物	$CaHPO_4\cdot 2H_2O$，172.09	白色、无臭、无味的粉末或晶状固体。在109℃失去1分子结晶水，在空气中稳定。不溶于水或乙醇，溶于稀盐酸及稀硝酸，微溶于稀醋酸	片剂、胶囊剂的稀释剂、吸收剂，特别适于作中药浸出物、油类及膏类的吸收剂	
	硫酸钙	Calcium sulfate dihydrate；硫酸钙二水物，生石膏	$CaSO_4\cdot 2H_2O$，172.14	白色或近白色、无臭、无味、具吸湿性的粉末。微溶于水，较易溶于稀矿酸，不溶于乙醇和乙醚	主要用作片剂、胶囊剂的稀释剂、填充剂、吸收剂，缓释制剂的固化剂	
黏合剂与崩解剂	羧甲基纤维素钠	Sodium carboxymethyl cellulose；CMC-Na，羧甲基纤维素	$(C_8H_{11}NaO_7)_n$，$(242.16)_n$，n=100～2000，2.4万～48万	白色至乳白色纤维状粉末或颗粒，几乎无臭无味。具吸湿性，易于分散在水中形成澄明的胶状液。在乙醇、乙醚和大多数有机溶剂中不溶。1%水溶液的pH6.5～8.5	片剂的黏合剂(用5%～10%的羧甲基纤维素钠水液，2%～5%稀醇液)、崩解剂；薄膜包衣材料和缓释材料；能螯合微量金属离子；液体药剂的助悬剂、增稠剂、乳化剂及保护胶体(0.5%)；软膏基质。本品分为低黏度、中黏度、高黏度、特高黏度。可先用甘油浸润分散再加水，溶解加快	
	羟丙基纤维素	Hydroxypropyl cellulose；纤维素羟丙醚，HPC	$(C_{15}H_{28}O_8)_n$，5万～125万	白色或类白色无臭、无味的粉末，其性能与羟丙基的含量及聚合度有关。有强烈的亲水性，在冷水中膨胀度大，微溶于冷水。也具有良好的成膜性质	低取代HPC用作片剂黏合剂(5%～20%)和崩解剂(5%)，可压性及硬度好，崩解快。高取代HPC用作薄膜包衣材料、缓释材料、增稠剂、助悬剂、凝胶剂等	
	甲基纤维素	Methyl celluose；纤维素甲醚，MC	$[C_6H_7O_2(OH)_x(COCH_3)_y]_n$，x=1.00～1.55，y=2.00～1.45，n=100～2000，2万～38万	白色或近白色，基本无臭、无味的粉末或颗粒。具吸湿性，在冰水中膨胀生成澄明至乳白色的黏稠的胶体悬浮液。不溶于热水、醇、醚、氯仿和饱和的盐溶液。溶于冰乙酸及等量混合的醇和氯仿溶液	黏合剂(浓度1%～20%)、凝胶剂、助悬剂及增稠剂、片剂包衣与隔离层材料、崩解剂(用量2%～10%)、乳化剂(浓度1%～5%)、缓释制剂的骨架材料、滴眼剂及无形镜片的润湿剂浸渍剂。甲基取代度增大易溶于乙醇。本品溶液可被盐、多元酸、酚及鞣质凝聚，加乙醇或乙二醇的二醋酸酯，可防止其凝聚	

续表

分类	辅料名称	英文名与商品名	分子式与分子量	主要性能特点	用途与常用量	备注
黏合剂与崩解剂	羟丙基甲基纤维素	Hydroxypropyl methyl cellulose, HPMC	$C_8H_{15}O_8$-$(C_{10}H_{18}O_6)_n$-$C_8H_{15}O_8$,约8.6万	白色至乳白色、无臭无味、纤维状或颗粒状易流动的粉末,在水中溶解形成澄明至乳白色具有黏性的胶体溶液。不溶于乙醇、氯仿和乙醚,可溶于甲醇和氯甲烷的混合溶剂中。干燥环境中稳定,溶液在pH3.0~11.0亦稳定	用于薄膜包衣(含2%~3% HPMC的30%~70%乙醇溶液),黏合剂与崩解剂(2%~5%),增稠剂与胶体保护剂(0.5%~1%),缓释制剂的阻滞剂、控释剂与致孔道剂,膜剂的成膜材料,助悬剂(0.15%~0.5%)。本品分高黏度和低黏度两种,用途略有不同。本品先用90℃热水浸泡,再用常水搅拌能迅速溶解	
	聚乙烯吡咯烷酮	Polyvinyl pyrrolidone; 聚维酮,PVP	$(C_6H_9NO)_n$, 1万~7万	白色或乳白色、无臭或几乎无臭、易流动的无定形粉末,有吸湿性。溶于水、乙醇和氯仿,不溶于乙醚和丙酮。5%聚乙烯吡咯烷酮水溶液的pH为3.0~7.0	黏合剂(用量3%~5%,浓度0.5%~5%),增稠剂,助悬剂,助溶剂,络合剂,分散剂,成膜材料,崩解剂,囊材,薄膜包衣材料,缓释骨架致孔道剂及前体药物制剂载体。本品的水溶液黏度随浓度增加而增加,黏度高低与分子量成正比	
	羧甲基淀粉钠	Sodium starch glycolate CMS-Na; primojel; 淀粉甘醇酸钠		细微的白色无定形粉末,无臭,无味。置于空气中易吸潮,溶于冷水形成网络结构的胶体溶液。2%羧甲基淀粉钠水溶液pH 7~7.5。不溶于乙醇、乙醚等有机溶剂。具有良好的亲水性、吸水性和膨胀性,优良的可压性和流动性	片剂、丸剂的崩解剂(2%~8%)和黏合剂,以及液体药剂的助悬剂(10%)。本品作崩解剂优于淀粉、羧甲基纤维素钠,作助悬剂优于纤维素衍生物、硅酸镁铝、西黄芪胶等。长期贮存不影响膨胀性	
	交联聚乙烯吡咯烷酮	Crospovidone; 交联聚维酮, 聚乙烯聚吡咯烷酮, 交联PVP	$(C_6H_9NO)_n$ 4.5万~75万	白色或近白色具吸湿性易流动的粉末,无臭或微臭。本品具有高度的毛细管/水含容量,比表面大,水合能力极强,吸水作用高而迅速,吸水膨胀能力强	用于片剂、丸剂、颗粒剂、硬胶囊剂的崩解剂和填充剂、澄清剂、吸附剂、着色剂和胶体的稳定剂。因不溶于水、乙醇、乙醚等所有常用溶剂,故分子量范围无法测定	
润滑剂	硬脂酸镁	Magnesium stearate, 十八酸镁	$(C_{18}H_{35}O_2)_2Mg$ 591.27	白色疏松无砂性细粉,微有特臭,与皮肤接触有滑腻感,并易黏皮肤。熔点88.5℃,不溶于水、醇、醚,微溶于热醇及苯。性质稳定,不自身聚合	具有润滑、抗黏、助流等作用,用于片剂、胶囊剂等的润滑剂、助流剂或抗黏附剂。比例为0.25%~1.0%。疏水性能延迟固体药物的溶出率,应控制用量	忌与酸碱性物质、铁盐及强氧化剂配伍

续表

分类	辅料名称	英文名与商品名	分子式与分子量	主要性能特点	用途与常用量	备注
润滑剂	微粉硅胶	Colloidal silicon dioxide；白炭黑，胶性硅胶，胶性二氧化硅	SiO_2，60.09	白色无臭具吸湿性的无定形粉末。质粒直径为20～40nm；相对密度2.2～2.6；不溶于水、乙醇和其他有机溶剂，也不溶于酸(氢氟酸除外)，溶于热氢氧化碱液	用于油类、浸膏类药物，制成颗粒有很好的流动性和可压性；助流剂(0.15%～3%)，用于直接压片工艺；崩解剂；助悬剂、增稠剂、乳剂的稳定剂等，用以制备混悬剂、软膏、栓剂等。比表面积大，有较强吸湿作用，较氧化镁、碳酸镁强	
	滑石粉	Talc，精制滑石粉	$3MgO \cdot 4SiO_2 \cdot H_2O$，379.26	白色或类白色、微细、无砂性的粉末，手摸有滑腻感。无臭、无味。本品在水、稀矿酸或稀氢氧化碱溶液中均不溶解	具有润滑、抗黏、助流、吸湿等作用，在药剂中用作片剂、胶囊剂的润滑剂、助流剂、抗黏着剂；在散剂中作稀释剂、吸湿剂；在制备液体制剂时作吸附剂和助滤剂。一般使用比例为3%～6%.	
缓控释及包衣材料	聚丙烯酸树脂	Polyacrylic resin，EudragitL；肠溶丙烯酸树脂	$(C_3H_4O_2)_n$，分子量通常在几万到几百万	乳白色、低黏度、混悬均匀的水分散体系乳浊液。颗粒直径1μm以下。结构中含有羧基，在pH 6.5以上介质中可成盐溶解	用作片剂、丸剂、颗粒剂、包肠溶衣，也可与其他高分子化合物合并用作缓释材料。常用的规格型号为聚丙烯酸树脂Ⅰ、Ⅱ、Ⅲ、Ⅳ、E	
	邻苯二甲酸醋酸纤维素	Cellulose acetate phthalate 邻苯二甲酸醋酸纤维酯；CAP	$[C_{18}H_{18}O_{10}]_n$，$(394.33)_n$	白色的易流动粉末，无味，有轻微的醋臭。不溶于水、乙醇、碳氢化物，溶于一定数量的酮类、酯类、醚醇类、环状乙醚类及某些混合溶剂，可溶于pH低于6.0的缓冲溶液和碱液中	肠溶包衣、微囊囊膜、缓释材料，肠溶衣使用比例为片心的0.5%～0.9%，配成8%～12%的丙酮乙醇液。CAP肠溶衣有透湿性，使用时加增塑剂并和疏水性辅料同用	
	邻苯二甲酸羟丙基甲基纤维素	Hydoxypropyl methyl cellulose phathalate，HPMCP	$C_{14}H_{16}N_4$，2000～100000	白色至类白色，无臭、无味的颗粒。易溶于丙酮－甲醇、丙酮－乙醇等(1∶1)和碱性水溶液，不溶于己烷、水和酸溶液。具成膜性，溶剂挥发酸留下一层坚实的膜，可溶于碱液中。较CAP稳定	药剂中肠溶包衣料、包囊材料、骨架材料	
	聚维酮和醋酸乙烯酯混合物	Kollidon SR		聚维酮和醋酸乙烯酯混合物(2∶8)。休止角小于30°，平均粒径100um，高塑性，可压性好，非pH依赖型，释放速度易于调节	缓释骨架材料，可直接压片	

续表

分类	辅料名称	英文名与商品名	分子式与分子量	主要性能特点	用途与常用量	备注
缓控释及包衣材料	甲基丙烯酸-丙烯酸乙酯共聚物(1∶1)	Kollicoat MAE 30 DP（30%水分散体）		乳白色、低黏度具有轻微的特征性气味，无须添加增塑剂，溶出不受pH变化影响	肠溶包衣材料	与硬脂酸镁有配伍禁忌
		Kollicoat MAE 100 P（粉末）		由95.8%的共聚物，最多2.3%的聚山梨酯-80和最多0.7%的十二烷基硫酸钠组成。利于分散在最终的喷雾液中。无须添加增塑剂，溶出不受pH变化影响	肠溶包衣材料	与硬脂酸镁有配伍禁忌
	聚醋酸乙烯酯30%水分散体	Kollicoat SR 30 D		由聚醋酸乙烯酯27%，聚维酮2.7%，十二烷基硫酸钠0.3%组成。平均粒径160nm，pH4.5，最低成膜温度(MFT)18℃，黏度54MPa·s。可阻止脂溶性成分扩散，水介质中几乎不溶胀	缓控释包衣材料，适合于pH依赖型的缓释配方，同时还可以用于掩味	
	羧甲纤维素钠	Carboxymethyl Cellulose sodium	$C_6H_7O_2(OH)_2CH_2COONa$，265.20	水溶液有黏性。黏度和溶解度与取代程度有关。溶液在pH 2～10稳定，pH2以下时固体沉淀，pH10以上时黏度迅速降低	用作亲水凝胶骨架材料制备亲水凝胶骨架片。用作包衣材料的组分。片剂黏合剂(1%～6%)、凝胶剂(3%～6%)、口服液(0.1%～1%)	与强酸、可溶性铁盐及其他金属有配伍禁忌
	醋酸纤维素	Cellulose acetate Sericose	$C_6H_5(CO_2CH_2)$，135.14；$C_6H_6O(CO_2CH_2)_2$，210.18；$C_6H_7O_2(CO_2CH_2)_3$，285.23	微黄色非结晶性块状物或粉末。$C_6H_5(CO_2CH_2)$能溶于醇和其他有机溶剂；$C_6H_6O(CO_2CH_2)_2$不溶于水，能溶于大多数有机溶剂；$C_6H_7O_2(CO_2CH_2)_3$既不溶于水，也不溶于醇和醚，能溶于冰醋酸	用作包衣材料制备包衣型、渗透压控程型制剂。作片剂半透膜包衣、制备具有控释特性的载药微球	与强酸或强碱物质具配伍禁忌
	硬脂酸	Stearicacid；十八烷酸，脂蜡酸	$C_{18}H_{36}O_2$，284.48	白色或次白色的蜡状或结晶体固体，溶于乙醇、乙醚、三氯甲烷、二硫化碳等溶剂，不溶于水	用作润滑剂、肠溶包衣剂、增溶剂、消泡剂和乳膏基质及骨架材料制备溶蚀性骨架片。软膏剂乳膏剂(1%～20%)、片剂润滑剂(1%～3%)	与多价金属、碱有配伍禁忌
	壳聚糖	Chitosan	$(C_6H_{11}NO_4)_n$ 分子量在1000～1000000	无臭，白色粉末或鳞片状固体，黏度随浓度的增加、温度的下降、脱乙酰基程度的增加而增加	包衣剂、崩解剂、成膜剂、片剂黏合剂	与强氧化剂有配伍禁忌

续表

分类	辅料名称	英文名与商品名	分子式与分子量	主要性能特点	用途与常用量	备注
缓控释及包衣材料	玉米朊	Zein，玉米醇溶蛋白	$C_{16}H_{22}O_7$，326.34	白色或淡黄色颗粒或无定型粉末或小薄片，无臭、无味。相对密度约1.226，在135℃以下不分解，不溶于水，溶于乙醇	薄膜或半薄膜包衣材料(5%～15%的乙醇或异丙醇液)、包隔离层材料(5%醇液)、缓释材料、湿法制粒的黏合剂(30%)及乳化剂、发泡剂	
	乙基纤维素	Ethylcelluose；纤维素乙醚，EC	$(C_{12}H_{22}O_5)_n$，448.47	白色至浅灰色的流动性粉末。具热塑性，软化点100～130℃，240℃时失去原有理化性质。有成膜性，生成的膜在低温时仍能保持挠曲性。无毒、无药理活性，吸湿性小，透明度高。具有高度的化学稳定性，醚化度升高，在碱液中溶解变小，而在有机溶剂中溶解度增大	黏合剂(2%～10%乙醇液)、包衣材料、微囊成囊材料，用于制备片、丸、微囊，也可用于软胶囊的基质、骨架缓释片的骨架材料，还可用作乳膏、油膏、栓剂、洗剂的增稠剂。用于微囊的浓度为10%～20%，用于缓释片包衣的浓度为8%～20%，用于片剂包衣的浓度为1%～3%，用于片剂制粒的浓度为1%～3%。EC醚化度大小影响溶解性、吸水性、力学性能和热性能	禁与石蜡，微晶石蜡合用
栓剂软膏剂乳膏剂凝胶剂基质	白凡士林	WhiteVaseline 白矿蜡	$C_{15}H_{15}N$，209.29	白色均匀的软膏状物，无臭或几乎无臭。与皮肤接触有滑腻感，具有一定的拉丝性。本品在约35℃的苯中易溶，在35℃的氯仿中溶解，在乙醇中微溶，在乙醇或水中几乎不溶解。熔点为45～60℃	用于软膏基质等，与黄凡士林相同，多用于含无色或白色药物的制剂，以便使所得制剂为白色或着色成所需要的颜色	有眼睛刺激，所以眼膏剂使用黄凡士林
	固体石蜡	Paraffin；石蜡，硬石蜡	C_nH_{2n+2}，360～540	无色或白色半透明的块状物。常显结晶状的构造。无臭，无味，有滑腻感。在水、乙醇中几乎不溶，在氯仿、乙醚中溶解	在药剂中主要用作软膏基质增硬成分和缓释材料	
	液体石蜡	Liquidparaffin 石蜡油	C_nH_{2n+2}，200～300	无色透明的油状液体，无臭、无味。接触大气易氧化，生成醛、酸类物质，产生臭味，可加入抗氧剂。氯仿、乙醚或挥发油中溶解，水或乙醇中均不溶解。凝固点-12.2～-9.4℃	在药剂制造中主要作软膏基质、润滑剂、溶剂、滴丸的冷凝液。用于制备油膏剂、乳膏剂等，用量酌情而定	
	羊毛脂	Adepslanae，无水羊毛脂	$C_{33}H_{56}O_2$，775～820	淡黄色或棕黄色、黏滞性强且具有滑腻性的油性半固体，微具特臭。10g吸水不得少于20mL。不溶于水，微溶于冷乙醇，可溶于氯仿、乙醚、丙酮和二硫化碳	为优良的半固体制剂基质，常用于制备油膏、乳膏、栓剂、眼膏等制剂，特别适合含有水的软膏。也是一种透皮促进剂，能促进药物的吸收	

续表

分类	辅料名称	英文名与商品名	分子式与分子量	主要性能特点	用途与常用量	备注
栓剂软膏剂乳膏剂凝胶剂基质	蜂蜡	Whitewax， 白蜂蜡		白色或微黄色半透明薄片或小颗粒，具蜜样甜气味。不溶于水和醇	用作糖衣片抛光剂、栓剂熔点调节剂、油膏基质、乳膏剂的增稠剂、油包水乳剂的稳定剂、固体制剂的缓释材料等	
	二甲硅油	Dimethicone 硅酮，硅油	$CH_3Si[OSi(CH_3)_2]_nCH_3$， n=180～350； 13500～30000	随分子量的增加为无色透明液体至稠厚的半固体，其黏度也随之增加。无色无味，凝固点-50～-65℃，黏湿系数小，表面张力小，耐光耐热。不溶于水、甲醇、植物油和石蜡油，微溶于乙醇、丁醇和甘油，溶于苯、甲苯、二甲苯、乙醚和氯化烷烃	作抗水剂、抗黏结剂、润滑剂、脱模(膜)剂、消泡剂、乳剂和乳膏剂基质，广泛用于制备固体制剂、半固体制剂、液体制剂	
	可可豆脂	Cocoabutter； 可可脂，可可豆油	$C_9H_{10}BrNO$， 228.09	白色或淡黄白色、微具脆性的固体，味平淡(溶剂提取品)，或具可可一样的香味(压榨品)。热至25℃即可变软，碘值30～40，皂化值188～195。本品微溶于乙酸，可溶于沸无水乙醇，易溶于乙醚、氯仿和石油醚	本品熔点低，又具有在刚低于熔点就变成固体的优点，是栓剂有价值的基质。此外还是发炎皮肤极好的润滑剂和透皮促进剂，也是软膏和霜剂的优良基质	
	甘油三棕榈酸酯	Glyceroltripalmitate， 三棕榈甘油酯	$C_{51}H_{98}O_6$, 807.34	无色针状结晶，能溶于热醇、醚和氯仿，难溶于醇，不溶于水。相对密度0.8663，熔点66℃，沸程310～320℃，折光率1.438	具有润滑和增硬作用，在药剂中用作润滑剂、半固体制剂基质，用于制造油膏、乳膏、栓剂、搽剂等	
	聚乙二醇-1000～6000	Macrogol-1000，6000 PEG-1000，6000 聚氧乙烯二醇-1000，6000	$HOCH_2(CH_2OCH_2)_nCH_2OH$， n=20～158	白色蜡状固体。通常的环境下，不会水解和变质。随着分子量的增加，在有机溶剂里的溶解度、水中溶解度、蒸气压、吸湿性均降低，同时，凝固点、熔融范围、相对密度、闪点和黏度却增加。能溶解于水中形成澄明的溶液，也溶于许多有机溶剂中，不溶于乙醚	有广泛的溶解范围、兼容性、成膜性、增塑性、分散性等。可作为良好的包衣材料、亲水抛光材料、膜材、囊材、增塑剂、水可溶性润滑剂、滴丸基质、软膏基质、栓剂基质、软胶囊混悬稳定剂、蜡质等骨架的致孔道剂	

续表

分类	辅料名称	英文名与商品名	分子式与分子量	主要性能特点	用途与常用量	备注
栓剂软膏剂乳膏剂凝胶剂基质	卡波姆	Carbomer 聚羧乙烯；carbopol	$(C_3H_4O_2)_n$， 70万～400万	白色、疏松、酸性、吸湿性强、微有特臭的粉末。堆密度5g/cm^3，真密度为1.4g/cm^3，平均含水量为8%。可溶于乙醇、水和甘油	应用较多的是聚羧乙烯934。用作乳化剂(O/W型0.1%～0.5%)、增稠剂和助悬剂(0.1%～1.0%)、软膏和栓剂基质(0.5%～3.0%)、黏合剂和包衣材料(0.2%～2%)、骨架材料，与羟丙基纤维素合用为黏膜粘贴剂基质。与强碱物质或强碱性有机胺接触能够产生大量的热	某些含氮基官能团药物与卡波姆能形成水溶性的络合物
	泊洛沙姆	Pluronic 普流罗尼克 LutrolF68 聚氧乙烯聚氧丙烯嵌段聚合物	$HO(C_2H_4O)_a\cdot(C_3H_6O)_b(C_2H_4O)_cH$， a、b、c为聚合度， 平均分子量为1000～16000	随聚合度增大，物态从液体、半固体至蜡状固体，从难溶于水的液体至易溶于水的固体，均有较高的*HLB*值。在水中易溶，溶解度随分子中氧乙烯含量的增加而增加	乳化剂(O/W型，0.1%～5%可用于静脉注射剂)和稳定剂、增溶剂、吸收促进剂(内服外用)、固体分散载体(2%～10%)、乳膏和栓剂基质(4%～10%)、缓释材料(5%～15%)等。通常称为"聚醚"型非离子型表面活性剂，有多种型号	
	碘化钾	Potassiumiodine	KI， 166.00	为无色无臭透明或半透明的结晶或白色颗粒状粉末，味微苦咸。在湿空气中微具吸湿性。1份可溶于0.7份水、23份乙醇、2份甘油。碘化钾水溶液对石蕊呈中性或碱性。2.59%水溶液与血清等渗	作含碘制剂中碘的助溶剂和稳定剂	
	十二烷基硫酸钠	Sodiumlaurylsulfate； 月桂醇硫酸钠，SDS，SLS	$C_{12}H_{25}OSO_2ONa$， 288.38	白色或微黄色的结晶薄片或粉末，具有轻微的特臭，味苦。易溶于水，1g溶于10mL水中形成乳白色溶液。酸值为零。临界胶粒浓度(20℃)为8.2×10^{-3}mol/L。相对密度为1.07。*HLB*值约为40。界面张力为11.8mN/m，熔程为204～207℃。	阴离子型表面活性剂、可溶性润滑剂、乳化剂(用量1%)、去垢剂、分散剂、增溶剂、润湿剂、起泡剂。广泛用于制备片剂、颗粒剂、胶囊剂(为明胶量的1%)、乳膏剂等。本品含水量不得大于5%	避免与阳离子型表面活性剂配伍
	聚山梨醇酯-80	Polysorbate-80， 吐温-80， Tween-80	$C_{64}H_{124}O_{26}$， 1309.7	为澄明的淡黄色或琥珀色黏稠的油状液体，低温时成凝胶状，受热时复原。具有特殊的脂肪臭，味微苦涩。折光率1.4756，闪点110℃。与水、乙醇、甲醇、氯仿、乙醚和乙酸乙酯混溶。实际上不溶于液体石蜡和不挥发油，不溶于石油醚，质量浓度为5%的吐温-80水溶液pH为6～8，*HLB*值为15	是一大类非离子表面活性剂，具有乳化、扩散、增溶、稳定等作用，广泛用作乳化剂、分散剂、增溶剂、稳定剂等。使用浓度酌情而定，一般为0.1%～2.0%	

续表

分类	辅料名称	英文名与商品名	分子式与分子量	主要性能特点	用途与常用量	备注
栓剂软膏剂乳膏剂凝胶剂基质	聚氧乙烯(40)硬脂酸酯	Polyoxyethylene(40) stearrate;卖泽-52,Myri-52	$C_{98}H_{196}O_{42}$,2046.6	为白色至微黄色,无臭或稍具脂肪臭味的蜡状固体。凝结温度范围为39～45℃。可溶于水、乙醇、丙醇、四氯化碳、乙醚和甲醇,不溶于液体石蜡和不挥发油。水溶液的pH为5～7,*HLB*值16.9	非离子型表面活性剂,乳化剂和增溶剂,软膏基质,用于制备乳剂、霜剂、栓剂等	
	单硬脂酸甘油酯	Glycerylmonostearate;甘油单硬脂酸酯,GMS	$C_3H_5(OH)_2C_{18}H_{35}O_2$,358.57	为白色或几乎白色、无臭、无味或轻微脂肪臭味的蜡状硬团块、粉末或片状。不溶于水,可溶于热乙醇、乙醚、氯仿、异丙醇、苯、甲醇、热丙酮、矿物油和不挥发油中。*HLB*值3.8,自乳化甘油单硬脂酸酯的*HLB*值5.5	乳化剂的稳定剂、润滑剂、抗黏剂、增稠剂、增塑剂、分散剂、消泡剂等。用于制备油膏、乳膏、栓剂、洗剂、贴布剂、片剂。另用作骨架材料用于制备骨架型缓释片和缓释小丸。借助于少量肥皂或其他表面活性剂,可以分散于热水中	
	失水山梨醇单月桂酸酯	Sorbitanmonolaurate;司盘-20,Span-20,月桂山梨坦	$C_{18}H_{34}O_6$,346.46	为琥珀色有黏性的油状液体。臭特异,不溶于冷水,能分散于热水中,呈半乳状乳浊液。当温度高于熔点时,可溶于甲醇、乙醇、乙醚、乙酸乙酯、苯胺、四氯化碳中,也可溶于棉籽油(常温下),*HLB*值为8.6	非离子型表面活性剂,具有乳化、分散、增溶等作用。用作W/O型乳化剂、增溶剂和制备乳剂、乳膏、栓剂等。同类型有司盘-40、司盘-60、司盘-65、司盘-80、司盘-85,*HLB*值不同,用途基本相同	
	阿拉伯胶	Acaciagum gumarabic	24万～58万	呈薄片状、球滴状、粉末或颗粒状。白色或黄白色。无臭,无刺激味。溶解度:1g溶于2.7g水,20mL甘油和20mL丙二醇中,不溶于乙醇。相对密度1.35～1.49	乳化剂(5%～10%)、助悬剂(5%～10%)、黏合剂(10%～15%)、稳定剂、缓释材料和微囊材料。用于制备O/W型乳剂、混悬剂、片剂、丸剂、颗粒剂、明胶胶囊和微囊剂	常与西黄耆胶合用
	明胶	Gelatin;白明胶,药用明胶	$C_{102}H_{151}O_{39}N_{31}$ 10000～70000	本品为浅黄色或琥珀色半透明微带光泽的易碎固体。在冷水中不溶,浸没于水中则膨胀,变软,可吸收本身质量5～10倍的水。能溶于热水,形成澄明溶液冷后则成为凝胶,溶于醋酸、甘油和水的热混合液,不溶于乙醇、氯仿、乙醚、不挥发油和挥发油	硬胶囊、软胶囊、微囊的材料;丸剂的包衣材料;片剂的黏合剂(10%～20%);O/W型乳化剂,用量为油量的1%～2%;栓剂基质;保护胶体等	本品在干燥的空气中稳定,受潮或溶液状态易被微生物分解

续表

分类	辅料名称	英文名与商品名	分子式与分子量	主要性能特点	用途与常用量	备注
栓剂软膏剂乳膏剂凝胶剂基质	聚乙烯醇	PolyvinylalcoholPVA	$(CH_2CHOH)_n$，n=500～5000；分子量3万～20万	白色至奶油色无臭的粉末或颗粒。易溶于水，在较高的温度下溶解更快，具有极强的亲水性和极好的成膜性	良好的助悬剂、O/W型乳化剂和乳化稳定剂；眼用制剂中用作增稠剂、润滑剂和保护剂；凝胶剂、透皮制剂、涂膜剂、膜剂的胶凝剂和成膜材料；水溶性包囊材料、缓释骨架材料等。本品的溶解性与聚合度有关，分子量大水溶性差，但黏度增加。醇解度以80%左右水溶性好	
	海藻酸钠	Sodiumalginate；藻酸钠，藻朊酸钠	$(C_6N_7O_6Na)_n$，32000～250000	为白色或淡黄色粉末，几乎无臭无味，有吸湿性。溶于水而形成黏稠胶体溶液，不溶于乙醇和其他有机溶剂。其黏度随聚合度、浓度及pH而异	助悬剂(2%)、增稠剂、乳化剂、微囊材料、崩解剂(4%～5%)、黏合剂(3%～5%)、包衣材料、保护胶体材料、亲水凝胶骨架材料、膜剂及涂膜剂的成膜材料。用于制备液体、半固体、固体及缓释制剂。遇金属盐形成不溶于水的盐类。海藻酸钾、海藻酸铵及海藻酸钙用途与本品基本相似	
	皂土	Bentonite；膨润土，硅皂土	$Al_2O_3 \cdot 4SiO_2 \cdot H_2O$，359.16	为灰黄或乳白色粉末，极细，无沙粒，有泥土味，易吸潮。原粒直径1～150μm，不溶于水和酸，但在水中可膨胀，体积约增大10倍，形成高黏度并具触变性兼假塑性混悬剂或凝胶	有增稠、助悬、乳化、吸附等作用。用于糊剂、软膏基质的增稠剂(2%～6%)，混悬液的助悬剂(1%～5%)，乳剂的乳化剂和乳化稳定剂(O/W型或W/O型，1%～1.5%)及液体药剂的吸附澄清剂(1%～2%)	
包合物	β-环糊精	Cyclodextrin；β-环状糊精，β-CD	$C_{42}H_{70}O_{35}$，1134.98	白色结晶性粉末，分子呈环状排列，外围呈亲水性，内部为疏水性。β-环糊精及其衍生物在水和一些溶剂中的溶解度较大，且与非极性分子形成的包合物一般溶于水	载体材料和缓释材料，可用于制备包合物、乳剂、乳膏、微囊、栓剂、胶囊、片剂、颗粒剂等	
	α-羟丙基-β-环糊精	α-Hydroxyropyl-β-cyclodextrin；羟丙基-β-环糊精，HP-β-CD		白色粉末，可溶于水、乙醇、丙二醇、甘油，不溶于丙酮、乙酸乙酯、氯仿、二乙基醚、己烷、环己烷等脂溶性溶剂	本品是药物优良的水溶性载体。包合后可增加药物的溶解度，将难溶或不溶性药物包合后制成水溶性制剂，如溶液剂、滴眼剂、注射剂	

续表

分类	辅料名称	英文名与商品名	分子式与分子量	主要性能特点	用途与常用量	备注
矫味剂	山梨醇	Sorbitol，山梨糖醇	$C_6H_{14}O_6$，182.17	无色或白色结晶性颗粒，或结晶性粉末。无臭，味甜而清凉，甜度约为蔗糖的60%，具吸湿性。易溶于水，溶于热的乙醇和甘油。10%水溶液的旋光度为+4.0～7.0，折光率1.3477，pH6～7。渗透压为蔗糖的1.88倍	咀嚼片的填充剂和黏合剂，忌糖制剂的甜味剂、保湿剂、明胶胶囊的增塑剂、化学稳定剂、渗透压调节剂、缓释固体制剂的致孔道剂、固体分散物载体及软膏基质等	
	甘露醇	Mannitol，甘露糖醇	$C_6H_{14}O_6$，182.17	白色结晶性粉末，无臭且清凉味甜。在水中易溶，在乙醇或乙醚中几乎不溶。20%甘露醇水溶液的pH为5.5～6.5，水溶液对稀酸、稀碱、热和空气稳定。甜度为蔗糖的57%～72%	片剂的填充剂、矫味剂(易吸湿药物片及咀嚼片)，冻干针剂的载体，悬浮剂的增稠剂(约7%)，助溶剂，固体颗粒促流动剂和抗氧增效剂	
	甜菊苷	Stevioside；甜叶菊素，甜叶素	$C_{38}H_{60}O_{18}$，805	白色至浅黄色的松散粉末。味甘甜，其甜度为蔗糖的200～300倍。浓度过高时，有苦味。熔程198～202℃，耐温，在酸性及碱性流液中稳定，在空气中易吸潮，易溶于水和乙醇，不发酵	无热量甜味剂，可作蔗糖增甜剂或代用品，尤其适用于糖尿病患者，并可降低血压，促进代谢，治疗胃酸过多	
	糖精钠	Sodiumsaccharin，可溶性糖精	$C_7H_4NSO_3Na \cdot 2H_2O$，241.21	无色至白色的结晶或结晶性粉末。无臭，微具芳香气，味浓甜而稍带苦味，甜度为蔗糖的200～700倍，甜味阈值约为蔗糖的0.00048%。本品易溶于水，略溶于乙醇，不溶于氯仿和乙醚中	甜味剂，使用浓度0.01%。尤其适用于糖尿病及肥胖病患者，作为蔗糖的代用品	在常温下水溶液长时间放置甜味降低
	天冬氨酰苯丙酸甲酯	Aspartame；蛋白糖，阿司帕坦，甜味素，天冬甜素，APM	$C_{14}H_{18}N_2O_5$，294.3	白色结晶性粉末，无臭，有强烈的甜味，其甜度为蔗糖的170倍。稍溶于水，难溶于乙醇，在水溶液中不稳定，易分解失去甜味，生成天门氨酰苯胺和二酮哌嗪	甜味剂。用于液体药剂、冲剂、咀嚼片等，用量比例0.01%～0.6%。本品在体内代谢不需胰岛素参与，适于糖尿病、高血压、肥胖症患者。在干燥状态下较稳定。宜在pH为2～5使用	

续表

分类	辅料名称	英文名与商品名	分子式与分子量	主要性能特点	用途与常用量	备注
矫味剂	枸橼酸	Citricacid，柠檬酸	$C_6H_8O_7 \cdot H_2O$，210.14；$C_6H_8O_7$，192.12	无色、半透明结晶，或白色颗粒到细微结晶性粉末，无臭，味极酸，在干燥空气中微有风化性	矫味剂(0.3%～2.0%)、缓冲剂(大于1mol/L)、金属离子螯合剂和抗氧增效剂(0.3%～2.0%)、泡腾剂酸性成分、灭菌粉针冻干制剂辅料、助溶剂等	其钠盐常用于反絮凝剂
	薄荷油	Mentheoil，薄荷素油	$C_{11}H_9N_3O_2Na$，392.40	无色或微黄色澄明液体，有强烈穿透性薄荷味。存放日久色，渐变深，质渐变黏。与乙醇、氯仿、乙醚能任意混合	用作内服制剂的祛风剂和芳香矫味剂，外用制剂的着香剂和疼痛减轻剂	
着色剂	苋菜红，胭脂红等				着色剂，最大使用量为0.05g/kg。人工合成食用色素	
	二氧化钛	Titaniumdioxide，钛白粉	TiO_2，79.88	白色无定形的粉末，无臭、无味；不溶于水、盐酸、硝酸及稀硫酸中，溶于热的浓硫酸及氢氟酸中；可与亚硫酸钾、氢氧化碱或碳酸盐熔融而溶解	遮光剂或白色色素，用于制备包衣片、丸、颗粒、胶囊、膜剂和外用制剂。一般与水、明胶一起磨成极细的。一般与水、明胶一起磨成极细的钛白粉糊应用。钛白糊粉应用	
防腐剂	苯甲酸钠	Sodiumbenzoate，安息香酸钠	$C_7H_5O_2Na$，144.11	白色颗粒或结晶性粉末，无臭或略带安息香气味，在空气中稳定。相对密度1.15，冰点降低数为0.24℃(质量浓度为1%)，氯化钠等渗摩尔数为0.40。极易溶于水，略溶于乙醇、甘油。水溶液pH为8，2.25%的水溶液为等渗液	防腐剂(0.5%)、助溶剂、可溶性片剂的润滑剂。作防腐剂适用于微酸性和中性制剂，防霉作用较好	
	对羟基苯甲酸乙酯	Ethylparaben，尼泊金乙酯	$C_9H_{10}O_3$，166.18	白色晶状、几乎无臭粉末，味微苦、稍麻。几乎不溶于冷水，易溶于乙醇、乙醚、丙酮或丙二醇，氯仿中略溶，甘油中微溶。pH为3～6的对羟基苯甲酸乙酯水溶液在室温稳定，能在120℃灭菌20分钟不分解，pH>8时水溶液易水解	对霉菌及酵母菌的抑菌作用较强，对细菌的抑制作用较弱。用作抑菌防腐剂(0.05%～0.10%)，广泛用于液体制剂和半固体制剂。尼泊金甲酯、尼泊金丙酯用法相似。以pH为4～7效果较好。处方中含有2%～5%丙二醇时可加强作用	遇非离子型表面活性剂活性减少；可被塑料吸附
	山梨酸钾	Potassiumsorbate	$C_6H_7O_2K$，150.22	为白色结晶或粉末，熔点270℃（分解），溶解度58.2%，结晶相对密度1.363	抑菌防腐剂(用量为0.05%～0.2%)，阻止微生物发育作用较强，对丝状菌、好气菌有效，对霉菌特别有效，对厌气菌无效。毒性较苯甲酸低，含有吐温药剂仍有效	易被氧化，与其他防腐剂合用有协同作用

续表

分类	辅料名称	英文名与商品名	分子式与分子量	主要性能特点	用途与常用量	备注
防腐剂	三氯叔丁醇	Chlorobutanol，2，2，2-三氯-1，1-二甲基乙醇；氯丁醇	$C_4H_7ClO \cdot 1/2H_2O$，186.5	无色或白色结晶，有微似樟脑的特臭。室温下可挥发，乙醇、氯仿、乙醚或挥发油中易溶。水中微溶，2%三氯叔丁醇水混悬液对石蕊显中性。pH为3时稳定性好，pH>3时稳定性逐渐降低	具有抑制细菌和霉菌作用，较苯甲醇强，用作抑菌剂。用于偏酸性注射液和滴眼剂(常用浓度0.05%)	
	苯扎溴铵	Benzalkoniumbromide；溴化苯甲烃铵，新洁尔灭	$[C_6H_5CH_2N(CH_3)_2R]Br$，$R=C_8H_{17}\sim C_{18}H_{37}$的烷基以$C_{21}H_{38}BrN$为主	淡黄色胶状物，低温时可逐渐形成蜡状固体，极易潮解，具芳香臭，味极苦，易溶于水和乙醇，微溶于丙酮，不溶于乙醚和苯	阳离子表面活性剂。抗菌谱广，穿透力强，毒性低，刺激性小，是良好的消毒防腐剂。常用浓度为0.01%～0.1%；眼药水防腐剂用浓度为0.01%；创面消毒用浓度为0.01%；皮肤、手术器械消毒用浓度为0.1%。水溶液呈碱性反应，振摇时产生大量泡沫	与肥皂及其他阴离子表面活性剂有配伍禁忌
	苯酚	Phenol；酚，石炭酸	C_6H_6O，94.11	无色或微红色的针状结晶或结晶性块状，具特臭，有吸湿性。水溶液显微酸性，遇光或在空气中颜色逐渐变深，在碱性条件下，变化加速	消毒杀菌剂。常用浓度：注射剂0.1%～0.5%；生物制品0.25%～0.5%；器械、排泄物消毒2%～5%	
	聚维酮碘	Polyridoneiodine；聚乙烯吡咯烷酮碘；碘维酮，皮维碘	$C_6H_9I_2NO$，364.95	黄棕色至红棕色无定形粉末，在水或乙醇中溶解，在乙醚或氯仿中不溶	较碘的杀菌作用更强，作杀菌消毒剂、抑菌剂，用于滴眼剂、滴鼻剂、乳膏剂等制剂的防腐。常用浓度为5%～15%	
抗氧剂	亚硫酸氢钠	Sodiumbisulfite；酸式亚硫酸钠；重亚硫酸钠	$NaHSO_3$，104.06	白色结晶性粉末，有强烈二氧化硫气味，久置空气中析出二氧化硫，能缓慢氧化成硫酸氢钠，与强酸反应放出二氧化硫，温度高于65℃时分解出二氧化硫。易溶于水，难溶于醇。水溶液呈酸性，具还原性	酸性药液抗氧剂，用于液体药剂、注射剂，使用浓度为0.05%～0.1%。醛酮类药物与亚硫酸氢钠发生加成反应，生成易溶性磺酸盐，增大溶解度，并仍具化学活性	应避酸，在40℃以下密闭保存
	焦亚硫酸钠	Sodiumpyrosulfite，偏重亚硫酸钠	NaS_2O_5，190.10	无色棱柱状结晶或白色粉末，有二氧化硫臭，味酸、咸。久贮色渐变黄，缓慢氧化。熔点150℃，熔融分解。易溶于水，溶于甘油，极微溶于乙醇	有强还原性，用作抗氧剂(0.025%～0.1%)。用于注射液、液体药剂、滴眼剂及其他半固体药剂等	
	抗坏血酸	Ascorbicacid，维生素C	$C_6H_8O_6$，176.12	白色至微黄色结晶性粉末或无色结晶，有强酸味，无臭，不潮解，久置变微黄。溶液在pH为5.4时呈最大稳定性	偏酸性药剂的抗氧剂(0.01%～0.5%)、助溶剂。水溶液具一元酸的性质	遇金属离子形成盐

续表

分类	辅料名称	英文名与商品名	分子式与分子量	主要性能特点	用途与常用量	备注
抗氧剂	L(+)酒石酸	L(+)tartaricacid，2，3-二羟基丁二酸	$C_4H_6O_6$，150.1	无色或半透明的结晶或白色细微至颗粒状的结晶性粉末，无臭，味极酸，水溶液显酸性反应。水中极易溶解，乙醇、甲醇、丙醇、甘油中易溶，乙醚中微溶，不溶于氯仿	泡腾剂酸性成分、蔗糖转化剂、矫味剂、螯合剂、抗氧增效剂、药材提取辅助剂、缓冲剂	
	乙二胺四乙酸钠	Disodiumedetate；依地酸二钠、依地钠，EDTA-2Na	$C_{10}H_{14}N_2Na_2O_8·2H_2O$，372.24	白色结晶状粉末，无臭，味微酸。能溶于水，微溶于醇、氯仿、乙醚中几乎不溶。1%的乙二胺四乙酸钠去二氧化碳水溶液的pH为4.3～4.7，相对密度1.004	金属离子络合物，能与碱土金属、重金属等离子生成稳固的螯合物以免除金属离子催化氧化，提高稳定性。常用浓度为0.01%～0.075%。本品稳定。加热至120℃失去结晶水，有轻度吸湿性	
透皮促进剂	月桂氮卓酮	Aurocapram；氮酮，Azone	$C_{18}H_{35}NO$，281.48	无臭，几乎无味，无色或微黄色的澄清油状液体。凝固点-7℃，沸点160℃，黏度0.045Pa·S，能与醇、酮、烃类等多数有机溶媒混溶，不溶于水	吸水性或疏水性药物透皮吸收促进剂，其作用比DMF、DMA及DMSO强得多。本品1%溶液的透皮增强作用比50%DMF强13倍。常用浓度为0.5%～2%。本品能增强乙醇的抑菌作用。本品对低浓度药物的透皮作用最佳，不良反应少	
	二甲基亚砜	Dimethylsulfoxide；DMSO，万能溶剂	C_2H_6OS，78.13	无色，几乎无味或微有苦味的透明液体。吸湿性强，在20℃时相对湿度为60%，可吸收相当于本身质量70%的水分。在18.5℃时易结晶，能与水、乙醇、丙酮、醚、苯和氯仿任意混溶	透皮促进剂，浓度30%～50%，一般仅外用。溶剂，溶解水溶性和脂溶性药物	
脂质体材料	卵磷脂	Lecithin，蛋黄磷脂	$C_{42}H_{80}NO_8P$，758.06	一般呈棕黄色至淡黄色的液体或颗粒，经漂白者为白色或近乎白色，无臭或略带坚果气味。遇空气和光不稳定，颜色逐渐变深，变得不透明	脂质体的载体材料和乳化剂，可形成稳定的油/水型乳剂，本品极易氧化，使药剂颜色变深，宜在通惰性气体下制乳或加入适量维生素E(抗氧剂)。形成的乳剂遇碱易分解，遇酸稳定	
	胆固醇	Cholesterol；胆甾醇，胆脂醇	$C_{27}H_{46}O$，386.64	白色或微黄色针状结晶或珍珠状颗粒或小叶片，几乎无臭。暴露于光线和空气中或提高温度，可能变为黄色到褐色。几乎不溶于水，可溶于丙醇、乙醚、热乙醇	乳化剂(W/O型，若与其酯合用乳化力增强)、亲水性和吸水性软膏基质、脂质体材料及长效制剂的骨架材料。胆固醇微溶于乙醇，难溶于水	

续表

分类	辅料名称	英文名与商品名	分子式与分子量	主要性能特点	用途与常用量	备注
等渗调节剂	葡萄糖	Glucose, dextrose；右旋糖	$C_6H_{12}O_6$, 180.16； $C_6H_{12}O_6 \cdot H_2O$, 198.17	无色或白色结晶或颗粒状粉末，无臭，味甜。25℃时相对湿度为35%～85%，无水葡萄糖熔点146℃；一水葡萄糖的熔程为118～120℃，pH为5.9；易溶于水(1g/mL)，极易溶于沸水，微溶于乙醇	甜味剂、助溶剂、包衣材料、黏合剂、稀释剂、填充剂(对易氧化药物略有稳定作用)、增塑剂、渗透压调节剂。无水物多用作直接压片黏合剂，一水物用作填充剂、黏合剂	
	氯化钠	Sodiumchloride； 食盐，NaCl	NaCl, 58.44	无色、透明的立方形结晶或白色结晶性粉末。无臭，味咸，易潮解。溶液pH为6.7～7.3，易溶于水，溶于甘油，几乎不溶于乙醚	用作等渗调节剂、盐析剂及片剂、胶囊剂的稀释剂，以控制胶体特性。也用作胶囊剂的清洁和上光剂	

附录2

国内常用的制药设备选录

类型	产品名称	备选型号与规格	适用范围	主要技术特性
药用粉碎机械	高效粉碎机	GFSJ 系列	适用于制药、食品、化工等行业物料的粉碎，能耐酸、耐蚀，使被粉碎物料更能符合卫生要求	旋转立刀(可拆式)型结构，生产能力～600kg/h，成品细度12～120mm
药用粉碎机械	分粒式粉碎机组	TF-700	适用于中西药方的粉碎加工，尤其对含纤维的原料加工效果更佳	粉碎细度60～350目，生产能力80～800kg/h(一般中草药处方加工)，一次出粉合格率95%～100%(以100目为准)
药用粉碎机械	超微粉碎机组	CWF-600	采用循环水冷却，浪纹式磨轮碾磨进行粉碎物料	生产能力30～250kg/h，粉碎细度60～240目
药用粉碎机械	循环管式气流粉碎机	QON75	适用于干式脆性物料的超微粉碎，可获得微米级和亚微米级的粒子	生产能力30～150kg/h
原料药设备及机械-分离机	旁滤式离心机	PL650	适用于悬浮液的分离，特别适用于细粒黏性固渣和有毒、易爆、有放射性物料分离	分离因素1300，转鼓直径650mm，转鼓转速3200r/min，转鼓容积15.5L
原料药设备及机械-分离机	碟片分离机	DRY-500	适用于乳浊液及固形物含量为1%～5%的悬浮液的分离	分离因素1300，转鼓转速4450r/min，生产能力10m³/h
原料药设备及机械-离心机	板框式压滤机(器)	BAS8/400-56	适用于对液体的精密过滤、澄清除菌、提纯处理，可根据液体不同生产工艺(粗滤、精滤)要求，更换不同滤材进行过滤，亦可按生产量需要增加或减少滤板层数	适用温度5～150℃，pH为2～10，工作压力≤0.4MPa，过滤面积8m²
原料药设备及机械-过滤器	无菌过滤器	JL-240	适用于悬浮液的过滤，从而使液体澄清、除菌	过滤面积2.46m²，工作压力0.3MPa
原料药设备及机械-筛分设备	振动筛粉机	ZS400-2000	适用于微粉、颗粒及混合液的筛选和滤过筛选	筛网直径400～2000mm，处理能力50～6000kg/h
原料药设备及机械-提取设备	动态多能提取罐	DTQ 系列	适用于中草药等行业的提取，溶媒回收、蒸馏、浓缩等工艺	容积1200～6600L，罐内工作压力0.09MPa，夹套工作压力0.3MPa，搅拌转速63r/min
原料药设备及机械-提取设备	多能提取罐	DT1m³-10m³	适用于中药、植物、动物等的常压、加压水煎、温浸、热回流、渗漉、芳香油提取及有机溶媒回收等工程操作，特别是使用动态提取或逆流提取效果更佳，时间短，药液含量高	设备容积1200～11000L，加热面积3～12m²，加料口直径400～500mm，排渣门直径800～1000mm，搅拌转速25r/min

续表

类型	产品名称	备选型号与规格	适用范围	主要技术特性
原料药设备及机械-蒸发设备	真空浓缩罐	WZNG-700、1000	适用于热敏性中药的浓缩	蒸发水量700kg/h、1000kg/h，蒸气耗量850kg/h、1180kg/h，浓缩液密度1.1～1.2g/cm^3
原料药设备及机械-蒸发设备	三效节能浓缩器	SJN-1000B	适用于液料的浓缩，尤其适用于热敏性物料的低温浓缩	蒸发温度一效85℃，二效75℃，三效65℃，浓缩比重1.25～1.35
原料药设备及机械-蒸发设备	三效节能蒸发浓缩机组	SP系列	新一代节能型高效益的浓缩装置，用于中、西药等尤其适用于热敏性物料及中药水提取液的浓缩	最大蒸发量600～2200kg/h清水，蒸汽压力0.12～0.15MPa，浓缩比重1.3～1.4
原料药设备及机械-蒸发设备	刮板式薄膜蒸发器	0.8m^2	适用于高黏度、热敏性、易起泡、易结垢物料的蒸发浓缩	传热面积0.8m^2，刮板转速300r/min，蒸发强度200kg·m^{-2}·h^{-1}，蒸发室真空度0.086MPa
原料药设备及机械-蒸发设备	离心薄膜蒸发器	ZR-400	蒸发强度高、物料受热时短、蒸发温度低、浓缩比高，适用于浓缩热敏性和发泡性物料	蒸发能力400kg/h，真空度10～8MPa，传热面积1.3m^2，锥形盘直径490mm，锥形盘个数6，转速825r/min
原料药设备及机械-干燥设备	真空干燥器	YZG系列	适用于高温下易分解、聚合和变质的热敏性物料的加热干燥	真空度133Pa，使用温度50～110℃，烘架管内压力＜0.784MPa
原料药设备及机械-干燥设备	热风循环烘箱	CT系列	通用干燥设备，适用面较宽，盘架式间歇干燥设备，适用于物料的加热、除湿	干燥能力每批120～480kg，常用蒸汽压力0.02～0.8MPa，使用温度50～140℃
原料药设备及机械-干燥设备	喷雾干燥器	PG-26	适用于热敏性物料的干燥和连续化生产	产量15～20kg/h，水分蒸发量26kg/h，进塔风温150～180℃，出塔风温80～95℃，蒸汽压力4～8kg/cm^2
原料药设备及机械-干燥设备	沸腾干燥机	FG150	适用于颗粒状物料的干燥	蒸汽压力≥0.4MPa，生产能力每批150kg
原料药设备及机械-干燥设备	冷冻真空干燥机	DGJ-10	适用于干燥时易受热变质的产品	真空度6.5Pa，有效面积10m^2，板温40～70℃，冷凝器最低温度-50℃，冷凝器最大捕水量80kg
原料药设备及机械-干燥设备	沸腾干燥床	FG-135	适用于散粒状物料的干燥，物料的粒径一般为最大可达6mm，最佳为0.5～3mm	工作温度60～100℃，工作压力-3000～-5000MPa，有效干燥容积0.135m^3，有效冷却容积0.05m^3
原料药设备及机械-干燥设备	带式翻板干燥机	DF32-8	连续式干燥设备，用于透气性较好的片状、条状、颗粒状物料的干燥	生产能力100～300kg/h，温度50～150℃，有效干燥面积32m^2，冷却段面积8m^2，物料运行时间0.5～2.5小时
原料药设备及机械-干燥设备	旋转闪蒸干燥机	XSG8	适用于干燥膏黏状、滤饼状和热敏性物料	加料速度650kg/h，蒸发速度278kg/h，热风入口温度270℃，热风出口温度125℃
制药用水设备	多效蒸馏水机	LD-500/4A	适用于医药、食品、化工等行业制取高纯度蒸馏水	蒸汽压力0.3～0.8MPa，产量510～1000kg/h

续表

类型	产品名称	备选型号与规格	适用范围	主要技术特性
制药用水设备	塔式多效蒸馏水机	TDZ-1000-5	适用于医药、食品、化工等行业制取蒸馏水	蒸汽压力0.3MPa，蒸气耗量260kg/h，产量1000L/h
片剂机械	高效混合机	GHJ-500、1500、2500	本机用于制药及其他工业上的干物料颗粒混合之用。混合筒结构独特，混合功效高、无死角、混合均度	总容量500～2500L，转速12～15r/min
片剂机械	三维运动混合机	SBH10～2000	本机广泛适用于制药、化工、食品等行业的干粉物料混合，对不同比重和不同粒度的几种物料也能进行快速而均匀的混合	料筒容积10～2000L，最大装料容积7～1400L，主轴转速0～20mm
片剂机械	快速搅拌制粒机	KJZ10、100、200、400	适用于制药、化工、食品等行业将粉状物料混合并湿法制成颗粒	最大容积10～400L，工作容量7～275L
片剂机械	高效湿法混合颗粒机	GHL10～600	适用于制药行业，将粉粒物料与黏合剂在圆筒形容器中由底部混合浆充分混合成湿润软材，然后由侧置的高速粉碎浆切割成均匀的湿颗粒	容积10～600L，混合速度300/600～80/120r·p·m，产量每批3～280kg
片剂机械	沸腾制粒机	FL60C	集混合、制粒、干燥多功能于一体，自动化程度高，能快速成粒，快速干燥。广泛用于片剂，冲剂，胶囊颗粒的制粒	投料量50～60kg，投料粒度100～300目，成品粒度16～80目，蒸汽150kg/h
片剂机械	干式造粒机	TF-4015	主要用于制药、食品、化工和其他行业造粒。特别适用于湿法无法解决的物料进行造粒	轧辊转速1.5～15r/min，产量400kg/h
片剂机械	挤压造粒机	JZL-60	本机适用于医药、化工、食品、饲料等行业中湿法制作各种规格的颗粒	挤压轴转速15～60r/min，粒径0.5～3mm，产量20～50kg/h（湿料）
片剂机械	摇摆式制粒机	YK160	适用于将潮湿的粉末物料制成颗粒，亦可将块状的干物料进行粉碎制粒，并能进行快速整粒	滚筒直径160mm，转速65r/min，产量干粉700kg/h，湿粉330kg/h
片剂机械	快速整粒机	GKZ80、120、150、200	适用于制药、化工、食品等行业中的大小不均匀的干颗粒整粒。整粒后的颗粒大小均匀，符合压片及胶囊填充	生产能力80～200kg/h，成粒范围6～80目，转速1500～3000r/min
片剂机械	多功能整粒机	ZD180	适用于制药、食品、化工及饲料等行业中烘干后颗粒状物料的粉碎及整理	生产能力100～1000kg/h，筛网孔径1～6mm
片剂机械	全自动高速压片机	GZPK37	适用于制药、化工、食品等行业，将各种颗粒状原料压制成片	37冲，最大压力100kN，最大片径25mm，填充深度22mm，最大产量每小时34.18万片
片剂机械	旋转式压片机	ZP33G	适用于制药、化工、食品等行业，将各种颗粒状原料压制成片	33冲，最大压力50kN，最大片径13mm。填充深度17mm，产量每小时4000～11800片
片剂机械	荸荠式糖衣机	BY800、1000	广泛用于制药、化工、食品、研究所、医院对片剂、药丸包糖衣、抛光和滚制食品，亦可用于科研单位试制新药品	糖衣锅直径800mm、1000mm，生产能力每次50～70kg，锅体转数28r/min

续表

类型	产品名称	备选型号与规格	适用范围	主要技术特性
片剂机械	高效包衣机	BGB-10、75、150、300	主要用于制药及食品工业。本品是片剂、丸剂、糖果等进行有机薄膜，水溶薄膜包衣，缓、控释性包衣，滴丸包衣，糖衣包衣及巧克力，糖果包衣的一种高效、节能、安全、洁净、符合GMP要求电脑控制的包衣设备	生产能力每批10～300kg，滚筒转速6～30r/min
片剂机械	缓控释微粒制造与包衣设备	HBZ-1000	适用于制药行业，采用PLC采集数据，按造粒规律和数学方程，自动控制造粒和包衣过程	转子直径1030mm，生产能力每批72kg，造粒直径0.2～2.0mm，母粒输入量9kg，最大放大倍数2倍
水针剂机械	双联安瓿割圆机	SGY	适用于5mL、10mL、20mL空安瓿的切割与圆口	生产能力：5mL，每小时2万支；10mL、20mL，每小时1.4万支。破损率＜1%
水针剂机械	安瓿超声波清洗机	QCA12/1～20	适用于制药厂针剂车间安瓿的清洗	适用范围1～20mL，生产能力1～2mL，每小时16000支；5mL，每小时12000支；10mL，8000支；20mL，每小时4000支
水针剂机械	安瓿隧道式烘干消毒箱	HX-3	采用电加热方式，温度自动控制，安瓿进行烘干的同时进行杀菌消毒	工作温度350±10℃，产量每分钟133～200瓶，适用瓶口尺寸高度≤160mm，破瓶率≤0.05%
水针剂机械	安瓿拉丝灌封机	ALG3/1-2	适用于标准安瓿及异形安瓿的灌装封口	规格1mL、2mL，生产能力每小时6600～7300支，灌装头3个
水针剂机械	安瓿洗烘灌封联动机	AXHG-1/2	适用于制药、生物制品等行业1mL、2mL安瓿瓶的清洗、烘干、灭菌、灌装和封口	生产能力每小时4000～15000支，灌装头8个
水针剂机械	安瓿洗烘灌封联动机	BXSZ1-20	适用于制药、生物制品等行业1mL、2mL、5mL、10mL、20mL安瓿瓶的清洗、烘干、灭菌、灌装和封口	生产能力每小时4000～16000支
水针剂机械	安瓿洗烘灌封联动机组	ACSD1-20	适用于制药、生物制品等行业1mL、2mL、5mL、10mL、20mL安瓿瓶的清洗、烘干、灭菌、灌装和封口	生产能力每小时6000～21000支，产品合格率98%
水针剂机械	安瓿注射液异物自动检查机	ADJ 1/20	适用于安瓿水针剂、西林瓶水针剂、口服液等可见异物以及液位的检测	检测速度每分钟150支，分辨率40μm
水针剂机械	安瓿灭菌检漏设备	MARS1、2、3、4、5	适用于制药行业水针剂的灭菌与检漏，全过程工业计算机自动控制	有效容积1～5m³，柜室长度1300～5300mm，小车数量1～5架，蒸汽压力0.5～0.6MPa，设计温度150℃
水针剂机械	多功能擦洗机	DC-1	适用于灌装灭菌后的安瓿或口服液玻璃瓶表面的擦净，利于瓶子表面印字或贴签	安瓿规格1～20mL，生产能力每小时3000～10000支
口服液机械	口服液自动灌装机	YG-10	适用于用易拉瓶对口服液、药液等进行自动进瓶、灌液、加盖、锁口、出瓶的专用设备	灌装量5～30mL，生产能力每小时2200～4000瓶

续表

类型	产品名称	备选型号与规格	适用范围	主要技术特性
口服液机械	口服液灌轧机	XGK40-50	适用于口服液剂直管瓶、抗生素玻璃瓶的液体灌装、轧盖	生产能力每小时2400～3500支，瓶子规格5mL、10mL、20mL、30mL
口服液机械	易拉盖口服液全自动灌装机	YLG-3	适用于玻璃瓶口服液剂生产，自动完成洗瓶、烘干消毒、灌液、盖盖、锁口、贴签、打印等工序	灌装规格5～30mL，生产能力每小时8000瓶，破损率≤2%
口服液机械	全自动灌装锁口机	GS-3	适用于口服液机的自动化生产	灌装量5～30mL，生产能力每小时8000瓶，破损率≤2%
口服液机械	口服液灌装封口联动机	BXKF5/25-B(A)	由三台单机所组成，可单机使用，也可联动生产。联动生产时可完成淋水、超声波清洗、机械手夹瓶、机械手翻转瓶、冲水、冲气、预热、烘干来菌、冷却、灌装、上盖、轧盖等工序。主要用于口服液、抗生素瓶水针剂及其他小剂量溶液的生产	5～25mL口服液瓶，生产能力每小时6000～21000瓶
口服液机械	安瓿塑料瓶灌封包装机	DSP-1	适用于制药行业液体或黏稠状物料的包装	包装材料宽度300mm，成型次数10～20次/分钟，瓶装药液10～20mL，包装规格8～15支/板
硬胶囊剂机械	全自动胶囊充填机	NJP-800、1000、1200	适用于制药行业将粉、粒状物料生产成硬胶囊剂	生产能力800粒/分钟、1000粒/分钟、1200粒/分钟，适用于胶囊型号00#-5#，噪声＜80dB，充填剂型粉剂、颗粒，胶囊上机率＞98%
硬胶囊剂机械	全自动硬胶囊生产线	NJ212B、213	新型机电一体化全自动硬胶囊生产线	机器产量43200～54000粒/小时、77760～97200粒/小时，适用胶囊00#-3#，噪声≤85dB
硬胶囊剂机械	胶囊抛光机	PG-7000	适用于清除附着在胶囊外壳上的粉尘，使胶囊表面光洁	生产能力3000～7000粒/分钟，适用于各种型号胶囊
软胶囊(丸)剂机械	软胶囊机	RJNJ-2	适用于软胶囊剂生产	装量差异±2%，灌装量0～2mL，明胶桶容积105L
软胶囊(丸)剂机械	软胶丸制造机	RJWJ-Ⅱ	适用于软胶囊剂生产	滚模无级调速，转笼转速12r/min
软膏剂机械	真空乳化均质机	CMI系列	适用于软膏剂的均质乳化，使膏体颗粒均匀细化	颗粒度在1～2μm以下
软膏剂机械	全自动(复合管)软膏灌装封尾机	QGGF30Y	适用于复合软膏的灌装及封尾	生产能力30～35管/分钟，充填容量5～120mL，灌装精度≤±1%
软膏剂机械	全自动(铝制管)软膏灌装封尾机	QGGF60Z	适用于铝制软膏的灌装及封尾	生产能力30～60管/分钟，充填容量5～120mL，灌装精度≤±1%
气雾剂机械	自压式喷雾灌装封口联动机	SHZ-ZPGF-1	适用于铝管、玻璃管或塑料瓶自压式喷雾剂的灌装	生产能力30～45支/分钟，装量规格每支10～30mL
栓剂机械	栓剂灌封机组	BZS-I	适用于制药行业生产栓剂	生产能力3000～6000粒/小时，单粒剂量每粒0.5～5g，装量误差±2，栓剂形状：鱼类形、鸭嘴形、子弹头形等其他形状

参考文献

[1] 杨明.中药药剂学[M].北京：中国中医药出版社，2016.

[2] 杨明.中药药剂学[M].北京：中国中医药出版社，2021.

[3] 张兆旺.中药药剂学[M].北京：中国中医药出版社，2017.

[4] 国家药典委员会.中华人民共和国药典：四部[M].北京：中国医药科技出版社，2020.

[5] 包骏，冉懋雄.贵州苗族医药研究与开发[M].贵阳：贵州科技出版社，1999.

[6] 杨基森.中药制剂设计学[M].贵阳：贵州科技出版社，1992.

[7] 戴光强.医学继续教育系列丛书：医院中药学分册[M].合肥：安徽科学技术出版社，2001.

[8] 刘建平.生物药剂学与药物动力学[M].第5版，北京：人民卫生出版社，2016.

[9] 杜江，邓永汉，杨惠杰.苗医绝技秘法传真[M].贵阳：贵州科技出版社，2010.

[10] 国家药品监督管理局.国家中成药标准汇编[M].北京：国家药品监督管理局，2002：418.

[11] 王群，刘文，陈中芬，等.多指标经典恒温法预测戊己胃漂浮缓释片有效期[J].中华中医药杂志，2014，29(7)：2370–2373.

[12] 陈雯，杜守颖，吴清，等.新型仙灵骨葆胶囊与仙灵骨葆胶囊溶出度对比研究[J].中国中药杂志，2010，35(12)：1541–1546.

[13] 李学明，张柯萍，陈国广，等.灯盏花素固体分散体缓释胶囊的制备及犬体内外相关性研究[J].中国医药工业杂志，2006，37(7)：467–470.

[14] 栾爽.心脑联通胶囊质量控制方法与药物动力学研究[D].沈阳：沈阳药科大学，2008.

[15] 侯周武.辛夷药烟熏鼻配合穴位按摩治疗鼻炎初探[J].时珍国医国药，2008，(11)：2803.

[16] 付燕来，杲春阳，宋昌梅，等.中药香囊辟瘟囊预防时疫应用分析[J].陕西中医药大学学报，2021，44(6)：11–14.

[17] 徐树芸.贵州十种民族药的应用研究[J].世界科学技术，2006(6)：73–78.

[18] 冉懋雄.略论苗药学基础[J].中药研究与信息，2004(1)：26–30.

[19] 付静，崔瑾，王兴桂，等.贵州黔东南苗医弩药针疗法运用调查研究[J].贵阳中医学院学报，2018，40(2)：63–66.

[20] 熊芳丽，肖淦辰，黎喜平，等.苗医弩药针治疗膝骨性关节炎的疗效评价[J].世界中西医结合杂志，2014，9(3)：266–268.

[21] 成雪，朱艳，张永萍，等.基于信息熵理论研究弩药对膝骨性关节炎大鼠影响[J].世界科学技术–中医药现代化，2021，23(8)：2742–2748.

[22] 胡红.苗药外敷治疗类风湿性关节炎的观察与护理[J].湖南中医杂志，2014，30(6)：120–121.

[23] 余佳峰，王安宇.一组苗药配方外敷治疗痛风急性发作作用机制探讨[J].影像研究与医学应用，2017，1(9)：196.

[24] 王兴桂，王政，郑曙光，等.苗药组方熏洗对家兔早期膝骨关节炎模型软骨细胞Bax、Bcl–2影响的实验研究[J].中华中医药杂志，2014，29(2)：632–635.

[25] 王宝娟，郑曙光，张琪，等.苗药熏蒸治疗膝骨关节炎模型兔可延缓细胞外基质的破坏[J].中国组织工程研究，2022，26(8)：1180-1186.

[26] 冯志毅，魏昌明，郑淑琴，等.甲硝唑阴道海绵的实验研究[J].中国药学杂志，1989(11)：657-659，702-703.

[27] 徐子猷，陈纪岳，李巧云，等.甲硝唑明胶海绵阴道栓剂的实验研究[J].中国医院药学杂志，1994(9)：387-389，430.

[28] 杨娜，武孔云，梁光义，等.栓剂的研究进展[J].贵阳学院学报(自然科学版)，2007(4)：45-49.

[29] 舒洪权，王文志，陈萍，等.直肠栓剂的进展[C].第十一次全国中西医结合大肠肛门病学术会议论文汇编，2006：65-67.

[30] 宋黔云."黔药" 崛起轻舟正过万重山[N].中国民族报，2006-1-3(1).

[31] 金鸣昌，晏志，郭伟伟，等.苗药防感香囊预防甲型H1N1流感的应用观察[J].中国中医药信息杂志，2013，20(6)：63-64.

[32] 谭艳云，赵扬，王文平，等.药用香囊浅谈[J].中国民族民间医药，2017，26(14)：6-7.